Der operierte Kranke

Der operierte Kranke

Die Nachsorge in der Praxis

Herausgegeben von

Professor Dr. Dr. H. E. Grewe

Chefarzt der Chirurgischen Klinik der Städtischen Krankenanstalten Osnabrück

Dr. B. Sachsse

Chefarzt der Waldklinik Hösel bei Düsseldorf

Mit einem Geleitwort von
Professor Dr. Dr. h. c. Ernst Derra, Düsseldorf

Johann Ambrosius Barth · München

Eine Markenbezeichnung kann warenrechtlich geschützt sein,
auch wenn in diesem Buch ein Hinweis auf etwa bestehende Schutzrechte fehlt

ISBN-13: 978-3-642-86159-8   e-ISBN-13: 978-3-642-86158-1
DOI: 10.1007/ 978-3-642-86158-1

Zum Geleit

Die Ausweitung, welche die Chirurgie in den letzten Jahrzehnten erfahren hat, führte zur Spezialisierung in verschiedene Unterfächer, so daß der Gesamtüberblick über alle operativen Behandlungsmethoden nahezu unmöglich geworden ist. Sinngemäß gilt dies auch für die *Nachbehandlung in der Praxis,* deren Bedeutung in der modernen Medizin nicht genug unterstrichen werden kann. Ein günstiges Dauerergebnis ist nur durch die sinnvolle Operation des Klinikers *und* durch die intensive Nachsorge des weiterbehandelnden Arztes zu erreichen. Die Operation hat ja nicht nur eine vorübergehende, sondern oft auch eine bleibende Einwirkung auf das weitere Lebensschicksal des erkrankten Menschen. Hier vermag eine sachkundige Betreuung *Frühkomplikationen zu vermeiden* und nachteilige *Spätfolgen zu mindern.*

Eine sinnvolle Nachbehandlung ist aber nur gewährleistet, wenn dem Arzt in der Praxis die Art der Operation, die damit geschaffene anatomische Veränderung und die funktionellen Auswirkungen bekannt sind. So verwunderlich es klingen mag, die Nachsorge ist, trotz der mannigfaltigen Operationsmethoden, im allgemeinen nicht schwieriger geworden, wenn der behandelnde Arzt sich mit ihr vertraut gemacht hat.

Eine derart umfassende Darstellung aus der Sicht aller operativen Fächer, wie sie in diesem Buch geboten wird, ist neu und schließt eine Lücke. Sie hilft, die Zusammenarbeit zwischen operativ tätigen und nachbehandelnden Ärzten enger zu gestalten zum Nutzen unserer Patienten.

Düsseldorf, im Herbst 1968   E. Derra

Vorwort

Die schnelle und ausreichende Informierung des behandelnden Arztes gehört zu den Voraussetzungen für eine gute Nachsorge von Patienten, die sich einer Krankenhausbehandlung und einer Operation unterziehen mußten. Der Arztbrief stellt das Bindeglied dar. Er garantiert die kontinuierliche Fortsetzung einer eingeleiteten Therapie. Dieser Weg ist nach Operationen Voraussetzung für einen erfolgreichen Heilungsverlauf.

Allgemein weniger bekannt sind meist Folgezustände von Operationen nach einer längeren Zeit. Dabei ist es oftmals schwer zu entscheiden, ob diesen operativen Spätfolgen ein Krankheitswert beizumessen ist oder nicht. Die Schwierigkeiten sind durch die Spezialisierung und Aufgliederung der operativen Fächer noch größer geworden.

Der in der Praxis tätige Arzt und Facharzt muß deshalb selbst nicht nur mit den Komplikationen und Folgezuständen nach Operationen vertraut sein, sondern er muß auch ihre Verhütung und Behandlung kennen. Ebenso muß er entscheiden, welche Maßnahmen zum Bereich der ambulanten Praxis und welche zur Domäne der Klinik gehören. Schließlich wird er einen Großteil seiner operierten Patienten auch sozialmedizinisch betreuen müssen und benötigt hierzu Anhaltspunkte, insbesondere, wenn er zu Fragen der Arbeits-, Berufs- oder Erwerbsfähigkeit Stellung nehmen soll.

Wir haben uns bemüht, dem Arzt in der Praxis aus der Warte der Klinik, und zwar von allen operativen Fächern, diese Gesichtspunkte nahezubringen. Danken müssen wir den vielen Mitarbeitern, die als hervorragende Kenner ihres Sachgebietes die bearbeiteten Themen straff abfaßten und theoretische Ausschweifungen weitgehend vermieden. Unterschiedliche Ansichten über therapeutische Probleme und Überschneidungen haben wir bewußt belassen, um dem Leser eine möglichst große Meinungsbreite zu vermitteln.

Wir hoffen, mit diesem Buch aus der Klinik dem in der Praxis stehenden Kollegen eine Anregung zu geben und sind dankbar, wenn auch wir Hinweise zur Verbesserung einer gegenseitigen Unterrichtung erhielten, die eine kontinuierlich optimale Nachsorge unserer Patienten ermöglicht.

Osnabrück und Hösel im Herbst 1968
H. E. GREWE
B. SACHSSE

Inhaltsverzeichnis

Doz. Dr. med. V. Hensell, Neurochirurgische Universitätsklinik, Düsseldorf

Dr. med. G. Jünemann, Universitäts-Augenklinik, Münster

Prof. Dr. Dr. A. Rehrmann, Kieferchirurgische Universitätsklinik, Düsseldorf, und
Doz. Dr. Dr. H. Scheunemann, Kieferchirurgische Universitätsklinik, Düsseldorf

Prof. Dr. med. J. Matzker, Hals-Nasen-Ohren-Klinik der Universitätskliniken, Mainz

Eingriffe im Hals-Nasen-Ohren-Bereich

Prof. Dr. Dr. H. E. Grewe, Städtische Krankenanstalten, Osnabrück, und
Dr. med. C. H. Schulz, Städtische Krankenanstalten, Osnabrück

Eingriffe an der Schilddrüse

Prof. Dr. med. E. Klein, I. Innere Abteilung der Städtischen Krankenanstalten, Bielefeld

Interne Nachbehandlung nach Eingriffen an der Schilddrüse

Dr. med. G. Schoefer, Lungenklinik, Vogelsang-Gommern bei Magdeburg

Prof. Dr. Dr. H. E. Grewe, Städtische Krankenanstalten, Osnabrück

Prof. Dr. med. W. Bircks, Chirurgische Universitätsklinik, Düsseldorf, und
Doz. Dr. med. F. Sebening, Chirurgische Universitätsklinik, München

Doz. Dr. med. K. Bühlmeyer, Universitäts-Kinderklinik, München

Interne Nachsorge nach Operationen von angeborenen Erkrankungen des Herzens und der großen Gefäße

Prof. Dr. med. H. Steim, Medizinische Universitätsklinik, Freiburg i. Br.

Erworbene Erkrankungen des Herzens und der großen Gefäße

Dr. med. G. Schoefer, Lungenklinik, Vogelsang-Gommern bei Magdeburg

Lungenresektionen

Dr. med. W. Dischler, Medizinische Universitätsklinik, Freiburg i. Br.

Beschwerden und Folgeerscheinungen nach Operationen des Magens und Duodenums   251

Doz. Dr. med. habil. K. H. Herzog, Chirurgische Universitätsklinik, Rostock

Dünn- und Dickdarmoperationen   266

Doz. Dr. med. H. J. Betzler, Kreiskrankenhaus, Hechingen

Operationen am Rektum und an der Analregion   286

Doz. Dr. med. K. Beck, Medizinische Universitätsklinik,
Gastroenterologische Abteilung, Freiburg i. Br.

Ausfallerscheinungen nach ausgedehnter Darmresektion 304

Prof. Dr. Dr. H. E. Grewe, Städtische Krankenanstalten, Osnabrück

Eingriffe an Gallenblase und Gallenwegen 315

Dr. med. habil. W. Brühl, Stadtkrankenhaus, Korbach

Internistische Gesichtspunkte zu Folgezuständen nach Operationen im Bereich der Gallenwege und Leber 321

Dr. med. M. Hüdepohl, Medizinische Klinik der Städtischen Krankenanstalten,
Osnabrück

Internistische Gesichtspunkte zur Leberchirurgie 332

Doz. Dr. med. R. KÜHLMAYER, Allgemeine Poliklinik der Stadt Wien,
Chirurgische Abteilung, Wien

Dr. med. B. SACHSSE, Waldklinik, Hösel b. Düsseldorf

Prof. Dr. med. H. BRÜSTER, Universitätskinderklinik, Düsseldorf

Doz. Dr. med. J.-G. RAUSCH-STROOMANN, Medizinische Klinik, Essen

Prof. Dr. med. H. G. Müller, Frauenklinik des Diakoniewerkes,
Düsseldorf-Kaiserswerth

Dr. med. H. Lurz, Diakonissenkrankenhaus, Urologische Abteilung, Mannheim

Dr. med. W. Schmandt, Chirurgische Universitätsklinik, Münster

Doz. Dr. med. habil. H. Schröder, Chirurgische Universitätsklinik, Jena

Operationen venöser Durchblutungsstörungen und Lymphstauung 455

Dr. med. W. Schramm, Chirurgische Klinik der Berufsgenossenschaftlichen
Krankenanstalten »Bergmannsheil«, Bochum

Operative Knochenbruchbehandlung 464

Doz. Dr. med. G. Dahmen, Orthopädische Universitätsklinik, Münster

Operationen wegen entzündlicher Knochen- und Gelenkserkrankungen 479

Prof. Dr. med. G. Friedebold, Städtisches Krankenhaus Britz,
Chirurgisch-Orthopädische Abteilung, Berlin-Britz

Beschwerden nach Amputationen 486

Priv.-Doz. Dr. med. W. MOHING, Chirurgische Klinik und Poliklinik der Universität, Erlangen

Doz. Dr. med. F. HELMER, Chirurgische Universitätsklinik II, Wien

Prof. Dr. med. E. ZWEYMÜLLER, Universitäts-Kinderklinik, Wien

Doz. Dr. med. H. W. KIRCHHOFF, Flugmedizinisches Institut der Luftwaffe, Fürstenfeldbruck

Kreislaufregulationsstörungen nach Operationen 544

Prof. Dr. med. H. BRÜSTER, Universitätskinderklinik, Düsseldorf

Antikoagulantien nach Operationen 554

Prof. Dr. med. P. NAUMANN, Institut für Medizinische Mikrobiologie und Serologie der Universität, Hamburg

Antibiotische Therapie nach Operationen 565

Dr. med. G. FORSCHBACH, Sanatorium Überruh, Großholzleute, und
Dr. med. H. WOHLRABE, Sanatorium Sonnenhof, Wangen/Allgäu

Allgemeine Therapie nach Operationen bei Tuberkulosekranken 578

Dr. med. B. Sachsse, Waldklinik Hösel bei Düsseldorf

Der operierte Diabetiker 585

Dr. med. O. K. Lange, Medizinische Klinik, Osnabrück

Postoperative Behandlung rheumatischer Erkrankungen 589

Dr. med. H. E. Schlitter, Humboldt-Krankenhaus, Berlin

Indikationen zur Strahlentherapie 594

Prof. Dr. Dr. H. E. Grewe, Städtische Krankenanstalten, Osnabrück

Zytostatische Behandlung nach Operationen 609

Dr. med. D. von Arnim, Institut für Physikalische Therapie der Städtischen Krankenanstalten, Nürnberg

Prof. Dr. med. D. Amelung, Elisabeth-Krankenhaus, Darmstadt

Der chirurgische Eingriff und seine Auswirkungen auf den Organismus

Postoperative Krankheit, metabolische Traumareaktion

Von W. Schmitt, Rostock

Eine eingreifende Operation, auch jedes erhebliche Trauma (wir gebrauchen beide Begriffe hier synonym), bedeuten eine Beeinträchtigung des neurohormonalen Gleichgewichtes des Gesamtorganismus, der *Homöostase* (Cannon). R. Leriche hat von chirurgisch-klinischer Seite aus diese postoperativen Veränderungen unter dem Begriff der *postoperativen Krankheit* (maladie postopératoire) beschrieben, deren Anzeichen einmal unauffällig bleiben, manchmal aber schwer und sogar tödlich sein können. Immer hängt ihr Ausmaß von der Größe des Traumas und der Reaktionsfähigkeit des traumatisierten Gewebes ab. Bei operativen Eingriffen muß bedacht werden, daß sich dem Operationstrauma noch das Narkose- und das Lagerungstrauma aufpfropfen. Unabhängig von der Art des Traumas ist die Stoffwechselantwort darauf qualitativ gleich, alle Organsysteme bezieht sie praktisch mit ein. Anbau- (Anabolismus) und Abbauvorgänge (Katabolismus) gehen beide nach Operation und Trauma weiter, wenn auch postoperativ zunächst die *katabolen Stoffwechselveränderungen* überwiegen, von denen aber lebenswichtige Organe wie Hirn, Herz, Lungen, Nieren ausgenommen sind. Statt dessen werden Skelettmuskulatur und Fett als Energiespender herangezogen.

Vorher gesunde jüngere Männer werden von der metabolischen Traumareaktion stärker belastet als Frauen, Kinder oder ältere Menschen und Unterernährte (8). *Lokal* äußert sich die *postoperative Krankheit* im Wundgebiet als Hyperämie, Hitze, Ödem, Leukozytose und Wundschmerz; *allgemein* wird über Müdigkeit, Muskelschwäche, Schlafbedürfnis, depressive Stimmungslage, Durst, Trockenheit der Zunge, Temperaturanstieg, Pulsfrequenzbeschleunigung und Oligurie geklagt; die Stoffwechsellage ist azidotisch.

Es sei schon hier betont, daß diese Symptome der postoperativen Krankheit nicht die Folgen der mit jeder größeren Operation oder Verletzung verbundenen Immobilisation und eingeschränkten Nahrungszufuhr sind (1).

Die Dauer der katabolen Reaktion geht der Schwere des Traumas parallel und dauert bei einem leichten Eingriff, wie z. B. einer Herniotomie, 1 bis 2 Tage, bei mittleren Operationen, wie Cholezystektomie und Magenresektion, 4 bis 5 Tage und bei schweren chirurgischen Eingriffen bis zu 10 Tagen. Nach Kinney und Moore ist die metabolische Traumareaktion bei Frauen im Ablauf kürzer, sonst aber qualitativ gleich der bei Männern (»Frauen halten mehr aus«).

Versucht man die wichtigsten Stoffwechselfolgen eines Traumas (oder einer Operation) von mindestens mittlerer Schwere mit wenigen Worten zu charakterisieren, so wären zu nennen:

1. *negative Kalorienbilanz* = Katabolismus mit verstärktem Gewebeabbau, bei dem hauptsächlich Muskulatur (Eiweiß!) und körpereigenes Fett als Energiequelle dienen.
2. *negative Eiweißbilanz* = starker Anstieg der Stickstoff-(N.-)Ausscheidung bei verminderter Eiweißzufuhr.
3. *Stark negative Kaliumbilanz* = Kaliumschwemme im Harn, Absinken des Plasmakaliumspiegels.
4. *Negative Flüssigkeitsbilanz (Antidiurese)* = stark verminderte Harnausscheidung und Wasser- und Natriumretention im extrazellulären Raum.

Der posttraumatischen metabolischen Störung liegt eine veränderte (erhöhte) Sekretion von Hypophysen- (ACTH und ADH**) und Nebennierenhormonen (Rinde und Mark) zugrunde.*

Hypophyse

a) Das *antidiuretische Hormon* (ADH) wird vom hinteren Hypophysenlappen vermehrt sezerniert und ist für die posttraumatische Wasser- und Natriumretention verantwortlich zu machen.
b) Die Sekretion des *adrenokortikotropen Hormons* (ACTH) ist vermehrt und kann jetzt auch von Hydrokortison (Kortisol) im Überschuß nicht unterdrückt werden. Normalerweise wird die ACTH-Sekretion durch einen Hydrokortisonüberschuß unter Kontrolle gehalten. Unter der Wirkung eines Traumas setzt diese Kontrolle aus (2). Mit Hilfe von ACTH-Zufuhr kann man bei gesunden Versuchspersonen am ehesten die metabolische Traumareaktion imitieren (3).

Nebennieren

a) *Nebennierenrinde*

Nach einem Trauma ist die Ausscheidung der 17-Ketosteroide und der 17-Hydroxykortikoide im *Urin* an Glukuronsäure gebunden, für 18 bis 36 Stunden auf das 2- bis 3-(bis 5-)fache erhöht. Während die 17-Ketosteroide sich von vielfachen Quellen herleiten, stammen 80 bis 90% des Uringehaltes an 17-Hydroxykortikoiden vom Hydrokortison. Auch ihr erhöhtes Vorhandensein im *Blutplasma* konnte von MOORE nachgewiesen werden. Als ein Beweis der erhöhten Nebennierenrindenaktivität wird auch das Verschwinden der eosinophilen Zellen aus dem Blut in den ersten 2 bis 3 Tagen nach dem Trauma gewertet.

b) *Nebennierenmark*

Eine nach Trauma für mehrere Tage erhöhte Nierenauscheidung von Katecholaminen beweist eine vermehrte Produktion von Adrenalin und Noradrenalin (4). Beide Hormone regen die Sekretion von ACTH an, sensibilisieren ferner die Gewebe für die Wirkung des Hydrokortisons (Kortisol; glucocorticoid action).

JAMIESON und KAY geben der metabolischen Traumareaktion, im Gegensatz zu LERICHE, keine Deutung als pathologisch, sondern sehen darin in Analogie zum ver-

---

* ACTH = adrenokortikotropes Hormon
** ADH = antidiuretisches Hormon

wundeten und damit vorübergehend bei der Wasseraufnahme und Nahrungssuche behinderten Tier eine lebenserhaltende physiologische Reaktion, der auch der Mensch obligatorisch unterliegt: Erhaltung der extrazellulären Flüssigkeit durch möglichst geringe Ausscheidung von Wasser und Natriumionen, Benutzung körpereigenen Eiweißes und Fettes als Energiequelle. Sie halten es daher für unphysiologisch, diesen »sinnvollen Mechanismus« etwa durchbrechen zu wollen. Generell kann man sagen, daß bessere Kenntnis der hier ablaufenden Reaktionen wesentlich zu den Erfolgen der modernen Chirurgie beigetragen hat.

Negative Kalorienbilanz

Während der gesunde Erwachsene sein Gewicht (Homöostase!) bei einer täglichen Kalorienzufuhr von 2500–3000 Kalorien recht genau über Jahre hält, ist ein akutes Trauma schon mittlerer Intensität ebenso wie eine akute Krankheit stets mit Gewichtsverlust verbunden. Das bewirken verminderte Nahrungsaufnahme und ein zugleich um 200 bis 400 Kalorien/Tag vermehrter Grundumsatz. Die einzelnen Körperbestandteile und Flüssigkeitsräume nehmen an diesem Flüssigkeitsverlust in unterschiedlicher Weise teil. Der größte Verlust erfolgt im Intrazellulärraum durch Schwund von Wasser, Eiweiß und Fettabbau. Das so frei werdende Wasser und das intrazelluläre Hauption Kalium fließen in den extrazellulären Raum ein, diesen absolut vermehrend, was am Abfall des Erythrozytenvolumens und an der Vergrößerung des Plasmaanteils (Hämatokrit!) nachweisbar ist. Die Blutmenge (als intravasaler Anteil des Extrazellulärraumes) bleibt dabei quantitativ unverändert, dagegen nicht qualitativ (niedrigere Erythrozytenwerte, eiweißärmeres Plasma).

Bei Trauma oder Operation werden in der Periode negativer Kalorienbilanz (Hungerperiode infolge von Appetitmangel, Erbrechen, gastro-intestinalen Störungen, Peritonitis, Medikamenten, Bewußtlosigkeit) zunächst die Vorräte an Leberglykogen ausgeschöpft, dann kommen Muskulatur und Fettgewebe als Kalorienspender zur Nutzung. Das aus 80% Muskulatur- und 20% Fettanteilen bestehende Brennstoffgemisch ist aber recht energiearm und liefert pro kg nur ca. 3000 Kalorien. Mit Erschöpfung der Muskelreserven nimmt der Fettabbau zu, so daß 1 kg 4000 bis 5000 Kalorien liefert. Zugleich nimmt nach der anfänglich starken Erhöhung des Grundumsatzes dieser in den folgenden 2 Wochen ständig wieder ab, was den Energiebedarf verringert und die körpereigenen Reserven schont. *Eine zielgerechte Patientenernährung nach Operation oder Trauma ist deshalb ein ganz wesentlicher Teil der Behandlung.*

Negative Eiweißbilanz

Während die Abbauprodukte des Fettes, H_2O und CO_2, keine quantitative Analyse zulassen, sind die des Eiweißes als Harnstoff nachweis- und meßbar, sie werden zu $9/10$ im Harn und zu $1/10$ im Stuhl ausgeschieden.

1 g Stickstoff entspricht 6,25 g Eiweiß = etwas mehr als 30 g frisches Muskelfleisch.

Normalerweise halten sich *Stickstoffausfuhr* (10 bis 15 g N/Tag) und -einfuhr (60 bis 100 g Eiweiß = 10–15 g Stickstoff) im *Gleichgewicht,* die Bilanz ist also ausgeglichen oder leicht positiv. Nach einem wesentlichen Trauma wird nun die Stickstoffbilanz negativ, d. h., die Stickstoffausfuhr übersteigt die -einfuhr.

Bei einem *leichten Trauma,* wie z. B. einer Herniotomie, dauert das nur ca. 1 bis

2 Tage und bedeutet ungefähr 5 g N-Verlust pro Tag. Bei einer *mittleren Operation* (Cholezystektomie oder Magenresektion) hält die negative Stickstoffbilanz 4 bis 5 Tage an, der Stickstoffverlust beträgt täglich 10 bis 15 g N, sich allmählich verringernd. Bei einem *schweren Trauma* oder einer entsprechenden Operation dauert die Bilanzstörung bis zu 10 Tagen mit täglichen Stickstoffverlusten von zu Beginn 15 bis 25 g N, sich ebenfalls allmählich verringernd.

Eine längere Zeit anhaltende negative Eiweißbilanz führt zu erheblicher Verminderung des Körpereiweißes, besonders seines Albuminanteils. Über den Aminosäurestoffwechsel nach Trauma oder Operation gibt es kaum Untersuchungen (8). In Friedenszeiten sind die meisten Eiweißbilanzuntersuchungen an Verbrennungspatienten durchgeführt worden, bei denen infolge des anhaltenden Plasmaabstroms von den Wundflächen die Defizitsituation besonders lange anhält.

Interessanterweise vermag eine erzwungene Zufuhr hoher Eiweißmengen, z. B. durch intravenöse Plasmainfusionen, diese negative N-Bilanz nicht auszugleichen. Ob tatsächlich im postoperativen Eiweißkatabolismus ein für die Gewinnung von Baumaterial für die Wundheilung vorteilhaftes Geschehen vorliegt (4), bleibe dahingestellt. Trotz negativer Eiweißbilanz und selbst bei Bestehen einer Hypoproteinämie kann man aber mit ungestörter Wundheilung und fester Narbenbildung rechnen. Ganz offensichtlich hat die Wundheilung Vorrang im Eiweißstoffwechsel (6). Wenn es postoperativ zu einer Wundruptur (Platzbauch) kommt, so hat das andere Ursachen, wie zu geringe lokale Reaktion auf das gesetzte Trauma, hohes Alter, maligne Erkrankungen.

Je mehr der Kranke aus der unmittelbaren postoperativen Phase in die Rekonvaleszenz gelangt, weicht die katabole einer wieder anabolen Stoffwechsellage. Eine entsprechend hochkalorische und eiweißreiche Kost ist dann die Voraussetzung für den Ausgleich des verlorengegangenen Muskelgewebes und Fettes. Im Durchschnitt ist nach einem mittleren Trauma in 6—7 Tagen wieder mit einer anabolen Stoffwechsellage zu rechnen, d. h., die Eiweißbilanz ist mit einer N-Ausscheidung von 2 bis 3 g N/Tag wieder positiv; die Nebennierensekretion normalisiert sich, es zeigen sich wieder Eosinophile im Blut; die Diurese kommt voll in Gang mit zunächst hoher Natriumausscheidung und wieder positiver Kaliumbilanz. Erst nach einer durch die positive Stickstoffbilanz ermöglichten Neubildung von Muskelgewebe kommt auch die Wiedereinlagerung von Fett zustande, vorausgesetzt, daß ausreichend hohe Kalorienmengen angeboten werden. Nach Traumen oder Operationen mittlerer Schwere ist die Rekonvaleszenz erst nach 2 bis 3 Monaten als abgeschlossen anzusehen, bei schwereren Eingriffen dauert sie noch länger. Anabole Steroide (Androgenderivate) wirken günstig.

Stark negative Kaliumbilanz

Wie bekannt, befinden sich 98% des Gesamtkaliums im Zellinnern. Die intrazelluläre Kaliumkonzentration liegt bei etwa 150 mval/l, die extrazelluläre bei nur 4,0 bis 4,9 mval/l. In der Periode erhöhten Gewebeabbaus wegen negativer Kalorienbilanz wird auch viel Kalium frei und tritt zusammen mit dem dabei frei werdenden Wasser in den Extrazellulärraum ein. Von dort erfolgt die Kaliumausscheidung zu $^9/_{10}$ über den Harn, und nur zu $^1/_{10}$ über den Stuhl, so daß die Plasmakaliumwerte im Normbereich bleiben. Wenn die Kranken nach der Operation bald wieder Nahrung und Getränke in gewohnter Weise zu sich nehmen können, ist die postoperative Kaliumdiurese ohne Bedeutung. Wo das aber nicht der Fall ist, kann sie Anlaß sehr ernster Komplikationen werden,

besonders wenn noch abnorme Verluste aus dem Verdauungstrakt (Erbrechen, Darmfisteln, Durchfälle) dazukommen.

Die Höhe des Kaliumverlustes geht ungefähr mit der Höhe des Eiweißverlustes parallel (K : N ratio), wobei die höchsten Kaliumverluste am ersten Tag nach dem Trauma
auftreten.

JAMIESON und KAY schätzen

nach *leichtem Trauma*	(Herniotomie) die negative Kaliumbilanz mit Verlust von 20–30 mval K für einen Tag,
nach *mittlerem Trauma*	(Cholezystektomie, Magenresektion) für den 1. Tag auf 50 mval, den 2.–4. Tag auf 20–30 mval/die,
nach *schweren Traumen*	für den 1. Tag auf 70–100 mval, den 2.–7. Tag auf je 20 bis 50 mval/die.

In jedem Fall wird die Kaliumbilanz zeitlich vor der Eiweißbilanz wieder positiv.

Klinisch äußert sich der *Kaliummangel* infolge Verminderung des Muskeltonus und
eines allgemeinen intrazellulären Hypotonus als Muskelschwäche, allgemeine Mut-
losigkeit bis zur Apathie, Appetitmangel, Verweigerung der Flüssigkeitsaufnahme und
Erbrechen. Die Darmtätigkeit liegt darnieder, der Leib ist meteoristisch aufgetrieben
und bietet das Bild des paralytischen Ileus. In schweren Fällen sind Herzrhythmusstörungen vorhanden. Viele *postoperative Psychosen* konnten bei Überprüfung des
Elektrolythaushaltes als durch Kaliummangel bedingt nachgewiesen werden. Mit Ausgleich der Elektrolytstörung verschwanden schlagartig auch alle Zeichen psychischer
Auffälligkeit (15).

Die *Diagnose* des Kaliummangels kann durch Bestimmung des Plasmakaliums mit
dem Flammenfotometer gesichert werden. Dabei sind Werte unter 4,0 mval/l verdächtig, Werte unter 3,7 mval/l machen den Kaliummangel sicher. Man darf sich dabei
aber nicht von einer gleichzeitig bestehenden Hämokonzentration infolge Austrocknung täuschen lassen. Normale Plasmakaliumwerte sagen aber nichts darüber aus, was
sich im Zellinnern in bezug auf das Kalium abspielt; das ist nur mit dem Elektrokardiogramm (Ekg) zu erfassen. Eine *Kaliumverminderung* im Plasma deutet lediglich auf
eine auch im Zellinnern bestehende Kaliumverminderung hin und macht eine nicht zu
gering zu bemessende Kaliumsubstitution erforderlich, einwandfreie Diurese vorausgesetzt. Das Ekg — es ist auch zuverlässig, wenn durch Dehydration der Plasmakalium-
spiegel als normal vorgetäuscht wird — zeigt bei ernstem Kaliummangel eine Senkung
der St-Strecke, Erniedrigung und Verbreiterung oder Umkehr der T-Welle, verlängertes
QT-Intervall, ferner U-Wellen. Bei geringeren Abweichungen des Kaliumspiegels von
der Norm, so lehrt die Praxis, ist der Ekg-Befund in der chirurgischen Alltagspraxis nicht
genügend exakt deutbar, um davon entscheidende therapeutische Entscheidungen
abhängig zu machen.

Mit abnorm hohen Kaliumkonzentrationen im Plasma (*Hyperkaliämie*) muß man
nur bei Nierenversagen (Anurie) rechnen.

Negative Flüssigkeitsbilanz (Antidiurese)

Unter normalen Verhältnissen erfolgen Wasser- und Elektrolytaufnahme und -abgabe
zwar in täglich unterschiedlichen, sich jedoch entsprechenden Mengen. Die Aufrechterhaltung des inneren Körpermilieus (Homöostase) ist dabei durch demgemäß qualitativ

und quantitativ vermehrte und verminderte Zusammensetzung der Ausscheidung garantiert. Als Durchschnitt für den 70 kg schweren Erwachsenen kann man eine tägliche perorale Wasseraufnahme von 3000 ml rechnen, der eine entsprechende Wasserabgabe von 400 ml mit der Atmung, etwa 600—1000 ml über die Haut durch Verdunstung und Schweiß, 60—150 ml im Stuhl und etwa 1500 ml im Urin gegenübersteht. Eine normale Flüssigkeitsbilanz für 24 Stunden sieht in unserem gemäßigten Klima nach QUESNE folgendermaßen aus:

Wasseraufnahme		*Wasserabgabe*		
durch den Mund (Basiszufuhr)	3000 ml	über Atmung	} sog.	etwa 400 ml
		über Haut (Verdunstung, Schweiß)	Perspiratio	etwa 1100 ml
			insensibilis	
		Stuhl und Urin		etwa 1500 ml
Gesamt	3000 ml	Gesamt		3000 ml

Neben der exogenen Wasseraufnahme durch Nahrung und Getränke steht dem Organismus auch noch das bei den Stoffwechselvorgängen frei werdende endogene (elektrolytfreie) Wasser (in 24 Stunden etwa 500 ml) zur Verfügung.

Jeder größere operative Eingriff verursacht nun durch Freilegung von Geweben und Eingeweiden stärkere Schweißabsonderung und die erhöhte Raumtemperatur im Operationssaal eine vermehrte Wasserabgabe über Atmung und Haut. Die dadurch hervorgerufenen Veränderungen im Wasser- und Elektrolythaushalt bleiben in der Mehrzahl der Fälle unbemerkt und finden unauffällig ihren Ausgleich.

Während gesunde Nieren normalerweise über eine außerordentliche Leistungsbreite verfügen, so daß jedes Übermaß von Wasser und Salz ausgeschieden wird, besteht postoperativ bzw. nach Traumen eine deutliche Antidiurese mit verminderter Fähigkeit, Wasser, Natrium und Chloride mit dem Urin zu eliminieren. Das Körpergewicht steigt deutlich an. Am 2.—4. Tag kommt die Diurese wieder kräftig in Gang, als Zeichen dafür, daß die Wasser- und Natriumretention beendet ist. Es liegt auf der Hand, welche große Bedeutung postoperativ und posttraumatisch einer ständigen Überwachung der Harnsekretion — notfalls mit Dauerkatheter, normal 60 ml/Stunde — zukommt.

QUESNE und LEWIS unterscheiden bei der postoperativen Antidiurese drei sich zum Teil überdeckende Störungen: primäre Wasserretention, frühe Natriumretention, späte Natriumretention.

Die *primäre Wasserretention* tritt unabhängig von der Art der Operation auf. Vom Beginn der Operation an vermindert sich plötzlich die abgesonderte Urinmenge unter Erhöhung des spezifischen Gewichts. Nach 24 bis 36 Stunden (selten erst nach 72 Stunden) findet diese Störung, genauso plötzlich wie sie kam, wieder ihr Ende. Am Operationstag ist die Urinmenge vermindert, das spezifische Gewicht hoch, das Körpergewicht vermehrt. 24 bis 36 Stunden nach der Operation kommt dann gewöhnlich die Diurese wieder voll in Gang, das spezifische Gewicht des Urins sinkt, der Zuwachs an Körpergewicht geht wieder verloren.

Die *frühe Natriumretention* führt am Operationstag zu einer geringen absoluten Natriumgesamtmenge im Harn bei hoher Konzentration. Etwa 24 Stunden nach der Operation ist der absolute Natriumgehalt im Harn erhöht, die Konzentration erniedrigt.

Die *späte Natriumretention* beginnt am 1. oder 2. postoperativen Tag, erreicht ihr Maximum an einem der nachfolgenden 3 Tage und kann bis zum 6. Tag nach der Operation und darüber andauern. Die dadurch hervorgerufene Wasserretention vermag sich zeitlich deutlich von der primären Wasserretention abzuheben, es ist auch ein kontinuierlicher Übergang möglich. Die zeitliche Ausdehnung des Vorganges hängt offensichtlich von der Schwere der Operation ab.

Wenn man bedenkt, daß postoperativ die Menge des beim Eiweiß- und Fettabbau frei werdenden endogenen Wassers erhöht ist (ca. 800—900 ml/Tag), so darf man annehmen, daß darüber hinaus in den ersten Tagen und bis zum Einsetzen einer kräftigen Diurese höchstens noch ein echter Flüssigkeitsbedarf von ca. 700—1000 ml besteht. Dieser soll zu ²/₃ mit Glukose und zu ¹/₃ mit isotonischer NaCl-Lösung abgedeckt werden. Pathologische Verluste durch Erbrechen, Darmfisteln oder dünne Stühle sind darin nicht inbegriffen, sie bedürfen einer zusätzlichen ionenäquivalenten Substitution.

Säure-Basen-Haushalt im Rahmen der postoperativen metabolischen Reaktion

Die posttraumatische (postoperative) metabolische Störung bleibt nicht ohne Einfluß auf den Säure-Basen-Haushalt. Unter Normalverhältnissen wird das innere Milieu stets konstant erhalten (Homöostase), wobei im Extrazellulärraum (einschließlich Blutplasma) das *pH* im Bereich um 7,4 liegt. Stoffwechselbedingte Schwankungen nach der sauren wie der alkalischen Seite werden von einem System von Puffern (Bikarbonat, Phosphate, Eiweiß, Hämoglobin) kompensiert, die notwendigen Korrekturen der Stoffwechsellage erfolgen laufend über die Lungen (Abatmung oder Zurückhaltung von CO_2) und die Nieren (Ausscheidung basischer bzw. saurer Valenzen).

Wenn es unter den besonderen Bedingungen prä-, intra- oder postoperativer Verhältnisse zu darüber hinausgehenden Verschiebungen im Säure-Basen-Haushalt kommt, liegen dem ursächlich immer pathologische Veränderungen des Eiweiß-, Wasser- und Elektrolythaushalts zugrunde (10, 7).

In der Chirurgie interessieren hauptsächlich Störungen im Sinne der *metabolischen Azidose* (am Abfall des Standardbikarbonats zu erkennen), wie sie durch Schock, Kreislaufversagen, Traumen mit und ohne Blutverlust, Hunger, lange Bewußtlosigkeit und übermäßigen Verlust alkalischer Körperflüssigkeiten ausgelöst werden.

Respiratorische Azidosen (am Anstieg des arteriellen CO_2 zu erkennen) sind dagegen wesentlich seltener und dann durch Verkleinerung der atmenden Lungenoberfläche oder Beeinträchtigung des Atemzentrums bedingt. Mit *metabolischen Alkalosen* ist nur bei hohen Verlusten an H-, K- und Cl-Ionen infolge ständigen Erbrechens oder Magendauerabsaugung zu rechnen (Standardbikarbonat über 25 mval/l; pH über 7,45; Hypochlorämie; Hypokaliämie; alkalischer Urin; 14).

Zur Erfassung einer Störung des Säure-Basen-Haushalts bedarf es zumindest der Bestimmung des Standardbikarbonats, besser auch noch des pH und des pCO_2.

Standardbikarbonat	normal 23 mval/l
pH (extrazellulär)	normal 7,4
pCO_2	normal 40 mm Hg
Basenüberschuß	normal ± 2,3 mval/l

Mit Hilfe der Errechnung des Basenüberschusses erhält man dann konkrete Angaben, wieviel mval pro Liter Base zuviel oder zuwenig im Extrazellulärraum einschließlich des intravasalen Raumes vorhanden sind (*Basenüberschuß* bei Alkalosen; *Basendefizit* bei Azidosen).

Das Ziel der Behandlung solcher Zustände ist die Wiederherstellung der Homöostase. Dabei wird der Organismus mit Alkalosen besser fertig als mit Azidosen.

Zur *Behandlung der Azidose* dienen als alkalisierende Substanzen Na-Bikarbonat, Na-Laktat oder Trispuffer (THAM), der auch intrazelluläre pH-Verschiebungen auszugleichen vermag. Bei leichteren Azidosen kommt man ohne Trispuffer zum Ziel; wo aber die Zufuhr von Na-Ionen (Na-Bikarbonat, Na-Laktat) besser unterbleibt, ist er stets angezeigt. Für alle schwereren Azidosen trifft das zu.

Zur *Berechnung der Substitutionsmenge* wird vom Basendefizit ausgegangen:

Na-Bikarbonat: Basendefizit $\times$ 0,3 $\times$ kg Körpergewicht^2 = ml einmolare Na-Bikarbonatlösung (8,5%)

Na-Laktat: Basendefizit $\times$ 0,3 $\times$ kg Körpergewicht = ml einmolare Na-Laktatlösung (11,2%)

Trispuffer: Basendefizit $\times$ kg Körpergewicht $\times$ ml 0,3 molare Trispufferlösung
(THAM)   (12,5 ml der 0,3 molaren Lösung je kg Körpergewicht sollen nicht überschritten werden; Gesamtdosis nicht über 500 ml THAM).

Bei *metabolischen Alkalosen* erfolgt die Korrektur am besten durch gezielten Flüssigkeits- und Elektrolytersatz. Infusionen einer isotonischen (0,83%) NH4Cl-Lösung sind nur in Ausnahmefällen notwendig. Die Errechnung der Substitutionsmenge erfolgt dann aus

Basenüberschuß $\times$ kg Körpergewicht $\times$ 0,3 = ml NH4Cl (0,83%).

Es sollen je Stunde nicht mehr als 200 ml NH4Cl-Lösung intravenös einlaufen.

Kohlehydratstoffwechsel

Auch der Kohlehydratstoffwechsel erweist sich postoperativ als gestört. Durch Hunger, ACTH-Überschuß, Narkose und Schock ist die Kohlehydrattoleranz vermindert, der Glykogengehalt der Leber nimmt infolge Adrenalinausschüttung, später vielleicht als Folge vermehrter Glukokortikoidsekretion der Nebennieren (8) ab. Durch vermehrten Kohlehydratabbau und die notwendige vermehrte Glykogenneubildung bestehen postoperativ Hyperglykämie und Glukosurie. Trotzdem ist postoperativ Glukosezufuhr notwendig, um das Leberglykogen zu schonen und Eiweißzerstörung und Stickstoffverluste zu verringern (Eiweiß-Spareffekt der Glukose).

Blut

Was das Blut betrifft, so kommt es postoperativ zur Blutsenkungsbeschleunigung, Vermehrung des fibroplastischen Potentials mit vermehrter Neigung zur Blutgerinnung, was für die spontane Blutstillung und Verklebung der Wundflächen von Vorteil ist, aber zugleich die Gefahr der Thrombenbildung und damit auch der Embolie einschließt. Im Blutbild findet man einen Leukozytenanstieg (postoperative Leukozytose) und, innerhalb weniger Stunden nach dem Trauma beginnend, für 3—4 Tage ein weitgehendes Verschwinden der Eosinophilen.

Verdauungsorgane

Die Wirkung des Operationstraumas auf die Verdauungsorgane zeigt sich besonders deutlich, wenn Eingriffe in der Bauchhöhle oder an ihnen selbst vorgenommen werden. Infolge des postoperativ gestörten Gleichgewichts zwischen Parasympathikus und Sympathikus werden Sekretion und Motilität der Verdauungsorgane gebremst, der Tonus der Sphinkteren aber vermehrt. Die Peristaltik ruht zunächst, der Bauch bietet das Bild eines leichten paralytischen Ileus. Infolge des geschlossenen Pylorus sammelt sich im Magen viel Sekret an, so daß es postoperativ zur Vermeidung der Aspiration von erbrochenem Mageninhalt häufig zweckmäßig ist, den Magen durch eine Sonde zu entleeren. Dieses, in seiner Extremform als *postoperative Magenatonie* bekannte Bild tritt auch bei beliebigen größeren Operationen außerhalb der Bauchhöhle auf. Die postoperativ oft so quälende *Windverhaltung* hat ebenfalls ihre Ursache in einem erhöhten Tonus des Analsphinkters, sie läßt sich durch Einlegen eines Darmrohres oder Sphinkterdehnung beheben. Auch die postoperative *Behinderung der Harnentleerung* beruht auf einem verstärkten Sphinktertonus bei gleichzeitig verringerter parasympathischer Tonuslage der Blasenmuskulatur.

Leber

Die Leber reagiert auf die Operation mit einer Funktionseinschränkung, die durch vermehrte Urobilinogenausscheidung im Harn verfolgt werden kann. Ferner ist die Bilirubinkonzentration im Serum erhöht, die Prothrombinzeit verlängert.

Über das stoffwechselmäßige Verhalten der Leber nach Operation oder Trauma ist aber bisher nicht allzuviel bekannt. Einerseits erfüllt die Leber etwa 500 verschiedene biochemische Funktionen, andererseits besitzt sie ein großes Regenerationsvermögen. Einen globalen »Lebertest«, etwa analog der Harnanalyse für die Nierenleistung, gibt es nicht. Besondere Empfindlichkeit besteht aber gegenüber O_2-Mangel. Nicht nur, daß dadurch die Entgiftungs- und Abwehrfunktion (RES) leidet, auch die Fähigkeit zur Wiederauffüllung vitaler Energiequellen (13) wird beeinträchtigt. Sofern die Hypoxie länger als 24 Stunden anhält, besteht die Gefahr zentraler Läppchennekrosen (9).

Um postoperativ hier bösen Überraschungen vorzubeugen, ist es notwendig, sich vor jedem größeren Eingriff über einen vermutlichen Leberschaden zu informieren. Dazu können abgelaufene Lebererkrankungen (Anamnese: Virushepatitis), chronische Erkrankungen der Gallenwege mit und ohne Ikterus oder Entzündung, des Magens und des Pankreas, portaler Hochdruck, Mangelernährung oder längere Hungerperioden beigetragen haben.

»Leider herrscht zwischen Lebertesten und morphologisch-histologischen Leberveränderungen keine gute Übereinstimmung« (16), so daß in 20—25% die Laborteste bei chronischen Leberkranken stumm blieben (5). Eine gewisse Orientierung gelingt aber doch (16) durch

1. Bestimmung der *Hämoglobin-Abbauprodukte* (Bilirubin, Urobilinogen);
2. des *Plasmaeiweißbildes* (Gesamteiweiß, Albuminanteil) einschließlich der Labilitätsproben, Takata-Ara, Weltmann, Thymoltest und der Gerinnungsfaktoren (Prothrombin, Faktor V und VII);
3. der *Fermentaktivität* im Plasma (GOT*, SGOT**, alkalische Phosphatase, GlDH***);
4. ferner durch *Funktionsteste* mit Hilfe von Bromthalein, Galaktose, Vitamin K.

---

  * GOT   = Glutaminat-Oxalazetattransaminase
 ** SGOT = Serum-Glutaminsäure-Oxalessigsäure-Transaminase
*** GlDH = Glukosedehydrogenase

Vitaminstoffwechsel

Hier ist nur das Vitamin C von praktischer Bedeutung. Eine abrupte Verminderung des Vitamin-C-Gehalts in Plasma und Gewebe nach eingreifenden Operationen und Verletzungen ist schon seit längerem bekannt *(biochemischer Skorbut* [8]). Eine in gesunden Tagen ausreichende Vitamin-C-Menge der Nahrung genügt jetzt nicht mehr: der Tagesbedarf des gesunden Erwachsenen an Vitamin C liegt bei mindestens 10 mg, bei Frischoperierten oder -verletzten sind deshalb 30 mg wünschenswert. Dem Vitamin C (Askorbinsäure) fällt die Aufgabe zu, die Bindesubstanzen des Körpers zu ernähren. Sein Ausfall auf längere Zeit macht die kleinen Gefäße undicht und erlaubt generalisiert Blutaustritte ins Gewebe. Die Kollagenfasern im Bindegewebe verschwinden, noch offene Wunden schließen sich nicht, bereits geheilte Wunden büßen ihre Rißfestigkeit ein und brechen unter Normalbelastung wieder auf.

Herz und Kreislauf

Bei Herz- und Kreislaufgesunden sind ernsthafte intra- und postoperative Herzkomplikationen nicht zu erwarten. Im allgemeinen kann man sagen, daß heute Kranke mit ernsten Herzfehlern auch große Eingriffe gut überstehen, wenn sie entsprechend auf die Operation vorbereitet werden und während der Operation in bezug auf Blut- und Flüssigkeitsersatz, Elektrolyte und Blutdruck sorgfältig überwacht werden. Die schwerste Form einer intraoperativen Herzstörung ist der *akute Herzstillstand.*

Hypophysen-Nebennierensystem

Beim vorher Gesunden kommt es infolge eines Traumas zur erhöhten Sekretion sowohl von seiten der Hypophyse (s. S. 18) als auch der Nebennieren (s. S. 18). Unter diesen Bedingungen erübrigt sich beim vorher Stoffwechselgesunden die Gabe von ACTH wie auch von Nebennierenhormonen während und nach der Operation. Anders liegen die Dinge jedoch bei Kranken, die längere oder kürzere Zeit vor der Operation mit Rindenwirkstoffen behandelt wurden, bei denen ein- oder beidseitige Nebennierenentfernungen vorgenommen wurden oder erfolgen sollen, ferner bei der Beseitigung von Nebennierentumoren. Hier ist mit einer der Substitution bedürftigen *Unterfunktion der Nebennierenrinde* von vornherein zu rechnen. Die Folgen der Nebennierenrindeninsuffizienz in Form einer außerordentlichen Widerstandslosigkeit gegenüber äußeren Verletzungen ist von Addison-Kranken und adrenalektomierten Tieren seit langem bekannt.

Schild- und Nebenschilddrüse

Weder die Schilddrüsen- noch die Nebenschilddrüsenaktivität ist nach Operationen wie nach Traumen nachweislich vermehrt.

Bei unseren bisherigen Betrachtungen gingen wir von vorher gesunden Erwachsenen aus. Wie verläuft aber nun die metabolische Traumareaktion bei vorgeschädigten Kranken?

Es liegt auf der Hand, daß eine präoperativ nicht ausgeglichene *Hypoproteinämie* sich ungünstig auswirken muß, weil dadurch einer verzögerten Wundheilung (Platzbauchgefahr!), der Wundinfektion, ferner durch Absinken des kolloidosmotischen Plasmadrucks dem Wund-, Anastomosen- und Lungenödem Vorschub geleistet wird. Auch die Peristaltik kommt bei solchen Kranken langsamer in Gang. Der unterernährte Kranke ist in bezug auf Eiweiß, Kalium und Kalorien schon vor Operation oder Trauma in einer ungünstigen, bilanzmäßig häufig negativen Situation. Das gilt besonders für Kranke mit chronischen Eiterungen.

Bestanden vor der Operation starkes Erbrechen, lang anhaltende Durchfälle oder Absonderungen aus Gallenwegs- oder Darmfisteln, so bleibt eine *extrazelluläre Dehydratation* (Exsikkose) nicht aus. Abgesehen von Oligurie, starkem Gewichts- und Tonusverlust ist sie in Extremfällen an der in Falten abhebbaren Haut (stehende Hautfalten) sofort zu erkennen (Hämatokrit bis zu 55%).

Erleidet ein in der geschilderten Weise stark vorgeschädigter Kranker jetzt ein schweres Trauma, so erfolgt die metabolische Reaktion zwar in der oben geschilderten Form, merkwürdigerweise aber nicht so intensiv (6) wie beim vorher Gesunden. Vor dringlichen Operationen, wo keine genügende Zeit für eine sorgfältige Substitution vorhanden ist, muß man sich mit dem Notwendigsten in Form von Blut-, Plasma-, Albumin-, Wasser- oder Elektrolytersatz begnügen. Wenn mehr Zeit zur Verfügung steht, kommt dies dem Kranken durch besser dosierte und ausgewogenere Substitution des Fehlenden sehr zugute.

Literatur

1) Deitrick, J. E., G. D. Whedon u. E. Shorr: Am. J. Med. 4 (1948) 3.
2) Estep, H. L., D. P. Island, R. L. Ney u. G. W. Liddege: J. clin. Endocr. 23 (1963), 419.
3) Forsham, P. H., et al.: J. clin. Endocr. 8 (1948), 15.
4) Jamieson, R. A., u. A. W. Kay: A textbook of surgical physiology. Baltimore 1965.
5) Kalk u. Wildhirt: zit. bei J. S. Walter.
6) Kinney, J. M., u. F. D. Moore: In: Zimmermann u. Levine: Physiologic principles of surgery. II. Aufl., Philadelphia 1964.
7) Lavin, P., u. H. Burchardi: Münch. med. Wschr. (1965), 590.
8) Levenson, St. M., E. J. Pulaski u. L. R. M. del Guernico: Metabolic changes associated with injury. In: Zimmermann u. Levine: Physiologic principles of surgery. II. Aufl., Philadelphia 1964.
9) Lindner, J.: Überfunktion und operativer Eingriff aus pathologischer Sicht. In: Just, O.: Leberfunktion und operativer Eingriff. Stuttgart 1964.
10) Müller-Plathe, O.: Münch. med. Wschr. (1965), 583.
11) le Quesne: Fluid balance in surgical practice. London 1955.
12) le Quesne u. Lewis: Lancet I (1953), 153.
13) Smith, L. L., u. U. P. Veragut: The liver and shock. In: Progress of Surgery. Bd. IV. Basel 1964.

Die Operationswunde

Von H. Contzen, Frankfurt/Main

Unter einer Wunde ist die durch äußere Einwirkung entstandene Zusammenhangstrennung des Gewebes, insbesondere auch der bedeckenden Oberfläche zu verstehen. Im allgemeinen und speziell bei Operationswunden kann angenommen werden, daß im betroffenen Gewebebereich die physiologische Reaktionsbereitschaft vorhanden bzw. erhalten geblieben ist, so daß bereits die Schädigung selbst lokal reaktive Vorgänge auslöst, durch die die Voraussetzungen und die Möglichkeit der späteren Wundheilung geschaffen werden.

Die normale Wundheilung

Als Voraussetzung für den Beginn der eigentlichen Heilungsvorgänge ist die Verhütung zusätzlicher Schädigung des nun freiliegenden und ungeschützten Zellverbandes (durch mechanische, thermische und bakteriell-toxische Einwirkung) sowie die Demarkation und Eliminierung devitalisierter Gewebeanteile und eingedrungener Fremdkörper im *Stadium der Wundreinigung* anzusehen.

Dieses Stadium ist morphologisch durch Ausfüllung und schützenden Abschluß der Wunde durch Fibrinausfällung, durch nachfolgende Immigration zellulärer Blut- und mesenchymaler Gewebeelemente, biochemisch durch Ausbildung einer Azidose, histochemisch durch zunehmende Auflösung (= Entmischung) der bindegewebigen Grundsubstanz unter Freiwerden von Wirkstoffen mit Peptid- und Polysaccharidcharakter gekennzeichnet (5, 6).

Diese pathologisch-anatomisch, biochemisch und histochemisch definierten Vorgänge sind wie die nachfolgenden, der eigentlichen Heilung dienenden Proliferationsvorgänge im Aufbaustadium identisch mit denen, die allgemein unter dem Begriff der Entzündung zusammengefaßt werden. Unter diesem Aspekt entsprechen die die Heilung vorbereitenden Vorgänge der exsudativen, die eigentlichen Heilungsvorgänge der proliferativen Entzündungsphase.

Die inzwischen gewonnenen Kenntnisse über die Reihenfolge der initialen Reparationsvorgänge erlauben das Verständnis für eine mögliche iatrogene Beeinflussung der Wundheilung.

Im *Aufbaustadium* steht morphologisch die Fibroblastenaktivität mit Ausbildung des Granulationsgewebes im Vordergrund, wobei die Umformung von Monozyten und Histiozyten in Fibroblasten offenbar biochemisch durch die vorgenannten Wirkstoffe mit Peptid- und Polysaccharidcharakter induziert wird. Der bindegewebigen Faserbildung geht jedoch die Synthese der Bindegewebsgrundsubstanz (= Kollagen) aus hochpolymeren Zuckern und Eiweißkörpern, darunter löslichen Kollagenvorstufen und -abbauprodukten voraus. Dieses Stadium der Grundsubstanzbildung erfordert einen erheblich gesteigerten Stoffwechselumsatz, der vegetativ, hormonell, durch Vitamine und Enzyme gesteuert wird, somit durch zahlreiche Faktoren beeinflußbar ist. Vom Polymerisationsgrad der Grundsubstanz ist deren Qualität, Zeitpunkt und Intensität der Faserbildung, deren Elastizität und Festigkeit abhängig.

Mit zunehmender Differenzierung der bindegewebigen Faserbildung aus der kollagenen Grundsubstanz verstärkt sich die Wundkontraktion, die mit niveaugleicher Ausfüllung des Gewebedefektes durch Granulationsgewebe ihr Maximum erreicht und die zeitlich u. a. auch mit einer Änderung des chemischen Gewebemilieus zur alkalischen Seite hin einhergeht. Zu diesem Zeitpunkt setzt nun konzentrisch vom Wundrand her und von etwaig verbliebenen Epithelinseln, Ausführungsgängen von Talg- und Schweißdrüsen ausgehend die *Epithelialisierung* ein, die im Gegensatz zur Bindegewebsneubildung unabhängig vom Sauerstoffangebot abläuft.

Mit der Epithelialisierung ist die eigentliche Wundheilung abgeschlossen. Aus dem kapillarreichen Granulationsgewebe entsteht unter konsekutiver Rückbildung der vaskulären Anteile die bindegewebige *Narbe*, die in Abhängigkeit von ihrem Volumen in jedem Fall eine mehr oder weniger starke Schrumpfungsneigung aufweist.

Der zeitliche Ablauf der ungestörten Wundheilung ist in Tabelle 1 detailliert zusammengestellt.

Tabelle 1

Schema des zeitlichen Ablaufs der Entzündung *und* Wundheilung *an Hand des morphologisch, biochemisch und radiochemisch z. Z. erfaßbaren Startes der wichtigsten Einzelphasen*

1.–4. Std.	Grundsubstanzentmischung = primäre physikalisch-chemische Zustandsänderung mit Desaggregation, Kolloiddispersion, Depolymerisierung usw. der MPS-Protein-Komplexe. Aufquellung durch vermehrte Wasser- und weitere Substanzbindung mit Störung der Isoionie und Isotonie: Primäre Azidose (katabole Prozesse). Faseraufquellung (durch Beteiligung der interfibrillären Kittsubstanz am Grundsubstanzentmischungsablauf. – Katabole Prozesse). Zelldemaskierung, -reizung, -aufquellung mit Beginn von Pino- und Phagozytose sowie Enzymaktivierung der ortsständigen Bindegewebszellen (Fibrozyten, Histiozyten, Gefäßwandzellen usw.), RNS-Synthese und adaptive bzw. induktive Enzymsynthesen (katabole und anabole Prozesse). Mastzellen-Degranulierung = Freisetzung von Heparin und Histamin (speziesabhängig auch von Serotonin usw.) mit Gefäß-, Zell-, Entgiftungs-, Fermenthemmungs- und weiteren Wirkungen. Kapillarwand-Permeabilitätsänderung durch Beteiligung an den genannten Entmischungs- und Aufquellungsvorgängen der Interzellularsubstanz mit Einfluß auf die Kapillarfunktion: Prästase, Stase, Hypoxie, entzündliche Hyperämie; Serum-(Fibrin-), Ery-, Leuko- usw. Austritte: Permeation, Exsudation und Emigration. Inkorporation von ^{35}S-Sulfat = Sulfatierung und Synthese von MPS (anabole Prozesse).
4.–12. Std.	Sekundäre Azidose: Fortsetzung der Grundsubstanzveränderung mit wechselnder Dysionie und Dysosmie, Quellung und Entquellung, Auftreten von Denaturierungs- und Degenerationsprodukten des Kollagens mit folgendem Abbau durch unspez. Proteasen, allgemeiner Zerfall der am stärksten geschädigten zelligen und zwischenzelligen Bindegewebsbestandteile des Entzündungsfeldes: Zunahme des intra- und extrazellulären *Katabolismus*, von Glykolyse, Proteolyse, Lipolyse usw.: Zunahme von gefäßaktiven Abbauprodukten usw.

12.–36. Std.	Zunahme der initialen, vorwiegend katabolen Prozesse, deren Intensität und Dauer vom Ort der Entzündung ebenso wie von Art, Stärke und Dauer des Entzündungsreizes abhängt; gleichzeitige Überlagerung der katabolen Vorgänge mit den genannten primären und folgenden sekundären, anabolen Prozessen: Zellproliferationen (^{3}H-Thymidin-Mitoseraten-Index), spez. Fibroblastenproliferation.
48.–72. Std.	Histochemischer, autoradiographischer und radiochemischer (mit ^{35}S-Sulfat) sowie biochemischer (Uronsäuren-, Hexosamin-, MPS-)Nachweis der Grundsubstanz-Synthese (intra- und extrazellulär).
3.–4. Tag	In gleicher methodischer Reihenfolge erfolgter Nachweis der Fasersynthese (mit ^{3}H-Prolin; Hydroxyprolin-Best. usw.). Kapillarisierung.
4.–6. Tag	Verschiebung des Zellverhältnisses mit Abnahme von Mikro- und Makrophagen zugunsten ausreifender Fibroblasten, Mastzellenneubildung.
6.–10. Tag	Abnahme des Wassergehaltes, Zunahme des Polymerisationsgrades der Grundsubstanz mit Abnahme der histochemischen Anfärbbarkeit und Zunahme des physikochemischen Gleichgewichtes bzw. der Eukolloidalität der Grundsubstanz; Verschiebung des Verhältnisses der Kollagenfraktionen (zugunsten der schwerer löslichen und unlöslichen) mit steigender Zahl der intramolekularen Kreuzverbindungen des Kollagens.
	Die vollständige oder unvollständige Wiederherstellung der Ausgangssituation ist qualitativ und zeitlich abhängig von der Lokalisation des betroffenen Gewebes sowie von Art, Grad und Einwirkungsdauer der Entzündungsursache (neben dem Einfluß individueller Faktoren sowie der Reaktionslage und -eigenschaften sowie Regulationen des Gesamtorganismus).

Die primäre Wundheilung

Sind optimale Voraussetzungen für die Wundheilung, wie z. B. bei der Operationswunde, gegeben oder werden diese z. B. durch die primäre Wundversorgung mit Exzision des devitalisierten Gewebes und Beseitigung des Gewebedefektes therapeutisch geschaffen, können zudem mögliche Störfaktoren beseitigt bzw. vermieden werden, so wird das Stadium der Wundreinigung, vor allem aber auch das eigentliche Aufbau- und Proliferationsstadium erheblich abgekürzt, und es resultiert die sogenannte *primäre Wundheilung* im klinischen Sinne. Dabei ist der Heilungsvorgang in etwa 7—10 Tagen beendet; es verbleibt eine meist strichförmige, reizlose Narbe, die bei kleinem Bindegewebsvolumen nur eine geringe Schrumpfungsneigung aufweist, so im allgemeinen nicht funktionell störend wirkt und nahezu normal belastungsfähig ist.

Die sekundäre Wundheilung

Das Kriterium der *sekundären Wundheilung* ist in der Ausfüllung eines mehr oder weniger großen Gewebedefektes durch Granulationsgewebe, somit in der Heilung mit einer entsprechend voluminösen Narbe zu sehen. Dabei ist es unwesentlich, ob dieser

Defekt durch die eigentliche Schädigung verursacht oder später durch Demarkation bakteriell infizierter Gewebebereiche, durch eingedrungene Fremdkörper, Blutkoagula usw. bedingt worden ist. Die in den einzelnen Phasen der Wundheilung, insbesondere in der Granulationsgewebsbildung dokumentierte Entzündung wird sich lokal in den klassischen Entzündungszeichen, bei entsprechender Intensität und genügender Ausdehnung des Defektes auch in einer allgemeinen Entzündungssymptomatik (Fieber) bemerkbar machen. Die resultierende voluminöse Narbe kann durch die verstärkten Entzündungsvorgänge mit dem umgebenden Gewebe verwachsen, und sie weist in jedem Fall eine entsprechend vermehrte Schrumpfungsneigung mit den sich daraus ergebenden Möglichkeiten funktioneller Störungen auf. Die große, unzureichend gefäßversorgte Narbenplatte ist nur bedingt belastungsfähig, wobei in Abhängigkeit von der einwirkenden Belastung umschriebene Ernährungsstörungen mit Nekrose, also *Narbengeschwüre* auftreten können. In solchen *Narbenulzera wird nicht selten später die Ausbildung eines Karzinoms beobachtet.*

Grundsätzlich jedoch sind die einzelnen Vorgänge bei der sekundären Wundheilung identisch mit denen bei primärer Heilung; lediglich die einzelnen Phasen, vor allem das Stadium der Wundreinigung und das Aufbaustadium sind in Abhängigkeit von den verschiedenen Störungsursachen verlängert. Eine Aussage über die Heilungsdauer ist somit bei sekundärer Wundheilung im allgemeinen nicht möglich.

Die Heilung unter dem Schorf

Während bei Wunden mit Schädigung mesenchymaler Gewebeanteile (Kutis, Subkutis) die Heilung nur über die Entzündung erfolgen kann, ist bei ausschließlicher Läsion der (ektodermalen) Epidermis eine echte Regeneration durch die sogenannte *Heilung unter dem Schorf* zu erwarten. Dabei wird der Wundbereich durch einen aus Fibrin und aus Epitheltrümmern gebildeten Schorf schützend gedeckt, unter dem sich die Epidermis vom Stratum germinativum aus erneuert. Da keine mesenchymale Reaktion, also auch keine Bindegewebsneubildung erfolgt, resultiert keine Narbe.

Allgemeine Ursachen für Störungen der Wundheilung

Die reparative Wundheilung erfolgt stets über einen gesteuerten Entzündungsablauf. Die Steuerungsmechanismen können durch bakteriell-toxische, chemische (medikamentöse), mechanische Einwirkung, vegetative und hormonelle Insuffizienz, verminderte Reaktionsfähigkeit bei auszehrender Krankheit, die Qualität der Grundsubstanz kann durch Allgemeinfaktoren wie schlechter Allgemeinzustand, insbesondere durch Eiweißmangel, Stoffwechselentgleisung usw., gestört werden.

Ohne auf die unterschiedlichen Angriffspunkte der verschiedenen die Wundheilung beeinflussenden Noxen näher einzugehen, seien nur wenige, für die Praxis wichtige Hinweise gegeben:

Durch Störungen im intermediären Stoffwechsel ggf. mit lokaler Anhäufung von Zwischenprodukten und Verschiebungen im Säure-Basen-Gleichgewicht (Diabetes mellitus), durch Störungen im Wasser- und Elektrolythaushalt und auch durch primäre Bluterkrankungen werden die Wundheilungsvorgänge in jedem Fall ungünstig beeinflußt.

Eiweißmangelzustände werden bereits die Synthese der Bindegewebsgrundsubstanz beeinträchtigen, allgemeine oder lokale Störungen der Blutversorgung spätestens den in der Aufbauphase erheblich gesteigerten Stoffwechsel hemmen.

Das katabole, den Eiweißzerfall fördernde Nebennierenrindenhormon (Kortisol) ist der physiologische Antagonist sämtlicher Stoffe und Vorgänge, die der Wundheilung dienen (5). Bei normaler Hormonproduktion kommt dem Kortisol offensichtlich eine entscheidende Steuerungsfunktion im Sinne einer Verzögerung der sonst ungehemmt ablaufenden Fibroblastenproliferation zu. Bei (nach Infektionskrankheiten möglichem) funktionellem oder organischem Hyperkortizismus (oder auch bei entsprechender therapeutischer Applikation von NNR-Steroiden) jedoch wird bereits im frühesten Stadium durch Steigerung der Kapillarpermeabilität die zur Wundreinigung notwendige exsudative Entzündung, damit die Zellemigration und so wiederum die Fibroblastenbildung unterdrückt, später (s. o.) die Fibroblastenaktivität gehemmt.

Thyroxin fördert zwar die Fibroblastenentwicklung, hemmt jedoch die Wundkontraktion.

Vitamin C ist unentbehrlich für die Kollagensynthese und wirkt katalytisch sowohl für Kortisol als auch für Thyroxin, stellt also einen wesentlichen Faktor im hormonellen Steuerungssystem der Wundheilungsvorgänge dar.

In der Tabelle 2 sind die bisher bekannten Noxen bzw. Mangelzustände und die Medikamentengruppen zusammengestellt, die die Wundheilung hemmen (−) oder fördern (+) können. Daraus ergibt sich sinngemäß der bei entsprechenden Erkrankungen zu erwartende Verlauf der Wundheilung.

Tabelle 2

Beeinflussung der Wundheilung (Literaturzusammenstellung)

Hormone		Ernährung	
NNR-Steroide	− − − − −	Eiweißmangel	− − −
Östrogene	±	Eiweißmangel + Kortison	−
Androgene	±	Eiweißmangel + Methionin	+
ACTH	− −	Kasein + Methionin	+
STH	+ +		
Thyroxin	− −	**Medikamente**	
Hypophysektomie	−		
Adrenalektomie	−	Antibiotika	±
Thyreoidektomie	−	Antiphlogistika	±
Ovarektomie	−	Antikoagulantien	−
		Kurare usw.	−
		48/80 Histaminika	−
Vitamine			
		Sonstiges	
Vitamin A	+		
Vitamin B	+	Diabetes	− −
Vitamin C	+ +	Hypothermie	−
Vitamin D	+	Sympathektomie	+ +
Vitamin E	−	Röntgen-, UV-Bestrahlung	±

Medikamentöse Beeinflussung der Wundheilung

Die dosisabhängige Hemmung der Wundheilung durch *Glukokortikoide* (Kortison, Hydrokortison = Kortisol) im Sinne einer Unterdrückung der Entzündungsreaktion in allen Phasen wurde bereits erwähnt. *Mineralokortikoide* (Aldosteron, Desoxykortikosteron bzw. Desoxykortikosteronazetat = DOCA) dagegen wirken ausgesprochen entzündungs- damit theoretisch auch wundheilungsfördernd.

Unterschiedlich ist die Auswirkung von sogenannten *Antiphlogistika* auf die Wundheilung zu beurteilen.

Oxyphenbutazon (Tanderil), das im wesentlichen die Ödembildung und nur in geringem Maße die Fibroblastenproliferation hemmt, soll insgesamt die Wundheilung, vor allem die Reißfestigkeit einer Wunde fördern (2, 13), wenn es in der Ödemphase (in den ersten zwei Tagen nach Wundsetzung) oder aber über den gesamten Zeitraum der Wundheilung verabfolgt wird; dagegen soll durch Tanderil die Wundheilung verzögert werden, wenn mit der Applikation während der Fibroblastenaktivität (etwa vom 3. Tag ab) begonnen wird. Im Tierversuch konnte WILHELMI (13) durch Na-Salizylat keine merkbare Regenerationshemmung, durch Butazolidin und Aminopyrin eine im Vergleich zu Oxyphenbutazon nur geringgradig vermehrte Regenerationshemmung feststellen. RUDAS (10) dagegen konnte experimentell eine Hemmung der Granulationsgewebsbildung außer durch Butazolidin auch durch Na-Salizylat nachweisen.

Die früher vermutete *Verzögerung der Wundheilungsvorgänge* durch prä- und/oder postoperative *Antikoagulantien*behandlung, insbesondere durch Heparin als Folge einer Hemmung der initialen Fibrinausfällung bzw. durch gesteigerte Fibrinolyse scheint jetzt experimentell von LINDNER (8) bewiesen worden zu sein.

Von großer praktischer Bedeutung ist die Frage, ob und inwieweit *Chemotherapeutika* die Wundheilung beeinflussen.

Die Hemmung proliferativer Vorgänge durch *Zytostatika* ist erklärlich und inzwischen experimentell bewiesen (8).

Bei allgemeiner prophylaktischer Applikation von *Sulfonamiden* und *Antibiotika* ist zwar eine Verminderung des Infektionsrisikos zu erwarten, aber mit einer *Zunahme von aseptischen Wundheilungsstörungen* zu rechnen (1, 3).

Dagegen wird die eigentliche Wundheilung durch oral und parenteral verabreichte Antibiotika unterschiedlich beeinflußt. Während Tetracyclin möglicherweise einen günstigen Effekt induziert, ließ sich für Chloramphenikol eine Hemmwirkung nachweisen (6). Jedenfalls ist bei therapeutischer Indikation mit gezielter Antibiotikaverabreichung der dadurch zu erwartende Nutzen sicher größer als der durch mögliche Hemmung der Wundheilung einzukalkulierende Schaden.

Abschließend sei noch auf die mehrfach mitgeteilte Beobachtung hingewiesen, daß Psychopharmaka aus der Gruppe der Antihistaminika und Phenothiazine die Wundheilung hemmen. SEIFFERT und FRIEDRICH (12) konnten bei Ratten durch Bestimmung der Reißfestigkeit eine auch statistisch signifikante Verminderung der Belastungsfähigkeit bei vergleichbaren Wunden nach Verabreichung von Promethazin und Thioxanthinderivaten experimentell nachweisen.

Lokale Ursachen für Störungen der Wundheilung

Die häufigste Ursache für lokale Störungen der Wundheilung ist die *bakterielle Wundinfektion*, die bei Operationswunden nach Sammelstatistiken (ohne Berücksichtigung der Art des durchgeführten Eingriffs) in etwa 6% erwartet werden muß (1). Art, Menge und Virulenz der Erreger bestimmen im allgemeinen den Zeitpunkt des Auftretens und das Ausmaß der entzündlichen Lokalerscheinungen sowie in Abhängigkeit von der Ausdehnung der infizierten Wunde und der gegebenen immunbiologischen Abwehrlage auch das des Auftretens allgemeiner Entzündungszeichen. Erfahrungsgemäß weist der Anstieg der Körperwärme ohne entsprechende Zunahme der Pulsfrequenz auf eine solche bakterielle Wundinfektion hin. Bei Operationswunden kommen dafür als Erreger vorwiegend Staphylococcus aureus, Enterobacteriaceae (E. coli, Proteus vulgaris) und Pseudomonas pyoceaneae in Frage, natürlich sind auch alle anderen Arten möglich. Durch eine bakterielle Infektion wird in jedem Fall die Wundheilung gestört und verzögert, die lokale Entzündungsreaktion verstärkt, somit — vor allem nach Sequestrierung infizierter Gewebeanteile — die Granulationsgewebsbildung und damit das spätere Narbenvolumen vermehrt und die Belastungsfähigkeit des Narbenbereiches vermindert. Wundinfektionen mit Pseudomonas pyoceaneae verlaufen im allgemeinen klinisch unauffällig, sind jedoch sehr schwierig zu beherrschen.

Bei *toxischer Wundinfektion* mit Diphtheriebakterien oder anaeroben Clostridium tetani und Gasbrandbazillen (Clostridium perfringens) stehen diagnostisch und prognostisch naturgemäß die toxinbedingten Allgemein- und Lokalerscheinungen im Vordergrund.

Als lokale Ursachen für *aseptische Wundheilungsstörungen* kommen vor allem direkte traumatische, chemische oder thermische Einwirkungen mit Beeinträchtigung der Zellvitalität und eine unzureichende Blutversorgung, sei es durch Verlegung der arteriellen Strombahn, durch zu große Gewebespannung u. a. bei interstitieller Drucksteigerung (Nachblutung, Ödem) oder durch Drucknekrose in den verschiedenen Nahtschichten (durch zu fest angezogene Nähte) in Betracht. Bei nachhaltiger Verzögerung der Heilungsvorgänge, z. B. bei Laparotomiewunden mit einem derben, sich nur langsam zurückbildenden Infiltrat, ist auch an eine Fremdkörperreaktion auf nicht oder nur schwer resorbierbares Nahtmaterial (chromiertes Catgut, Seiden- oder Kunststoffäden) zu denken.

Nicht selten sind solche aseptischen Wundheilungsstörungen iatrogen, d. h., vor allem durch unsachgemäße Behandlung der Wunde bedingt. Durch zu hoch konzentrierte Antiseptika können Nekrosen, durch lokal applizierte Sulfonamid- und Antibiotikapuder Serome oder Hämatome, auch Veränderungen im chemischen Gewebemilieu verursacht werden; zu fest angelegte zirkuläre Verbände vermögen die Blutversorgung zu drosseln oder gar vollständig zu unterbrechen usw. Besonders gefährdet sind Wunden in trophoneurotisch gestörten Gewebebereichen, da sich hier nicht selten auf Grund unzureichender Bedingungen für den Gewebestoffwechsel therapieresistente Ulzera ausbilden.

Folgen der eingetretenen Wundheilungsstörung

Jede Störung der Wundheilung kann sich zeitlich in einer Hemmung der reparativen Vorgänge in den einzelnen Phasen und/oder qualitativ durch Verminderung der Belastungsfähigkeit der Wunde bzw. des Narbengewebes auswirken.

Im zeitlichen Ablauf der Wundheilung ist zunächst die *Wunddehiszenz*, bei Laparotomiewunden ggf. mit *Eventration* — der sogenannte *Platzbauch* — die am meisten gefürchtete und schwerste Folge einer Wundheilungsstörung. Im Gegensatz zur Wundinfektion weichen dabei zuerst die tiefen Wundschichten, dann schrittweise mehr oder weniger vollständig die darüber liegenden Gewebeschichten im Nahtbereich auseinander. Die dem Chirurgen bekannte Symptomarmut des Vorganges und die Beobachtung, daß die Wundränder in den einzelnen Schichten, selbst am reaktionsstarken Peritoneum, kaum entzündliche Veränderungen aufweisen, bekräftigen die heute gültige Ansicht, daß für die Wunddehiszenz ein Ursachenkomplex mit Betonung der biologischen Komponenten und nur selten mechanische Faktoren wie ungünstige Schnittführung oder gar eine fehlerhafte Nahttechnik usw. anzuschuldigen sind.

Im Operationsgut der Chirurgischen Universitätsklinik Frankfurt am Main wurde in einem Zeitraum von 10 Jahren nach Eingriffen in der Bauchhöhle in 0,85 ± 0,24% eine solche Eventration beobachtet (4). Bezogen auf das Grundleiden war die vorausgegangene Laparotomie bei 39% wegen bösartiger Neubildung, bei 24% wegen Organentzündung bzw. -verletzung, bei 16% wegen Perforationsperitonitis, bei 10% wegen eines Ileus und bei den restlichen 11% wegen verschiedener Erkrankungen notwendig. Bei über 80% der Fälle wurde die Wunddehiszenz mit Eventration zwischen dem 5. und 13. Tag, besonders häufig am 7. Tag nach der Operation, also zu einem Zeitpunkt beobachtet, an dem die reparativen Vorgänge normalerweise ihr Maximum erreicht haben.

Die Wunddehiszenz mit Eventration ist als ausschließlich klinisches Problem in diesem Zusammenhang weniger interessant als der verbleibende Zustand nach unvollständiger Wunddehiszenz. Bleibt, wie häufig, die Hautnaht intakt und belastungsfähig, sind jedoch Peritoneal- und Fasziennaht auseinandergewichen, so kann ein sogenannter *subkutaner Intestinalprolaps* resultieren. Bleibt bei dehiszenter Fasziennaht (Bruchpforte) das Bauchfell verschlossen, so wird sich unter dem Einfluß des wechselnden intraabdominellen Druckes der anliegende Bauchfellbereich als Bruchsack ausbilden, so daß ein *Narbenbruch* entsteht. Diese beiden Folgezustände der unvollständigen Wunddehiszenz, die mit üblicher Untersuchungstechnik häufig nicht voneinander abzugrenzen sind, sollten zum günstigsten Zeitpunkt (s. u.) operativ beseitigt werden.
Von diesen Folgen der Wunddehiszenz sind jedoch sogenannte *Bauchwandschwächen* zu unterscheiden, die, wenn überhaupt, lediglich einer Versorgung mit Mieder oder Bandage bedürfen.
Bei den Bauchwandschwächen ist der Gewebezusammenhang in den einzelnen Schichten der Bauchwand erhalten, eine Gewebelücke ist somit nicht tastbar. Nach Verletzung eines die Bauchwand versorgenden Spinalnervs (gelegentlich bei Operationen mit Flankenschnitt) besteht eine Lähmung der Muskulatur im zugehörigen Versorgungsbereich, eine sogenannte *partielle Bauchwandrelaxation*. Der relaxierte Bauchwandteil wölbt sich bei Betätigung der Bauchpresse vor, und es läßt sich so diese Relaxation von konstitutionell bedingten, nach starker Überdehnung (Gravidität) oder nach schweren Infektionskrankheiten (Typhus, Tetanus) aufgetretenen Bauchwandschwächen abgrenzen.
Die differentialdiagnostisch notwendige *körperliche Untersuchung* bei vermutetem Narbenbruch sollte stets am liegenden, möglichst entspannten Patienten begonnen werden, um ggf. die Reposition des ausgetretenen Bruchsackinhalts zu erleichtern und so überhaupt den Nachweis einer vorliegenden Faszienlücke bzw. die Beurteilung der

Bauchwandverhältnisse zu ermöglichen. Wenn sich der liegende Patient aufrichtet, wird im allgemeinen ein vorhandener Bruchsack gegen den in die Bauchwandlücke eingelegten Finger gedrängt. Beim stehenden Patienten wölbt sich ein vorhandener Bruchsack üblicherweise vollständig vor, wenn zusätzlich die Bauchpresse betätigt wird.

Bei Wunden außerhalb der Bauchwand tritt eine Dehiszenz nur sehr selten auf.

An der unteren Extremität sind Verzögerungen und Störungen der Wundheilung bei ungünstigen Stoffwechsel- oder Blutumlaufbedingungen (Diabetes mellitus, Varizen, postthrombotischer Zustand), bei größerer Ausdehnung des Wundbereiches oder nach gewaltreichen Traumen durch das sich hier nur langsam zurückbildende posttraumatische Ödem möglich. Deshalb ist bis zur Heilung von Wunden an der unteren Extremität Bettruhe mit Hochlagerung des entsprechenden Beines, zumindest Verminderung der Belastung notwendig; bei posttraumatischer Blutumlaufstörung bzw. Ödemneigung anderer Ursache ist die Anlegung von Kompressionsverbänden (Zinkleimverband, elastische Binde) zu empfehlen. Solche fixierenden oder komprimierenden Verbände sind jedoch bei vorliegender arterieller Verschlußkrankheit verboten, bei einer Stoffwechselentgleisung (Diabetes mellitus) oder bei trophoneurotischen Störungen wegen der Gefahr einer Ulkusbildung tunlichst zu vermeiden.

Sowohl funktionell als auch kosmetisch störend können sich *atypische Narbenformationen* auswirken.

Die Lokalisation und der Verlauf der Wunde sind mitbestimmend für das Aussehen der späteren Narbe. Nur bei Wunden, die parallel zu den kollagenen und elastischen Fasern des Koriums verlaufen, wird eine optimale Wundkontraktion möglich, damit eine zarte, volumenarme Narbe zu erwarten sein. Die typische Schnittführung bei Standardoperationen entspricht daher nach Möglichkeit stets dem Verlauf der sogenannten *Langer*schen Hautlinien.

Im Wachstumsalter vergrößern sich längsgestellte lineare Operationsnarben proportional zum Körperwachstum; zur Körperlängsachse quergestellte und flächenhafte Narben weisen im allgemeinen dabei eine nur geringe Vergrößerungsneigung auf.

Funktionsstörungen sind bei solchen Narben zu erwarten, die mit Sehnen verwachsen sind, die über Gelenke hinwegziehen oder in Körperöffnungen (Mund, Auge, Anus) münden und später durch die obligatorische Narbenschrumpfung dermatogene Kontrakturen, ggf. eine mehr oder weniger ausgeprägte Insuffizienz der Verschlußeinrichtungen der jeweiligen Körperöffnung verursachen. Denkbar wäre auch eine Funktionsbeeinträchtigung durch sogenannte Narbenneurome.

Ein echtes kosmetisches und therapeutisches Problem ist im Auftreten einer *Narbenhypertrophie* und vor allem in der Entwicklung eines *Narbenkeloids* zu sehen.

In therapeutisch-prognostischer Hinsicht ist eine Abgrenzung dieser beiden pathologischen Narbenformen wünschenswert, leider jedoch häufig weder makroskopisch noch mikroskopisch möglich.

Diagnostisch kann als Anhalt dienen, daß sich die Narbenhypertrophie auf den ehemaligen Wundbereich beschränkt, das Keloid jedoch über die Wundränder auf angrenzende, vorher unverletzte Hautbereiche übergreift. Während die Narbenhypertrophie nicht selten spontane Rückbildungstendenz, nach operativer Korrektur eine nur geringe Rezidivneigung erkennen läßt, ist das Keloid durch ein begrenzt-progressives Wachstum, vor allem durch eine außerordentliche Rezidivhäufigkeit auch nach operativer Behandlung gekennzeichnet (s. u.).

Die Ausbildung eines Narbenkeloids ist auf eine angeborene, wahrscheinlich dominant vererbliche Differenzierungshemmung der Fibroblasten zurückzuführen, wobei vermutlich auch hormonelle Einflüsse, vor allem durch Östrogene, eine Rolle spielen. In einem großen Kollektiv von Keloidträgern waren viermal mehr Frauen als Männer vertreten; nicht selten wird während der Schwangerschaft eine Vergrößerung auch älterer Keloide, deren Rückbildung vereinzelt nach der Menopause beobachtet (9).

Fistelbildungen

Fistelbildungen im oder außerhalb des Narbenbereiches sind stets Ausdruck eines permanenten Reizzustandes in der Gewebetiefe. Bei den dafür möglichen, zahlreichen Ursachen ist stets durch Sondierung, durch Kontrastmittelfüllung und Röntgendarstellung der Verlauf und Ursprung des Fistelganges abzuklären.

Beschränkt sich der Fistelgang auf die Weichteile, so ist als Ursache praktisch immer ein meist primär oder sekundär infizierter Fremdkörper zu erwarten. Im Narbenbereich nach Operationswunden kommen dafür vor allem nicht oder nur schwer resorbierbare Nahtmaterialien (Kunststoff- oder Seiden-Zwirnfäden, Knoten von chromiertem Catgut usw.), abgerissene Drainenden, verbliebene Textilreste, aber auch sequestrierte Sehnen- und Faszienanteile in Betracht. Nach vorausgegangener Operation von spezifisch-entzündlichen Veränderungen (Tbc, Aktinomykose) oder von Dermoidzysten weist die auftretende Fistel auf eine nicht vollständige Ausräumung der krankhaften Veränderungen hin.

Eine Besonderheit bieten die bei alloplastischer Versorgung von Bauchwandbrüchen mit Kunststoff-(Polyamid-) oder Drahtnetzen nach Monaten oder nach einigen Jahren spontan auftretenden Fisteln, die auf die inzwischen eingetretene Korrosion des unbelebten Materials mit resultierender chemischer oder mechanischer Entzündungsreaktion zurückzuführen sind.

Führt der Fistelgang auf einen Knochen, so müssen hier noch floride Entzündungsvorgänge (Osteomyelitis) oder aber Knochensequester als Ursache vermutet werden.

Bei Fisteln in Laparotomiewunden muß stets an eine mögliche Verbindung des Fistelganges mit einem intraabdominellen Organ (Gallenwege, Magen-Darm-Trakt, Pankreas) gedacht, diese röntgenologisch gesichert bzw. ausgeschlossen werden. Häufig weist auch die Art des durchgeführten Eingriffs oder die Fistelabsonderung auf eine Beziehung zu einem bestimmten Organ bzw. auf die Ursache hin.

Die *Behandlung von Fisteln* ist abhängig von der Klärung ihrer Ursache und Lokalisation. Der praktische Arzt wird sich auf die Revision oberflächlich gelegener Weichteilfisteln, ggf. mit Entfernung von Fremdkörpern und Granulationsgewebe beschränken müssen. Die Sanierung tiefer reichender, insbesondere solcher Fisteln, die mit dem Knochen, mit einer Körperhöhle oder mit den abführenden Harnwegen Verbindung aufweisen, ist wegen des nicht voraussehbaren Umfangs des Eingriffes und der zahlreichen Komplikationsmöglichkeiten stets Aufgabe der Klinik.

Bei chronischen Fisteln, die nicht mehr operativ behandelt werden können (z. B. Gallengangsfisteln bei inoperablen, stenosierenden Tumoren im Bereich der Gallenwege) oder bei denen erfahrungsgemäß noch nach längerer Zeit eine Spontanheilung möglich ist (z. B. Pankreasfisteln nach Verletzung des Pankreaskörpers ohne Verlegung des Ausführungsganges, Fisteln bei Duodenalstumpfinsuffizienz nach Magenresektion) ist vor allem auf eine zweckmäßige Abdeckung der die Fistelöffnung umgebenden Haut, d. h. auf deren Schutz vor chemischer oder fermentativer Schädigung zu achten. Dafür eignen sich besonders Zinkpaste, bei vorliegenden Hautreizzuständen auch Zinksalbe oder Zinköl mit zusätzlicher Talkumauflage oder eine der handelsüblichen Siliconsalben.

Immer ist daran zu denken, daß durch langdauernde Fistelabsonderung auch eine Allgemeinschädigung des Organismus durch Eiweiß- und Elektrolytverlust, evtl. die Ausbildung einer Amyloidose und lokal die Entstehung eines Fistel- oder Narbenkrebses möglich ist. Deshalb sollten in gewissen Zeitabständen stets klinische und labormäßige Kontrollen durchgeführt, und es sollte auch wiederholt geprüft werden, ob nicht doch eine operative Behandlung der Fistel in Frage kommt.

Wundbehandlung

Eine vergleichende Beurteilung sowohl des zeitlichen Ablaufes der Wundheilung als auch der Qualität des Wund- bzw. Narbengewebes unter verschiedenen Bedingungen ist zwar im Tierversuch durch makroskopische und mikroskopische Beobachtung und Untersuchung in bestimmten Zeitabständen, durch Messung der Reißfestigkeit usw. möglich, eine Übertragung solcher experimentell gewonnenen Ergebnisse auf die beim Menschen zu erwartenden Verhältnisse ist jedoch nur in begrenztem Umfang sinnvoll. In der Praxis bleibt selbst unter Beachtung aller klinisch und labormäßig zu erfassenden Abweichungen in den Funktions- und Regulationssystemen stets die individuelle Reaktionsbereitschaft und -fähigkeit des Mesenchyms eine unbekannte Größe.

Unter Berücksichtigung der lokalisationsabhängigen Spannungs- und Belastungsverhältnisse ist bei ungestörter Heilung primär versorgter (Operations-) Wunden nach allgemeiner chirurgischer Erfahrung die *Entfernung der Hautfäden* im Gesicht und am Schädel vom 5. Tage ab, am Hals vom 6. Tage ab, an der Bauchwand, am Brustkorb und am Rücken sowie an der oberen Extremität etwa vom 9. Tage ab und an der unteren Extremität nicht vor dem 10. Tage gestattet. Nach Laparotomien wegen bösartiger oder auszehrender Erkrankungen, wegen Darmverschluß oder diffuser Peritonitis, also immer dann, wenn Störungen im Flüssigkeits-, Elektrolyt- und Eiweißhaushalt zu erwarten sind, sollten die Hautfäden mindestens 14 Tage belassen und dann nur schrittweise entfernt werden.

Im übrigen braucht die *primär heilende Wunde* lediglich Ruhe, d. h. Schutz vor mechanischer Irritation. Es sollte daher der nach der Operation angelegte sterile Verband nicht ohne besonderen Grund vor dem 5. Tag entfernt, der spätere Verbandswechsel nur in mehrtägigen Abständen durchgeführt werden. Als Verbandmaterial für die erste postoperative Phase eignet sich am besten eine sterile, saugfähige, aus mehreren Lagen bestehende Zellwoll- oder Baumwollmullkompresse.

Die *sekundär heilende,* insbesondere bakteriell infizierte Wunde verlangt dagegen eine intensive Behandlung, die zunächst die Wundreinigung, dann die Förderung der Granulationsgewebsbildung und schließlich die Epithelialisierung zum Ziele haben muß.

Grundlage und Voraussetzung jeder Wundbehandlung ist naturgemäß die Beherrschung der Infektion, ggf. bei Abszedierung durch Eröffnung des Abszesses und Entleerung des toxinhaltigen Eiters. Der permanente Sekretabfluß muß durch Einlegen von

Drains, bei straffen Weichteilen, z. B. am Finger, durch Einbringen einer Gummilasche gewährleistet sein. Phlegmonöse Entzündungen und Komplikationen wie Lymphangitis und Lymphadenitis können im allgemeinen durch Antibiotika günstig beeinflußt werden. Dabei ist zu beachten, daß prophylaktische Antibiotikagaben unterlassen, solche nach Möglichkeit auf der Basis vorheriger Resistenzbestimmung der Erreger (Antibiogramm) nur gezielt therapeutisch und dann in ausreichender Dosierung verabfolgt werden sollten. Die Ruhigstellung des wundtragenden Körperteils, an den Extremitäten durch Schienenfixation, ist selbstverständlich. Bei Phlegmonen und entzündlichen Infiltraten im Wundbereich kann durch lokale Applikation von indifferenten Salben (Borsalbe, Vaseline) das Spannungsgefühl gemindert, durch Erzeugung einer feuchten Kammer eine erkennbare Einschmelzungstendenz beschleunigt werden.

Bei hartnäckiger, der üblichen Behandlung trotzender Wundinfektion ist auch an verbliebene Fremdkörper (s. unter Fistelbildung) zu denken, deren Entfernung dann die Conditio sine qua non für die Beherrschung der Infektion darstellt. Pyozyaneusinfekte sprechen im allgemeinen gut auf lokale Borsäureapplikation (2–3⁰/oige Borsäurelösung, Borpuder) an. Bei putriden, übelriechenden Infektionen wirken chlorophyllhaltige Puder (Cenat) geruchsbindend. Sonst sollte im Infektionsstadium die lokale Applikation, insbesondere von Antibiotika und Sulfonamiden nur in Ausnahmefällen und auch dann nur gezielt nach vorheriger Resistenzbestimmung der Erreger erfolgen. Im allgemeinen sind dabei die Risiken (Sensibilisierung bzw. allergische Allgemeinreaktion, Kontaktdermatosen, Hemmung der Wundheilungsvorgänge, Möglichkeit der Resistenzvermehrung bei den Erregern) größer als der zu erwartende therapeutische Erfolg.

Bei *oberflächlichen Gewebenekrosen* steht die Verhütung der bakteriellen Infektion, damit der Ausbildung einer Gangrän (feuchter Brand) im Vordergrund. Zur Lokalbehandlung eignen sich austrocknende, gerbende Puder wie z. B. Dermatol, Xeroform usw. Sind die Nekrosen bakteriell infiziert oder wird bei fortschreitender Demarkation die Exsudation zunehmend stärker, dann sind feuchte Verbände im Wechsel mit 0,9⁰/oiger, 5 bis 10⁰/oiger Kochsalzlösung, 1⁰/oiger essigsaurer Tonerdelösung usw. angezeigt, durch die der Infektion entgegengewirkt, die Demarkation beschleunigt wird. Dabei müssen jedoch die gesunden Hautbereiche durch Zinkpaste abgedeckt und so vor Mazeration geschützt werden.

Die Wirkung solcher feuchten Verbände mit hypertonischen Salzlösungen beruht auf der Verstärkung osmotischer Vorgänge mit Vermehrung der Exsudation (sogenannte lymphatische Wundwäsche). Es wird dadurch die Demarkation beschleunigt, somit die Wundreinigung begünstigt und gleichzeitig die Granulationsgewebsbildung gefördert.

Zur *Behandlung von Wundhöhlen* eignet sich vor allem die Applikation der o. a. Salzlösungen in Form der Dauerberieselung, die technisch einfach durch Verwendung üblicher Infusionsflaschen und Infusionsgeräte durchzuführen ist. Ein gleichartiger therapeutischer Effekt läßt sich jedoch ohne technischen Aufwand auch durch Einbringen von Streuzucker in die Wundhöhle erzielen. — Die sehr wirksame »antibakterielle Spüldrainage« zur Behandlung infizierter Weichteil- und Knochenhöhlen muß wegen der technischen Anforderungen und der notwendigen ständigen Kontrolle der Klinik vorbehalten bleiben.

Granulationsfördernd wirken außer hypertonischen Salzlösungen vor allem Perubalsam und Granugenol. Durch Actihaemyl wird der Zellstoffwechsel gefördert, vor allem die Sauerstoffutilisation im Wundbereich verbessert. Wir sahen gute Erfolge bei der lokalen Anwendung von (hydrophilem) Actihaemyl-Gelee im Stadium der Wundreinigung, von Actihaemyl-Salbe im Granulationsstadium.

Bei sogenannten *schlaffen Granulationen* ist stets zunächst zu klären, ob diese auf eine lokale (bakteriell-toxische, fremdkörperbedingte) Störung der Granulationsgewebsbildung zurückzuführen ist oder Ausdruck einer allgemeinen Erschöpfung der mesenchymalen Reaktionsfähigkeit (Eiweißmangel bei langdauernder Exsudation, auszehrende Krankheiten usw.) sind. Dementsprechend sind entweder lokal antiseptische Maßnahmen wie feuchte Verbände bzw. Dauerberieselung mit hypertonischen Salzlösungen (s. o.), mit quartären Ammoniumbasen (z. B. 0,5 bis 1%ige Quartamonlösung) usw. oder/und eine Allgemeinbehandlung mit Eiweiß-Elektrolytausgleich (Bluttransfusionen!) notwendig.

Überschießende Granulationen (sog. Caro luxurians) sollten zunächst durch Schwammkompressionsverbände auf das Hautniveau zurückgedrängt, ggf. mit 5 bis 10%iger Argentum-nitricum-Lösung touchiert bzw. mit dem handelsüblichen Höllensteinstift bestrichen werden. Die aufliegende Mullkompresse wird zweckmäßigerweise mit einer *dünnen* Borsalben- oder Vaselineschicht versehen.

Die normal granulierende Wundfläche (körnige, tiefrote, blutstrotzende Granulationen) bedarf lediglich eines nicht haftenden Schutzverbandes. Dafür eignen sich wiederum sterile, mit *dünner* Schicht einer indifferenten Salbe versehene Mullkompressen oder aber salbengetränkte Gittertüllauflagen (Branolind; Tulle Gras Lumière), die mit einer trockenen Mullkompresse bedeckt werden.

Die *Epithelialisierung* niveaugleicher Granulationsflächen kann durch Pellidolsalbe 2%ig oder Scharlachrotsalbe 7% begünstigt werden. Großflügelige Epitheldefekte sollten jedoch frühzeitig durch ein freies, autologes Hauttransplantat (Dermatomlappen) gedeckt werden, um einer stärkeren Narbenschrumpfung vorzubeugen. Die Hauttransplantate bedürfen wiederum lediglich eines leicht komprimierenden, nicht haftenden Schutzverbandes (s. o.).

Korrekturmöglichkeiten bei den Folgen einer gestörten Wundheilung

Kontrakte Narben oder solche, die mit gleitenden Sehnen verwachsen sind, können im allgemeinen exzidiert werden, wobei der Defekt selten durch Wundrandadaptation, häufig durch freie oder gestielte Hauttransplantation zu decken ist. Als Kriterium für die Auswahl der Methode dient die Notwendigkeit des spannungsfreien Wundschlusses und die jeweilige funktionelle Beanspruchung der Narbe. Bei narbenbedingten Gelenkkontrakturen sollte die Korrektur so bald als möglich erfolgen, bevor Veränderungen an der Gelenkkapsel bzw. am Gelenk selbst den Schaden irreparabel machen.

Die plastische Korrektur von narbenbedingten *Lid- oder Lippenkolobomen* ist häufig sehr schwierig, meist nur in mehreren Sitzungen möglich und sollte solchen Chirurgen überlassen bleiben, die über eine entsprechende Ausbildung und Erfahrung verfügen.

Das gleiche gilt für die Behandlung von *Narbenkeloiden*. Deren operative Korrektur ist frühestens 1 Jahr nach ihrer Entstehung angezeigt. Dabei hat sich die Exzision des Keloids im Gesunden und die sofortige Defektdeckung mit freiem autologen Hauttransplantat (³/₄ dicker Lappen nach BUNNEL) bewährt. Die Kombination des chirurgischen

Vorgehens mit lokaler Hydrokortisonapplikation und nachfolgender Röntgenbestrahlung (*Chaoulsche* Nahbestrahlung mit Einzeldosen von 300–500 r in mehreren Sitzungen mit einer Gesamtdosis von 1500–3500 r) soll die im Hinblick auf Rezidivvermeidung günstigsten und kosmetisch besten Ergebnisse erwarten lassen (9).

Bei *Narbenhernien* nach Laparotomiewunden ist stets die Gefahr der Darmeinklemmung gegeben. Bei länger bestehenden Hernien kann der Bruchsack mit dem umgebenden Gewebe, der Bruchsackinhalt wiederum mit dem ausgestülpten Bruchsack verwachsen, so daß eine irreponible Hernie mit der Gefahr einer Darmwegverlegung durch Strangbildung resultiert. Beim sogenannten subkutanen Intestinalprolaps ist die Einklemmungsgefahr gering, die Möglichkeit eines Strangulationsileus aber immer gegeben. Da Spontanheilungen ausgeschlossen sind, im Gegenteil stets mit einer Vergrößerung der Bauchwandlücke (Bruchpforte) zu rechnen ist, empfiehlt sich immer die baldige operative Behandlung. Allerdings muß bei Narbenbrüchen nach bakterieller Wundinfektion ggf. mit Fasziennekrose mindestens 6 Monate gewartet werden, um die Gefahr einer Exazerbation der bakteriellen Infektion so gering als möglich zu halten.

Versicherungsrechtliche Fragen bei Narbenbrüchen und bei entstellenden Narben

Für die *gutachtliche Beurteilung* von Narbenbrüchen bzw. von Bauchwandlücken dient als Kriterium einmal das gegebene Risiko von Nachfolgeerkrankungen (Darm- oder Netzeinklemmung, Strangulationsileus) und zum anderen vor allem die effektive Beeinträchtigung des körperlichen Leistungsvermögens.

Da die Gefahr einer Brucheinklemmung bei großer Bruchpforte geringer als bei kleinen Bauchwandlücken ist, kann deren tastbare Größe nicht als wesentlicher Maßstab für die endgültige Beurteilung dienen.

Dagegen erlauben die Größe der sicht- und tastbaren Bruchgeschwulst, damit indirekt natürlich die Größe der Bruchpforte, die bei der Reposition der Bruchgeschwulst evtl. auftretenden Schwierigkeiten und der ggf. zu beobachtende rasche Wiederaustritt des Bruchsackinhaltes Rückschlüsse auf die verursachte Minderung der körperlichen Leistungsfähigkeit. Auch die Lokalisation der Bauchwandlücke ist zu berücksichtigen, da erfahrungsgemäß ein Narbenbruch in der unteren Medianlinie das Leistungsvermögen stärker beeinträchtigt als ein solcher z. B. nach Rippenbogenrandschnitt.

Im allgemeinen ist eine nur geringe Beeinträchtigung der körperlichen Leistungsfähigkeit anzunehmen, wenn Bauchwandbrüche durch Bandagen (evtl. mit eingearbeiteter Pelotte) zurückgehalten werden können. Dabei ist wiederum zu beachten, daß eine solche Versorgung im Epigastrium unzureichend sein kann. Bei irreponiblen Brüchen oder bei übergroßen Hernien, die die Anwendung von Bandagen nicht mehr zulassen, kann je nach Art der ausgeübten Tätigkeit vor allem für Berufe, die das Heben und Tragen von Lasten erfordern, Berufsunfähigkeit vorliegen. Bei Berufen mit vorwiegend sitzender Tätigkeit ist dagegen auch keine zeitliche Begrenzung der Berufsausübung anzunehmen.

Grundsätzlich sollte der rentenmäßigen Beurteilung die versicherungsrechtlich bedeutsame Frage der *Zumutbarkeit* einer operativen Korrektur vorangestellt werden (§§ 1236/37 RVO — §§ 13/14 AVG). Im allgemeinen ist die operative Behandlung einfacher Narbenbrüche als zumutbar anzusehen, selbst wenn diese bereits einmal vergeblich voroperiert wurden. Bei mehrfachen Bruchrezidiven, bei übergroßen Bauchwandbrüchen, die voraussichtlich nur plastisch verschlossen werden können, oder bei solchen, zu deren Beseitigung mit einer Darmresektion gerechnet werden muß, ist die Zumutbarkeit eines operativen Eingriffs nicht gegeben.

Bei dermatogenen *Gelenkkontrakturen* oder bei narbenbedingten *Kolobomen*, z. B. am Augenlid, ist deren gutachtliche Beurteilung abhängig von der tatsächlichen Funktionseinbuße des betroffenen Gliedes bzw. Organs (z. B. Keratitis bei Oberlidkolobom).

Sichtbare extreme wund- bzw. *narbenbedingte Verunstaltungen*, die aus psychologisch-ästhetischen Gründen den beruflichen Einsatz des Betroffenen z. B. an Arbeitsplätzen mit Publikumsverkehr ausschließen, können ausnahmsweise Berufsunfähigkeit, z. B. als Verkäuferin, bedingen. Im allgemeinen sind kosmetisch bzw. ästhetisch störende Narben nicht Ursache einer rentenberechtigenden Leistungsminderung; Ersatzansprüche können lediglich zivilrechtlich verfolgt werden.

Literatur

1) Block, W.: Wundheilungsprobleme. Berlin — Göttingen — Heidelberg 1959.
2) Brunius, U., u. B. Zederfeldt: Symposium über posttraumatische Entzündung und ihre Behandlung, Davos 1964. Basel — New York 1965, 39.
3) Fuß, H.: Möglichkeiten und Grenzen der Wundprophylaxe. Stuttgart 1955.
4) Gerhart, A., u. H. Scior: Zbl. Chir. 83 (1958), 730.
5) Kühnau, J.: Langenbecks Arch. klin. Chir. 301 (1962), 23.
6) Lindner, J.: Langenbecks Arch. klin. Chir. 301 (1962), 39.
7) Lindner, J.: Symposium über posttraumatische Entzündung und ihre Behandlung, Davos 1964. Basel — New York 1965, 2–12.
8) Lindner, J.: Dtsch. med. Journ. 17 (1966), 513.
9) Maurer, G., u. P. Härtel: Handbuch der plastischen Chirurgie (Hrsg. E. Gohrbandt, J. Gabka, A. Berndorfer) Bd. I, Lieferung 4. Berlin 1965.
10) Rudas, B.: Klin. Medizin 18 (1963), 196.
11) v. Seemen, H., u. M. A. Schmid: Wundversorgung und Wundbehandlung. Vortr. praktische Chirurgie, Heft 19. Stuttgart, 3. Aufl. 1965.
12) Seiffert, K. E., u. H. Friedrich: Bruns Beitr. klin. Chir. 211 (1965), 288.
13) Wilhelmi, G.: Symposium über posttraumatische Entzündung und ihre Behandlung, Davos 1964. Basel — New York 1965, 22.
14) Winkler, E.: Klinische Medizin 15 (1960), 254.

Tabellen 1 und 2 wurden von PROF. J. LINDNER, Hamburg, zusammengestellt. Mit Genehmigung des Autors und mit Genehmigung des Medicus-Verlages, Berlin, wurde die Tabelle 1 einer Arbeit von PROF. LINDNER aus Dtsch. med. Journal 17 (1966), 513–526, die Tabelle 2 mit Genehmigung des Springer-Verlages, Heidelberg, aus Langenbecks Arch. klin. Chir. 301 (1962), 39–70, entnommen.

Die allgemeine postoperative Nachsorge

Von P. Pietsch, Rostock

Die Überweisung an den weiterbehandelnden Arzt; der Arztbrief

Nach Abklingen der akuten postoperativen Allgemeinreaktionen und nach Abschluß der Wundheilung wird die ambulante Weiterbehandlung des Patienten in den meisten Fällen von praktischen Ärzten und anderen nicht zur Chirurgischen Klinik gehörenden ambulanten Behandlungseinrichtungen übernommen. Zur Überweisung des operierten Patienten an den Praktiker oder eine andere Klinik gehört ein *Arztbrief*, der alle Befunde und Diagnosen, prägnanten Mitteilungen über Zielsetzung und Art der durchgeführten Operation sowie therapeutische Hinweise enthält, soweit sie für die Weiterbehandlung von Wichtigkeit sind. Der Chirurg soll dem weiterbehandelnden Arzt die möglicherweise trotz Operation verbleibenden Restfolgen und ihre Auswirkungen auf die postoperative Nachsorge mitteilen. Im Arztbrief muß auch über die *Prognose* der Erkrankung berichtet werden und *welche Auskunft der Patient oder dessen Angehörige über die Art der Erkrankung und die Operation erhalten haben.* Unter diesen Bedingungen wird ein guter, rechtzeitig (d. h. vor dem ersten Zusammentreffen des Kranken mit seinem weiterbehandelnden Arzt) eintreffender Arztbrief die Zusammenarbeit zwischen Klinik und Praktiker zum Wohle des Patienten verbessern (3, 10).

Abklingen der Operationsfolgen

Das Abklingen der Operationsfolgen ist vom biologischen Alter und vom allgemeinen Gesundheits- und Ernährungszustand abhängig. Bei der Beurteilung der Operationsfolgen ist zwischen den *operationsspezifischen Schäden* und den *Folgen der Grundkrankheit* zu unterscheiden. Anhaltende Klagen von Operierten sind praktisch immer auf das Grundleiden und nicht, wie so häufig angenommen, auf die Anzahl der »durchgemachten« Operationen zurückzuführen (10). Da jede mittlere und größere Operation für den Patienten im Zusammenhang mit dem Grundleiden eine starke körperliche und psychische Belastung darstellt, sollte dem Kranken, bemessen nach seinem Allgemein- und Kräftezustand und nach der Größe des chirurgischen Eingriffs, eine nicht zu kurze Erholungszeit nach der Klinikentlassung zur Überwindung restlicher Krankheitserscheinungen gewährt werden. Der Genesende soll in dieser Zeit durch geregelte Lebensweise, Einhaltung der verordneten Diät und zunehmende körperliche Betätigung mithelfen, die Auswirkungen der Krankheit und Operation zu überwinden.

Je nach Art und Schwere von Operation und Grundkrankheit kann auch der Besuch von Erholungsheimen, Bädern und Kurorten von Nutzen sein und eine schnellere und anhaltendere Wiederherstellung der Arbeitsfähigkeit herbeiführen. *Heil- und Gene-*

sungskuren erhöhen nach Berichten mehrerer Untersucher (2, 4, 17) die Arbeitsfähigkeit des Patienten durch eine Senkung der Krankheitstage um durchschnittlich 50%. Nach schweren Krankheiten und Operationen werden 3–4wöchige Genesungskuren verordnet. Ziel der Heilkuren ist die Wiederherstellung der Gesundheit, der Arbeitsfähigkeit und die Verhütung vorzeitiger Invalidität.

Der operierte Kranke

Zeitlich beschränkte Invalidisierung, finanzielle Beihilfen und die Beschaffung eines dem Gesundheitszustand entsprechenden Arbeitsplatzes helfen dem Patienten bei der Überwindung der Folgen der Grundkrankheit und der Intensivbehandlung. Über eine *»Betreuungsstelle für Geschwulstbekämpfung«* erhält der Krebskranke nach Abschluß der Behandlung und bei zu erwartender Wiederherstellung der Arbeitsfähigkeit eine 3–4wöchige Genesungskur. Rehabilitationszentren für Geschwulstkranke übernehmen später dann die Wiedereingliederung des behandelten Krebskranken nach Möglichkeit in den Arbeitsprozeß (14).

Die prognostische Beurteilung von operierten Krebskranken sollte immer mit Zurückhaltung erfolgen. Die Patienten sind nur als *bedingt geheilt* anzusehen, da das Auftreten von Rezidiven, Spätrezidiven und Metastasen zum Wesen aller Malignome gehört. Deshalb sollte nach Überwindung der Operationsfolgen das Grundleiden nie außer acht gelassen werden (1). Aber auch nach Ausheilung des Krebsleidens können andererseits erhebliche erwerbsmindernde Folgen der Operation zurückbleiben, es sei nur an die Lymphstauung und venöse Abflußbehinderung des Armes nach Mammaradikaloperation erinnert. Organisierte *regelmäßige Krebsnachuntersuchungen*, in den ersten 6 Monaten nach der Operation wegen der hohen Rezidivhäufigkeit öfter durchzuführen, stellen einen wichtigen Teil der postoperativen Betreuung Krebskranker dar. Nach offenbar gelungener Radikaloperation ist es ratsam, den Patienten zunächst für ein Jahr zu invalidisieren. Bei kleineren Eingriffen wegen Krebs und wahrscheinlicher Ausheilung sollte zur Vermeidung psychischen Krüppeltums jedoch eine jahrelange Invalidisierung vermieden und die Dauer der Invalidität dann von der Erholung des Kranken und seinem Willen zur Arbeit abhängig gemacht werden (1, 14). Der Patient selbst glaubt erst dann an Heilung, wenn er wieder arbeiten kann. Unkritische Skepsis operierter und bestrahlter Krebskranker kann die Eingliederung in den Arbeitsprozeß manchmal erschweren.

Für *unheilbare Krebskranke* besteht dauernde Invalidität. Bei inkurablen Patienten sind Aufklärung der Angehörigen und genaue Berichterstattung an den Praktiker wichtig, da sonst diese Krebskranken und deren Angehörige leicht Kurpfuschern und Geschäftemachern in die Hände fallen. Krebskranke sollten vor unkritischen Behandlungsmethoden unbedingt geschützt werden.

Für die postoperative Beurteilung von *Lungenoperierten* ist neben dem Grundleiden das Ausmaß der Lungenresektion zu berücksichtigen. Segment- und Lappenentfernungen führen in der Regel postoperativ nur zu geringen respiratorischen Funktionsausfällen. Einen pneumonektomierten Patienten aber grundsätzlich für arbeitsunfähig zu halten, wäre falsch, einzelne so Operierte sind sogar für mittelschwere körperliche Arbeit noch einsatzfähig. Der Praktiker sollte gewarnt werden, einen lungenoperierten Patienten etwa zu einem iatrogenen Invaliden zu machen. Es gilt vielmehr, dem lungenresezierten Patienten das Gefühl der Arbeits- und Leistungsunfähigkeit zu nehmen. Intensive atemgymnastische Schulung und Bronchitisprophylaxe sind dabei Voraussetzungen für die optimale Ausnutzung der gebliebenen Gasaustauschfläche und die funktionelle Anpassung (S. 617).

Am besten ist in praktisch allen Ländern die *Nachsorge der wegen Lungentuberkulose Operierten* organisiert, die nach gelungener Resektionstherapie dann für mindestens 3–6 Monate einer Heilstättenbehandlung zugeführt werden. Die Tbc-Heilstätten und -Beratungsstellen übernehmen dabei die Weiterüberwachung und Rehabilitation der Erkrankten. Da sich dieses System der Dispensaire-Betreuung bei der Tuberkulosebehandlung gut bewährt hat, sind Bestrebungen von Wert, diese Behandlungsformen auch für aus anderen Gründen Lungenoperierte zu übernehmen (10, 14). RINK (13) meint, daß es für den intensiv behandelten Lungenkrebspatienten (Operation + Bestrahlung + Zytostatika) günstig wäre, wenn er die ersten 2 Jahre nach der Operation ganz seiner Gesundheit leben könnte, ohne finanzielle Sorgen zu haben. Der Patient hat gute Aussichten auf eine Dauerheilung, sofern in den ersten 2 postoperativen Jahren kein Tumorrezidiv und keine Metastasen auftreten. Eine nachgehende Krebsfürsorge hat in verschiedenen Ländern die notwendigen Voraussetzungen für die obigen Forderungen bereits geschaffen.

Die postoperative Betreuung *Herzoperierter* obliegt stets speziellen Abteilungen, die auch die Dispensaire-Betreuung dieser Patienten übernehmen und die Rehabilitationsmaßnahmen überwachen. So sollte nach einer *Mitralvalvulotomie* jegliche Arbeit für 2 Monate ruhen, ein normaler Lebensablauf ist nicht vor Ablauf von 1 Jahr zu erwarten. Bei vielen dieser Patienten ist aber eher ein krankhafter Angstzustand gegen jede körperliche Bewegung zu überwinden, dazu dient eine Anleitung zur Steigerung der körperlichen Betätigung. Andere Patienten neigen zur übertriebenen körperlichen Betätigung und müssen gedämpft werden. Die Herzdiät soll streng eingehalten werden. Für Herzoperierte sind stets Heilkuren angezeigt.

Patienten mit offenem Ductus Botalli werden bei dessen rechtzeitiger operativer Beseitigung (3.–15. Lebensjahr) praktisch gesund (6).

Bei *durchblutungsgestörten Kranken* sind absolut sicher wirkende Behandlungsmethoden nicht bekannt (Arteriosklerose, Endangiitis obliterans), auch die Gefäßchirurgie stellt nur eine symptomatische Therapieform dar und kann die Progredienz des Leidens nicht aufhalten. Gliedmaßenverluste sind auf die Dauer nicht zu vermeiden und am Ende vieler Fälle von organischen Arterienerkrankungen steht schweres Krüppeltum, das nie der Operation, sondern dem Grundleiden zur Last zu legen ist. Sehr günstig ist, wenn die Dispensaire-Betreuung durch Behandlungszentren erfolgt, die die Vor- und Nachbehandlung und die postoperative Rehabilitation der Patienten mit obliterierenden Gefäßerkrankungen übernehmen (5, 7).

Auf Grund zahlreicher Mitteilungen in der medizinischen Fachliteratur über schlechte Ergebnisse und erhebliche postoperative Beschwerden nach *Magenoperationen* und *Cholezystektomien* entsteht beim Praktiker häufig ein falsches Bild über die Resultate solcher Operationen. Die Belegung postoperativer Beschwerden mit so geläufigen Schlagwortdiagnosen wie »*Dumping-Syndrom*« und »*Postcholezystektomie-Syndrom*« sollte ihn aber nicht der Verpflichtung entheben, den wahren Gründen solcher Anpassungsbeschwerden auf den Grund zu gehen.

Bei rund 90% der nach B. I und B. II magenresezierten Ulkuspatienten ist mit günstigen Fernresultaten (Heilung des Ulkusleidens, Wiederherstellung der Arbeitsfähigkeit) zu rechnen (8, 10, 18). Bei der Geschwürkrankheit des Magens und Duodenums bessert die Resektionsbehandlung die Arbeitsfähigkeit in einem hohen Prozentsatz bzw. wendet die drohende Invalidität durch Ulkuskomplikationen (Perforation, Penetration, Pylorusstenose) ab. Die unkomplizierte Magenresektion macht eine Invalidität nicht erforderlich, die bleibende Erwerbsminderung wird mit 10–20% angegeben. Gastrektomierte sollten stets für 1 Jahr invalidisiert werden (14).

In der 2–6 Monate dauernden »*Anpassungsphase*« nach der Magenresektion wegen Ulkus kommt es allmählich zur funktionellen Angleichung mit Regelung der Motorik (Magenentleerung) und der Sekretion (Verdauung).

Nur ein kleiner Teil der Operierten bleibt ungeheilt, da die Magenresektion nur eine symptomatische und keine kausale Therapie darstellt. Anfänglich stehen dann funktionelle Störungen (*»postalimentäres Früh- und Spätsyndrom«*), später morphologisch faßbare Veränderungen *(Stumpf-Gastritis, Anastomosenstenose, Jejunitis, Ösophagitis, Ulcus pepticum jejuni postoperativum)* im Vordergrund. Ungünstige Resultate werden bei fehlerhaft indizierter Resektion beobachtet; auch Nachoperationen sind dabei oft ohne Erfolg. Wenn das Ulkus als »zweite Krankheit« auftritt, kann durch die Resektion eine Beseitigung der Beschwerden nicht erwartet werden, z. B. beim nicht-insulin-produzierenden Inselzelladenom mit rezidivierender und auch multipler Ulkusbildung *(Zollinger-Ellison-Syndrom)*.

Bei anhaltenden Klagen sollte der Magenresezierte zur morphologischen und Funktionsdiagnostik wieder stationär aufgenommen und eine geeignete Therapie eingeleitet werden.

Als schwerste operationsspezifische Störung in Zusammenhang mit dem Ulkusleiden ist nach der Resektion nach B. II das in 1—2% auftretende *Ulcus pepticum jejuni postoperativum* mit seinen gefürchteten Komplikationen anzusehen. Die Säureverhältnisse sind dabei uncharakteristisch. Stationäre Behandlung und Nachoperation sind erforderlich.

Das früher als *»Dumping-Syndrom«* (Sturzentleerungssyndrom) bezeichnete Krankheitsbild ist eine operationsspezifische Folgeerscheinung bei einzelnen Magenresezierten und wird nach neueren Erkenntnissen besser als ein *»postalimentäres Früh- und Spätsyndrom«* aufgefaßt. Dieses postalimentäre Frühsyndrom wird durch motorische Störungen, kombiniert mit sekretorischer Insuffizienz, verursacht und ist durch Fermentsubstitution zu beherrschen. Das während oder nach der Mahlzeit auftretende Druck- und Völlegefühl wird begleitet von Schwäche, Schwindelgefühl, Übelkeit, Schweißausbruch und Herzklopfen. Dagegen ist das postalimentäre Spätsyndrom auf eine Hypoglykämie infolge überschießender Insulinwirkung nach zu rascher Zuckerresorption zurückzuführen. *Therapeutisch* sind kleine, häufige Mahlzeiten unter Reduzierung der Kohlehydratmengen anzuraten. »Magere Hausmannskost« und Fermentsubstitution sollen nach ZUKSCHWERDT und LINDENSCHMIDT die postalimentären Störungen verhüten.

In der *prä- und postoperativen Behandlung* hat sich hier die enge Zusammenarbeit zwischen Internist, Röntgenologe, Chirurg und Praktiker sehr bewährt (Prinzip der Dispensaire-Betreuung). Von den Magenresezierten sollten Patienten mit erheblichen postoperativen Störungen dem Rehabilitationszentrum zugeleitet werden, besonders wenn ein notwendiger Arbeitsplatzwechsel aus medizinischer Indikation angezeigt ist. Alten Patienten ist manchmal die Aufgabe der beruflichen Tätigkeit anzuraten.

Der wegen *Magenkrebs nach B. II operiere Patient* bedarf gewöhnlich einer längeren Rekonvaleszenz als der wegen Ulkus Resezierte. Invalidität besteht für 2 Jahre, allerdings sollte der psychische Auftrieb durch eine unter Umständen frühere Wiedereingliederung in den Arbeitsprozeß nicht vernachlässigt werden (14).

Beim sogenannten *»Postcholezystektomiesyndrom«* ist eine Erwerbsminderung von 0—30% anzunehmen, die allerdings beim Vorliegen einer Entzündung ansteigt. Bei Patienten mit Choledochoduodenostomie kann verschiedentlich eine aszendierende Cholangitis als operationsspezifische Folge dieser Anastomose auftreten. Der Gallenblasenverlust allein macht keine Erwerbsminderung.

In der *Darmchirurgie* sind für das Ausmaß der operationsspezifischen Folgen der Sitz und die Ausdehnung der Erkrankung und die damit verbundenen Darmresektionen ausschlaggebend. Die Erwerbsminderung bei Patienten mit künstlichem After ist um so höher, je näher oralwärts der Kunstafter angelegt werden mußte und je größer die gestörte Darmfunktion ist. Ein gut funktionierender Sigmaafter macht bei Ausheilung des Grundleidens 30—40% Erwerbsminderung. Rehabilitative Maßnahmen sind häufig einzuleiten (14). Aber selbst Patienten mit einem Ileumafter nach Proktokolektomie (Polyposis coli, Colitis ulcerosa) können nach funktioneller Anpassung, bei zweckmäßiger Ernährungsweise, guter Pflege des künstlichen Afters und geeigneter Verschlußklappe für leichte körperliche Arbeit einsatzfähig bleiben.

Nach Bauchoperationen kann es zu Adhäsionen und in schlimmsten Fällen zum *Ileus* kommen. Von den operierten Ileuspatienten werden nach einer Sammelstatistik von TSCHUCHRIJENKO (16) nur etwa 50% geheilt, in ca. 20% sind mäßige und in ca. 30% schlechte Ergebnisse zu erwarten. Die Anzahl der Rezidivoperationen ist hoch (16,8%).

Aus der *Urologie* soll nur am Beispiel der Nephrektomie die Problematik der operationsspezifischen Folgeerscheinungen erörtert werden. Bei gesunder Restniere ist auch der Einnierige als gesund und arbeitsfähig anzusehen; ein Dauerschaden ist nicht zu erwarten. Für die Beurteilung spielt das Grundleiden (Trauma, Steinleiden, Tuberkulose, Entzündung, Tumor), das zur Nephrektomie geführt hat, die entscheidende Rolle. Die Funktion der Restniere entscheidet über das Schicksal des Patienten, Erkrankungen der Restniere stellen eine viel größere Gefährdung dar. Einnierige sind in Dauerkontrolle zu nehmen (10, 11, 14).

Wohl am besten ist in allen Ländern die *Nachsorge der Unfallkranken* organisiert. Durch ein sinnvolles Ineinandergreifen der einzelnen Behandlungsabschnitte kann es gelingen, die Unfallfolgen auf das »unabwendbare« Maß herabzudrücken und den Verletzten körperlich und psychisch zu rehabilitieren. Schwerste Fälle werden dabei Rehabilitationszentren zur funktionellen Anpassung überwiesen.

Unfallversicherung, berufsgenossenschaftliche Versicherungen und die Schaffung von *Unfallbehandlungszentren* garantieren die körperliche, finanzielle und soziale Rehabilitation der Unfallverletzten. Die Nachbehandlung erfolgt nach Abschluß der engeren chirurgischen Behandlung praktisch ausschließlich in Spezialabteilungen, häufig in Zusammenarbeit mit dem Orthopäden und Nachbehandlungssanatorien. Ein Teil der finanziellen Fragen wird durch die *Unfallrentenbegutachtung* geregelt. Die Rehabilitationszentren für Körperbehinderte übernehmen dann die Wiedereingliederung in den Arbeitsprozeß, wobei die Einrichtung von Schonplätzen die Wiederaufnahme der Arbeit erleichtert. Gesetzliche Bestimmungen ermöglichen in einzelnen Ländern die Unterbringung Unfallgeschädigter im Beruf (9, 10, 14). Der Aufbau von *Sonderwerkstätten* schafft günstige Voraussetzungen für die berufliche Arbeit von Schwerbeschädigten.

Patienten mit postoperativer und posttraumatischer *Hirn- und Rückenmarkschädigung* bedürfen ganz besonders der ärztlichen und sozialen Überwachung. Nicht jede Gehirnerschütterung heilt ohne Dauerschaden aus. Dagegen können Hirnkontusionen, insbesondere die sogenannten oberflächlichen Hirnrindenprellungen, ohne erwerbsmindernde Dauerfolgen ausheilen. Der Zeitpunkt der Wiedereingliederung in den Arbeitsprozeß richtet sich vorwiegend nach der Schwere der Hirnverletzung. Die subjektiven Hirnschädigungsfolgen (Kopfschmerz, Schwindel, Schlafstörungen, rasche Ermüdbarkeit) nach Unfällen stellen oft ein ernstliches Hindernis für die berufliche Arbeit dar. Bei leichteren Verletzungen ist daher eine Kur recht nützlich, bei schweren Folgen die Behandlung in einem Hirnverletzten-Institut angezeigt. Der Kuraufenthalt hat dabei jedoch nur als Teil eines *konkreten Rehabilitationsplanes* zu gelten und ist nicht als einzige Behandlungsmöglichkeit anzusehen (9, 14, 15). Die Einrichtung von großen *Rehabilitationszentren für Querschnittsgelähmte* (posttraumatisch, postoperativ) ist nach den guten amerikanischen, englischen und österreichischen Erfahrungen zur Eingliederung der Verletzten in den Arbeitsprozeß und in die Gesellschaft von Nutzen. Neben den den großen Krankenhäusern und Universitätskliniken angeschlossenen und den gemeindlichen sowie den aus privater Initiative entstandenen ist der

Aufbau *staatlicher Rehabilitationszentren* als höchstentwickelte Form anzustreben. Die Rehabilitationszeit beträgt 6 Monate bis 2 Jahre, durchschnittlich 12 Monate. *Die Behandlung Querschnittsgelähmter ist weniger ein medizinisches als vielmehr ein soziales Problem* (9, 15).

Literatur

1) Arndt, J.: Fragen der Rehabilitation von Geschwulstkrankheiten. II. Internationaler Kongreß über Rehabilitation 1962 Dresden. Leipzig *1963*.

2) Blüthgen: zit. bei Wagner.

3) Brüchke, G., u. H. Hermann: Dtsch. Ges. Wes. *21* (1966), 2168.

4) Brusis: zit. bei Wagner.

5) Büchsel, H.: Die Prognose bei peripheren Durchblutungsstörungen. Leipzig *1961*.

6) Friedberg, Ch. K.: Erkrankungen des Herzens. Stuttgart *1959*.

7) Heine, H., H. Schmidt, M. Raskovic u. R. Strozek: Dtsch. Ges. Wes. *21* (1966), 2363.

8) Huber, P.: Schattenseiten der Ulkuschirurgie. Wien *1949*.

9) Jochheim, K. A.: Grundlagen der Rehabilitation in der Deutschen Bundesrepublik. Stuttgart *1958*.

10) Jorns, G.: Nachsorge nach chirurgischen Eingriffen. Leipzig *1947*.

11) Müller, G. W., u. G. W. Heise: Dtsch. Ges. Wes. *21* (1966), 2028.

12) Presber, W.: Dtsch. Ges. Wes. *19* (1964), 2303.

13) Rink, H.: Der Lungenkrebs. Stuttgart *1965*.

14) Schiller, G., u. H. Weigel: Taschenbuch der ärztlichen Begutachtung. Berlin *1959*.

15) Sollmann, H.: Dtsch. Ges. Wes. *21* (1966), 1114.

16) Tschuchrijenko, D. R.: Der Darmverschluß. Berlin *1964*.

17) Wagner, H.: Dtsch. Ges. Wes. *20* (1965), 2027.

18) Zukschwerdt, L., u. Th.-O. Lindenschmidt: In Diebolt, O. H. Junghans u. L. Zukschwerdt: Klinische Chirurgie für die Praxis. Bd. III. Stuttgart *1962*.

Rehabilitation

Von K. Schelter, Nürnberg, und H. Wohlrabe, Wangen

Begriff und Wesen

In noch gar nicht so alten Ausgaben des deutschen Wörterbuches *Duden* wird das aus dem Lateinischen stammende Wort Rehabilitation nur mit »Wiedereinsetzung (in die früheren Rechte) – Ehrenrettung« erläutert.

Erst seit etwa zwei Jahrzehnten wird Rehabilitation zuerst von den Angelsachsen für die »(Wieder-) Eingliederung des Kranken« benutzt. Ist dieser Begriff zu allgemein, sind andere Bezeichnungen wie »Wiedereingliederung der durch die Krankheit erwerbsgeminderten Personen in den Arbeitsprozeß«, »gesellschaftliche Rückgliederung eines Kranken«, »Wiederanpassung an das Leben«, *»Umschulung«, »Resozialisierung«,* »Gewöhnung an die Arbeit und das Leben« u. a. zu speziell und umfassen nur Teilbegriffe.

Die inzwischen kaum zählbaren Veröffentlichungen, in deren Titel das Wort »Rehabilitation« gebraucht wird, lassen die Begriffsverwirrung noch größer werden. Von allen Definitionen erscheint die des Internationalen Arbeitsamtes als umfassendste: *»Rehabilitation ist die Wiederherstellung Körperbehinderter bis zum höchstmöglichen Grad ihrer Fähigkeiten in körperlicher, geistiger, sozialer, beruflicher und wirtschaftlicher Hinsicht.«* So gut sie ist, geht allerdings auch klar hervor, daß eine Verdeutschung mit einem einzigen Wort kaum möglich ist. Sicher ein Grund für den Gesetzgeber, das Wort Rehabilitation am 3. Juli 1961 in die Gesetzessprache einzuführen. Wir sollten dafür sorgen, daß dieser Begriff auch in der Vorstellung unserer Patienten einen festen Platz einnimmt.

Wenngleich Rehabilitation ein Prozeß und somit unteilbar ist, soll nachfolgend aus rein didaktischen Gründen versucht werden, die Hauptaufgaben herauszustellen. Dies ist auch aus rein praktischen Gründen notwendig, da nicht jeder Kostenträger über die Rehabilitation als ein geschlossenes System verfügt, sondern häufig nur über Teilphasen. Diese unorganische »Zerteilung« der Rehabilitation spiegelt sich leider ebenfalls in der zwar breit angelegten, jedoch nicht umfassenden Gesetzgebung wieder.

Die Hauptaufgaben der Rehabilitation

1. Körperliche (medizinische) Rehabilitation

Dieser Begriff wird neuerdings häufig gebraucht, und beim flüchtigen Studieren des übermäßigen Literaturangebotes könnte der Eindruck entstehen, es handle sich hierbei um etwas grundsätzlich Neues. Setzt man medizinische Rehabilitation der klinischen Behandlung gleich, und um etwas anderes handelt es sich gar nicht, bedarf dieser Abschnitt keiner weiteren Erläuterung, ist sie doch stets Kernstück der ärztlichen Tätigkeit überhaupt gewesen.

2. Funktionelle Rehabilitation

Sie umfaßt bereits während, aber spätestens nach der rein klinischen Behandlungsphase *Massage, Mobilisierung, Gymnastik, leichtes Sport- und Atemtraining* des gesamten Körpers oder einzelner besonders geschädigter Körperteile und ist aus dem Behandlungsplan nicht mehr wegzudenken. Auch die Versorgung mit Ersatzstücken und selbst der Links-Schreibekurs bei Verlust der oberen rechten Gliedmaße wären hinzuzurechnen. Die *funktionelle Readaption,* wie die Franzosen sich sprachlich fast genauer ausdrücken, bleibt jedoch ein Heilvorgang und vorwiegend Bestandteil der in der Klinik durchzuführenden Maßnahmen.

3. Allgemeine und vorbereitende (»begleitende«) Rehabilitationsmaßnahmen

Sie dienen in erster Linie der Schaffung eines fließenden Überganges in den normalen Lebensbereich. Alter, Geschlecht, Art der Krankheit, verbliebene Funktion, häusliches Milieu, erlernter Beruf und zuletzt ausgeübte Tätigkeit und viele andere Faktoren spielen eine wesentliche Rolle. Da ein individuell völlig verschiedenes Ziel gesetzt werden muß, bestimmt dieses auch Umfang, Art und Technik der praktischen Durchführung. Sie werden weiterhin in weitem Bogen durch die rein persönliche Ansicht des Arztes, der sie betreibt, variiert.

Die verschiedenen gebräuchlichen Begriffe wie »Beschäftigungstherapie«, »Arbeitstherapie«, »Arbeitstraining«, »Probebelastung«, »Arbeitsversuch« u. a. können kaum mit kurzen Worten exakt definiert werden, wie die recht auseinandergehenden Ansichten einzelner Autoren zeigen.

Eine manchmal mit Akribie getroffene Unterscheidung der beschriebenen Begriffe ist wegen der fließenden Übergänge oft weder möglich, aber auch gar nicht nötig, wenn nur das Ziel einer höchstmöglichen Wiederanpassung an die Belastung des täglichen Lebens und der Arbeit erreicht wird. Dies ist allerdings nur möglich, wenn auch diese begleitenden rehabilitativen Maßnahmen Bestandteil des ärztlich festgelegten und auch ärztlich zu überwachenden Heilplanes bleiben. Werden Beginn, Zeitdauer, Schwere und Art der Belastung vom Arzt nicht fest in den Tagesablauf des Kranken eingebaut, bleibt es nur eine bessere Freizeitgestaltung. Der klinische Entlassungsbericht sollte über den Stand der Rehabilitationsmaßnahmen bei Entlassung klare Auskunft geben. Nur dann kann der nachbehandelnde Arzt klar erkennen, was für ihn weiter zu tun bleibt. Er muß dort fortfahren, wo der Kliniker abgebrochen hat, sonst stellt er nach einem Intervall fest, daß die bisher durchgeführten Maßnahmen nicht ausreichend waren. Enthält der Entlassungsbericht keine entsprechende Stellungnahme, muß der nachbehandelnde Arzt diese dem Kliniker abverlangen. Nur dann kann er etwaigen Fragen oder (un)berechtigten Forderungen der Patienten begegnen. Es erübrigt sich das weitere Umherschicken des Patienten und die Gefahr, daß dieser aus den leider unterschiedlichen Ansichten, die ihm bequemste aussucht.

Mit dem Abschluß der beschriebenen und vorwiegend der Klinik vorbehaltenen Rehabilitationsmaßnahmen ist für den größten Teil unserer Patienten gesorgt und sie können ohne weitere Hilfe in das Leben zu Hause, in Arbeit und Beruf zurückkehren.

Bei Operierten, welche infolge des Alters oder der Schwere der verbliebenen Funktionsstörung oder bei unzureichender, überprüfter Belastbarkeit keiner geregelten Beschäftigung mehr nachgehen können, kann Hilfe nur durch Versicherungen oder Träger sozialer Leistungen einsetzen. Wenn auch gerade aus diesem Patientenkreis an den Arzt häufig die Bitte herangetragen wird, irgendeine sinnreiche Beschäftigung zu gestatten, um das schwere Los durch sinnvolles Tun zu erleichtern, steht erfahrungsgemäß der damit verbundene große Aufwand meist in keinem Verhältnis zum Ergebnis, sofern man die rein psychischen Faktoren unberücksichtigt läßt.

4. Berufliche Rehabilitation

Nur ein begrenzter Kreis unserer Gesamtpatienten bedarf einer weiteren beruflichen Wiedereingliederung. Manche Ärzte glauben leider immer noch, dem »armen Kranken« sei am besten geholfen, wenn man ihm möglichst rasch eine (»seine«) Rente besorgt. Bei modernen Grundgedanken *»Weg von der Rente«* oder *»Arbeit geht vor Rente«* können in diesen Ausführungen rein volkswirtschaftliche Erwägungen, welche für den Arzt von zweitrangiger Bedeutung sein mögen, außer Betracht bleiben. Jedoch muß das wohlverstandene Interesse des Patienten gewahrt werden. Er soll absichtlich von der Hilfe der Allgemeinheit weitgehend unabhängig werden. Daher kann die Fragestellung nicht mehr lauten: *»Was kann der Körperbehinderte (Operierte) nicht mehr tun?«* Sondern: *»Was kann er mit seinen verbliebenen körperlichen und geistigen Fähigkeiten, welche durch umfassende soziale, berufliche und wirtschaftliche Maßnahmen bestmöglichst gefördert werden, noch leisten?«*

Das »Renten-Denken« wird häufig durch den Umstand ausgelöst, daß weder Arzt noch Patient die zahlreichen Möglichkeiten und Wege kennen, die eine Rückkehr in das Arbeitsleben und der nur damit verbundenen sozialen Sicherstellung durch berufliche Eigenleistung ermöglichen. Der Patient sollte gesetzlich verankerte Ansprüche ebenso kennen wie der Arzt seine Rechte auf Mitwirkung bei der Durchführung einer beruflichen Rehabilitation. Wo könnte der Patient über Möglichkeit und Hilfe besser belehrt werden als bei dem nachbehandelnden Arzt seines Vertrauens, welcher neben dem medizinischen Befund auch noch am besten die persönlichen Lebensumstände überschauen und die innere Bereitschaft des Patienten an der Lösung seiner beruflichen Situation wecken kann. Der Arzt kann sich um so weniger einer Information über diese Problematik entziehen, als ihn der durch moderne Klinik und Publizistik aufgeklärte Patient täglich mit dieser Fragestellung konfrontieren könnte. Andererseits bleibt dem Arzt viel unnötige Arbeit erspart, wenn er unberechtigte Forderungen des zu aufgeklärten Patienten abwehren kann.

Der Erfolg der Rehabilitation hängt entscheidend davon ab, daß ihre medizinische und berufliche Phase fließend ineinander übergehen und die beruflichen Maßnahmen und Hilfen rechtzeitig einsetzen. Dies verlangt die Führung und Mitwirkung des Arztes über den medizinischen Bereich hinaus.

In zahlreichen Heilstätten und Kliniken ist ein Beratungsteam gebildet, das sich aus dem Heilstättenarzt, dem Fachpsychologen und dem Rehabilitationsberater des Arbeitsamtes sowie den Betreuern des Leistungsträgers zusammensetzt. Unter Mitwirkung des vor der Entlassung stehenden Patienten werden die notwendigen Eingliederungsmaßnahmen noch im klinischen Bereich festgelegt und eingeleitet. Auf diese Weise wird der gesetzlichen Forderung am besten entsprochen, so frühzeitig wie möglich einen Gesamtplan aufzustellen. Er dient dem Zweck, einzelne Maßnahmen zeitlich und sachlich aufeinander abzustimmen und ein koordiniertes Zusammenwirken der beteiligten Stellen und Leistungsträger zu sichern. Auch wird die konsequente Führung des Rehabilitationsbedürftigen vom Krankenbett bis zur nachgehenden Betreuung am Arbeitsplatz erreicht.

Häufig kommt jedoch der rehabilitationsbedürftige Patient in die Obhut des nachbehandelnden Arztes, ohne daß geeignete berufliche Rehabilitationsmaßnahmen bereits festgelegt sind, wobei eine besondere Schwierigkeit darin liegt, daß trotz zumeist bestehenden verminderten oder veränderten Leistungsvermögen ein soziales Absinken vermieden werden soll. Der Arzt steht der Frage seines ratsuchenden Patienten nach einer beruflichen Umorientierung und gleichzeitig der Schwierigkeit gegenüber, Wege und Möglichkeiten zu ihrer Verwirklichung aufzuzeigen.

Die hier in die Praxis des nachbehandelnden Arztes verlagerte Nahtstelle zwischen medizinischer und beruflicher Rehabilitation sollte dadurch geknüpft werden, daß der Behinderte mit dem Rehabilitationssachbearbeiter des Arbeitsamtes in Verbindung gebracht wird. Der Ausgangspunkt des Eingliederungsverfahrens ist eine umfassende Einzelberatung des Behinderten. Von der gesundheitlichen Beeinträchtigung her müssen persönliche, berufliche, soziale und arbeitsmarktbezogene Fragen geklärt und aus den Gesamtumständen die Ansetzung einer optimalen und dauerhaften Lösung gewonnen werden.

Kann an die ursprünglichen Fähigkeiten und Kenntnisse nicht mehr angeknüpft oder kein klares Bild gewonnen werden, stehen die Fachdienste des Arbeitsamtes zur Verfügung (Fachpsychologen, Berufsberater, technischer Berater, Arbeitsamtsarzt), um den Eingliederungsplan zu erarbeiten.

Maßnahmen und Hilfen

Die nachstehende Übersicht zeigt vielgestaltige Wege und Hilfen, die einzeln oder verbunden und abgestimmt auf die individuellen Gegebenheiten eine optimale berufliche Wiedereingliederung ermöglichen.

1. Arbeitsförderung

a) Arbeitsplatzbeschaffung

Innerbetriebliche Umsetzung, um die Arbeitsanforderungen dem veränderten Leistungsvermögen anzupassen. Der Behinderte verbleibt in seiner gewohnten Arbeitsumgebung.

Umvermittlung in einen anderen Beschäftigungsbetrieb, um schädigenden Umgebungseinflüssen (z. B. Lärm, Hitze, Staub), gefahrengeneigter Tätigkeit oder Schichtarbeit auszuweichen oder einen unverhältnismäßigen Arbeitsweg zu verkürzen.

Individuelle Arbeitsvermittlung als selbständige Eingliederungshilfe (im übrigen Schlußphase des Eingliederungsverfahrens), wenn berufsfördernde Maßnahmen nicht in Betracht kommen. Sie führt unmittelbar zu einem angemessenen Arbeitsplatz, der entsprechend dem Leistungsausmaß erschlossen wird.

b) Ergänzende oder zusätzliche Maßnahmen zu a)

ermöglichen eine angemessene *Einarbeitungs- und Eingewöhnungszeit am Arbeitsplatz* durch befristeten Lohn- oder Gehaltszuschuß an den Arbeitgeber, um die Minderleistung auszugleichen. Dadurch wird ein gestufter Übergang erreicht und die sofortige volle Arbeitsbelastung oder auch der psychische Druck einer Probezeit vermieden.

Arbeitsplatzgebundene Einschulung. Art der Förderungsleistung wie zuvor. Sie ist im Schwerpunkt darauf gerichtet, noch notwendige Kenntnisse und Fähigkeiten am neuen Arbeitsplatz zu erwerben. Erfolglose Arbeitsversuche, die das Selbstvertrauen schädigen, bleiben vermieden.

Herrichtung und Umgestaltung des Arbeitsplatzes durch Änderung von Arbeitsverrichtungen (Maschinen, Geräte, Werkzeuge), um sie technisch der Behinderung anzupassen; Ausstattung mit technischen Arbeitshilfen, um Ausfallerscheinungen zu überbrücken; technisch-organisatorische Änderungen des Arbeitsablaufes, um Leistungseinschränkungen auszugleichen; Sitzhilfen, die dem Körperschaden entsprechen.

Erleichterung der Arbeitsaufnahme durch finanzielle Hilfen, z. B. Übernahme der Reisekosten bei Vorstellung und Antritt einer Arbeitsstelle, zur Beschaffung von Arbeitskleidung und Arbeitsausrüstung; Überbrückungsbeihilfe bis zur ersten Lohn- oder Gehaltszahlung, Trennungsbeihilfen und Umzugskosten bei auswärtiger Arbeitsaufnahme, Zuschuß und Darlehen zur Beschaffung eines Kraftfahrzeuges, das zur Bewältigung des Arbeitsweges notwendig ist.

Zuerkennung der Schwerbeschädigteneigenschaft durch Gleichstellung nach § 2 des Schwerbeschädigtengesetzes, wenn die volle Wettbewerbsfähigkeit bei schweren Gesundheitseinschränkungen nicht erreicht werden kann und ein geschützter Arbeitsplatz erforderlich ist.

c) Maßnahmen, die den Hilfen nach a) vorgeschaltet werden

Praktische Arbeitserprobung, um im Zweifel die Belastbarkeit zu prüfen. Kurzfristig auf Tage oder Wochen beschränkte Maßnahme, die nach arbeitsphysiologischen Gesichtspunkten in beruflichen Rehabilitationsstätten durchgeführt wird.

Übungs- und Befähigungsmaßnahmen sollen in besonderen Fällen zunächst das Zutrauen in die eigene Leistung stärken, Hemmnisse beseitigen, Übungsverluste ausgleichen und die Belastbarkeit steigern, damit sie den Anforderungen des künftigen Arbeitsplatzes genügen kann. Kurzfristige Maßnahme in Ausbildungsstätten.

Arbeitseingewöhnungsmaßnahmen. Wiedergewöhnung an geregelte Arbeit, um den Willen zur Selbsthilfe zu stärken.

Teilnahme an Geh- und Armschulkursen. Sofern die Gewöhnung an prothetische Hilfsmittel und die Sicherheit im Gebrauch nicht bereits im klinischen Bereich erzielt ist und beruflichen Anforderungen nicht genügt.

2. Berufsförderung

a) Förderungsmaßnahmen, die an den bisherigen Fachberuf anknüpfen

Spezialisierung auf ein Teil- oder Sondergebiet des Berufes, wenn die berufliche Funktion in der bisherigen Breite durch die Behinderung nicht mehr ausgeübt werden kann.

Qualifizierung. Aus- und Fortbildung in einem höher qualifizierten Beruf, wenn den körperlichen Anforderungen des bisherigen Fachberufes aus Behinderungsgründen nicht mehr genügt werden kann (Beispiel: Metallfacharbeiter — REFA-Fachmann).

Beruflicher Aufstieg. Aus- und Fortbildung in einem Aufstiegsberuf (z. B. Facharbeiter — Techniker), wenn Begabung und Leistungsvermögen die Umstellung von körperlich belastenden Berufsanforderungen auf Führungsaufgaben zulassen. Vermeidet sozialen Abstieg bei körperlicher Behinderung.

Fortbildung. Anpassung der Kenntnisse an neuzeitliche Erfordernisse; Wiedergewinnung verlorengegangener Kenntnisse und Fähigkeiten; Steigerung der Leistungsfähigkeit im bisherigen Beruf, um eine dauerhafte Wiedereingliederung zu ermöglichen.

b) Berufswechsel

Anlernmaßnahmen. Ausbildung entsprechend dem Leistungsausmaß in einfachen bis qualifizierten Anlernberufen und Tätigkeiten.

Umschulungsmaßnahmen. Zeitlich verkürzte Lehrausbildung. Ausbildungsvorgang, der zu einem anderen, der Behinderung angepaßtem Fachberuf führt.

Ausbildungsmaßnahmen. Auf die Zeit der normalen Lehre abgestellter Ausbildungsvorgang, der zu einem Fachberuf führt.

c) Ergänzende oder zusätzliche Hilfen

Unterhaltsleistungen. Zur Sicherstellung des wirtschaftlichen Unterhalts der Familie während der Dauer der Berufsförderungsmaßnahme.

Taschengeld. Zur Bestreitung kleinerer Bedürfnisse während der Maßnahme und des Aufenthaltes in beruflichen Rehabilitationsstätten.

Fahrtkosten für Heimfahrten zur Familie während der Dauer der Berufsförderungsmaßnahme.

d) Vorgeschaltete Maßnahmen

Feststellungsmaßnahmen sollen im Zweifel darüber Aufschluß geben, ob der Behinderte nach seinem Leistungsvermögen bestimmten beruflichen Anforderungen noch genügen kann.

Berufsfindungsmaßnahmen werden dann notwendig, wenn in schwierigen Fällen die üblichen Gutachten und Beratungsergebnisse kein klares Bild über Begabung und Neigung ergeben. Sie werden in beruflichen Rehabilitationsstätten durchgeführt.

e) Abschließende Hilfen

Individuelle Arbeitsvermittlung. Beschaffung eines dem Förderungsziel und den Bedürfnissen des Behinderten entsprechenden Arbeitsplatzes. Der unmittelbare Übergang von der Ausbildung zum Arbeitsplatz wird durch Abschlußberatung in der Ausbildungsstätte rechtzeitig vorbereitet.

Herrichtung und Gestaltung des Arbeitsplatzes siehe unter TZ 1 b.

Erleichterung der Arbeitsaufnahme siehe unter TZ 1 b.

Nachgehende Betreuung am Arbeitsplatz. Beseitigung von Anpassungsschwierigkeiten im Benehmen mit den Führungskräften des Beschäftigungsbetriebs.

3. Auslösung der Maßnahmen und Hilfen

Dem Arbeitsamt ist gesetzlich aufgegeben, die Durchführung der zur Eingliederung notwendigen arbeits- und berufsfördernden Maßnahmen, soweit es nicht selbst zuständig ist, bei dem verantwortlichen Träger der Rehabilitation (Rentenversicherungsträger, Berufsgenossenschaften, Träger der Kriegsopferfürsorge, Sozialhilfe u. a. m.) zu veranlassen. Es kann deshalb in diesem Rahmen verzichtet werden, die differenzierten gesetzlichen Regelungen und Zuständigkeiten im einzelnen aufzuzeigen.

Der Patient kann die Gewährung berufsfördernder Maßnahmen auch umgekehrt bei einem der vorgenannten Träger von Rehabilitationsleistungen beantragen. Der zuständige Träger ist aus den bereits erwähnten Gründen gehalten, im jeweiligen Einzelfall einen Gesamtplan aufzustellen, wobei wiederum ein Zusammenwirken mit dem Arbeitsamt und anderen beteiligten Stellen unerläßlich ist. Die Gewährung *medizinischer* Maßnahmen muß unmittelbar beantragt werden.

Schließlich sei noch auf die in der Reichsversicherungsordnung und dem Angestelltenversicherungsgesetz enthaltenen Sonderbestimmung hingewiesen, wonach der behandelnde Arzt vom Rentenversicherungsträger auf Wunsch des Patienten an der Aufstellung des Gesamtplanes zu beteiligen ist.

Vom beratenen Behinderten geht oft der Einwand aus, während der *Umschulung* sei die *eigene wirtschaftliche Sicherstellung* oder die der Familie nicht gewährleistet. Die Zeit der Umschulung mit Vermittlung eines neuen, der veränderten Situation des Operierten angepaßten Berufes erfordert jedoch nicht nur die willensmäßige Mitarbeit, sondern auch die Einsicht, daß für eine übersehbare Zeitspanne eine finanzielle Gleichstellung mit einem im vollen Erwerbsleben stehenden Gesunden nicht möglich ist. Eine unterschiedliche Leistung der Kostenträger richtet sich nach Familienstand und nach vorherigem Durchschnittsverdienst und stellt keine pauschale Abgeltung dar, obgleich verschiedene finanzielle Leistungen während der Umschulung im Prinzip gleich sind. Folgendes Beispiel mag die erheblichen Aufwendungen veranschaulichen:

30jähriger Mann, verheiratet, 5 Kinder zwischen 1–11 Jahren. Erlernter und ausgeübter Beruf: Flaschner. Nach Resektion des rechten Oberlappens kann die Wiederaufnahme in diesem Beruf ärztlich nicht empfohlen werden. Das Ergebnis des psychologischen Eignungstestes vereinbart sich mit dem Wunsch des Operierten, sich zu einem technischen Zeichner umschulen zu lassen. Für einen zweijährigen Internatslehrgang in einer bayerischen Lehrwerkstätte mit Vollausbildung zum technischen Zeichner gewährt die in diesem Falle zuständige Landesversicherungsanstalt:

1. Die Kosten für die Ausbildung, Unterkunft und Verpflegung sowie die Beiträge zur Kranken- und Arbeitslosenversicherung.
2. Die Kosten für unbedingt notwendige Lehr- und Lernmittel.
3. Die Kosten für zwei Arbeitsmäntel.
   (2 und 3 werden durch Umschulungsstätte beschafft.)
4. Die Kosten für An- und Rückreise sowie für monatlich eine Familienheimfahrt mit der Bundesbahn 2. Klasse.
5. Die Kosten und Gebühren für die Abschlußprüfung.
6. Täglich 2,– DM Taschengeld.
7. Täglich 19,80 DM Übergangsgeld (die Höhe des Übergangsgeldes richtet sich nach vorangegangenem Durchschnittslohn und Familienstand).

Da die Kosten für Ausbildung, Unterkunft und Verpflegung in der Lehrwerkstätte täglich mit ca. 20,– DM zu veranschlagen sind, werden in diesem Falle vom Kostenträger über 30 000,– DM aufgewendet.

Somit wird auch verständlich, daß eine Kostenzusicherung für die Aufwendung derartiger Beträge von genauer vorheriger Prüfung der Eignung, der absoluten gesundheitlichen Notwendigkeit, aber auch von der vorher überprüften Möglichkeit der Beschaffung eines Arbeitsplatzes nach erfolgter Umschulung notwendig sind. Was hilft beispielsweise die Umschulung zu einem Rundfunk- und Fernsehmechaniker, wenn der durch Haus und Besitz gebundene Behinderte zwecks Ausübung des neuen Berufes einen nicht vertretbaren Arbeitsweg hat oder an seinem Wohnort lediglich Service ausüben kann, der überdurchschnittlichen Zeitaufwand, Transport schwerer Geräte und andere nicht zumutbare Arbeiten erfordert.

Eine gewissenhafte und sorgfältige Vorprüfung ist auch deshalb erforderlich, weil es keine rechtliche Möglichkeit gibt, fehlinvestierte Beträge zurückzufordern. Entschließt sich der Umschüler während der Ausbildung oder kurz vor Abschluß anders, genügt er den Prüfungsanforderungen nicht, waren alle Aufwendungen vergeblich. Selbst nach erfolgreicher Wiedereingliederung kommt es vor, daß der Behinderte keine Freude an der neuen Tätigkeit hat oder sich im Betrieb nicht einleben kann. Er wendet sich dann seiner alten (ungeeigneten) oder einer anderen zu.

Mögliche Leistung, aber auch Grenzen der beruflichen Rehabilitation liegen oft dicht nebeneinander.

Schlußbetrachtung

Mancher Leser wird jetzt meinen, so kompliziert war das früher nicht. Aber mit dem oft geübten Hinschreiben »nur leichte Arbeit«, vielleicht noch mit dem Zusatz »sitzend in geschlossenen Räumen« ist es nicht mehr getan.

Technologische Verbesserungen von Werkzeugen, Werkstoffen und Maschinen, organisatorische Verbesserung von Arbeitsausführung und -ablauf haben so viele Berufsbilder, besonders im Grade der körperlichen Belastung, erheblich gewandelt, daß nur eingehende Kenntnisse eines technischen Beraters weiterhelfen können. Außerdem kennt dieser zumeist die Struktur der größeren Industriebetriebe seines Vermittlungsgebietes.

Bei der besonders kostspieligen Vollumschulung sind Gesichtspunkte, ob es sich um einen aussterbenden Beruf oder einen solchen mit Zukunft handelt, ebenso wichtig wie die Frage, ob der Behinderte bereit wäre, einen Orts- und Wohnungswechsel vorzunehmen, wenn ein besonders geeigneter Arbeitsplatz dies erfordert.

Von einer Aufzählung der einzelnen Rehabilitationsausbildungsstätten und ihren vielseitigen Programmen wurde absichtlich Abstand genommen. Entsprechend der Bedeutung der beruflichen Rehabilitation haben die verschiedenen Träger wie kommunale und Landesstellen, katholische und evangelische Kirche, Stiftungen, gemeinnützige Vereine und private Träger vorhandene Anstalten ausgebaut, völlig neu errichtet oder Abteilungen angegliedert, so daß ein Verzeichnis in Kürze überholt wäre. Einem Wechsel unterworfene Anfangstermine der Ausbildungszweige und Angleichung der vermittelten Berufe an die fortgeschrittene Technik und den allgemeinen Arbeitsmarkt sind weitere Gründe, die gegen eine Katalogisierung sprechen.

Es hat sich auch erwiesen, daß eine vorzeitige Fixierung des Patienten auf einen bestimmten Beruf oder Ausbildungstermin und -ort keine glückliche Lösung darstellt. Auch ein guter, vom Arzt ausgehender Vorschlag kann, wenn er nicht realisierbar ist, weil der später notwendige Arbeitsplatz einfach nicht vorhanden ist, im Patienten leider den Gedanken wecken, »der Arzt will nur Gutes, aber die Behörden suchen sich die billigste und bequemste Lösung aus« (oder umgekehrt!). Die Folge wäre eine unnötige

Unterbrechung der erforderlichen Vertrauensbeziehung zwischen Arzt, Kostenträger und vermittelnder Behörde.

Der *Sinn dieser Ausführungen* scheint erfüllt, wenn der nachbehandelnde Arzt dem Operierten *Wege aufzeigen* kann, über welche er vom Prinzip aus mit dem Patienten selbst diskutieren kann. Hält der Arzt es für erforderlich, ist ihm eine Mitberatung nicht nur gesetzlich zugesagt, sondern wird von den übrigen Teilnehmern am Rehabilitationsgespräch begrüßt werden, denn die Wiederanpassung an das tägliche Leben, an Arbeit und Beruf kann unter den heutigen Aspekten nur eine Gemeinschaftsarbeit darstellen, dann jedoch unter Ausschöpfung der oft nicht bekannten, recht vielseitigen Möglichkeiten auch von hervorragendem Nutzen sein.

Neurochirurgische Operationen

Von V. Hensell, Düsseldorf

Neurochirurgische Operationen werden zur Behandlung krankhafter Veränderungen an Hirn, Rückenmark und peripheren Nerven und zur Korrektur von Mißbildungen und Verletzungsfolgen notwendig. Die Beseitigung von Geschwülsten steht im Vordergrund neurochirurgischer Tätigkeit. Daneben haben aber im letzten Jahrzehnt die Operationen zur Ausschaltung von *Angiodysplasien* und zur *Korrektur von Mißbildungen* des Zentralnervensystems zunehmend an Bedeutung gewonnen. Umschriebene intrakranielle und spinale Eiterungen machen immer wieder chirurgisches Eingreifen notwendig. Unterbrechungen der Leitungsbahn zur Behandlung von Schmerzzuständen oder krankhaften Bewegungsabläufen sowie zur Beseitigung von Störungen der vegetativen Regulation sind das Ziel vielfacher neurochirurgischer Eingriffe. Nicht zuletzt ist die operative Versorgung einer zunehmenden Zahl von Verletzungsfolgen eine wichtige Aufgabe der Neurochirurgie.

Hirngeschwulstoperationen

Unter Hirngeschwulst versteht die Neurochirurgie nicht nur die vom Hirngewebe ausgehenden Blastome, sondern es werden alle innerhalb der Schädelhöhle entstehenden raumfordernden Neubildungen hierunter zusammengefaßt (35). Ziel der Hirntumoroperation ist die — wenn möglich — radikale Entfernung der Neubildung zur Beseitigung der Raumforderung im Schädelinnern und Verhinderung eines Rezidivs.

Eine *Probepunktion* wird man heute nur noch dann ausführen, wenn nach dem Ergebnis der Voruntersuchung ein hochgradig malignes *Glioblastom* zu erwarten ist oder wenn sich ein nach topographischem Sitz inoperabler Tumor ergeben hat. Durch die histologische Untersuchung läßt sich so vor Beginn der geplanten Bestrahlung eine sichere Diagnose stellen. Sollte sich histologisch die angenommene Diagnose nicht bestätigen, läßt sich jederzeit an die Probepunktion die radikale Operation des Tumors anschließen.

Gutartige Großhirntumoren

Die Therapie der gutartigen Geschwülste des supratentoriellen (Großhirn-) Raumes (*Meningeome, Neurinome, Osteome* und vereinzelte *Mißbildungstumoren)* besteht in der Radikaloperation der Geschwulst von einer osteoplastischen Trepanation aus. Das heißt: der zur Schädeleröffnung ausgesägte Knochendeckel wird nach Beendigung der Operation wieder eingefügt. Gelegentlich, wenn etwa ein Meningeom den Knochen durchwachsen hat, wird man den Knochendeckel ganz oder teilweise fortlassen. Ebenso wird nach Entfernung eines Osteoms eine Knochenlücke bleiben. Sehr große *Knochendefekte* können unmittelbar bei der Operation oder in einer zweiten Sitzung durch eine *Plastik* gedeckt werden.

Bei normalem Heilverlauf kann die Krankenhausentlassung nach Radikalentfernung einer gutartigen Geschwulst mit primär verheiltem Operationsdefekt nach 14 bis 21 Tagen erfolgen. Selten erfordern aber durch den Sitz der Geschwulst bedingte vorbestehende Lähmungen, die gelegentlich durch die Operation noch verschlimmert werden, eine längerdauernde stationäre Bewegungsbehandlung.

Ebenso machen hirnorganisch bedingte *Psychosyndrome* nach der Entfernung sehr ausgedehnter Geschwülste einen längeren Krankenhausaufenthalt erforderlich. Gelegentlich ist sogar die vorübergehende Verlegung in eine psychiatrische Fachklinik angezeigt.

Nach der Entlassung aus der Krankenhausbehandlung ist die Betreuung durch den Hausarzt für den Hirntumoroperierten die wichtigste Voraussetzung für eine reibungslose Wiedereingliederung. In den ersten Wochen sollte der Hausarzt regelmäßig die endgültige Wundheilung kontrollieren. Bei etwa auftretenden Fisteln im Bereich der Operationsnarbe sollte ein Wundabstrich mit Erreger- und Resistenzbestimmung zur Einleitung einer gezielten antibiotischen Therapie durchgeführt werden. Lange fortbestehende Fisteleiterungen oder ausgedehnte Verhaltungen sprechen für eine *Knochendeckelosteomyelitis* und machen eine erneute Einweisung in die Fachklinik zur Wundrevision und evtl. Knochendeckelentfernung notwendig.

Eine *Liquorfistel* im Operationsgebiet macht wegen der drohenden Gefahr einer Meningitis die sofortige Rücküberweisung in die Fachklinik notwendig.

Sind bei der Entlassung noch *Restlähmungen* als Ausdruck der tumorbedingten Hirnherdausfälle vorhanden, ist eine intensive Fortführung der in der Klinik begonnenen aktiven und passiven Bewegungstherapie die Voraussetzung für eine weitgehende Wiederherstellung der Bewegungsfähigkeit. Nur wenn durch Gymnastik, Massage und Bewegungsübungen die Peripherie intakt bleibt und artikuläre Versteifungen — vor allem des Schultergelenks — vermieden werden, ist gewährleistet, daß nach Überwindung der Hirnherdausfälle zurückkehrende Funktionen voll wirksam werden können. Neben der Bewegungstherapie sind allgemein roborierende und hydrotherapeutische Maßnahmen geeignet, zur schnelleren Überwindung nachwirkender Operationsfolgen beizutragen.

Alle Grade *aphasischer Störungen* bedürfen auch nach der Entlassung unserer ärztlichen Aufmerksamkeit. Wir wissen durch die Erfahrungen der beiden Weltkriege, daß Sprachstörungen durch gezielte Sprachheil- und Übungsbehandlung besser ausgeglichen werden können als Lähmungen (22). Eine am besten nach Überwindung der sonstigen körperlichen Operationsfolgen sachgemäß durchgeführte Sprachheilbehandlung in einem Spezialsanatorium ist ein wesentlicher Schritt zur Wiedereingliederung der Hirnoperierten.

EEG-Kontrollen sollten nach einer Hirnoperation zunächst in dreimonatigen Abständen, später mit längeren Intervallen, ausgeführt werden, um das Auftreten von Krampfpotentialen im Hirnnarbenbereich schon vor dem Manifestwerden epileptischer Reaktionen zu erfassen. Bei vorbestehenden epileptischen Anfällen oder Anfallsäquivalenten muß im Anschluß an die Operation die antikonvulsive Behandlung mit Hydantoin- oder Barbiturat-Präparaten über längere Zeit unter laufender EEG-Kontrolle fortgeführt werden. Es bedarf des ganzen Einflusses des Hausarztes, daß die zur völligen Unterdrückung der Krampfbereitschaft unbedingt notwendige Therapie auch wirklich regelmäßig durchgeführt wird. Nach längerer Behandlungsdauer ist es eventuell, wenn im EEG sich eine Besserung abzeichnet und Anfälle nicht mehr aufgetreten sind, möglich, die antikonvulsive Medikation stufenweise unter EEG-Kontrolle in Zusammenarbeit mit dem Facharzt abzubauen. Ein abruptes Absetzen der antikonvulsiven Therapie ist wegen der Gefahr eines Status epilepticus unbedingt zu vermeiden. Ebenso sollte ein Wechsel der Medikamente wegen Unverträglichkeitserscheinungen (Allergie) oder unzureichender Wirkung nicht ohne EEG-Kontrolle und Beratung mit einem erfahrenen Facharzt ausgeführt werden.

Gliome

Auch die überwiegende Mehrzahl der hirneigenen, nur bedingt gutartigen und bösartigen Blastome — Astrozytome, Oligodendrogliome, Ependymome, Glioblastome des Großhirnraumes — sollten heute operiert oder operiert und bestrahlt werden (23, 29).

Die alleinige Röntgenbestrahlung von Hirntumoren, in jedem Fall nur Palliativmaßnahme, sollte nur für möglichst histologisch gesicherte, rasch wachsende Glioblastome, Metastasen, sowie für topographisch ungünstig gelegene Gliome in Betracht kommen. Abgesehen von den absolut inoperablen tiefen Tumoren wird man gelegentlich beim Sitz eines an sich bedingt gutartigen Astrozytoms, etwa im Bereich der linken Zentralregion mit nur geringen neurologischen Ausfällen, von einer Exstirpation mit nachfolgenden massiven Ausfällen absehen und sich zunächst nur zu einer Entlastungstrepanation und anschließender Röntgenbestrahlung entschließen. Bei diesem Vorgehen bleibt die Möglichkeit einer späteren Operation bei erneut zunehmenden Ausfallserscheinungen offen.

Die Operation der Gliome von einem breiten Trepanationszugang erstrebt bei günstiger Lokalisation die makroskopisch totale Exstirpation allen Geschwulstgewebes, in geeigneten Fällen durch Absetzung eines ganzen Hirnlappens, im Gesunden. Ist eine radikale Entfernung der Geschwulst aus topographischen Gründen nicht möglich, so sollte so ausgedehnt wie vertretbar reseziert werden. In diesem Falle und dann, wenn eine Nachbestrahlung vorgesehen ist, sollte die Operation osteoklastisch — d. h. mit Fortlassen des Knochendeckels — beendet werden.

Bei ungestörtem Heilverlauf kann der Patient, ebenso wie nach Operation einer gutartigen Geschwulst, nach 2—3 Wochen aus der Klinik entlassen werden.

Der Hausarzt kontrolliert nach der Entlassung in kürzeren Zeitabständen die endgültige Wundheilung. Die Gefahr einer Knochenrandinfektion ist bei der osteoklastischen Trepanationswunde nicht groß. Der zunächst im Knochenrandniveau stehende Schädeldachdefekt wird mit Abbau der reaktiven Hirnschwellung im Operationsgebiet im Laufe der folgenden Wochen tief einsinken. Sollte sich der Knochendefekt stärker vorwölben — eine Liquorstauung im Operationsgebiet ist möglich —, so sollte der Patient der behandelnden Fachklinik zur evtl. ambulant durchzuführenden Punktion vorgestellt werden. Für die Behandlung fortbestehender Restlähmung gilt dasselbe wie bei den gutartigen Tumoren. Auch bei den Patienten mit operierten Gliomen sollte alles auf eine möglichst rasche Wiedereingliederung abgestellt werden. Die Ansicht, »daß die so Betroffenen fortab aus dem sozialen Leben ausgeschaltet seien« (21), sollte der Vergangenheit angehören.

EEG-Kontrollen sollten auch nach der Operation eines Glioms in regelmäßigen Abständen durchgeführt werden. Selbstverständlich ist bei manifestem Anfallsleiden auch postoperativ die antikonvulsive Behandlung sehr sorgfältig weiter fortzuführen.

Über die Röntgennachbestrahlung der bedingt gutartigen Gliome herrscht keine Einmütigkeit. Die malignen Glioblastome und Ependymome werden allerdings von allen Autoren der Nachbestrahlung zugeführt (5, 6, 29). Um einen optimalen Strahlungseffekt zu haben, sollte osteoklastisch operiert werden und anschließend auf den Knochendefekt fraktioniert bis zu einer Herddosis von 5000 r eingestrahlt werden. Auch über den Zeitpunkt der Strahlenbehandlung herrschen verschiedene Meinungen. Während bisher meist unmittelbar nach Abschluß der Wundheilung mit der Bestrahlung begonnen wurde, wird jetzt — vor allem vom Neuropathologen (KERSTING) — empfohlen, die Röntgenbestrahlung nach makroskopischer Radikaloperation eines Glioblastoms erst nach ein bis zwei Monaten zu beginnen, weil es erst dann zur Neubildung von strahlensensiblem Glioblastomgewebe gekommen sei. Bei nicht radikal operierter Geschwulst sollte in jedem Falle sofort nach der Wundheilung mit der Bestrahlung begonnen werden. Für diese Fälle scheint die neuerdings empfohlene Brady-Therapie mit während der Operation eingestrahltem Iridium 192 große Vorteile zu haben (19). Das apparativ sehr aufwendige Verfahren ist aber erst an einzelnen Kliniken durchführbar.

Während bei den malignen Gliomen die Überlebenszeit bei kombinierter Operations- und Strahlenbehandlung in allen Serien am längsten ist (6), sind die Ergebnisse der Nachbestrahlung der bedingt gutartigen Astrozytome und Oligodendrogliome nicht eindeutig. Deshalb erscheint uns die zusätzliche Bestrahlung der makroskopisch radikal operierten Astrozytome und Oligodendrogliome nicht vertretbar.

Angesichts der ungünstigen Prognose der malignen Gliome wäre eine generelle Anwendung zytostatischer Substanzen erstrebenswert. Trotz vereinzelt günstiger Berichte über eine Verbesserung der Überlebensrate unter der Behandlung mit Endoxan, Vincristin und ähnlichen Stoffen (8, 26), sind die Ergebnisse der erzielten Wachstumshemmung nicht so, daß schon jetzt eine generelle Empfehlung zytostatischer Nachbehandlung operierter Gliome vertretbar wäre.

Rezidive

Während bei den gutartigen Hirngeschwülsten in seltenen Fällen ein Rezidiv eintritt, müssen wir bei allen Gliomen mit dem Rezidiv rechnen. Beim Glioblastom, nach ZÜLCH »der Krebs des Gehirns«, beträgt die durchschnittliche Überlebenszeit nach Operation und Bestrahlung 10 Monate (5, 6). Sehr viel günstiger liegen die Aussichten bei den bedingt gutartigen Astrozytomen und Oligodendrogliomen, bei denen Rezidive zum Teil erst nach vielen Jahren auftreten. Die rechtzeitige Erkennung des eingetretenen Rezidivs macht manchmal Schwierigkeiten. Verdächtig sind erneut auftretende Anfälle oder zunehmende psychische Alteration sowie neurologische Herdzeichen. Regelmäßige EEG-Kontrollen in halbjährlichen Abständen können rechtzeitig Hinweise auf das Rezidiv geben. Es ist zwar sicher falsch, die Patienten durch zu häufige Kontrolluntersuchungen zu beunruhigen; es ist aber unerläßlich, durch regelmäßige Nachuntersuchungen rechtzeitig das Rezidiv zu erkennen. Es gehört mit zu den Aufgaben des Hausarztes, den Patienten im ärztlichen Gespräch auf die Notwendigkeit der Nachuntersuchung hinzuweisen, ohne ihn allzusehr zu beunruhigen (23). Nur bei regelmäßigen Kontrollen wird es möglich sein, Rezidive rechtzeitig zu erkennen und den günstigsten Zeitpunkt für eine Reoperation, die bei den langsam wachsenden Gliomen günstiger Lokalisation immer angestrebt werden sollte, nicht zu verpassen.

Bei rasch rezidivierenden Gliomen, die man verständlicherweise nicht zum zweiten-
mal operiert, sollte bei genügend zeitlichem Abstand eine zweite Bestrahlungsserie
durchgeführt werden. Zur Behandlung der zunehmenden Hirndruckerscheinungen hat
sich neben der Gabe von Diuretika die Verordnung von Glyzerin in einer Dosierung
von 1—1,5 g pro Kilogramm Körpergewicht sehr bewährt. Die Gabe von Glyzerin in
Fruchtsäften läßt sich in der angegebenen Dosierung bis 2× täglich über längere Zeiträume durchführen.

Paraselläre Tumoren

Die Tumoren des Sellabereiches — etwa 6 bis 8% aller Hirntumoren —, im besonderen die *Hypophysenadenome* und *Kraniopharyngeome*, nehmen wegen der führenden Stellung des Wechselspiels zwischen Hypophysenvorderlappen und hypothalami-
schen Zentren im Hormonhaushalt eine Sonderstellung ein (20). Obwohl die ersten
Erscheinungen fast ausnahmslos Störungen der inneren Sekretion betreffen, wird die
Operationsindikation auch heute in der Regel durch die Vordringlichkeit der später
eintretenden Sehbeeinträchtigung *(Chiasmasyndrom)* bestimmt. Eine Besserung des
Sehvermögens nach erfolgreicher Tumoroperation tritt zwar in etwa 50% der Fälle ein;
man sollte aber immer die Patienten darauf hinweisen, daß das Ziel des Eingriffes nur
die Erhaltung der noch bestehenden Sehkraft sein kann. Bei schon länger bestehender
Amaurose ist eine Besserung nicht mehr zu erwarten. Der Neurochirurg erreicht die
Hypophyse von einer rechtsfrontalen osteoplastischen Trepanation her unter Anheben
des Stirnhirns. Der transsphenoidale Zugang der Otologen (3, 10) ist nur bei sicherer,
ausschließlich intrasellärer Ausdehnung der Geschwulst angezeigt.

Immer wieder kann man Patienten beobachten, die nach einer Hypophysenoperation
keine nennenswerten endokrinen Störungen aufweisen — funktionstüchtige Paren-
chymreste, Rachendachhypophyse (7, 29) —. 70 bis 80% aller Patienten (7, 17, 27) zeigen
aber nach der Operation deutliche endokrine Störungen (50% sekundäre Nebennieren-
insuffizienzen, 70% Schilddrüseninsuffizienz, 85% Störungen der gonadotropen Funktion). Bei 50% der operierten Hypophysenpatienten ist aus vitaler Indikation eine
endokrinologische Substitution erforderlich.

Bei glattem Heilverlauf kann der Patient 14 Tage nach der Operation entlassen werden. In vielen Fällen ist aber nach der Entlassung noch eine *Substitution der
Schilddrüsen- und Nebennierenrindenausfälle* angezeigt. Es genügt in diesen Fällen
meist, Prednison oder Prednisolon-Präparate in einer Dosierung von 5—10 mg täglich
zu geben, außerdem Thyreoidea sicca 0,1—0,2 täglich. Da man nach der Operation in
zunehmendem zeitlichen Abstand mit einer Erholung der glandotropen Funktionen
rechnen kann, sollte man 6—8 Wochen nach der Entlassung bei glattem Verlauf einen
Ausschleichversuch mit langsamem Abbau der Substitution über 3—6 Wochen machen.
Anschließend ist dann eine endokrinologische Kontrolluntersuchung angezeigt, die über
die endgültige Beendigung oder eine weiter fortzuführende Substitution entscheidet.
Neben der endokrinologischen Untersuchung ist nach der Entlassung aus dem Krankenhaus eine mehrfache augenärztliche Visus- und Augenhintergrundkontrolle angezeigt.
Ein Jahr nach der Operation sollte eine nochmalige endokrinologische Untersuchung
durchgeführt werden.

Nach der Entlassung auftretende Wundheilungsstörungen erfordern die gleichen
Maßnahmen wie nach Operation der übrigen Großhirngeschwülste. Die Röntgennach-

bestrahlung ist, ebenso wie die alleinige Strahlenbehandlung der Hypophyse, heute verlassen worden. Dagegen gewinnt das Einbringen radioaktiver Substanzen in die Sella auf stereotaktischem Wege, vor allem zur Hypophysenausschaltung bei metastasierenden Karzinomen, zunehmend an Bedeutung. Nach völliger Strahlenausschaltung ist, ebenso wie nach der totalen Hypophysektomie auf operativem Wege, in jedem Fall eine Substitutionstherapie erforderlich. Zusätzlich ergibt sich hier die Notwendigkeit, wegen des auftretenden Diabetes insipidus mit Pitressin-Tannat 1 ml alle 3—4 Tage i. m. zu behandeln. Später kann anstelle der Injektion mit Hypophysis cerebri 2—3 Tabletten 3 × täglich substituiert werden. Erfahrungsgemäß klingt der Diabetes insipidus nach Hypophysenausschaltung immer nach einigen Wochen völlig ab, so daß eine länger dauernde Substitution nie erforderlich ist.

Gelegentlich kann es nach einer Hypophysenoperation, bedingt durch das Operationstrauma des Orbitalhirns, zu einer organischen Wesensänderung kommen. Da außerdem die sekundäre Nebennierenrindeninsuffizienz eine ausgeprägte Persönlichkeitsänderung hervorrufen kann, sind durch eine Überlagerung sehr ausgeprägte Wesensänderungen möglich, die nur durch eine gezielte Substitutionstherapie zu beeinflussen sind.

Neben der vordergründigen endokrinologischen Nachbehandlung sollten — wie nach jeder Großhirnoperation — regelmäßige EEG-Kontrollen nach $^1/_4$ und $^1/_2$ Jahr durchgeführt werden, da es auch nach einer Hypophysenoperation gelegentlich zu einer postoperativen Epilepsie kommt (16), die durch EEG-Kontrollen rechtzeitig vor dem Manifestwerden behandelt werden kann.

Die infratentoriellen Geschwülste

Während die infratentoriellen Geschwülste bei Kindern und Jugendlichen über die Hälfte aller Hirngeschwülste ausmachen (2, 9), liegen im späteren Lebensalter nur noch etwa $^1/_5$ aller Hirngeschwülste im Bereich der hinteren Schädelgrube lokalisiert (34). Während bei den Geschwülsten der hinteren Schädelgrube im Erwachsenenalter fast 70% gutartig sind, sind bei den Jugendlichen über die Hälfte aller Kleinhirngeschwülste bösartig (9, 13).

Das Ziel der bei allen Geschwülsten der hinteren Schädelgrube osteoklastischen Operation, ist bei den gutartigen Tumoren die vollständige Entfernung des Blastoms. Bei den bösartigen Geschwülsten der hinteren Schädelgrube, besonders bei den Medulloblastomen im Jugendalter, wird man sich in vielen Fällen damit bescheiden, nach Entnahme von Probematerial zur histologischen Untersuchung, die durch das Tumorwachstum gestörte Liquorpassage zwischen Hirnkammer und äußeren Liquorräumen durch eine Umgehungsdrainage wiederherzustellen. Zu diesem Zweck legt man entweder einen Silikonschlauch durch den verlegten Aquädukt in den III. Ventrikel und läßt ihn frei im Spinalkanal enden, oder aber man legt eine Umgehungsdrainage nach TORKILDSEN an, bei der ein Silikonkatheter subkutan von einem Seitenventrikel bis in den freien Subarachnoidalraum des Spinalkanals geführt wird. *Torkildsen*-Drainagen werden nicht nur bei den inoperablen Kleinhirntumoren sondern auch bei Hirnstammtumoren und sonstigen Aquäduktverschlüssen (entzündlichen und angeborenen) verwandt und funktionieren über Jahre einwandfrei.

Da die Medulloblastome, die bösartigsten aller Hirngeschwülste, außerordentlich strahlensensibel sind, wird man die Patienten nach Abschluß der Wundheilung der Röntgenbestrahlung zuführen. Durch die Röntgentherapie erreicht man in manchen

Fällen eine vorübergehende völlige Rückbildung aller Symptome. Es kommt aber trotz späterer zweiter Strahlenserie immer verhältnismäßig rasch zum Rezidiv. $^2/_3$ aller Kinder starben in der Serie von KLEIN nach einem Jahr. Keines überlebte länger als 5 Jahre (9, 13).

Die alleinige Strahlenbehandlung des sehr strahlensensiblen Medulloblastoms ist nicht sinnvoll, weil sich eine sichere Artdiagnose ohne histologische Überprüfung nicht stellen läßt. Außerdem ermöglicht die Wiederherstellung der Liquorpassage durch die *Torkildsen*-Drainage in vielen Fällen erst die Strahlenbehandlung durch Abwendung der Einklemmungsgefahr. Auch die Tatsache, daß über die Hälfte der kindlichen Tumoren gutartig ist, läßt die Operation zur endgültigen Diagnosestellung in jedem Fall angezeigt erscheinen.

Da das Medulloblastom als einzige Hirngeschwulst entlang des Liquorweges metastasiert, kommt es relativ häufig einige Monate nach vorübergehender Besserung zum Auftreten einer Querschnittssymptomatik. Hier kann man durch den Einsatz einer gezielten Bestrahlungsbehandlung des befallenen Rückenmarkabschnittes meist einen Rückgang der Querschnittssymptome erreichen. Eine Reoperation wegen eines Rezidivs oder gar eine Laminektomie wegen der spinalen Metastasierung ist beim Medulloblastom nicht sinnvoll.

Über eine ergänzende zytostatische Behandlung nach Bestrahlung und Operation des Medulloblastom-Patienten gibt es noch keine einheitliche Beurteilung. Trotz vereinzelt recht günstiger Therapieberichte (26) kann eine generelle Empfehlung zytostatischer Nachbehandlung wegen der bei Kindern sehr schwierigen Dosierung noch nicht gegeben werden.

Die Entlassung bei Patienten nach Operation einer Geschwulst am Kleinhirn erfolgt bei glatter Wundheilung im allgemeinen nach 3—4 Wochen. Zu diesem Zeitpunkt ist die Operationswunde meist fest verheilt. Die endgültige Vernarbung sollte aber in wöchentlichen Abständen vom Hausarzt kontrolliert werden. Gelegentlich kann es einmal auch nach der Entlassung zum Auftreten einer Liquorfistel kommen, die in jedem Fall wegen der Gefahr einer Meningitis eine erneute stationäre Einweisung erfordert.

Eine Kontrolle des Augenhintergrundbefundes, der sich bei Geschwülsten der hinteren Schädelgrube meist nur langsam normalisiert, ist nach 4 Wochen erforderlich. Bei nicht abgeklungener Stauungspapille ist die augenärztliche Kontrolluntersuchung zu wiederholen. EEG-Kontrollen sind nach Operationen im Bereich der hinteren Schädelgrube, da mit epileptischen Spätreaktionen nicht zu rechnen ist, nicht erforderlich. Neben allgemein roborierenden Maßnahmen ist die Fortführung einer aktiven Übungstherapie zur Überwindung nachwirkend bestehender ataktischer Störungen angezeigt.

Nach Exstirpation von Akustikusneurinomen, die etwa 6—8% aller Kleinhirngeschwülste ausmachen (21), besteht in über der Hälfte der Fälle eine komplette Paralyse des N. facialis, der bei der Exstirpation der Geschwulstkapsel im Kleinhirnbrückenwinkel durchtrennt oder irreversibel geschädigt wird. Zur Beseitigung der sehr störenden Gesichtslähmung kann man in günstig gelagerten Fällen unmittelbar im Anschluß an die Operation eine Umgehungsanastomose des abgerissenen zentralen Fazialisstumpfes mit dem peripheren Fazialis durchführen (18), oder aber man wird in zweiter Sitzung nach Abheilung der Operationswunde eine Anastomosierung des peripheren Fazialis mit dem zentralen Abschnitt des N. accessorius in typischer Weise durchführen. In beiden Fällen ist nach der Krankenhausentlassung die gelähmte Gesichtsmuskulatur durch Bewegungsübungen funktionstüchtig für die einwachsenden Achsenzylinder zu halten.

In 4–6wöchentlichen Abständen sollte der Erfolg der Nervenanastomose durch eine elektromyographische Untersuchung kontrolliert werden. Mit Rückkehr der ersten Aktionspotentiale ist der Patient anzuhalten, sich durch Eigentraining — tägliches Grimassieren vor dem Spiegel — mit den Innervationsmöglichkeiten der Ersatzanastomose vertraut zu machen.

Schwangerschaft

Die Diagnose eines *Hirntumors während einer Schwangerschaft* wirft eine Reihe therapeutischer Probleme auf. Dagegen wird eine Schwangerschaft von einer Patientin, die früher an einer gutartigen Hirngeschwulst operiert wurde, im allgemeinen ohne Zwischenfall für Mutter und Kind ausgetragen werden. Anders, wenn ein manifestes Anfallsleiden vorliegt oder in der Vorgeschichte vor oder nach der Hirntumoroperation Anfälle bestanden haben. Dann sollte sofort nach Feststellung der Schwangerschaft ein EEG geschrieben werden, das bei krampfverdächtigen Abläufen in regelmäßigen Abständen wiederholt werden muß. Bei manifestem Anfallsleiden sollte die antikonvulsive Behandlung unter laufenden EEG-Kontrollen während der Schwangerschaft besonders sorgfältig überwacht werden, um das Auftreten eines Status epilepticus und damit eine schwere Gefahr für Mutter und Kind zu vermeiden (28).

Bei einer Patientin, die nach Operation einer bösartigen Hirngeschwulst (Glioblastom) vom Rezidiv bedroht ist, stellt die Feststellung einer Schwangerschaft ein ernstes Problem dar. Da bei der ungünstigen Prognose der Geschwulst damit zu rechnen ist, daß schon vor Ablauf der Schwangerschaft die Mutter durch ein rasch wachsendes Rezidiv in Gefahr ist und außerdem bekannt ist, daß es bei rasch wachsenden Geschwülsten in der zweiten Hälfte der Schwangerschaft vermehrt zu Hirndruckerscheinungen, die das Leben der Mutter bedrohen, kommt (28), wird man bei einer Patientin mit histologisch gesichertem Glioblastom während der ersten Hälfte der Schwangerschaft die Indikation zu einer Interruptio stellen. Bei allen übrigen Patientinnen nach Operation einer Hirngeschwulst stellt das Austragen einer Schwangerschaft und die normale Geburt keine ernsthafte Gefahr für Mutter und Kind dar.

Fahrtauglichkeit

Es obliegt uns als behandelnden Ärzten nicht, die Fahrtauglichkeit unserer hirnoperierten Patienten zu beurteilen. Wir können unsere Patienten nur ärztlich beraten. Selbstverständlich wird man in den ersten postoperativen Monaten bei allen Hirnoperierten, solange die volle psychophysische Leistungsfähigkeit noch nicht wiederhergestellt ist, abraten, ein Kraftfahrzeug zu führen, zumal sich zu diesem Zeitpunkt die Möglichkeit des Manifestwerdens eines postoperativen Krampfleidens noch nicht endgültig ausschließen läßt. Patienten mit bereits manifestem Anfallsleiden unter antikonvulsiver Behandlung sollte man immer vom Führen eines Kraftfahrzeuges abraten, dies, obgleich bekannt ist, daß es Anfallspatienten gibt, die jahrzehntelang unfallfrei ein Kraftfahrzeug geführt haben. Unter Umständen kann es angezeigt sein, sich als Arzt vom Patienten den erteilten Rat, kein Kraftfahrzeug zu führen, schriftlich testieren zu lassen.

Fortbestehende Halbseitenlähmungen können bei voll zurückgekehrter psychischer

Leistungsfähigkeit sicher so weit kompensiert werden, daß keine Bedenken gegen das Führen eines Kraftfahrzeuges bestehen.

Sehstörungen, vor allen Dingen Visusminderungen und Hemianopsien, müssen sich im modernen Schnellkraftverkehr nachteilig auswirken und können, auch bei voller psychophysischer Leistungsfähigkeit, nicht voll ausgeglichen werden.

Sozialmedizinische Fragen

Die Dauer der Arbeitsunfähigkeit nach Krankenhausentlassung und die Möglichkeit einer Wiedereingliederung in die gewohnte Erwerbstätigkeit am alten, oder evtl. an einem neuen Arbeitsplatz, richtet sich nach der Art und dem Ausmaß etwa verbleibender Hirnherdstörungen.

Wichtigste Voraussetzung für die Arbeitswiederaufnahme ist für den psychophysisch Behinderten zunächst einmal die konfliktfreie Wiedereinfügung in die Familie. Hier ist es wichtigste Aufgabe des Hausarztes, durch aufgeschlossene Aussprache mit den Angehörigen für eine verständnisvolle Aufnahme in den häuslichen Lebenskreis Sorge zu tragen.

Für die voll gültige berufliche Wiedereingliederung der Hirngeschwulstoperierten — und nur so läßt sich eine endgültige Überwindung der Krankheitsfolgen erreichen —, ist eine enge Zusammenarbeit zwischen behandelnder Fachklinik, dem Hausarzt und den berufenen Sozialfürsorgestellen von grundlegender Wichtigkeit. In jedem Falle der Wiedereingliederung eines physisch oder psychisch Behinderten sollte der Hausarzt den zuständigen Arzt des Gesundheitsamtes sowie die ärztliche Stelle des zuständigen Arbeitsamtes mit einschalten. Die richtige Auswahl des neuen Arbeitsplatzes vom ärztlichen Gesichtspunkt aus ist entscheidend für das Gelingen des Wiedereingliederungsversuchs. Es muß auf jeden Fall vermieden werden, daß die psychischen und physischen Möglichkeiten des Patienten gleich zu Anfang überfordert werden.

Wenn nach Operation einer gutartigen Hirngeschwulst keine Hirnherdzeichen mehr nachweisbar sind, wird die psychophysische Leistungsfähigkeit nach 8 Wochen soweit wiederhergestellt sein, daß der Patient die Arbeit an seinem alten Arbeitsplatz wieder aufnehmen kann.

Die Minderung der Erwerbsfähigkeit nach der Operation wird man in diesem Fall auf dem allgemeinen Arbeitsmarkt zunächst mit 30—40% ansetzen. Man wird dem Patienten die Stellung eines Hirnverletzten, bei ausgedehnten Schädeldach- und Hirnsubstanzdefekten auch den Status eines schwer Hirnverletzten zuerkennen müssen.

Ein Kuraufenthalt von 4—6 Wochen, etwa in einem Mittelgebirgsluftkurort, ist vor Wiederaufnahme der Arbeit in jedem Fall erstrebenswert.

Bei Fortbestehen von Hirnherdstörungen — Halbseitenlähmungen, Sprachstörungen, Wesensänderungen — ist die Arbeitswiederaufnahme natürlich vom Tempo der Rückbildung abhängig. In diesen Fällen sollte man nach der Krankenhausentlassung im Rahmen eines Heilverfahrens einen Kuraufenthalt in einem geeigneten Fachkrankenhaus, das die Möglichkeit zu einer gezielten Behandlung (psychische Führung, Sprachheilbehandlung, Bewegungstherapie) bietet, anstreben. Geeignet sind zu diesem Zweck die noch vorhandenen Hirnverletztenkliniken oder ein Fachsanatorium, wie etwa die *Klinik Schmieder in Gailingen, Kreis Konstanz*, die sich speziell mit der Rehabilitation Hirngeschwulstoperierter befaßt. Nur so ist die Kontinuität der angebahnten Rückbildung der Herdstörungen gewährleistet.

Auf jeden Fall sollte aber auch bei bestehenden Reststörungen baldmöglichst die Wiedereingliederung in den geregelten Arbeitsprozeß angestrebt werden. Wenn die vorhandene Behinderung einen Wiedereintritt an den alten Arbeitsplatz nicht möglich macht, sollte ein Antrag auf berufliche Rehabilitation an den Rentenversicherungsträger gestellt werden. Eine vorzeitige Berentung wegen Berufsunfähigkeit sollte man vermeiden und besser die Zeitspanne bis zur beruflichen Rehabilitation mit einem Übergangsgeld im Rahmen eines Heilverfahrens überbrücken. Erst wenn sich eine berufliche Rehabilitation nicht ermöglichen läßt, sollte man den Antrag auf Berufsunfähigkeit stellen.

Patienten mit nur bedingt gutartigen Gliomen (Astrozytomen, Oligodendrogliomen) sollte man in jedem Fall im Rahmen der verbliebenen Möglichkeiten einer beruflichen Wiedereingliederung zuführen, da mit einem Rezidiv oft erst nach Jahren zu rechnen ist. Auch nach einer evtl. notwendig gewordenen Rezidivoperation läßt sich in vielen Fällen noch eine Wiederaufnahme der Arbeit erreichen.

Bei Glioblastom-Patienten und ebenso nach der Operation einer Hirnmetastase wird man im allgemeinen wegen der meist vorhandenen, ausgeprägten Wesensänderung und dem raschen Verlauf zur Invalidisierung raten müssen.

Rückenmarksgeschwülste

Die Geschwülste des Rückenmarkes haben in der Mehrzahl der Fälle eine günstige Prognose. Etwa nur $^1/_4$ aller Rückenmarkstumoren sind bösartig. Die Operation der Rückenmarkstumoren gehört daher zu den dankbarsten Aufgaben der Neurochirurgie. Die Rückenmarksgeschwülste werden nach ihrer Lagebeziehung zum Duralsack und Rückenmark in extra- und intradurale, sowie diese wieder in extra- und intramedulläre eingeteilt.

Der operative Zugang zur Entfernung einer Neubildung des Rückenmarkskanals — die Laminektomie — stellt den Rückenmarkskanal von dorsal her nach Wegnahme der Dornfortsätze und Wirbelbögen dar. Der Eingriff als solcher bei umschriebener Lokalisation der Geschwulst mit Entfernung von 2 oder 3 Bögen stellt keine übermäßige Belastung dar. Nur sehr ausgedehnte, evtl. aus dem Spinalkanal herauswachsende Geschwülste erfordern einen großen Eingriff.

Die häufigste extradurale Rückenmarkskompression durch eine Karzinommetastase braucht nicht näher besprochen zu werden. Ihre Prognose ist schon durch das Grundleiden sehr ungünstig. Aber auch die Querschnittslähmung durch eine Karzinommetastase zeigt nach einer operativen Entlastung im allgemeinen nur geringe Rückbildungstendenz.

Die übrigen extraduralen Geschwülste mit Rückenmarkskompression, und hierher gehören auch die medialen *Bandscheibenprolapse mit Rückenmarks- oder Kaudakompression*, zeigen nach *rechtzeitiger Operation* alle eine günstige Rückbildungstendenz der Querschnittslähmung. Erwähnt sei hier auch die günstige Prognose der extraduralen Plasmozytome, die nach radikaler Ausräumung der Wirbelgeschwulst eine gute Rückbildungstendenz der Querschnittslähmung zeigen. Dieser günstige Behandlungserfolg läßt sich durch unmittelbar nach der Operation einsetzende zytostatische Behandlung mit Endoxan stabilisieren. Es ist hierzu allerdings erforderlich, daß die Behandlung konsequent über Jahre hinweg durchgeführt und daß so hoch dosiert wird, daß die Leukozytenwerte etwa zwischen 2500 und 2000 gehalten werden.

Von den intraduralen Rückenmarksgeschwülsten kann die überwiegende Mehrzahl der extramedullären Tumoren (im wesentlichen Neurinome, Meningeome und vereinzelt Ependymome) bei der Operation radikal entfernt werden.

Die intramedullären Geschwülste — meist Gliome — können wegen ihrer Lage im Rückenmark, der schlechten Abgrenzbarkeit und oft sehr großen Ausdehnung fast nie radikal entfernt werden. Da sie meist nur sehr langsam wachsen, läßt sich durch eine Teilresektion und durch die Entlastung bei der Operation in vielen Fällen eine über Jahre anhaltende Besserung der Querschnittslähmung erreichen.

Eine *Strahlenbehandlung* ist bei den bösartigen, extradural wachsenden Tumoren nach operativer Entlastung durchaus angezeigt. Bei den intramedullären Gliomen, die fast alle nur sehr langsam wachsen und daher wenig strahlensensibel sind, erscheint eine Nachbestrahlung kontraindiziert.

Der Entlassungstermin der Patienten nach Laminektomie richtet sich — komplikationslose Wundheilung vorausgesetzt — im allgemeinen nach dem Ausmaß und der Rückbildungstendenz der Querschnittssymptomatik, die gelegentlich durch die Traumatisierung des Rückenmarks postoperativ vorübergehend verstärkt in Erscheinung treten kann. Bei sehr ausgeprägten Querschnittsbildern wird man mit der Entlassung im allgemeinen solange warten, bis sich zumindest die Blasenfunktion wieder einwandfrei eingespielt hat.

Von seiten des operativen Eingriffs her ist der Patient, der keine betonte Querschnittssymptomatik hat, 3 Wochen nach der Operation in der Lage, das Krankenhaus zu verlassen. Die Operationswunde wird zu diesem Zeitpunkt im allgemeinen fest vernarbt sein. Der Hausarzt sollte die Rückbildung der Restlähmung mindestens in wöchentlichen Untersuchungen kontrollieren. Die bald nach der Operation eingeleitete Bewegungstherapie und Massagebehandlung sollte ohne Unterbrechung möglichst bis zur völligen Wiederherstellung der Funktion fortgesetzt werden. Bei langsamer Restitution muß die Behandlung unter Umständen viele Monate ununterbrochen weitergeführt werden. Nur mit intensiver aktiver und passiver Bewegungsbehandlung kann nach Operation einer Rückenmarksgeschwulst das optimale Behandlungsergebnis erreicht werden. Eine Funktionsverbesserung ist nach Läsionen des Nervensystems erfahrungsgemäß noch bis zu 3 Jahren danach möglich.

Durch die osteoklastische Operation wird bei Fortnahme von nur 2—3 Bögen die Wirbelsäulenstatik im allgemeinen nicht ungünstig beeinflußt. Bei sehr ausgedehnten Laminektomien über 4, 6 oder noch mehr Wirbel hinweg erscheint es — vor allem bei Jugendlichen — ratsam, neben einer krankengymnastischen Behandlung zur Stärkung der Rückenmuskulatur ein leichtes Stützmieder zur Verhütung von Wirbelsäulenverbiegungen tragen zu lassen.

Auch bei optimaler Pflege — kein Dauerkatheter mehr, sondern 2mal täglich steriles Katheterisieren — läßt sich eine *Blaseninfektion* manchmal nicht vermeiden. Zwar wird im allgemeinen wohl kein Patient mit einer floriden Zystitis vor Ausheilung der Infektion aus dem Krankenhaus entlassen, es ist aber durchaus möglich, daß es nach der Entlassung zum Wiederaufflackern einer Blaseninfektion kommt, besonders dann, wenn die Blasenentleerungsfunktion noch nicht restlos wiederhergestellt ist. In diesem Falle ist die sofortige Einleitung einer gezielten chemotherapeutischen oder antibiotischen Behandlung mit harngängigen Substanzen notwendig. Es ist sinnvoll, sofort steril entnommenen Urin zur Resistenzbestimmung einzusenden, um nach dem Bestimmungsergebnis eine gezielte antibiotische oder chemotherapeutische Behandlung durchzuführen. Wegen der oft sehr schmerzhaften Tenesmen empfiehlt es sich, bis zur Einleitung einer gezielten Therapie Spasmo-Euvernil zunächst in einer Dosierung von 3mal 2 Tabletten, später 3mal 1 Tablette, zu verordnen. Zur Tonisierung der Blasenmuskulatur bei postoperativen Blasenentleerungsstörungen hat sich die zeitlich begrenzte Gabe — über eine Woche — von Movellan 3mal 1 Tablette zu 0,0075 bewährt.

Bei *Mastdarmentleerungsstörungen* in der Restitutionsphase sollte vor allem schlakkenreiche, vegetabile Kost und die konsequente Regelung der Lebensgewohnheiten empfohlen werden. Die Gabe von Leinsamenaufschwemmungen hat sich bewährt. Die Verordnung von Abführmitteln führt bei der oft bestehenden Sphinkterlähmung zu erheblichen Belästigungen.

Auch bei Patienten mit nicht besserungsfähigen Querschnittsbildern sollte nach der Entlassung aus der Krankenhausbehandlung in häusliche Pflege eine regelmäßige Massage- und Bewegungstherapie zum Kreislauftraining fortgeführt werden.

Die bei nicht besserungsfähigen Querschnittssyndromen nach gutartigen Prozessen notwendigen Umschulungs- und Rehabilitationsverfahren werden meist schon während des Klinikaufenthaltes eingeleitet sein. Die Versorgung des Entlassenen mit den notwendigen Pflege- und Fortbewegungsmitteln ist über die zuständige Körperbehindertenfürsorge einzuleiten.

Sozialmedizinische Fragen

Der Wiedereintritt der Arbeitsfähigkeit richtet sich nach dem Tempo der Überwindung der Querschnittssymptome. Auf jeden Fall sollte vor Arbeitswiederaufnahme nach der Operation einer Rückenmarksgeschwulst ein Kuraufenthalt in einem Sanatorium oder einer Klinik beantragt werden, wo ein Thermalschwimmbad oder ein Bewegungsbad zur Verfügung steht.

3 Monate nach der Krankenhausentlassung wird der Patient im allgemeinen in der Lage sein, die Arbeit wieder aufzunehmen. Einen geeigneten Arbeitsplatz vorausgesetzt, kann ein Patient auch mit einem nicht völlig zurückgebildeten Querschnittssyndrom unter Fortführung der Bewegungstherapie arbeitsfähig geschrieben werden. Die Minderung der Erwerbsfähigkeit auf dem allgemeinen Arbeitsmarkt richtet sich abklingend nach dem Stadium der Rückbildung des Querschnittssyndroms. Bei völliger Rückbildung der Rückenmarkssymptomatik bedingt der Zustand nach Laminektomie allein keine Beeinträchtigung der Erwerbsfähigkeit mehr.

Bandscheibenoperation

Durch den Bandscheibenvorfall, vornehmlich der beiden unteren Lendenbandscheiben, kommt es zu einem Nervenwurzelkompressionssyndrom mit hartnäckigen Ischiasbeschwerden, die häufig die Indikation zur sogenannten Bandscheibenoperation sind. Bei dieser Operation wird von einem Zugang zwischen zwei benachbarten Wirbelbögen, von denen gelegentlich kleine Teile reseziert werden müssen, durch Aufklappen des Ligamentum flavum die komprimierte Wurzel dargestellt und das vorgefallene Bandscheibengewebe extrahiert. Durch die Operation wird die Statik der Wirbelsäule nicht beeinträchtigt.

Der Patient verläßt bei glatter Wundheilung am 8.–10. Tage die Klinik. Er sollte nach der Entlassung bis zur endgültigen Konsolidierung noch 8–10 Tage Ruhe halten. Die Wundheilung ist zu kontrollieren. Nach dieser Zeit empfiehlt es sich, zur Auflockerung der meist verspannten und verhärteten Rückenmuskulatur noch 3–4 Wochen lang Unterwassermassagen zu verordnen. Da durch die Operation die schmerzhafte Nervenwurzelkompression beseitigt sein sollte, ist eine weitere medikamentöse Behandlung meist nicht erforderlich. Bei glattem Heilverlauf kann der Patient, je nach Arbeitsplatz, nach 6–10 Wochen seine alte Beschäftigung wieder aufnehmen. Bei schon lange vorbestehender Fehlhaltung und Verspannung der Rückenmuskulatur ist zur Wiedererlangung der vollen Arbeitsfähigkeit ein Kuraufenthalt in einem Rheumabad, möglichst mit Thermalschwimmbad, zu empfehlen.

Da die Wirbelsäulenstatik bei der Fensterungstechnik nicht beeinträchtigt wird, besteht nach Abklingen der akuten Erscheinungen keine Minderung der Erwerbsfähigkeit auf dem allgemeinen Arbeitsmarkt.

Periphere Nerven

Geschwülste der peripheren Nerven sind sehr selten und in der Mehrzahl der Fälle gutartig. Ihre diagnostische Erkennung macht oft Schwierigkeiten, so daß der Zeitpunkt rechtzeitiger Operation, d. h. vor Eintritt einer irreversiblen Nervenschädigung, gelegentlich versäumt wird. Auch bei rechtzeitiger Operation sind irreversible Schäden der Nervenbahn nicht immer zu vermeiden. Um eine rasche Funktionsrückkehr zu ermöglichen, sollte unmittelbar nach der Wundheilung eine energische Übungsbehandlung eingeleitet und bis zur möglichst völligen Funktionsrückkehr über lange Zeiträume fortgeführt werden. Natürlich sind regelmäßige EMG-Kontrollen nach Operationen mit verbleibenden Nervenfunktionsstörungen unbedingt erforderlich. War bei der Operation die völlige Durchtrennung und Naht unter Umständen unter Spannung notwendig, so wird auch nach der Entlassung noch über längere Zeit, meist in Gips, das betreffende Glied ruhiggestellt werden. Nach Abnahme des Gipsverbandes durch die Fachklinik ist dann die Übungsbehandlung unter laufender EMG-Kontrolle sofort einzuleiten.

Angiodysplasien

Operationen wegen Gefäßanomalien — Rankenangiome und Sackaneurysmen — machen heute im neurochirurgischen Krankengut meist 3–7% aller Eingriffe am Hirn aus. Ziel der Eingriffe bei der häufigsten Mißbildung, dem Sackaneurysma, ist die Ausschaltung der Fehlbildung zur Beseitigung der Blutungsgefahr. Die Unterbindung bzw. Abklippung des Aneurysmastiels oder bei topographisch günstigem Sitz des versorgenden Gefäßes erfordert eine nicht allzu ausgedehnte Trepanation, die heute meist in Unterkühlungsnarkose durchgeführt wird.

Die früher häufig ausgeführte Unterbindung der Arteria carotis am Hals ist heute nur noch bei ausgesprochen ungünstig gelegenen oder exzessiv großen Aneurysmen, die eine direkte Ausschaltung technisch unmöglich machen, angezeigt, da sich die vermehrte Blutungsgefahr nur durch die Carotisunterbindung nicht beseitigen läßt (15, 30).

Die *konservative Behandlung der Subarachnoidalblutung* ist angesichts der Fortschritte der modernen Gefäßchirurgie wegen der hohen Rezidivgefahr heute *nicht mehr angezeigt* (30).

Die nicht so häufigen intrakraniellen Angiome sollten nach der Ansicht aller Autoren, wenn topographisch möglich, im ganzen von einer genügend großen Trepanation aus exstirpiert werden (11, 15, 30). Nur durch die radikale Exstirpation gelingt es, einer weiteren Größenzunahme mit entsprechenden Ausfallserscheinungen vorzubeugen und auch die Gefahr einer erneuten Blutung zu bannen. Die Unterbindung zuführender Gefäße hat sich wegen der häufig multiplen Zuflüsse und der späteren Neuausbildung zuführender Anastomosen nicht bewährt. Nur bei topographisch ungünstigem Sitz der Mißbildung, wenn eine Exstirpation nicht möglich ist, kann die palliative Unterbindung zuführender Gefäße ausgeführt werden, die aber immer die Gefahr zunehmender Durchblutungsstörungen und entsprechender Ausfallserscheinungen mit sich bringt.

Postoperativ kann es — je nach Lokalisation der Mißbildung — zu herdförmigen Ausfällen kommen, die eine entsprechende bewegungstherapeutische Nachbehandlung, wie bei den Hirngeschwülsten besprochen, erforderlich machen.

Bei glattem Heilverlauf wird der Patient nach 3—4 Wochen aus der Klinik entlassen. Die endgültige Wundheilung sollte noch mehrmals in wöchentlichen Abständen vom Hausarzt kontrolliert werden. Es kann auch hier zu Knochendeckelinfektionen kommen. Bei sackförmigen Aneurysmen ist nach der Ausschaltung eine Rezidivblutung nicht mehr zu erwarten, es sei denn, es läge — wie es bei etwa 5% der Fall ist — eine Doppelmißbildung vor, die aber heute bei der üblichen Darstellung des Gesamtgefäßbaumes durch die Axillaris-Angiographie meist rechtzeitig erkannt wird. Beim Vorliegen einer Doppelmißbildung ist nur durch eine zweite Operation die Verhinderung einer Rezidivblutung gewährleistet.

EEG-Kontrollen über $^1/_4$ und $^1/_2$ Jahr nach der Entlassung sind — wie nach jeder Hirnoperation — zur rechtzeitigen Erkennung einer sich anbahnenden Narbenepilepsie angezeigt. Hat schon vor der Operation, wie das bei Rankenangiomen in einem hohen Prozentsatz der Fall ist, ein manifestes Anfallsleiden bestanden oder war gar die vermehrte Anfallshäufigkeit Anlaß zur Operation, so ist auch nach der Operation die Fortführung der *antikonvulsiven Behandlung* mit Hydantoin- oder Barbiturat-Präparaten angezeigt und regelmäßige EEG-Kontrollen sind unbedingt erforderlich. Zwar wurde häufig beobachtet, daß nach Exstirpation eines Rankenangioms eine vorher manifeste Epilepsie verschwand. Die antikonvulsive Behandlung sollte aber auf jeden Fall auch bei Anfallsfreiheit mindestens $1—1^1/_2$ Jahre nach der Operation fortgeführt und dann nur stufenweise unter laufender EEG-Kontrolle abgebaut werden.

Bei der *palliativen Behandlung* mit einer Gefäßunterbindung besteht nach Angiom und Aneurysma immer die Nachblutungsgefahr. Die Lebensweise der Patienten, die sich vor schweren körperlichen Anstrengungen in acht nehmen sollten, ist entsprechend zu regulieren. Einer Schwangerschaft bei persistierender Gefäßmißbildung nach Unterbindung ist wegen der vermehrten Blutungsgefahr zu widerraten. Ausgedehnte Angiodysplasien, die schon geblutet haben, können die ärztliche Indikation zur Schwangerschaftsunterbrechung darstellen.

Nach der Ausschaltungsoperation einer Angiodysplasie ist neben allgemein *roborierenden Maßnahmen* und einer gezielten Übungsbehandlung bei herdförmigen Ausfällen ein Kuraufenthalt in einem geeigneten Mittelgebirgskurort zur Überwindung der Blutungs- und Operationsfolgen angezeigt.

Wenn nachwirkende Hirnherdzeichen es nicht verbieten, ist der Patient 3 Monate nach Ausschaltung einer Gefäßmißbildung wieder an seinem alten Arbeitsplatz einsatzfähig. Der Zustand nach Hirnoperation ohne etwa verbliebene Herdstörungen bedingt eine Minderung der Erwerbsfähigkeit um 20–30%. Bei einer nur palliativen Gefäßunterbindung ist der Patient für schwere körperliche Arbeit nicht geeignet. Ein Arbeitsplatzwechsel mit dem Ziel körperlich leichter Arbeit ist anzustreben. Eine vorzeitige Invalidisierung ist bei fehlenden Herderscheinungen nicht sinnvoll, da ja auch die Belastungen des täglichen Lebens eine Blutungsgefahr bedingen, die durch die leichte Arbeit sicher nicht erhöht wird. Die Minderung der Erwerbsfähigkeit auf dem allgemeinen Arbeitsmarkt liegt in einem solchen Falle natürlich entsprechend höher.

Angiome des Rückenmarkes sind nicht so häufig und machen meist erhebliche diagnostische Schwierigkeiten. Sie sollten aber — wie die günstigen Erfahrungen der letzten Jahre zeigen — in jedem Falle operiert werden. Durch Unterbindung und Exstirpation der meist ausgedehnten Gefäßmißbildung gelingt es, in vielen Fällen die gestörte Durchblutung des Rückenmarks zu verbessern und somit in vielen Fällen eine Rückbildung der Querschnittssymptomatik zu erreichen oder doch zumindest ein weiteres Fortschreiten zu verhindern.

Der Zeitpunkt der Entlassung nach Operation eines Rückenmarkangioms ist — wie nach Operation einer Rückenmarksgeschwulst — von der Rückbildungstendenz der Querschnittssymptomatik abhängig. Nach Abheilung der zur Entfernung der Mißbildung meist sehr ausgedehnten Laminektomiewunde kann der Patient in der 4.–6. Woche nach der Operation nach Hause entlassen werden. In manchen Fällen, bei sehr ausgedehnter Laminektomie, ist zur Vermeidung einer Wirbelsäulenverbiegung das Tragen eines Stützmieders nach der Operation angezeigt. Auf jeden Fall muß unmittelbar nach der Entlassung eine gezielte Bewegungstherapie und krankengymnastische Behandlung, wie bei den Patienten nach Rückenmarkstumoroperation, eingeleitet werden.

Intrazerebrale Hämatome

Spontane, nicht traumatische intrazerebrale Hämatome ohne Angiodysplasienachweis werden entweder von einem Bohrloch aus durch Punktion oder auch gelegentlich durch breite Trepanation ausgeräumt. Die Nachbehandlung entspricht der Nachbehandlung bei einer Hirngeschwulst. Die Wiedereingliederung ist auch hier von Art und Ausmaß der entstandenen Hirnherdstörungen bestimmt.

Mißbildungen

Aus der Vielzahl der Miß- und Fehlbildungen des Zentralorgans haben zahlenmäßig hier nur die Spaltmißbildungen von Hirn und Rückenmark praktische Bedeutung. Die *offenen Spaltmißbildungen* von Hirn und Rückenmark — *Meningomyelozele* und *Enzephalozele* — sollten möglichst unmittelbar nach der Geburt, bevor es zu einer Keimbesiedelung der offenliegenden Nervensubstanz gekommen ist, operativ geschlossen und plastisch gedeckt werden. Auch bei großen überhäuteten Enzephalozelen hat sich gezeigt, daß die Abtragung unmittelbar nach der Geburt, die ja auch aus pflegerischen Gründen angezeigt ist, am besten vertragen wird.

Abgesehen von der mißbildungsbedingten Querschnittslähmung der Myelomeningozele, die durch die Operation ja nicht gebessert wird, ist die häufigste Begleiterscheinung, die weiteres neurochirurgisches Eingreifen erfordert, die Ausbildung eines Verschlußwasserkopfes. Der Hydrozephalus ist durch die bei Myelomeningozelen immer gleichzeitig bestehende *Arnold-Chiari*sche Mißbildung mit Blockierung der Liquorpassage am Hinterhauptsloch bedingt. Die Ausbildung eines exzessiven Hydrozephalus sollte frühzeitig durch Anlegen einer, den Liquorüberdruck beseitigenden Umleitungsdrainage vermieden werden. Es ist deshalb notwendig, das Schädelwachstum nach frühzeitiger Operation der Spaltmißbildung laufend zu überwachen. Deshalb sollte der *Schädelumfang* nach Entlassung der operierten Kinder mit Myelozelen *wöchentlich mit demselben Zentimetermaß gemessen* und aufgezeichnet werden. Das Kind sollte, sobald das Schädelwachstum die festgelegten Normen überschreitet, zur Anlegung einer Ventrikel-Herzdrainage in die Klinik eingewiesen werden. Nach Einbringen einer derartigen Kunststoffdrainage kann das Kind bei glattem Heilverlauf nach 14 Tagen bis 3 Wochen bei gut funktionierender Drainage nach Hause entlassen werden. Das richtige Funktionieren des eingelegten Ventils ist mindestens wöchentlich zu kontrollieren. Neben der mechanischen Prüfung der Ventildurchgängigkeit ist der Spannungszustand der Fontanelle der sicherste Gradmesser für das Funktionieren der Ableitungsdrainage. Darüber hinaus muß auch nach Einlegen eines Ventils der Kopfumfang in der ersten Zeit wöchentlich, später in größerem Abstand, kontrolliert werden. Bei erneutem stärkeren Schädelwachstum ist die sofortige Wiedervorstellung in der behandelnden Fachklinik erforderlich. Gelegentlich nach Einlegen eines Drainagesystems auftretende septische Erscheinungen geben Anlaß zur sofortigen Wiedereinweisung der kleinen Patienten.

Praktisch alle Patienten mit Myelomeningozele haben eine — je nach Höhe und Ausdehnung der Mißbildung — verschieden stark ausgeprägte Beckenboden-, Fuß- und Beinlähmung. Nach der Entlassung, die heute meist erst nach Einbringung der Hydrozephalusdrainage erfolgt, ist neben laufender Kontrolle des Schädelwachstums eine fachorthopädische Betreuung und krankengymnastische Behandlung der gelähmten unteren Extremitäten angezeigt. Außerdem ist es empfehlenswert, die Kinder alsbald bei der Körperbehindertenfürsorge des zuständigen Gesundheitsamtes vorzustellen, um die zeitgemäße Bereitstellung etwa erforderlicher Gehhilfen und später eine rechtzeitige Einschulung in eine Körperbehindertenschule zu gewährleisten.

Septische Erkrankungen

Die umschriebenen intrakraniellen Eiterungen sind auch heute noch ein ernstes Problem der Neurochirurgie. Sie sind nach Einführung der Antibiotika nicht seltener geworden, wenngleich sich die Behandlungsmöglichkeiten und Ergebnisse erheblich verbessert haben. Die *Hirnabszesse* werden heute entweder nach vorheriger Punktionsbehandlung in toto wie eine Geschwulst exstirpiert oder in günstig verlaufenden Fällen durch mehrmalige Punktion ausgeheilt. Die früher viel angewandte Schwamm-Drainage-Behandlung ist heute im wesentlichen wohl auf ungünstig gelegene posttraumatische Abszesse eingeschränkt.

Zum Zeitpunkt der Krankenhausentlassung wird die septische Phase der Erkrankung im allgemeinen abgeheilt sein, so daß eine weitere antibiotische Behandlung nicht mehr angezeigt ist. Die endgültige Abheilung der Trepanationswunde sollte in regelmäßigen Abständen vom Hausarzt kontrolliert werden. Die Gefahr einer später auftretenden *Knochendeckelosteomyelitis*, die eine erneute Krankenhauseinweisung erforderlich machen würde, ist nach einer Abszeßbehandlung verständlicherweise nicht gering. Nachwirkende Hirnherdstörungen sind — wie nach Geschwulstoperationen — zu behandeln. Da es nach Abheilen eines Hirnabszesses verhältnismäßig oft, in über 50⁰/o der Fälle (16, 33) zum Auftreten von Krampfanfällen kommt, sollten im ersten Jahr nach der Krankenhausentlassung regelmäßig — zunächst in vierteljährlichen, später in halbjährlichen Abständen — EEG-Kontrollen durchgeführt werden, um rechtzeitig, möglichst noch vor Manifestwerden des Anfallsleidens, mit der antikonvulsiven Behandlung beginnen zu können. Die Überwachung der antikonvulsiven Behandlung durch den Hausarzt ist außerordentlich wichtig. Es läßt sich so erreichen, daß ³/₄ der Patienten, die nach einer Hirnabszeßoperation Anfälle hatten, anfallsfrei bleiben.

Ein Vierteljahr nach der Krankenhausentlassung ist der Patient nach erfolgreicher Hirnabszeßentfernung, wenn keine nachwirkenden Hirnherdstörungen dagegen stehen, arbeitsfähig. Die Erwerbsminderung auf dem allgemeinen Arbeitsmarkt wird man nach einer Hirnabszeßentfernung ohne Hirnherdstörungen mit 30—40⁰/o ansetzen müssen. Beim Manifestwerden eines Anfallsleidens ist die MdE entsprechend höher anzusetzen.

Spinale, epidurale und Rückenmarksabszesse sind seltene septische Komplikationen. Sie führen meist — auch bei rechtzeitiger Operation — zu einem mehr oder weniger ausgeprägten irreversiblen Querschnittssyndrom. Die oft sehr ausgeprägten Querschnittsbilder mit nur geringer Besserungstendenz erfordern eine Eingliederung der Betroffenen in ein Rehabilitationszentrum für Querschnittsgelähmte mit beruflicher Umschulung.

Eingriffe an der Leitungsbahn

(Schmerzchirurgie)

Ziel der operativen Schmerzbehandlung ist ausschließlich die Beseitigung oder Linderung des Symptoms *Schmerz* durch Unterbrechung der Leitungsbahn am Ort der Wahl.

Durchschneidungen peripherer Nerven werden heute fast ausschließlich an den Ästen des N. trigeminus bei der *Trigeminusneuralgie* und in seltenen Fällen bei hartnäckigen Amputationsstumpfbeschwerden ausgeführt. Durchschneidungen der Hinterwurzel werden gelegentlich bei umschriebenen radikulären Schmerzzuständen erforderlich. Neben der Hinterwurzeldurchschneidung zur Schmerzbekämpfung werden beim *Schiefhals* (Torticollis spasticus) die Vorderwurzeln C 1 und C 3 beiderseits und der Akzessorius von einer hohen Laminektomie aus durchschnitten. Postoperativ muß alsbald eine intensive Bewegungstherapie der Nackenmuskulatur einsetzen, um sie zu aktivieren und so einen ausreichenden Halte- und Bewegungsumfang des Nacken-Kopf-Überganges und damit den Behandlungserfolg sicherzustellen.

Die am häufigsten ausgeführte Schmerzoperation bei sonst nicht beherrschbaren Schmerzzuständen ist die Schmerz-Chordotomie — die Durchschneidung der Vorderseitenstränge am Rückenmark, für die unteren Extremitäten und den Unterleib am oberen Brustmark durchgeführt, für die oberen Extremitäten hoch im Bereich des Halsmarkes.

Die häufigste Indikation zu schmerzchirurgischem Vorgehen stellt die Trigeminusneuralgie. Der schonendste und unkomplizierteste Eingriff am intrakraniellen Trigeminus ist die Elektrokoagulation des Ganglion *Gasseri* nach KIRSCHNER. Daneben werden noch eine Reihe anderer Unterbrechungen der intrakraniellen Trigeminusbahn jeweils nach Trepanation des Schädels ausgeführt; die Durchschneidung der Trigeminuswurzel nach FRAZIER und DANDY, sowie die Traktotomie nach SJÖQVIST und WALKER. Darüber hinaus wird bei schweren, sonst nicht zu beeinflussenden Schmerzzuständen die stereotaktische Ausschaltung der Schmerzbahn im Bereich des ventralen Thalamus ausgeführt (24). (Siehe Abbildung 1.)

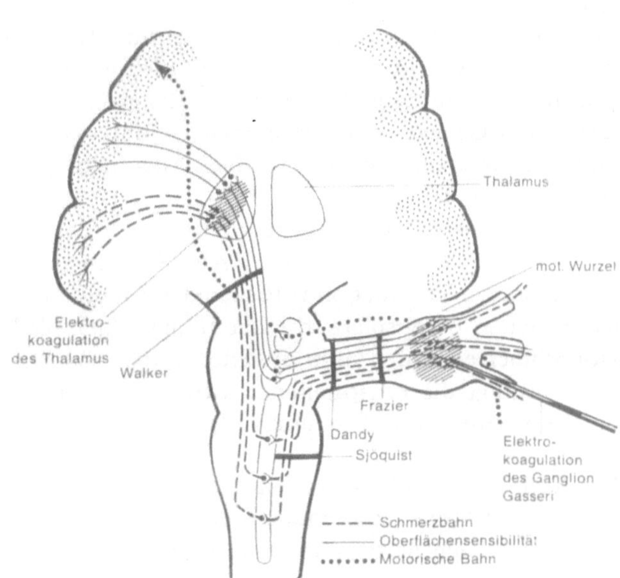

Abb. 1 Schematische Darstellung (nach Röttgen) der Eingriffe am intrakraniellen Trigeminusverlauf

Die Nachbehandlung nach Durchschneidung peripherer Nerven ergibt keine Probleme. Man sollte aber wissen, daß es nach verschieden langer Zeit zu einer Funktionsrückkehr und damit leider auch in vielen Fällen zum Schmerzrezidiv kommen kann, das dann weiter zentral gelegene Eingriffe erfordert.

Nach der Chordotomie kann es, wenn der Eingriff beiderseitig ausgeführt wird, neben der Aufhebung der Schmerz- und Temperaturempfindung gelegentlich zu einer bleibenden Blasen- und Mastdarmstörung kommen, die bis zum Eintritt einer funktionierenden Blasenautomatie ein zweimal tägliches Katheterisieren unter sterilen Bedingungen erfordert.

Ein Dauerkatheter sollte wegen der Gefahr der aufsteigenden Harnwegsinfektion unter allen Umständen vermieden werden.

Nach sehr ausgiebiger Elektrokoagulation des Ganglion *Gasseri* und nach Durchschneidung der Trigeminuswurzel nach FRAZIER kann sich durch den Verlust der Hornhautsensibilität (Fehlen des Kornealreflexes) die *Gefahr einer Keratitis* ergeben. Diese Patienten sollten bis zum 3. Monat nach dem Eingriff zum Schutze der Hornhaut vor Austrocknung und Verschmutzung einen dichten Uhrglasverband tragen, unter dem regelmäßig eine antibiotische Augensalbe in den Bindehautsack eingestrichen werden sollte. Kommt es trotz dieser Schutzmaßnahme zu einer beginnenden Entzündung oder gar zu Ulzerationen, ist die sofortige Überweisung zum Augenfacharzt angezeigt. Nur durch eine fachgemäße, gezielte Behandlung läßt sich bei einer Keratitis der Verlust des Sehvermögens vermeiden.

Bei den nicht seltenen Schmerzrezidiven nach Elektrokoagulation des Ganglion *Gasseri* sollte man zunächst eine konservative Therapie mit einem Antikonvulsivum, etwa Zentropil, Mylepsin oder Tegretal 3—4 Tabletten täglich versuchen. Wenn so keine Schmerzfreiheit erzielt werden kann, ist eine erneute Elektrokoagulation des Ganglion *Gasseri* durchaus angezeigt.

Die sehr selten nach völliger Ausschaltung der Trigeminusschmerzbahn — sowohl nach intensiver Elektrokoagulation wie nach weiter zentralwärts ausgeführten Unterbrechungen — auftretende Anästhesia dolorosa — heftigster Dauerbrennschmerz im Bereich des Gebietes der erloschenen Gefühlswahrnehmung — läßt sich neuerdings erfolgreich mit einer stereotaktischen Ausschaltung der Schmerzbahn im Thalamus behandeln (24, 31).

Nach peripherer Durchschneidung und nach der Elektrokoagulation ist der Patient bei Schmerzfreiheit im allgemeinen nach 8 Tagen wieder arbeitsfähig. Nach einem Eingriff mit großer Trepanation wird man den Patienten frühestens nach 4—6 Wochen wieder an seinen Arbeitsplatz schicken können. Eine bleibende Erwerbsminderung sollte nach Schmerzeingriffen nicht erwartet werden. Bei den Patienten nach einer Chordotomie bedingt die fortschreitende Grundkrankheit wohl in den meisten Fällen die Einleitung eines Invalidisierungsverfahrens oder es ist zumindest — wie etwa bei einer Durchschneidung wegen tabischer Krisen — die Minderung der Erwerbsfähigkeit nach dem Ausmaß der vorbestehenden Ausfallserscheinungen zu bemessen.

Neben der Schmerzchordotomie des Vorderseitenstranges sind zur Behandlung der extrapyramidalen Bewegungsstörungen noch eine Reihe von Durchschneidungen der verschiedensten Rückenmarksbahnen angegeben worden (25). Es ist aber zu erwarten, daß mit dem weiteren Ausbau der stereotaktischen Eingriffe die Bahndurchschneidungen am Rückenmark in der Behandlung extrapyramidaler Bewegungsstörungen völlig zurücktreten werden.

Stereotaktische Eingriffe

Bei den stereotaktisch gezielten Hirnoperationen wird nach genauer Lokalisation eines vorher bestimmten Punktes in der Tiefe des Gehirns auf elektrischem, thermischem, chemischem oder mechanischem Weg eine Ausschaltung vorgenommen, um eine gestörte Leitungsbahn zu unterbrechen. Hauptanwendungsgebiete sind die sogenannten extrapyramidalen Bewegungsstörungen: das *Parkinson*-Syndrom, aber auch Torsionsdystonien, choreatische, ballistische und athetotische Syndrome. Psychochirurgische Eingriffe werden gelegentlich bei hochgradig erethisch-debilen Patienten auf stereotaktischem Wege ausgeführt (9). Außerdem können die Temporallappen-Epilepsie ebenso wie schwerste, sonst nicht beeinflußbare Schmerzzustände, etwa bei Karzinom, durch stereotaktische Eingriffe behandelt werden.

Der Eingriff als solcher, der nur ein kleines Bohrloch nach Kopfschwarteninzision erfordert, ist — auch für alte Patienten — nicht belastend. Unbeabsichtigte Nebenläsionen — intrazerebrale Blutungen, Hemiplegien — werden bei erfahrenen Operateuren nur in etwa 2—3% der Fälle beobachtet (24, 31). Es ist hierbei auch zu berücksichtigen, daß bei operierten *Parkinson*-Patienten nach Verschwinden des starken Tremors eine vorbestehende Hemiparese stärker in den Vordergrund tritt. Durch die Operation lassen sich beim *Parkinson*-Kranken die sogenannten Plussymptome — Rigor und Tremor — weitgehend beseitigen, während die »Minussymptomatik«, die Akinesie, die chirurgisch nicht beeinflußbar ist, oft nach dem Eingriff stärker in den Vordergrund tritt und so den Erfolg des stereotaktischen Eingriffs in Frage stellt. Die günstigen Erfahrungen, die in der Behandlung der Minussymptomatik von einzelnen Autoren (31) mit der *L.-Dopa*-Behandlung gemacht wurden, sind nicht unwidersprochen geblieben (1). Die Behandlung, die mit einer Dauerinfusion durchgeführt werden muß, kommt für die ambulante Medikation nicht in Frage.

Nach der Entlassung, die oft schon nach 6—10 Tagen erfolgen kann, muß das akinetische Syndrom mit Akineton in genügend hoher Dosierung, evtl. kombiniert mit Eventin 2—3mal 1—2 Dragées, behandelt werden. Entscheidend für den Behandlungserfolg bei allen extrapyramidalen Bewegungsstörungen ist die Fortführung der schon in der Klinik begonnenen krankengymnastischen Bewegungstherapie, die über lange Zeiträume fortgeführt werden muß, um eine optimale Wiedermobilisierung zu erreichen. Daneben ist vor allem bei alten *Parkinson*-Patienten mit weit fortgeschrittenem Akinesesyndrom die verständnisvolle psychische Führung durch den Hausarzt und die Angehörigen von ausschlaggebender Bedeutung. Der Patient sollte schon bald im Haushalt zur Mitarbeit herangezogen werden. Sonstige spezielle Nachbehandlungsmaßnahmen sind nicht erforderlich. Ein Kuraufenthalt in einem heilklimatischen Kurort oder in einem Sanatorium mit krankengymnastischer Behandlung ist auf jeden Fall zu empfehlen.

Jüngere Patienten mit Halbseitensyndrom können oft schon wenige Wochen nach erfolgreichem Eingriff wieder an ihren alten Arbeitsplatz zurückkehren. Die berufliche Eingliederung Jugendlicher nach stereotaktischen Operationen wegen extrapyramidaler Bewegungsstörungen ist abhängig von dem durch Operation und die anschließende Bewegungstherapie erreichten Mobilisationseffekt. Durch Zusammenarbeit mit der Körperbehindertenfürsorge und den zuständigen berufsberatenden Stellen des Arbeitsamts wird sich, in erfolgreich behandelten Fällen, sicher ein geeigneter Arbeitsplatz schaffen lassen.

Thorakoskopische Eingriffe

Auf thorakoskopischem Wege läßt sich die vegetative Leitungsbahn — Vagus und Sympathikus — unter der »operativen Belastung eines kleinen chirurgischen Eingriffs« (31) durchtrennen. Vegetative Denervationen auf endoskopischem Wege werden in zunehmendem Maße besonders bei *Duodenalulzera, Ulcus pepticum, Asthma bronchiale* und *Angina pectoris* durchgeführt. Daneben lassen sich aber auch Durchblutungsstörungen der oberen Extremitäten, *Hyperhidrosen* und *vegetative Dystonien* günstig beeinflussen.

Postoperativ können die Patienten, wenn keine — allerdings sehr seltene — Komplikation auftritt, schon am 3. oder 4. Tag nach dem Eingriff entlassen werden.

Nach der Entlassung kann es gelegentlich — allerdings nur bei doppelseitigem Eingriff an Splanchnikus und Vagus — zu einer vorübergehenden Magenentleerungsstörung kommen. Diese läßt sich aber mit Paspertin und Prostigmin meist leicht beeinflussen.

Nach sehr ausgedehnten Sympathektomien bei Asthma bronchiale kommt es gelegentlich zwischen dem 7. und 10. Tag nach dem Eingriff zu segmental ausstrahlenden Schmerzen — Interkostalgie —, die meist 2—3 Wochen anhalten und fälschlich als Pleuritis aufgefaßt und behandelt werden können. Therapeutisch empfiehlt sich hier Vitamin-B-Komplex kombiniert mit B_1 und B_{12} in hoher Dosierung sowie Antirheumatika und feuchte Wärme.

Bei Asthma-Patienten, bei denen der Eingriff unter Kortisonschutz durchgeführt werden sollte, muß die Kortisonmedikation nach der Entlassung über mehrere Wochen stufenweise langsam abgebaut werden und dann mit 1- oder 2maligen Gaben von 20 I.E. ACTH beendet werden. Bei Angina-pectoris-Patienten, die durch den Eingriff von ihren heftigen Schmerzen befreit sind, ist es wichtig, an die durch den Eingriff nicht geänderte Belastbarkeit des Herzens zu denken und die Patienten entsprechend zu belehren. Die Arbeitsfähigkeit ist nach einem thorakoskopischen Eingriff meist schon nach 2—3 Wochen wiederhergestellt. Eine Minderung der Erwerbsfähigkeit ist durch Art und Verlauf der Grundkrankheit und ihre Besserung bestimmt. Der Eingriff als solcher bedingt keine Beeinträchtigung der Erwerbsfähigkeit.

Verletzungen

Neben der Versorgung von Kopfschwartenplatzwunden und Gesichtsweichteilverletzungen machen schwere Schädel-Hirn-Traumen oft umfangreichere Operationen erforderlich.

Intrakranielle Hämatome werden nach Stellung der Diagnose sofort, vielfach nur von einem einfachen, evtl. osteoklastisch erweiterten Bohrloch aus entleert. Dagegen wird in den letzten Jahren zunehmend zur Versorgung auch der akuten Hämatome eine breite osteoklastische Knochentrepanation empfohlen. Ausgedehnte Impressionsfrakturen und perforierende Verletzungen machen — ebenso wie die Versorgung der Liquorfisteln nach frontobasalen Frakturen — ausgedehnte Schädeltrepanationen notwendig.

Der postoperative Heilverlauf und die Zeitdauer bis zur Krankenhausentlassung sind bei den operativ behandelten Komplikationen von schweren Schädel-Hirn-Verletzungen meist im wesentlichen durch die Ausdehnung und Schwere zusätzlicher allgemeiner Hirnschädigungen bestimmt.

Selbstverständlich muß der weitere Heilverlauf der Operationswunde nach der Entlassung beobachtet und müssen durch Hirnherdstörungen bedingte Lähmungen einer gezielten bewegungstherapeutischen Behandlung zugeführt werden. Im Vordergrund der hausärztlichen Betreuung steht aber die Beobachtung des nach schwerem Hirntrauma meist sehr ausgeprägten organischen Psychosyndroms, und es gibt wohl kaum einen anderen Krankheitszustand, für den die sachgemäße hausärztliche Führung von so entscheidender Bedeutung ist.

Es ist wichtig, *den Hirnverletzten in der Rekonvaleszenz nicht zu überfordern.* Die körperliche Übungstherapie sollte langsam zunehmend gesteigert werden. Auf diese Weise läßt sich auch eine günstige Beeinflussung nachwirkender Kreislaufregulationsstörungen erreichen, die allerdings auch manchmal eine zusätzliche medikamentös stimulierende Behandlung erfordern. Hier haben sich Medikamente wie Encephabol, Helfergin, Ortrun u. ä. bewährt.

Erst nach Erreichung einer gewissen körperlichen Leistungsfähigkeit sollte der Patient geistigen und intellektuellen Belastungen unterworfen werden. Ohne den Patienten durch übersteigerte Anforderung zu überlasten, sollte durch eine ständig ansteigende psychische und physische Belastungskurve der alte Leistungsstand erreicht werden. Gerade für die Wiedereingliederung des Hirnverletzten ist eine enge Zusammenarbeit zwischen Hausarzt und behandelndem Neurologen in Abstimmung mit den Angehörigen von größter Bedeutung.

Allgemeine Richtlinien für die Dauer der Rekonvaleszenz und den Zeitpunkt der Arbeitswiederaufnahme zu geben, ist praktisch unmöglich. Nur soviel sollte gesagt sein, daß allein die Tatsache, daß ein Patient nach einem Hirntrauma trepaniert wurde, nichts über die Dauer der Arbeitsunfähigkeit und die Höhe der späteren Erwerbsminderung aussagt. Ein Patient, der nach einer frontobasalen Verletzung eine Trepanation wegen einer Liquorfistel durchmachte, kann wegen der Basisfraktur und der Trepanation schon nach längstens 2 Monaten seine Arbeit wieder aufnehmen, wenn er nicht zusätzlich eine schwere Allgemeinschädigung des Hirns erlitten hat, die eine langdauernde Arbeitsunfähigkeit und umfangreiche Rehabilitationsmaßnahmen notwendig macht, und die dann später eine entsprechend nachwirkende Minderung der Erwerbsfähigkeit bedingt.

Schwerhirnverletzte sollten nach der Krankenhausentlassung möglichst für 4—6 Wochen zur Nachbehandlung in ein geeignetes Kursanatorium mit speziellen Behandlungseinrichtungen eingewiesen werden, wie dies schon bei Besprechung der Hirntumoroperationsfolgen vorgeschlagen wurde.

Operative Eingriffe nach *traumatischen Rückenmarksschäden* werden — abgesehen von den im Frieden kaum vorkommenden offenen Verletzungen — in den letzten Jahren immer seltener ausgeführt, nachdem sich vor allen Dingen auf Grund der sehr umfangreichen therapeutischen Erfahrungen der Engländer (GUTMANN) ergeben hat, daß die konsequente konservative Behandlung der posttraumatischen Querschnittslähmung in den Ergebnissen der chirurgischen Behandlung sicher überlegen ist.

Die Nachbehandlung der wegen einer traumatischen Rückenmarksschädigung laminektomierten Patienten entspricht der Behandlung nach Rückenmarkstumoroperation.

Auf die Verletzung peripherer Nerven wird an anderer Stelle (S. 438) eingegangen. Es sollte hier nur herausgestellt werden, daß in der Nachbehandlungsphase der Nervennaht, die nach heutiger Auffassung (14) so früh wie möglich erfolgen sollte, regelmäßige EMG-Kontrollen in 4—6wöchentlichen Abständen neben einer intensiven Bewegungstherapie unerläßlich sind.

Schädeldachplastiken

Sehr ausgedehnte oder kosmetisch störende Schädeldachdefekte nach osteoklastischen Trepanationen oder Unfallverletzungen sollten durch eine Schädeldachplastik geschlossen werden. Nach osteoklastischen Operationen sollte, wenn die Plastik nicht gleich bei der Operation eingebracht werden kann, die Sekundärplastik erst nach völligem Abheilen der Operationswunde — frühestens nach 2–3 Monaten — eingebracht werden. War eine Knochendeckelentfernung wegen einer Osteomyelitis erforderlich, so sollte ein plastischer Verschluß erst nach Abklingen aller entzündlichen Erscheinungen — frühestens nach 1¹/₂–2 Jahren — versucht werden. Neben Autotransplantaten — es bietet sich hier die frei transplantierte Beckenschaufel an — und Knochenspänen setzen sich in den letzten Jahren die alloplastischen Deckel aus autopolymerisierenden Kunststoffen immer mehr durch. Die Kunststoffplastiken können in der Knochenlücke geformt werden und bieten so das kosmetisch beste Ergebnis. Wie langjährige Erfahrungen zeigen, heilen die Kunststoffe reaktionslos ein und verbleiben in ihrem Bett.

Der Krankenhausaufenthalt zum sekundären Einbringen einer Schädeldachplastik unter die Kopfschwarte braucht bei normalem Heilverlauf nicht länger als 6–8 Tage zu dauern. Nach der Entlassung ist hausärztliche Kontrolle der endgültigen Wundheilung in 3–4tägigen Abständen erforderlich. Eine sekundäre Sekretanstauung zwischen Kopfschwarte und Plastikdeckel sollte steril abpunktiert werden. Beim Auftreten einer Fistel ist die sofortige Überweisung zur Fachklinik erforderlich. Nach endgültiger Wundheilung, etwa am 10. bis 14. Tag nach der Krankenhausentlassung, ist die Arbeitsfähigkeit wiederhergestellt. Spätere Kontrollen oder Behandlungsmaßnahmen sind nicht wieder erforderlich.

Literatur

1) Aebert, K.: Dtsch. med. Wschr. 92 (1967), 483.
2) Borghi, G., u. Chiorina, R.: Neurochirurgia 7 (1964), 8.
3) Debarsu, T.: Neurochirurgia 1 (1959), 209.
4) Decker, K., u. Hofmann, H.: Neurochirurgia 4 (1962), 218.
5) Diemath, H. E.: Neurochirurgia 3 (1960), 45.
6) Finkemeyer: Das Glioblastom. Leipzig 1961.
7) Fischer, P. A.: Hypophysenadenom. Stuttgart 1963.
8) Fölsch, E.: Dtsch. med. Wschr. 91 (1966), 2264.
9) Gerlach, I., Jensen, H. P., Koos u. Kraus, H.: Pädiatrische Neurochirurgie. Stuttgart 1967.
10) Guiot, G. B., u. Thibaut: Neurochirurgia 1 (1959), 138.
11) Norlen, G.: in Olivecrona-Tönnis, Hdb. Neurochir. Bd. IV/2 1964.
12) Jores, A.: Hdb. Inn. Med. Bd. VII/1, Berlin — Göttingen — Heidelberg 1955.
13) Klein, M. R.: Neurochirurgia 1 (1959), 172.
14) Kuhlendahl, H.: in Diebold-Junghans-Zenker, Klinische Chirurgie. Stuttgart 1962.
15) Krayenbühl, H.: L'Aneurysme de L'Artère Communicante Antérieure. Paris 1960.
16) Kubicki, St., u. Schulze, A.: Neurochirurgia 5 (1962), 145.
17) Marguth, F.: Beiträge zur Neurochirurgie, H. 7, Leipzig 1963.
18) Miehlke, A.: Die Chirurgie des Nervus facialis. Berlin 1966.
19) Mundinger, F.: Tagg. der Deutschen Ges. f. Neurochirurgie, Konstanz 1966.
20) Oberdisse, K.: in Olivecrona-Tönnis, Hdb. Neurochir. Bd. IV/3, Berlin — Göttingen — Heidelberg 1963.
21) Olivecrona, H.: J. of Neurosurg. 26 (1967), 7.
22) Panse, F.: Rehabilitation 2/3 (1965), 165.
23) Ray, B. S.: Clinical Neurosurg. Bd. XII (1964), 1.
24) Riechert, T., u. Hassler, R.: Arch. Psychiatr. 200 (1959), 97.
25) Schürmann, K.: in Olivecrona-Tönnis, Hdb. Neurochir. Bd. VI, Berlin — Göttingen — Heidelberg 1955.

26) Simon, C.: in Olivecrona-Tönnis, Hdb. Neurochir. Bd. IV/4, Berlin — Göttingen — Heidelberg 1967.
27) Solbach, H. J.: Habilitation, Düsseldorf 1965.
28) Tarnow, S.: Zbl. Neurochir. 20 (1960), 134.
29) Tönnis, W.: in Olivecrona-Tönnis, Hdb. Neurochir. Bd. IV/3 Berlin — Göttingen — Heidelberg 1962.
30) Tönnis, W., u. Walker, W.: in Olivecrona-Tönnis, Hdb. Neurochir. Bd. IV/2, Berlin — Göttingen — Heidelberg 1964.
31) Umbach, W.: Dtsch. med. Wschr. 90 (1965), 1941.
32) Umbach, W.: ABC für Parkinson-Kranke. Stuttgart 1966.
33) Weber, G.: Der Hirnabszeß. Stuttgart 1957.
34) Wittmoser, R.: Interne Praxis 3 (1963), 451.
35) Zülch, K. J.: in Olivecrona-Tönnis, Hdb. Neurochir. Bd. III, Berlin — Göttingen — Heidelberg 1959.

Überwachung und Nachbehandlung von Augenoperierten

Von G. Jünemann, Münster

Ophthalmochirurgische Eingriffe werden entweder am Augapfel mit und ohne Bulbuseröffnung oder an den Adnexen (Augenmuskeln, Lidern und Tränenwegen) vorgenommen. – Bei der Überwachung und Nachbehandlung Augenoperierter sind – je nach der vorausgegangenen Operation – folgende Richtlinien zu beachten.

Operationen am Augapfel

Entfernung der Linse

Die Entfernung der Linse wird vom Kleinkindes- bis ins Greisenalter in erster Linie als sehverbessernde Operation vorgenommen. Mitunter ist sie auch als antiglaukomatöser Eingriff oder zur Verhütung der Siderosis bulbi bei intralentalem Metallsplitter angezeigt.

Kataraktform und Alter des Patienten bestimmen die Operationstechnik: Diszission, lineare Extraktion, extra- und intrakapsuläre Starextraktion.

Diszission bei Cataracta congenita

Bei der Operation wird die vordere Linsenkapsel eröffnet. Das eindringende Kammerwasser führt zur Quellung der Linsensubstanz und leitet die Resorption ein. Bei totaler Linsentrübung beider Augen ist häufig schon am Ende des 1. Lebensjahres die Diszission angezeigt.

Bei der Krankenhausentlassung (etwa nach 21 Tagen) ist die Resorption der diszidierten Linse überwiegend noch nicht abgeschlossen.

Typischer Befund: Im Pupillarloch weißflockige Nachstarreste.

Kontrolluntersuchungen sind in 14tägigen bis 3wöchigen Abständen nötig, bis das Auge völlig blaß und reizlos geworden ist.

Lokal wird die Behandlung mit Atropin-Augensalbe 1%ig (1mal täglich) und Wärme (2mal $^{1}/_{4}$ Stunde täglich) fortgesetzt. So früh wie möglich wird eine Starbrille verordnet. Die Brillenkorrektur muß jährlich überprüft und ggf. verändert werden. Die einseitige Linsenentfernung erfordert Amblyopie-Prophylaxe des aphaken Auges. Dazu muß das gute Auge in regelmäßigen Abständen zugebunden und auf dem operierten Auge eine Starbrille getragen werden.

Lineare Extraktion

Bei jugendlichen, häufig auch bei traumatischen Starformen wird mit kleinem »linearem« Lanzenschnitt die Vorderkammer eröffnet, die Linsenkapsel aufgerissen und der noch weiche kleine Kern mit Rinde abgesaugt, am besten mit Fuchsscher Spritze.

Die Krankenhausbehandlung dauert bei unkompliziertem Verlauf etwa 12 bis 14 Tage. Der postoperative Reizzustand hält um so länger an, je mehr Linsenreste zurückgeblieben sind und je länger dadurch der Resorptionsvorgang dauert.

Typischer Befund: Medikamentös weitgestellte Pupille, im Pupillarloch Nachstarreste; 1 oder 2 basale Iridektomien.

Bis zum völligen Abklingen des Reizzustandes sind Kontrolluntersuchungen in 8tägigem Abstand erforderlich.

Lokalbehandlung: Im Wechsel Mydrial-Atropin- und Ultracortenol-Augensalbe, Wärme. Bei mehr oder weniger dichtem Nachstar ist ein nochmaliger Eingriff (Nachstardiszission) angezeigt.

Regeneratorischer Nachstar (von der zurückgebliebenen hinteren Linsenkapsel ausgehende Faserneubildung) kann nach Monaten und Jahren eine Nachstarlücke, die zunächst gute Sehschärfe ermöglichte, wieder verschließen. Therapie: Nachstardiszission.

Intrakapsuläre Starextraktion

Die intrakapsuläre Starextraktion, d. h. die Entbindung der Linse in toto, ist heute die Methode der Wahl beim Altersstar. Die vor 30 Jahren noch ausschließlich geübte »extrakapsuläre« Extraktion, d. h. die Entbindung der Linse aus der Kapsel mit Eröffnen der vorderen Linsenkapsel, Expression des Linsenkernes und Ausmassieren der getrübten Rinde, wird nur noch selten ausgeführt, da von der zurückbleibenden hinteren Linsenkapsel sehr häufig eine Nachstarbildung ausgeht. Bei Patienten unter 60 Jahren erleichtert die Zonulolyse, d. h. die fermentative Auflösung der Fasern des altersentsprechend noch relativ festen Aufhängebandes der Linse, die intrakapsuläre Entbindung.

Bei normalem Heilverlauf wird der Patient 14 Tage nach der Operation beschwerdefrei aus der stationären Behandlung entlassen.

Typischer Befund: Pupillarloch schwarz, basale oder totale Iridektomie.

Die Nachbehandlung dient der Überwachung eines mitunter vorkommenden postoperativen Reizzustandes, insbesondere dann, wenn bei der Extraktion ein Glaskörperverlust eingetreten ist. Bei stärkerer Reizung Kontrolluntersuchung nach 8 Tagen mit Pupillenerweiterung. Kombinierte Penicillin-Cortison-Behandlung, z. B. Combisonum-Augensalbe 3mal täglich.

Nach extra- oder intrakapsulärer Staroperation wird die erste Starbrille etwa 6 Wochen nach der Operation verordnet; zu diesem Zeitpunkt ist die durch Rückbildung des Wundastigmatismus bedingte Refraktionsänderung weitgehend abgeschlossen. Eine sogenannte Interimsbrille von etwa $+11$ D kann schon 14 Tage nach der Operation ordiniert werden. Der weitere Heilverlauf wird durch den frühen Gebrauch des Auges nicht beeinträchtigt.

In Abhängigkeit von der präoperativen Situation dauert die Gewöhnungszeit unterschiedlich lang.

Der Staroperierte kann mit dem aphaken Auge — wenn auch nur verschwommen — selbst ohne Glas wieder sehen.

Nach beidseitiger Staroperation sollten die ersten Gehversuche mit dem Starglas in einer bekannten Umgebung und am Arm eines Sehenden gemacht werden. Anfänglich störender Schwindel und Übelkeit verlieren sich rasch, wenn Blick- und Kopfbewegungen nacheinander gemacht werden. Gewöhnungszeit kurz.

Der einseitig Aphake mit noch relativ klarer Linse des zweiten Auges wird durch das einseitige Verschwommensehen des aphaken Auges häufig erheblich behindert. Nehmen die Linsentrübungen am zweiten Auge rasch zu, so wird er sich bis zur Operation des zweiten Auges zu einem einseitigen Mattglas entschließen können (einseitige Starglaskorrektur der Linsenlosigkeit ist wegen der unterschiedlichen Netzhautbildchengröße — Aniseikonie — nicht möglich).

Bei klarer Linse des zweiten Auges kann durch *Haftglaskorrektur* (Anpassung 2 bis 3 Monate nach der Staroperation) die erforderliche Voraussetzung für die Wiedererlangung von Binokularsehen und Stereopsis geschaffen werden. Korneale Haftgläser werden vom Staroperierten im allgemeinen gut vertragen. Nach sorgfältiger, sachgemäßer Anpassung und bei einwandfreier Technik des Einsetzens und Herausnehmens kommen ernsthafte Störungen nicht vor. Die korneale Haftschale stellt jedoch einige Ansprüche an den Träger hinsichtlich manueller Geschicklichkeit und Geduld. Bei älteren Patienten ist mitunter fremde Hilfe beim Einsetzen und Herausnehmen erforderlich.

Längerer Nichtgebrauch des aphaken Auges führt zur Stellungsabweichung nach außen (darum frühzeitige Haftglaskorrektur). Geringe Abweichungen verlieren sich meistens nach einigen Tagen unter Kontaktschalenkorrektur (normale Netzhautkorrespondenz und Binokularsehen vor der Staroperation bzw. vor der zur Starbildung führenden Verletzung sind Voraussetzung).

Bei anhaltender Diplopie (Arbeitsunfähigkeit!) ist Überweisung zur orthoptischen Behandlung und ggf. Operation erforderlich.

Komplikationen

Wiederaufflammen einer Iridozyklitis nach Operation einer Cataracta complicata (länger anhaltender Reizzustand).

Vordere Aderhautabhebung (flache Vorderkammer bei älteren Patienten, häufig mit Abfistelung infolge unvollständigen Wundverschlusses).

Fadeneiterung (durch den Korneoskleralfaden fortgeleitete Infektion — Panophthalmie).

Netzhautablösung (vornehmlich nach Verletzung der Glaskörpergrenzmembran und Glaskörperverlust).

Jede erneute Zunahme des äußeren Reizzustandes und jede Sehstörung (Punktesehen, Schatten) sind Anlaß für eine Wiederzuweisung zum Facharzt. Tritt Netzhautablösung bei Aphakie ein, so bewegt sich die Heilungsziffer bei rechtzeitiger sachgemäßer operativer Versorgung etwa um 50%; sie bleibt somit wesentlich hinter jener bei noch linsenhaltigem Auge zurück.

Glaukom

Die Augeninnendruckerhöhung beim Glaukom beruht grundsätzlich auf einem Mißverhältnis zwischen der Menge des gebildeten und des abfließenden Kammerwassers.

Die operative Therapie der *chronischen* Glaukomformen versucht durch äußere Fistelbildung (Elliotsche Trepanation, Iridenkleisis) oder durch innere (Zyklodialyse) den Abfluß zu erleichtern oder durch Teilverödung des Ziliarkörpers die Sekretion zu vermindern.

Die Operation des *akuten* Glaukomanfalles bezweckt die Freilegung des blockierten Kammerwinkels durch totale Regenbogenhautausschneidung.

Totale Iridektomie

Klinikaufenthalt ca. 12 Tage.

Typischer Befund: Große, totale Regenbogenhautausschneidung nach oben; eventuell fleckförmige oder flächenhafte Irisatrophie und hintere Synechien in Abhängigkeit von der Zahl der vorausgegangenen subakuten oder akuten Anfälle; seltener Glaukomflecken auf der Vorderfläche der Linsenkapsel.

Nachbehandlung: 2- bis 3mal täglich Ultracortenol-Tropfen und abends Ultracortenol-Augensalbe.

In der Regel besteht eine Disposition zum Glaukomanfall auch am zweiten Auge: enger vorderer Augenabschnitt. Deshalb muß das zweite Auge prophylaktisch morgens und abends mit 1%igem Pilocarpin getropft werden (bei vegetativ Labilen zusätzlich vor dem abendlichen Fernsehen, ggf. mäßige Sedierung). Sicherer wirkt eine prophylaktische periphere Iridektomie, die etwa 4 bis 5 Wochen nach der Operation des ersten Auges durchgeführt werden sollte.

Trepanation und Iridenkleisis

Stationäre Behandlungsdauer ca. 12 Tage bei einseitiger, 22 Tage bei doppelseitiger Operation.

Typischer Befund nach Trepanation: Blasses anämisches Filterkissen am oberen Hornhautrand mit durchscheinendem rundem Trepanationsloch dicht am Limbus; basale Iridektomie unterhalb des Trepanationsloches; Pupille postoperativ durch Atropin erweitert (nur die ersten 14 Tage!).

Nachbehandlung: Ultracortenol-Augentropfen 2mal täglich (zur Verhütung unerwünschter Narbenbildung und Vermeidung hinterer Synechien).

Bei zu schwachem Fistelabfluß ist eine vorsichtige Bulbusmassage angezeigt. Die Massage wird täglich ein- bis zweimal 3 Min. lang mit der Fingerkuppe durch das Unterlid beim Blick nach oben unter ständigem sanftem Druck auf den Bulbus ausgeführt.

Druckkontrollen in 6wöchentlichen Abständen; postoperativ liegt der Druck um 10 mm Hg, steigt jedoch später in der Regel bis etwa 15 mm Hg wieder an.

Bei übermäßiger Fistelsekretion (luxurierendes Sickerkissen mit verstärktem Fremdkörpergefühl unter dem Oberlid) adstringierende Tropfen, z. B. Ophtopur, Dulcargan.

Typischer Befund bei *Iridenkleisis:* Flaches Filterkissen mit durchscheinendem Irisschenkel unter der Bindehaut (1 oder 2 Schenkel) — Pupille vergrößert, totales Kolobom nach oben.

Nachbehandlung wie bei der Trepanation.

Zyklodialyse, Zyklothermie, Zyklo-Kryo-Therapie und ähnliche Eingriffe

Die Dauer der Krankenhausbehandlung beträgt ca. 10 bis 14 Tage. Es handelt sich vielfach um aphake oder voroperierte Augen.

Am operierten Auge sind, abgesehen von der Konjunktivalnarbe, ohne Spaltlampe keine postoperativen Veränderungen zu sehen.

Nach der Zyklodialyse wird die Pupille enggehalten und durch lokale Kortisonanwendung der Verklebung des Zyklodialysespaltes (»innere Fistel«) entgegengewirkt.

Die *zykloanämisierenden* Eingriffe, z. B. durch Diathermie der Lederhaut im Ziliarkörperbereich, werden meistens nur angewandt, wenn sich andere Operationen verbieten, z. B. bei *Rubeosis iridis* infolge von Diabetes oder *Thrombose der Zentralvene* oder wenn schon mehrere erfolglose Operationen vorausgingen. Leider ist die Wirkung dieser Eingriffe meistens nicht von langer Dauer. Nach Diathermiekoagulation steigt der Augeninnendruck infolge Lederhautschrumpfung vorübergehend stark an. Hier sind postoperativ sekretionshemmende Substanzen (Diamox) in der Dosierung von 3- bis 4mal täglich ¹/₂ Tablette = 125 mg zur Drucksenkung angezeigt. Kalium-Substitution bei längerdauernder Diamox-Gabe!

Nach sämtlichen Glaukom-Operationen ist in viertel- bis halbjährlichen Abständen eine *regelmäßige Verlaufskontrolle* (Visus, Druck, Gesichtsfeld) erforderlich. Überweisung zum Facharzt.

Ein entsprechender Karteivermerk gibt dem praktischen Arzt die Möglichkeit, den Patienten auf die Regelmäßigkeit der Kontrollen aufmerksam zu machen.

Eine ständige Infektionsprophylaxe nach fistelnden Operationen mit bakteriziden Substanzen ist in der Regel — normale Tränensekretion und ungehinderter Abfluß vorausgesetzt — nicht erforderlich und häufig unzweckmäßig, da dadurch die normale Keimbesiedlung der Bindehaut verändert und die Bildung resistenter Stämme gefördert wird. Jeder *Reizzustand* ist hingegen suspekt und erfordert fachärztliche *Kontrolle an der Spaltlampe,* um rechtzeitig die eine Entzündung anzeigende Zellvermehrung in der Vorderkammer zu erkennen. Nach Trepanation und Iridenkleisis ist Arbeit in staubigen Räumen zu vermeiden.

Allgemeine Hinweise: Von Trinken größerer Flüssigkeitsmengen sowie reichlichem Genuß von Kaffee, Tee und Nikotin ist abzuraten; bei nicht ausreichender Drucksenkung muß eine sorgfältige Tropfenbehandlung zu den auf Grund der Tagesdruckkurve festgesetzten Zeiten durchgeführt werden. Der Gebrauch des Auges zur Naharbeit soll nicht eingeschränkt werden, da die Lid- und Augapfelmuskulatur beim Lesen einen drucksenkenden Massageeffekt und die akkommodative Miosis den Abflußweg im Kammerwinkel erweitert.

Hydrophthalmie

Der Hydrophthalmus oder das angeborene Glaukom, gekennzeichnet durch die häufig schon bei der Geburt bestehende ein- oder beidseitige Vergrößerung des Augapfels, beruht auf einer Abflußbehinderung des Kammerwassers durch Fehlanlage des Kammerwinkels bzw. des Schlemmschen Kanals. Bei frühzeitiger Erkennung kann der operative Eingriff zur Druckregulierung führen.

Therapie: Durch Goniotomie (Einschneidung des den Kammerwinkel bedeckenden »embryonalen Gewebes«) kann der Abfluß durch den Schlemmschen Kanal wieder eröffnet werden. Der Eingriff kann auch mehrere Male wiederholt werden. Versagt diese Methode (gänzliches Fehlen des Schlemmschen Kanals), so kann noch die Anlage einer Fistel durch Trepanationsiridenkleisis versucht werden.

Nach der Goniotomie ist außer der kaum sichtbaren Einstichstelle im Limbusbereich am Auge nichts zu erkennen. Nach der Entlassung aus dem Krankenhaus wird der Kammerwinkel durch 1%iges Pilocarpin zunächst offengehalten. Druckkontrollen werden in ¹/₄jährlichem Abstand in Narkose durchgeführt.

Komplikationen nach Glaukomoperationen

1. *Amotio chorioideae,*
2. *schleichende Iridozyklitis,*
3. *Linsentrübungen,*
4. *intraokulare Infektionen.*

Bei allen subjektiv bemerkten oder äußerlich sichtbaren Veränderungen sofort Überweisung zum Facharzt.

Netzhautablösung

Das operative Prinzip bei der Behandlung der Netzhautablösung ist der Verschluß des oder der Netzhautrisse, durch welche Glaskörperflüssigkeit zwischen Netzhaut und Pigmentepithel gelangt und dabei die Netzhaut von ihrer Unterlage abhebt. Der Lochverschluß wird durch die Erzeugung einer umschriebenen Chorioretinitis adhaesiva im Lochbereich angestrebt, was durch zahlreiche z. T. kombinierte Verfahren gelingt: Oberflächendiathermie, Skleraeindellung durch Kunststoffplombe oder Sklerareseklion. Bei durch Skleraeindellung erzieltem Wiederanlegen der Netzhaut kann durch Diathermie oder durch die immer mehr bevorzugte Lichtkoagulation der Rißverschluß vorgenommen werden.

Die mittlere stationäre Behandlungszeit beträgt 3 Wochen.

Bei der Entlassung noch bestehende Netzhautfalten und Restödeme bilden sich im Verlauf weiterer 14 Tage meistens zurück. Während dieser Zeit soll der Operierte weitgehend Ruhe einhalten und eine Lochbrille tragen, um unnötige Blickbewegungen zu vermeiden. Bei Auto- und Eisenbahnreisen nicht aus dem Fenster schauen *(optokinetischer Nystagmus)!*

Adstringierende Tropfen (Ophtopur) und lokale Kortisonanwendung haben eine günstige Wirkung auf Lidschwellung, Pseudoptosis und vermehrte Konjunktivalabsonderung.

Einige Patienten klagen über wechselweise auftretende Schmerzen in der Orbita, die bei Witterungswechsel zunehmen. Nach Ausschluß eines Glaukoms (Druckmessung) verschaffen Analgetika bei derartigen Ziliarneuralgien Linderung.

Motilitätsstörungen bilden sich im Verlaufe einiger Wochen meistens vollständig zurück.

3 Wochen nach der Entlassung aus der Klinik soll eine Kontrolluntersuchung vorgenommen werden. Weitere Verlaufskontrollen werden 3 Monate nach der Operation und später ¹/₂jährlich nötig sein. Finden sich am zweiten Auge ebenfalls degenerative Veränderungen oder Rißbildungen bei noch anliegender Netzhaut, so wird man zur prophylaktischen Lichtkoagulation raten (ca. 8 Tage Klinikbehandlung, insgesamt 3 Wochen Arbeitsunfähigkeit).

Komplikationen

Wiederablösung infolge sekundärer Rißbildung oder Nahtinsuffizienz, Skleranekrosen und Plombenunverträglichkeit, die manchmal nach Jahren noch zur Entfernung der Plombe zwingt. Vor der Plombenentfernung ist mitunter eine prophylaktische Lichtkoagulation angezeigt.

Enukleation des Augapfels

Die Entfernung eines Auges kann aus verschiedenen Gründen angezeigt sein:

1. Intraokularer bösartiger Tumor,
2. sympathisierende, d. h. auf das andere Auge übergreifende Entzündung nach schwerer Verletzung,
3. Schmerzen im erblindeten Auge (absolutes Glaukom, Phthisis dolorosa),
4. Entstellung durch das erblindete Auge (Hydrophthalmus).

Der kosmetische Effekt des Kunstauges kann durch Einnähen einer Kunststoffkugel anstelle des entfernten Auges gebessert werden; die auf dieser Unterlage ruhende Augenprothese wird durch die über der Plombe vernähten Augenmuskeln mitbewegt. Eine breitrandige Brille vermag die Bewegungseinschränkung bei stärkerer Blickwendung zu verdecken.

Nach einer komplikationslos verlaufenden Enukleation kann der Patient 8 bis 10 Tage nach der Operation mit einer vorläufigen Augenprothese das Krankenhaus verlassen.

Adstringierende Augentropfen und Augenbäder erleichtern die Gewöhnung an die Augenprothese, die jedoch ständig einen gewissen Fremdkörperreiz ausübt. Die Patienten müssen deshalb zu sorgfältiger Pflege der Augenhöhle und der Prothese angehalten werden. Da die Oberfläche des Kunstauges durch den Gebrauch aufgerauht wird, muß die Prothese jährlich, spätestens alle 2 Jahre erneuert werden.

Ein banaler Bindehautkatarrh oder eine Lidrandentzündung verursachen beim Einäugigen eine erhebliche Behinderung und machen ihn vorübergehend arbeitsunfähig, so daß er in dieser Hinsicht dem beidäugig Sehenden gegenüber stark benachteiligt ist. Im übrigen erfolgt Gewöhnung an Einäugigkeit im Verlaufe weniger Monate (siehe auch »Sozialmedizinische Erwägungen«).

Einsetzen und Herausnehmen der Augenprothese

Beim Einsetzen wird die Prothese, deren schmale Seite in Richtung des nasalen Lidwinkels zeigt, so weit wie möglich unter das Oberlid hochgeschoben und dort festgehalten. Sodann zieht man das Unterlid leicht ab und läßt die Prothese an die richtige Stelle nach abwärts gleiten.

Beim Herausnehmen wird die Prothese zunächst nach oben bewegt, bis der untere Rand oberhalb der Unterlidkante erscheint. Dann wird die Prothese mit dem Oberlid über das seitlich angespannte Unterlid nach unten herausgeschoben.

Nach Enukleation eines Auges wegen Retinoblastoms im Kindesalter sind bis zur Erreichung des 6. Lebensjahres regelmäßige Kontrolluntersuchungen des anderen Auges in Narkose und Mydriasis erforderlich: Das Retinoblastom tritt in 25% doppelseitig auf! Wegen des raschen Größenwachstums dieser Geschwulst sind für die frühzeitige Diagnose und Therapie (Lichtkoagulation bei kleineren Tumoren erfolgreich!) häufige Kontrolluntersuchungen unbedingt erforderlich, die bis zum 4. Lebensjahr alle 3 Monate in Narkose durchgeführt werden müssen.

Perforierende Augenverletzungen

Nach der Entlassung aus dem Krankenhaus erfordert der noch bestehende iritische Reizzustand eine intensive Lokalbehandlung (Mydriatica, Kortison). Bis zur völligen Beruhigung des Auges sind augenärztliche Kontrolluntersuchungen in 10tägigem Abstand erforderlich.

Die weitere Überwachung gilt der Verhütung von Spätfolgen. Jede perforierende Verletzung kann zu einer sekundären, oft nach Monaten und Jahren auftretenden Netzhautablösung führen. Andere Komplikationen sind: Wundstar, sekundärer grüner Star, Augapfelschrumpfung, sympathische Ophthalmie. Kommt ein Auge Wochen oder Monate nach einer perforierenden Verletzung nicht zur Ruhe (wechselnd starker Schmerz, Rötung, Blendungsempfindlichkeit), wobei auch das nichtverletzte Auge beteiligt ist, so denke man an die Möglichkeit einer sympathischen Ophthalmie. Jeder am verletzten oder nichtverletzten Auge auftretende Reizzustand erfordert eine sofortige fachärztliche Untersuchung außerhalb der routinemäßigen $^1/_4$- bis $^1/_2$jährlichen Kontrolle.

Trübt sich die Linse nach einer Verletzung ein, so ist die Kataraktoperation nach etwa 4 bis 6 Monaten angezeigt.

Ein in klarer Linse eingeheilter Metallsplitter erfordert wegen der Gefahr der Siderosis (Verrostung der Netzhaut) in 6wöchentlichem, später 3monatlichem Abstand eine elektroretinographische Kontrolluntersuchung. Diese Untersuchungstechnik gestattet, reversible Veränderungen nachzuweisen, wodurch bis zu deren Auftreten die klare Linse eventuell über Jahre hinaus dem Träger erhalten werden kann.

Operationen an den Adnexen

Augenmuskeloperationen

Operative Eingriffe an den Augenmuskeln nehmen einen wichtigen Platz in der Schielbehandlung ein. Die Operation ist angezeigt, wenn der Schielwinkel durch konservative Behandlungsmaßnahmen nicht zu beeinflussen ist. Das Ergebnis hängt von der präoperativen sensorischen Ausgangslage der Augenmuskelstörung ab, die sich jedoch nicht immer exakt bestimmen läßt. Bei großem Schielwinkel ist die Frühoperation schon am Ende des 2. Lebensjahres angezeigt. Mitunter sind mehrfache Eingriffe notwendig.

Oft haben sich bis zur Entlassung aus dem Krankenhaus (nach 10 Tagen) die Bindehautfäden noch nicht sämtlich gelöst. Es kann vorkommen, daß ein solcher Faden locker unter dem Oberlid sitzen bleibt und Fremdkörperbeschwerden verursacht. Nach Eintropfen von Novesin kann der Faden nach vorsichtigem Ektropionieren entfernt werden. Kein Verband!

Der monokulare Verband stört unmittelbar postoperativ die binokulare Zusammenarbeit und kann das Ergebnis der operativ gelungenen Geradstellung zunichte machen!

Eine Lokalbehandlung ist im allgemeinen unnötig. Ein gelegentlich auftretendes Fadengranulom wird mit Combison-Augensalbe behandelt und nach einigen Wochen operativ entfernt.

Gelegentlich ist wegen eines Restkonvergenzwinkels eine anschließende Tropfenbehandlung mit Atropin zur Ausschaltung der überschießenden Akkommodation oder wegen eines Divergenzübereffektes mit Pilocarpin zur Stimulierung der Akkommodation erforderlich.

Bei älteren Schieloperierten kann postoperativ Doppeltsehen auftreten, was sich jedoch in der Regel im Verlauf eines Jahres verliert.

Operation an den Lidern und Tränenwegen

Operationen an den Lidern werden zur Beseitigung von Fehlstellungen (Ektropium, Entropium, Ptosis) und im Rahmen der chirurgischen Tumorbehandlung vorgenommen. Eingriffe aus kosmetischen Gründen dürften relativ selten sein.

Die Dauer der erforderlichen Krankenhausbehandlung liegt zwischen 1 und 14 Tagen und richtet sich nach der Größe des Eingriffes. Bei Wiederherstellungsoperationen, plastischem Ersatz eines ganzen Lides ist eventuell auch eine längere stationäre Behandlung erforderlich. Ovaläre Exzisionen gegen das senile Entropium oder die Ausschneidung von Xanthelasmen geringer Ausdehnung werden häufig ambulant vorgenommen.

Lidfäden werden zwischen dem 4. und 6. Tag entfernt. Wurde am Lidknorpel operiert, so soll die Naht im Bereich der Lidkante wegen der Gefahr der Stufenbildung nicht vor dem 10. Tag entfernt werden!

Die mit Stellungsanomalien der Lider einhergehende chronische Konjunktivitis bedarf auch postoperativ weiterer Behandlung. Jedes Zuviel an Therapie ist jedoch nachteilig, da beim Eintropfen gewöhnlich das Unterlid herabgezogen, beim Salbeneinstreichen häufig Wimpern·mit nach innen geschlagen werden. Tropfen sollten bei offenem Auge auf die Karunkel getropft und die Salbe bei vorsichtigem Anhalten des Unterlides gleich aus der Tube auf den Lidrand gelegt werden (Ophtopur, Privin, Combison). Kein Verband!

Bei vermehrter Sekretion ist besonders hinsichtlich des Wischens zu belehren. Beim Abtrocknen der Tränen soll das Taschentuch in Richtung gegen den nasalen Augenwinkel und leicht nach oben angedrückt werden. Wischen nach außen führt zu neuerlichem Ektropium. Dem postoperativen Einwärtsrollen des Lides kann durch Aufkleben eines Heftpflasterstreifens auf Wange und Lid begegnet werden.

Nach der *Ptosis-Operation* besteht häufig eine länger anhaltende Oberlidschwellung. Der volle Effekt der Lidhebung ist häufig erst nach etwa 2 bis 3 Monaten zu erkennen. Bei länger anhaltender Schwellung und derber Hautnarbenbildung im Bereich der neugebildeten Deckfalte kommen Combison-Augensalbe und mehrmalige Massage mit Hirudoid-Salbe zur Anwendung (Hirudoid-Salbe führt in der Konjunktiva zu heftiger Reizung und muß daher vom Lidrand weggehalten werden).

Nach operativer Wiederherstellung verletzter Tränenwege oder Totischer Operation (Dakryozystorhinostomie) ist mitunter eine lange Nachbehandlung erforderlich. Während der ersten 8 Tage nach der Krankenhausentlassung werden antibiotische und adstringierende Tropfen im Wechsel, danach nur abschwellende Lösungen mehrmals täglich eingetropft. Bei Infekten des Nasen-Rachen-Raumes sind zusätzlich abschwellende Nasentropfen zu geben.

Sondierungen oder Spülungen sollten dem Augenarzt überlassen bleiben. Ein narbig verschlossenes Knochenloch kann durch Revisionsoperation wieder freigemacht werden. Rhinologische Untersuchung!

Sozialmedizinische und gutachtliche Fragen

Der augenoperierte Kranke kann nach einer unterschiedlich langen Zeit der Arbeitsunfähigkeit, deren Dauer sowohl durch den Heilverlauf als auch durch den Grad der funktionellen Wiederherstellung bestimmt wird, häufig seine frühere Tätigkeit wiederaufnehmen. Die Arbeitsunfähigkeit beträgt z. B. nach Staroperation 6 bis 8 Wochen, nach Netzhautoperation etwa 3 Monate.

Der *Wechsel des Arbeitsplatzes* ist zu empfehlen, wenn z. B. nach Verlust eines Auges durch die Art der bisherigen Beschäftigung eine Verletzung des zweiten Auges zu erwarten ist. Das gleichte trifft z. B. zu, wenn bei vorhandener Disposition durch berufliche starke körperliche Anstrengung (Heben in gebückter Stellung) eine Netzhautablösung eingetreten ist. (Umschulung und Vermittlung einer anderen angemessenen Arbeitsstelle durch den Versicherungsträger!)

Für die Rehabilitation ist die psychische Führung besonders im Verlauf der ersten Wochen nach der Operation von besonderer Bedeutung.

Nach Verlust eines Auges oder Minderung der Sehleistung eines Auges auf 0,3 und weniger erlischt die Fahrerlaubnis für die Dauer eines Jahres (Wiedererteilung der Fahrerlaubnis nach vorheriger Untersuchung duch eine medizinisch-psychologische Untersuchungsstelle – MPU –).

Die durch einen Augenfehler bedingte Minderung der Erwerbsfähigkeit richtet sich nach der vorhandenen Sehschärfe und dem Grad der Gesichtsfeldeinschränkung (Rententabelle)! Die Minderung der Erwerbsfähigkeit beträgt bei Verlust eines Auges = 25%, bei Verlust oder Erblindung beider Augen = 100%, bei einseitiger Linsenlosigkeit = 20%, bei beidseitiger Linsenlosigkeit = 30%. – Die durch Linsenlosigkeit bedingte Erwerbsminderung wird auch durch erfolgreiche Haftschalenkorrektur der Linsenlosigkeit nicht herabgesetzt.

Nach unfallbedingten Augenschädigungen erhebt sich häufig die Frage nach der Operationszumutbarkeit.

Als zumutbare Eingriffe gelten: Operative Wundversorgung, Glaukom-, Star- und Nachstaroperationen, Enukleation bei drohender sympathischer Ophthalmie, Eingriffe an den Augenmuskeln bei posttraumatischem Schielen, an den Lidern zur Beseitigung von Ptosis und Fehlstellungen.

Früherfassung blinder und hochgradig sehgefährdeter Kinder

Für die Erziehungsberatung blinder und hochgradig sehgefährdeter Kinder haben die meisten Blindenschulen Beratungsstellen eingerichtet. Die Kinder sollten zum frühestmöglichen Zeitpunkt nach Erkennen der Sehbehinderung erfaßt werden (Meldung an die Blindenschule ab 6. Lebensmonat). Das gilt insbesondere für solche Kinder, die für eine spätere Einschulung in eine Blindenschule in Frage kommen.

Die kostenlose Beratung erfolgt schriftlich, durch Besuch des Pädagogen oder persönlich in den dafür eingerichteten Beratungsstellen. Durch Anwendung spieltherapeutischer Maßnahmen kann z. B. den beim Erlernen des Sitzens, Stehens und Gehens sich einstellenden psychomotorischen Abwegigkeiten (Augenbohren, Zappeln mit den Händen etc.), die durch die Behinderung der optischen Wahrnehmung bedingt sind, entgegengewirkt werden.

Nähere Auskünfte erteilt der Bund zur Förderung sehbehinderter Kinder e. V. in Duisburg-Wanheimerort und der Deutsche Blindenverband e. V. in Bad Godesberg, Mozartstraße 18.

Literatur

1) Brückner, R.: Augenfibel, Stuttgart 1966.
2) Heimers, W.: Wie erziehe ich mein blindes Kind? 2. Auflage. Hannover 1965.
3) Hollwich, F.: Augenkrankheiten in: Medica-Rezepttaschenbuch für die ärztliche Praxis, Stuttgart.
4) Hollwich, F.: Einführung in die Augenheilkunde, Stuttgart 1966.
5) Velhagen, K.: Propädeutische augenärztliche Operationslehre, Edition Leipzig 1964.

Kieferchirurgische Eingriffe

Von A. Rehrmann und H. Scheunemann, Düsseldorf

Der Normalverlauf nach einfacher und schwieriger Zahnextraktion

Kenntnisse der normalen Wundheilung sind die Voraussetzung für die Beurteilung eines gestörten Heilverlaufs nach Zahnextraktion. In der Regel füllt sich das Zahnfach nach der Extraktion mit einem Blutkoagulum an, das anfangs als rötlicher Pfropf imponiert, später eine gräuliche Farbe infolge oberflächlicher Leukozytenanreicherung aufweist. *Innerhalb einer Woche epithelisiert sich die Extraktionswunde vom Zahnfleischrand her und nach 4 Wochen ist die Alveole locker mit Knochen ausgefüllt.*

Post extractionem klagt der Patient nach Abklingen der Lokalanästhesie über Wundschmerz und Berührungsempfindlichkeit im Operationsgebiet, Störungen, die innerhalb einer Woche abklingen.

Nach der operativen Entfernung verlagerter oder tieffrakturierter Zähne kann es auch bei normaler Wundheilung zu einem Ödem der angrenzenden Weichteile kommen. Das Ödem ist nicht schmerzhaft und durch eine diffuse weiche Schwellung gekennzeichnet. Es läßt sich von dem meist derben druckschmerzhaften entzündlichen Infiltrat leicht abgrenzen. Feuchtkalte Verbände können die Ausbreitung des Ödems behindern.

Komplikationen nach Zahnextraktion und ihre klinischen Zeichen

Die Infektion der Extraktionswunde: In der keimbeladenen Mundhöhle ist die Wundheilung nach Zahnextraktion durch Infektion des Blutkoagulums der Alveole potentiell gefährdet. Der Infektionsmodus läßt sich post hoc meist nicht klar erkennen, da verschiedene Infektionswege möglich sind. Auf der einen Seite können im Rahmen der notwendigen Manipulationen Keime aus der Umgebung, z. B. aus tiefen Zahnfleischtaschen oder von Zahnhalsbelägen von außen, in die Alveole gelangen, auf der anderen Seite ist eine Infektion des Blutpfropfes von innen über eine akute Exazerbation einer apikalen Restostitis denkbar. Gefördert wird die Infektion durch eine traumatische Extraktion mit Schäden am Zahnfleischrand und Quetschung des Knochens und durch mangelnde Koagulumbildung im Zahnfach, wenn die Wunde nach Applikation größerer Mengen adrenalinhaltiger Lokalanästhesielösung nicht vollblutet.

Entzündliche Komplikationen nach Zahnextraktion sind klinisch leicht zu erkennen. Im Gegensatz zum Normalverlauf klagt der Patient nach Stunden, aber auch noch nach Tagen über heftige Schmerzen im Bereich der Extraktionswunde, die in die Umgebung in Richtung Auge, Ohr und Schläfe, ferner zur Zunge und Halsregion ausstrahlen können. Bei der örtlichen Inspektion stellt man häufig fest, daß die Extraktionswunde mit einem fötiden eitrigen Sekret angefüllt ist. Die Wundränder sind oft livide verfärbt, die angrenzenden Gesichtsweichteile geschwollen und die regionären Lymphknoten vergrößert und druckschmerzhaft. Mit einem Wattestäbchen entnimmt man vorsichtig eine Probe des Alveoleninhaltes und überzeugt sich, ob diese eitrig ist oder fötide riecht.

In jedem Fall muß die infizierte Extraktionswunde behandelt werden. In einfachen Fällen, bei Vorliegen einer oberflächlichen eitrigen Entzündung mit geringer Symptomatik, genügt eine tägliche Wundsäuberung mit einer 3%igen Wasserstoffsuperoxydlösung. Einfache Analgetika, z. B. aus der Pyramidonreihe, sind zur Überwindung des Wundschmerzes ausreichend.

Bei der äußerst schmerzhaften Ostitis circumscripta post extractionem, bei der die infizierten Knochenwände der Alveole freiliegen, läßt sich die Wundbehandlung meist nur nach örtlicher Betäubung vornehmen. Der fötide Inhalt des Zahnfaches wird mit Wasserstoffsuperoxydlösung ausgespült. Eine schützende und schmerzstillende Tamponade mit Zinkoxyd-Eugenol und Anästhesinpulver hat sich als Wundverband bewährt. Zu dem Zweck wird ein Gazestreifen mit der genannten Paste bestrichen und in die Alveole raumfüllend, aber ohne Druck eingeführt. Man muß die Tamponade in den ersten Tagen täglich wechseln, später alle 2—3 Tage.

Die beschriebenen Maßnahmen haben ihre Gültigkeit auch für infizierte Extraktionswunden nach operativer Zahnentfernung, wenn größere Knochenflächen freiliegen, z. B. nach einer Osteotomie im Bereich des unteren Weisheitszahnes und bei anderweitig verlagerten Zähnen. Die Erfahrung hat gezeigt, daß man mit Hilfe von Antibiotika die Ostitis post extractionem nicht beeinflussen kann. Es ist auch *sinnlos, den freiliegenden nekrotischen Knochen im Bereich der Alveole chirurgisch zu entfernen, wenn eine Demarkierung des Knochens noch nicht eingetreten ist.* Bei konsequenter Behandlung mit der Zinkoxyd-Tamponade kann man den Dolor post extractionem erträglich gestalten. Die Tamponadebehandlung muß solange erfolgen, bis die Alveole mit Granulationsgewebe bedeckt ist. Nach operativer Entfernung des 3. unteren Molaren dauert die Heilung über die Granulation etwa 4 bis 5 Wochen. Am Anfang besteht meistens eine Kieferklemme, die den Patienten sehr belästigt. Wenn keine entzündlichen Weichteilinfiltrate in der Umgebung vorliegen, kann man einige Tage nach der Extraktion Dehnübungen mit Hilfe von Holzspateln oder Holzkreiseln durchführen, um die Mundöffnung zu verbessern.

Parästhesien, Neuralgie, Neuritis

Nach der Entfernung von Zähnen, besonders von verlagerten Zähnen, kann es zu Parästhesien, Neuralgien oder auch zu einer außerordentlich schmerzhaften Neuritis kommen, die durch lokale Wundbehandlung nicht zu beeinflussen sind.

Parästhesien sind oft Folge einer Druckwirkung auf den Nerven. Wir sehen solche Störungen meist im Ausbreitungsgebiet des N. infraorbitalis nach *Caldwell-Luc*-Operation und im Bereich des N. mandibularis nach Entfernung des unteren Weisheitszahnes. Man muß die Patienten über die allmähliche Rückbildung dieser Mißempfindungen aufklären. Die Störungen klingen ohne besondere Behandlung nach Wochen oder Monaten ab. Anfallsweise auftretende Neuralgien im Ausbreitungsgebiet des N. trigeminus bekämpft man am besten mit Analgetika.

In Verbindung mit einer Ostitis circumscripta post extractionem kann es zu einer extrem schmerzhaften Neuritis kommen, die besonders im Unterkiefer zu beobachten ist. Charakteristisch ist ein *quälender Dauerschmerz*, der von den Patienten kaum ertragen wird. In solchen Fällen muß man sich unter Umständen entschließen, die Nervenleitfähigkeit für einige Zeit z. B. mit Depot-Impletol auszuschalten, falls die oben erwähnte Wundbehandlung nicht ausreicht.

Nachblutungen

Stunden, selten Tage nach der Zahnextraktion können Nachblutungen aus dem Zahnfleischrand oder der Alveole auftreten, die den Patienten sehr beunruhigen. Am häufigsten werden Blutungen aus den Gefäßen des Zahnfleischrandes beobachtet, die eintreten, wenn die gefäßkontrahierende Wirkung des dem Lokalanästhetikum beigegebenen Adrenalin nachläßt. Bei normaler Gerinnungsfähigkeit des Blutes kann man zunächst den Versuch machen, die Blutung durch äußeren Druck zum Stehen zu bringen. Man legt einen großen Tupfer auf die Extraktionswunde und läßt den Patienten 10 bis 15 Minuten dagegen beißen. Gelingt die Blutstillung auf diesem Wege nicht, so muß man die Extraktionswunde z. B. mit Jodoform- oder Stryphnongaze nach Applikation einer Lokalanästhesie fest austamponieren. Nach 2 bis 3 Tagen kann die Tamponade erneuert werden, die Heilung der Extraktionswunde erfolgt per granulationem. Der schmerzhafte Tamponadewechsel, der unter Umständen eine erneute Nachblutung provoziert, läßt sich vermeiden, wenn man Topostasinstreifen oder -kegel oder Fibrospum in die Alveole einbringt und die Wundränder mit Seidenligaturen übernäht. Ein Übernähen der Wunde ist besonders bei hartnäckigen Blutungen angezeigt, sie darf aber nur erfolgen, wenn die Alveole nicht infiziert ist.

Die beschriebenen Maßnahmen, die am Orte der Blutung angreifen, sind für die Blutstillung nach Zahnextraktion bei normaler Blutungs- und Gerinnungszeit entscheidend. Eine allgemeine gerinnungsfördernde Therapie, z. B. mit Clauden oder Tachostyptan intravenös, ist nur notwendig, wenn trotz der Lokalbehandlung eine befriedigende Blutstillung nicht erreicht wird. Unbehandelte, länger andauernde Sickerblutungen nach Zahnextraktion können auf die Dauer zu einem erheblichen Blutverlust führen. Man sollte bei blassen anämischen Patienten auf eine Blutbildkontrolle nicht verzichten und gegebenenfalls eine Bluttransfusion vornehmen.

Sonderfälle — hämorrhagische Diathesen: Wird eine Zahnextraktion bei einer zunächst unbekannten Blutungsbereitschaft vorgenommen, gleichgültig ob eine *Hämophilie*, eine *Thrombopenie* oder *vaskuläre Schäden* vorliegen, so sollte die weitere Behandlung der Nachblutung unbedingt in einer kieferchirurgischen Spezialabteilung erfolgen, da unsachgemäße Maßnahmen den Verlauf erheblich komplizieren können. Das gilt besonders für die kritiklose Wundtamponade, die die Wundränder schädigt und die zunächst örtlich begrenzte Blutung in die Umgebung ausweitet. Selbst aus den Stichkanälen kann es nach Applikation eines Lokalanästhetikum bluten und letale, absteigende Hämatome als Folge einer Leitungsanästhesie am Foramen mandibulare sind bei hämophilen Patienten beschrieben worden.

In der Klinik können bei Vorliegen einer hämorrhagischen Diathese alle erforderlichen Maßnahmen ergriffen werden. Neben der Verabfolgung von spezifischen gerinnungsfördernden Mitteln, z. B. antihämophilem Globulin, ist eine lokale Wundbehandlung erforderlich, die nur von Erfahrenen vorgenommen werden sollte. Hierzu gehört die Eingliederung einer Schutzschiene aus Akrylat-Kunststoff und unter Umständen örtliche submuköse Thrombininjektionen. Flächenförmige subkutane Hämatome im Bereich der Gesichtsweichteile und des Halses und schwer stillbare Wundblutungen nach Zahnextraktion sprechen für das Vorliegen einer allgemeinen Gerinnungsstörung. Neben der Bestimmung der Blutungs- und Gerinnungszeit muß die Ursache der Blutungsbereitschaft abgeklärt werden (vgl. S. 554).

In seltenen Fällen beobachtet man nach Zahnextraktion eine *spritzende Stromblutung* aus der Alveole, die durch Tamponade nicht zu beherrschen ist. Bei einer derartig bedrohlichen Blutung muß man an das Vorliegen eines *kavernösen Knochenhämangioms* denken. Eine Blutstillung in der Praxis ist in solchen Fällen nicht möglich. Man muß die Alveole mit dem Daumen verschließen und unter Belassung des Daumendruckes sofort in die nächste Spezialklinik fahren.

Wir waren in einem solchen Fall gezwungen, eine Halbseitenresektion des Unterkiefers vorzunehmen, da sich das Knochenhämangiom über weite Teile des Unterkiefers erstreckte und die starke arterielle Blutung auch durch Unterbindung der A. carotis externa nicht zum Stehen gebracht werden konnte.

Eröffnung der Kieferhöhle nach Zahnextraktion

Bei der Extraktion von Seitenzähnen im Bereich des Oberkiefers kommt es relativ häufig zu einer Eröffnung des Sinus maxillaris, da enge anatomische Beziehungen zwischen den Wurzelspitzen und dem Kieferhöhlenboden bestehen.

In der Regel bemerkt der Zahnarzt die unbeabsichtigte Eröffnung der Kieferhöhle und verschließt dann die Alveole mit Hilfe eines trapezförmigen Schleimhautperiostlappens, z. B. nach REHRMANN, Abb. 1a und b. Sicher werden zahlreiche Perforationen zur Kieferhöhle nicht erkannt und heilen ohne besondere Maßnahmen ab. Im Rahmen unserer Fragestellung interessieren die Fälle, bei denen sich die Antrum-Mundhöhlenfistel nicht spontan verschließt. Die Patienten klagen in solchen Fällen über einen abnormen Flüssigkeitsübertritt in die gleichseitige Nasenhöhle und verspüren beim Schnauben einen Luftdurchtritt zur Mundhöhle. Letztgenanntes Phänomen wird beim sogenannten Nasen-Blasversuch als diagnostisches Hilfsmittel verwandt. Verschließt man den Naseneingang beiderseits mit dem Finger und bläst die Luft wie beim Schnauben in die Nase, so entweicht diese mit einem zischenden Geräusch durch die Antrum-Mundhöhlenfistel.

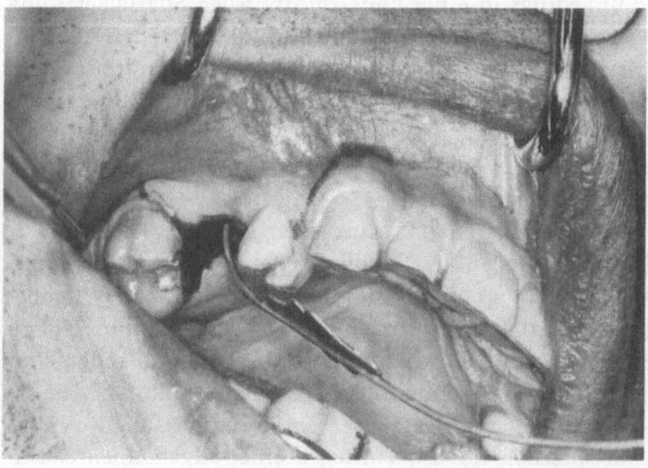

Abb. 1a Perforation zur Kieferhöhle nach Extraktion 5 |. Die Sonde markiert die Antrum-Mundhöhlenfistel

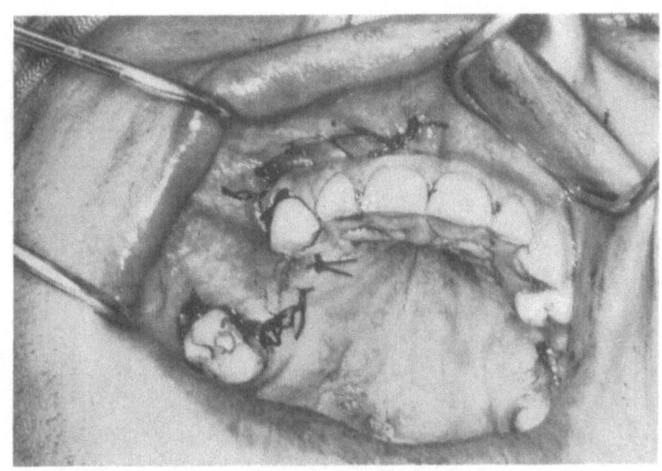

Abb. 1b Plastische Deckung der Antrum-Mundhöhlenfistel mit Hilfe eines Schleimhaut-periostlappens

Besteht eine Perforation zur Kieferhöhle länger als 2 Tage, so ist anzunehmen, daß bereits eine chronische Entzündung der Kieferhöhlenschleimhaut eingetreten ist. Es genügt in diesen Fällen nicht, die Fistel zur Kieferhöhle mit Hilfe einer Schleimhautplastik zu decken, da diese bei Vorliegen von entzündlichen Veränderungen der Kieferhöhle mit großer Wahrscheinlichkeit nicht heilt. Die Kieferhöhle muß dagegen bei länger bestehender Fistel und eingetretener polypöser Entartung der Schleimhaut nach CALDWELL-LUC operiert werden, d. h. die meist entzündlich polypöse Schleimhaut wird ausgeräumt, ein Fenster zum unteren Nasengang angelegt und die Perforation durch Schleimhautplastik gedeckt. Die Wunde im Mundvorhof und im Bereich der Perforation verheilt in 10 bis 14 Tagen. Nach der Kieferhöhlenoperation bestehen oft ein Ödem der Wangenweichteile und Parästhesien im Ausbreitungsgebiet des N. infraorbitalis. Diese Störungen klingen ohne Therapie in einigen Wochen ab. Je nach Lage des Falles bedingt die Radikaloperation der Kieferhöhle in Verbindung mit einer Fistelplastik eine Arbeitsunfähigkeit von etwa 2 Wochen.

Wurzelspitzenresektion und odontogene Zysten

Bei beherdeten Zähnen, hauptsächlich in der Frontzahnregion des Oberkiefers, wird von zahnärztlicher Seite häufig der Versuch gemacht, den mit einer chronischen apikalen Ostitis behafteten Zahn durch Wurzelspitzenresektion zu erhalten. Über der betreffenden Wurzel wird ein Schleimhautperiostlappen aufgeklappt und die Wurzelspitze mit Bohrer oder Meißel abgetragen. Eine sorgfältige Abfüllung des Wurzelkanals ist vor dem primären Verschluß der Wunde unbedingt erforderlich. Nach der Wurzelspitzenresektion beobachtet man postoperativ häufig ein Ödem, das in 2 bis 3 Tagen abklingt. Gelegentlich kommt es zu einer Infektion der Operationswunde. Meist bildet sich in solchen Fällen eine Fistel am Wundrand, aus der sich Eiter und Blutkoagulum entleeren. Seltener beobachtet man einen akuten eitrigen Zerfall des Koagulums mit Ausbildung eines submukösen Abszesses. Bei Vorliegen einer Sekundärinfektion der Resektionswunde muß man dieselbe mit einem Gazestreifen drainieren. Gleichartig

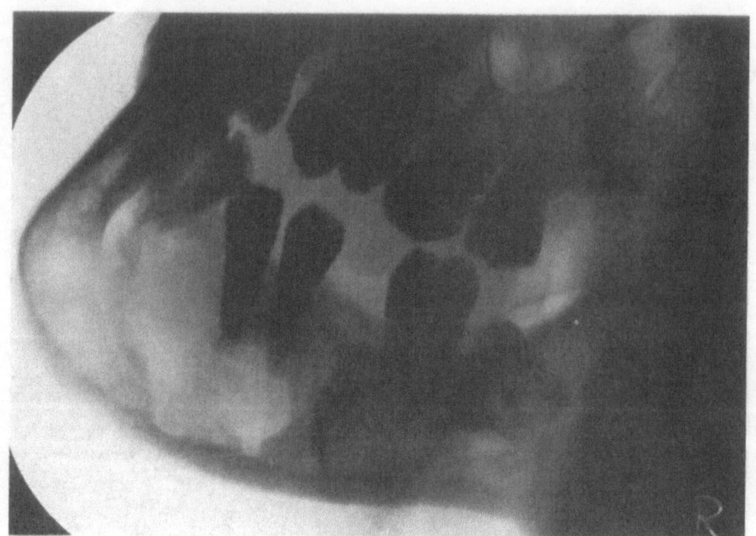

Abb. 2a
Radikuläre
Zyste im
Kinnbereich
des rechten
Unterkiefers

verhält man sich, wenn es zur Sekundärinfektion nach der Operation kleiner Zysten kommt. Zur Nachsorge nach Zystenoperationen sei in diesem Zusammenhang zunächst bemerkt, daß wir zwei grundsätzliche Operationsmethoden zu unterscheiden haben. Bei kleineren Zysten wird die den Knochen bedeckende Zystenschleimhaut ausgeschält und die Knochenhöhle nach Wurzelspitzenresektion oder Extraktion des schuldigen Zahnes mit einem Schleimhautlappen übernäht (Operation nach PARTSCH II). Größere Zysten macht man demgegenüber zur Nebenhöhle der Mundhöhle, indem man ihre Vorderwand breitflächig abträgt und die zurückbleibende epithelisierte Knochenhöhle tamponiert (Operation nach PARTSCH I) oder mit einem sogenannten Zystenstopfen aus Kunststoff offenhält (Abb. 2a, b, c).

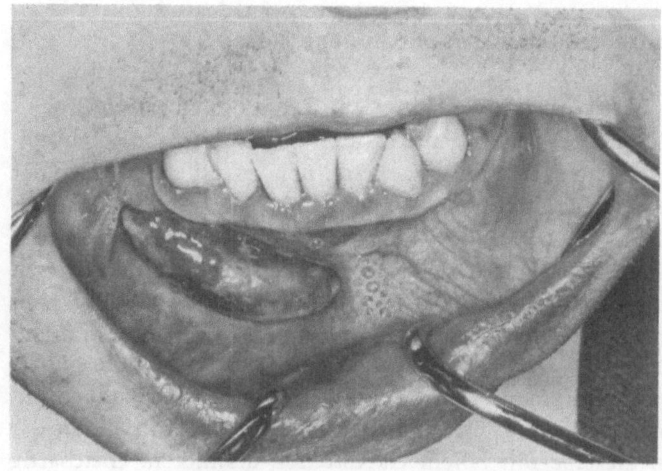

Abb. 2b Zustand nach
Abtragung der
Zystenvorderwand,
Partsch-I-Operation.
Es verbleibt eine
epithelisierte Knochen-
höhle

Wenn tamponiert wird, muß man damit rechnen, daß sich die Zystenhöhle durch ständige Verkleinerung der Öffnung wieder verschließt, bevor sich die Knochenhöhle genügend abgeflacht hat. Die Kontrolle des Umbaus der eröffneten Zystenhöhle sollte in der Hand eines Erfahrenen bleiben. *Nachbehandlung über 1 bis 2 Jahre* sind bei größeren dentogenen Zysten keine Seltenheit. Während der Zeit der Nachbehandlung ist der Patient, abgesehen von 8 bis 14 postoperativen Tagen, arbeitsfähig. Große Zysten im Seitenzahnbereich des Oberkiefers werden zur Kieferhöhle hin operiert, das heißt sie werden zur Nebenhöhle der Nase gemacht.

Odontogene Eiterungen im Bereich der Gesichts- und Halsweichteile

(Der inzidierte Abszeß)

Trotz des Einsatzes von Antibiotika und Sulfonamiden werden immer wieder dentogene Weichteileiterungen im Kiefer-, Gesichts- und Halsbereich beobachtet, die nur auf chirurgischem Wege, d. h. mit Hilfe von Inzision und Drainage, zur Heilung gebracht werden können. Im Gegensatz zur vorantibiotischen Ära beobachten wir heute ungleich mehr begrenzte abszedierende als diffus phlegmonöse entzündliche Prozesse. Im Vordergrund des Erregerspektrums stehen meist penicillinresistente Staphylokokkeninfektionen. Nach den grundlegenden Untersuchungen von WASSMUND sind, abgesehen von den einfachen submukösen Abszessen in der Mundhöhle, meist typische Bindegewebslogen der Weichteile des Gesichtsschädels und des Halses von der Eiterung betroffen. Im Vordergrund steht bei dentogenen Infektionen im Bereich des Unterkiefers die Ausbreitung in die Submandibularloge, ferner in die Parapharyngeal- und Submentalloge, das Spatium pterygomandibulare und das Spatium sublinguale. Eitrige Infektionen von den Seitenzähnen des Oberkiefers breiten sich meist in den Retromaxillar-Infratemporalraum aus. Ein typisches Zeichen der aufsteigenden Infektion ist ein Ödem im Bereich der Schläfe (Abb. 3).

Die einfachen subperiostalen und submukösen Abszesse werden intraoral an der

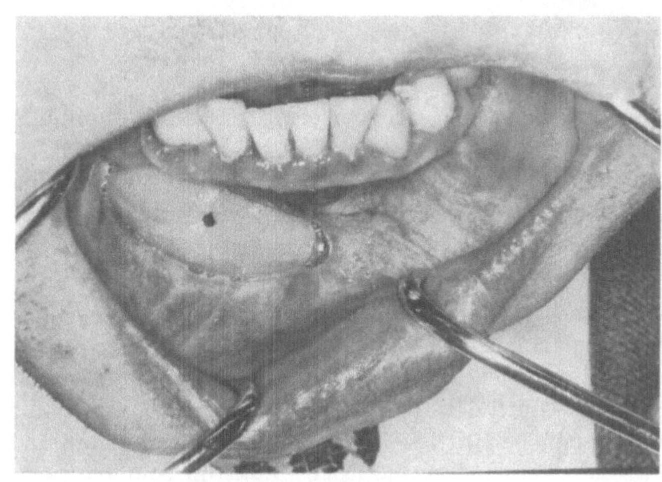

Abb. 2c Zystenhöhle mit Kunststoffstopfen versorgt, die Abflachung und Verkleinerung der Höhle muß kontrolliert werden

Umschlagstelle zwischen der festen Schleimhaut, des Alveolarfortsatzes und der beweglichen Wangen- bzw. Lippenschleimhaut inzidiert und drainiert. In der Regel klingen die entzündlichen Erscheinungen nach der Inzision nach 2- bis 3maligen Wechsel der Tamponade ab. Die Eiterung sistiert, die entzündliche Begleitschwellung geht zurück. Falls der Zahn, der die Infektion ausgelöst hat, noch nicht entfernt worden ist, muß nach Abklingen der akut-entzündlichen Erscheinungen die Extraktion oder evtl. eine Wurzelspitzenresektion vorgenommen werden, da sonst erneut eine Abszedierung zu erwarten ist.

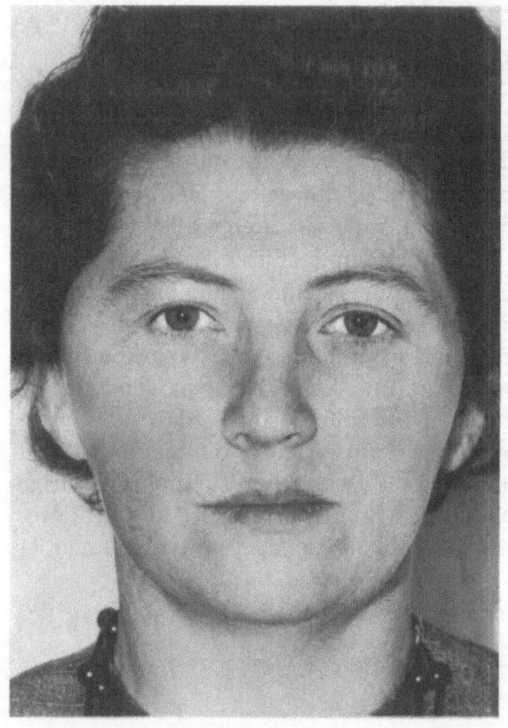

Abb. 3 Schläfenschwellung rechts nach Zahnextraktion, Verdacht auf Retromaxillar-Infratemporalabszeß

Aus verschiedenen Gründen kann sich die Heilung inzidierter intraoraler Abszesse verzögern. Die Patienten klagen dann auch noch nach Tagen über starke Schmerzen, die entzündliche Schwellung geht nicht zurück, sie nimmt unter Umständen noch zu. Die Hauptursache dieser Situation ist eine *unzureichende Abszeßeröffnung*, wenn z. B. in Verbindung mit ungenügender Anästhesie der Abszeß nur oberflächlich durch Stichinzision eröffnet wurde. In solchen Fällen muß die Inzisionswunde in Kurznarkose revidiert werden. Sie wird erweitert, das Periost gespalten und mit dem Raspatorium abgeschoben und ein Drainagestreifen eingelegt.

An dieser Stelle sei bemerkt, daß die *Tamponadebehandlung nicht zu früh abgebrochen* werden darf, da es sonst erneut zur Eiterverhaltung kommen kann. Größere Abszesse im Bereich des Unterkiefers heilen unter Umständen nach intraoraler Inzision nicht ab, wenn sie am höchsten Punkt im Mundvorhof eröffnet wurden. In solchen

Fällen ist der Unterkieferrand nicht mehr tastbar. Eine antibiotische Therapie allein bringt hier keine entscheidende Besserung. Dem Patienten wird am schnellsten geholfen, wenn der Abszeß von außen, d. h. von einem Schnitt unterhalb des Unterkieferrandes, eröffnet wird. Die Inzision muß etwa einen Querfinger unterhalb des Unterkieferrandes erfolgen, da bei hoher Inzision eine Schädigung des Ramus marginalis des N. facialis zu befürchten ist.

Mit der Beschreibung der Ursachen der verzögerten Heilung bei submukösen bzw. perimandibulären Abszessen am Unterkiefer wollen wir übergehen auf Heilungsverzögerungen bei *dentogenen Weichteilinfektionen*, die bereits von extraoral eröffnet wurden. Die Patienten geben bei normalem Verlauf bereits Stunden nach der Inzision eine erhebliche Druckentlastung an und der Allgemeinzustand bessert sich. Bei verzögerter Heilung klagen sie weiterhin über Schmerzen und Schluckbeschwerden, es bestehen mittlere bis hohe Temperaturen. In Abhängigkeit von der Lokalisation der dentogenen Weichteilinfektion sind die Ursachen für die Heilungsstörung nach der Abszeßeröffnung verschieden. Nach der Eröffnung eines Submandibularabszesses muß man z. B. bei anhaltenden Schluckbeschwerden daran denken, daß ein Abszeß der Parapharyngealloge nicht eröffnet wurde. Typische Zeichen dafür sind ein retromandibulärer Druckschmerz, eine Kieferklemme und starker Schluckschmerz. Tritt nach Inzision von Abszessen am hinteren Oberkiefer ein Schläfenödem auf, so ist an eine Ausbreitung in die Flügelgaumengrube und die Fossa infratemporalis zu denken sowie an eine zusätzliche Inzision.

In anderen Fällen liegt ein bei der Ersteröffnung nicht erreichter Abszeß des Spatium pterygomandibulare oder des Spatium massetericum-mandibulare vor. Heilungsstörungen nach der Inzision von submentalen Infiltraten und Abszessen sind häufig durch mangelhafte Eröffnung der Sublingualloge und der Zungengrundregion bedingt. In solchen Fällen ist der Mundboden meist angehoben, die Ausführungsgänge der Submandibular- und Sublingualdrüsen ödematös verschwollen. Bei entzündlicher Beteiligung der Zungengrundregion kann man mit dem Finger an dieser Stelle meist einen isolierten Druckschmerz auslösen. Liegen derartige Zeichen vor, so sollte umgehend eine Überweisung in eine kieferchirurgische Fachabteilung erfolgen, da bei mangelhafter Eröffnung eines solchen Abszesses eine absteigende Infektion mit Glottisödem zu befürchten ist.

Abszesse der Retromaxillar-Infratemporalregion müssen nach erfolgloser intraoraler retromaxillärer Inzision unter Umständen zusätzlich von außen eröffnet werden. Die typische Stelle für die Inzision liegt unterhalb des Jochbeins am Vorderrand des M. masseter, wobei auf den N. facialis Rücksicht zu nehmen ist. Alarmierende Zeichen einer intrakraniellen Eiterausbreitung (fortgeleiteter Hirnabszeß) sind Augenmuskellähmungen.

Treten im Kieferbereich *multiple Abszesse* auf, so ist an eine akute *Osteomyelitis* zu denken. Die Patienten haben meist hohe Temperaturen, die Zähne sind gelockert. Neben der chirurgischen Eröffnung der Abszesse ist eine antibiotische Therapie erforderlich, die möglichst nach Testung des Erregerspektrums vorgenommen wird. Kieferfachärztliche Behandlung ist angezeigt.

Das Kapitel über die odontogenen Weichteileiterungen im Gesichts- und Halsbereich möchten wir abschließen mit einem kurzen Hinweis auf die *spezifischen Entzündungen*. Heilt ein Abszeß nach regelrechter Inzision und Drainagebehandlung nicht ab und verbleibt ein bretthartes, wenig schmerzhaftes Infiltrat der Weichteile mit livider Verfärbung der Haut, so ist an eine *Aktinomykose* zu denken.

Unter dem Bild einer entzündlichen Schwellung stellt sich häufig die *Lymphknotentuberkulose* am Hals dar. Der gewonnene Eiter ist meist steril. Die Behandlung der genannten spezifischen Infektionen mit Antibiotika und Sulfonamiden ist sehr langwierig. In refraktären Fällen kommt chirurgische Ausräumung der Lymphome in Frage.

Abschließend sei bemerkt, daß man bei flächenhaften Schwellungszuständen der Gesichtsweichteile, bei denen sich eine dentogene Ursache nicht ermitteln läßt, an das Vorliegen eines *Malignoms* denken muß (Abb. 4).

Differentialdiagnostische Schwierigkeiten ergeben sich aus der Tatsache, daß benigne und maligne Gewebsveränderungen sich oftmals unter dem gleichen klinischen Erscheinungsbild darstellen. Bei unklaren Schwellungszuständen, die nach der Inzision nicht abheilen, besonders in Fällen, bei denen kein Eiter gewonnen wurde, muß man zum Ausschluß eines Tumors eine Probeexzision veranlassen.

Kieferfrakturen und chirurgisch-orthopädische Operationen

Frakturen im Bereich der Kiefer und des Gesichtsschädels erfordern je nach Lokalisation und Schweregrad unterschiedliche therapeutische Maßnahmen. Bezüglich der Nachsorge möchten wir auf einige grundsätzliche Prinzipien hinweisen. In der Regel

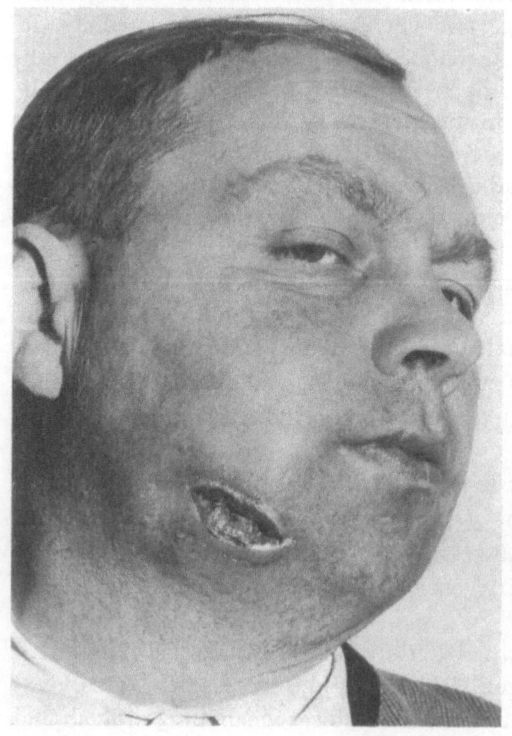

Abb. 4   Anderweitig inzidiertes Infiltrat der rechten Submandibularregion mit nichtheilender Inzisionswunde. Ein fortgeschrittenes Unterkiefer-Wangenkarzinom wurde als entzündlicher Prozeß angesehen

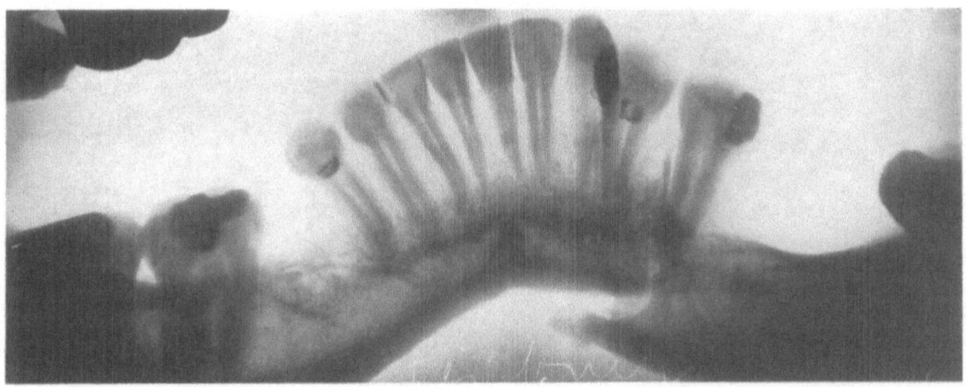

Abb. 5 Panorama-Aufnahme des Unterkiefers, Querfraktur bei ⌐5 mit deutlicher Stufe am Unterkieferrand

werden Kieferfrakturen durch einen Schienenverband mit Hilfe einer starren oder elastischen Immobilisation nach Reposition ruhiggestellt (Abb. 5).

Die Frakturheilung nimmt etwa 5 bis 6 Wochen in Anspruch, danach kann nach Röntgenkontrolle der Schienenverband entfernt werden. Bei weniger komplizierten Frakturen genügen Kontrolluntersuchungen in Abständen von einer Woche, wobei zu prüfen ist, ob der Schienenverband noch in richtiger Position ist und ob sich die Okklusion der Zähne verändert hat. Ferner muß man unter Umständen gelockerte intermaxilläre Drahtligaturen anziehen oder Gummizüge erneuern.

Bei Kiefergelenkfrakturen ist streng darauf zu achten, daß eine starre Immobilisation nicht länger als 14 Tage andauern soll, da eine Gelenkversteifung zu befürchten ist. Wir ersetzen in diesen Fällen die intermaxillären Drahtligaturen durch einige Gummizüge und erlauben den Patienten Bewegungsübungen. *Gelenkfrakturen sollten fachärztlich wöchentlich kontrolliert werden.*

Frühkomplikationen bei der Kieferbruchbehandlung: Die häufigste Komplikation während der Frakturheilung ist eine Bruchspalteiterung, die sich auf die Gesichts- oder Halsweichteile ausdehnen kann. Ursächlich dafür sind Schleimhautverletzungen über dem Bruchspalt, die die keimbeladene Mundhöhle mit der Fraktur in Verbindung bringen, oder ein Zahn- oder Knochensequester im Bruchspalt, der die Infektion verursacht. Tritt eine entzündliche Schwellung während der Frakturheilung auf, so muß man eine Röntgenkontrolle veranlassen. Falls kein Sequester oder ein am Bruchspalt stehender Zahn die eitrige Infektion erklärt, kann man zunächst eine antibiotische Therapie mit einem Breitspektrumantibiotikum einleiten und beobachten, ob die Entzündung auf diesem Wege gestoppt werden kann. Falls keine Besserung des Zustandes eintritt oder eine Knochensequestrierung am Bruchspalt zu erkennen ist, muß eine operative Revision erfolgen. Diese Komplikation beobachtet man häufig im Bereich des Unterkiefers. Der Bruchspaltabszeß wird in diesen Fällen vom Submandibularschnitt aus eröffnet und drainiert. In der gleichen Sitzung können Sequester entfernt oder der schuldige Zahn extrahiert werden.

Frakturen im Bereich des Kiefergelenks und schwer heilende Brüche bei älteren Leuten, besonders bei Zahnlosigkeit, sollten stets in kieferfachärztlicher Kontrolle bleiben.

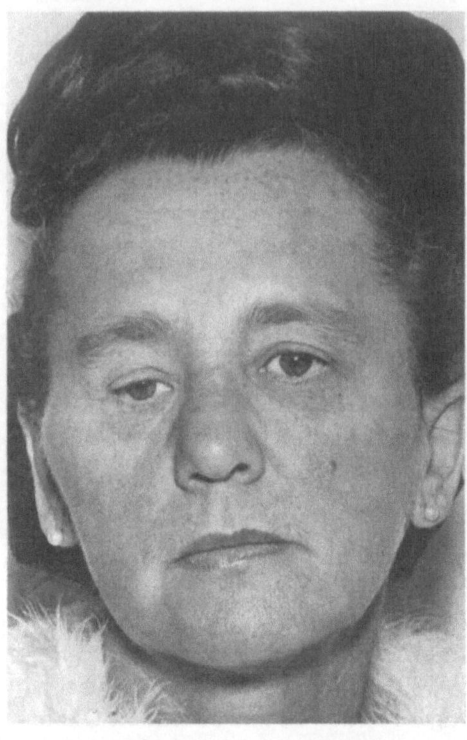

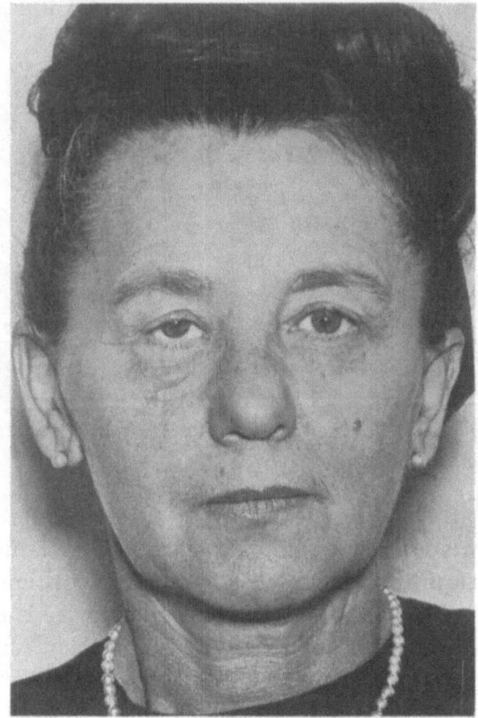

Abb. 6a Tiefstand des rechten Bulbus nach in Fehlstellung verheilter Jochbeinfraktur. Patientin durch Doppelbildsehen stark behindert

Abb. 6b Korrektur der Fehlstellung des Bulbus und der Doppelbilder durch Rippenknorpeltransplantation

Hierbei ist zu entscheiden, ob bei mangelnder Bruchheilung eine Osteoplastik durchgeführt werden muß und welche Behandlung, z. B. Drahtnaht oder Knochennagelung, sinnvoll ist.

Einseitige Gelenkbrüche werden häufig nicht erkannt, da sie unter Umständen zunächst nur wenig Beschwerden machen. Man sollte bei Verdacht auf Kieferfraktur, aber auch bei einem Jochbeinbruch, nicht nur die Schlußbißstellung der Zähne überprüfen, sondern auch den Verlauf der Öffnungsbewegung des Unterkiefers studieren. Weicht der Unterkiefer während der Mundöffnung einseitig ab, so besteht auf der Seite der Abweichung der Verdacht auf eine Gelenk- oder Gelenkhalsfraktur. Man muß dann eine solche durch Röntgenkontrolle ausschließen. Finden wir in einem anderen Fall eine behinderte Mundöffnung (Kieferklemme), ohne daß Zeichen einer Kieferfraktur vorliegen, so ist an eine Jochbeinfraktur zu denken. Das imprimierte Jochbein kann bei größerer Dislokation die Öffnungsbewegung des Unterkiefers einschränken. Äußerlich liegt dann eine Abflachung der Jochbeinregion vor. In hochgradigen Fällen klagen die Patienten zusätzlich über Doppelbilder. Beide Zeichen können durch die anfängliche Schwellung über dem Jochbein und in den Weichteilen der Orbita verdeckt bzw. noch nicht signifikant sein. Bestätigt sich der Verdacht auf Jochbeinfraktur röntgenologisch, so muß möglichst bald eine Jochbeinreposition vorgenommen werden. Eine absolute Indikation besteht bei Doppelbildsehen und Kieferklemme (Abb. 6a und b).

Bleibt unabhängig von einer Jochbeinfraktur nach abgeschlossener Kieferbruchbehandlung eine Kieferklemme zurück, so ist fachärztliche Behandlung erforderlich. In Frage kommen eine Mobilisation des Kiefergelenks in Narkose mit Hilfe von Dehnapparaturen oder in leichteren Fällen die Eingliederung von Kunststoffschienen mit Federspreize.

Die Ausführungen über die Kieferbrüche gelten in gleichem Maße für die Nachsorge nach kieferorthopädischen Operationen, wobei zur Beseitigung von Biß- oder Stellungsanomalien der Kiefer der Knochen operativ durchtrennt wird. Auch hier muß eine Ruhigstellung der Fragmente mit Schienenverbänden erfolgen. Die am häufigsten korrigierten Formfehler der Kiefer sind die Progenie und die Prognathie.

Spätkomplikationen: Wir müssen hervorheben, daß sich *Stellungsänderungen* der Kiefer *nach mißlungener Kieferbruchbehandlung operativ korrigieren lassen.* Eine besonders schwerwiegende Folge nach Kiefergelenkfraktur stellt die Ankylose dar. REHRMANN hat bereits darauf hingewiesen, daß eine ausreichende Mobilität des Kiefergelenks bei Ankylosefällen nur zu erzielen ist, wenn man den Knochen zwischen Schädelbasis und Foramen mandibulare großzügig entfernt.

Abschließend sei bemerkt, daß Frakturen oder Osteotomien im Bereich des Gesichtsschädels nach ordnungsgemäßer Ruhigstellung in der Regel in 4—6 Wochen knöchern verheilen. Bei schweren Verletzungen, besonders bei Trümmerbrüchen im Oberkiefer, aber auch bei Osteotomien im horizontalen Ast des Unterkiefers, ist eine Immobilisation bis zu 4 Monaten im Einzelfall durchaus einmal notwendig. Da der Patient in dieser Zeit nur eine flüssige Sonderkost zu sich nehmen kann, lassen sich Gewichtsverluste und eine Reduktion des Allgemeinbefindens nicht immer vermeiden. Zur Wiederherstellung des alten Gesundheitszustandes ist eine vitaminreiche Aufbauernährung notwendig. Die Arbeitsunfähigkeit liegt nach Entfernung des Schienenverbandes zwischen 2 bis 6 Wochen.

Erwerbsminderung: Die Frage der Erwerbsminderung läßt sich nur von Fall zu Fall entscheiden. Wir differenzieren zwischen funktionellen und ästhetischen Störungen. Eine stärkere Behinderung der Mundöffnung mit mangelnder Kaufähigkeit bedingt unter Umständen eine Erwerbsminderung (MdE) von 20 bis 30%. Schwere Gesichtsentstellungen, die die Erwerbsfähigkeit auf dem allgemeinen Arbeitsmarkt stark herabsetzen, fordern ebenfalls eine MdE von 20 bis 30%.

Auf Möglichkeiten der Wiederherstellungschirurgie wird in einem späteren Abschnitt eingegangen.

Kieferfrakturen, die ohne Hinterlassung von funktionellen Störungen heilen, schränken die Erwerbsfähigkeit nicht ein. Schwer objektivierbar sind posttraumatische Schmerzen in der Kiefergelenkregion, fachärztliche Beratung ist hier unbedingt erforderlich.

Gutartige und bösartige Tumoren der Mundhöhle

Gutartige Tumoren: Im Kiefer- und Gesichtsbereich werden verschiedenartige mesenchymale und epitheliale benigne Tumoren beobachtet. Erwähnt seien hier nur die häufigsten Geschwulstformen: z. B. Fibrome, Osteome, Osteofibrome, Adamantinome,

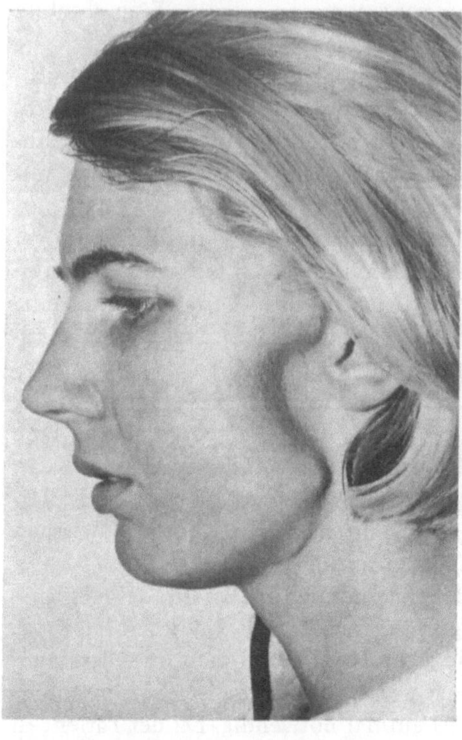

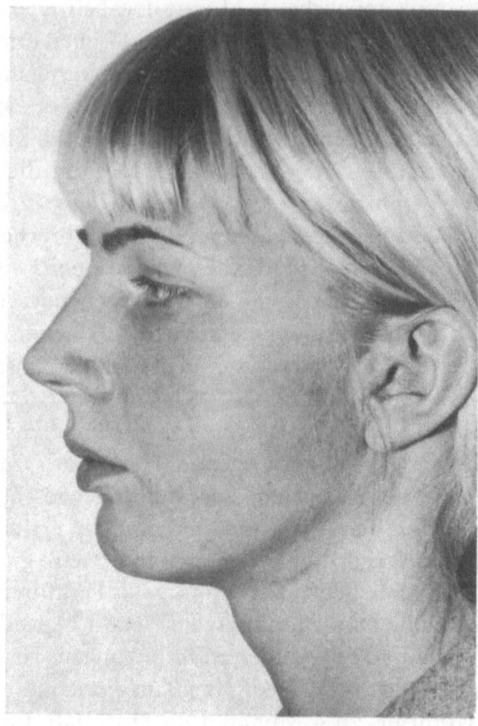

Abb. 7a Eingefallene Weichteile nach Resektion im Bereich des aufsteigenden Unterkieferastes

Abb. 7b Auffüllung der Weichteile durch freie Verpflanzung eines Dermisfettlappens

Odontome und Riesenzelltumoren. Diese Geschwülste werden operativ behandelt. Es kommt danach zu mehr oder weniger ausgedehnten Defekten im Bereich der Knochen- und Weichteile.

Hinsichtlich der Nachsorge ist festzustellen, daß der nachbehandelnde Arzt die durch histologische Untersuchung bescheinigte Gutartigkeit dieser Geschwülste nicht als eine Aufforderung zur Sorglosigkeit ansehen darf. Nicht die Histologie allein entscheidet, es muß auch der klinische Verlauf berücksichtigt werden. Gerade bei den sogenannten gutartigen Bindegewebsgeschwülsten kennen wir zahlreiche Fälle, bei denen die Diagnose Fibrom, Osteofibrom oder Riesenzelltumor durch wiederholte Probeexzision gesichert schien, wobei wir dann nach einiger Zeit eine sarkomatöse Entartung feststellten. Die Patienten müssen daher auch nach Behandlung dieser sogenannten gutartigen Tumoren längere Zeit überwacht werden. Im ersten halben Jahr genügen Kontrollen in Abständen von 1 bis 2 Monaten, später kann man den Zeitraum der Nachuntersuchung auf Monate bis zu einem Jahr vergrößern. Unklare Schwellungen oder Knochenauftreibungen und Störungen der Kaufunktion bzw. eine veränderte Okklusion und Lockerung der Zähne erwecken den Verdacht auf ein Tumorrezidiv.

Nach der Operation eines *Adamantinoms*, besonders wenn auf eine Kontinuitätsresektion des Unterkiefers verzichtet wurde, sind Röntgenkontrollen über einen längeren Zeitraum erforderlich. Noch nach Jahren kann es zu einem Rezidiv kommen. Besonders gefürchtet sind Rezidive im aufsteigenden Unterkieferast, da sie relativ symptomlos den Knochen zur Resorption bringen und in die Weichteile unterhalb der Schädelbasis einwachsen können. Ausgedehnte Tumoren der Kiefergelenksregion kann man bei Schonung des N. facialis nur operieren, wenn man den Stamm des N. facialis darstellt (Abb. 7a und b).

In Abhängigkeit von der Größe des Eingriffs und der postoperativen ästhetischen und funktionellen Situation erstreckt sich die Arbeitsunfähigkeit über Tage oder Wochen. Auf Möglichkeiten der prothetischen und epithetischen Wiederherstellung sei hingewiesen. Eine Erwerbsunfähigkeit auf Zeit oder für die Dauer ergibt sich nach operativer Behandlung von gutartigen Tumoren im Kiefer- und Gesichtsbereich nur nach umfangreicher Operation.

Bösartige Tumoren: Nachuntersuchungen in Klinik und Praxis sind für den operierten Geschwulstkranken oft von lebensentscheidender Bedeutung. Gleichgültig, ob eine Resektion wegen eines Karzinoms, Sarkoms oder Zylindroms durchgeführt wurde, das Operationsgebiet und das regionale Lymphabflußgebiet müssen kontrolliert werden.

Im ersten Jahr sollten Nachuntersuchungen je nach Lage des Falles 14tägig bis 4wöchentlich erfolgen. Bis zum 3. Jahr kann man dann bei rezidivfreiem Verlauf die Kontrollen in Abständen von 3 Monaten bis zu einem halben Jahr vornehmen. Hierzu ist zu bemerken, daß Karzinomrezidive am häufigsten nach einem Zeitraum von 6 bis 8 Monaten post operationem auftreten. Postoperativ ist es auch für den Erfahrenen oft schwer, zu entscheiden, ob eine derbe flächenhafte Schwellung am Hals nach radikaler Halslymphknotenausräumung (Neck dissection) oder am Mundboden nach Mundboden-Zungen-Resektion Verdacht auf ein Rezidiv erweckt oder nicht. Im Zweifelsfalle sollte man immer den Operateur zu Rate ziehen. Rezidivverdächtig sind isolierte derbe Knoten, die sich bei sonst einheitlichem Palpationsbefund heraustasten lassen. Besteht im Bereich des Schnittrandes eine länger als 2 bis 3 Wochen andauernde Fistel, so ist eine operative Revision wegen Verdacht auf Rezidiv zu veranlassen.

Probeexzision: Maligne Tumoren im Bereich der Mundhöhle gehören in der Allgemeinpraxis wegen der relativ geringen Fallzahl zu den seltenen Fällen. Der praktische Arzt kann sich daher kein eigenes Urteil über die derzeitig besten therapeutischen Möglichkeiten bilden. Es erscheint uns unter den genannten Voraussetzungen notwendig, die Diagnostik und die Therapie in einer Hand zu lassen. Unklare Schleimhautveränderungen, die nach konservativer Behandlung, z. B. Spülungen oder antibiotische Therapie und nach Beseitigung eines Fremdkörperreizes, wie Entfernung von scharfen Zahnkanten oder Prothesenrändern, in 2 bis 3 Wochen nicht abklingen, sollte man bei einem Facharzt oder in einer Fachklinik abklären lassen. Hier kann man die Probeexzision und die Therapie zeitlich eng miteinander verknüpfen, was nicht nur wegen der Gefahr der Provokation der Tumorausbreitung wichtig ist, sondern auch wegen der Veränderung des lokalen Tumorbildes infolge Superinfektion und Begleitödem.

Es ist noch zu bemerken, daß *maligne Tumoren der Mundhöhle durch alleinige Strahlentherapie nur selten beherrscht werden können.* Wir müssen daher die operative Behandlung in den Vordergrund stellen. Inwieweit eine Kombination von Operation und Bestrahlung sinnvoll ist, muß der Kliniker entscheiden. Auf Einzelheiten können wir in diesem Rahmen nicht eingehen.

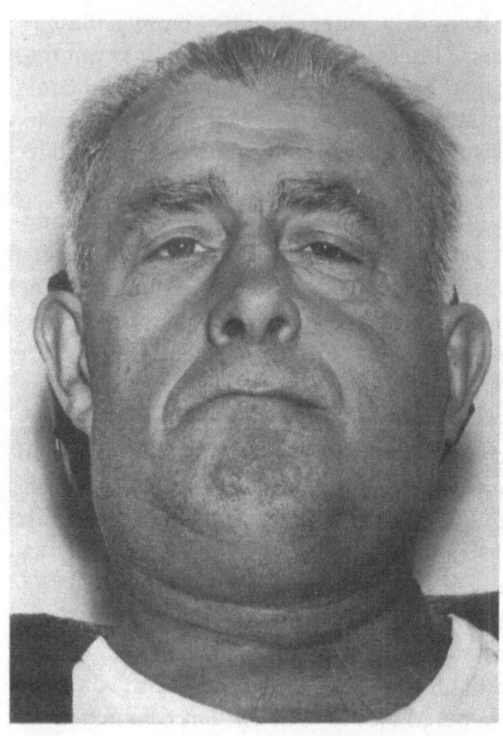

Abb. 8 Zustand nach Keilexzision der Unterlippe links mit kaum sichtbarer Narbe. Trotz Rezidivfreiheit des Primärtumors letaler Ausgang infolge ausgedehnter inoperabler Lymphknotenmetastasen am Hals

Besonders strahlenresistent sind Halslymphknotenmetastasen von Plattenepithelkarzinomen der Mundhöhle und von Adenokarzinomen der Kopfspeicheldrüsen.

Als Beispiel sei ein Patient nach anderweitig vorgenommener Keilexzision eines kleinen Lippenkarzinoms gezeigt (Abb. 8). Örtlich blieb der Patient rezidivfrei, er verstarb aber innerhalb von 6 Monaten an inoperablen Halslymphknotenmetastasen. Eine Nachuntersuchung war von dem erstbehandelnden Arzt nicht vereinbart, der Patient wurde in fortgeschrittenem Zustand erst überwiesen. Dieser Fall betont die Notwendigkeit kurzfristiger Kontrolluntersuchungen besonders deutlich.

Es ist erstaunlich, daß die mit dem bloßen Auge sichtbaren *Karzinome der Mundschleimhaut* meist erst nach 5- bis 6monatigem Bestehen im Stadium III mit einem Tumordurchmesser von mehr als 3 cm in fachärztliche Behandlung kommen. Hierbei ist zu berücksichtigen, daß es sich meist um Patienten im 6. bis 7. Lebensjahrzehnt handelt, die etwaige Beschwerden häufig ignorieren. Die Überlebenschance dieser Patientengruppe, die heute, bezogen auf alle Stadien, durchschnittlich bei einer Fünfjahresüberlebenszeit von 25% liegt, kann nur verbessert werden, wenn die Ärzte in Praxis und Klinik verständnisvoll zusammenarbeiten.

Abschließend noch einige kurze Bemerkungen zur Therapie der *Basaliome* im Gesichtsbereich. Im Gegensatz zu den Karzinomen sind Basaliome sehr strahlensensibel; es gibt Statistiken, besonders von dermatologischer Seite, die eine Heilungsquote von über 90% aufweisen. Chirurgischerseits sieht man auf der anderen Seite immer wieder Einzelfälle, die nach erfolgloser Bestrahlung erneut bestrahlt werden. Die Chance, daß das Rezidiv auf die Bestrahlung reagiert, ist gering. Nach erfolgloser Strah-

Abb. 9a Ulkus und Knochendestruktion des Unterkiefers im Frontzahnbereich durch Riesenzelltumor

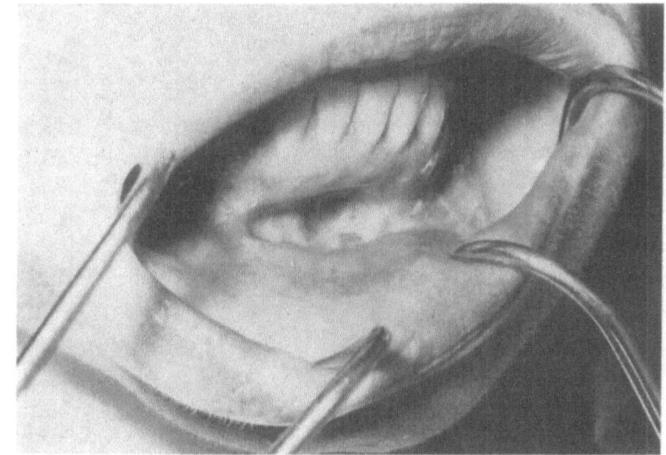

Abb. 9b Kontinuitätsresektion des Unterkiefers bds. vor dem Kieferwinkel. Operationspräparat rechts im Bild. Auf der linken Seite des Bildes ist die Form des resizierten Unterkiefers durch Knochenspäne, die dem Beckenkamm entnommen wurden, rekonstruiert

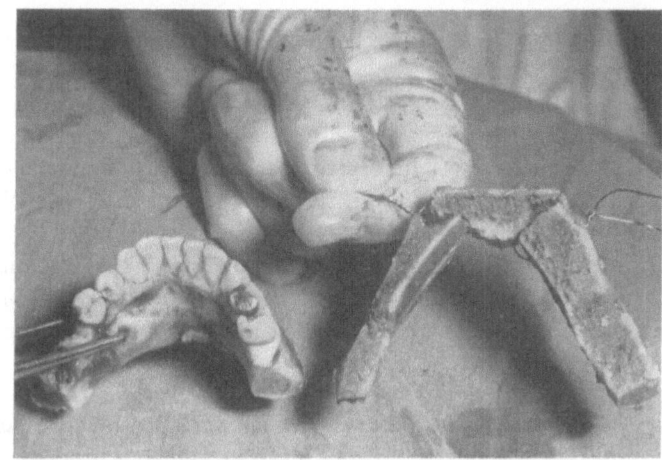

Abb. 9c Bildung eines funktionstüchtigen Prothesenlagers am Unterkiefer mit Hilfe einer Alveolarkammplastik. − Spalthauttransplantation auf dem rekonstruierten Unterkiefer, vgl. Abb. 9b

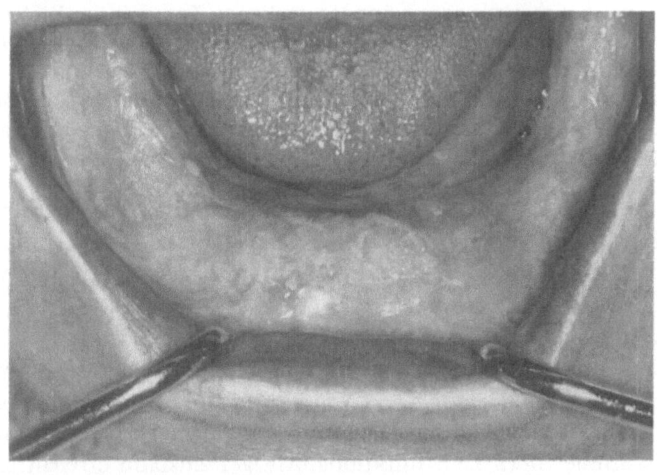

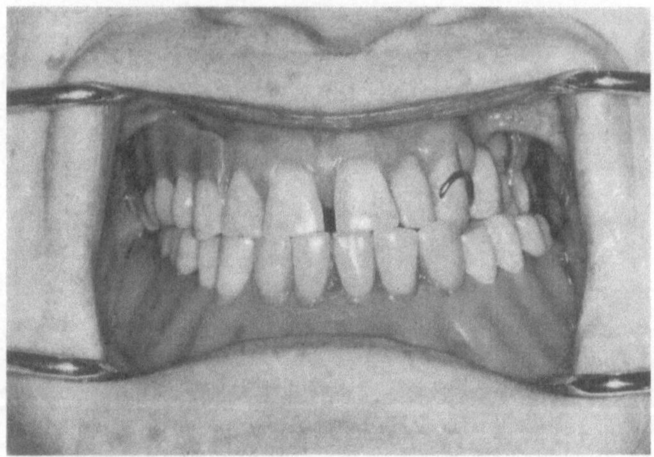

Abb. 9d Eingliederung einer funktionstüchtigen Prothese nach osteoplastischer Wiederherstellung des Unterkiefers, vgl. 9b

lentherapie sollte man auch beim Basaliom an die Möglichkeiten der chirurgischen Behandlung denken.

Ernährung nach Resektion im Kieferbereich: Nach größeren Geschwulstoperationen bestehen im Kiefer- und Gesichtsbereich oft Knochen und Weichteildefekte, die die Nahrungsaufnahme stark beeinträchtigen. Der Patient ist dann gezwungen, eine flüssig-breiige Sonderkost zu sich zu nehmen, deren kalorischer Wert bei häuslicher Zubereitung von niemandem zu übersehen ist. Es sind daher Gewichtskontrollen unbedingt erforderlich. Ferner sollte von der großzügigen Kurbetreuung der Arbeitsgemeinschaft für Krebsbekämpfung in den jeweiligen Bundesländern Gebrauch gemacht werden. Nur in Ausnahmefällen ist vorzeitige Invalidisierung erforderlich.

Wiederherstellungschirurgie nach operativer Behandlung von Geschwülsten im Kiefer- und Gesichtsbereich

Bei den meist fortgeschrittenen malignen Tumoren im Kiefer- und Gesichtsbereich verbleiben nach operativer Behandlung mehr oder weniger ausgedehnte Gewebsdefekte, die mit ästhetischen und funktionellen Störungen verbunden sind. In Abhängigkeit von der Lokalisation wollen wir im folgenden über die Möglichkeiten der plastischen, prothetischen und epithetischen Wiederherstellung berichten. Wir müssen uns dabei auf einige grundsätzliche Beispiele beschränken.

Im Bereich des Unterkiefers werden Defekte des seitlichen Abschnittes außerhalb der Kinnregion von älteren Patienten meist ohne Wunsch auf plastische Wiederherstellung toleriert. Hierbei ist zu berücksichtigen, daß ein funktionstüchtiger, d. h. prothesen-fähiger Unterkiefer nicht ohne weiteres in einer Sitzung plastisch wiederhergestellt werden kann. In den meisten Fällen, besonders nach größeren Weichteilresektionen, z. B. im Bereich der Wange oder des Mundbodens ist das Weichteillager zu dünn und muß vor einer rekonstruktiven Knochenplastik mit Hilfe eines Rundstiellappens von der Brust oder Flanke aufgefüllt werden. Mit der Überpflanzung von Beckenknochen ist immer noch kein funktionstüchtiger Zustand erreicht. Er wird erst erhalten, wenn man nach REHRMANN eine Alveolarkammplastik durchführt. Hierbei wird die den Knochen bedeckende Schleimhaut zur Bildung eines neuen Mundvorhofes beiderseits vom Knochenspan in die Tiefe verlagert und das den Knochen bedeckende Bindegewebe mit einem Spalthautlappen abgedeckt (Abb. 9a, b, c, d, e).

Eine unbedingte Notwendigkeit zur chirurgischen Wiederherstellung besteht in allen Altersgruppen bei Defekten im Kinnbereich. Die Patienten sind sprachlich behindert und durch unkontrollierten Nahrungs- und Speichelausfluß belästigt, was sie meist gesellschaftsunfähig macht.

Neben den Defekten des Unterkiefers sind besonders Gewebsverluste im Bereich der Wange und des Oberkiefers zu diskutieren. Auch der praktische Arzt sollte über die Möglichkeiten der Wiederherstellung orientiert sein, da sich der Patient ratsuchend vor der Entscheidung zur ersten operativen Behandlung an ihn wendet. In Frage kommen Fernlappenplastiken von der Flanke und von der Brustwand und von der Stirn sowie örtliche Verschiebe- und Rotationsplastiken. Einige Beispiele erläutern diese Möglichkeiten besser als theoretische Erörterungen (Abb. 10a und b).

Hinsichtlich der Stirnlappenplastik sei bemerkt, daß die Hautentnahme über der gesamten Stirn ästhetisch günstiger ist als die Teilentnahme einzelner Bezirke. Der Stirnlappen eignet sich wegen seiner der Gesichtshaut angepaßten Farbe sehr gut für Defekte im Bereich der Nase, aber auch zum Verschluß größerer Lippen- und Wangendefekte.

Die plastische und rekonstruktive Chirurgie im Kiefer- und Gesichtsbereich kann das Los der stark beeinträchtigten Patienten außerordentlich verbessern.

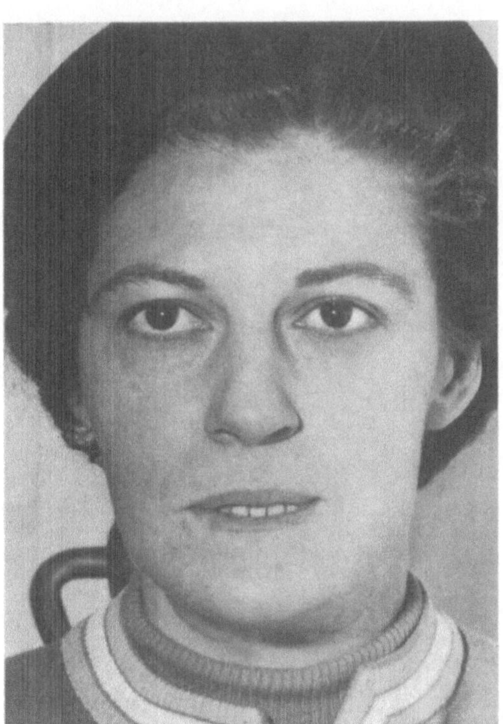

Abb. 9e Vollständige Wiederherstellung der Kinnkonfiguration durch Knochenplastik und prothetische Versorgung — äußeres Ergebnis

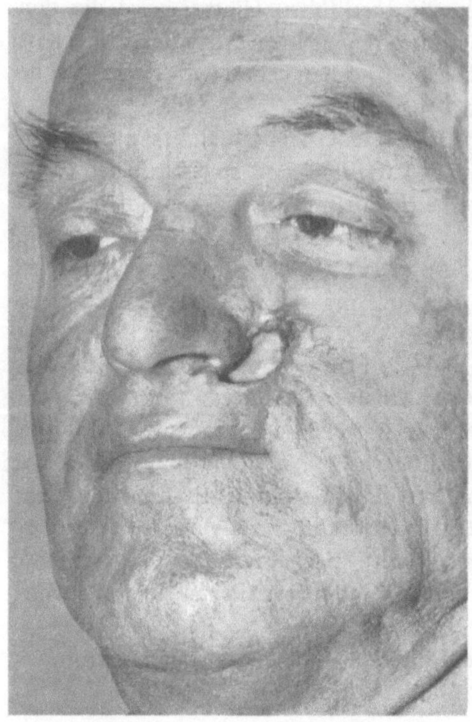

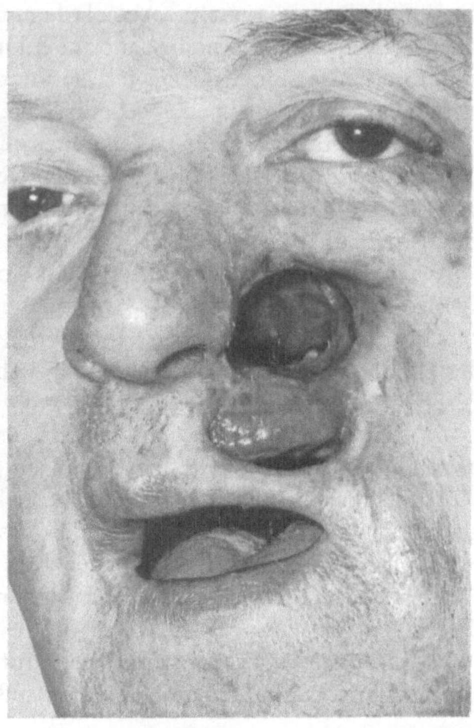

Abb. 10   Basalioma terebrans neben dem linken Nasenflügel mit Destruktion des Oberkiefers – ohne Erfolg bestrahlt

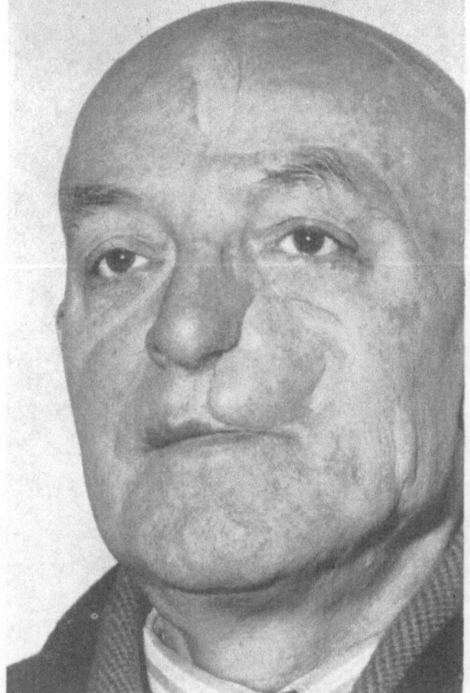

Abb. 10b   Defektdeckung mit Hilfe eines doppelseitig epithelisierten Stirnlappens. Versorgung der Entnahmestelle durch Spalthauttransplantation

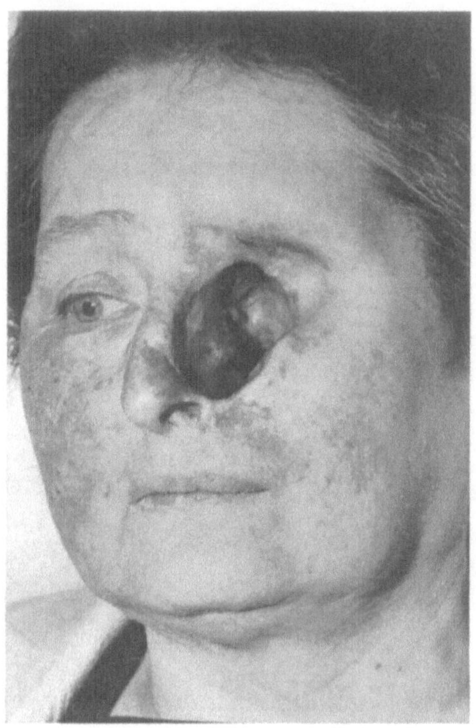

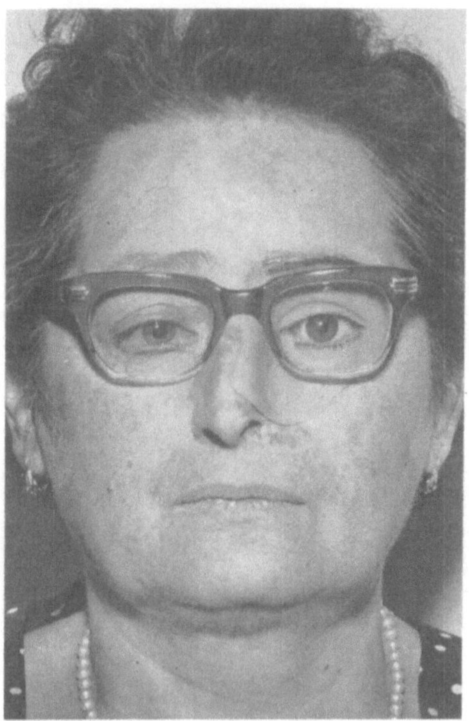

Abb. 11a   Zustand nach Oberkieferresektion und Exenteratio orbitae links

Abb. 11b   Defektdeckung durch eine an eine Brille befestigten Oberkiefer-Augenepithese

In Fällen, bei denen eine sofortige Defektdeckung mit körpereigenem Gewebe nicht möglich oder zweckmäßig ist, kommt eine Versorgung mit einer Kunststoffepithese in Frage, wie sie in Abb. 11a und b dargelegt ist.

Lippen-Kiefer-Gaumen-Spalten

Obgleich in den letzten Jahren zahlreiche Fortschritte auf dem Gebiet der operativen Behandlung von Lippen-Kiefer-Gaumen-Spalten erzielt worden sind, gelingt es bei komplizierten Spalten durch die Erstoperation nicht immer, ein optimales Ergebnis zu erzielen. Das gilt besonders für breite Spalten und doppelseitige Lippen-Kiefer-Gaumenspalten mit hypoplastischem Lippenmittelteil und protrudiertem Zwischenkiefer. Verbleibende Formfehler an Lippe und Nase und sogenannte Restlöcher am Gaumen können durch eine Nachoperation beseitigt werden. Je nach Lage des Falles lassen sich derartige Korrekturoperationen einige Monate nach der Erstoperation vornehmen. Im ganzen ist darauf zu achten, daß die Narbe weich ist und eine saubere Epithelisierung der Defektränder vorliegt. Möglichkeiten zur Korrekturoperation soll man auf alle Fälle vor der Einschulung von Spaltkindern erörtern.

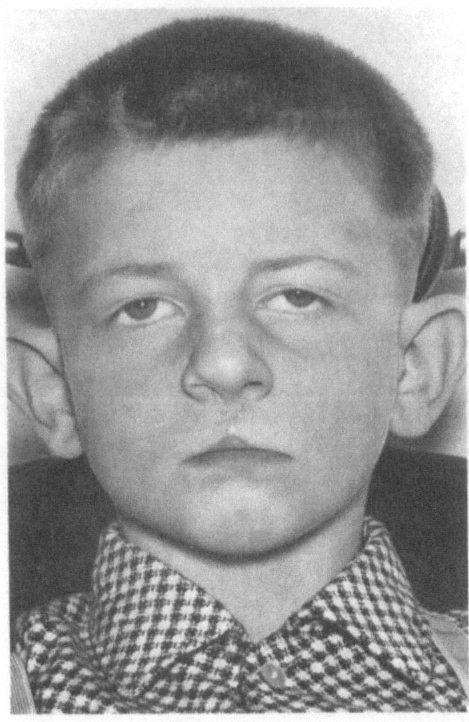
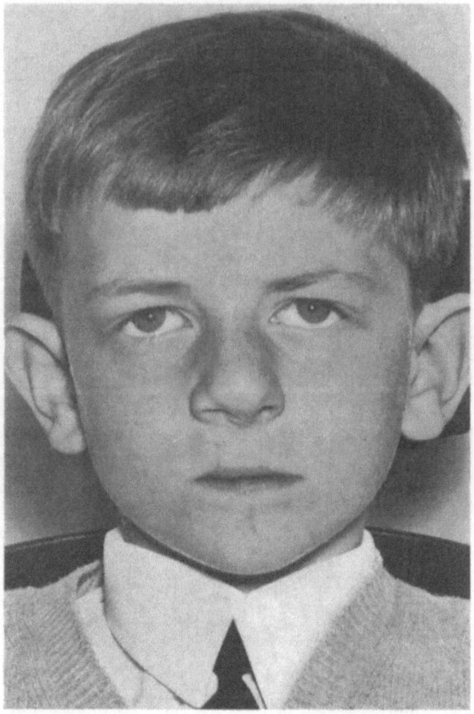

Abb. 12a Querverengte Oberlippe und mangelhafte Lippenrotgestaltung nach Verschluß einer doppelseitigen Lippenspalte

Abb. 12b Gleicher Fall wie Abb. 12a. Ersatz fehlenden Gewebes der Oberlippe durch Transposition eines gestielten Lappens aus der Unterlippe (Abbe-Plastik)

Die Abb. 12a und b zeigen das Ergebnis einer Korrektur bei querverengter Oberlippe mit mangelhafter Lippenrotgestaltung. Durch eine *Abbe*-Plastik, d. h. durch Transposition eines gestielten Lappens aus der Unterlippe, wurde das fehlende Gewebe in der Oberlippe aufgefüllt. Ein weiterer Fall zeigt Möglichkeiten der Korrektur bei bestehender Formveränderung der Nase nach Operation einer einseitigen Lippen-Kiefer-Gaumen-Spalte. Der tiefstehende Spitzenknorpel der Nase wurde in Verbindung mit einer Reoperation der Lippe aus seiner Fehlstellung befreit und nach oben verlagert. Auf diesem Wege konnten symmetrische Verhältnisse an Lippe und Nase geschaffen werden (Abb. 13a und b).

Eine *Indikation zur Reoperation des Gaumens* liegt vor, wenn nach Verschluß der Gaumenspalte noch eine Restverbindung zwischen Mund- und Nasenhöhle besteht. In solchen Fällen ist der Patient durch Flüssigkeits- und Speiseeintritt in die Nasenhöhle stark behindert, unter Umständen liegt eine offene Nasensprache vor. Gelingt eine Verbesserung der Sprache durch Verschluß des Restloches nicht, so ist eine sogenannte Pharyngoplastik, d. h. eine plastische Einlagerung eines Schleimhautmuskellappens in die nasale Schicht des weichen Gaumens indiziert. Der Übergang zwischen Meso- und

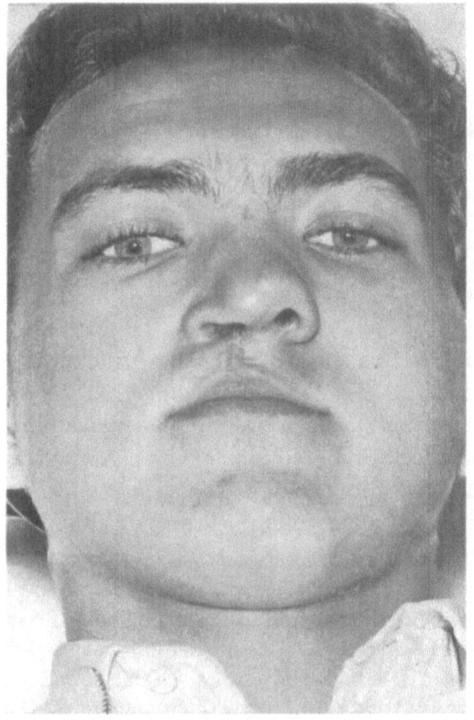

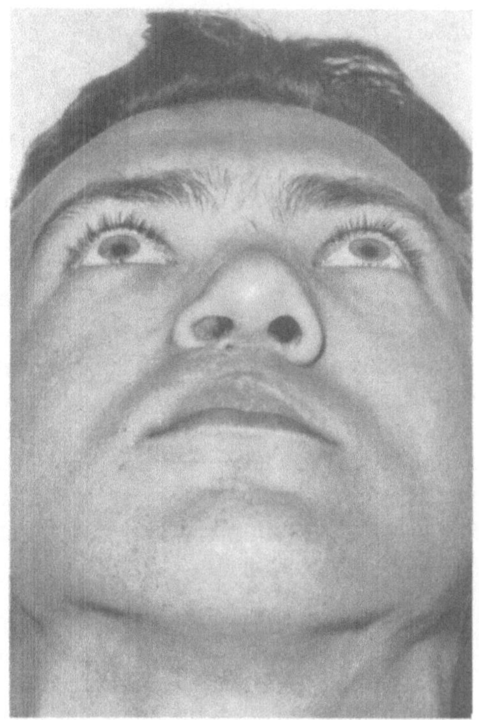

Abb. 13a   Fehlstellung des rechten Nasen-
flügels und Spitzenknorpels nach operativer
Behandlung einer rechtsseitigen Lippen-
Kiefer-Gaumen-Spalte

Abb. 13b   Zustand nach Reoperation von
Lippe und Nase mit symmetrischer Gestaltung des Naseneingangs

Epipharynx wird dabei verengt, was in zahlreichen Fällen zu einer Sprachverbesserung
führt. Die Indikation für derartige Operationen erfordert die Zusammenarbeit mit
einem Sprachheiltherapeuten und sollte nur an speziell interessierten Kliniken vorgenommen werden.

Literatur

1) Rehrmann, A.: Dtsch. zahnärztl. Welt. 39, 48 (1936), 1136.
2) Rehrmann, A.: Zahnärztl. Rundschau. 62, 18 (1953), 505.
3) Rehrmann, A.: Eine Methode zur operativen Beseitigung der doppelseitigen Ankylose der
   Kiefergelenke durch breite Knochenresektion, temporäre Implantation von Palavitkörpern
   und autogene Knochentransplantation. Fortschritte Kiefer- u. Gesichtschirurgie. Bd. XII,
   Stuttgart 1967.
4) Wassmund, M.: Lehrbuch der praktischen Chirurgie des Mundes und der Kiefer. Bd. 1,
   Leipzig 1935.

Eingriffe im Hals-Nasen-Ohren-Bereich

Von J. Matzker, Mainz

Einleitung

Der Allgemeinarzt sollte bei der Nachbehandlung hals-nasen-ohren-ärztlich operierter Patienten immer die fünf folgenden, wichtigen Punkte bedenken, die sich aus den anatomischen und funktionellen Besonderheiten des Hals-Nasen-Ohren-Gebietes herleiten lassen. Jede postoperative Komplikation, selbst die scheinbar zunächst harmloseste, vermag schließlich bei jedem dieser fünf Funktionskomplexe zu schwerwiegenden Störungen zu führen, die nicht selten eine akute Lebensgefahr bedingen. Es handelt sich dabei um folgende fünf Punkte:

1. Nase, Nebenhöhlen, Rachen und Kehlkopf sowie Trachea stehen in engstem Zusammenhang mit der Atemfunktion. Eine Einengung oder gar völlige Verlegung der Luftwege stellt immer eine lebensgefährliche Komplikation dar. Postoperativ, auch noch längere Zeit nach einem Eingriff, kann eine solche Atemwegsobstruktion hervorgerufen werden durch Blutungen und Koagulumbildung, durch Ödeme, Abszesse, Borkenbildung, Narbenzug, Lähmungen, Stützgewebserweichungen.
2. Die Gefahr einer lebensbedrohlichen Blutung ist im Hals-Nasen-Ohren-Gebiet besonders groß. Nicht nur der (mögliche) Blutverlust an sich, etwa bei Ruptur eines der großen Halsgefäße, sondern auch die Aspiration von Blut und Koagula sowie die mögliche Hirnischämie stellen ein großes Gefahrenmoment dar, das rechtzeitig erkannt werden muß.
3. Eine Störung des Schluckaktes, der als einer der kompliziertesten und zugleich auch präzisesten Funktionsabläufe des gesamten Organismus bezeichnet werden darf, kann sowohl zur bedrohlichen Aspiration als auch zur Unterernährung bis zum Hungertod führen.
4. Der Hals-Nasen-Ohren-Arzt ist Hüter des biologisch wichtigsten Sinnesorganes (des Ohres) wie auch weiterer wichtiger Sinnesfunktionen: Gleichgewichtssinn, Geruchs- und Geschmackssinn, Tastsinn im Bereich der Zunge und der oberen Luft- und Speisewege sowie der Gesichtshaut. Ein Verlust einer oder mehrerer dieser Sinnesfunktionen ist immer schwerwiegend und sollte unter allen Umständen vermieden werden. Ebenso wichtig ist die Erhaltung der Stimm- und Sprechfunktionen.
5. Schließlich ist zu bedenken, daß Gesicht, Kopf und Hals nicht nur biologisch definierbare Funktionen zu erfüllen haben, sondern eine entscheidende Rolle im zwischenmenschlichen Verkehr spielen: Ästhetik (also Kosmetik im weitesten Sinne des Wortes) und Mimik des Gesichts gehören wesenhaft zur menschlichen Persönlichkeit; jede Einschränkung, etwa eine Nasendeformierung oder eine Facialislähmung, bedeutet für ihren Träger eine schwere Einbuße.

Diese hier nur stichwortartig angeführten fünf Komplexe müssen bei jeder Nachbehandlung hals-nasen-ohren-ärztlich operierter Patienten berücksichtigt, jede aufgetretene Störung sofort erkannt und genauer analysiert werden. Nur so wird sich der nachbehandelnde Nichtspezialist vor unangenehmen Überraschungen und den Patienten vor möglichen Gefahren und schwerwiegenden Funktionseinbußen bewahren können.

Operationen am Kehlkopf und an den tiefen Luftwegen

1. Endoskopische Eingriffe

Diese Eingriffe werden entweder in örtlicher Betäubung oder in Allgemeinnarkose vorgenommen. Bei Anwendung örtlicher (Schleimhaut-) Anästhesie darf der Patient frühestens eine Stunde nach Beendigung des Eingriffes wieder essen; vorher besteht bei noch nachwirkender Anästhesie die Gefahr eines Verschluckens und damit der Aspiration in die tiefen Luftwege. Nach Eingriffen in Allgemeinnarkose sind die bekannten Einschränkungen zu beachten: für etwa 24 Stunden sind eine fakultative Verkehrsuntüchtigkeit sowie eine verminderte juristische und soziale Verantwortlichkeit vorhanden. Je nach Art und Ort des endoskopischen Eingriffs (Probeexzision, Polypenabtragung usw.) kann einige Tage bis Wochen postoperativ eine Heiserkeit bestehen. Es empfiehlt sich jedoch in jedem Falle, bei einer mehr als zwei Wochen andauernden Heiserkeit die Larynxkontrolle durch einen Facharzt oder eine Klinik durchführen zu lassen.

Nach endoskopischen Eingriffen in den Luftwegen sollte der Patient möglichst nicht rauchen, keine grobe Nahrung schlucken und seinen Larynx schonen: Stimmgebrauch einschränken, wenig husten. Leichte Schluckbeschwerden können einige Tage anhalten; schwerere sollten Anlaß zu einer Kontrolle durch den Facharzt, am besten durch den Operateur, sein. Tritt gar nach einer endoskopischen Operation ein Hautemphysem am Hals auf, begleitet von Fieber, stärkeren Schmerzen, hochgradigen Schluckbeschwerden, so ist hohe Gefahr im Verzug (Mediastinitis!) und die sofortige Klinikeinweisung dringend notwendig.

Atembeschwerden (Stridor) nach endoskopischen Eingriffen erfordern immer eine fachärztliche Kontrolle, evtl. durch erneute Endoskopie.

2. Laryngofissur (Kehlkopfspaltung)

Die Stimme ist nach derartigen Eingriffen oft beeinträchtigt, da ja meist ein Stimmband entfernt werden mußte (häufigste Indikation: Stimmbandkarzinom). Der Patient sollte in der ersten Zeit nach einer Laryngofissur die noch frische, nicht sehr feste Narbe in der Halsmitte beim Husten und Pressen durch festes Auflegen der flachen Hand unterstützen und so ein Aufplatzen oder die Bildung eines Halsemphysems durch den erhöhten subglottischen Druck verhüten. Solange die endolaryngeale Wundfläche noch nicht völlig epithelialisiert ist, muß mit dem Auftreten von Krusten oder Sekretklumpen wie auch von Granulationspolypen im Larynx gerechnet werden. Sofern das Abhusten dieser Atemhindernisse nicht gelingt, muß der Facharzt zu Rate gezogen werden.

3. Schildknorpelfensterung und Radiumeinlage

Diese Therapie des Stimmbandkarzinoms hinterläßt oft länger sezernierende Wundhöhlen mit entzündlichen Hautveränderungen um die Operationswunde. Solche Fisteln sind harmlos und kommen immer spontan zur Abheilung, gelegentlich allerdings erst nach Auskratzen der Wundhöhle und Entfernung von kleinen Knorpelsequestern. Hautpflege um die Fistel ist notwendig. Die Fistel darf nicht oberflächlich zuheilen, während in der Tiefe noch Wundsekret abgesondert wird, da die Gefahr einer Kompression des Kehlkopfes durch ein Serom oder einen Abszeß besteht. Daher sollte die Fistel offengehalten werden, bis die Höhle von der Tiefe her vernarbt ist.

4. Laryngektomie

Pflege des Tracheostomas notwendig (siehe unter 7.). Schwellungen im Halsbereich, mit und ohne Hautrötung, sollten immer Anlaß zur Kontrolle durch den Facharzt sein: Rezidiv- und Metastasengefahr; Möglichkeit einer inneren Pharynxfistel ohne Hautdurchbruch; Narbenabszeß. — Der Laryngektomierte ist grundsätzlich nicht arbeitsunfähig. Eine Invalidisierung sollte nur erfolgen, wenn außer dem Verlust des Kehlkopfes noch andere wesentliche Beeinträchtigungen vorliegen. Evtl. muß eine Umschulung auf einen anderen Beruf durchgeführt werden. Es ist zu bedenken, daß der Laryngektomierte nicht nur seine normale Stimmfunktion verloren hat, sondern auch beim Pressen und Heben beeinträchtigt ist, da der Thoraxinnendruck nicht mehr erhöht werden kann, ein Feststellen des Zwerchfells gegen die Bauchhöhle also nur noch mit der Muskelkraft des Diaphragmas und ohne die Unterstützung durch den fixierten Thorax erfolgen kann. Weiterhin hat der Kehlkopflose praktisch seinen Geruchssinn eingebüßt, denn er kann Luft in die Riechspalte nur noch einpressen, indem er aus der Mundhöhle durch Einziehen der Wangen etwas Luft in den Nasenrachen stößt. — Die Ösophagussprache wird nicht von jedem Laryngektomierten erlernt, abhängig von den lokalen anatomischen Verhältnissen. Hier kann ein modernes Sprechgerät helfen: es ersetzt das ausgefallene Stimmorgan, während ja der Phonationstrakt uneingeschränkt funktionsfähig bleibt.

Während trockener Hochdruckperioden, namentlich im Winter, besteht beim Laryngektomierten die Gefahr der Austrocknung und Verkrustung der Trachealschleimhaut. Durch Bildung steinharter Borken kann dann eine ernste Erstickungsgefahr entstehen. Verhütung durch Inhalation möglichst feuchter Luft (Verdunstung in zentralgeheizten Räumen!), evtl. durch Einträufeln von wasserlöslichen Netzmitteln. Bei auftretendem Stridor ist unbedingt sofortige fachärztliche Behandlung notwendig (endoskopische Extraktion der Borken). Der Nichtfacharzt kann durch Injektion von Kortisonderivaten zumindest eine vorübergehende Besserung der Atemfunktion erzielen.

Jeder Karzinompatient sollte mindestens 5 Jahre lang unter regelmäßiger Kontrolle durch die operierende Fachklinik stehen: anfänglich alle 4 Wochen, später in Abständen von 2—6 Monaten.

5. Nach Kehlkopfverletzungen

Hämatome, Knorpelfrakturen, offene Verletzungen bis zum totalen Kehlkopfabriß führen trotz sachgerechter Versorgung häufig zu Narbenbildungen mit Funktionseinschränkungen. Bei Stridor, Heiserkeit, Aphonie oder Schluckstörungen fachärztliche Abklärung notwendig.

6. Stimmbandlähmungen

Nach Strumektomie, Hirnoperationen oder Thoraxeingriffen kann es auch dann zu Stimmbandlähmungen kommen, wenn der Operateur den Vagus bzw. den N. recurrens nicht direkt verletzt hat. Narbenzüge oder erneute Schilddrüsenvergrößerungen können den N. recurrens schädigen, so daß es noch Wochen oder Monate nach einer Schilddrüsenoperation zur Lähmung, meist zur sog. Postikusparese (Fixierung des Stimmbandes in Paramedianstellung) eines oder beider Stimmbänder kommen kann. Die einseitige Postikusparese wird im allgemeinen nicht bemerkt, sie hat weder auf die Stimme noch auf die Luftpassage einen wesentlichen Einfluß. Die doppelseitige Parese dagegen bewirkt einen in- und manchmal auch exspiratorischen Stridor bei erhaltener, etwas brüchig klingender Stimme. Interkurrente Laryngitiden oder ein unglückliches Verschlucken können hier zu hoher Erstickungsgefahr führen. Eine rechtzeitige Klinikeinweisung zur Behebung der Atembehinderung (larynxerweiternde Operation oder Tracheotomie mit Einlage einer Sprechkanüle) sollte daher nicht versäumt werden.

7. Zustand nach Tracheotomie

Die Indikation zur Tracheotomie ist in den letzten zwei Jahrzehnten stark erweitert worden. Meist freilich handelt es sich dabei nur um eine vorübergehende Maßnahme zwecks Garantie freier Atemwege und Ermöglichung des Absaugens der Bronchien (bei Zuständen von Bewußtlosigkeit, Blutungen aus den oberen Luftwegen, neurologischen Erkrankungen, Eingriffen im Gesichts-Hals-Bereich usw.). Die Pflege der meisten Tracheotomierten ist daher Aufgabe der behandelnden Klinik.

Dennoch ist die Zahl der langfristigen oder Dauerkanülenträger nicht klein. Der praktische Arzt und alle in der Krankenpflege Tätigen sollten daher die Grundzüge der Behandlung und Pflege Tracheotomierter beherrschen.

Nur verhältnismäßig wenige Tracheotomierte oder Laryngektomierte können ohne

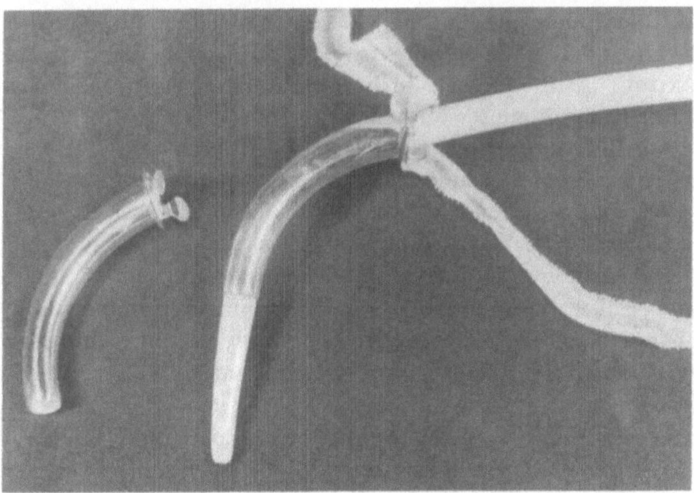

Abb. 1   Vorbereitung zur Einführung der Trachealkanüle in ein enges Tracheostoma. Die Innenkanüle ist herausgenommen (links); in die Außenkanüle, die bereits mit dem Halteband armiert ist, wird eine Kunststoffbougie geschoben. Diese Bougie muß am Kanülenende möglichst dicht abschließen, damit beim Einführen keine Stufenbildung hindert und evtl. Verletzungen an Granulationen, Knorpelrändern oder der Trachealschleimhaut setzt

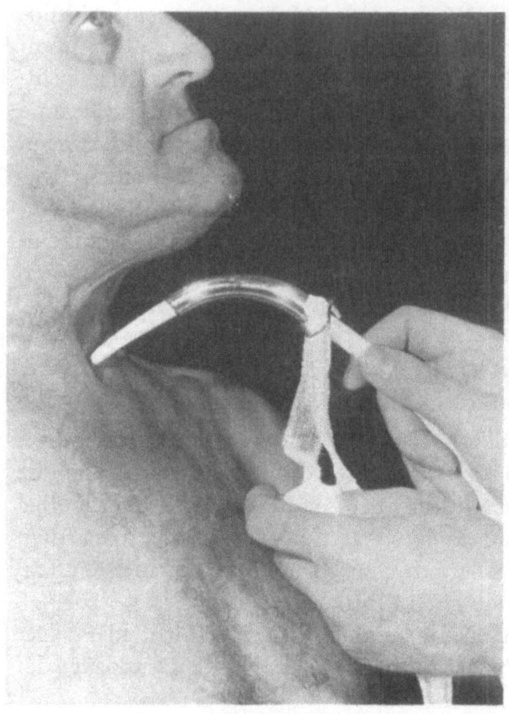

Abb. 2 Das Einführen der Kanüle über der sich konisch verbreiternden Bougie ist auch bei engstem Tracheostoma gut und ohne Verletzungen möglich. Das Tracheostoma wird ggf. durch die Bougie aufgedehnt.
Sitzt die Kanüle richtig, so zieht man die Bougie heraus und legt die Innenkanüle ein

Trachealkanüle auskommen. Meist neigt das Tracheostoma dazu, innerhalb weniger Minuten oder Stunden eng zu werden. Die Kanüle hat also zuerst den Zweck, das Tracheostoma offen zu halten. Wesentlich seltener sind die Fälle, in denen die Kanüle auch die Trachea selbst durchgängig erhalten muß, weil nämlich die Trachealwände infolge einer Kompression von außen oder einer Schwäche des Stützgewebes (Trachealknorpel) verformt sind und das Tracheallumen einengen. Hierzu sind bisweilen überlange Kanülen notwendig.

Wir unterscheiden Metallkanülen, meist aus Silberlegierungen, und Kunststoffkanülen. Letztere sind weicher, biegsamer, jedoch auch vermehrt zusammendrückbar, so daß sie einem hohen Druck von außen nicht genügend standhalten. Grundsätzlich sollte jede Kanüle mit einer zweiten, herausnehmbaren Innenkanüle von gleicher Länge ausgestattet sein, die bequem gereinigt werden kann. Fehlt die Innenkanüle, so besteht eine hohe Gefahr der Erstickung, nämlich wenn Sekretpfröpfe oder -krusten das Kanülenende in der Trachea einengen oder ganz verstopfen. Ein solches Ereignis kann schnell beherrscht werden durch sofortiges Herausziehen der Kanüle: der Tracheotomierte hat dann ohne Kanüle zunächst immer noch besser Luft als durch eine verstopfte.

Das Reinigen der Innenkanüle erfolgt am besten mit einer Flaschenbürste mehrmals am Tage. Die Außenkanüle kann ohne Nachteile tage- oder auch wochenlang in situ belassen werden und sollte nur herausgenommen werden, wenn keine Hindernisse für das schnelle Wiedereinsetzen zu befürchten sind. In schwierigen Fällen wird die Kanüle am sichersten auf eine Kunststoffbougie gesteckt und über diese Bougie in das enge, unübersichtliche Tracheostoma eingeführt (siehe Abb. 1 und 2). Schadhafte Kanülen dürfen keinesfalls verwendet werden, da dann Kanülenteile leicht in die tiefen Luftwege aspiriert werden können. Die Kanüle wird durch ein fest um den Hals geknüpftes Band in ihrer Lage fixiert, so daß sie beim Hustenstoße oder beim Bücken nicht aus der Trachea herausrutschen kann. Die Haut um das Tracheostoma wird mit Zinkpaste abgedeckt.

Am Tracheostoma entstehen sehr leicht schlaffe, bei mechanischer Irritation blutende Granulationen. Solche Granulationen werden mit dem scharfen Löffel oder mit einer Faßzange abgetragen (vorsicht vor Aspiration der Granulationen!); eine leichte Blutung dabei wird am schnellsten gestillt, indem die vorbereitete Kanüle wieder eingeführt und als Tamponade der entstandenen Wundfläche benutzt wird.

Der Kanülensitz sollte regelmäßig vom Facharzt überprüft werden. Gefährlich ist ein Dekubitalulkus, das durch das Kanülenende leicht an der Trachealvorderwand entsteht, wenn die Kanüle zu stark gebogen ist oder bei passender Biegung zu tief in die Trachea eingeführt wird. Von diesem Ulkus aus kann die V. anonyma arrodiert werden und eine lebensgefährliche Blutung verursachen. Geringe Blutungen aus der Kanüle, namentlich beim Husten, können Prodrome einer solchen Anonymablutung sein. Sie sollten daher auf jeden Fall zu einer fachärztlichen Kontrolle Anlaß geben.

Jeder Kanülenträger muß die Möglichkeit zum Absaugen von Trachealsekret, kleinen Krusten, evtl. eingedrungenen kleinen Fremdkörpern haben. Dazu eignet sich am besten eine einfache Wasserstrahlpumpe, an die ein vorn durch Abbrennen geglätteter Gummikatheter angeschlossen wird. Beim Absaugen soll mit dem Katheter nicht grob in der Trachea hin- und hergefahren werden; vielmehr saugt man zweckmäßig und schonend ab, indem der zusammengedrückte Katheter einmal vorsichtig möglichst tief eingeführt (er gelangt meist in den rechten Hauptbronchus) und dann, geöffnet, langsam wieder herausgezogen wird. Angetrocknetes Sekret wird vor dem Absaugen durch Einträufeln einiger Tropfen eines der bekannten Netzmittel verflüssigt oder zumindest von seiner Unterlage abgelöst und weich gemacht. Je größer die angesaugte Borke, desto vorsichtiger muß der Katheter herausgezogen werden. Unsachgemäßes Absaugen kann zu erheblichen Verletzungen der Tracheal- und Bronchialschleimhaut führen, namentlich an der Bifurkation.

Jeder Kanülenträger sollte eine Ersatzkanüle zur Verfügung haben. Schrumpft das Tracheostoma sehr stark ein, so muß während der Kanülenreinigung die Ersatzkanüle eingelegt werden; es kann sonst passieren, daß schon nach wenigen Minuten das Tracheostoma zu eng für die Kanüle ist. Der Facharzt muß es dann durch Aufbougieren wieder erweitern. Im Notfall genügt irgendein röhrenförmiges oder aufklappbares Instrument, um das Tracheostoma provisorisch bis zum Eintreffen des Facharztes offen zu halten. Am besten eignet sich hierfür ein kleineres Nasenspekulum.

Dauerkanülenträger mit Metallkanüle können eine Tracheal-Argyrose bekommen. Eine solche Schwarzbraunfärbung der Trachealschleimhaut ist harmlos und bedarf keiner Behandlung.

8. Nach Neck-Dissektion (radikale Halsausräumung)

Bei bösartigen Geschwülsten im Hals-Nasen-Ohren-Bereich, namentlich solchen des Kehlkopfes, muß in sehr vielen Fällen auch das regionale Lymphabflußgebiet operativ ausgeräumt werden. Der Eingriff besteht in einer Exstirpation aller entbehrlichen Halsweichteile (Muskulatur, venöses System, Fett- und Lymphgewebe, Speicheldrüsen) unter Schonung der A. carotis und ihrer Äste sowie des N. vagus. Er ist praktisch ohne Mortalität und verbessert die Prognose der malignen Tumoren im Hals-Nasen-Ohren-Bereich ganz entscheidend.

Nach dieser Neck-Dissektion können lokale und in die Nachbarschaft ausstrahlende Beschwerden vorhanden sein, die dem damit nicht Erfahrenen ein Tumorrezidiv vorzutäuschen vermögen. Der Narbenzug zwischen Haut einerseits und Hals- und Armplexus andererseits verursacht gelegentlich Neuralgien, die bis in den Unterarm ausstrahlen; die Wegnahme des N. accessorius kann Bewegungseinschränkungen beim Heben des Armes über die Horizontale und besonders hinter den Kopf bedingen. Auch ein Hornerscher Symptomenkomplex kann sich einstellen. Alle diese Beschwerden und Symptome, glücklicherweise nur selten nach Neck-Dissektion auftretend, sind harmlos; milde Massagen, Bewegungsübungen, lokale Wärmeapplikation, evtl. Injektionen von Depot-Impletol oder Korticoiden können erhebliche Linderung verschaffen.

Da die A. carotis beim Operierten direkt unter der Halshaut liegt und auch dort meist sichtbar und gut tastbar ist, sollten sich die Patienten vor Verletzungen der Halshaut besonders hüten (Rasierschnitte, kleine Stichverletzungen durch Baumzweige usw.). Unsachgemäßes Drücken oder Palpieren in der Gegend der Karotisgabelung kann leichter als normalerweise zu Auslösung eines Karotissinusreflexes führen.

Eingriffe am Rachen

1. Nasenrachen

Die häufigste im Nasenrachen ausgeführte Operation ist die *Adenotomie* (besser Adenektomie), d. h. die Entfernung der Tonsilla pharyngica. Da dieser Eingriff häufig ambulant ausgeführt wird, sollte der praktische Arzt auch über die Frühkomplikationen und ihre Beherrschung informiert sein. Die Nachblutung aus dem Nasenrachen, meist erkennbar durch gleichzeitig aus Mund und Nase abgesondertes Frischblut, kann sehr schnell zu einem entscheidenden Blutverlust führen, weil ein großer Teil des Blutes geschluckt wird. Die Erkennung einer derartigen Nachblutung gelingt meist sehr schnell, wenn der Patient (es handelt sich fast ausschließlich um Kinder und Jugendliche) aufgesetzt wird und seinen Kopf nach vorne neigt: es tritt dann innerhalb von ein bis zwei Minuten aus der Nase hellrotes Blut aus. An der Rachenhinterwand muß nicht unbedingt eine Blutspur sichtbar sein: bei noch vorhandenen, evtl. hyperplastischen Gaumentonsillen kann der Blutfluß entlang der seitlichen Rachenwand verlaufen und dem Ungeübten bei einer Pharyngoskopie durch die davorliegende Tonsille verborgen bleiben. Ursache einer solchen Nachblutung ist meist ein Rest des Tonsillengewebes im Nasenrachen, vor allem direkt hinter dem oberen Choanalrand. Daher besteht die wirkungsvollste Therapie in der Nachadenotomie, d. h. der Curettage des Nasenrachens mit Entfernung des die Blutung verursachenden Rachenmandelrestes. Sickerblutungen im Nasenrachen können bisweilen zu riesigen Koagula Anlaß geben; es besteht dann die hohe Gefahr einer Aspiration des Koagulums in den Larynxeingang. Das Koagulum wird einfach mit dem Finger am liegenden Patienten entfernt, der Kopf danach in Hängelage oder Seitenlage gebracht, um die Atmung freizuhalten. Immer sollte eine Nachblutung dem Facharzt zugewiesen werden. Allgemeine blutstillende Maßnahmen sind viel weniger effektvoll als die lokale Revision des Nasenrachens, sollten jedoch nach Möglichkeit angewandt werden. Auf sie allein darf man sich jedoch *keinesfalls* verlassen! Bei großem Blutverlust sollte sofort eine Infusion oder, wenn möglich, eine Bluttransfusion zur Auffüllung des Gefäßsystems durchgeführt werden.

Ähnliches gilt für die Nachblutungen nach anderen Eingriffen am Nasenrachen (Operation des juvenilen Nasenrachenfibroms, von bösartigen Tumoren, plastische Eingriffe wie z. B. die Beseitigung einer Choanalatresie). Als Sofortmaßnahme kann die Tamponade des Nasenrachens indiziert sein: ein mit festen Seidenfäden armierter, fest gewickelter Tampon von gut Kastaniengröße wird vom Mund aus in den Nasenrachen geschoben; er wird mit seinen Fäden, die vorher mit Hilfe eines Gummikatheters oder eines *Bellocq*-Röhrchens durch beide Nasenseiten geleitet und vor der Columella über einem kleinen Tupfer fest verknotet wurden, im Nasenrachen fixiert, so daß er nicht in den Meso- oder Hypopharynx abgleiten und zu Erstickungsgefahr führen kann. Der Tampon muß jedoch den Nasenrachen unbedingt ausfüllen, anderenfalls kann es neben ihm ungehindert weiterbluten.

Einige Tage nach der Adenotomie kann es zu Schluckschmerzen, offenem Näseln, Steifhalten des Kopfes, leichten Kopfschmerzen und Temperaturanstieg bis etwa 38,5° kommen: Folgen einer entzündlichen Infiltration des prävertebralen Bindegewebes. Die Abgrenzung eines solchen harmlosen und kaum einer Therapie bedürfenden Bildes von einer gelegentlich einmal nach Nasenracheneingriffen auftretenden Meningitis sollte durch den Hals-Nasen-Ohren-Facharzt erfolgen.

Nach Entfernung einer sehr großen Rachenmandel kann es vorübergehend zu offenem Näseln und Verschlucken in die Nase kommen, bis sich das Gaumensegel an die veränderten Raumverhältnisse gewöhnt hat und wieder einen vollständigen Mundrachenverschluß gegen den Nasenrachen hin zustande bringt. Eine Therapie ist nicht notwendig, die leichte Dysfunktion verschwindet meist nach 1—2 Wochen vollständig. Jeder Nasenracheneingriff kann über die Ohrtrompeten eine Otitis media acuta zur Folge haben. Auch an die Möglichkeit eines Hämatotympanons bei Nasen-Rachen-Blutungen, besonders bei Bellocq-Tamponade, muß gedacht werden.

2. Mundrachen

Die häufigste Operation überhaupt ist die *Tonsillektomie,* die Ausschälung der Gaumentonsillen. Frühnachblutungen fallen meist in die Periode des stationären Aufenthaltes und werden daher vom Facharzt versorgt. Spätnachblutungen, eine Folge des Abstoßens der Tonsillenwundbettbeläge, treten zwischen dem 7. und 10. Tag post operationem auf. Sie sind im allgemeinen harmlos und kommen spontan zum Stehen, nachdem sich im Tonsillenbett ein kleines, einige Tage festhaftendes Koagulum gebildet hat. Blutet es dennoch weiter, so muß eine örtliche Blutstillung durch den Facharzt erfolgen (am zweckmäßigsten durch Koagulation des kleinen Gefäßes). — Das auch nach Tonsillektomie gelegentlich auftretende offene Näseln und leichte Verschlucken geht, sofern das Gaumensegel und die Gaumenbögen bei der Operation nicht verletzt wurden, vorüber und verschwindet innerhalb von 2 bis 3 Wochen von selbst. Der Tonsillektomierte ist bei normalem Verlauf spätestens 14 Tage nach der Tonsillektomie als voll arbeitsfähig anzusehen und bedarf keiner weiteren Schonung, auch wenn vielleicht noch ganz leichte Halsbeschwerden bestehen sollten. — Eine gelegentlich nach Tonsillektomie zu beobachtende Lymphadenitis colli wird durch Antibiotika schnell beherrscht.

Größere Eingriffe am Rachen, vorwiegend indiziert bei malignen Geschwülsten, führen häufig zu Defekten am Gaumensegel, an den Gaumenbögen, am Zungenrand und damit zu Schluck- und Sprechschwierigkeiten. Oft ist die vorübergehende Sondenernährung nicht zu umgehen. Die Patienten lernen es jedoch erstaunlich schnell, auch mit erheblichen Defekten im Rachen wieder einigermaßen fehlerfrei zu schlucken. Erleichtert wird das Wiedererlernen des Schluckaktes durch Schluckübungen in Rückenlage, später halbsitzend, evtl. mit leichter Drehung des Kopfes. Kompakter Brei kann häufig besser geschluckt werden als ganz flüssige Kost.

Intraoperative Verletzung oder postoperative Narbenumscheidung des N. glossopharyngicus nach Tonsillektomie kann zu Neuralgien im Rachen-Zungengrund-Bereich führen. Sofern eine Depot-Impletol-Injektion in den Zungengrund-Gaumenbogen-Winkel der betroffenen Seite keinen Erfolg zeitigt, muß der Facharzt beigezogen werden.

3. Kehlrachen (Hypopharynx)

Endoskopische Eingriffe siehe unter »Operationen am Kehlkopf«.

Das Hypopharynx-Divertikel, eine hernienähnliche Aussackung der Hypopharynxwand unmittelbar über dem Ösophaguseingangsmuskel, stets zur Wirbelsäule hin gelegen und prävertebral nach links ausgebildet, wird heute zumeist von außen, und zwar von der linken Halsseite aus operiert. Das Wesentliche des Eingriffs besteht in der Beseitigung der Ursache der Divertikelbildung, nämlich des Hypertonus des Ösophagusmundes. Da der Hypopharynx eröffnet und wieder vernäht werden muß, sollten die Patienten etwa 4 Wochen lang keine grobe Nahrung essen und immer nur kleine Portionen schlucken. Schmerzen, Hautrötungen und Schwellungen im Halsbereich nach Divertikeloperation können auf einen tiefen parapharyngealen Abszeß oder eine Nahtinsuffizienz am Hypopharynx hinweisen.

Umfangreiche Resektionen, evtl. sogar die Totalexstirpation des ganzen Hypopharynx und Larynx, sind bei malignen Hypopharynxtumoren notwendig. Anzeichen für ein postoperatives Tumorrezidiv sind erneut zunehmende Schluckbehinderung, Blutauswurf, in das Ohr ausstrahlende Schmerzen, übler Mundgeruch, tastbare Resistenzen oder Tumorbildungen im Operationsgebiet. Da fast immer eine Röntgen- oder Telekobaltnachbestrahlung vorgenommen wird, kann es sehr schwierig sein, die unvermeidlichen Bestrahlungsfolgen von den Symptomen eines Tumorrezidivs abzugrenzen.

Eingriffe an der Nase und den Nasennnebenhöhlen

1. Naseneingriffe

Nasenbluten: In der Mehrzahl der Fälle handelt es sich um kleine Gefäßrupturen am Locus Kiesselbachii, d. h. am vorderen Septumanteil dicht hinter der Haut-Schleimhaut-Grenze. Die blutende Stelle wird durch Säuretouchierung geätzt oder, was weit wirksamer ist, mit dem Glühkauter koaguliert. Der Patient darf danach etwa 10 Tage lang, also bis zur Bildung einer Epithelnarbe, die entstandene Kruste nicht entfernen; er sollte sich auch beim Naseputzen zurückhalten: möglichst nicht schneuzen, und wenn, dann nur unter jeweiligem Offenlassen eines Nasenloches. Rezidivblutungen können am Locus Kiesselbachii ohne Tamponade recht gut beherrscht werden, wenn mindestens für die Dauer der Gerinnungszeit, also gut 5 Minuten lang, der Nasenflügel der blutenden Seite bis direkt vor der knöchernen Apertura piriformis fest gegen das Nasenseptum gedrückt wird. Notfalls Nasentamponade, die jedoch genügend fest eingestopft werden muß. — Nach konservativer oder operativer Stillung von Blutungen aus der Tiefe der Nase sollte längere Zeit jedes Pressen und Schneuzen vermieden werden.

Nach Eingriffen am Nasenseptum bedarf die äußere und innere Nase längere Zeit einer mechanischen Schonung. Zur Nachbehandlung empfiehlt sich eine milde, fast flüssige Nasensalbe, etwa Borlanolinparaffinsalbe. Ganz besonders wichtig ist diese mechanische Schonung nach kosmetischen Operationen mit Osteotomien und Knochen- oder Knorpelspanimplantationen. Hier kann noch nach Monaten eine nur leichte Gewalteinwirkung auf die äußere Nase das Implantat verschieben und damit das kosmetische Resultat gefährden. Es empfiehlt sich, solche Nasen längere Zeit mit abschwellenden Nasentropfen zu behandeln, um dadurch das Schneuzen oder mechanische Reinigungsversuche weitgehend überflüssig zu machen.

Maligne Tumoren der Nase erfordern häufig verstümmelnde Eingriffe, die zu großen Defekten auch an der äußeren Nase führen. Eine plastische Versorgung solcher Defekte kommt erst nach längerer Rezidivfreiheit in Betracht. Daher werden zumindest vorübergehend Nasenepithesen verwandt, die an einem Brillengestell befestigt sind und bisweilen zu erstaunlichen kosmetischen Erfolgen führen. Die äußere Haut in der Umgebung des Nasendefektes und des Epithesensitzes erfordert eine sorgfältige Pflege; die Wundhöhle neigt zur Verborkung und sollte täglich mechanisch gereinigt werden. Einstreichen von Nasensalbe, evtl. mit Antibiotikazusatz, und temporäre Einlagen von Gazetamponaden mit konzentrierter Traubenzuckerlösung wirken der Verborkung entgegen.

2. Eingriffe an den Nasennebenhöhlen

Das wichtigste Ziel jeder Nebenhöhlenoperation ist die Herstellung eines breiten, bleibenden Abflusses aus der Nebenhöhle in die Nase. Daher gehört zur sinnvollen Nachbehandlung Nebenhöhlenoperierter unbedingt die Kontrolle und Freihaltung dieses Verbindungsweges zwischen Nasenhaupt- und Nasennebenhöhle.

Nach Kieferhöhlenoperationen soll etwa 3 Wochen lang, bis zur festen Vernarbung, die Mundvorhofswunde möglichst wenig belastet werden. Vorsichtiges Kauen, schonende Zahnpflege und Fortlassen von Oberkieferzahnprothesen während dieser Zeit sind erforderlich. Die Nase wird zweckmäßigerweise mindestens 14 Tage lang post operationem durch abschwellende Nasentropfen frei gehalten. Die Kontrolle des offenen Abflusses der Kieferhöhle in der Nase ist einfach durchzuführen: eine leicht gebogene Sonde oder ein vorn stumpfes, ebenfalls gebogenes Spülröhrchen wird in die Nase eingeführt, am Nasenboden entlang vorgeschoben und so gedreht, daß die Biegung nach lateral zur Kieferhöhle weist; unter der unteren Muschel läßt sich dann leicht das Fenster zur Kieferhöhle auffinden und die Sonde in die Kieferhöhle hinein vorschieben; die Größe des Fensters kann man bei tastendem Vor- und Rückwärtsbewegen der Sonde gut abschätzen.

Auch nach Stirnhöhlenoperationen, die von einem bogenförmigen Hautschnitt der Supraorbital-Nasenregion aus vorgenommen werden, sollte immer ein gut sondierbarer Verbindungsweg zwischen Nase und Stirnhöhle bestehenbleiben: man führt die s-förmig gekrümmte, vorn stumpfe Stirnhöhlensonde unter dem Kopf der mittleren Muschel bei gleichzeitiger Beobachtung des Auges sanft nach oben in die Stirnhöhle: bei sagittaler Betrachtung muß die Sonde zwischen Nasenwurzel und medialem Augenwinkel liegen; die vordere Sondenbiegung weist dabei nach oben bzw. leicht nach vorn, auf die Stirnhöhlenvorderwand hin.

Nach Siebbeinausräumungen läßt sich der Bezirk des Siebbeins vom mittleren Nasengang aus in ähnlicher Weise austasten.

Alle Nebenhöhlenoperationen verursachen wochen- bis monatelang ein mäßig derbes, kaum sichtbares Infiltrat im Operationsbereich. Stärkere Infiltrationen, Hautrötungen und entsprechende subjektive Beschwerden können erste Anzeichen eines Narbenabszesses oder eines im operierten Sinus zurückgebliebenen Fremdkörpers sein. Die Nasensekretion, in Wirklichkeit meist eine Sekretion aus dem operierten Sinus, klingt in der Regel mit der Vernarbung und Epithelisierung der ausgeräumten Nebenhöhle wieder ab; dies ist nach vier bis höchstens 12 Wochen der Fall. Länger dauernde Sekretionen, besonders solche mit starkem Foetor, weisen wiederum auf ein Corpus alienum oder eine Sequesterbildung hin. Bisweilen kann eine Spülung der ausgeräumten Nebenhöhle mit stark verdünnter Milchsäure zum schnellen Versiegen der störenden Sekretion führen, wenn nicht ein Fremdkörper Ursache dieser Sekretion ist.

Führt eine Narbenstenose zum völligen Verschluß des operativ erweiterten Nebenhöhlenzugangs zur Nase, so kann es zur Bildung einer Mukozele kommen. Verlagerungen des Auges (bei der Stirnhöhlenmukozele nach unten-außen), Doppelbilder, Pergamentknistern an der verdünnten Mukozelenwand, Kopfschmerzen und, vor allem, ein charakteristischer Röntgenbefund weisen auf die Mukozele hin. Sie stellt eine absolute Indikation zur Nachoperation dar.

Maligne Geschwülste der Nebenhöhlen (vorwiegend im Bereich der Kieferhöhle und im Siebbein, wesentlich seltener in der Stirnhöhle, äußerst selten in der Keilbeinhöhle) erfordern bei operativer Behandlung ausgedehnte Resektionen, die oft auch den Orbitalinhalt einbeziehen müssen. Mußte der Gaumen geopfert werden, dann ist kieferärztliche Versorgung mit Obturator-Prothesen erforderlich. Die Resektionshöhlen neigen zu starker Borkenbildung, bis die Epithelisierung stattgefunden hat. Regelmäßige Reinigung der Höhlen ist dann notwendig. Nach Entfernung der Prothesen läßt sich die Oberkieferresektionshöhle von Mund und Nase aus, bei Exenteratio orbitae evtl. auch von der Orbita aus, leicht übersehen und reinigen. Blutende Stellen in der Höhle können durch überschüssige Granulationsbildung, durch kleine Knochensequester, durch Prothesendruck entstanden sein oder auf ein Tumorrezidiv hinweisen; jedenfalls sollte eine solche geringe Blutung unbedingt vom Facharzt, am besten vom Operateur selbst, beurteilt werden. Man vergesse auch nicht, bei den Kontrollen die regionalen Lymphabflußgebiete an Hals, Mundboden und Parotisregion abzutasten; finden sich verdächtige Lymphknoten, so sollte möglichst ohne Zeitverlust eine Klärung durch Probeexzision und dann gegebenenfalls eine radikale operative Ausräumung der Lymphabflußgebiete erfolgen. Jedes Abwarten kann die Prognose entscheidend verschlechtern!

Große Resektionsdefekte, evtl. der Wange und Orbita, können durch Epithesen vorteilhaft verdeckt werden; die Epithese muß in den ersten Monaten, bisweilen noch nach Jahren, mit der Veränderung des Narbenbezirkes immer wieder geändert werden, um einen optimalen Sitz zu haben.

Jeder Patient, der wegen eines Nebenhöhlentumors operiert wurde, sollte mindestens 5 Jahre lang in regelmäßigen, langsam größer werdenden Zeitabständen von seinem Operateur kontrolliert werden.

Operationen am Ohr

Allgemeines

Die Nachbehandlung operierter Ohren erfordert spezielle Erfahrungen und sollte mit äußerster Vorsicht durchgeführt werden. Voraussetzung ist eine ausreichende Kenntnis über die Art des durchgeführten Eingriffes: handelt es sich um eine Mastoidektomie (Antrotomie) zur Beherrschung eines akuten Entzündungsprozesses, um eine Tympanoplastik bei chronischer Entzündung, um eine hörverbessernde Operation bei einer Otosklerose, um einen plastischen Eingriff bei einer Ohrmißbildung? Selbst dem Facharzt ist ohne Kenntnis der Vorgeschichte und des Operationstyps nicht immer sofort eine eindeutige Beurteilung eines von anderer Seite voroperierten Ohres möglich, da die modernen Ohreingriffe immer die Erhaltung bzw. Wiederherstellung eines möglichst normalen Zustandes des äußeren Ohres anstreben.

Die Zeit, da Ohroperationen vorwiegend ausgeführt wurden, um eine drohende Lebensgefahr zu bannen, ist längst vorüber; Ziel der überwiegenden Mehrzahl aller heute geübten Ohreingriffe ist vielmehr die Verhütung *möglicher* Komplikationen sowie die Erhaltung oder die Wiederherstellung der Ohrfunktion, vornehmlich des Hörvermögens. Unter Berücksichtigung dieses Gesichtspunktes sollte die Ohrnachbehandlung besonders subtil erfolgen.

1. Operationen am äußeren Ohr

Bei Eingriffen an der Ohrmuschel (Verletzungen, Othämatom, kosmetische Korrekturen, Tumorexstirpationen) ist zu bedenken, daß noch Wochen post operationem eine Perichondritis auftreten kann. Rötung, Schwellung, Schmerzhaftigkeit der Ohrmuschel deuten auf eine drohende oder bereits manifeste Perichondritis hin. Hochdosierte Antibiotikabehandlung, notfalls rechtzeitige Exzision von nekrotischen Knorpelpartien sind notwendig, um die bei spontanem Abheilen selten ausbleibende narbige Entstellung der Ohrmuschel zu verhindern.

Nach Eingriffen am Gehörgang (bei schweren Entzündungen, Exostosen, Narbenstenosen, exzessiven Fremdkörpern, Geschwülsten) ist vor allem eine narbige Stenosierung zu verhüten. Bisweilen müssen längere Zeit Gehörgangseinlagen aus Gummi oder Kunststoff getragen werden, um die ringförmige Narbenkontraktur zu verhindern. Eine regelmäßige Reinigung des Gehörgangs durch Spülungen mit körperwarmem Wasser ist angezeigt. Die Moulage wird vorher herausgenommen, nachher mit Salbe bestrichen und in ihrer richtigen Lage wieder in den Gehörgang eingesetzt. Cave zu tiefes oder zu wenig tiefes Einsetzen!

2. Eingriffe am Mittelohr

Die Operation am Mittelohr sind in den letzten beiden Jahrzehnten ganz entscheidend weiterentwickelt worden; nicht nur die Eingriffe selbst, auch die Nachbehandlung des operierten Mittelohres erfordert in den allermeisten Fällen ein großes Maß von spezieller Erfahrung, so daß wohl gesagt werden darf: ein operiertes Mittelohr bedarf bis zur völligen Abheilung, im Falle des Bestehens einer vom Gehörgang aus zugänglichen Operationshöhle sogar lebenslang, der Nachbehandlung durch den Facharzt. Dennoch sollte auch der Nichtotologe über die Grundlagen der modernen Ohrchirurgie und der Nachbehandlung operierter Ohren unterrichtet sein.

Angesichts des Charakters des größten Teiles moderner Mittelohreingriffe als einer plastischen, und zwar einer mikroplastischen Operation sollte bei der Nachbehandlung frisch operierter Ohren von jeder nicht sorgfältig mit dem Auge kontrollierbaren mechanischen Maßnahme abgesehen werden; Austupfen des Gehörgangs in seiner Tiefe sollte unterbleiben, um nicht das Mittelohr zu gefährden. Werden doch sehr oft feine Bindegewebs- oder Venenwandtransplantate sowie feinste Prothesen aus Draht und Kunststoff im Mittelohr eingebaut, deren Verschiebung durch unsachgemäßes Austupfen nicht nur die erwünschte Funktionsverbesserung zunichte machen, sondern darüber hinaus sogar eine Labyrinthitis oder eine Fazialislähmung provozieren kann.

Auch sei an dieser Stelle einmal vor dem oft unkontrollierten Einblasen von Puder in die Tiefe des Gehörgangs bzw. der Ohroperationshöhle gewarnt: Nach außen hin bewirkt eine solche Puderapplikation zwar oft ein Nachlassen der Sekretion, gar ein Trockenwerden des Ohres. In Wirklichkeit jedoch handelt es sich meist um die Schaffung einer durch Ohrsekret und Puder gebildeten Kruste, die vorübergehend den Sekretabfluß hemmt und unter der sich das Sekret staut und Entzündungen verursacht.

Tubendurchblasungen (Politzern) können ebenfalls in den ersten postoperativen Wochen für das plastisch aufgebaute Mittelohr gefährlich sein; sie bedürfen großer Vorsicht und Erfahrung und sollten am besten zunächst nur unter manometrischer Kontrolle ausgeführt werden.

Nach jedem Eingriff am Mittelohr muß unbedingt während der Nachbehandlung immer das Hörvermögen kontrolliert werden. Hörverbessernde Operationen werden ohnehin vom Facharzt laufend audiologisch überwacht und sollen hier nicht näher behandelt werden. Da aber nach jedem Mittelohreingriff einmal eine Labyrinthitis auftreten kann, sollte bei allen Operierten mindestens der Weber-Test bei jeder Sitzung der Nachbehandlung geprüft werden: unter der Voraussetzung, daß das nichtoperierte Ohr normal hört, wird die auf dem Scheitel (oder die Nasenwurzel, das Hinterhaupt, die oberen Schneidezähne, den Unterkiefer) mit breitem Fuß aufgesetzte Stimmgabel im operierten Ohr lauter wahrgenommen, d. h. »der Weber wird ins kranke Ohr lateralisiert«. Ändert sich diese Lateralisation, wird der Weber also nicht mehr ins operierte Ohr lateralisiert oder gar im nichtoperierten Ohr lauter gehört, so besteht zumindest der Verdacht auf eine Labyrinthkomplikation. Der Rinne-Test (Vergleich zwischen Luft- und Knochenleitung jedes einzelnen Ohres; »positiv« wenn die Luftleitung, »negativ« wenn die Knochenleitung lauter und länger gehört wird) kann diesen Verdacht untermauern: war er, wie nach Mittelohreingriffen, zunächst negativ, um beim Umschlagen des Weber positiv zu werden, so ist ein weiterer Hinweis auf eine Labyrintherkrankung, meist eine Labyrinthitis oder Labyrinthose, gegeben.

Auch die kurze informatorische Prüfung des Gleichgewichtsorgans gehört zur Ohrnachbehandlung. Hier ist insbesondere immer nach etwa vorhandenen Schwindelbeschwerden des Patienten zu fahnden. Klagt er über Schwindel, so muß auf einen Nystagmus geachtet werden: bei Fehlen einer Lupenbrille verdeckt man dem Patienten ein Auge und betrachtet das andere durch eine Lupe, die ihm ein Fixieren unmöglich macht. Ein solcher Kunstgriff wird viel eher Nystagmuszuckungen wahrnehmbar werden lassen als die einfache Beobachtung der beiden geöffneten Augen, die bei Fixation einen geringgradigen Nystagmus unterdrücken können.

Schließlich sollte auch die Funktion des Nervus facialis bei Ohroperierten überwacht werden.

Eine schonend durchgeführte Ohrspülung mit Leitungswasser von 37° C evtl. mit einem geringen Zusatz von Borwasser oder Wasserstoffsuperoxyd, ist bei verschmutzten operierten Ohren die probateste und ungefährlichste Reinigungsmethode. Bei solchen Ohrspülungen muß auf verschiedene Punkte geachtet werden:

1. Niemals mit hohem Druck spülen, sondern die Spülflüssigkeit unter mildem Druck in den Gehörgang einlaufen lassen.
2. Die zur Ohrspülung verwandte Spritze muß bruchfest sein (Metall, Kunststoff) und einen vorn stumpfen Ansatz haben, der nicht durch den Kolbendruck vom Spritzenkörper abgestoßen werden kann; ein in die Tiefe des Gehörgangs hineingetriebener Spritzenansatz kann unermeßlichen Schaden am Mittel- und Innenohr verursachen!
3. Man zielt mit dem Wasserstrahl am besten auf die hintere Gehörgangswand, etwa 2 bis 3 cm innerhalb der Concha: damit verhindert man ein direktes Auftreffen des Wasserstrahls auf Trommelfell, Transplantate und evtl. freiliegende Mittelohrpartien. Nach der Ohrspülung werden zweckmäßigerweise handelsübliche Ohrtropfen mit Antibiotikazusatz eingeträufelt.

Handelt es sich um einen Ohreingriff, der nicht — wie die heute meist geübten Ohroperationen — vom Gehörgang aus, sondern von einem retroaurikulären Zugang aus erfolgte, so bedarf auch diese Wunde bzw. Narbe für die ersten Wochen einer Nachbehandlung und Beobachtung. Vorsichtige Hautreinigung, evtl. Pflege mit Hautsalbe verstehen sich von selbst. Nach Mastoidektomien wird oft über längere Zeit eine Drainage am unteren Mundwinkel belassen, die nicht zu früh entfernt werden darf. Rötung und Schwellung der retroaurikulären Narbe deutet auf einen »Narbenabszeß«, in Wirklichkeit ein Rezidiv der Mittelohrentzündung, oder einen evtl. in der Mastoidhöhle zurückgelassenen Fremdkörper hin.

Nach hörverbessernden Operationen, namentlich solchen bei Otosklerose, hat der Patient häufig in der ersten Zeit unangenehme Hörsensationen: nicht nur daß er das wieder laute Hören als unangenehm störend empfinden kann; er hört auch zunächst in veränderter Qualität: hallend, dumpf, unter Betonung der tiefen Frequenzen. Diese Phänomene halten etwa 4 bis 8 Wochen nach einer Stapedektomie an, um dann — entsprechend der noch vorhandenen Innenohrleistung — einem normalen oder annähernd normalen Gehör zu weichen. Der Operierte sollte daher von seinem Arzt immer auf die Flüchtigkeit dieser zunächst lästigen Hörempfindungen hingewiesen werden. Ähnlich ist es mit den gelegentlich am Anfang auch vorhandenen geringgradigen Schwindelbeschwerden nach Innenohröffnungen; sie verschwinden im allgemeinen nach kurzer Zeit. Sollten sie jedoch anhalten oder zunehmen, dann wäre dies ein Hinweis auf eine Labyrinthitis oder Labyrinthose; solche Patienten bedürfen der sofortigen Kontrolle durch den Facharzt, am besten durch den Operateur.

Literatur

1) Hals-Nasen-Ohren-Heilkunde. Ein kurzgefaßtes Handbuch in drei Bänden, Stuttgart 1963/66.

Eingriffe an der Schilddrüse

Von H. E. Grewe und C. H. Schulz, Osnabrück

Verbesserungen der Anästhesie gestatten eine Erweiterung der Indikationsstellung und Durchführungen von Operationen größeren Umfanges an der Schilddrüse. Die Verfeinerung der Diagnostik durch Einführung neuer Methoden erlaubt eine gezielte chirurgische Behandlung, und die Möglichkeiten einer verbesserten Substitution gestatten selbst die vollständige Entfernung des Organes.

Die mannigfaltigen Erkrankungen sind allgemein bekannt; sie umfassen: Entzündungen, Vergrößerungen der Schilddrüse einschließlich der Hyperthyreosen und malignen Tumoren.

Entzündliche Erkrankungen

Akute Entzündungen der Schilddrüse sind selten; sie werden in der Regel durch Streptokokken und Staphylokokken verursacht, können aber auch im Gefolge der verschiedenen Infektionskrankheiten auftreten und bei einer allgemeinen Sepsis metastatische Abszesse hervorrufen. Die Behandlung der *akuten Strumitis* oder Thyreoiditis ohne Abszedierung erfolgt konservativ mit feuchtkalten Umschlägen unter Antibiotikaverabreichung. Kommt es zur eitrigen Einschmelzung, so ist gegebenenfalls nach vorheriger Probepunktion die frühzeitige Inzision über dem Orte der stärksten Fluktuation und Drainage der Abszeßhöhle erforderlich.

Spezifische Entzündungen treten bei Tuberkulose, Lues und Aktinomykose auf.

Unter den *chronischen Formen der Strumitis* ist die »eisenharte Struma« Riedel zu nennen, die sich durch derbe Konsistenz der mit der Umgebung verbackenen Schilddrüse auszeichnet, vorwiegend bei Männern auftritt und durch eine übermäßige Fibrose klinisch mit einer malignen Struma verwechselt werden kann. Eine weitere chronische Entzündungsform ist die überwiegend bei Frauen auftretende Struma lymphomatosa Hashimoto.

Diagnostik und Therapie machen eine klinische Behandlung aller entzündlichen Schilddrüsenerkrankungen notwendig.

Der euthyreote Kropf

Abgesehen von den heute seltenen Neugeborenen- und Aduleszentenkröpfen handelt es sich in der Regel um eine Erkrankung des Erwachsenenalters. Man unterteilt eine diffuse kolloidale, eine nodöse kolloidale und eine diffus-parenchymatöse Struma. Bei den umschriebenen Kropfformen findet sich häufig eine größere Kolloidansammlung in Form einer Zyste, die auf Grund ihres bräunlich-hämorrhagischen Inhaltes auch als Schokoladenzyste bezeichnet wird. Vereinzelt kommt es zu stärkeren Fibrosierungen und Kalkeinlagerungen. Nach der lokalen Ausbreitung unterscheidet man die retrosternale und intrathorakale Struma, den bei tiefer Inspiration hinter die obere Thoraxapertur zurücktretenden Tauchkropf und die übermäßig nach außen sich entwickelnde Struma permagna.

Die Indikation zur Resektion einer Struma ergibt sich aus den meist vorliegenden räumlichen Verdrängungserscheinungen und der Verlagerung der Trachea bei vorwiegend einseitig entwickeltem Kropf oder ihrer Kompression von beiden Seiten im Sinne der Säbelscheidentrachea. Kosmetische Störungen euthyreoter Strumen bedingen eine relative Operationsindikation. Einflußstauungen der Vena cava bei übergroßen und retrosternalen Strumen dagegen sind eine absolute Indikation.

Der Eingriff kann in Lokalanästhesie, besser in Endotrachealnarkose, vorgenommen werden. Die chirurgische Behandlung des Kropfes besteht in der doppelseitigen Resektion und breiten Freilegung der Trachea unter Belassen kleiner Schilddrüsenreste. Bei komplikationslosem Heilverlauf beträgt die Dauer des Krankenhausaufenthaltes gewöhnlich 10—14 Tage.

Hyperthyreose und Morbus Basedow

Die Basedowsche Erkrankung zählt zu den häufigsten Formen der Hyperthyreose. Die frühzeitige operative Behandlung mit subtotaler Strumektomie ergibt meist gute Dauerresultate. Die Indikation zur operativen Behandlung ist allerdings erst nach genauester interner Diagnostik und Therapie zu stellen.

Trotz der üblichen Vorbehandlung sind die Gefahren der Operation beim Basedow höher einzuschätzen als beim gewöhnlichen Kropf. Die Letalität liegt hier etwa bei 3%, bei der euthyreoten Struma bei ca. 0,5% Gefürchtet sind unmittelbar postoperative thyreotoxische Krisen, die durch intravenöse Gaben von Endojodin, Kortison und Herzglykosiden beherrscht werden können. Die Gefahren der Nachblutung liegen ebenso weit höher als bei hormonell inaktiven Strumen. Bis auf den meist längere Zeit noch bestehenden Exophthalmus bilden sich die Symptome des Morbus Basedow postoperativ zurück. Auf Grund der erforderlichen Vor- und Nachbehandlung beträgt die Dauer des Krankenhausaufenthaltes bei ungestörtem Heilverlauf durchschnittlich 4 bis 6 Wochen.

Myxödem und Kretinismus

Eine Unterfunktion der Schilddrüse kann im Gefolge einer zu ausgiebig vorgenommenen Resektion von Schilddrüsengewebe auftreten und sich als Myxödem mit Herabsetzung der geistigen Regsamkeit und Intelligenz sowie mit allgemein-körperlichen Schäden manifestieren. Während das Myxödem durch eine konsequente Substitutionstherapie mit Schilddrüsenpräparaten gebessert werden kann, sind die Erfolgsaussichten beim angeborenen endemisch verbreiteten Kretinismus gering, eine chirurgische Therapie ist nicht indiziert.

Struma maligna

Die Bezeichnung wird klinisch für alle bösartigen Geschwülste der Schilddrüse benutzt. Es herrschen die epithelialen Tumoren vor. Man unterscheidet die metastasierenden und die wuchernden Adenome (LANGHANS), solide und zystische Adenome,

Papillome und großzellige Adenome, die Parastruma maligna, das solide, das Platten-epithel- und das Zylinderzellkarzinom. Unter den Bindegewebssubstanz- und Gefäß-geschwülsten sind Sarkome, Hämangioendotheliome und Lymphangioendotheliome bekannt. Es gibt ferner Karzino-Sarkome, Teratome, Mischgeschwülste und metastati-sche Tumoren der Schilddrüse.

Die Struma maligna entwickelt sich stets auf dem Boden eines seit langem bestehen-den Kropfes. Auf Grund der oft jahrzehntelangen Kropfanamnese kommen maligne Strumen oft im Stadium der Inoperabilität zur klinischen Behandlung. Im Zustand schwerster Atemnot bringt die Tracheotomie nur noch eine Linderung des Leidens. Gelegentlich werden Rückbildungen nach Röntgenbestrahlung und interne Gaben von radioaktivem Jod beobachtet. Im Falle der Operabilität bietet nur die totale Exstirpation des Malignoms mit Ausräumung der erreichbaren Halslymphknoten Aussicht auf einen Erfolg.

Es darf in diesem Zusammenhang darauf hingewiesen werden, daß die Entstehung der Malignome auf dem Boden ursprünglich stets gutartiger Strumen die frühzeitige subtotale Strumaresektion rechtfertigt, womit eine sichere Malignomprophylaxe gege-ben ist.

Die *Prognose bösartiger Schilddrüsengeschwülste ist weitgehend von ihrem histolo-gischen Aufbau abhängig.* Es ist bekannt, daß die Lebenserwartung um so günstiger ist, je mehr papilläre Elemente der Tumor enthält. Weniger befriedigend sind die Resultate bei der Behandlung von follikulären und gemischt follikulär-papillären Karzinomen. Eine ungünstige Prognose zeigen das undifferenzierte Karzinom sowie alle Tumoren mit einem nichtepithelialen Ursprung.

Typische postoperative Komplikationen

Nach Eingriffen an der Schilddrüse können unabhängig vom Umfang und von der Dauer einer Operation allgemeine Komplikationen eintreten, wie sie gelegentlich auch im Gefolge anderweitiger chirurgischer Eingriffe bekannt sind. In erster Linie handelt es sich um Herz- und Kreislaufinsuffizienz, postoperative Schwankungen des Mineralhaushaltes und des Eiweißstoffwechsels, Pneumonien und thrombo-embolische Prozesse. Darüber hinaus aber sind weitere typische Früh- und Spätkomplikationen zu nennen, die auch trotz aller Sorgfalt eines Operateurs und ausgefeilter Operationstechnik vielfach nicht zu vermeiden sind.

Störungen der Wundheilung

Durch zahlreiche Faktoren kann der Verlauf einer Wundheilung gestört werden. *Postoperative Hämatome* treten vorzugsweise in den ersten Tagen auf. Die Ursache liegt an dem ausgeprägten Gefäßreichtum der Schilddrüse, andererseits bieten die zurückbleibenden Wundhöhlen der Strumalogen die Voraussetzung für Sickerblutun-gen. Eine präliminare Drainage ist deshalb nicht zu umgehen; sie wird in der Regel für 24 bis 48 Stunden belassen.

Akut bedrohliche Hämatome können durch Abgleiten von Ligaturen auftreten. Eine sofortige Reintervention ist in diesem Fall unumgänglich.

Trotz primärer Wundheilung treten häufig schon nach Tagen *Serome* auf, die abpunktiert oder nach stumpfer punktförmiger Spaltung entleert werden müssen. Oft wird der Operierte mit dieser an sich harmlosen Komplikation den weiterbehandelnden Arzt aufsuchen. Es genügt ein Verbandwechsel, je nach Absonderung, zwei- bis dreimal wöchentlich. Gewöhnlich versiegt das Serom ohne besondere Maßnahmen.

Anders liegt die Situation bei einer Infektion der Operationswunde. *Wundeiterungen* sind oftmals sehr langwierig und können überdies erhebliche Störungen der Narbenbildung hervorrufen. In gegebenen Fällen wird der weiterbehandelnde Arzt mit Resteiterungen konfrontiert. Bei Bedarf ist täglicher Verbandwechsel notwendig, das Einlegen eines Gummidrains oder einer Lasche kann von Vorteil sein. *Fadenfisteln* sind relativ selten. Man kann das Abstoßen des Fadens abwarten oder mit einem geeigneten kleinen Instrument versuchen, den Faden zu extrahieren. Dies sollte allerdings nur klinisch gemacht werden, da Nebenverletzungen bei blinden Fadenentfernungsversuchen bekannt sind. Es erscheint deshalb besser, bei länger bestehenden Fisteln eine operative Revision zu veranlassen; hierzu ist Klinikeinweisung erforderlich.

Alle aufgeführten Störungen der Wundheilung können zu narbigen Verziehungen führen, die allein schon aus kosmetischer Sicht eine *Narbenkorrektur* notwendig machen. Zweckmäßig ist die Exzision der alten Narbe, Mobilisierung der Wundränder und primäre Naht unter aseptischen Voraussetzungen. Ist die Narbe keloidartig verdickt, sollte frühestens 3 Monate nach abgeschlossener Wundheilung die Korrektur erfolgen; Klinikeinweisung hierzu ist notwendig.

Rekurrensschäden

Sie sind nicht grundsätzlich operationsbedingt. Bereits vor der Operation können sie infolge Druckwirkung der Struma auf den Nerven bestanden haben. Laryngologische Untersuchungen vor einer Operation sind deshalb zweckmäßig. Da eine Schädigung oder Verletzung des Nervus recurrens zum normalen Operationsrisiko der Schilddrüsenchirurgie zählt, bleibt die Frage offen, ob der Patient vor dem Eingriff über eine mögliche Stimmbandschwäche oder -lähmung aufzuklären ist. Die Frage wird zwar von den meisten Chirurgen bejaht, zu einem geringen Teil jedoch auch verneint. Eine postoperative Heiserkeit braucht nicht unbedingt als Rekurrensläsion gewertet zu werden, sie ist häufig nur Folge eines reversiblen Kehlkopfödems. Wird ein Stimmbandnerv ein- oder zweiseitig bei der Operation geschädigt, so ist die Ursache häufig nur in einer übermäßigen Luxation oder Traktion während der Operation zu sehen. Der Schaden ist fast immer reversibel, jedoch kann der Heilungsprozeß Wochen bis Monate andauern. Konsequente phoniatrisch-elektrische Behandlung und HNO-fachärztliche Kontrolluntersuchungen in gewissen zeitlichen Abständen sind erforderlich. Die beste Prophylaxe zur Vermeidung einer Mitunterbindung des Nervus recurrens ist der Verzicht auf eine Ligatur der Arteria thyreoidea inferior.

Durchtrennungen des Nerven sind selten, sie treten vorwiegend bei der Ausrottung der gesamten Schilddrüse bei einem Malignom auf. Diese Verletzung ist nicht reparabel. Eine doppelseitige Stimmbandlähmung führt in der Mehrzahl der Fälle zur Atembehinderung. Es ist von großer Bedeutung für den operierten Kranken, daß solche akuten Zustände sofort erkannt und gegebenenfalls die lebensrettende Tracheotomie vorgenommen wird (Näheres siehe dort).

Die postoperative Tetanie

Die versehentliche Mitentfernung von Epithelkörperchen ist zu vermeiden, wenn genügend Schilddrüsenhinterwand bei der Operation erhalten bleibt. Aber auch nach lege artis durchgeführten Operationen werden vereinzelt postoperative Tetanien beobachtet. Latente klinische Erscheinungen sind durch intravenöse Kalziumverabreichung zu bessern. Schwere postoperative Hypokalzämien müssen außer der Kalziumverabreichung auch mit Dihydrotachysterin (AT 10) behandelt werden. Die Einstellung der Dauertherapie soll immer in einer internen Klinik erfolgen. Regelmäßige Kontrollen des Kalziumspiegels durch den weiterbehandelnden Arzt sind erforderlich.

Das Kropfrezidiv

Rezidive nach Strumaresektionen treten gewöhnlich 5—10 Jahre später auf. Ihre Häufung in Endemiegebieten unterliegt geologischen und atmosphärischen Gegebenheiten. Die Größe der Rezidive ist sehr unterschiedlich. Eine Indikation zur Reoperation ist dann gegeben, wenn eine Überfunktion der Restschilddrüse, eine sichtbare kosmetische Störung, eine rezidivierende Trachealkompression oder Ösophagus- bzw. Gefäßeinengungen auftreten.

Kontraindiziert ist eine Rezidivoperation, wenn ohne wesentliche Vergrößerung der Schilddrüsenreste eine Trachealstenose vorliegt. Diese Stenosen beruhen aller Wahrscheinlichkeit nach auf einer Schädigung der Tunica adventitia tracheae. Die Größe der Rezidivlappen ist durch Szintigramm zu testen. Die Indikationsstellung zur Rezidivoperation ist sehr sorgfältig abzuwägen, da die Narbenverhältnisse eine anatomische Orientierung des Operateurs sehr erschweren. Entsprechend sind auch die Gefahrenmomente für mögliche Nebenverletzungen bei Rezidivoperationen größer und werden bis auf das Vierfache geschätzt.

Zur Klärung einer Reoperation ist eine genaueste klinische Durchuntersuchung notwendig.

Literatur

1) Biebl, M., und H. H. Becker: Chirurg 34 (1963), 5.
2) Breitner, B.: Chirurg. Op.Lehre, Bd. 2, Wien — Innsbruck 1955.
3) Nigst, H.: Chirurgie in der täglichen Praxis, 2. Auflage, Stuttgart 1965.
4) Pichlmayr, R.: Chirurg. Praxis, Jahrg. 11 (1967).
5) Saegesser, M.: Spezielle chirurg. Therapie, 4. Auflage, Bern und Stuttgart 1956.
6) Stich, R., und K. H. Bauer: Lehrbuch d. Chirurgie, 16./17. Auflage, Berlin — Göttingen — Heidelberg 1958.

Interne Nachbehandlung nach Eingriffen an der Schilddrüse

Von E. Klein, Bielefeld

Da jede Schilddrüsenoperation einen Eingriff in das komplizierte endokrine Regulationssystem mit Veränderung der homöostatischen Situation darstellt, sind teils auf kurze, teils auf lange Sicht hin Maßnahmen zur Aufrechterhaltung eines optimalen »Milieu interne« erforderlich. In diesem Sinne ist zwischen der unmittelbaren postoperativ-chirurgischen Nachsorge hinsichtlich Wundheilung sowie äußerer und innerer Narbenbildung und der speziellen Nachbehandlung zu unterscheiden. Letztere richtet sich sowohl nach der Art der Schilddrüsenkrankheit als auch nach Form und Ausmaß der vorgenommenen Operation. Im Prinzip soll jede Nachbehandlung eine dauerhaft reguläre Versorgung des Organismus mit Schilddrüsenhormonen unter Berücksichtigung der reaktiv beteiligten thyreotropen Hypophysenvorderlappenfunktion gewährleisten. Im Mittelpunkt aller therapeutischen Überlegungen steht deshalb das Verständnis für die normalen Beziehungen zwischen Hypophysenvorderlappen (HVL) und Schilddrüse und deren Störungen bei den verschiedenen Schilddrüsenkrankheiten.

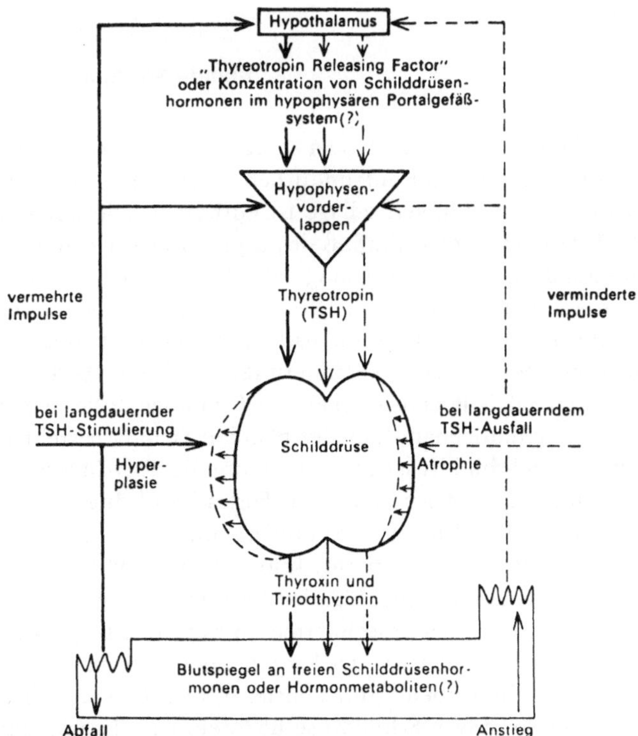

Abb. 1 Regulation der Schilddrüsentätigkeit

Die gesunde Schilddrüse arbeitet in Abhängigkeit von der Anregung durch das thyreotrope Hormon (TSH) des HVL und besitzt ohne diese, zum Beispiel nach Hypophysektomie, eine nur ungenügende Basalfunktion von etwa 10% der normalen Hormonproduktion. Das Zusammenspiel zwischen Schilddrüse und HVL ist durch ein System negativer Rückkoppelung homöostatisch geregelt mit dem Zweck, eine optimale Hormonversorgung des Organismus zu unterhalten. Das Maß dafür und gleichzeitig die regulierte Größe ist, vereinfacht ausgedrückt, der Blutspiegel an Schilddrüsenhormonen bzw. Hormonjod. Sinkt er aus exo- oder endogenen Gründen unter die individuelle Norm, z. B. infolge Mehrverbrauchs der Körpergewebe bei Wachstumsschüben sowie Hemmung der Schilddrüsentätigkeit durch Jodmangel, antithyreoidale Substanzen oder operative Verkleinerung des Organs, so bewirkt dies via Zwischenhirn und Hypophyse eine Mehrinkretion von TSH. Es mobilisiert die funktionellen Reserven der Drüse und verursacht, wenn das nicht ausreicht, als Kompensationsversuch eine Gewebshyperplasie. Letztere ist zunächst diffus, wird aber bei langdauernder Stimulierung sowie bei älteren Menschen früher als bei Jugendlichen knotig und als solche in zunehmendem Maße irreversibel. Andererseits führt ein Anstieg des Hormonjodspiegels im Blut, z. B. als thyreotropinbedingte Reaktion auf einen passageren Abfall oder unter der Zufuhr von Schilddrüsenhormonen, zu einer Hemmung der TSH-Abgabe aus dem HVL und damit zu einem Aktivitätsverlust der Schilddrüse, der bis zur völligen Inaktivität reichen kann.
Diese Regulationen funktionieren nur bei intakten Beziehungen zwischen Schilddrüse und HVL, sind jedoch defekt bei Hyperthyreosen, Hypothyreosen und manchen Hypophysenkrankheiten.

Die homöostatischen Verhältnisse sind bei den einzelnen Krankheiten recht unterschiedlich. Sie sollen deshalb als Voraussetzung für die Wahl von nachbehandelnden Maßnahmen zusammen mit diesen besprochen werden.

Blande Strumen

Sie kommen endemisch oder sporadisch, knotig oder diffus vor und sind gekennzeichnet durch ihren nicht entzündlichen, gutartigen Charakter bei ausreichender Hormonsynthese. Die Stoffwechsellage ist euthyreot, allerdings weitgehend nur dadurch, daß die Drüse unter dem Einfluß des thyreotropen Hormons kropfig hyperplasiert ist und nur auf diese Weise eine genügende Menge von Hormonen zu produzieren vermag. Die vermehrte Einwirkung von TSH auf die Schilddrüse ist der wesentliche pathogenetische Faktor besonders der sporadischen blanden Strumen, während im Endemiegebiet adenomatös-regressive Veränderungen auf dem Boden exogener Noxen (Jodmangel, antithyreoidale Bodenstoffe) eine selbständige Rolle spielen.
Die Standardbehandlung der blanden Struma besteht in der lebenslänglichen Medikation von Schilddrüsenhormonen, um die TSH-Inkretion zu blockieren und damit die Mehrtätigkeit der Schilddrüse in Fortfall zu bringen. Nur größere und durch Komplikationen im Halsbereich (Einflußstauung, Stridor, Dyspnoe) störende Kröpfe stellen eine Indikation zur Strumaresektion dar. Etwa 90% aller Schilddrüsenoperationen werden wegen oder bei einer blanden Struma durchgeführt.
In Anbetracht der geschilderten Pathogenese ist es verständlich, daß mit einer Strumaresektion die Ursache des Kropfleidens nicht beseitigt wird. Es wird der größte Teil der hormonbildenden Struma entfernt, und der verbleibende Rest soll die Tätigkeit der gesamten kropfigen Schilddrüse übernehmen. Zwangsläufig steht dieser Rest nun erst

recht unter betonter TSH-Stimulierung. Unabhängig von der Operationsmethode, abhängig aber vom Kropftyp kommt es bei einem mehr oder weniger großen Prozentsatz von Patienten zum Kropfrezidiv. Je jünger ein Patient ist, desto eher — und bei diffusen Strumen häufiger als bei knotigen — entsteht innerhalb von durchschnittlich 5 Jahren erneut eine Struma, bei juvenilen Kropfträgern in bis zu 80% der Fälle!

Die Nachbehandlung hat also ihren wesentlichen Sinn als Rezidivprophylaxe. Aus ganz einfachen Erwägungen geht hervor, daß sie nur in der Verabreichung von Schilddrüsenhormonen bestehen kann. Selbst in Endemiegebieten, in denen man einen exogenen Jodmangel als Kropfursache anschuldigt und eine Zeitlang mit einer postoperativen Jodmedikation als Prophylaxe auszukommen meinte, ist dieses Verfahren als wirkungslos erkannt, verlassen und durch die lebenslängliche Hormonmedikation ersetzt worden. Im Idealfall gibt man Dosen, die die unzureichende Hormonproduktion eines nicht TSH-stimulierten Drüsenrestes soweit ergänzen, daß damit der Hormonbedarf des Organismus gedeckt ist. Letzterer beträgt etwa 100 bis 200 Gamma L-Thyroxin täglich, so daß die Dauerdosis erfahrungsgemäß am besten etwas unterhalb dieser Größenordnung liegt: Tgl. 50—150 Gamma L-Thyroxin bzw. 0,05 bis 0,2 g Thyreoidea siccata. Ob die alleinige Verabreichung von Trijodthyronin das gleiche leistet, läßt sich für kürzere Zeiträume bejahen, für längere Jahre bleibt es zweifelhaft. Auf Grund der wesentlich schnelleren Abwanderung von Triojodthyronin aus der Blutbahn gegenüber Thyroxin ist dieser ohnehin nicht »physiologische« Hormonpartner nicht zu bevorzugen (die normale Hormonproduktion der Schilddrüse besteht zu 90% aus Thyroxin und nur zu 10% aus Trijodthyronin). Darüber hinaus hat es einen gewissen Sinn, trotz Hormonzufuhr — sofern man nicht eine »volle Ersatz«-Dosis wählt und damit den Drüsenrest völlig ruhigstellt — diesem gleichzeitig eine geringe Menge Jodid anzubieten unter der Vorstellung, daß dem Kropfleiden ein endo- oder exogener Jodmangel zugrunde liegt und eine Mindestzufuhr an Hormonbausteinen für den Drüsenrest gewährleistet sein soll. Es ist für das Zusammenspiel der endokrinen Drüsen und die zum Teil schnell notwendige Anpassung an Belastungs- und Entspannungssituationen sicher nicht gleichgültig, ob der Organismus nur durch zugeführte Schilddrüsenhormone im Stoffwechselgleichgewicht gehalten wird — wie bei der »volle Ersatz«-Dosis — oder ob ein durch Zufuhr zwar abgeschirmter, aber doch auf »Schon-Niveau« funktionierender Drüsenstumpf gegebenenfalls mit in Aktion treten kann. Aus diesem Grund bevorzugen wir zusammen mit anderen Autoren für die Rezidivprophylaxe der blanden Struma die Medikation von Thyreoidea siccata — dem ältesten Schilddrüsenpräparat, mit dem ja auch die bei weitem am meisten Erfahrungen vorliegen.

Die Tagesdosis soll auf einmal morgens nach dem Frühstück eingenommen werden. Unverträglichkeiten seitens der Herztätigkeit (Herzrhythmusstörungen, Herzklopfen, Angina pectoris), des Nervensystems (Unruhe, Zittern) und des Stoffwechsels (Gewichtsabnahme) sind, anders als bei der alleinigen konservativen Kropftherapie mit Schilddrüsenhormonen, völlig zu Unrecht gefürchtet und in den seltenen, überhaupt belegbaren Fällen lediglich ein Dosierungsproblem. Es gibt keine Erkrankung oder andere Situation als Grund, die Rezidivprophylaxe zu unterlassen. Ist sie versäumt worden, so lohnt sich ihr nachträgliches Einsetzen noch zu jedem beliebigen Zeitpunkt nach einer Operation, zumal die Hormonmedikation die wichtigste und häufigste Therapieform eines schon entwickelten Rezidivkropfes darstellt! Von Wichtigkeit ist, daß die Hormonbehandlung bei Frauen gerade während einer Schwangerschaft und

Stillzeit nicht etwa unterbrochen, sondern eher höher dosiert wird, unter anderem, um dem Risiko kongenitaler fötaler Strumen vorzubeugen.

Mit der hier erörterten Rezidivprophylaxe wird zugleich verhindert, daß sich infolge zu ausgiebiger Resektion oder trophischer bzw. immunologisch bedingter Schädigung des belassenen Drüsenrestes eine postoperative Hypothyreose oder gar ein komplettes Myxödem entwickeln. Deren Substitution wird quasi vorweggenommen. Selbst wenn die Hormondosis unter diesem Aspekt zu niedrig angesetzt wurde, sind die erfahrungsgemäß oft jahrelang verkannten und fehldiagnostizierten Ausfallserscheinungen nie so belastend für den Organismus wie in unbehandeltem Zustand.

Ebenfalls verhindert wird durch die Rezidivprophylaxe mit Schilddrüsenhormonen die nach Operation blander Strumen zwar seltene, aber immerhin vorkommende Entwicklung einer postoperativen endokrinen Ophthalmopathie. Dieses nach der Operation hyperthyreotischer Schilddrüsen gefürchtete, da therapeutisch nur schwer beeinflußbare Augenleiden (Lidödeme, Protrusio bulborum bzw. ihre Progredienz, Augenmuskelparesen, Horn- und Bindehautkomplikationen) entsteht im Rahmen der postoperativ veränderten Relationen zwischen HVL und Schilddrüse durch Ausschüttung des Exophthalmus produzierenden Faktors (EPF) aus dem HVL. Bei vorhandener Disposition stellt eine postoperativ länger anhaltende hypothyreote Phase gelegentlich die auslösende Ursache für das Auftreten der endokrinen Ophthalmopathie dar, so daß mit einer sorgfältigen, spätestens unmittelbar postoperativ eingeleiteten Rezidivprophylaxe auch dieser Faktor ausgeschaltet wird.

Außerordentlich bewährt hat es sich, schon Monate vor der geplanten Resektion einer blanden Struma mit der Hormonbehandlung zu beginnen, da sie in fast jedem Fall wenigstens zu einer Verkleinerung und Minderdurchblutung der Struma führt, die Operationsbedingungen wie bei einer sog. »Plummerung« verbessert, zugleich aber zwanglos schon die Rezidivprophylaxe einleitet.

Eine besondere Situation ist gegeben, wenn ausnahmsweise seiner Größe wegen im Jugendalter eine kongenitale hypothyreotische Struma mit Jodfehlverwertung (bei sporadischem Kretinismus, angeborenem Kropf-Schwerhörigkeits-Syndrom) operiert werden mußte. Hier ist es besonders wichtig, daß bis zur Normalisierung der Stoffwechsellage eine Behandlung mit Schilddrüsenhormonen vorangegangen ist, und diese dann lebenslänglich beibehalten bleibt. Im Jugendalter muß zur Vermeidung von körperlichen und geistigen Entwicklungsstörungen höher als bei Erwachsenen dosiert und wenigstens alle 6–12 Monate durch körperliche, Serumcholesterin- und Hormonjoduntersuchungen kontrolliert werden.

Schilddrüsen-Malignome

Für alle Formen von Schilddrüsen-Malignomen stellt die Operation die wichtigste Therapiemaßnahme dar. Es hängt vom Typ und Stadium der Erkrankung ab, ob ein chirurgischer Eingriff möglich ist und welche Nachbehandlung er nach sich zu ziehen hat. Naturgemäß sind in jedem Einzelfall so viele Details und Besonderheiten zu berücksichtigen, daß die Operation eigentlich immer nur einen, wenn auch stets den ersten Teil des gesamten Therapieplanes ausmacht. Dessen Vielfalt kann hier nicht erörtert werden.

a) Jeder Operation eines Schilddrüsen-Malignoms hat sich eine Strahlentherapie anzuschließen. Die einzige Ausnahme stellt die komplette Entfernung eines lokal, d. h. in die Halslymphknoten noch nicht metastasierten follikulären oder papillären Adenokarzinoms dar. Die in allen anderen Fällen notwendige Strahlenbehandlung kann durch Röntgen- oder Hochvoltqualitäten (bei undifferenzierten Karzinomen und Sarkomen) oder bei jodspeichernden Tumoren (manche differenzierten Adenokarzinome) und deren Metastasen intern mittels Radiojod (J^{131}) erfolgen. Extern werden sog. volle Tumordosen, intern je nach Ausdehnung, Jodspeicherfähigkeit und Reaktion des noch vorhandenen Tumorgewebes 200—2000 mCi J^{131} fraktioniert appliziert. Letzteres Vorgehen ist an komplizierte Spezialuntersuchungen gebunden.

b) Zusammen mit strahlentherapeutischen Maßnahmen oder nach Ausschöpfung derselben ist bei undifferenzierten Karzinomen und Sarkomen häufig eine Chemotherapie von Nutzen, während sie sich bei differenzierten Adenokarzinomen so gut wie immer als zwecklos erweist. In Betracht kommen Langzeit- oder Stoßbehandlungen mit Nebennierenrinden-Steroiden und / oder Zytostatika wie bei anderen Organ- oder generalisierten Tumoren auch. Schmerzen durch Skelettmetastasen oder sogar diese selber lassen sich gelegentlich durch Anabolika günstig beeinflussen.

c) Unabhängig vom Ausmaß des chirurgischen Eingriffes und vom Tumortyp erhalten überdies alle wegen eines Schilddrüsen-Malignoms operierten Kranken als Basistherapie lebenslänglich Schilddrüsenhormone in Form von etwa tgl. 0,1—0,2 g Thyreoidea siccata oder 100—200 Gamma L-Thyroxin (L-Thyroxin-Henning). Sie hemmen die Abgabe von TSH aus dem HVL — des Hormons, von dem bekannt ist, daß es das Wachstum zum mindesten von differenziertem Tumorgewebe fördert. Zugleich wird mit dieser Medikation eine mögliche postoperative Hypothyreose substituiert und ebenso wie bei der Rezidivprophylaxe blander Strumen gibt es keine Kontraindikationen gegen diese wichtige Maßnahme. Die Überlebensdauer ist deutlich länger als ohne Hormonbehandlung.

Schilddrüsen-Entzündungen

War wegen einer abszedierenden Thyreoiditis oder Strumitis unter Antibiotika inzidiert worden, so muß durch 3—4wöchige Radiojodstoffwechsel-Kontrollen mit Szintigrammen der weitere Verlauf kontrolliert werden. Bei funktionellen oder größeren lokalen Defekten, die sich als mangelhafte Jodaufnahme oder szintigraphisch »kalte« Bezirke äußern, beginnt man sobald wie möglich, wenn nötig unter Antibiotika-Schutz, eine etwa 4—12 Wochen lange Behandlung mit fallenden Dosen von Nebennierenrinden-Steroiden (z. B. je eine Woche lang tgl. 30, 25, 20, 15, 10, 5 mg Prednison oder Prednisolon). Sie sorgt, so gut das heute möglich ist, für eine Restitution der entzündlich ausgefallenen Drüsenbezirke. Ansonsten riskiert man eine postentzündliche Hypothyreose.

Erfolgte eine Keilexzision oder ausgedehntere Operation wegen einer eisenharten Struma (Thyreoiditis) vom Typ Riedel, so gibt man ebenfalls lebenslänglich Schilddrüsenhormone; auch lohnen sich stoßweise Serien von Nebennierenrinden-Steroiden und Antibiotika, jeweils etwa 3–4mal für 3–6 Wochen pro Jahr entsprechend dem örtlichen und dem Allgemeinbefund (Blutkörperchensenkungsgeschwindigkeit, Leukozytenzahl).

Hyperthyreosen

Die Nachbehandlung bedarf in jedem Fall komplizierter differentialtherapeutischer Überlegungen, schon weil stets sehr verschiedenartige Vormedikationen erforderlich waren, die abgebaut oder in eine Weiterbehandlung umgewandelt werden müssen. Bei dieser Erkrankungsform der Schilddrüse sind – mit Ausnahme der Hyperthyreose durch ein toxisches Adenom – die Relationen zwischen HVL und Schilddrüse defekt und demzufolge postoperativ am ehesten Komplikationen durch Entgleisungen der Regulationsfähigkeit zu befürchten. Das sowie die ausgezeichneten Therapiemöglichkeiten mit Radiojod sind auch die Gründe für die zunehmend eingeengte Indikation zur Operation einer hyperthyreotischen Schilddrüse: Sie kommt nur in Betracht bei größeren hyperthyreotischen Strumen und beim toxischen Adenom, nicht bei Hyperthyreosen ohne Struma und insbesondere nicht bei Anwesenheit von mehr als belanglosen endokrinen Augensymptomen.

a) Nach operativer Entfernung eines toxischen Schilddrüsen-Adenoms stellt sich die Situation deshalb relativ einfach dar, weil bei dieser Krankheitsform die Beziehungen zwischen HVL und Schilddrüse zwar besonders belastet, jedoch intakt waren. Durch die übermäßige Hormonproduktion des deshalb »toxisch« genannten solitären Drüsenknotens ist der übrige gesunde Teil der Schilddrüse homöostatisch ruhiggestellt. Er wird nach der Entfernung des Adenoms und dem Fortfall der überproduktionsbedingten Hemmung des HVL durch das nun wieder ausgeschüttete endogene TSH zu einer regulären Tätigkeit stimuliert. Da ein toxisches Adenom präoperativ nicht mit antithyreoidalen Mitteln vorbehandelt sein sollte, braucht man eigentlich postoperativ nur die Erholungsphase der Schilddrüse über etwa 2–6 Monate hin gelegentlich durch körperliche und Jodstoffwechseluntersuchungen zu kontrollieren und gegebenenfalls eine Herzbehandlung fortzusetzen oder einzuleiten, falls dieses Organ als Folge der Hyperthyreose geschädigt sein sollte. Eine spezielle Nachbehandlung erübrigt sich; eine hyperthyreotische Entgleisung des verbliebenen, vorher ja inaktiven Drüsengewebes wird nicht riskiert und ein etwa sich entwickelndes neues toxisches Adenom ist erstens selten und läßt sich überdies nicht etwa durch eine besondere Rezidivprophylaxe verhüten. Nach der Operation eines toxischen Adenoms gibt es grundsätzlich keine hyperthyreotische Exazerbation. Wird die notwendige präoperative Jodbehandlung (»Plummerung«) spätestens innerhalb von 2–4 Tagen nach der Operation abgesetzt, so entfallen alle Voraussetzungen für eine etwa später auftretende sog. Basedowifizierung bzw. Spätkrise.

b) Nach der subtotalen Thyreoidektomie wegen einer diffusen oder mehrknotigen hyperthyreotischen Struma sind zunächst die vorangegangene kombinierte Standardbehandlung mit antithyreoidalen Mitteln und Schilddrüsenhormonen sowie die sich anschließende »Plummerung« abzubauen. Letztere sollte in keinem Fall länger als eine Woche postoperativ ausgedehnt und dabei ohnehin kontinuierlich reduziert werden, während man gleichzeitig, in Abhängigkeit vom klinischen Bild, wieder mehr oder weniger hohe Dosen von antithyreoidalen Substanzen (20—40 mg Methylmercaptoimidazol oder 50—150 mg Propylthiouracil tgl.) unbedingt zusammen mit Schilddrüsenhormonen am besten in Form von tgl. 25—75 Gamma L-Thyroxin (L-Thyroxin Henning) oder 20—40 Gamma L-Trijodthyronin (Thybon von Hoechst) gibt. Diese Medikation wird langsam reduziert und sollte bei fehlender Tendenz der Hyperthyreose zur postoperativen Exazerbation oder Progredienz nach etwa spätestens 1—3 Monaten beendet sein. Der erreichte Effekt wird im ersten Jahr nach einer Operation alle 4 Monate, später alle Jahre kontrolliert. Es sei hier bemerkt, daß aus verschiedenen Gründen die Diagnose einer erneuten Hyperthyreose nach einer früheren Schilddrüsenoperation viel schwieriger ist, als die einer Ersterkrankung.

Die Therapie einer postoperativen toxischen Früh- oder Spätkrise, in der typischerweise der Blutspiegel an Schilddrüsenhormonen normal oder sogar auffällig niedrig ist, und die deshalb nur klinisch diagnostiziert werden kann, besteht nach wie vor in der sofortigen Zufuhr hoher Joddosen (am ersten Tag 4,0—8,0 ccm Endojodin i. v., an den folgenden Tagen je nach Befund gleichbleibend oder schon langsam weniger, insgesamt nicht länger als maximal 14 Tage) und antithyreoidalen Substanzen (tgl. 100—300 mg Favistan, i. v., nur über Wochen und Monate hin langsam zu reduzieren und bald mit Schilddrüsenhormonen zu kombinieren). Das Jod muß stets früher abgesetzt werden als das antithyreoidale Mittel! Unbedingt vom ersten Tag an verabreicht man ferner wegen der stets vorhandenen Nebennierenrinden-Insuffizienz unter Umständen tgl. bis zu 200 mg Prednison oder auch Hydrokortison, ferner Antibiotika, parenteral reichlich Vitamine sowie Cardiaca und Kreislaufmittel, gegebenenfalls Infusionen je nach Situation. Die Meinungen über den Wert einer Unterkühlung sind bei der postoperativen Krise geteilt.

Auch wenn Hyperthyreosekranke mit endokriner Ophthalmopathie grundsätzlich nicht der Operation, sondern der medikamentösen Behandlung zugeführt werden, ist bei etwa 5% aller operierten Fälle ohne entsprechende Nachsorge mit einer postoperativen Manifestation oder Progredienz von endokrinen Augensymptomen zu rechnen. Ihre Pathogenese ist schon unter Abschnitt 1 kurz skizziert, doch wird eine postoperative Entgleisung der hypophysären Hormonausschüttung in Richtung zum EPF bei Hyperthyreosen wegen der ohnehin vorhandenen Defekte im Regulationssystem noch am ehesten realisiert. In dieser Hinsicht gefährdete oder, besser (weil das nur mit großer Erfahrung zu konstatieren ist) alle subtotal thyreoidektomierten Hyperthyreosekranken werden deshalb postoperativ wenigstens während der ersten Monate und gegebenenfalls länger mit einer genügenden Dosis von L-Thyroxin (50—100 Gamma tgl.) oder L-Trijodthyronin (20—40 Gamma tgl.) nachbehandelt. Dies auch dann, wenn nicht wegen der evtl. noch eine Zeitlang persistierenden Hyperthyreose zugleich antithyreoidale Mittel verabreicht werden müssen. Man vermeidet dadurch ein passageres Hormondefizit, welches als primum movens für die gravierende hypophysäre Dysregulation mit Ausschüttung des EPF angeschuldigt wird. Bei trotz diesen Vorgehens ersten Anzeichen von endokriner Ophthalmopathie oder deren Progredienz kombiniert man mit (oder tauscht man aus gegen) D-Thyroxin (tgl. 0,5—1,0 mg Dethyrona), weil allein dieses Hormonderivat die EPF- (nicht die TSH-) Abgabe aus dem HVL zu blockieren vermag. Darüber hinaus bewähren sich den EPF in der Peripherie paralysierende Prednisonstöße (etwa 2—3mal jährlich für je 3 Wochen lang fallende Dosen, beginnend mit 20—30 mg tgl.). Unter Umständen muß jahrelang in diesem Rhythmus verfahren werden, da eine postoperativ entstandene oder deutlich progrediente endokrine Ophthalmopathie ein fast schwereres Krankheitsbild abgibt als die vorangegangene Hyperthyreose.

Im engen Zusammenhang mit dem Problem der postoperativen endokrinen Ophthalmopathie nach Hyperthyreose-Operationen steht die Frage der Rezidivprophylaxe der hyperthyreotischen Struma in gleichem Sinne wie bei einer blanden Struma. Die Rezidivhäufigkeit ist für beide Kropfarten praktisch gleich hoch, wobei eine wegen Hyperthyreose operierte Schilddrüse später eher blande als erneut hyperthyreotisch hyperplasieren wird. Es ist bekannt, daß der nach Operation einer hyperthyreotischen Drüse verbliebene Stumpf seinen beschleunigten Jodumsatz auch dann beibehält, wenn sich schon eine Euthyreose eingestellt hat. Trotzdem gerät er in eine sich zunehmend normalisierende Abhängigkeit vom HVL, so daß sich das Regulationssystem wieder restituiert. Der Zeitpunkt dieser Vorgänge läßt sich durch sog. Suppressionsteste mit Hilfe von Radiojod und Hormonjodanalysen im Blut relativ genau festlegen. Diese Situation verbietet eine auch nur geringe zusätzliche Jodzufuhr, wie sie bei der Rezidivprophylaxe mit Thyreoidea siccata gegeben ist, wegen der Gefahr einer unerwünschten Aktivierung des Drüsenstumpfes trotz seiner partiellen Suppression durch den Hormongehalt der Droge. Man wird deshalb in allen diesen Fällen, insbesondere nach der Operation diffuser und großer hyperthyreotischer Strumen, eine Kropfrezidiv-Prophylaxe mit kleinen Dosen synthetischer Hormone bevorzugen und früher oder später innerhalb des ersten Jahres nach einer erfolgreichen Operation mit tgl. 50—100 Gamma L-Thyroxin oder 20—40 Gamma L-Trijodthyronin beginnen. Auf Grund physiologischer Erwägungen bevorzugen wir das L-Thyroxin.

Postoperative Hypothyreose und Myxödem

Bei sorgfältiger Beachtung der oben geschilderten Maßnahmen der Nachbehandlung, insbesondere der Rezidivprophylaxe der Struma, kann sich späterhin allenfalls eine leichte Hypothyreose, nie ein komplettes Myxödem manifestieren. Die operierten Patienten sind durch die Hormonmedikation selbst dann gegen myxödematöse Stoffwechselentgleisungen geschützt, wenn der belassene Drüsenstumpf komplett zugrunde gehen sollte. Allenfalls machen sich dann bei relativ niedriger Hormondosierung im Laufe der Zeit doch hypothyreote Stigmata bemerkbar, die eine Erhöhung der Hormondosis im Sinne einer regelrechten Substitution erfordern. Die dann in Betracht kommenden Dosen liegen zwischen 0,1 und 0,2 g Thyreoidea sicca bzw. 100—200 Gamma L-Thyroxin tgl. Nie braucht man bei solcher Gelegenheit zusätzlich Nebennierenrinden-Steroide zu geben. Nach den häufig subklinischen hypothyreoten Zeichen muß man gezielt fragen, um sie rechtzeitig zu erkennen: Zunehmende Kälteintoleranz, trockene Haut, schlaffe Oberlider, tiefere Stimme, Neigung zu vorher ungewöhnlicher Obstipation und zu Depressionen, allgemeine Verlangsamung und Aktivitätseinbuße, gelegentlich auch Gewichtszunahme.

Drastischer und als Vielzahl von Einzelsymptomen bis hin zum Vollbild des kompletten Myxödems entwickeln sich diese Erscheinungen, wenn eine Rezidivprophylaxe versäumt oder bewußt nicht betrieben wurde und das belassene Schilddrüsengewebe zugrunde ging. Es bedarf dann, oft weniger zur Sicherung der Diagnose denn als Basis für Therapiekontrollen, einiger Laboratoriumsuntersuchungen wie Grundumsatz-, Serumcholesterin- und Hormonjodbestimmungen. Die Behandlung muß mit kleinen Hormondosen, z. B. tgl. 0,05 g Thyreoidea siccata oder 25 Gamma L-Thyroxin -- falls es schneller gehen soll mit etwa 20 Gamma L-Trijodthyronin — einsetzen und innerhalb von ca. 3 Monaten auf die notwendige Erhaltungsdosis — bei Erwachsenen meist 0,1 g Thyreoidea siccata oder 100—200 Gamma L-Thyroxin, bei Kindern mehr — gesteigert werden. Anderenfalls geben Unverträglichkeiten zu Komplikationen wie Angina pectoris oder spastischen Beschwerden Anlaß, die bei richtigem Vorgehen nie auftreten bzw. sich dabei sogar bessern. Je länger eine Hypothyreose dauerte und je schwerer sie sich darstellt, desto unerläßlicher ist eine Begleitmedikation von kleinen Dosen Nebennierenrinden-Steroiden für die ersten 2—3 Monate. Sie hat den Sinn, das Risiko eines Versagens der durch die hypothyreote Stoffwechsellage geschädigten und unter der beginnenden Substitution mit Schilddrüsenhormonen unter Umständen schneller überforderten als sich erholenden Nebennierenrinde abzufangen. Überdies wirken Glukocorticoide entquellend auf die »myxödematösen« Ansammlungen von Mucopolysacchariden, und dadurch kommt es zu einer schnelleren Besserung von Zustand und Befinden als unter Schilddrüsenhormonen allein. Man verabreicht etwa 2,5—10 mg Prednison oder Prednisolon tgl., ebenfalls eher mit der geringeren Dosis beginnen, sie dann leicht erhöhend und schließlich wieder reduzierend. Ein substituiertes Myxödem muß nach guter Einstellung etwa alle 9—12 Monate hinsichtlich der Stoffwechsellage kontrolliert werden. Es gibt darüber hinaus keinen einzigen Grund, die Substitution jemals zu unterbrechen.

Postoperativer Hypoparathyreoidismus (Tetanie)

Diese mit einer Häufigkeit von 1—2% vorkommende postoperative Komplikation ist keineswegs immer auf ein Mitentfernen der Nebenschilddrüsen, sondern ebenso *häufig auf eine nur passagere Behinderung der Blutversorgung dieser Organe zurückzuführen und dann reversibel.* Hinzu kommt, daß eine schon präoperativ bestehende relative (Belastungs-)Insuffizienz der Nebenschilddrüsen als Folge des Operationstraumas vorübergehend manifest wird und ebenso wenig etwa als postoperative »Tetanie« aufzufassen und zu behandeln ist wie im gleichen Sinne zunehmende tetanische Symptome und Beschwerden bei vegetativ-labilen Personen mit Normokalzämie. Im letzteren Fall behandelt man lediglich mit Kalzium und Sedativa. Voraussetzung für die Diagnose eines postoperativen *Hypoparathyreoidismus* ist deshalb ein Serumkalzium von weniger als 4,0 mval (8,0 mg%), wobei manifeste tetanische Symptome erst unterhalb von 3,0 mval (6,0 mg%) bei gleichzeitiger QT-Verlängerung im Ekg auftreten. Die Sulkowitsche Probe auf Kalziumausscheidung im Harn ist für diagnostische Zwecke zu ungenau. Je nach dem Schweregrad reichen die tetanischen Sensationen von uncharakteristischen schmerzhaften Muskelspasmen im Bauch- *(Splanchnotetanie)*, Brust- *(Angina pectoris tetanica, Dyspnoe)* und Extremitätenbereich über *migränöse Kopfschmerzen und Sensibilitätsstörungen bis zu typischen Karpopedalkrämpfen* bei erhaltenem Bewußtsein.

Eine parathyreogene Tetanie tritt in der Regel 2—3 Tage nach einer Strumektomie, selten schon früher oder erst später auf. Sie wird in diesem Stadium als *akut* bezeichnet und soll zunächst nicht mit Vitamin D oder AT-10, sondern während der ersten 14 Tage nur mit Injektionen von Kalzium-Glukonat (10,0 ccm einer 10prozentigen Lösung enthalten 89 mg Kalzium-Ionen) in 6—12stündigen Abständen behandelt werden. Selten sind Infusionen von 600 mg Kalzium-Ionen in 3—4 Stunden nötig. Die bedrohlichen Krampfanfälle verschwinden dabei immer, man gibt zusätzlich eine kalziumreiche, aber phosphatarme Kost. Sie enthält keine Milch, zusätzlich jedoch Kalzium-Brausetabletten und Aluminiumhydroxyd, um die Phosphatresorption im Darm zu behindern. Praktisch wird dabei jeder Patient innerhalb von Tagen beschwerdefrei, ausnahmsweise sind darüber hinaus vorübergehend Nebenschilddrüsenextrakt, Kortikosteroide oder Magnesium von Nutzen. Für die weiteren therapeutischen Überlegungen ist die Tatsache von Bedeutung, daß evtl. verbliebene und nur trophisch gestörte Epithelkörperchen unter dem Anreiz einer Hypokalzämie oft zur Regeneration neigen. Um diese Tendenzen nicht zu behindern, setzt man die soeben geschilderte Therapie nach etwa 1—2 Wochen zunächst langsam wieder ab. Bleiben dann tetanische Erscheinungen dauerhaft aus, so hatte es sich um einen akuten passageren Hypoparathyreoidismus gehandelt.

Treten erneut die alten Symptome wieder auf, so liegt mit größter Wahrscheinlichkeit eine *chronische parathyreogene Tetanie* vor und muß substituiert werden. Dazu sind Vitamin D (D_1 und D_2) sowie Dihydrotachysterin (AT-10) geeignet, ersteres wegen seiner konstanteren Wirkung vorzuziehen. Man beginnt mit 1—2mal 15 mg Vitamin D oder gleichen Mengen AT-10 oral in der ersten Woche oder mit einem einmaligen Stoß von etwa 60—90 mg und richtet die weitere Dosierung nach dem Verhalten von Serumkalzium und Sulkowitchscher Probe im Harn. In jedem Fall sollte die Kost kalziumreich und phosphatarm sein, so daß man die Medikation von 3mal tgl. Aluminiumhydroxyd, gegebenenfalls auch Kalzium-Brausetabletten wieder aufnimmt. Der substitutive Bedarf ist im einzelnen Fall sehr unterschiedlich. Eine Überdosierung ist wegen der Risiken von Hyperkalzämie mit Niereninsuffizienz zu vermeiden. Das Serumkalzium muß zunächst wöchentlich, später monatlich bis mehrmonatlich kontrolliert werden. Es soll zwischen 4,5 und 5,0 mval (9,0 bis 10,0 mg%) liegen.

Literatur

1) Bansi, H. W.: Schilddrüse. In: Handbuch der Inneren Medizin 7/1, Berlin — Göttingen — Heidelberg 1955.
2) Crispell, K. R.: Current concepts in hypothyroidism. Oxford — London — New York — Paris 1963.
3) Fuchsig, P., Keminger, K.: Chirurg 32 (1961), 156.
4) Grab, W., Oberdisse, K.: Die medikamentöse Behandlung der Schilddrüsenerkrankungen. Stuttgart 1959.
5) Höfer, R., in: Fortschritte der Schilddrüsenforschung. Herausgegeben von K. Oberdisse u. E. Klein, Stuttgart 1962.
6) Horster, F. A.: Endokrine Ophthalmopathie. Berlin — Heidelberg — New York 1967.
7) Huber, P.: Wien. klin. Wschr. 62 (1950), 165.
   Langenbecks Arch. Chir. 295 (1960), 138.
   Wien. med. Wschr. 113 (1963), 826.
8) Klein, E.: Der endogene Jodhaushalt des Menschen und seine Störungen, Stuttgart 1960.
   Therapie der Gegenwart 103 (1964), 983.
   Internist 6 (1965), 30.

13. Symposion der Deutschen Gesellschaft für Endokrinologie, Berlin — Heidelberg — New York 1967.

 9) König, M. P.: Internist 4 (1963), 327.

10) Means, J. H., de Groot, L. J., Stanbury, J. B.: The thyroid and its diseases. New York — Toronto — London 1963.

11) Oberdisse, K.: Wien. med. Wschr. 113 (1963), 829.

12) Oberdisse, K., Klein, E.: Die Krankheiten der Schilddrüse. Stuttgart 1967.

13) Papst, H. W., K. W. Frey, C. Strohm, H. G. Heinze: Verb. Dtsch. Ges. Inn. Med. 70, 908.

14) Werner, S. C.: Thyrotropin. Springfield, Ill., 1963.

Eingriffe an der Brustwand

Von G. Schoefer, Vogelsang-Gommern

Eine häufige Ursache für operative Eingriffe an der Brustwand stellt das Pleuraempyem dar, entstanden nach unspezifischen oder spezifischen Erkrankungen der Lunge und Pleura, nach intrathorakalen Operationen oder Thoraxtraumen. Eine weitere Indikation bildet die Behandlung der Lungentuberkulose mit Kollapseingriffen wie intrapleuraler Pneumothorax, extrapleurale Pneumolyse, Thorakoplastik, Kunststoffplombierung, Kavernostomie. Seit Einführung der Lungenresektion sowie der modernen Chemotherapie sind diese früher sehr ausgiebig verwandten Verfahren in den Hintergrund getreten.

Andere Gründe für Brustwandoperationen sind bösartige und gutartige Geschwülste, ausgehend von den Weichteilen bis zur Pleura oder auch vom Knochengerüst. Seltener bilden Mißbildungen oder isolierte entzündliche spezifische oder unspezifische Veränderungen der Brustwand einen Anlaß.

Pleuraempyem

Operative Maßnahmen sind erforderlich, wenn ein eitriger Erguß weder spontan resorbiert noch durch Punktions- oder Drainagebehandlung ausgeheilt werden kann.

Dekortikation

Die Dekortikation bzw. Empyemsackentfernung steht an erster Stelle der Behandlungsmaßnahmen beim persistierenden Pleuraempyem (6, 12). Bei diesem Eingriff wird das Empyem einschließlich pulmonaler und pleuraler Schwarte entfernt. Die »entrindete« Lunge soll sich postoperativ der Brustwand anlegen und verkleben. Intraoperativ kann auch, falls erforderlich, die Resektion von Lungenteilen kombiniert werden, zumal das Empyem meist sekundär durch intrapulmonale Erkrankungen entstanden ist. Bei mediastinalen Schwartenlösungen ist eine Verletzung des N. phrenicus und nachfolgende Zwerchfellparese mit Zwerchfellhochstand und paradoxer Atmung möglich. Durch Schädigung des zervikalen Sympathikus kann ein Hornerscher Symptomenkomplex resultieren, der aber spontan rückbildungsfähig ist. Wenn die Lunge den Thoraxraum vollständig ausgefüllt hat, ist mit Spätkomplikationen nach Dekortikation kaum zu rechnen.

Falls mit dem Eingriff ein spezifisches Empyem bei gleichzeitig bestehender Lungentuberkulose behandelt wurde, kann es zu einer Exazerbation der durch die Lungenausdehnung irritierten (auch älteren) Herde kommen. Meist werden deshalb bei diesen Patienten anschließend 4—5monatige Heilverfahren mit tuberkulostatischer Therapie durchgeführt. Ambulant sind Röntgenkontrollen sowie Kontrollen der BSR und des Sputums in zunächst drei-, später sechsmonatigen Abständen erforderlich. Je nach Angabe der behandelnden Einrichtung sollte in bestimmten Fällen auch eine INH-Langzeitbehandlung zur Anwendung kommen.

Für eine optimale Wiederausdehnung der Lunge sind atem- und allgemeingymnastische Maßnahmen von entscheidender Bedeutung. Bei Frühentlassungen (z. B. bereits nach 4 Wochen bei unspezifischen Empyemen) müssen diese regelmäßig weitere 4 bis 6 Monate ambulant durchgeführt werden.

Empyemplastik

Rippenresektionen zur Beseitigung von Empyemen werden vorwiegend bei Komplikationen nach Lungenresektionen durchgeführt, und zwar als Teilplastik bei lokalisierter Restempyemhöhle nach Segmentresektion oder Lobektomien und als Subtotal- oder Totalplastik (eventuell in mehreren Sitzungen) nach Pneumonektomie. In zweiter Linie sind sie wegen unspezifischer oder spezifischer Empyeme erforderlich.

Diese plastischen Eingriffe gehen entsprechend der Ausdehnung mit mehr oder weniger starken Deformierungen einher. Mit dem Verbleib von Restempyemen muß gerechnet werden (12).

Die Veränderungen am Thoraxskelett mit den Folgen auf Lungen- und Herzkreislauffunktion entsprechen denen nach Thorakoplastik wegen Lungentuberkulose und sind dort beschrieben.

Thoraxfensterung mit sekundärer Verschlußoperation

Bedingt durch den schlechten Allgemeinzustand infolge der toxischen Einwirkung eines chronischen Empyems können sowohl Dekortikation als auch plastische Maßnahmen nicht mehr durchführbar sein. In solchen Fällen ist u. U. ein mehrzeitiges schonenderes Verfahren indiziert (9). Zunächst erfolgt eine Thoraxfensterung mit umschriebener Rippenteilresektion und dann nachfolgend für mehrere Wochen oder Monate eine antibiotische Lokalbehandlung der Empyemhöhle durch das Stoma zur Entgiftung und Reinigung. In dieser Zeit tritt meist eine Schrumpfung der Höhle ein. Bei der abschließenden Verschlußoperation kann eine Muskelplombe eingelegt werden.

Komplikationen nach Eingriffen wegen Pleuraempyem

Nach allen Empyemoperationen können lokalisiert unerkannte kleine *Restempyemhöhlen* verbleiben. Diese können jedoch erst viele Monate postoperativ Anlaß zu Komplikationen geben. Die plötzliche Expektoration eitrigen Sputums, meist einhergehend mit subfebrilen Temperaturen, deutet auf einen Durchbruch des Empyems nach innen mit Anschluß an das Bronchialsystem. Ein Durchbruch nach außen führt zur Entstehung einer *Brustwandfistel.* Letzterem Ereignis gehen eine umschriebene Rötung und Schwellung, evtl. mit Fluktuation, voraus. Eine äußere Fistel kann aber auch durch Rippensequester oder Fadenmaterial verursacht sein. Entsprechende röntgenologische Untersuchungen klären meist die Ursache. Sofortige Überweisung in eine thoraxchirurgische Fachabteilung ist erforderlich. Es ist ferner dabei zu bedenken, daß länger bestehende Restempyeme wegen der Intoxikation für den Träger eine latente Gefahr darstellen, nicht zuletzt wegen der drohenden Amyloidose.

Eine längere Zeit ambulant fortzusetzende systematische Atemgymnastik ist zur Verbesserung der Thoraxbeweglichkeit wesentlich.

Kollapsoperationen bei Lungentuberkulose

Bei der chirurgischen Behandlung der Lungentuberkulose finden verschiedene Verfahren Anwendung, die durch Kollapseinwirkung auf das Erkrankungsgebiet zur narbigen Ausheilung von kavernösen Prozessen führen sollen. Man unterscheidet reversible (Pneumothorax, extrapleurale Pneumolyse) von irreversiblen Kollapsmethoden (Thorakoplastik, Plombierung mit Kunststoffen, Oleothorax). Da besonders vor Einführung der Resektionsbehandlung und vor der Ära der Chemotherapie sich zahlreiche Patienten diesen Maßnahmen unterziehen mußten, sind Folgezustände noch relativ häufig anzutreffen.

Thorakoplastik

Der Eingriff wird außer zur Beseitigung von Restempyemen wegen persistierenden Restlufthöhlen nach Teilresektionen oder Pneumonektomien ausgeführt, außerdem wegen kavernöser Lungentuberkulose.

Die Anwendung als Kollapsoperation bei Tuberkulose ist seit Einführung der Resektionsbehandlung zurückgegangen und beschränkt sich auf kavernöse Prozesse mit ausgedehnteren homo- oder kontralateralen Streuungen (7, 8).

Die Thoraxdeformierung ist von der Ausdehnung der Rippenresektion abhängig. Teilresektionen in Form einer Spitzenplastik (etwa 1.–5. Rippe) ziehen keine wesentlichen Verformungen nach sich.

Als Folgezustand zeigt sich oft eine sekundäre Skoliose der Wirbelsäule mit Konvexverbiegung zur operierten Seite.

Die Unbeweglichkeit der Rippenregenerate führt zu einer Thoraxstarre mit erheblicher Einschränkung (bis Aufhebung) der Atemexkursionen und teilweise auch Beeinträchtigung der Gegenseite. Die Lungenventilation ist dann mehr oder weniger auf die Zwerchfellbewegung angewiesen. Sehr oft ist aber auch die Zwerchfellfunktion durch prä- oder postoperative Pleuritiden eingeschränkt.

Bei einer 5-Rippen-Plastik muß mit einer *Minderung der Vitalkapazität* (4) um 40%, des Atemgrenzwertes um 30% gerechnet werden. 8-Rippen-Plastiken bewirken eine entsprechende Einschränkung der Werte bis 55% (VK) bzw. 40% (AGW). Infolge Dauerkollaps und Ventilationsminderung kommt es allmählich auf der operierten Seite innerhalb der noch »gesunden« Lungenteile zur Kollapsinduration bzw. Sklerose. Gleichzeitig bilden sich oft zunehmend Bronchiektasen in diesen Bezirken aus.

Sämtliche genannten Faktoren brauchen sich erst mehrere Jahre nach der Operation bemerkbar zu machen. Kommen aber später dann die altersbedingten Funktionsverluste hinzu, so können die Auswirkungen u. U. verhängnisvoll sein. Bei Eingriffen, die über eine gezielte Spitzenplastik hinausgehen, muß daher bei zunehmender Dyspnoe fast regelmäßig mit dem Entstehen eines Cor pulmonale gerechnet werden.

Eine entsprechende Überwachung des Herzens ist notwendig, gezielte Behandlungsmaßnahmen sind rechtzeitig einzuleiten.

Werden bei einer ausgedehnten Thorakoplastik die unteren Interkostalnerven (VII bis XII) durchtrennt, so kommt es außer Sensibilitätsstörungen zur Ausbildung von Bauchwandhernien, da von den betreffenden Interkostalnerven die homolaterale Bauchwandhälfte mit versorgt wird. Solche Zustände verlangen die Anfertigung eines Stützkorsetts.

Plombierung

Plombierungen mit Kunststoffen wurden besonders in den Jahren zwischen 1950 und 1960 zur Behandlung von kavernösen Spitzenobergeschoßbefunden mit ein- oder beidseitigen Streuungen vorgenommen. Die Indikationen waren etwa die gleichen wie zur Thorakoplastik. Da keine Rippen reseziert zu werden brauchten, waren die funktionellen Ergebnisse besser als bei der Plastik, und es konnten auch ältere Patienten mit geschädigter respiratorischer Funktion einbezogen werden. Gelegentlich wurden Plombierungen auch zur Beseitigung des leeren Hemithorax nach Pneumonektomie ausgeführt. Als Plombenmaterial wurden hauptsächlich Polystan, Perlon (Polyamid), Silikonkautschuk und Luzitebälle verwendet.

Das Verfahren wird in den letzten Jahren nur noch wenig angewandt. Eine wichtige Ursache dazu ist das Auftreten von Infektionen des Plombenbettes bzw. der gesamten Plombe (2, 11). Die Anzahl der Plombeneiterungen beträgt etwa 10%, wobei Spätempyeme (zum Teil viele Jahre nach der Operation) überwiegen. Es sei darauf hingewiesen, daß hämatogene Plombeninfekte (z. B. bei eitriger Angina, Furunkulose der Achselhöhle) möglich sind.

Frühsymptome sind Druck in der Plombengegend, subfebrile bis febrile Temperaturen, evtl. Hustenreiz, die BSR ist deutlich erhöht. Röntgenologisch zeigt sich meist eine Vergrößerung und Auflockerung des Plombenschattens gegenüber früheren Vergleichsaufnahmen. Es muß sofort eine Probepunktion veranlaßt werden, deren Ergebnis über weitere Maßnahmen — entweder intensive Spülbehandlung mit Antibiotikainstillation oder operative Plombenentfernung — entscheidet. Vielfach ist aber durch den schnellen Verlauf die Perforation des Empyems nach außen oder auch mit Anschluß an das Bronchialsystem nicht aufzuhalten.

Vorwölbungen an der Thoraxwand sind zuweilen die alleinigen Vorboten eines drohenden Durchbruchs. Besonders beim spezifischen Empyem sind schleichende Verläufe möglich. Die Patienten bedürfen sofortiger klinischer Einweisung, da sich der Allgemeinzustand fortlaufend verschlechtern kann.

Bei komplikationslosem Verlauf sind etwa 6monatige Röntgen- und Laborkontrollen angezeigt.

Pneumolyse und Oleothorax

Der Eingriff wird zur Behandlung kleinkavernöser Spitzenobergeschoßtuberkulosen durchgeführt. Gegenüber dem intrapleuralen Pneumothorax besteht der Vorteil, daß die extrapleurale Pneumolyse gezielt über dem Erkrankungsgebiet angelegt werden kann (10). Die respiratorische Funktionseinbuße ist gering und entspricht etwa der einer Segmentresektion. Der operativ geschaffene Hohlraum kann durch Luftnachfüllungen als temporäre (reversible) Kollapsmaßnahme, oder bei vorzeitiger Schrumpfungstendenz als Dauerkollaps durch Instillation von Paraffinum-liquidum aufrechterhalten werden. Luftnachfüllungen und Entscheidung über deren Dauer (im allgemeinen etwa 2 Jahre) sind vom Facharzt unter Hinzuziehung röntgenologischer Verlaufskriterien vorzunehmen.

Außer möglicher Rezidivierung bzw. Fortschreiten des Lungenprozesses ist die Empyembildung in der Pneumolysenhöhle als Früh- oder Spätkomplikation möglich. Das Auftreten eines Flüssigkeitsspiegels bedeutet nicht in jedem Falle ein Pneumolysenempyem, sondern es kann sich auch um eine Exsudation auf Grund eines bestehenden Unterdruckes handeln. Der Zustand erfordert erhöhte Überwachung des Patienten

(Temperatur, BSR), zumal die Entstehung eines (meist spezifischen) Empyems das Allgemeinbefinden zunächst kaum beeinträchtigt. Bei dem selteneren unspezifischen Empyem bestehen akutere Symptome. Rechtzeitig muß eine Probepunktion zur Klärung veranlaßt werden.

Da das spezifische Empyem meist von einem aktiven peripheren Lungenherd ausgeht (z. B. Kaverneneinbruch), kann es zur Perforation über den Bronchialbaum mit Abhusten des Höhleninhaltes kommen. Dieser Zustand erfordert sofortige klinische Einweisung, da eine Pneumolysenfistel fast nie spontan ausheilt.

Sinngemäß gilt das gleiche für den extrapleuralen Oleothorax. Tritt eine Schichtung innerhalb der Ölplombe auf (Flüssigkeitsspiegel unter dem Öl), handelt es sich in erster Linie um ein Empyem.

Die Perforation eines Oleothorax in den Bronchialbaum ist ein sehr ernstes Ereignis, da meist eine Aspiration in gesunde Lungenteile erfolgt. Es entstehen im weiteren Verlauf irreversible Ölgranulome mit erheblicher Minderung der respiratorischen Funktion.

Eine seltene Spätkomplikation entsteht durch das Abwandern von Öl ins Mediastinum, wenn die Ölfüllung gleichzeitig mit der Pneumolysenoperation oder kurze Zeit später vorgenommen wurde. Es kommt zur *Paraffinose* des Mediastinums mit allmählich entstehenden schwersten Stenosen von Ösophagus und Trachea und evtl. sogar zur Perikarditis externa mit Einpanzerung des Herzens.

Direkte (lokale) Kavernenchirurgie

Bei Patienten mit erheblicher Einschränkung der kardio-respiratorischen Funktion, bei denen weder Resektion noch Kollapsoperationen in Frage kommen, sind gezielte Eingriffe an der Kaverne u. U. möglich (1). Es handelt sich meist um Chroniker mit ausgedehnten Lungenprozessen. Folgende Methoden werden angewandt:

1. Kavernensaugdrainage nach MONALDI.
   Einführen eines dünnen Drains in das Cavum und Sogbehandlung.
2. Tamponadebehandlung nach MAURER.
   Anlegen eines kleinen Stomas über der Kaverne zur chemotherapeutischen Tamponade mittels Gazestreifen.
3. Kavernostomie.
   Nach umschriebener Rippenresektion und Abtragen der gesamten peripheren Kavernenmembran wird ein breites Stoma zur Lokalbehandlung angelegt. In zweiter Sitzung erfolgt die Verschlußoperation mittels Muskelplombe.

Nach allen genannten Maßnahmen muß mit Kavernenrezidiven und erneuter Bazillenausscheidung gerechnet werden, wobei dies für die Kavernostomie am seltensten zutrifft.

Demgegenüber können zystische Resthöhlen (ohne Bazillennachweis) verbleiben. Sie stellen eine Form der »Defektheilung« dar und erfordern lediglich eine regelmäßige röntgenologische und bakteriologische Überwachung.

Bei vielen Patienten bestehen als Folge des ausgedehnten Grundprozesses sekundäre Bronchiektasen mit den Symptomen einer chronischen Bronchitis. Akute bronchitische Schübe müssen intensiv (Antibiotika, Aerosol) behandelt werden, wobei die kardio-respiratorische Funktionseinschränkung eine besondere Beachtung und Therapie verlangt.

Geschwülste der Brustwand

Gutartige Geschwülste

Nach Entfernung von gutartigen Tumoren (z. B. Dermoid, Fibrom, Lipom) sind Komplikationen kaum zu erwarten. Eine Sonderform stellt das »Sanduhrlipom« mit einem extra- und einem intrathorakalen, durch einen Stiel verbundenen Anteil dar. Falls eine Portion übersehen wird, tritt postoperativ ein weiteres Wachstum ein. Hämangiome (Cavernome) verlangen nur dann eine operative Maßnahme, wenn eine größere Ausdehnung mit infiltrierendem Tiefenwachstum besteht. Falls Reste zurückbleiben, sind Rezidive zu befürchten. Das gleiche trifft für operierte Lymphangiome zu, es kann hier außerdem postoperativ zur Ausbildung von Lymphfisteln kommen.

Nach chirurgischen Eingriffen an *Pigmentmalen* ist die gefürchtete Wendung zur Malignität bekannt. Sollte trotzdem ein Eingriff durchgeführt worden sein, ist eine intensive Röntgennachbestrahlung erforderlich.

Von der knöchernen Brustwand her entwickeln sich gutartige Geschwülste relativ selten. Am häufigsten ist das Chondrom, bei dem Übergänge zu Chondromyxomen und zu reinen Myxomen zu finden sind. Wenn Chondrome auch gutartig sind, so finden sich postoperativ häufig Rezidive, die dann erneut zur Operation zu überweisen sind. Es sind dabei maligne Entartungen (Chondrosarkome) beobachtet worden. Gutartige Tumoren der äußeren Brustwand können bei einer Rezidivierung nach »innen« wachsen. Veränderungen sind dann nur durch Röntgenkontrollen aufzudecken.

Bösartige Geschwülste

Weichteilgeschwülste sind selten. Differenzierte Sarkome (z. B. Fibrosarkom, myxoplastisches Sarkom) neigen nach chirurgischer Entfernung zu lokalen Rezidiven, kaum jedoch zu Fernmetastasen. Im Gegensatz dazu ist das unreife Sarkom durch außerordentliche Bösartigkeit gekennzeichnet. Trotz ausgedehnter Brustwandresektion ist *in hohem Maße sowohl mit lokalen Rezidiven* als auch *mit Fernmetastasen* zu rechnen. Da sie von vornherein ein die gesamte Brustwand infiltrierendes Wachstum aufweisen, sind sie oft nicht von den Knochengeschwülsten zu unterscheiden.

Osteogene Sarkome stellen die häufigste bösartige Knochengeschwulst dar. Soweit noch operabel, verlangen sie immer eine ausgedehnte Resektion. Wenn über die Pleura hinweg eine pulmonale Infiltration eingetreten ist, müssen u. U. Lobektomie oder gar Pneumonektomie angeschlossen werden. Trotzdem muß in einem hohen Prozentsatz mit lokalen Rezidiven, in zweiter Linie auch mit Fernmetastasen gerechnet werden. Eine Röntgennachbestrahlung sollte immer angeschlossen werden. Eine Inspektion der örtlichen Situation und Röntgenkontrollen sind in kürzeren Abständen erforderlich.

Auch Bronchialkarzinome können frühzeitig die Brustwand infiltrieren, es handelt sich um sogenannte »Ausbrecherformen«, die im Spitzengebiet als Pancoast-Tumoren bezeichnet werden. Postoperativ gelten die gleichen Gesichtspunkte wie bei malignen Brustwandtumoren.

Pleuratumoren

Man unterscheidet zwei Formen: Das prognostisch ungünstige, flächenhaft wachsende, diffuse Mesotheliom (Endotheliom), welches wegen der anfänglichen Symptomarmut meist erst im fortgeschrittenen Stadium diagnostiziert wird. Eine erfolgversprechende Therapie ist nur in Frühfällen durch eine radikale Entfernung der Geschwulst möglich. Meist sind ausgedehnte Eingriffe mit Thoraxwandresektion und evtl. auch mit Lungenresektion oder Zwerchfellresektion notwendig. Mit lokalen Rezidiven muß gerechnet werden. Röntgennachbestrahlung und der Versuch mit Zytostatika ist unter Umständen zu empfehlen. Die Prognose ist meist ungünstig.

Wesentlich günstiger liegen die Verhältnisse beim umschriebenen solitären Mesotheliom (13). Wegen der isolierten, rundlichen, manchmal gestielten Form lassen sie sich leicht resezieren. Daher sind Funktionsausfälle nach der Operation, aber auch Rezidive recht selten. Gelegentlich besteht eine Kombination des Tumors mit einer Osteoarthropathie. Letztere kann sogar zum Aufdecken des Tumors führen, andererseits können nach der Operation auftretende Beschwerden, welche in flüchtigen schmerzhaften Schwellungen der Gelenke oder Verdickungen der Finger oder Zehenendglieder bestehen, auf ein Rezidiv hinweisen. Wie bei allen postoperativen Zuständen nach Tumoroperation sind Röntgenkontrollen notwendig. Rezidive des umschriebenen Tumortyps sind zur erneuten Operation einzuweisen.

Postoperative Defekte der knöchernen Brustwand

Bei Entfernung eines Brustwandtumors müssen oft kleinere oder größere Anteile der Rippen mit entfernt werden. Im Gegensatz zu subperiostalen Resektionen (Thorakoplastik) kommt es in der Folgezeit nicht zur Bildung von Regeneraten. Wenn keine Deckung mit autoplastischem (Verlagerung von Rippen) oder alloplastischem Material (Tantalumnetz, Nylonplatten) erfolgt ist, besteht die Möglichkeit der Ausbildung von Brustwandbrüchen (Lungenhernien).

Entsprechend den physiologischen intrathorakalen Spannungsverhältnissen bewegt sich die Brustwand bei der Atmung paradox, d. h. bei der Inspiration nach innen, bei der Exspiration nach außen. Die dadurch verursachte paradoxe Atembewegung schränkt die Lungenventilation ein und es kommt zu einer erheblichen Dyspnoe. Die Brustkorbschwankung kann sich auch auf das Mediastinum im Sinne eines Mediastinalflatterns fortsetzen. Es besteht somit auch eine entsprechende Gefährdung für Atmung und Kreislauf. Um diese Komplikation zu vermeiden, müssen diese Patienten mit einem Pelottenverband oder einer entsprechenden Bandage versorgt werden.

Trichterbrust

Operationen sind nicht nur aus kosmetischen Gründen, sondern vor allen Dingen wegen kardio-respiratorischer Beschwerden und eventuell wegen zusätzlicher Fehlhaltungen der Wirbelsäule erforderlich: insgesamt wegen Mißbildungsfolgen, die zur Hemmung der Gesamtentwicklung der betroffenen Kinder führen können.

Der Erfolg hängt von dem angewandten Operationsverfahren ab. Ohne Fixierung durch Zug nach ventral oder Unterstützung von thorakal her sind Rezidive in Form einer erneuten Einziehung leicht möglich. Die Drahtextension wurde verlassen, da sie wegen der Infektionsgefahr nur für etwa 4 Wochen möglich ist. Eine unverrückbare Fixation ist aber über 4—6 Monate notwendig, da erst nach dieser Zeit eine knorpelige bzw. knöcherne Konsolidierung beendet ist (3).

Es werden verschiedene plastische Verfahren angewandt, die nach Mobilisation des Trichters eine primäre Stabilität ohne Extension garantieren sollen: gekreuzte unter das Sternum geschobene Kirschner-Drähte, Metallschienen oder -stäbe. Dieses Material wird nach ca. 6 Monaten gezogen bzw. operativ entfernt. Eingebrachte Knorpel- oder Knochenspangen werden nach Ablauf eines halben Jahres allmählich resorbiert. Die alleinige operative Beseitigung der Trichterbrust kann jedoch zu Mißerfolgen führen, wenn nicht eine konsequente, ausdauernde *krankengymnastische Behandlung* mit dem Ziel der Korrektur der Fehlhaltung von Wirbelsäule und Becken einerseits und der Umstellung der abdominalen auf die thorakale Atmung andererseits dem Eingriff vorausgeht, vor allem aber folgt (5).

Die krankengymnastische Anleitung unter ärztlicher Kontrolle soll für wenigstens ein Jahr post operationem durchgeführt werden. Während sich eine Umstellung der paradoxen Atmung relativ rasch einstellt, beansprucht die Korrektur der Fehlhaltung die längere Zeit.

Entzündungen der Brustwand

Nach Thorakotomien kann es gelegentlich zu einer sekundären Osteomyelitis von Rippenanteilen kommen. Druckschmerz, Rötung, Schwellung, später evtl. Fluktuation oder Fistelung deuten auf dieses Ereignis hin. Durch Röntgenaufnahmen läßt sich der Prozeß lokalisieren. Einweisung zur operativen Versorgung mit Entfernung der Rippensequester ist erforderlich. Es sei darauf hingewiesen, daß solche Rippensequester gelegentlich intrapulmonal abwandern und vom Bronchialbaum drainierte Abszeßhöhlen bilden können. Selten kommt es nach Thorakotomien zu einer Chondritis der Rippenknorpel. Es bestehen dabei starke Schmerzen in der betroffenen Rippenknorpelgegend; eine Entfernung des Erkrankungsgebietes ist notwendig.

Die häufigste tuberkulöse Erkrankung der Brustwand ist die *Rippenkaries*. Selten erkranken Sternum, Weichteile und Muskeln. Außerdem liegt meist eine Begleittuberkulose der Lungen vor. Die Knochentuberkulose kann im Anfangsstadium allein durch eine tuberkulostatische Therapie ausgeheilt werden. Einige Fälle werden unter Medikamentenschutz reseziert. Es empfiehlt sich, eine ambulante Nachbehandlung für 6—12 Monate mit INH und Thiosemicarbazon. Rezidive mit erneuter Fistelung sind jedoch trotz der kombinierten Behandlung möglich.

Eine besondere Art der spezifischen Infektion der Brustwand ist die sogenannte *Impftuberkulose*, entstanden nach Punktionsbehandlung spezifischer Ergüsse und Empyeme oder nach thoraxchirurgischen Eingriffen sowie nach Perforation eines spezifischen Empyems. Die spezifischen Weichteilveränderungen heilen meist spontan aus, wenn das Empyem als Ursache beseitigt ist.

Sozialmedizinische Fragen

Nach Operationen an der Brustwand dauert die Arbeitsunfähigkeit nach Krankenhausentlassung in der Regel etwa 2—3 Monate. Ausgedehnte Thorakoplastiken oder Brustwandresektionen können die Invalidisierung herbeiführen. Das gleiche gilt bei bösartigen Tumoren und Nachweis von regionalen oder Fernmetastasen. Nach weniger eingreifenden Operationen kann meist der alte Beruf weiter ausgeübt werden. Gegebenenfalls sind ein Arbeitsplatzwechsel oder eine Umschulung zu erwägen. Sinngemäß gilt das gleiche wie ausführlicher an entsprechender Stelle — Kapitel Lungenresektion (S. 201) — beschrieben. Bei fraglichen Situationen ist die Beurteilung der Klinik einzuholen.

Literatur

1) Adelberger, L., und H. Oster: Thoraxchirurgie 11 (1963/64) 681.
2) Effenberger, H., und N. Wolf: Beitr. Klin. Tbk. 124 (1961) 439.
3) Flemming, F., und E. Neute: Chirurg 37 (1966) 109.
4) Heine, F., und M. Hell: Thoraxchirurgie 1 (1954) 489.
5) Hüner, H., und R. Schautz: Chirurg 37 (1966) 555.
6) Huth, J.: Med. Klinik 55 (1960) 2191.
7) Kugel, E., und R. Weidinger: Med. Klinik 56 (1961) 2057.
8) Kunz, H., und F. Muhar: Bruns Beitr. klin. Chir. 207 (1963) 31.
9) Primer, G.: Med. Klinik 59 (1964) 225.
10) Schmidt, P. G.: Beitr. klin. Tbk. 122 (1960) 114.
11) Schulze-Brüggemann, W.: Zeitschr. f. Tbk. 114 (1960) 106.
12) Vossschulte, K.: Münch. Med. Wschr. 102 (1960) 764.
13) Zittel, R. X., und E. Kessler: Thoraxchirurgie 4 (1964) 433.

Operationen an der Mamma

Von H. E. Grewe, Osnabrück

Operationen an der Brustdrüse werden in erster Linie wegen Tumorverdachtes ausgeführt, erst in zweiter Linie sind sie wegen septischer Erkrankungen erforderlich. Bei einem kleinen Teil der Patienten werden auch Eingriffe aus kosmetischen Gründen vorgenommen. Nur wenige Operationen können ambulant durchgeführt werden. Im allgemeinen verbleiben die Patienten bis zur abgeschlossenen Wundheilung in der Behandlung des Facharztes.

Probeexzision

Nach der Entnahme eines karzinomverdächtigen Tumors aus der Mamma ist eine weitere Überwachung unbedingt notwendig. Meist liegt eine Mastopathia chronica cystica vor, die nicht unbedingt zu Beschwerden Anlaß gegeben hat. Haben Schmerzen infolge der Mastopathie bestanden, werden diese durch eine Probeexzision nicht beeinflußt.

Das Untersuchungsergebnis nach einer Probeexzision muß innerhalb von 24 Stunden zur Einleitung einer entsprechenden Therapie vorliegen (8).

Nach einer Probeexzision muß die weitere Überwachung des Patienten in Abständen von 4—6 Wochen innerhalb des ersten halben Jahres erfolgen. Im Bereich der Probeexzisionsstelle kommt es fast immer zu einem Infiltrat, das oft größer ist als der zur Probeexzision Anlaß gebende vermeintliche Tumor. Die Rückbildung dieses Infiltrates beansprucht mehrere Monate. Ist nach 6 Monaten unter der Narbe noch eine Verdickung tastbar, muß erneute Vorstellung beim Chirurgen erfolgen.

Schwere Veränderungen des Drüsenkörpers werden besonders bei Frauen in der Menopause Anlaß zu wiederholter Probeexzision sein. In derartigen Situationen, insbesondere, wenn mehrere Probeexzisionen an einer oder beiden Brustdrüsen vorausgegangen sind, kann man eine plastische Verkleinerung unter Entfernung des ganzen Drüsenkörpers in Erwägung ziehen. Da nicht in jeder chirurgischen Klinik eine derartige Operation ausgeführt wird, muß die Patientin in eine entsprechend ausgerichtete Klinik eingewiesen werden. Vorherige ambulante Vorstellung ist aber unbedingt notwendig.

Mammakarzinom

Im wesentlichen sind die Behandlungsgrundsätze bei Männern und Frauen gleich. Sie gelten auch während der Schwangerschaft (4). Therapeutisch werden heute folgende Möglichkeiten diskutiert:

Röntgenvorbestrahlung und anschließende Mastektomie bzw. Ablatio mammae, Röntgennachbestrahlung.

Alleinige Mastektomie oder Ablatio mammae mit Röntgennachbestrahlung.

Mastektomie oder Ablatio mammae ohne Bestrahlung. Eventuell wird diese Operation auch mit erweiterter Ausräumung der regionären Lymphknoten, besonders der substernalen, durchgeführt. Die Mortalität nach einer derartigen Ausweitung der Operation steigt aber rapid.

Eine alleinige Röntgenbestrahlung des Mammakarzinoms als Therapie ist nicht ausreichend (10).

Nach der Radikaloperation sind prophylaktische Vorbeugungsmaßnahmen, die in der Klinik schon eingeleitet werden, weitgehend vom histologischen Aufbau des Tumors, seiner Ausbreitung und den Besonderheiten des Erkrankten abhängig. Sie lassen sich deshalb in erster Linie nur vom Operateur bzw. von der behandelnden Klinik bestimmen.

Ob eine gezielte Tumorprophylaxe vom Vorhandensein der sog. Barrschen Zellkörperchen abhängig gemacht werden kann, ist noch nicht sicher entschieden (1). Unter Berücksichtigung des histologischen Bildes wird derzeit folgende Therapie empfohlen.

Barr positiv: Kastration
                2 bis 3mal wöchentlich 250 mg männl. Keimdrüsenhormon

Barr negativ: keine Kastration
                am 10. Zyklustag 10 mg Depotoestrogen
                in der Menopause Uterusexstirpation
                wöchentlich 20 mg Oestrogen

Eine routinemäßige prophylaktische Hormonanwendung (2) und Operationen an der Hypophyse und an den Nebennieren sind nicht sinnvoll (5).

Eine automatische Anwendung von Zytostatika erfolgt allgemein nicht. Eine Verbesserung der Überlebensrate ist möglich (3), statistisch bislang noch nicht gesichert.

Auch die routinemäßige Röntgenbestrahlung ist umstritten, wenn eine Radikaloperation beim Stadium Steinthal I vorgenommen wurde. Beim Stadium II und III ist sie aber jederzeit zu vertreten.

Überwachungsmaßnahmen nach der Krankenhausentlassung sind unterschiedlich, je nachdem, ob eine vollständige radikale Operation des Karzinoms erfolgen konnte oder ob nur eine palliative operative Behandlung möglich war.

Der Krankenhausaufenthalt dauert bei normalem Heilverlauf nach Radikaloperation allgemein 14—21 Tage.

Nach der Krankenhausentlassung muß innerhalb der ersten 3 Monate in 14täglichen Abständen eine Kontrolluntersuchung vorgenommen werden. In 4wöchentlichem Abstand sind folgende Untersuchungen notwendig:

Lokalinspektion des Operationsgebietes und Palpation. Palpation der gesunden Mamma und der entsprechenden Achselhöhle.
Festlegung des Umfanges beider Arme (Früherkennung von Lymphstauungen).
Abdominalpalpation (Lebermetastasen).
Laborkontrollen werden ausgeführt, wenn sie zur Klärung eines fraglichen klinischen Befundes beitragen können.
Eine gelegentliche Röntgenkontrolle zur Fixierung der Verhältnisse nach der Operation im Thorax und an den Rippen ist empfehlenswert.

Therapeutisch können, da spezielle Empfehlungen nicht zu geben sind, alle unspezifischen roborierenden Maßnahmen zur Anwendung kommen.

Nach Eintritt der Arbeitsfähigkeit kann man die Intervalle der Kontrolluntersuchung vergrößern. Ein 3monatlicher Kontrollrhythmus ist wünschenswert. Zu kontrollieren sind die lokalen und allgemeinen Veränderungen, wie sie für den Zeitraum nach der Krankenhausentlassung angegeben sind. Die Feststellung, daß sich örtlich ein Rezidiv entwickelt hat oder daß es zu einer allgemeinen Metastasierung gekommen ist, erfordert gezielte Therapie und Krankenhauseinweisung.

Nachweis eines örtlichen Rezidivs

Bei Veränderungen, die den Verdacht eines Rezidivs nahelegen, muß die Patientin sofort zum Chirurgen überwiesen werden. Ob der Rezidivtumor chirurgisch entfernt werden und röntgenologisch bestrahlt werden soll, läßt sich primär oft nicht entscheiden.

Ist eine Röntgenbestrahlung ausgeführt und entwickelt sich im bestrahlten Hautabschnitt ein Ulkus, so ist in erster Linie an ein Röntgenulkus zu denken. Eine Beseitigung ist in diesem Falle nur durch plastische Hauteingriffe möglich (Hautverschiebung). Deshalb muß die Patientin einer entsprechend ausgerichteten Klinik vorgestellt werden.

Fernmetastasen

Beim Nachweis von Fernmetastasen kann kein einheitliches Behandlungsschema angegeben werden. Individuelle Gesichtspunkte sind für die Aufstellung eines Therapieplanes maßgebend. Die Vorstellung in einer chirurgischen Klinik zur Entscheidung, ob eine Intervention in Form einer Exstirpation von Solitärmetastasen oder einer Hypophysektomie bzw. einer Adrenalektomie in Frage kommt, ist auf alle Fälle zweckmäßig (5, 7). Besonders ist die Operation zu diskutieren, wenn Fernmetastasen durch Androgene oder Östrogene vorher günstig beeinflußt wurden.

In zweiter Linie sind die übrigen Maßnahmen in Betracht zu ziehen. Eine Wertigkeit für einzelne therapeutische Methoden läßt sich nicht geben. Neben der Strahlen- und zytostatischen Therapie (Seite 607, 609) ist auch die Behandlung mit geschlechtlichen und gegengeschlechtlichen Hormonen unter Anlegung kritischer Maßstäbe empfehlenswert. Angegeben werden 300 mg Testosteronpropionat pro Woche oder tgl. 20 mg Fluoxymesteron. Die gleiche Wirksamkeit soll tgl. 15 mg Stilbostrol haben. Wenn keine Nebenerscheinungen auftreten, soll diese Behandlung über mehrere Monate fortgesetzt werden. Nach *Remé* (9) hat sich die Behandlung mit anabolen Steroiden in Form von täglich 4mal 6 mg Decortilen und 2mal 5 mg Primobolan bewährt. Bei Unverträglichkeit ist auch eine Therapie mit sogenannten Anabolika in Form von täglich 2mal 5 mg Primobolan und wöchentlich 50 mg Durabolin i.m. in Betracht zu ziehen. Zu berücksichtigen ist immer, daß die nicht indizierte Hormonbehandlung eine Gefahrenquelle darstellt (7). Bei gefährlichen Komplikationen wie Hyperkalzämie, Hirnödem u. a. ist die Behandlung sofort abzubrechen.

Sozialmedizinische Fragen

Nach einer Ablatio mammae dauert die Arbeitsunfähigkeit im Anschluß an die Krankenhausentlassung ca. 2 Monate. Wenn keine Metastasen nachweisbar waren, kann die Patientin wieder in den Arbeitsprozeß eingegliedert werden. Die Arbeitsfähigkeit als Folge der Operation ist auf dem allgemeinen Arbeitsmarkt um 20 bis 30% vermindert.

Erstrebenswert ist vor der Gesundschreibung ein Kuraufenthalt von 4 bis 6 Wochen Dauer. Dieser kann, zur Erhaltung der Arbeitsfähigkeit, in der Folgezeit jährlich einmal wiederholt werden.

Beim Nachweis von regionalen oder Fernmetastasen bzw. einem lokalen Tumorrezidiv ist die Invalidisierung einzuleiten.

Prellung der Mamma

Ein stumpfes Trauma der Brustdrüse findet relativ häufig statt. Jedes Hämatom an der Mamma muß unter symptomatischer Behandlung sorgfältig kontrolliert werden. Bei einem fluktuierenden Hämatom kann, wenn keine spontane Rückbildung festzustellen ist, eine Entlastung durch Punktion oder Stichinzision notwendig werden. Kontrolluntersuchungen in 14täglichem Abstand sind dringend zu empfehlen. Ist es innerhalb von drei Monaten nicht zur vollständigen Rückbildung des Hämatoms gekommen, muß die Patientin zur Vornahme einer Probeexzision in eine chirurgische Klinik überwiesen werden, da sich oft hinter einem vermutlichen Hämatom ein beginnendes Karzinom verbirgt. Die Zusammenhangsfrage, ob es nach einem Trauma zu einem Mammakarzinom kommen kann, ist bislang noch nicht ausreichend geklärt, so daß auch hier Einzelbeobachtungen sehr wertvoll sind.

Plastische Operationen (Mammaplastik)

In Anbetracht der Vielzahl von Indikationen und angewandten Operationsmethoden lassen sich einheitliche Richtlinien für eine Nachbehandlung nicht geben. Zur Schwierigkeit einer allgemeingültigen objektiven Beurteilung gesellt sich auch die individuell recht unterschiedliche Betrachtungsweise kosmetischer Ergebnisse. Eine Beurteilung ist nur durch einen in dieser Fachrichtung geschulten Chirurgen möglich.

Literatur

1) Bohle, A.; E. Bürger, H. Fischbach u. A. Schöll: Langenb. Arch. klin. Chir. 313 (1965) 392.
2) Ehlers, P. N.: Mitteil. Ges. Krebskr. Nordrhein-Westf. 4 (1966) 391.
3) Hubacher, O.: Dtsch. med. Wschr. 90 (1965) 2145.
4) Lauritzen, Ch.: Chir. prax. 8 (1964) 243.
5) Leis, H. P. jr.; W. M. P. McKinnon and W. F. Bowers: J. int. Coll. Surg. 40 (1963) 136.
6) Lorbeck, W.: Langenb. Arch. klin. Chir. 313 (1965) 408.
7) Nowakowski, H.: Dtsch. med. Wschr. 90 (1965) 2291.
8) Pierer, H., u. D. Kronberger-Schönecker: Chir. prax. 10 (1966) 337.
9) Remé, H.: Med. Welt 1966, 761.
10) Vieten, H.: Dtsch. med. Wschr. 83 (1958) 545.

Eingriffe am Herzen und an den thorakalen Gefäßen

Von W. Bircks, Düsseldorf, und F. Sebening, München

Die chirurgische Therapie angeborener Mißbildungen des Herzens und der großen Gefäße beginnt mit der ersten Ductus-Botalli-Ligatur durch Gross im Jahre 1938. Bis zur Entwicklung brauchbarer Operationstechniken für die Behandlung erworbener Herzklappenfehler dauerte es weitere 10 Jahre. Die Anwendung der Oberflächenhypothermie durch Bigelow und der Herz-Lungen-Maschine durch Gibbon 1954 brachten die technischen Grundlagen für Eingriffe am geöffneten blutleeren Herzen. Heute sind nur wenige angeborene Herzfehler geblieben, die einer palliativen oder korrigierenden Operation nicht zugänglich sind. Bei den erworbenen Herzkrankheiten sind alle diejenigen Formen operabel, denen eine mechanische Verschlechterung der Hämodynamik zugrunde liegt (Klappenfehler, Aneursymen, Tumoren, Perikarditis).

Die *Indikation* der Operation wird gemeinsam vom Kardiologen und Kardiochirurgen gestellt. Prinzipiell sollten alle operablen angeborenen Mißbildungen korrigiert werden, wenn sie hämodynamisch wirksam sind und — auch bei Fehlen einer klinischen Symptomatik — eine Einschränkung der Lebenserwartung anzunehmen ist. In der Mehrzahl der Fälle entspricht das Ergebnis der chirurgischen Intervention einer Normalisierung der Herz- und Kreislaufverhältnisse. Im Gegensatz hierzu sollte die Operationsindikation bei erworbenen Herzfehlern im allgemeinen erst dann bejaht werden, wenn ein deutliches Beschwerdebild vorliegt, da in einem nicht geringen Prozentsatz der Fälle mit den heutigen Hilfsmitteln nur palliative oder vorübergehende Erfolge zu erzielen sind.

Eine *Früherfassung* und *Diagnosestellung* aller Kranken mit angeborenen oder erworbenen Fehlern im Bereich des Herzens und der großen Gefäße durch kardiologische Zentren ist dazu vonnöten. Das bevorzugte Operationsalter bei angeborenen Vitien ist das 6. bis 14. Lebensjahr. Kinder unter 5 Jahren inklusive Säuglinge werden nur bei dringlicher Indikation operiert. Häufig kann dann nur eine Palliativoperation durchgeführt werden, der im späteren Alter eine Korrektur folgt. Erwachsene können auch im hohen Alter operiert werden, eine Kontraindikation zur Operation besteht nur bei irreversiblen sekundären Veränderungen der Lungengefäße im Sinne einer fixierten pulmonalen Hypertension oder bei schwerster, konservativ nicht mehr besserungsfähiger myokardialer Insuffizienz.

In Deutschland gibt es zur Zeit leider nur wenige Zentren, die sich mit dem Gebiet der Kardiochirurgie intensiv beschäftigen. Die Ergebnisse entsprechen im allgemeinen denen bekannter Operationsgruppen in anderen Ländern.

Die Letalität beträgt bei einfachen Vitien unter 2%, bei komplizierten Vitien zwischen 10 und 20%. Bei erworbenen Herzkrankheiten, die mit »geschlossenen« Operationsmethoden gebessert werden können, liegt das Operationsrisiko bei 3—10%. Muß mit »offenen« Methoden (Herz-Lungen-Maschine) operiert werden, so steigt das Risiko je nach Schweregrad bis zu 30%.

Komplikationen im Zusammenhang mit diesen zum Teil sehr ausgedehnten und mit großem technischen Aufwand durchgeführten Operationen sind zahlreich. Sie treten meist während und in den ersten Tagen nach der Operation auf. Die chirurgische Behandlung der Patienten ist also mit der Entlassung aus der stationären Behandlung im wesentlichen abgeschlossen. Die weitere Betreuung folgt im überwiegenden Maße internmedizinischen Grundsätzen. Diesen sind eigene Kapitel gewidmet (siehe S. 176). Zum besseren Verständnis für die mannigfaltigen Probleme, Belastungen, Veränderungen und Gefahren spätpostoperativer Komplikationen jedoch erscheint es erforderlich, die wichtigsten Grundzüge der heutigen kardiochirurgischen Maßnahmen zu erläutern.

Weitere *chirurgische Behandlungsnotwendigkeit des operierten Kranken* nach Entlassung aus stationärer Behandlung bedeutet meist etwas Negatives. Eine nicht abgeschlossene Wundheilung ist häufig die Folge einer Infektion. Die Indikation zu Zweiteingriffen resultiert oft aus einem primär ungenügenden Operationsergebnis oder aus einem durch den weiteren Ablauf der Grundkrankheit bedingten Rezidiv. Es sollte festgehalten werden, daß der Mißerfolg eines kardio-chirurgischen Eingriffs heute die Ausnahme darstellt und daß ein Resumee der Negativa nicht verhindern soll, daß Patienten, bei denen die Indikation zur Herzoperation gegeben ist, auch wirklich der chirurgischen Therapie zugeführt werden.

Im folgenden »Allgemeinen Teil« werden zunächst die für die Nachbehandlung wesentlichen Punkte besprochen, die sich aus der Anwendung der für die Herzchirurgie unerläßlichen Zugangsoperationen einschließlich der Herzbeutelöffnung, der operativen Hilfsmittel und aus der in vielen Fällen notwendigen Verwendung prothetischen Materials ergeben. Ferner finden Erwähnung wesentliche Komplikationen, die keine unmittelbaren Beziehungen zum speziellen Vitium besitzen. Im »Speziellen Teil« des Kapitels werden dann in einer systematischen Darstellung der angeborenen und erworbenen kardiovaskulären Fehler die besonderen Momente typischer Eingriffe dargelegt.

Allgemeiner Teil

Der *operative Zugang zum Herzen* besteht in einer linksseitigen (Ductus Botalli persistens, Aortenisthmusstenose, Mitralklappenstenose, Pericarditis constrictiva) oder rechtsseitigen Thorakotomie (Trikuspidalklappenfehler, Mitralinsuffizienz), wenn nicht — besonders bei Eingriffen mit Hilfe der extrakorporalen Zirkulation und der Notwendigkeit des Zugangs zu allen Herzteilen — eine longitudinale, das Sternum längsspaltende vordere Mediastinotomie (sog. mediane Sternotomie) vorgenommen wurde. In besonderen Fällen (Vorhofseptumdefektoperationen unter Hypothermiebedingungen, u. U. bei Rezidivmitralstenosen, Aortenbogenaneurysmen) wird eine bilaterale Thorakotomie mit Querdurchtrennung des Sternums gewählt. Die ein- oder doppelseitige Thorakotomie wird heute interkostal ausgeführt, Rippenresektionen werden vermieden. *Eine unmittelbare, operationsbedingte Thoraxdeformität tritt also nicht auf.* Eine heilgymnastische Betreuung hat jedoch eine sekundäre Verformung und Immobilisation als Folge schmerzbedingter Schonhaltung (Rippenfrakturen beim Sperren der Thoraxwunde!), beeinträchtigter Thoraxwandmuskulatur, der Entstehung pleuraler Verwachsungen oder Verschwartungen sowie von Beeinträchtigungen der Zwerchfellatmung zu bekämpfen. Letztere sind nicht ganz selten bedingt durch eine Läsion des auf dem Herzbeutel verlaufenden Nervus phrenicus. Wegen des bedeutsamen Anteils der Zwerchfellatmung ist bei jedem postoperativen Zwerchfellhochstand die Phrenikusfunktion durch Röntgendurchleuchtung zu klären. Eine über Monate konsequent durchgeführte atemgymnastische Übungsbehandlung ist notwendig. Nach Sternumdurchtrennung werden beim Thoraxverschluß die Knochenenden gewöhnlich durch Drahtnähte adaptiert. Diese werden nur dann nach Konsolidierung entfernt, wenn irgendwelche Beschwerden in einem wahrscheinlichen Zusammenhang hierzu stehen.

Die Folgen der *Eröffnung des Herzbeutels*, die unmittelbar als traumatische Perikarditis oder im weiteren postoperativen Verlauf (3. Woche) als sog. *Postperikardiotomie-Syndrom* bei rheumatischen und nichtrheumatischen Vitien beobachtet werden, sind für die langfristige Prognose offensichtlich unbedeutend. In ganz vereinzelten Fällen, insbesondere nach septischen Komplikationen, wurden allerdings nach jahrelangem Intervall die Symptome einer konstriktiven Perikarditis beschrieben.

Nach *Eröffnung des Herzens* im Bereich der Ventrikel sind Fistelbildungen zwischen angeschnittenen Koronararterien und den Herzhöhlen beobachtet worden. Das Auftreten systolisch-diastolischer Geräusche, eines Links-Rechts-Shunts oder auch von sonst nicht erklärbaren Ischämiereaktionen des Myokards sollte zu einer Klärung (durch Koronarographie) Anlaß geben. Aneurysmatische Ausweitungen von Ventrikulotomienarben sind möglich, Zweiteingriffe nicht zu umgehen. Auch nach *Aortotomien* wurden Nahtaneurysmen beobachtet, die einer frühzeitigen (!) chirurgischen Intervention zugänglich sind. Die röntgenologische Überwachung der Herz- und Gefäßpartien, die im Hochdruckbereich (linker Ventrikel, Aorta, rechter Ventrikel bei Pulmonalstenosen) eröffnet wurden, ist deshalb im ersten postoperativen Jahr wichtig.

Eine *postoperative Herzmuskelinsuffizienz* wird häufig auch nach gut gelungener Korrektur beobachtet. Anpassungsschwierigkeiten an die veränderten hämodynamischen Verhältnisse und das Operationstrauma sind als Ursache anzusehen. *Häufig gelingt die vollständige Rekompensation erst nach Monaten.* Die Behandlung wird im internen Kapitel beschrieben. Die Wiedereingliederung der operierten Kranken in das alltägliche Leben (Schulbesuch, Berufstätigkeit, evtl. Umschulung) sollte in enger Zusammenarbeit zwischen Hausarzt und kardiochirurgischer Arbeitsgemeinschaft erfolgen. *Nachuntersuchungstermine* müssen durch regelmäßige Kontaktaufnahme zwischen beiden vereinbart werden.

Die Anwendung komplizierter *Hilfsmittel der Kardiochirurgie* bedingt eine Vielzahl von Störungsmöglichkeiten, die erfreulicherweise selten klinisch ins Gewicht fallen. Der Einsatz der Herz-Lungen-Maschine ist nicht nur in der frühen postoperativen Phase von zahlreichen Veränderungen des Blutchemismus gefolgt, sondern führt zu einer Reduktion der Erythrozytenlebensdauer auf 50—75%, wobei mechanische Insulte der Blutzellen eine weniger große Rolle zu spielen scheinen als Grenz- und Oberflächenreaktionen bei der extrakorporalen Zirkulation. In den ersten Monaten nach einer solchen Operation müssen also Veränderungen des Blutbildes besonders sorgfältig überwacht werden. Über weitere postoperative Anämieursachen (mechanische Hämolysen) siehe: Herzklappenfehler und Vorhofseptumdefekte vom Primumtyp. Zur Transfusionshepatitis sei auf ein Sonderkapitel hingewiesen (S. 621).

Bei der extrakorporalen Zirkulation muß das in der *Herz-Lungen-Maschine* arterialisierte Blut in den Körper des Kranken zurückgepumpt werden. Hierzu wird entweder eine Arteria femoralis oder nach suprainguinalem Schrägschnitt auf extraperitonealem Weg eine Arteria iliaca externa freigelegt. Die erforderliche Arteriotomie wird vor Operationsende evertierend vernäht. Mögliche *Spätkomplikationen* sind Stenosierungen (arterielle Thrombosen) und aneurysmatische Ausweitungen. Die Behandlung der erstgenannten Störung (Pulsabschwächung) sollte bei ausreichender Beindurchblutung rein konservativ, die eines Aneurysmas in jedem Fall operativ sein. — Bei dem üblicher werdenden Anschluß der arteriellen Linie der Herz-Lungen-Maschine durch direkte Kanülierung der aszendierenden Aorta empfiehlt sich im *ersten postoperativen Jahr die röntgenologische Überwachung* der kleinen, ventralen Aortotomie, um ebenfalls die Entstehung eines »falschen« Aneurysmas auszuschließen.

Nach Verwendung *prothetischen Materials* (Herzklappenventile, Defektverschluß-prothesen, Arterienersatz aus Kunststoff etc.) drohen neben thromboembolischen Komplikationen und mangelhafter Einheilung Klappeninsuffizienzen, Rest- bzw. Rezidivdefekte, »falsche« Aneurysmen, Infektionen der Implantate mit schwerwiegenden Endokarditiden. Die Häufigkeit dieser Komplikationen nimmt mit der zeitlichen Entfernung von der Operation ab. Stationäre Behandlung ist selbstverständlich erforderlich, eine Zweitoperation kann notwendig werden. — Nach der Implantation von alloplastischen Herzklappenprothesen wird man vorläufig an einer *Dauerbehandlung mit Antikoagulantien* festhalten müssen (siehe S. 554).

Bei den *zentralnervösen Störungen* sind Psychosen in der Herzchirurgie besonders nach Anwendung der extrakorporalen Zirkulation und hier wieder vorzüglich bei älteren Kranken mit erworbenen Herzfehlern gelegentlich zu beobachten. Die Störungen, die als Folge der Durchblutungsänderung des Gehirns und von Verschiebungen innerhalb des Wasser- und Elektrolytstoffwechsels anzusehen sind, verschwinden im allgemeinen nach wenigen Tagen. Ob die psychische Sondersituation des Herzoperierten, die gelegentlich psychotherapeutische Führung notwendig macht, häufig Folge einer Hirnschädigung ist, konnte bislang nicht entschieden werden. — Herdbetonte Ausfallserscheinungen sind als Folgen von Hirnarterienembolien aufzufassen, die nicht ganz selten nach Eingriffen an den linksseitigen Herzklappen, vereinzelt auch nach dem Verschluß von Septumdefekten vorkommen. Querschnittslähmungen nach langdauernder Abklemmung der deszendierenden Aorta und hierdurch bedingter Ischämie des Rückenmarks wurden gelegentlich beobachtet. Die Behandlung der apoplektiformen bzw. paraplegischen Zustandsbilder unterscheidet sich nicht von derjenigen anderer Verursachung.

Trachealstenosen im Gefolge einer Tracheotomie, die zur Langzeitbeatmung eines respiratorisch insuffizienten Patienten notwendig war, bedürfen hals-, nasen-, ohrenfachärztlicher Betreuung.

Ein akutes postoperatives »*Stress-Ulkus*« des Magens, Duodenums oder seltener tiefer Abschnitte des Darmkanals kommt nach kardiovaskulären Eingriffen häufiger vor als nach anderen Operationen. Es heilt in den allermeisten Fällen schnell ab. Der präoperativ magengesunde Patient scheint nicht dauermagenkrank zu werden. In wenigen Fällen allerdings wird während der akuten Phase wegen konservativ nicht beherrschbarer Blutung oder wegen einer Perforation eine Magenresektion erforderlich.

Die in der frühen postoperativen Phase nicht seltenen oligurischen Störungen und auch ein schwerwiegendes *Nierenversagen*, das beherrscht werden konnte, führen meist ebensowenig wie Störungen im Sinne der Schockniere anderer Ursache zu bleibenden Schäden. Mit der operativ ermöglichten Verbesserung der Hämodynamik und damit des Herzzeitvolumens nimmt die Nierendurchblutung und damit die Filtrationsrate sogar meist zu.

Spezieller Teil

Angeborene Herz- und Gefäßfehler

Vorhofseptumdefekte vom Sekundumtyp

Der Eingriff erfolgt unter Oberflächenhypothermie oder mit Hilfe der Herz-Lungen-Maschine, der Verschluß des Defektes nach Eröffnen des rechten Vorhofes meist durch direkte Naht, gelegentlich bei sehr großen Defekten, bei solchen mit Lungenvenenfehlmündung *(Sinus-venosus-Defekt)* oder beim gemeinsamen Vorhof mit Hilfe einer entsprechend geformten Scheibe aus Teflon- oder Dacrongewebe oder auch aus Perikard. Spätkomplikationen sind selten. Thrombosen im Bereich der Nähte haben gelegentlich zu Embolien im großen und kleinen Kreislauf geführt. Irrtümliche Verlagerungen der unteren Hohlvene in den linken Vorhof beim Verschluß eines tiefsitzenden Defektes mit dadurch bedingter Zyanose oder Nahtinsuffizienzen mit erneuter Defektbildung bei sehr dünnem Septumrand erfordern eine Reoperation.

Vorhofseptumdefekte vom Ostium-primum-Typ
(partieller und totaler Atrioventrikular-Kanal)

Der isolierte Ostium-primum-Defekt ist selten. Er kommt meist mit Mißbildungen der Mitralklappe als partieller AV-Kanal vor. Die Trikuspidalklappe kann ebenfalls betroffen sein. Liegt zusätzlich ein hochsitzender Ventrikelseptumdefekt vor, wird das Krankheitsbild als totaler AV-Kanal bezeichnet. Mit Hilfe der extrakorporalen Zirkulation werden nach Eröffnen des rechten Vorhofes die Spaltbildungen der Klappen durch Einzelnähte geschlossen, wodurch meist eine weitgehende Behebung der Klappeninsuffizienz resultiert. Eine leichte Restinsuffizienz, die sich bei den oft erheblich mißgebildeten Atrioventrikularklappen nicht regelmäßig vermeiden läßt, wird aber gut toleriert. Bei hypoplastischen Klappen muß andererseits in Einzelfällen eine Stenosierung hingenommen werden. Die Langzeitüberwachung solcher Klappen ist unbedingt erforderlich, um bei Funktionsverschlechterungen eventuell erneut operativ eingreifen zu können.

Der Ostium-primum-Defekt muß durch Einnähen einer Prothese geschlossen werden. Wegen der anatomischen Lage des *His*schen Bündels zu dem in Klappenebene gelegenen unteren Defektrand ist die größte Gefahr die seiner Verletzung oder Umstechung mit der Folge eines »chirurgischen«, *totalen Atrioventrikular-Blocks.* Dieser bedarf fast immer der Implantation eines elektrischen Schrittmachers (siehe S. 173). — Komplikationen in den ersten postoperativen Wochen sind möglicherweise auch hier Thrombose im Bereich der Prothese mit Emboliegefahr, Nahtinsuffizienz an der Klappe oder im Bereich des Defektes.

Ventrikelseptumdefekte

Der Verschluß eines Kammerscheidewanddefektes wird mit Hilfe der extrakorporalen Zirkulation durchgeführt entweder vermittels einer heute meist angewandten queren Inzision in der Ausflußbahn des rechten Ventrikels oder bei entsprechend günstig gelegenen Defekten nach Eröffnung des rechten Vorhofes und Zurückhalten der Trikuspidalsegel. Eine seltene spätauftretende Komplikation ist die aneurysmatische Ausweitung der Ventrikulotomienarbe, die bei entsprechender Größe ebenfalls einer zweiten chirurgischen Intervention bedarf. Die Defektnaht erfolgt direkt, wenn der Defekt membranöse Ränder hat und nicht zu groß ist, oder durch Einnähen einer entsprechend großen Kunststoff- oder Perikardscheibe. Bei großen Defekten muß mit bereits bestehenden sekundären Lungenveränderungen und entsprechend schlechterer Prognose gerechnet werden. Besteht auch nach Verschluß des Defektes noch eine pulmonale Hypertension, so kann sich diese bei günstigem Verlauf bessern. Bei manchen Fällen kommt es aber leider zu einer zunehmenden Widerstandserhöhung im kleinen Kreislauf.

Unter den zu beachtenden Komplikationen steht an erster Stelle das Rezidiv. Ein solches kommt eigentlich nur nach dem Verschluß großer Defekte mit muskulären Rändern vor. Bei entsprechenden hämodynamischen Auswirkungen ist eine Reoperation indiziert.

Das Auftreten eines totalen Atrioventrikular-Blockes ist auch beim Verschluß eines Ventrikelseptumdefektes durch Verletzung des im unteren Defektrand unsichtbar verlaufenden His'schen Bündels möglich. Bei kritisch niedriger Herzfrequenz ist die Einpflanzung eines elektrischen Schrittmachers erforderlich.

Bei *Säuglingen und kleinen Kindern* mit großen Ventrikelseptumdefekten müssen bei vitaler Indikation *Palliativeingriffe* durchgeführt werden, da der Defektverschluß mit Hilfe der Herz-Lungen-Maschine in dieser Altersgruppe zu risikoreich ist. Die sogenannte *Bändelungsoperation* besteht in einer Einengung des Pulmonalarterienstammes durch ein Teflonbändchen. Diese künstliche Pulmonalstenose soll die Volumenbelastung des Herzens und die Druckbelastung des Lungenkreislaufs mindern. Die Erfolge dieser Operation insbesondere bei Säuglingen sind zum Teil verblüffend gut. Die Korrektur kann erfolgen, wenn die Kinder etwa das fünfte Lebensjahr erreicht haben. Zu dieser Zeit wird das Bändchen wieder entfernt und der Ventrikelseptumdefekt verschlossen. Gelegentlich muß die Einengungsstelle der Pulmonalarterie plastisch erweitert werden. An *Spätkomplikationen* der Bändelung sind Rupturen im Bereich des einschnürenden Bändchens mit Verblutung beschrieben, außerdem aneurysmatische Erweiterungen des Hauptstammes der Pulmonalarterie im Sinne einer poststenotischen Dilatation. Bei Belastung kann nach Bändelungsoperation eine Zyanose auf Grund einer Vergrößerung des Rechts-Links-Shunts auftreten, insbesondere wenn mit dem Größerwerden des Kindes die nicht mitwachsende künstliche Pulmonalstenose relativ enger wird. Tritt eine schnell zunehmende Ruhezyanose und ein Leiserwerden des Pulmonalstenosegeräuschs auf, so muß an einen thrombotischen oder endarteriitischen Verschlußmechanismus im Bereich der künstlichen Stenose gedacht werden. Eventuell ist eine sofortige Operation notwendig.

Valvuläre Pulmonalstenosen
(ohne Ventrikelseptumdefekt)

Die Korrektur erfolgt mit Hilfe der Herz-Lungen-Maschine oder in Oberflächenhypothermie oder im kurzen normothermen Kreislaufstillstand durch Inzision der verwachsenen Kommissuren nach Eröffnung der Pulmonalarterie. Bei kleinen Kindern mit hochgradiger Stenose kommt auch die *Brock*sche Sprengung der Pulmonalklappe nach

Einführung eines Dilatators durch den rechten Ventrikel in Frage. Ist die Stenose rein valvulär bedingt, ist das Resultat im allgemeinen sofort gut. Liegt eine zusätzliche hypertrophiebedingte Einengung der Ausflußbahn des rechten Ventrikels vor, so sinkt der Druck im rechten Ventrikel erst im Verlauf von Monaten ab. In einigen Fällen beruht die Rest-Stenosierung auf einer zu engen Anlage des Klappenringes. Bei allen erheblichen Reststenosen ist nach einem Jahr durch eine eingehende kardiologische Diagnostik einschließlich Herzkatheteruntersuchung und Angiokardiographie die Indikation zu einem Zweiteingriff zu klären.

Infundibuläre Pulmonalstenosen
(ohne Ventrikelseptumdefekt)

Die isolierte Stenosierung der Ausflußbahn des rechten Ventrikels muß mit Hilfe der Herz-Lungen-Maschine und nach Ventrikulotomie durch Exzision der fibromuskulären Stenose erfolgen. Es gelingt praktisch immer, ein gutes Operationsergebnis zu erzielen.

Vorhofseptumdefekt und Pulmonalstenose

Diese bei vorwiegendem Rechts-Links-Shunt auch als *Fallotsche Trilogie* bezeichnete Mißbildungskombination kann bei hochgradiger Einengung des Pulmonalklappenringes und Hypertrophie der Ausflußbahn des rechten Ventrikels zu einem schwer zu korrigierenden und sehr ernsten Krankheitsbild werden. Der Vorhofseptumdefekt ist oft nur ein erweitertes Foramen-ovale. Kann bei der Operation eine entscheidende Herabsetzung des Druckgradienten zwischen rechten Ventrikel und Pulmonalarterie nicht erzielt werden, muß der Vorhofseptumdefekt unter Umständen als Ventil offengelassen werden. Die Zyanose bleibt dann zunächst teilweise bestehen. In den meisten Fällen bildet sie sich nach Abnahme der einengenden Hypertrophie der Ausflußbahn des rechten Ventrikels zurück. Unter Umständen muß der offengelassene Vorhofseptumdefekt später verschlossen werden, wenn ein wesentlicher Links-Rechts-Shunt entsteht. Bezüglich bestehenbleibender Reststenosen sei auf das bei den valvulären Pulmonalstenosen Gesagte verwiesen.

Fallotsche Tetralogie
(Pulmonalstenose mit Ventrikelseptumdefekt)

Diese komplexe Mißbildung, bei der eine infundibuläre und/oder valvuläre Pulmonalstenose mit einem großen Ventrikelseptumdefekt und einem Überreiten der Aorta über den Septumdefekt sowie einer schweren Rechtshypertrophie kombiniert ist, ist heute einer Korrekturoperation zugängig. Häufig besteht schon frühzeitig eine starke Zyanose. *Palliativoperationen*, die früher die einzig mögliche chirurgische Therapie darstellten, haben unter besonderen Umständen auch heute noch als vorbereitende Ersteingriffe ihre Berechtigung. Neben dem Versuch der Minderung der Pulmonalstenose mit Hilfe des transventrikulär einzuführenden *Brock*schen Instrumentariums wurden mehrere Palliativoperationen zur Verbesserung der Lungendurchblutung unter Umgehung des Herzfehlers durch Anlegen einer arteriellen Verbindung von großem und kleinem Kreislauf beschrieben. Die am häufigsten angewandte ist die Anastomosierung nach BLALOCK-TAUSSIG, bei der eine Verbindung zwischen einer Arteria subclavia und eines Astes der Arteria pulmonalis entweder direkt durch End-zu-Seit-Anastomose oder zur Vermeidung der selten auftretenden Durchblutungsstörungen des Armes durch Zwischenschalten einer Gefäßprothese hergestellt wird. Eine Verbindung von linker Arteria pulmonalis und absteigender Aorta wurde von POTTS angegeben. Einer entsprechenden Anastomosierung zwischen dem rechten Pulmonalarterienast und der aszendierenden Aorta wird in neuerer Zeit der Vorzug gegeben (WATERSTON). In den meisten Fällen gedeihen die Kinder nach einer Palliativoperation wesentlich besser. Die Zyanose verringert sich oft erheblich. Als Spätkomplikation kann eine Thrombosierung der Anastomose insbesondere im Zusammenhang mit entzündlichen Erkrankungen auftreten.

Die *Korrektur* der *Fallot*schen Tetralogie besteht in einer breiten Exzision der Ausflußbahn des rechten Ventrikels sowie Behebung der eventuell zusätzlichen valvulären Pulmonalstenose und in einem Verschluß des Ventrikelseptumdefektes (siehe dort). Bei sehr enger Anlage des Pulmonalklappenringes und des Infundibulums ist gelegentlich die Erweiterung des Ausflußtraktes des rechten Ventrikels und/oder der zu eng angelegten Pulmonalarterie durch Einnähen einer rhombenförmigen Kunststoffprothese notwendig. Postoperativ tritt fast immer eine vorübergehende Rechtsdekompensation auf und die Kranken bedürfen einer langen Nachbehandlung, dies besonders, wenn es nicht gelingt, die Stenose der Ausflußbahn völlig zu beseitigen. Komplikationen können in Form von Rezidiven des Ventrikelseptumdefektes auftreten (siehe dort), ebenso sind Aneurysmen im Bereich der Ventrikulotomie möglich und müssen chirurgisch korrigiert werden. Die hämodynamische Bedeutung der nach Einnähen einer Ausflußtraktprothese immer bestehenden Pulmonalklappeninsuffizienz für die Hämodynamik des rechten Ventrikels ist noch umstritten.

Transposition der großen Gefäße

Bei dieser sehr häufigen, mit einer hohen Frühsterblichkeit behafteten, schweren Mißbildung mit hochgradiger Zyanose muß schon im Säuglingsalter, häufig in den ersten Tagen nach der Geburt, eine lebensrettende Palliativoperation durchgeführt werden. Nach Anlegen eines großen Vorhofseptumdefektes mit Hilfe der *Blalock-Hanlon*schen Operation kann eine Durchmischung des arteriellen und venösen Blutes auf Vorhofebene erfolgen und die arterielle Sättigung des Blutes in der Aorta so weit erhöht werden, daß die Kinder lebensfähig werden. Auch die Sprengung des Foramen ovale mit einem transvenös eingeführten Ballonkatheter (RASHKIND) kann ähnliche Wirkung haben. Die korrigierende Operation erfolgt meist nach dem Prinzip der Vorhofumkehr (SENNING). Komplikationen treten insbesondere in Form von Rhythmusstörungen und atrioventrikulärem Block auf. Die operativen Erfahrungen bei diesem Herzfehler, insbesondere bei gleichzeitigem Vorliegen von Pulmonalstenosen und Ventrikelseptumdefekten, sind noch gering.

Mißbildungen der Trikuspidalklappe

Die *konnatale Trikuspidalstenose oder -atresie* ist heute nicht korrigierbar. Lebensfähig sind nur Kinder mit gleichzeitig vorliegendem Vorhofseptumdefekt. Es besteht immer eine ausgeprägte Zyanose. Es kommen nur Palliativoperationen in Frage.

Neben den schon bei der *Fallot*schen Tetralogie beschriebenen Palliativoperationen, insbesondere der *Blalock*schen Anastomosierung (siehe dort), kann auch eine Anastomose nach GLENN zwischen der oberen Hohlvene und rechtsseitigen Pulmonalarterie mit Unterbindung der oberen Hohlvene unmittelbar an der Einmündung in den rechten Vorhof angelegt werden. In einer Reihe von Fällen sind nach dieser Anastomose durch Ansteigen des Druckes in der oberen Hohlvene Zeichen einer oberen Einflußstauung auch mit Hirnödemen beschrieben worden. Als schwerwiegende Spätkomplikation ist die Thrombose im Anastomosenbereich anzusehen.

Der Morbus *Ebstein* wird bei strengster Indikationsstellung durch Ersatz der mißbildeten und in den rechten Ventrikel verlagerten Trikuspidalklappe behandelt. Heute kommen hauptsächlich alloplastische Klappen (Kugel- oder Scheibenventile) in Frage. Komplikationen treten dann wie beim künstlichen Klappenersatz auf (siehe S. 170).

Aortenstenosen

Wegen der zahlreichen Parallelen zu erworbenen Aortenfehlern sind die angeborenen Formen dort mit abgehandelt (siehe S. 170).

Mißbildungen der Mitralklappe

Mitralstenosen oder -insuffizienzen sind als isolierte, konnatale Fehler sehr selten. Die Operation muß in jedem Fall als »offene« Korrektur mit Hilfe der extrakorporalen Zirkulation durchgeführt werden. Gelegentlich kann eine Valvuloplastik erfolgreich sein, sonst muß eine Kunstklappe implantiert werden (siehe S. 170). Über die typische Spaltung des aortalen Mitralsegels in Kombination mit Vorhofseptumdefekten vom Primumtyp (partieller AV-Kanal) siehe S. 163. Bei gleichzeitigem Vorliegen einer Mitralstenose mit einem Vorhofseptumdefekt vom Sekundumtyp spricht man von einem *Lutembacher*-Syndrom. Die bei diesen Fällen fast immer anzutreffende Hypoplasie des linken Ventrikels kann zu einer lange anhaltenden Linksherzinsuffizienz Anlaß geben.

Ductus arteriosus Botalli persistens

Als Methoden zum Verschluß eines persistierenden Ductus Botalli kommen die Durchtrennung mit Vernähung der beiden Gefäßstümpfe und die mehrfache Ligatur in Frage. Rekanalisationen und Aneurysmenbildungen wurden beschrieben. In diesen Fällen ist eine zweite Operation indiziert. Komplikationen von seiten des Herzens mit Rechtsherzinsuffizienz sind bei den Fällen mit pulmonaler Hypertension zu erwarten. Eine seltene Komplikation besteht in der vorübergehenden, gelegentlich auch permanenten Schädigung des um den Duktus herumziehenden Nervus recurrens. Eine genaue Abklärung und eventuelle Behandlung bei Heiserkeit muß durch den Hals-Nasen-Ohren-Facharzt erfolgen.

Drei in der Symptomatik (kontinuierliches systolisch-diastolisches Geräusch) dem offenen Duktus ähnliche, aber seltene Herz-Gefäß-Fehler sind:

1. das *aorto-pulmonale Fenster*, das meist mit Hilfe der Herz-Lungen-Maschine verschlossen werden muß;

2. das *Sinus-Valsalva-Aneurysma* der Aorta mit Perforation in eine Herzhöhle, dessen »offene« Korrektur mit Rezidiven belastet ist, und
3. die *arteriovenöse Koronarfistel*, die unterbunden oder durch Verschlußnaht an ihrer Eintrittsstelle in die Herzhöhle beseitigt werden muß.

Aortenisthmusstenose

Sie gehört zu den häufigsten angeborenen Vitien und hat eine hohe Säuglingssterblichkeit. Die Korrektur besteht in einer Resektion des stenotischen Bereichs mit End-zu-End-Vereinigung des Aortenrohres, die bei Kindern bevorzugt mit Einzelnähten durchgeführt wird, um ein Mitwachsen der Anastomose zu gewährleisten. Mitunter muß der Eingriff schon im Säuglingsalter durchgeführt werden. Restenosierungen bei nicht mitwachsender Anastomose sind möglich und bei Wiederauftreten eines erhöhten Blutdruckes an der oberen Extremität ist nach Sicherung durch Aortographie eine Reoperation angezeigt. Längere Stenosen müssen durch Prothesen ersetzt werden. Wenn möglich, sollte diese Operation erst nach Erreichen des 12. bis 14. Lebensjahres ausgeführt werden, weil das Aortenlumen dann so groß ist, daß eine zweite Operation mit größerer Sicherheit vermieden werden kann.

Thrombosierungen des Aortenlumens nach Einnähen einer Gefäßprothese sind beschrieben. Dabei kann die Thrombosierung langsam fortschreitend über Jahre sich entwickeln. Andere Komplikationen können durch Aneurysmenbildung im Bereich der Anastomose auftreten. Auch in diesen Fällen muß eine Reoperation vorgenommen werden. Schäden des Rückenmarks mit nachfolgenden Lähmungen durch Ischämie während des Abklemmens der Aorta kommen selten vor. Eine von einigen Operationsgruppen beobachtete nach der Korrektur auftretende *Arteriitis necroticans* im Bereich des Abdomens erfordert gelegentlich eine chirurgische Intervention mit Resektion von Darmteilen. Postoperativ fällt ein vorher stark erhöhter Blutdruck meist nicht sogleich bis zur Normalisierung ab. Diese kann insbesondere bei Erwachsenen Zeiten bis zu einem Jahr benötigen. Ein fehlender Abfall oder ein Wiederanstieg des Blutdrucks erfordern eine erneute Aortographie.

Aortenringanomalien

Durch sie können Einschnürungen von Trachea und Ösophagus entstehen. Der Gefäßring wird durch zwei — einen hinteren und vorderen — Aortenbogen (doppelter Aortenbogen) oder durch einen hinter dem Ösophagus und der Trachea verlaufenden Aortenbogen in Kombination mit einem kurzen Ductus Botalli (vaskulärer Ring) gebildet. Eine ähnliche Symptomatik wird durch eine Arteria lusoria hervorgerufen (linksabgehende, hinter dem Ösophagus verlaufende, rechte Arteria subclavia). Bei der Operation wird der Gefäßring durchbrochen. Während die Dysphagie postoperativ fast immer sofort behoben ist, bildet sich der Stridor meist über mehrere Wochen postoperativ langsam zurück. Die Gefahr einer Retention von Bronchialsekret unterhalb der Stenose ist gegeben und muß durch Abhusten und Inhalation mit Sekretolytika bekämpft werden. Eine Neigung zu bronchopulmonalen Komplikationen bleibt lange Zeit bestehen.

Erworbene Herz- und Gefäßfehler

Mitralklappenstenosen

Sie bilden das größte Kontingent erworbener Herzfehler, das dem Herzchirurgen zugeführt wird. Die Operation wird heute im allgemeinen nach linksseitiger antero-lateraler Thorakotomie vorgenommen, indem auf transaurikulärem Weg eine digitale Trennung von verwachsenen Kommissuren zwischen den beiden Mitralsegeln versucht wird. Gelingt dies nicht oder unvollständig, so wird ein durch eine Stichinzision in Nähe der linken Ventrikelspitze, also transventrikulär eingeführter Dilatator unter Kontrolle des transaurikulär tastenden Fingers im Mitralostium gespreizt.

Dieser »blinde« oder »geschlossene« herzchirurgische Eingriff wird bei normaler Intratrachealnarkose vorgenommen. Er führt in einem kleinen Prozentsatz der Fälle (1—5%) zu einer so schwerwiegenden Klappeninsuffizienz, daß der Eingriff unter den Bedingungen der »offenen« Herzchirurgie, also mit Einsatz der Herz-Lungen-Maschine zur extrakorporalen Zirkulation weitergeführt werden muß. In weiteren 10—20% der Eingriffe entsteht eine geringfügige oder mäßige Schlußunfähigkeit, oft in Kombination mit einer geringen Reststenose, so daß ein leichteres kombiniertes Mitralvitium resultiert. Eine fast gleich große Anzahl von Kranken hat nur einen geringen Nutzen von dieser Operation, weil keine gute Reduktion der Stenose erzielt werden kann infolge zu schwerer Veränderungen des Klappenapparates durch Schrumpfung oder Verkalkung. Gelegentlich kommt es im Zusammenhang mit dem Eingriff zu peripheren Embolien, während deren Häufigkeit im weiteren Verlauf infolge der hämodynamischen Besserung abnimmt. Insgesamt muß festgestellt werden, daß nur etwa 70% der Patienten einen wirklich zufriedenstellenden Operationseffekt aufweisen.

Wenn man bedenkt, daß diese Mitralstenoseoperation ein Palliativeingriff ist in dem Sinn, daß die fortwirkende Grunderkrankung zu einer hohen Rezidivquote (ca. 30% in 10 Jahren) führt, so erhebt sich die Frage, ob es nicht besser sei, bei Mitralstenosen »offen« zu operieren. Es gibt bislang keine ausreichenden Kriterien, präoperativ eine sichere Aussage über den voraussichtlichen Operationseffekt zu machen. Selbst röntgenologisch erkennbare Verkalkungen schließen nicht etwa regelmäßig einen guten Erfolg einer geschlossenen Operation aus. Gegen eine »offene« Operation spricht jedoch eine wesentlich schwerere Belastung der Patienten und infolgedessen eine höhere Operationsletalität. Die Klappenersatzoperationen, zu denen man sich bei offenem Vorgehen sicher häufiger entschließen müßte, da eine gute postoperative Klappenfunktion Voraussetzung für das Überstehen des Eingriffs ist, muß vorläufig auch noch als palliative Maßnahme angesehen werden. Da die Prothesenimplantation bei kombinierten Mitralvitien die Regel und bei Mitralinsuffizienzen häufig ist, ergeben sich ausreichende Möglichkeiten zur Beobachtung der langfristigen Prognose nach solchen erst seit wenigen Jahren durchführbaren Operationen, so daß eine Ausweitung der Indikation zum Klappenersatz nicht gerechtfertigt erscheint. Außerdem ist die Resektion des erkrankten Klappenapparates und sein künstlicher Ersatz nach unzureichendem Effekt einer Mitralstenoseoperation als Zweiteingriff möglich.

Die *Nachbehandlung* eines Patienten, der wegen einer Mitralstenose operiert wurde, wird nach dem Gesagten also auch im günstigsten Fall eine lebenslange Nachfürsorge sein. Aus chirurgischer Sicht erscheint es bedeutsam, den Zeitpunkt eines etwa notwendigen Zweiteingriffes nicht zu spät zu wählen, da eine hochgradige pulmonale

Hypertension, ein konservativ nicht mehr beherrschbarer Dekompensationszustand oder ein höheres Lebensalter die Indikation einschränken.

Auf eine wichtige, wenn auch sehr seltene Spätkomplikation nach transventrikulärer Mitralstenosesprengung sei hingewiesen. An der Perforationsstelle in der Nähe der Ventrikelspitze (Dilatatoreinführung!) wurde in wenigen Fällen die Entstehung eines »falschen« Aneurysmas beobachtet. Wegen der hohen Perforationsgefahr ist seine operative Abtragung und die Vernähung der Lücke der Ventrikelwandung sobald als möglich nach der röntgenologischen Diagnosestellung erforderlich.

Mitralinsuffizienzen und kombinierte Mitralfehler

Diese Fehler werden mit Hilfe der Herz-Lungen-Maschine »offen« operiert. In günstigen Fällen reiner Klappenschlußunfähigkeit sind restaurative Eingriffe mit kommissurennahen Nähten möglich, die gleichzeitig die klaffenden Mitralsegel einander nähern und die Elongation des muralen Mitralsegels raffen. In den übrigen Fällen von Insuffizienz und in praktisch allen Fällen kombinierter Vitien ist es nicht zu umgehen, den erkrankten Klappenapparat einschließlich der Sehnenfäden und Papillarmuskelköpfe zu resezieren und ein künstliches Ventil, das zur Zeit meist eine Kugelventilklappe (*Starr-Edwards-* oder *Smeloff-Cutter*-Typ) oder eine ähnliche Konstruktion mit einem scheibenförmigen Verschlußmechanismus (*Cross-Jones-* oder *Alvarez/Hammersmith*-Typ) ist, zu implantieren.

Außer den allgemeinen Komplikationen bei Verwendung prothetischen Materials (siehe S. 162) in der Herzchirurgie stellen *Kunstklappen häufig eine Belastung für den erythropoetischen Apparat* dar, da sie eine mechanische Hämolyse verursachen können, die allerdings fast immer vom Organismus kompensiert wird. Bei schweren *Hämolysen*, die unter Umständen mit einem deutlichen Ikterus einhergingen, wurde fast regelmäßig eine Restinsuffizienz im Bereich des Klappenostiums beobachtet. Diese kann auf einem Teilausriß der Nahtverankerung (in der frühen postoperativen Periode), einer Deformierung der verschließenden Kugel oder einer Verschlußbehinderung durch einen Thrombus beruhen. Eine operative Revision ist in solchen Fällen nicht zu umgehen. — Veränderungen der Auskultationsphänomene von alloplastischen Klappen deuten auf Verschlechterungen der Klappenmechanik hin. Eine operative Auswechslung der Klappe oder ihres Verschlußteils (Ball, Linse) kann notwendig sein.

Stenosen und Insuffizienzen im Bereich des Aortenursprungs

Für sie gilt, daß die Operation als »offener« Eingriff mit Hilfe der extrakorporalen Zirkulation vorgenommen wird. Hierzu muß im allgemeinen die Aorta ascendens oberhalb des Klappenbereiches ausgiebig eröffnet werden. Hin und wieder wurde über die postoperative Entstehung eines Nahtaneurysmas nach Aortotomie berichtet. Um eine rechtzeitige chirurgische Hilfe zu gewährleisten, muß diese Komplikation früh erkannt werden. Regelmäßige Röntgenkontrollen während des ersten Halbjahres nach der Operation sind deshalb erforderlich. Da nur die nach lateral sich entwickelnden Aneurysmen im Frühstadium in der sagittalen Herzfernaufnahme erkennbar sind, sollte jeweils auch eine seitliche Aufnahme angefertigt werden. Bei aufkommenden Verdacht ist Einweisung in eine kardiochirurgische Abteilung erforderlich. Eine retrograde Aortographie mit Injektion des Kontrastmittels in die supravalvuläre Aorta ascendens ergibt Klarheit. — Nach Implantation von künstlichen Klappen anstelle der resezierten Aortenklappen können dieselben Komplikationen beobachtet werden wie im Mitralbereich (siehe dort). Die Auswirkungen der mechanischen Hämolyse sind hier eher erheblicher als dort.

Aortenklappenstenosen können angeboren oder erworben sein. Wenn keine Verkalkungen vorliegen, was bei konnataler Genese vor Erreichen des 20. Lebensjahres die Regel ist, führt in den allermeisten Fällen eine Kommissurotomie zu einem guten Ergebnis. Dieses bleibt nach den bisherigen Erfahrungen bei den angeborenen Fehlern für lange Zeit erhalten, ohne daß eine Restenosierung oder eine Vergrößerung eines durch die Kommissurotomie gelegentlich entstehenden Insuffizienzanteiles auftritt. Bei ungünstigen Klappenbefunden und bei vielen Fällen acquirierter Stenose, bei denen nicht nur die Strömungsbelastung des veränderten Klappengewebes, sondern auch die Grundkrankheit fortdauern, ist die Langzeitprognose bezüglich der Klappenfunktion vorsichtiger zu stellen. Immerhin kann bei leichteren Verkalkungen durch einen valvuloplastischen, klappenerhaltenden Eingriff oft noch ein ausreichendes Operationsergebnis erzielt werden, während bei schwereren Destruktionen die Klappen reseziert und durch ein Ventil vom Kugelklappentyp (siehe oben), ein Homoiotransplantat (BARRAT-BOYES; ROSS), ein Heterotransplantat (BINET) oder eine aus autologer Fascia lata geschaffene Klappenprothese (SENNING) ersetzt werden müssen. Die Problematik der Klappenersatzoperation ist bezüglich der allgemeinen Gefahren ähnlich wie bei den Mitralvitien, die hämodynamische Besserung meist von höherem Grad.

Aortenklappeninsuffizienzen und *kombinierte Aortenklappenfehler* können nur in den seltensten Fällen durch eine restaurative Korrektur gebessert werden; auch hier ist also im allgemeinen eine Klappenersatzoperation angezeigt. Die Aussichten dieser Patientengruppe scheinen bezüglich der Operationsgefährdung sogar besonders gut zu sein. Infolge der gleichzeitigen Druck- und Volumenbelastung des linken Ventrikels weisen die Kranken schon sehr früh schwere EKG-Veränderungen auf und werden infolgedessen frühzeitiger der Operation zugeführt. Außerdem sind die operativ-technischen Probleme für den Klappenersatz hier geringer als bei Aortenstenosen.

Zirkumskripte *subvalvuläre Aortenstenosen* sind immer angeboren. Die Operation besteht in der Ausschneidung des fibromuskulären Stenoseringes auf transaortal-transvalvulärem Weg. Die operative Verletzung des im oberen Ventrikelseptum verlaufenden linken Schenkels des Erregungsleitungssystems (Folge: Linksschenkelblock) oder gar des His'schen Bündels (Folge: atrioventrikulärer Block) ist anscheinend nicht immer zu vermeiden. Der relativ häufige Linksschenkelblock ist ohne wesentliche Bedeutung, der AV-Block erfordert in der Regel eine Schrittmacherbehandlung (siehe S. 173). Die Ergebnisse der operativen Behandlung dieser Stenoseform sind besonders erfreulich, da die zwar durch seröse Endokarditis leicht verdickten Klappen voll funktionstüchtig sind und die Blutstrombehinderung meist weitgehend beseitigt werden kann.

Supravalvuläre Aortenstenosen, d. h. Einengungen der Aorta ascendens unmittelbar oberhalb der Aortenklappen treten oft als Teil eines angeborenen Syndroms (geistige Retardierung, tölpelhafter Gesichtsausdruck) auf, sind jedoch insgesamt seltener als die anderen angeborenen Stenosen im Bereich des Aortenursprungs. Die operative Korrektur wird vorgenommen durch Längsinzision des stenosierten Aortenabschnitts mit erweiterndem Verschluß durch Einnähen eines rhombenförmigen Stücks einer Gefäßprothese.

Die *idiopathische, hypertrophische Subaortenstenose* (Synonyme: *obstruktive Kardiomyopathie, myogene Aortenstenose*) verlangt nach einer ausgedehnten Muskelresektion im Bereich der vorderen Abschnitte des subvalvulären Anteiles des Ventrikelseptums. Diese kann auf transaortalem, transventrikulärem oder transatrialem Weg oder vermittels der Kombination dieser Herzeröffnungen vorgenommen werden. Die Erfahrungen mit dieser Form der »Aortenstenose« sind noch gering, insbesondere bezüglich der postoperativen Prognose. Vom chirurgischen Standpunkt muß darauf hingewiesen werden, daß auch nach ausgiebiger Resektion der Enge und bei Operationsende meßbarem gutem Operationsergebnis die *Überempfindlichkeit* der Patienten *gegenüber digitalisähnlichen und sympathikomimetisch wirkenden Stoffen* fortbesteht. Sie sind deshalb in der Regel auch postoperativ kontraindiziert. Nach transatrialer Operation, die eine später natürlich wieder zu vernähende Inzision des aortalen Mitralsegels erforderlich macht, muß der Funktion der Mitralklappe postoperativ für einen längeren Zeitraum besondere Beachtung geschenkt werden.

Trikuspidalklappenfehler

Isolierte erworbene Anomalien sind selten. Stenosen werden heute »offen«, d. h. mit Hilfe der Herz-Lungen-Maschine operiert. Die Gefahr der Erzeugung einer artifiziellen Insuffizienz ist groß, deren Auswirkung bei normalem Druckverhalten im rechten Ventrikel bzw. im kleinen Kreislauf jedoch meist nicht schwerwiegend. Die restaurative Korrektur von Klappeninsuffizienzen ist problematisch wegen der funktionellen Kompliziertheit und der schwer zu beurteilenden anatomischen Variationsmöglichkeiten des Sehnenfaden-Papillarmuskel-Apparates. Die Implantation von künstlichen Klappenventilen im Bereich des Niederdruckgebietes des Herzens ist operativ-technisch leicht, wegen der hohen Thromboemboliegefahr jedoch vorläufig nur als ultima ratio zu betrachten.

Multivalvuläre Fehler

Sie sind ebenfalls operativer Behandlung zugänglich. Restaurative und klappenprothetische Maßnahmen müssen sich je nach den für die Operation der isolierten Klappenvitien geltenden Richtlinien ergänzen. Beobachtungen über längere Zeit nach Ersatz mehrerer Klappen liegen für ein größeres Krankengut nicht vor.

Koronarinsuffizienz

Die operative Behandlung steht noch im Beginn. Indirekte Methoden der »geschlossenen« Herzchirurgie zur Erzielung einer Mehrdurchblutung des Herzmuskels durch Erzeugung einer aseptischen Epikarditis und Aufsteppen gut vaskularisierter Gewebe aus der Umgebung (Becksche Operation) oder durch Implantation der Arteria mammaria interna (Vineberg-Operation) sind umstritten. Direkte Eingriff mit Hilfe der extrakorporalen Zirkulation durch Ausschälung von Koronarostienstenosen oder Erweiterungsplastik eingeengter Strecken der großen Herzkranzarterien sind in geeigneten Fällen erfolgversprechend. Die postoperative Überwachung hat aus chirurgischer Sicht die Komplikationsmöglichkeiten nach Arterienoperationen schlechthin zu beachten, also die Gefahren der Thrombose und der Entstehung von Nahtaneurysmen. Eine

Dauerbehandlung mit Antikoagulantien ist obligat. Auch bei Auftreten oder Rezidivieren schwerer pektanginöser Zustände ist an die Möglichkeit einer chirurgischen Komplikation (Nahtaneurysma) zu denken, die durch Koronarographie ausgeschlossen werden kann.

Herzwandaneurysmen

Sie sind ein sehr lohnendes Objekt operativer Therapie unter Einsatz der Herz-Lungen-Maschine geworden. Sowohl Narbenaussackungen nach Herzinfarkt als auch nach Herzverletzungen und Herzoperationen können reseziert werden, um die Gefahren der Herzinsuffizienz durch Volumenbelastung (paradoxe Pulsation), der Thromboembolie und der Perforation zu bekämpfen. Diese Eingriffe führen zunächst natürlich zu großen Herzwundflächen; in der postoperativen Periode ist deshalb für längere Zeit besonderes Augenmerk auf Rezidive zu richten, die erfreulicherweise zu den seltenen Ausnahmen zu rechnen sind. Die Betreuung Kranker nach Resektion von postinfarziellen Aneurysmen erfordert natürlich weiterhin die Behandlung der Grundkrankheit, also der Koronarsklerose.

Atrioventrikuläre Überleitungsstörungen

Überleitungsstörungen mit extremer Bradykardie oder *Adams-Stokes*-Anfällen werden heute häufig mit Hilfe eines elektrischen Schrittmachers behandelt. Man bringt entweder nach Thorakotomie Epikardelektroden an oder führt transvenös eine Katheterdoppelelektrode in die rechte Herzkammer ein. Der Anschluß des implantierbaren Schrittmachers erfolgt über Verbindungskabel. Für das eigentliche elektronische Batteriegerät wird operativ eine Tasche im Bereich des großen Brustmuskels oder der Bauchdecken geschaffen.

Die *Spätkomplikationen* nach Schrittmacherimplantation sind meist technischer Art. *Aussetzen des Impulsgebers* durch Batterieentladung oder Schäden der Elektronik und Unterbrechung der Leitung des Impulses auf das Herz durch *Elektrodenbrüche* (Röntgenuntersuchung) oder Heraufsetzung des Widerstandes an der Implantationsstelle sind relativ häufig, Zweitoperationen nicht zu umgehen. Bei Abbruch einer Elektrodenspitze kann die nicht funktionierende Elektrode in eine indifferente Elektrode umgewandelt werden. Elektrodenbrüche an anderer Stelle können durch Drahtkuppelung oder Platinschweißen überbrückt werden. — Die Entstehung von *Kammerflimmern* durch Schrittmacherimpulse ist besonders bei intermittierendem AV-Block möglich. Der Einfall apparativer Reize in die vulnerable Phase des Herzens wird hierfür angeschuldigt. Schrittmacher, die nur bei kritischem Abfall der Eigenfrequenz des Herzens sozusagen bei Erfordernis Impulse abgeben, sind in Erprobung. Das sogenannte Schrittmacherrasen ist ursächlich nicht völlig und einheitlich geklärt. Eine hochfrequente Reizbeantwortung durch das Herz führt sehr schnell zur Herzinsuffizienz und zum Kammerflimmern. Die einzig mögliche Hilfe ist die sofortige Durchtrennung der Elektrodenkabel, die durch entschlossenes Freilegen des Schrittmachers leicht gelingt. Bis zur Implantation eines neuen Gerätes muß unter Umständen *Alupent* (oral oder intravenös) verabreicht werden.

Die Batterieleistung des Schrittmachers kann vom Patienten selbst überwacht werden. Fast alle Apparate sind so konstruiert, daß bei ungenügender Batterieladung eine allmählich ansteigende oder abfallende Impuls- und damit Pulsfrequenz resultiert. Eine baldige klinische Kontrolle des Kranken und im gegebenen Fall die operative Austauschung des Apparates sind bei Änderung der Stimulationsfrequenz zu veranlassen. Die bisherigen Erfahrungen über die Lebensdauer der Schrittmacher geben in jedem Einzelfall 15 Monate nach der Implantation Anlaß zur Überlegung, ob man nicht besser auch bei noch einwandfreier Funktion prophylaktisch eine Austauschoperation veranlassen soll.

Herztumoren

Sie werden intravital selten beobachtet. Meist handelt es sich um intrakavitäre Myxome oder Riesenthromben, die klinisch Symptome wie bei Klappenstenosen verursachen. Ihre Entfernung ist mit Hilfe der extrakorporalen Zirkulation angezeigt. Für die postoperative Langzeitbetreuung der Patienten sind keine spezifischen Maßnahmen bekannt.

Herzverletzung

Das besondere Augenmerk bei der Langzeitbetreuung Kranker, die wegen einer Herzverletzung erfolgreich operiert werden konnten, muß nach Stich- oder Schußtrauma der Herzwandungen auf die mögliche Entstehung von Aneurysmen gerichtet sein. Das Ergebnis einer Korrektur verletzter Herzklappen kann sich durch entzündlich-narbige Schrumpfungen verschlechtern, was zur Notwendigkeit einer Reintervention führt. Wurde bei Unmöglichkeit einer restaurativen Korrektur eine künstliche Klappe implantiert, so ist lebenslange Antikoagulantientherapie vonnöten. Rezidive nach operativem Verschluß von Septumrupturen sind nicht bekannt.

Perikarderkrankungen

Die konstriktiven und die chronisch-exsudativen Entzündungen führen am ehesten zum operativen Eingriff. Dieser besteht in einer möglichst weitgehenden Herzbeutelresektion. Echte »Rezidive« nach *Panzerherzoperationen* sind heute kaum mehr zu fürchten, da das Ausmaß der Perikardresektion dies im allgemeinen verhindert. Sekundäre konstriktive Epikarditiden nach Perikardresektion sind äußerst selten. Das Vorliegen oder Wiederauftreten einer myokardialen, insbesondere rechtsventrikulären Insuffizienz nach Operation einer Perikarditis calcarea darf nicht ohne weiteres einem »Rezidiv« angelastet werden, wenn im Röntgenbild im Bereich der Vorhöfe noch größere oder im Bereich der Ventrikel kleinere Kalkspangen nachzuweisen sind. Nicht immer ist es bei der Operation möglich oder auch nur notwendig, eine vollständige Herzbeutelentfernung vorzunehmen. Nach Operation rheumatisch verursachter Panzerherzen ist an die Möglichkeit myokardialer Entzündungsprozesse oder endokarditisch bedingter Funktionsänderung von Herzklappen zu denken, zumal geringgradige Stenosen der Atrioventrikularklappen bei dem präoperativ kleinen Herzzeitvolumen sich der Diagnostik entziehen und geringe Inkompetenzen durch myogene Dilatation nach Befreiung der Ventrikel zunehmen können.

Erkrankungen thorakaler Arterien

Nach Eingriffen wegen erworbener Erkrankungen der großen thorakalen Arterien *(Aneurysmen, Aortenbogensyndrom, Subklaviaverschluß)* entsprechen die chirurgischen Aspekte der weiteren Betreuung denjenigen nach großen gefäßchirurgischen Eingriffen anderer Art (Gefäßersatzoperation, Thrombendarteriektomie, siehe Seite 444) und den speziellen Erfordernissen nach ausgedehnten Thorakotomien (siehe Seite 160). Nicht selten beeinträchtigen Aortenbogenaneurysmen die Trachea und ihre großen Verzweigungen durch Druckschädigung, so daß bronchopulmonale Komplikationen auch im weiteren Verlauf beobachtet werden, ohne daß ein Rezidiv vorliegen muß. Mangelhafte Heilung von Arteriotomien und Einheilung von Gefäßprothesen sind nicht selten. Regelmäßige Röntgenkontrollen, die im ersten postoperativen Jahr monatlich, später zweimonatlich durchgeführt werden sollten, sind angezeigt. Beim geringsten Verdacht auf ein Nahtaneurysma, eine Prothesendissektion oder einen thrombotischen Verschluß sollte eine Klärung durch eine Röntgenkontrastdarstellung der Gefäße veranlaßt werden, um den Zeitpunkt eines aussichtsreichen Zweiteingriffes nicht zu versäumen.

Interne Nachsorge nach Operationen von angeborenen Erkrankungen des Herzens und der großen Gefäße

Von K. Bühlmeyer, München

Allgemeine diagnostische Probleme

Die Probleme der Nachsorge in der Praxis nach Operationen im Bereich des Herzens und der großen Gefäße sind zahlreich, da sich die angeborenen Erkrankungen des Herzens und der großen Gefäße durch ihre Vielgestaltigkeit auszeichnen. *Je komplexer der vorausgegangene Herzfehler ist, desto komplizierter ist die zur Behandlung des Fehlers notwendige Operation und um so länger dauert die Rekonvaleszenz und die postoperativ notwendige Kreislaufumstellung mit all ihren Folgen.* Nun erfordert aber die Nachbehandlung des herzoperierten Patienten nicht etwa eine Diagnostik, die nur mit hochkomplizierten Apparaturen und Spezialuntersuchungen wie Herzkatheterismus möglich ist, sondern die in der Praxis zur Verfügung stehenden Methoden der klinischen Untersuchung wie Inspektion, Palpation und Auskultation, ergänzt durch Elektrokardiogramm und Röntgenaufnahmen, erlauben eine sehr gute Beurteilung der Patienten.

Für die *Anamneseerhebung* sind alle jene Gesichtspunkte, die die Leistungsfähigkeit des Herzens beurteilen lassen, von Bedeutung bzw. solche, die für Vorhandensein einer Herzinsuffizienz sprechen. Dabei ist zu beachten, daß die allgemeine Leistungsfähigkeit zu diesem Zeitpunkt nicht beurteilt werden kann, da die Patienten noch in größerer Schonung gehalten werden. Im Kindesalter kann darüber hinaus die Leistungsfähigkeit, wenn sie nicht mit objektiven Meßmethoden festgestellt wird, sehr irreleiten. Dagegen ist besonders im Säuglings- und Kleinkindesalter ein frühes Zeichen für Herzinsuffizienz das Auftreten einer Atmungsbeschleunigung, die im allgemeinen einer Lebervergrößerung vorausgeht. Auch fieberhafte Erkrankungen sind in der Anamnese von größter Bedeutung, da bei Vorliegen längerdauernder Fieberperioden an ernstere Komplikationen, wie z. B. postoperativ aufgetretene Endokarditis gedacht werden muß.

Die *Inspektion* beschränkt sich auf die Beurteilung der Zyanosezeichen bzw. die Rückbildung derselben und Untersuchung des Thorax. Hierbei werden besonders nach Eingriffen am Herzen, die eine Sternotomie erforderlich gemacht haben, kielbrustartige Thoraxdeformierungen festgestellt, die aber, auf längere Sicht gesehen, doch eine deutliche Rückbildungstendenz zeigen. Sichtbare Herzaktionen weisen noch auf eine Hyperaktivität des Herzens hin, während sichtbare Pulsationen im Bereich des Jugulums an eine Aorteninsuffizienz denken lassen. Die Beurteilung des Halsvenenpulses und des Füllungszustandes der Halsvenen läßt ebenfalls wertvolle Rückschlüsse auf die Herzaktion und die Leistungsfähigkeit des Herzens zu, gleichzeitig können aber durch systolische Wellen im Halsvenenpuls postoperativ aufgetretene Insuffizienzzeichen der Trikuspidalklappen erkannt werden.

Mit der *Palpation* werden die Herzaktionen untersucht und nach fühlbaren Herzgeräuschen gefahndet. Weiter erlaubt die palpatorische Untersuchung die Beurteilung der Pulsqualität und vor allem der Schlagfolge des Herzens. So sind einzelne Extrasystolen in der ersten postoperativen Zeit ein relativ häufiger Befund. Irregularitäten werden vor allem nach Operationen im Bereich des Vorhofseptums gefunden, während eine ausgesprochene Bradykardie für das Vorliegen eines AV-Blockes spricht, eine Komplikation, die besonders nach Verschluß von Ventrikelseptumdefekten, auch im Rahmen der Fallotschen Tetralogie, gefürchtet war, in letzter Zeit aber dank der besonderen Nahttechnik der Herzchirurgen seltener auftritt.

Die Behandlung dieser Rhythmusstörung besteht zunächst in einem Therapieversuch mit *Alupent*. Da dessen Wirkungsdauer kurz ist, muß es häufig, über den ganzen Tag verteilt, verabfolgt werden. Gelingt es trotzdem nicht, die Frequenz auf Werte über 50—60 zu steigern, so kann die Implantation eines Schrittmachers notwendig werden, besonders dann, wenn Adam-Stokes-Anfälle auftreten. Im übrigen bilden Beurteilung der Leber, die Suche nach Aszites und Ödemen sowie die Untersuchung der Arteriotomiewunde in der Leistenbeuge nach Anschluß an die Herz-Lungen-Maschine hinsichtlich der Pulsqualität an dieser Stelle den Abschluß der palpatorischen Untersuchung.

Was die *auskultatorischen Befunde* nach Operation angeborener Herzfehler anbelangt, so ist es gut, auch hier einige allgemeine Bemerkungen vorauszuschicken. Inwieweit Herzgeräusche durch herzchirurgische Eingriffe bei angeborenen Herzfehlern verändert werden, hängt größtenteils davon ab, wie weitgehend diese Läsionen durch die Operation korrigiert werden konnten. So sind im allgemeinen nach Operationen von einfacheren Herzfehlern, die vollständig korrigiert werden können, praktisch keine Herzgeräusche mehr zu hören. Der offene Ductus Botalli oder der gewöhnliche Vorhofseptumdefekt wären als Beispiele für diese Art von Herzfehlern anzuführen.

Anders liegen die Verhältnisse bei Klappenveränderungen, vor allem bei Veränderungen im Sinne von Stenosen. Bei diesen Herzfehlern ist es meist nicht möglich, die Verhältnisse an den einzelnen Klappensegeln vollkommen zu normalisieren, und es wird in solchen Fällen daher gewöhnlich auch postoperativ ein mehr oder weniger lautes systolisches Geräusch hörbar bleiben, ja es ist sogar möglich, wenn präoperativ ein sehr leises Geräusch als Folge einer ganz hochgradigen Verengung mit stark verringertem Durchstrom durch die verengte Klappe vorliegt, es infolge der Operation postoperativ zu einem lauteren Geräusch als präoperativ kommt, da nun der Durchstrom durch diese Klappe wesentlich größer ist.

Es können also im Anschluß an eine operative Behandlung von angeborenen Herzfehlern durchaus noch Herzgeräusche vorhanden sein. Aus diesem Umstand darf keineswegs der Schluß gezogen werden, daß die vorausgegangene Operation nur teilweisen oder gar keinen Erfolg gehabt habe. Im Gegenteil, in manchen Fällen beweist sogar das Geräusch, daß es bei der Operation gelungen ist, etwa eine hochgradige Pulmonalklappenstenose soweit zu beseitigen, daß die Lungendurchblutung wieder normal ist, und in den Fällen, in denen eine Palliativoperation wie z. B. eine Anastomose nach BLALOCK durchgeführt worden ist, ist das Geräusch ein Indikator für das Funktionieren der geschaffenen Anastomose.

Das *Elektrokardiogramm* unterstützt die bisher beschriebenen klinischen Untersuchungsmethoden vor allem in der Diagnostik von Rhythmusstörungen, dagegen läßt es bei dem Versuch, die Rückbildung von Hypertrophiezeichen zu kontrollieren, oft im Stich. Insbesondere nach Herzoperationen, die mit einer Ventrikulotomie einhergegan-

gen sind, ist dies der Fall, da es durch die Ventrikulotomie zum Bild des Schenkel-
blockes im Elektrokardiogramm kommt und als Folge dieser ausgeprägten Wilson-
Block-Veränderungen im Elektrokardiogramm die Hypertrophiediagnostik erschwert,
wenn nicht sogar unmöglich gemacht wird.

Eine weitere wesentliche Hilfsuntersuchung stellt die *Röntgenuntersuchung* des
Thorax in Form der einfachen Thoraxaufnahme im sagittalen Strahlengang dar. Hier
kann die Rückbildung der Herzvergrößerung, die Normalisierung von Veränderungen
im Bereich der Lungendurchblutung und die Normalisierung der Herzform als ganzes
gut beobachtet werden. Gleichzeitig ermöglicht die Thorax-Röntgenaufnahme eine
Kontrolle von postoperativ relativ häufigen Pleuraergüssen im Bereich der Thorakoto-
mieseite und erlaubt bei Kontrolle der Herzsilhouette eine Früherkennung von Herz-
wandaneurysmen oder auch Aneurysmen im Bereich von Gefäßnähten, wie sie besonders nach Infektionen vorkommen können.

Die allgemeinen Bemerkungen seien abgeschlossen mit dem Hinweis, daß, wenn
auch von Herzfehler zu Herzfehler verschieden, so doch *fast regelmäßig eine Digitalisierung postoperativ notwendig ist und gleichzeitig eine antibiotische Infektionsprophylaxe getrieben werden muß.* Was die Infektionsprophylaxe anbelangt, so sollte
diese, auch später, wenn längst sonst keine Therapie mehr erforderlich ist, nach Herzoperationen dann durchgeführt werden, wenn es zu Anginen oder sonstigen Herden
kommt, die für das evtl. Auftreten von Endokarditiden von Bedeutung sein können.

Spezielle Probleme

Für die operative Behandlung der angeborenen Herz- und Gefäßmißbildungen stehen verschiedene Operationsverfahren zur Verfügung, die ihrerseits wieder wesentlichen Einfluß auf
den Verlauf der postoperativen Phase haben. So können wir unterscheiden zwischen Operationen, die den Herzfehler korrigieren und solchen Operationen, die lediglich eine bessere
Kreislaufsituation schaffen oder eine bessere Sauerstoffversorgung der Gewebe gewährleisten,
den sogenannten Palliativoperationen.

Bei der 1. Gruppe der korrigierenden Operationen ist wiederum ein Vorgehen einmal
ohne Herz-Lungen-Maschine und zum anderen ein solches mit Einsatz der Herz-Lungen-
Maschine möglich. Da sich aus diesen verschiedenen Gegebenheiten erhebliche Differenzen
betreffend die Nachsorge ergeben, seien die einzelnen Herzfehler in dieser Form geordnet
besprochen.

Operationen ohne Anwendung der Herz-Lungen-Maschine

Der persistierende Ductus Botalli

Die anatomische Situation, die beim Ductus Botalli persistens vorliegt, erlaubt es,
durch eine operative Behandlung vollkommen normale Verhältnisse herzustellen.
Somit wird das typische systolisch-diastolische Geräusch sofort nach Beendigung der
Operation nicht mehr zu hören sein, ebenso fällt die Volumenbelastung des Herzens
durch den Links-zu-Rechts-Shunt weg. Es kommt aber zum Anstieg des Mitteldruckes
in der Aorta und somit zu einer mäßigen Druckbelastung in der postoperativen Phase,
die bei großem Verbindungsgang u. U. sogar eine Digitalisierung für ca. 4 Wochen in
der postoperativen Phase notwendig machen kann. Bei sehr starker Erweiterung der

Arteria pulmonalis können sich auch nach erfolgreichem Duktusverschluß über der Lungenschlagader noch längere Zeit weiche systolische Geräusche finden, die als Strömungsgeräusch in der dilatierten Arteria pulmonalis angesehen werden. Im übrigen bietet der postoperative Verlauf im allgemeinen keine Besonderheiten und die Patienten können nach kurzer Schonung von 4—6 Wochen unter Vermeidung von stärkeren Anstrengungen für weitere 6 Wochen wieder ein normales Leben führen und z. B. im Kindesalter die Schule wieder besuchen.

Die Aortenisthmusstenose

Eine komplett korrigierende Operation kann ohne Herz-Lungen-Maschine ausgeführt werden. Auch hier verschwinden die präoperativ vorhandenen Geräusche mit der Resektion der Stenose. Die Blutdruckerhöhung, die präoperativ an den oberen Extremitäten besteht, bildet sich dagegen häufig nicht so prompt zurück, ja es kommt nicht selten zu erheblichem Blutdruckanstieg, so daß in diesen Fällen eine längere Behandlung mit *Methyldopa* erforderlich ist. Die Genese dieses Blutdruckanstieges ist noch nicht letztlich geklärt, es wird angenommen, daß reflektorische Vorgänge hierfür verantwortlich sind. Nur bei sehr starkem Blutdruckanstieg ist in diesen Fällen auch eine Digitalistherapie indiziert. Die Kontrolluntersuchungen bestehen in erster Linie aus Blutdruckmessungen am Arm und am Bein zur Beurteilung des Operationserfolges. Hierbei ist zu berücksichtigen, daß für die Messungen die richtige Manschettenbreite gewählt wird, da auf diese Weise ganz erhebliche Meßfehler auftreten können. Zu breite Manschetten ergeben zu niedrige Werte, zu schmale Manschetten zu hohe Werte. Für die Messung am Bein gilt, daß eine ausreichend breite Manschette um die Wade angelegt wird und durch Palpation der Arteria dorsalis ped. oder der Tibialis post. der systolische Blutdruck bestimmt wird. Geringe Gradienten, d. h. um 10—15 mm höhere Werte an der oberen Extremität als an der unteren Extremität, sind nach Isthmusstenoseresektionen durchaus möglich, entscheidend aber ist, daß der Blutdruck an der oberen Extremität nach Belastung nicht wesentlich über den an der unteren Extremität ansteigt. Wird eine Isthmusstenoseoperation sehr frühzeitig, d. h. vor dem 3. oder 4. Lebensjahr notwendig, so besteht die Möglichkeit, daß sich im Jugendalter erneut eine Stenose einstellt. Selbst bei Verwendung einer entsprechenden Nahttechnik mit Einzelnähten ist es möglich, daß der Gefäßnahtbereich im Wachstum hinter dem des übrigen Aortenrohrs zurückbleibt. Auch hier ist eine laufende Blutdruckkontrolle von Bedeutung, um bei entsprechendem Befund eine erneute Darstellung der Aorta mittels retrograder Sondierung und Angiographie zu veranlassen. Mindestens 3—4 Monate nach der Operation sollte jegliche stärkere körperliche Anstrengung vermieden werden.

Der doppelte Aortenbogen

Da präoperativ Schluckstörungen und Stridor im Vordergrund stehen, wird in der postoperativen Zeit diesen Symptomen Hauptaugenmerk zu widmen sein. Es ist dabei wichtig zu wissen, daß beide Symptome auch nach Beseitigung des Gefäßringes noch lange Zeit, d. h. 1—2 Jahre bestehen können und eine nur sehr langsame Rückbildungstendenz zeigen. Dies gilt vor allem für die stridoröse Atmung. Da es sich bei diesen Patienten vorwiegend um Säuglinge und Kleinkinder handelt, sind hinsichtlich der körperlichen Belastungsfähigkeit in der postoperativen Periode keine Schwierigkeiten gegeben.

Operationen mit Hilfe der Herz-Lungen-Maschine

Gerade für Patienten, die solch eine Operation hinter sich gebracht haben, lassen sich schwer allgemein gültige Richtlinien betreffend die Nachsorge aufstellen, da die ganze postoperative Periode vollkommen abhängig ist von dem Schweregrad der operativ behandelten Herzläsion, d. h. während ein mittelgroßer Ventrikelseptumdefekt eine vollkommen unauffällige Rekonvaleszenz durchmachen kann, kann ein großer Defekt oft mehrere Monate lang zu Herzdekompensation neigen und über lange Zeit einer entsprechenden Behandlung bedürfen. Dies gilt auch für andere Herzfehler, und es kann hier nur Allgemeingültiges gesagt werden, das von Fall zu Fall variiert.

Der Ventrikelseptumdefekt

Die operative Behandlung kann einen vollständigen Verschluß des Defektes und somit ein völliges Verschwinden des Geräusches zur Folge haben. Häufig finden sich aber postoperativ noch deutliche systolische Geräuschphänomene über der Arteria pulmonalis, die z. T. als strömungsbedingt in einer erweiterten Arteria pulmonalis angesehen werden, zum anderen Teil aber auch an einer gewissen Enge der Ausflußbahn entstehen können. Sie können als harmlos angesehen werden und bedürfen keiner weiteren Beachtung, zumal sie im Laufe der Jahre die Tendenz zum Leiserwerden und zum Verschwinden zeigen. Scharfe, laute systolische Geräusche lassen den Verdacht auf eine Insuffizienz im Bereich der Naht des Septumdefektes aufkommen und müssen je nach den klinischen Zeichen, die besonders durch den wiederaufgetretenen Links-zu-Rechts-Shunt hervorgerufen werden, u. U. einer erneuten Herzkatheteruntersuchung zugeführt werden, damit die Shuntgröße und so die Größe des wieder bestehenden Defektes festgestellt werden kann. Sehr große Defekte und solche Defekte, die ungünstig liegen und zum Verschluß eine große Ventrikulotomie erfordern, neigen in der postoperativen Periode häufig zu Herzdekompensationen und erfordern so eine lange Digitalistherapie mit entsprechender körperlicher Schonung und zum Zeitpunkt der Dekompensation andere hierfür übliche Maßnahmen, wie salzarme Ernährung und Kontrolle der Ausscheidung sowie im Bedarfsfall medikamentöse Dehydrierung. Im allgemeinen sollen sich Patienten, die eine solche Operation hinter sich gebracht haben, für 3—4 Monate körperlich schonen.

Der Vorhofseptumdefekt vom Sekundum-Typ

Wenn auch dieser Herzfehler heute meistens mit Hilfe der Herz-Lungen-Maschine operiert wird, so stellt er doch, abgesehen von sehr großen Defekten und solchen, die bereits durch eine pulmonale Hypertonie kompliziert sind, eine Erkrankung dar, die in der postoperativen Phase im allgemeinen wenig Probleme bietet. Da keine Ventrikulotomie zum Verschluß des Defektes notwendig ist, fehlt die Neigung zu postoperativer Kompensation. Die Geräuschphänomene verschwinden nach der Operation meist vollständig und die Herzsilhouette, die im Röntgenbild vor allem eine Vergrößerung der A. pulmonalis zeigt, normalisiert sich in diesem Fall besonders rasch. Wenn nicht besondere Indikationen, wie z. B. Rhythmusstörungen, vorliegen, so erübrigt sich eine Digitalistherapie und es wird nur die übliche postoperative Infektionsprophylaxe für einige

Wochen notwendig. Im allgemeinen kann die körperliche Schonung auch relativ kurz sein und es werden 2 Monate genügen, in denen der Patient stärkere Anstrengungen meiden muß.

Der Vorhofseptumdefekt vom Primum-Typ (partieller AV-Kanal)

Bei dieser Herzmißbildung steht neben dem Vorhofseptumdefekt mit einer typischen Lage die Beteiligung der Atrioventrikularklappen, besonders der Mitralklappe, in Form einer Insuffizienz im Vordergrund, und weitgehend von dem Grad dieser Mitralinsuffizienz hängt das klinische Bild dieses Herzfehlers ab. Die operative Behandlung gestaltet sich durch die Insuffizienz der Mitralklappe schwieriger und, wie bei allen Klappenrestitutionen, ist eine vollkommene Normalisierung der Klappenfunktion nur selten möglich. Wir werden daher postoperativ häufig noch auskultatorisch eine Mitralinsuffizienz feststellen, doch kommt dieser unserer Erfahrung nach, wenn die Herzform und Herzgröße sich, trotzdem dieses Geräusch besteht, normalisiert, keine wesentliche Bedeutung zu. Eine postoperative Digitalisierung wird hier allerdings längere Zeit notwendig sein und die eingangs erwähnte Infektionsprophylaxe muß auch später besonders sorgfältig durchgeführt werden. Die postoperative Schonung vor körperlichen Anstrengungen ist in ihrer Dauer abhängig von der Schwere der behandelten Herzläsion und kann ohne weiteres für ein halbes Jahr notwendig werden, insbesondere wenn es sich um einen sog. totalen AV-Kanal handelt, bei dem zu den oben beschriebenen Besonderheiten noch die Belastung wie etwa durch einen Ventrikelseptumdefekt hinzukommt und darüber hinaus meistens eine pulmonale Hypertonie als Komplikation vorliegt.

Die Fallotsche Tetralogie

Die Besonderheiten der Hämodynamik der Fallotschen Tetralogie führen zu anatomischer Veränderung des Herzens, die eine korrigierende Operation, und besonders eine normale Funktion des korrigierten Herzens, zumindest in der ersten postoperativen Zeit, erheblich erschweren. Es gehört zur Besonderheit der Fallotschen Tetralogie, daß das Lungengefäßsystem mehr oder weniger hypoplastisch ist. Wird nun durch die Operation die Pulmonalstenose, meist infundibulärer Art, beseitigt, so kann trotzdem, besonders wenn die Pulmonalis in ihrem Hauptstamm klein und engkalibrig ist, die Pumparbeit der rechten Herzkammer erschwert bleiben. Wird diese Herzkammer durch eine ausgedehnte Ventrikulotomie und die lange Operationsdauer noch zusätzlich geschädigt, so ist das postoperative Auftreten von Rechtsdekompensation unter diesen Umständen leicht verständlich. Auch die Tatsache, daß die linke Herzkammer auf Grund der besonderen hämodynamischen Situation, vor allem wegen der verminderten Lungendurchblutung häufig sehr klein ist, wirkt sich nach Verschluß des Ventrikelseptumdefekts aus. Diese kleine linke Herzkammer muß nun ohne Hilfe der rechten, wie bisher, den peripheren Druck aufbringen, und es können sich Schwierigkeiten einstellen, die aber vor allem die erste postoperative Zeit betreffen. Es ergibt sich aus dem Gesagten, daß gerade bei der Fallotschen Tetralogie eine sehr lange konsequente körperliche Schonung und eine hochdosierte Digitalisierung erforderlich ist. Gleichzeitig muß die Flüssigkeitsaufnahme kontrolliert werden und, zumindest solange eine Rechtsdekompensationsneigung besteht, eine salzarme Kost gereicht werden. Auch nach einem halben Jahr kann erst die körperliche Belastung nur ganz langsam und schrittweise gesteigert werden.

Was die postoperativen auskultatorischen Befunde bei der Tetralogie anbelangt, so steht hier im Vordergrund, daß ein Geräusch an der Ausflußbahn des rechten Ventrikels, das auch, wenn keine meßbare Stenose mehr vorliegt, auf Grund von Wirbelbildungen fast regelmäßig zu hören ist. Weiter findet sich in einer großen Zahl über der A. pulmonalis ein kurzes, vom zweiten Herzton abgesetztes Diastolikum, das die Folge der nicht immer vermeidbaren Pulmonalinsuffizienz ist, dem aber, was das Befinden und die körperliche Leistungsfähigkeit des Patienten anbelangt, keine wesentliche Bedeutung zukommt. Findet sich darüber hinaus ein tiefersitzendes scharfes systolisches Geräusch mit einem fühlbaren systolischen Schwirren, so muß der Verdacht auftauchen, daß der Septumdefekt postoperativ noch oder wieder wirksam geworden ist. Je nach dem Grad seiner Wirksamkeit ist die Indikation für eine erneute Herzsondierung zur Shuntbestimmung und dann evtl. sogar für eine Reoperation gegeben. Dabei kann der Grad der Wirksamkeit eines solchen postoperativ bestehenden Ventrikelseptumdefektes relativ gut mit Hilfe eines Röntgenbildes festgestellt werden, d. h. bei Vermehrung der Lungendurchblutung ist die Indikation zur weiteren Abklärung gegeben, während bei unveränderter oder normaler Lungendurchblutung man zunächst weiter zuwarten wird. Parallel mit diesen Zeichen geht auch die Herzgröße, d. h. ist der Defekt wirklich bedeutsam, so ist regelmäßig eine Zunahme der Herzgröße festzustellen. Auch bei diesem Herzfehler ist der Infektionsprophylaxe besondere Aufmerksamkeit zu widmen, da häufig Kunststoffmaterial, wie z. B. Teflon, für die Korrektur des Herzfehlers, insbesondere für die Erweiterung der Ausflußbahn des rechten Ventrikels, benutzt werden muß.

Die Pulmonalstenose

Für die isolierte Pulmonalstenose und auch für die Pulmonalstenose mit Vorhofseptumdefekt gilt das eingangs bei der Auskultation Gesagte. Die operative Beseitigung der Klappenstenose kann fast nie mit einer Beseitigung des systolischen Geräusches einhergehen. Einmal sind die Klappen häufig mißgebildet und können nicht normal geformt werden, und zum andern wird immer eine ganz geringe Stenose belassen werden müssen, um eine Schlußfähigkeit der Klappe zu gewährleisten. Die Beurteilung des Operationserfolges aus dem Auskultationsbefund ist somit nur sehr schwer möglich. Auch das Elektrokardiogramm läßt uns im Stich, wenn eine Ventrikulotomie zur Behandlung der Pulmonalstenose durchgeführt wurde. Wurde aber die Pulmonalstenose von der A. pulmonalis aus eröffnet, so können wir im Elektrokardiogramm sehr deutlich die Rückbildung der Hyperthrophie verfolgen und haben dabei feststellen können, daß die elektrokardiographischen Zeichen sich nur sehr langsam zurückbilden. D. h., wenn bereits bei der Operation normale Druckwerte als Ausdruck einer erfolgreichen Beseitigung der Pulmonalstenose gemessen werden konnten, so bestehen doch die Rechtshypertrophiezeichen im Elektrokardiogramm noch für Jahre. Eine Digitalisierung dieser Patienten ist selten nötig, es sei denn, es wurde gleichzeitig eine infundibuläre Stenose mittels Ventrikulotomie beseitigt. Die Infektionsprophylaxe sollte durchgeführt werden, spielt aber hier im allgemeinen nicht die Rolle wie bei den bisher erwähnten Herzfehlern. Die Rückführung der Patienten zum normalen Leben wird im Durchschnitt nach 3 Monaten vorsichtig begonnen werden können.

Die Aortenstenose

Was für die Pulmonalstenose gesagt wurde, gilt im besonderen Maße für die Aortenstenose; denn gerade hier darf es bei Beseitigung der Stenose nicht zu einer stärkeren Schlußunfähigkeit der Klappe kommen. So wird der Operateur regelmäßig eine gewisse Stenose zurücklassen müssen, die postoperativ als Geräusch imponiert. Trotzdem kann die Blutdruckmessung z. B. eine Vergrößerung der Blutdruckamplitude zeigen und somit beweisen, daß auch bei noch bestehendem Geräusch der Aortenmitteldruck angestiegen ist. Die hieraus sich ergebende allgemeine Verbesserung der Durchblutung, besonders der Koronardurchblutung, wird sich klinisch nachweisen lassen. Auch hier gilt, daß eine Digitalisierung in Abhängigkeit von der Operationsmethode notwendig wird, doch ist sie im allgemeinen durchzuführen. Die Infektionsprophylaxe hat gerade bei der Aortenklappe eine besondere Bedeutung und muß ganz konsequent durchgeführt werden. Körperliche Schonung in strenger Form ist für 3—4 Monate notwendig, doch soll die allgemeine Schonung meist bis auf ein halbes Jahr ausgedehnt werden. Da aus den erwähnten Gründen bei den Patienten immer eine gewisse Aortenklappenstenose bestehen bleibt, ist bei einer späteren Berufswahl dies zu berücksichtigen und ein Beruf mit sitzender Beschäftigung zu empfehlen.

Palliativoperationen

Die Blalocksche Operation

Im allgemeinen wird heute die korrigierende Operation der Fallotschen Tetralogie erst nach dem 4. oder 5. Lebensjahr durchgeführt. Da aber eine ganze Reihe von Patienten, die an diesem Herzfehler leiden, bereits vorher unbedingt einer Hilfe bedürfen, da sie an hypoxämischen Zuständen oder an den Folgen der kompensatorischen Polyglobulie leiden, wird in diesen Fällen die Palliativoperation nach BLALOCK-TAUSSIG angewandt. Sie besteht in einer Shunt-Operation, im allgemeinen einer Anastomose zwischen A. subclavia und A. pulmonalis und führt zu einer Verbesserung der Lungendurchblutung und somit zu einer besseren Sauerstoffversorgung des Körpers. Die durch die Operation geschaffene arterio-pulmonale Anastomose führt zu einem kontinuierlichen Blutstrom und somit zu einem kontinuierlichen Geräusch, das als Kriterium für die Durchgängigkeit der geschaffenen Anastomose verwendet werden kann. Gleichzeitig läßt sich der Operationserfolg anhand der Polyglobulie feststellen, d. h. es kommt zum Absinken der Erythrozytenzahl als Folge der besseren Lungendurchblutung und somit besseren Sauerstoffversorgung des Körpers. Aus demselben Grund wird auch die Zyanose abnehmen und die körperliche Leistungsfähigkeit der Patienten zunehmen. Die Verwendung der A. subclavia zur Anastomose führt dazu, daß der Puls an der Seite, an der die Anastomose angelegt worden ist, an der A. radialis und der A. brachialis meist nicht mehr tastbar ist. In seltenen Fällen sind auch geringe Entwicklungsverzögerungen dieser Extremität zu beobachten, die sich in Umfangs- und Längendifferenzen auswirken können. Treten einige Zeit nach einer solchen Operation erneut hypoxämische Zustände auf oder wird die Polyglobulie wieder stärker und läßt sich das systolisch-diastolische Geräusch über der Anastomose nicht mehr nachweisen, so muß der Verdacht ausgesprochen werden, daß die Anastomose obliteriert ist und je nach

Alter des Patienten entweder eine erneute Anastomose auf der Gegenseite angelegt werden oder die Durchführung der endgültig korrigierenden Operation beschleunigt werden muß. Eine Digitalistherapie ist im allgemeinen nach Blalock-Anastomose nicht erforderlich, kann aber, wenn ein sehr großer Shunt geschaffen worden ist, notwendig werden; immer wieder Auftreten von Bronchitiden, verstärkte Lungendurchblutung auf dem Röntgenbild würde hierfür einen Hinweis geben. Ähnlich der hämodynamischen Wirkung der Blalockschen Anastomose sind noch andere Palliativoperationen angegeben, die aber, da sie den gleichen Effekt haben, hier nicht näher besprochen werden sollen. Die endgültige, korrigierende Operation wird nach Möglichkeit nicht vor dem 6.–7. Lebensjahr vorgenommen.

Die Banding-Operation nach Muller-Dammann

Sie stellt eine Palliativoperation dar, die in ihrer Wirkung entgegengesetzt der Blalock-Anastomose ist. Bei Herzfehlern mit großem Links-zu-Rechts-Shunt, so beim Ventrikelseptumdefekt, kommt es zu einer enormen Überflutung des Lungengefäßsystems. Dauernde Neigung zu Infektion der Atemwege, rezidivierende Pneumonien und vor allem Dekompensation sind die Folge dieses großen Links-zu-Rechts-Shunt. Eine operative Therapie des Herzfehlers wäre zu diesem Zeitpunkt dringend angezeigt, doch treten diese Symptome vor allem im ersten Lebensjahr auf und es sind auch heute noch Eingriffe mit der Herz-Lungen-Maschine in dieser Altersstufe mit sehr großem Risiko verbunden. Die Beobachtung, daß das gleichzeitige Vorliegen einer angeborenen Pulmonalstenose diese beschriebenen Zeichen des großen Links-zu-Rechts-Shunts verhindert, haben dazu geführt, daß man eine künstliche Einengung der A. pulmonalis in diesen Fällen als Palliativoperation vornimmt. Durch diese Einengung wird der Links-zu-Rechts-Shunt gedrosselt, der Druck im linken Ventrikel und das Körperminutenvolumen erhöht. Bei erfolgreicher Operation zeigen die Kinder postoperativ gutes Gedeihen und nicht mehr die vorher so ausgeprägt bestehende Neigung zur Erkrankung der Atemwege. Das Herz geht in seiner Größe zurück und aus dem Röntgenbild ist darüber hinaus auch eine Abnahme der Lungendurchblutung zu erkennen. Bei der Auskultation findet sich in diesen Fällen eine Zunahme des systolischen Geräusches. Das Bändchen nimmt den Charakter einer Pulmonalstenose an und es wird, da die Pulmonalklappen noch unter hohem Druck stehen — die Einengung erfolgt etwas peripher der Pulmonalklappen —, bei der Auskultation ein lauter zweiter Herzton festgestellt. Die postoperative Phase erfordert meist eine lang fortgeführte Digitalisierung und gleichzeitig eine antibiotische Infektionsprophylaxe; wenn aber die erste postoperative Zeit von 3–4 Monaten gut überstanden ist, so haben die Kinder im allgemeinen keine Schwierigkeiten mehr und gedeihen gut. Im weiteren Laufe der Zeit kann u. U. sogar eine fallotartige Situation auftreten, d. h. es kann sich eine leichte Zyanose einstellen und das Herz röntgenologisch fallotartig erscheinen. Es ist dies dadurch zu erklären, daß es durch das allgemeine Wachstum des Herzens und der Gefäße zu einer relativen Zunahme der Einengung gekommen ist und nun eine Pulmonalstenose mit Ventrikelseptumdefekt und Rechts-Links-Shunt-Situation entstanden ist. Trotzdem ist in diesen Fällen im allgemeinen keine besondere Eile gegeben, die Reoperation durchzuführen, sondern man kann warten, bis das Kind das Alter von 4–5 Jahren erreicht hat, um dann die endgültige Korrektur des Herzfehlers vorzunehmen und gleichzeitig die Einengung der A. pulmonalis zu beseitigen.

Erworbene Erkrankungen des Herzens und der großen Gefäße

Von H. Steim, Freiburg im Breisgau

Die Herzchirurgie hat neue Möglichkeiten in der Behandlung erworbener Herzkrankheiten. Sie bemüht sich vorwiegend um die Beseitigung folgender Fehler:

1. Chronische obliterierende Herzbeutelentzündung
2. Läsionen an den Herzklappen
3. Reizleitungsstörungen
4. Isoliert stenosierende Koronarerkrankungen
5. Aneurysmen an Aorta und Pulmonalis

Der Langzeiterfolg der Herzoperation und die Rehabilitation des Kranken wird wesentlich von der internistischen Betreuung und Führung mitbestimmt. Eine postoperative Behandlung setzt aber neben dem Wissen um die Möglichkeiten und Grenzen der chirurgischen Korrektur auch ein Verständnis für die Pathophysiologie der Erkrankung sowie die psychologische und somatische Seite der Rehabilitation voraus.

Die Perikardektomie

Sie leitete die ersten Erfolge der chirurgischen Eingriffe am Herzen ein. Eine schwielige schrumpfende, perikardiale Herzumklammerung mit totaler oder teilweise narbiger oder auch verkalkender Verödung der Herzbeutelhöhle (Panzerherz) führt zu schweren Veränderungen der Hämodynamik, an deren erster Stelle die Einflußstauung steht. Die Ursache der Verlötung des Perikards ist vielfältig; ein Drittel aller Fälle beruht auf Tuberkulose, etwa 15% sind auf ein rheumatisches Fieber und ebenso viele auf Viruserkrankungen, Trauma oder Tumor zurückzuführen; der Rest bleibt unbekannt. In der postoperativen Nachbehandlung muß die Hauptsorge der Bekämpfung der ursächlichen Erkrankung gelten. Die Pathophysiologie der konstriktiven Perikarditis ist weitgehend geklärt. Für das Ausmaß der Einflußstauung ist allein die ungenügende diastolische Füllung der Ventrikel und die dadurch bedingte Verminderung des systolischen Auswurfvermögens verantwortlich, nicht aber die Behinderung der systolischen Ventrikelaktion durch Verwachsungen des Perikards mit dem starren Epikard. Die Muskelfasern sind wegen des Perikardpanzers nicht genügend beweglich. Alleinige Entschwielung oder Resektion über den Vorhöfen, die Entfernung des Kalkpanzers an der oberen oder unteren Hohlvene beeinflussen im Gegensatz zu der früheren Lehrbuchmeinung kaum die Kreislaufgrößen, wie Tierexperimente bewiesen haben.

Die Erfolgsaussichten sind klinisch bei keiner Herzoperation derart eindrucksvoll, wie bei der Pericarditis constrictiva. Die wichtigsten klinischen Symptome der Besserung sind die Ödemausschwemmung und der damit verbundene Gewichtsverlust. Manchmal füllt sich der Aszites noch über 4 Monate immer wieder. Ebenso sind später noch geringe prätibiale Ödeme nach kürzerem Aufstehen des Patienten zu beobachten. Innerhalb der ersten 6—8 Wochen sollte sich der Venendruck normalisieren. Entsprechend bildet sich die Lebervergrößerung zurück, wenn auch der Rückgang nicht parallel zur Beseitigung der Einflußstauung geht.

Die früher als irreversibel angenommene Veränderung der Leber, die sogenannte *Picksche Atrophie*«, zeigt wider Erwarten erstaunliche Rückbildungen, wie Kontrollen durch Laparoskopie oder Leberblindpunktion bewiesen haben. Die Schnelligkeit der Rückbildung der Stauungserscheinungen ist nicht allein abhängig von dem Ausmaß der Dekortikation über den Ventrikeln. Hierbei spielt der Zustand des Herzmuskels (myogene Schädigung) eine gewichtige Rolle. Vermag das Herz nach der Perikardektomie den venösen Zufluß ohne starke Überdehnung aufzunehmen und ein vergrößertes Schlagvolumen aufzubringen, so gibt es keinen Grund mehr für Insuffizienzerscheinungen.

Oft ist bei der Pericarditis constrictiva ein Vorhofflattern oder Vorhofflimmern vorhanden. Die Arrhythmie, welche auch noch nach der Operation andauern kann, verzögert zwar den Heilungsverlauf nicht wesentlich. Der Patient klagt dagegen bei körperlicher Belastung über ein unangenehmes Stolpern des Herzschlages. Ferner sind thromboembolische Komplikationen zu befürchten und können den Operationserfolg zunichte machen.

Die Verkalkungen des Perikards reichen oft tief in das Myokard hinein und erschweren die Dekortizierung erheblich. Doch bleiben manchmal röntgenologisch sichtbare Verkalkungen im Myokard zurück, die funktionell keine Bedeutung haben. Für die internistische Therapie nach der Perikardektomie stellen sich grundsätzlich die gleichen Überlegungen wie bei den Klappenkorrekturen, so daß sie dort im einzelnen besprochen werden sollen.

Läsionen an den Herzklappen

Bei den erworbenen Klappenveränderungen handelt es sich beinahe ausschließlich um die Manifestation eines rheumatischen Geschehens. Dieser »viszerale« Rheumatismus stellt eine allergisch-hyperergische Reaktion des Mesenchyms auf eine Infektion mit A-Streptokokken dar.

Die rheumatische Entzündung des Endokards ruft eine Vaskularisierung der sonst gefäßlosen Herzklappen hervor und bildet warzenförmige Auflagerungen (verruköse Endokarditis) an den Rändern. Diese abakterielle Endokarditis führt im späteren Verlauf zu Verdickungen, Verschwielungen oder Schrumpfungen und schließlich auch zu Verkalkungen im Bereich des Klappenapparates. Ein Übergreifen auf die Innenwand des Herzens ist jedoch selten. Dagegen schreitet der Prozeß auf die Sehnenfäden weiter und bringt diese zur Verkürzung. Kommt es zu einem weiteren reaktiven Schub auf eine erneute Streptokokkeninfektion, so spielen sich an den schon veränderten Herzklappen besonders leicht Rezidive ab. Die Auswirkung ist dann eine noch stärkere Einengung des Klappenostiums oder eine noch erheblichere Schlußunfähigkeit des Klappenspiels. Bei solcher Wiederholung von rheumatischen Schüben können auch die noch freien Herzklappen in Mitleidenschaft gezogen werden. Die Möglichkeit eines derartigen multivalvulären Befalls ist bei der Indikation und Wahl des operativen Vorgehens, aber auch bei der Beurteilung eines nicht zufriedenstellenden Heilverlaufs nach Klappenkorrektur zu berücksichtigen.

Ein vorgeschädigtes Endokard ist auch Voraussetzung für eine Bakterienansiedlung. So kann dann auf hämatogenem Wege sich eine septische bakterielle Endokarditis aufpfropfen, die sich vorwiegend durch Rupturen, Substanzverluste und Thrombosierungen kennzeichnet.

Am häufigsten wird durch das rheumatische Fieber die Mitralklappe in Mitleidenschaft gezogen, an zweiter Stelle steht die Aortenklappe, während Schädigungen des rechten Herzens große Seltenheiten darstellen. Die ab und an zu beobachtende Trikuspidalinsuffizienz stellt meistens eine hämodynamisch bedingte relative Erweiterung dieses Ostiums dar, ohne daß eine echte verruköse Klappenläsion oder eine Fibrosierung der Sehnenfäden zu beobachten ist. Grundsätzlich sei hier vermerkt, daß im allgemeinen schon 2–3 Wochen nach Beginn eines rheumatischen Fiebers das Herz in den entzündlichen Prozeß einbezogen werden kann. Dabei ist das Endokard fast nie isoliert befallen. Meist ist der Herzmuskel mitbeteiligt und damit wird die Beurteilung der Herzkraft auch nach Beseitigung der anatomischen Behinderung außerordentlich erschwert.

Relativ kleine Herzen stellen für den operativen Eingriff an dem Klappenapparat immer eine günstige Voraussetzung dar. In solchen Fällen beschränkt sich der rheumatisch karditische Prozeß vorwiegend auf das Endokard. Diese Abgrenzung gelingt jedoch nur auf Grund spezieller Untersuchungen, die lediglich dem Kliniker vorbehalten sind.

Im allgemeinen hat sich für die Beurteilung des präoperativen Status und damit für die Indikationsstellung zur Operation sowie für den Verlauf der postoperativen Entwicklung die unten gegebene Klassifizierung der Herzfehler bewährt. Hierbei wird allein der klinische Eindruck des Patienten zur Grundlage gemacht.

Funktionelle Einteilung von Patienten mit Herzfehlern nach der
New York Heart Association (1955)

Klasse I   Herzkranke, bei denen keine Einschränkung in der körperlichen Leistungsfähigkeit besteht.
Positiver Geräuschbefund, keine Dyspnoe, kein anginöser Schmerz, keine Ermüdung.
Klasse II   Patienten mit leichter Einschränkung der körperlichen Leistungsfähigkeit. In Ruhe keine Beschwerden.
Klasse III   Patienten, die schon bei geringer körperlicher Tätigkeit Beschwerden wie Müdigkeit, Herzklopfen, Atemnot, anginöse Beschwerden bekommen.
Klasse IV   Kranke mit ausgesprochener Herzdekompensation, die sich praktisch nicht bewegen können und ständig bettlägrig oder an den Lehnstuhl gebunden sind.

Herzkranke, die unter Klasse I fallen, sollten allein konservativ behandelt werden. Bei einer großen Anzahl der Patienten der Gruppe II sind die Symptome so leicht, daß eine Kommissurotomie nicht gerechtfertigt erscheint. Die ideale Indikation zum operativen Eingriff stellen alle Fehler der Gruppe III dar.

Die Operationsmortalität in dieser Gruppe ist vor dem 6. Lebensdezeniums relativ gering, so daß sie beim Abwägen der Indikation nicht ins Gewicht fällt. Die Patienten dieser Gruppe zeigen postoperativ eine derartige funktionelle Besserung der Symptome, daß sie später in die Gruppe I eingeteilt werden können.

Der Verlauf der *unmittelbaren postoperativen Periode* wird bestimmt von der Art des Eingriffs am Herzen. Es ist zu erwarten, daß bei der ohne Herz-Lungen-Maschine durchgeführten Mitralkommissurotomie (digitale transaurikuläre Sprengung, oder zusätzlich transventrikuläre Dilatation nach »Tubbs«) die Schwierigkeiten im Hinblick auf Blut- oder Flüssigkeitsverluste, auf Elektrolytverschiebungen oder auf respiratorische Probleme gering sind.

Die *direkten postoperativen Komplikationen* nach der Korrektur erworbener Herzfehler am extrakorporalen Kreislauf sind außerordentlich mannigfaltig und können nur in gemeinsamem Konsilium von Chirurgen, Anästhesisten und Internisten überbrückt werden. Die Entscheidungen über Beseitigung des erheblichen intraoperativen

Blutverlustes, einer während der Operation auftretenden Azidose, oder die Notwendig-keit der Zufuhr von Blut zur Beseitigung des erheblichen intraoperativen Blutverlustes oder die oft lebensrettende Maßnahme einer künstlichen Beatmung müssen in den ersten postoperativen Tagen getroffen werden. In diese Zeit fällt auch das Auftreten von Komplikationen wie Blutansammlungen im Pleura- und Perikardraum, oder das Auftreten von Herzrhythmusstörungen, wie sie häufig durch ein Ödem im Gebiet des Herzreizleistungssystems bedingt sind. Flimmerarrhythmien sind hämodynamisch un-günstig und behindern eine ökonomische Herzkreislaufleistung. Dies gilt noch mehr für ventrikuläre Tachykardien und Ventrikelflattern oder -flimmern, die durch Elektro-schock zu beheben sind.

Nicht jedes bestehenbleibende Geräusch darf als Beweis für eine nicht gelungene Korrektur oder für eine nicht voll ausreichende Herzfunktion aufgefaßt werden. Um so mehr wird erforderlich, Untersuchungsmethoden zu suchen, die einerseits das Ausmaß der pathologisch-anatomisch reparativen Restitution am Endokard und andererseits die Auswirkungen der morphologischen Veränderungen im Myokard abzugrenzen erlau-ben. Später kommt dann als Problem die Belastbarkeit von Herz- und Kreislauf hinzu, wobei besonderes Augenmerk auf die Vermeidung erneuter Schädigung durch zu frühe oder zu starke Belastung zu richten ist.

Diese wichtige Frage ist nur dann zu beantworten, wenn die Funktion des Herzens und des Kreislaufs exakt diagnostiziert werden kann. Solche Untersuchungen müssen Aufschluß geben über den zeitlichen Verlauf des im Anschluß an eine Klappenkorrek-tur zu erwartenden Umbaues des belasteten Herzabschnittes. Die Überwachung des Herzoperierten ist nur bei Berücksichtigung derartiger objektiver Meßzahlen optimal. Den allgemeinen kardiologischen Befunden (Inspektion, Palpation, Perkussion, Aus-kultation) kommt nur eine unterstützende Bedeutung zu.

Eine gute Hilfe bei der Beurteilung linksseitiger Klappenfehler stellen die Karotispuls-kurve und die Blutdruckmessung dar. Der Wert des *Ekg* besonders bei Rückbildung einer einseitigen Hypertrophie soll keineswegs unterschätzt werden. Kammerendteilverände-rungen sind postoperativ obligatorisch. Sie verlieren sich im allgemeinen erst nach einem Vierteljahr. Deshalb eignen sich reine Belastungs-Ekg in dieser frühen Phase kaum, zumal der Einfluß der Glykosidverabreichung ebenfalls berücksichtigt werden muß.

Die *röntgenologische* Betrachtung des Herzens ist besonders bei vergleichender Beur-teilung mit Bildern aus der präoperativen Phase außerordentlich aufschlußreich. Hierbei tritt die Rückbildung eines früher pathologisch umgeformten Herzabschnittes zuerst in Erscheinung. Die röntgenologisch bestimmte Herzgröße stellt eine entscheidende Deter-minante der Herzdynamik dar. Ohne Bezugsetzung zur möglichen körperlichen Lei-stungsfähigkeit hat sie jedoch nur eine ungenügende Aussagekraft. Unsere besten Erfahrungen in bezug auf Beurteilung des operativen Effektes stützen sich deshalb auf die korrelative Betrachtung von Herzgröße zu submaximaler Leistung. Dieser Para-meter ist der Quotient von dem röntgenologisch gemessenen absoluten Herzvolumen zur Sauerstoffaufnahme pro Pulsschlag im »steady state«. Wir bezeichnen diesen Para-meter auch als »Herzvolumenleistungsquotienten«. Die Belastung wird stufenweise vorgenommen und unterscheidet sich wesentlich von Methoden anderer Kliniken. Man erhält damit ein echtes, objektives Leistungsbild des Herzoperierten.

Mit diesen Messungen läßt sich eine ständige Kontrolle der Belastbarkeit des Herz-operierten durchführen. Sie muß die Leitschnur für eine gezielte Rehabilitation sein.

Postkommissurotomie-Syndrom

Im postoperativen Verlauf einer Mitralkommissurotomie tritt gelegentlich ein ätiologisch nicht sicher abzuklärendes Beschwerdebild auf. Die Patienten haben dabei oft unerträgliche Schmerzen in der linken Schulter, die teilweise in den Arm ausstrahlen, und bei tiefer Respiration auch stechende Schmerzen im linksseitigen Thoraxraum, ohne daß man röntgenologisch Veränderungen nachweisen kann. Diesen Schmerzkomplex faßt man heute allgemein als einen nach der chirurgischen Korrektur aufflackernden akuten Gelenkrheumatismus auf. Unter Umständen macht das sog. »Postkommissurotomie-Syndrom« die Gabe von Opiaten zur Behebung der schweren Schmerzen erforderlich.

Im allgemeinen erweisen sich jedoch Steroid-Präparate oder Salizylate zur Schmerzberuhigung als ausreichend.

Das manchmal in Schüben verlaufende Postkommissurotomie-Syndrom klingt meist 2–3 Monate nach dem Eingriff ab und behindert dann die Wiederherstellung des Patienten nicht mehr.

In manchen Fällen führt der chirurgische Eingriff nur zu einem Teilerfolg. Das gilt vornehmlich für plastische Korrekturen, bei denen die Enge nicht vollkommen beseitigt bzw. die Schlußfähigkeit nicht vollkommen erzielt werden konnte.

Bei Verwendung prothetischen allo- oder homoioplastischen Materials entstehen Schwierigkeiten aus der mangelnden Verträglichkeit oder der unsicheren Verankerung.

Während die Kugelprothese nach STARR-EDWARDS an der Aortenklappe nahezu ideale Verhältnisse herstellen kann, bedeutet umgekehrt dieser alloplastische Klappenersatz an der Mitralklappe nur eine unzureichende und noch keineswegs vollkommen entwickelte Restitution der Klappenfunktion. Eine derartige Klappenprothese kann dann selbst ein mechanisches Hindernis am Mitralostium darstellen, so daß eine erneute Herzbelastung auftritt. Komplikationen gehen auch von Thrombosen im Bereich der nicht von Endothel überzogenen Anteile der künstlichen Herzklappen aus. Manchmal ergibt sich durch ungenügende Implantation oder eine Lockerung des Ansatzes der künstlichen Herzklappe eine schlechte Prothesenfunktion. Hämolytische Krankheitsbilder werden in einem geringen Prozentsatz nach künstlichem Klappenersatz ebenfalls beobachtet. Wahrscheinlich führt die mechanische Irritation der zirkulierenden Erythrozyten zu einer Hämolyse.

Fortschritte gegen den starren Ventil- oder Kugelprothesen stellen die Präparation von Faszienmaterial oder der Einsatz von Schweineklappen oder Leichenklappen dar. Endgültige Aussagen lassen sich heute noch nicht machen. Nach der anatomischen Korrektur der lädierten Klappe durch die chirurgische Intervention darf nicht übersehen werden, daß das dem Herzfehler zugrunde liegende rheumatische Leiden meist nicht zum Stillstand gekommen ist, und andererseits noch keine klaren Vorstellungen über die Reversibilität des sekundär veränderten Lungengefäßsystems (Pulmonalsklerose) vorhanden sind.

Man muß sich also mit der Tatsache abfinden, daß an der Klappenregion wohl wesentlich verbesserte Verhältnisse entstehen, die rheumatische Entzündung aber nicht zur Ruhe gekommen ist. Auch sind im ersten Jahr noch erhebliche Veränderungen am Lungenstrombett anzutreffen. Hämodynamisch wird die Ventrikelmuskulatur durch die Korrektur entlastet; das Grundleiden kann aber bestehenbleiben.

Das Ausmaß der durch Rheumatismus hervorgerufenen Schädigung am Myokard wird immer umstritten bleiben. Damit ist die prognostische Beurteilung außerordentlich erschwert. Auch bestehen über die Schnelligkeit der Adaption des Herzens an die neue Situation noch keine exakten Kenntnisse.

Die Hauptaufgabe jeder medikamentösen Behandlung von Herzoperierten liegt in der Erhaltung und Steigerung der Herzkraft. Die mechanische Leistung des Herzmuskels kann nur mit Herzglykosiden erhöht werden.

Die Herzglykoside steigern die Kraft, das Ausmaß und die Schnelligkeit der Systole. Auf Grund dieses positiv inotropen Effektes lassen sich die erwünschten Auswirkungen bei insuffizienten Herzen in einer Zunahme des Schlag- und Minutenvolumens und damit in einer besseren Versorgung der Peripherie erkennen. Digitalis verkürzt die koronarwirksame Systolendauer und verlängert die Einströmzeit in die Koronarien, die nahezu ausschließlich in der Diastole erfolgt. Man muß neben dieser günstigen Wirkung von Digitalis auch den negativ dromotropen Effekt (Übernahme sekundärer und tertiärer Reizzentren mit Schrittmacherfunktion) berücksichtigen, um die Glykosidtherapie rationell und optimal einzusetzen. Ebenso ist die ideale Applikationsart zu wählen, um unter Beachtung der jedem Glykosid eigenen Resorbierbarkeit den Vollwirkspiegel zu erreichen.

Hierbei hat sich uns am besten das *Herzglykosid* »Digoxin« bewährt, während wir bei Tachycardien, besonders bei Tachyarrhythmien »Digitoxin« den Vorzug gaben.

Szillapräparate erfordern zu gleicher Wirksamkeit wesentlich höhere Dosen. Die diuretische Komponente der Herzglykoside ist unterschiedlich; sie sollte aber vor der Behandlung mit eigentlichen Diuretica ausreichend ausgeschöpft werden. Leider ist manchmal keine optimale Wirksamkeit von Herzglykosiden zu erreichen, da die individuelle Digitalisempfindlichkeit verschieden ist und bei manchen Patienten vorzeitig unerwünschte Nebenwirkungen auftreten.

Bei geschickter Anwendung von *Diuretika* kann die Digitalisdosis so weit reduziert werden, daß die Glykoside wieder toleriert werden. Die während Verabreichung eines Diuretikums auftretenden Kaliumverluste lassen sich nur schwer beheben. Eine wirksame Kaliumsubstitution ist erst am 2.–3. Tag nach der letzten Gabe des Diuretikums möglich. Diuretika sollten nur intermittierend (z. B. 2 × wöchentlich) gegeben werden. Damit lassen sich auch die Nebenwirkungen (Schwächegefühl, Nausea, Glukosestoffwechselstörung) auf ein Minimum reduzieren. Bei Ödempatienten empfiehlt es sich, außerdem eine kochsalzarme Diät zu verabreichen.

Um Infektionen vorzubeugen und eine ungestörte Wundheilung zu gewährleisten, muß man von der breiten Skala der *Antibiotika* Gebrauch machen.

Besonders nach alloplastischem Klappenersatz wird man eine hochdosierte antibiotische Behandlung (z. B. täglich Stapenor 1–2 g und Penicillin 10–20 Mill. E.) vornehmen müssen. Nur so läßt sich das nach Operationen an der Herz-Lungen-Maschine auftretende sepsisartige Krankheitsbild mit Splenomegalie und Lymphozytose beherrschen.

Man darf heute von der Vorstellung ausgehen, daß die rheumatische Endokarditis in über 90% die Ursache der erworbenen Herzfehler darstellt. Wenn schon vor der Operation versäumt wurde, eine Fokalsanierung bei chronischer Tonsillitis vorzunehmen, so sollte dies unbedingt postoperativ unter Penicillinschutz nachgeholt werden.

Man ist immer wieder erstaunt, in den zur histologischen Untersuchung kommenden Probeexzisionen aus dem linken Herzohr Hinweise für eine rheumatische Aktivität in Form von »Aschoffschen Knötchen« anzutreffen, obwohl in der serologischen Routineuntersuchung keinerlei Anhalt dafür zu gewinnen war. In jedem Fall ist eine Langzeitprophylaxe der rheumatischen Infektion angezeigt. Eine ACTH- oder Kortisonbehandlung wird bei fieberhaften Schüben mit Gelenkschmerzen, die die Gefahr einer Restenosierung mit sich bringen, unumgänglich. Wohl wirkt die NNR-Hormonbehandlung auf den rheumatischen Prozeß nur unspezifisch. Doch erreicht man eine Hemmung der entzündlichen Reaktionen des Mesenchyms und verhindert damit ein mögliches Rezidiv. Die analgetische Wirkung ist gleichfalls von Bedeutung. Vielfache Nebenwirkungen lassen eine NNR-Hormontherapie auf die Dauer jedoch nicht zu. In der frühen postoperativen Phase (bis ¼ Jahr nach Operation) nützt man den allgemein leistungssteigernden und appetitstimulierenden Effekt sowie die analgesierende Wirkung des Prednisons aus (10—30 mg Prednison oder Äquivalenzdosis anderer Kortikosteroide).

Antirheumatika haben ihren Angriffspunkt am Bindegewebe. Der Aufbau von ATP wird unterbunden und so die Synthese von Polysacchariden erschwert. Diese Eigenschaft ist den Salyzilaten genauso wie den Pyrazolonen oder dem Indomethacin gemeinsam. Sie wirken antiflammatorisch, schmerzstillend und antipyretisch. Nebenwirkungen wie Wasserretention und Magenunverträglichkeit spielen eine gewisse Rolle. Trotzdem wird man im ersten halben Jahr nach der Operation auf die antiphlogistische Behandlung mit Antirheumatika nicht verzichten wollen. Welchem Präparat man den Vorzug gibt, ist der eigenen Erfahrung überlassen.

Die Bekämpfung der pathogenetisch bedeutsamen A-Streptokokken sollte grundsätzlich nicht vernachlässigt werden. Sie erfolgt mit Penicillin, das oral oder intramuskulär (je nach Zuverlässigkeit und Einstellung des Patienten) gegeben wird. Die Behandlung ist mindestens auf zwei bis fünf Jahre auszudehnen. Eine Resistenz der Streptokokken tritt im allgemeinen nicht auf. Die Amerikanische Herzgesellschaft empfiehlt zur Rheumaprophylaxe entweder 1,2 Mill. E. Benzathin-Penicillin alle 3—4 Wochen oder orales Penicillin in einer Dosis von 2mal 200 000 E. pro die. Nicht selten tritt eine zum Schock führende Penicillinüberempfindlichkeit auf. Bei intramuskulärer Anwendung kommt es zu lokalen Gewebsreizungen, die durch die geringe Wasserlöslichkeit des Depotpräparates bedingt sind. Bei Penicillinunverträglichkeit muß man auf Sulfonamide (1 g/die) oder auf Tetrazykline zurückgreifen. Es gibt jedoch keine zuverlässigere Langzeitprophylaxe zu rheumatischem Fieber als Benzathinpenicillin mit Depotwirkung.

Antikoagulantientherapie

Um thromboembolischen Komplikationen zu begegnen, wie sie besonders bei Kunststoffkugelprothesen zu befürchten sind, versucht man die Gerinnungsfähigkeit des Blutes herabzusetzen. Mit den sogenannten Antikoagulantien erschwert man einerseits die Thrombenentstehung, andererseits wird das Wachstum von Thromben verhindert und somit auch dem Abreißen von Gerinnsel vorgebeugt.

Diese Erkenntnisse lassen bei allen Herzfehlern mit flimmernden Vorhöfen eine Antikoagulantientherapie angezeigt sein. Ihr Wesen beruht auf der Reduzierung gerinnungsfördernder Faktoren und wird ausgerichtet nach der Thromboplastin-Zeit, dem sog. »Quickwert«. Die dabei zur Anwendung kommenden *Cumarine* sind langwirkende kumulierende Präparate, die bei gleichbleibender Dosierung einen optimalen Spiegel von 15—20% erreichen sollten. Einer Überdosierung mit einer damit verbundenen Blutungsgefahr kann mit Vitamin K begegnet werden.

Das Problem der Langzeitbehandlung liegt in dem geschickten Abwägen des Risikos zwischen Blutungsneigung und Thrombosierungsgefahr.

Schwierigkeiten einer optimalen Einstellung können durch eine wechselnde Reaktion des Patienten auf die gerinnungshemmenden Präparate auftreten; bei der Rechtsherzinsuffizienz ist mit gesteigerter Toleranz zu rechnen. Koliwirksame Antibiotika steigern die Empfindlichkeit für Cumarinderivate. Auch bei gleichzeitiger Verabfolgung von Salyzilaten wird man mit kleineren Dosen auskommen. Umgekehrt scheint starkes Rauchen eine Gerinnungsförderung hervorzurufen.

Notwendig und unentbehrlich sind Gerinnungskontrollen mit Hilfe des Quickwertes im Abstand von 2—4 Wochen. Treten Hämaturie, Epistaxis oder stärkere Hauthämatome auf, so werden kurzfristige Kontrollen erforderlich.

Die Thromboseprophylaxe muß während einer Schwangerschaft wegen zu erwartender Blutungen im Plazentargebiet abgesetzt werden, wenn auch einzelne Berichte über komplikationsfreien Verlauf von Gravidität und Partus bekanntgeworden sind.

Die *Heparine* stellen einen biologisch gewonnenen Hemmstoff des Gerinnungssystems dar. Sie wirken als Inhibitoren des Prothrombinaktivators und des Thrombins. Einen gewissen Effekt hat Heparin auch auf die Thrombozyten. Wegen der in wenigen Minuten einsetzenden Gerinnungshemmung wird Heparin bei akuten Zuständen angewandt (Thrombophlebitis, Lungenembolie, Herzinfarkt).

Überlappend erfolgt dann der Wechsel zu langwirkenden Cumarin-Präparaten. Die halbsynthetischen Heparinoide wirken weniger gerinnungshemmend, dagegen wird ihnen eine antilipämische Komponente zuerkannt.

Schon in den ersten Tagen nach der Operation kann es wegen der Zufuhr kaliumfreier Elektrolyt- und Glukoseinfusionen zu einem *Kalium-Mangel-Syndrom* kommen. Dieses wird durch Anwendung von Glykosiden, Diuretika und eine postoperative Stress-Situation verstärkt. Die Bestimmung des Plasmakaliumspiegels ist ungenügend, da nur das extrazelluläre Kalium erfaßt wird. Einen besseren Hinweis auf die entscheidende Relation zwischen intra- und extrazellulärem Kaliumgehalt geben die Veränderungen im Ekg, die als Hypokaliämiefolgen gedeutet werden (z. B. Abflachung und Negativierung von T, Senkung von ST, Auftreten einer U-Welle, Verlängerung von QT, aurikuläre oder ventrikuläre Extrasystolen).

Kaliumdefizit vermindert die Kontraktionsfähigkeit des Myokards und führt zur Digitalisüberempfindlichkeit. Durch säuernde Medikamente kann man der metabolischen Alkalose nicht begegnen. Kaliumchlorid schleust dagegen Kalium in die Zelle und läßt H^+ und Na^+ in den extrazellulären Raum austreten. Als Tagesdosis wählt man etwa 30 mäq Kaliumchlorid. Am besten erkennt man die Wirkung in der Normalisierung des Ekg. Wenn Diuretika wegen hartnäckiger Ödeme oder wegen Digitalisintoleranz notwendig werden, empfiehlt sich, gleichzeitig eine Kaliumsubstitution zu betreiben, am besten mit Kalium-Magnesium-Asparginat.

Bei allen Herzoperierten kann es in den ersten Tagen postoperativ zum Vorhofflimmern kommen. Die *Regularisierung* gelingt manchmal mit einer intravenösen Gabe von Digitoxin (0,5 mg).

Ist dies erfolglos, wird man mit Chinidin versuchen, den Sinusrhythmus herzustellen. Bleibt die Arrhythmie länger als zwei Wochen bestehen, sollte man von der elektrischen Entflimmerung Gebrauch machen.

Ein Sinusrhythmus mit einer regelrechten Vorhofkammerüberleitung stellt die beste

Prophylaxe gegen Embolien im großen Kreislauf dar. Aus diesem Grunde sollte auch bei Auftreten einer absoluten Arrhythmie, die erst nach Entlassung des Patienten aus der Klinik auftritt, der Patient umgehend in die Klinik zur Elektroversion zurückgewiesen werden. Die elektrische Defibrillation ist unschädlich und kann auch ohne Bedenken wiederholt werden. Eine strenge Indikation ist in allen Fällen von Tachyarrhythmien gegeben, bei denen Digitalis keine Frequenzverlangsamung gebracht hat. Es gilt die gestörte Hämodynamik mit dem reduzierten Minutenvolumen und der mangelhaften Koronardurchblutung möglichst schnell zu beseitigen. Der Erfolg ist nach Herzoperation im allgemeinen dauerhaft.

Reizleitungsstörungen

Die Anwendung von Stromimpulsen zur permanenten Reizung extrem bradykarder Herzen ist heute weit verbreitet. Die Indikation zur Schrittmacheranwendung ist meistens ein Adams-Stokessches Anfallsleiden. In einigen Fällen führt auch eine Myokarditis zur Bradykardie und macht die Versorgung mit einem elektrischen Schrittmacher notwendig.

Die postoperative Behandlung richtet sich nach dem Grundleiden, das bei älteren Patienten nahezu immer eine Koronarinsuffizienz darstellt. In solchen Fällen wird man in der Versorgung von Herzglykosiden wegen der Gefahr der übermäßigen Erregbarkeit zurückhaltend sein und deshalb Gebrauch machen von sogenannten »Koronardilatatoren«. Der Behandlungserfolg muß jedoch laufend durch Ekg-Kontrollen überwacht werden. Die Auswertung derartiger Ekg stellt jedoch erhebliche Ansprüche an den behandelnden Arzt. Nicht selten kehrt eine schon erloschene Sinusknotenaktion spontan nach rhythmischer Reizung wieder und ruft das Bild einer »Parasystolie« hervor, d. h. es konkurrieren die spontanen natürlichen Kammererregungen mit den durch den elektrischen Impuls ausgelösten Aktionen. Der Patient muß durch tägliche Pulskontrollen seinen mit einer konstanten Frequenz eingestellten Schrittmacher selbst überprüfen. Veränderungen in der Pulszahl müssen umgehend dem zuständigen kardiologischen Zentrum gemeldet werden, um bei Erlahmen der Batterie einen rechtzeitigen Austausch des Aggregates zu ermöglichen.

Die Belastungsgrenzen erkennt der Träger eines Schrittmachers selbst. Die Belastungsbreite erlaubt diesen meistens älteren Menschen noch einen erstaunlich großen Lebensraum. Treten während der Schrittmacherbehandlung Symptome einer Herzinsuffizienz auf, so muß trotz der gesteigerten Erregbarkeit eine ausreichende Glykosidbehandlung erfolgen. Eine intermittierende Diuretikumverabfolgung kann zur Unterstützung herangezogen werden.

Gefäßoperationen

Die internistische Nachbehandlung nach Operationen an den großen Gefäßen muß in erster Linie gegen die Grundkrankheit gerichtet sein. Bei arteriosklerotischen Aneurysmen wird man Antihypertonika bis zur Erreichung einer erträglichen Blutdrucksituation einsetzen. Auch bei einer negativen Bakterientestung sind unbedingt Breitspektrumantibiotika in den ersten zwei Monaten erforderlich. Manchmal ist die Tuberkulose die Ursache eines mykotischen Aneurysma, so daß man zu einer langzeitigen tuberkulostatischen Therapie gezwungen ist. Bei syphilitischen Aneurysmen wird die antiluische Behandlung nicht unterbrochen werden dürfen. Bei der Frage der Antikoagulantientherapie müssen Indikationen und mögliche Komplikationen besonders bei älteren Menschen streng abgewogen werden. Auf Koronardilatatoren wird man zurückgreifen unter der Vorstellung, daß bei hoher Dosierung über längere Zeit eine vermehrte Kollateralgefäßbildung einsetzt, die eine Mehrdurchblutung des Herzmuskels bewirkt. Schließlich wird man eine Herztherapie mit Glykosiden betreiben, um die Funktion des Herzens auch bei geringer körperlicher Belastung zu gewährleisten.

Die operative Behandlung der Koronarerkrankungen ist noch zu vielschichtig, um klare Konsequenzen für die internistische Betreuung zu ziehen. Die Endarteriektomie an einem Hauptstamm der Koronararterien stellt noch Neuland dar; für die Nachbehandlung sind die prinzipiellen Maßnahmen wie bei Koronarinsuffizienz angezeigt.

Einen wesentlichen unterstützenden Faktor in der Nachbehandlung Herzoperierter stellt die *krankengymnastische Betreuung* dar. In den ersten zwei Monaten steht an erster Stelle die Atemgymnastik, die sich das Ziel einer richtigen Atemtechnik stellt. Gleichlaufend sollte möglichst bald mit passiven, später auch mit aktiven Bewegungsübungen begonnen werden. Hautbürstungen, lauwarme Abwaschungen gehören genauso in das Programm der Wiederherstellungsbehandlung wie kurze Spaziergänge im Ebenen, später Treppensteigen und dann auch Federballspiele. Diese Übungsbehandlung muß unter ständiger Kontrolle von Puls und Atmung einhergehen. Alle derartigen Belastungen haben immer unterhalb der Leistungsgrenze zu bleiben. Günstige Effekte zeigen auch die Übungen im Bewegungsbad, niemals darf man aber in den Fehler verfallen, die Leistungsfähigkeit zu überfordern.

Andererseits darf der Patient nicht durch zu strenge ärztlich verordnete Vorsichtsmaßnahmen dazu gebracht werden, sich über Jahre hinaus eine unberechtigte Leistungsbeschränkung aufzuerlegen. Dies zu vermeiden ist u. a. die Aufgabe der Krankengymnastin, die die internistische Therapie ergänzen kann. Eine systematische Wiederherstellungstherapie sollte in einem Herz- oder Kreislaufsanatorium erfolgen; dagegen sind übliche Badekuren kontraindiziert. Auch Aufenthalte in Höhen über 1500 m sind strengstens zu meiden, unbedingt jedoch im ersten postoperativen Jahr.

Die *soziale* bzw. *berufliche Rehabilitation* sollte eine enge Beziehung zur medizinischen haben. Schon während der Krankenhausbehandlung muß man sich Gedanken machen über die beruflichen Pläne des Patienten. Die Möglichkeit der späteren beruflichen Betätigung bzw. einer eventuell notwendigen Umschulung ist in der Diskussion aufzunehmen. Der Patient muß über den Umfang seiner Gesundheitsstörung orientiert werden. Damit wird ihm die Anpassung an die neuen Lebensmöglichkeiten erleichtert. Es darf nie versäumt werden, in einer ärztlichen Aussprache dem Patienten auch die pathophysiologischen Zusammenhänge klar zu machen, um ihm das Unwissen über die notwendige Behandlung zu nehmen. Die ärztliche Führung muß rechtzeitig abgrenzen können zwischen unvermeidlich auftretenden, harmlosen, emotionellen Erregungen und andererseits den echter organischer Veränderungen.

Die Rückführung der Herzoperierten ins Berufsleben mit Anpassung der Leistungsfähigkeit an den effektiven Operationserfolg stellt den krönenden Abschluß der ärztlichen Hilfe dar.

Behandlungsschema

Herzmittel	Glykoside 1. Ordnung	Digoxin 2–3 × 0,25 mg/die Digitoxin 1–2 × 0,10 mg/die
	Antiarrhythmika nach Defibrillation eines Vorhofflimmerns	Chinistin. sulfur. 3 × 0,2 g/die
	Diuretika Kalium-Substitution Koronardilatatoren	Saluretika 2 × wöchentlich 30 mäq/die 3 × 75 mg/die
gegen *Rheumatismus*	Antirheumatika	Salicylate, Pyrazolone, Indomethacin
	oral Propicillin, Phenithicillin, Penicillin V	Penicillin 3 × 200 000 E./die
	zur Prophylaxe: parenteral Benzathin-Penicillin G	Depot-Benzathin-Penicillin 1,2 Mill. E. i. m. (alle 3 Wo.)
	bei Postkommissurotomie- Kortiko- Syndrom steroide	Prednison 3 × 10 mg/die
Antikoagulantia	Cumarine (Antidot: Vit. K)	je nach Quickwert (optimal 15–20%) ½–1 Tbl./die
gegen Entzündung	bei tuberkulöser Genese Tuberkulostatika sonst Breitspektrumantibiotika	INH 500 mg/die je nach Wahl des Präparates

Bewegungstherapie

1. Monat	Atemgymnastik, Beinmassage
2. Monat	Gehen im Ebenen
3. Monat	Treppensteigen
4.–6. Monat	Körpergymnastik, Bewegungsbad, Federball

Lungenresektionen

Von G. Schoefer, Vogelsang-Gommern

Das Bronchialkarzinom und die Lungentuberkulose bilden die häufigste Indikation zur Lungenresektion. Mit Abstand folgen Operationen wegen gutartigen Lungengeschwülsten, Zysten, Fremdkörpern (intrabronchialen oder intrapulmonalen) und unspezifischen Veränderungen wie Bronchiektasen, Lungenabszessen, chronischen Pneumonien.

Bei bösartigen Lungentumoren ist meist ein radikalerer Eingriff bis zur Pneumonektomie nötig, während bei den anderen Erkrankungen, je nach Ausdehnung, möglichst gewebssparend in Form von Keil-, Segmentresektionen oder Lobektomien vorgegangen wird.

Bronchialkarzinom

Die erfolgreichste Behandlungsmethode ist bisher die Operation. Es kann jedoch nur ein Teil der eingewiesenen Patienten operiert werden, da die meisten Bronchialkarzinome auch heute noch in einem fortgeschrittenem Stadium oder in einem höheren Alter diagnostiziert werden.

Diagnostische Eingriffe

Maßnahmen zur Identifizierung eines tumorverdächtigen Prozesses durch Gewinnung von Gewebsmaterial für die histologische Untersuchung werden durchgeführt als Bronchoskopie, entweder mit Probeexzision bei zentralem Tumor oder mit Herdkatheterung unter Röntgenkontrolle bei weiter peripher sitzenden Befunden. Dem gleichen Zweck dient die perthorakale Punktion mittels Spezialkanüle zur Gewebsentnahme.

Die *Mediastinoskopie* dient der Inspektion und Exzision von Lymphknotenmaterial in der paratrachealen und bifurkalen Region. Hierdurch nachgewiesene Lymphknotenmetastasen stellen von vornherein die Operabilität in Frage bzw. ersparen dem Patienten die Probethorakotomie.

Die *Daniels*-Biopsie hat durch die Einführung der Mediastinoskopie an Bedeutung verloren.

Die genannten Eingriffe werden stationär ausgeführt, und die Thorakotomie soll bald danach vorgenommen werden, damit eine weitere Verschleppungszeit nicht eintritt.

Herz-Lungen-Funktion

Die Karzinompatienten sind gegenüber den aus anderen Ursachen Operierten durch ungünstige Faktoren belastet. Der Eingriff wird oft im höheren Alter durchgeführt, in dem bereits Vorschädigungen wie Myokardschäden, Lungenemphysem, chronische Bronchitis, evtl. mit beginnendem Cor pulmonale, zu erwarten sind. Hinzu kommt, daß die Art der Erkrankung ein gewebssparendes Operieren verbietet und deshalb oft reichlich funktionstüchtiges Lungengewebe mitreseziert werden muß.

Die Entlassungstermine aus klinischer Behandlung werden recht verschieden festgelegt. Bei Frühentlassungen nach etwa 2—4 Wochen können ausreichende, die veränderten kardiorespiratorischen Verhältnisse berücksichtigende rehabilitative Maßnahmen nur unzureichend durchgeführt werden. Diese sind aber gerade bei Patienten im vorgerücktem Alter zur Anpassung an die oft entscheidend veränderte Situation (besonders bei Pneumonektomierten) dringend erforderlich. Nach Möglichkeit sollte sich daher eine Rehabilitationsbehandlung (S. 49) in einer geeigneten Einrichtung anschließen. Falls dies nicht möglich ist, sollten ambulante atem- und allgemeingymnastische Trainingsmaßnahmen bei allmählich steigender Belastung veranlaßt werden.

Bei älteren Patienten muß man mit der allmählichen Entstehung eines Cor dextrocardiale rechnen. Dies gilt wieder besonders für pulmonektomierte Patienten. Eine entsprechende Überwachung des Herzens mit gelegentlicher Anfertigung eines Kontroll-EKGs sowie gezielte Behandlungsmaßnahmen (Digitalispräparate oder Digitaloide, Theophyllin) sind unter Umständen notwendig.

Es sei darauf hingewiesen, daß nach *Pneumonektomien öfter Veränderungen im EKG* auftreten (9). Besonders nach linksseitigen Eingriffen finden sich z. T. erhebliche Veränderungen der elektrischen Herzachse, die vorwiegend durch Verlagerung und Torsion des Herzens im Zusammenhang mit Zwerchfellhochstand und Fibrothorax verursacht sind. In etwa 20% kommt es zu einer als Myokardschädigung zu interpretierenden Erregungsrückbildungsstörung, die in Ruhe meist kompensiert ist.

Prophylaktische Zusatzmaßnahmen

Ob nach Radikaloperation oder nach palliativer operativer Behandlung Zusatzmaßnahmen in Form einer Röntgenbestrahlung (S. 594) oder Anwendung von Zytostatika erfolgen sollen, wird in erster Linie von der behandelnden Klinik bestimmt.

Zusatzmaßnahmen sind weitgehend vom Tumorzelltyp, von der Tumorausbreitung und von Besonderheiten beim Erkrankten abhängig. Eine Verbesserung der Überlebensrate durch Röntgenbestrahlung bei geeigneten Fällen ist möglich.

Eine routinemäßige Nachbehandlung mit Zytostatika ist im allgemeinen nicht üblich. Nach den Untersuchungen von KARRER (7, 8) kann jedoch die Anzahl der Tumorrezidive durch Zytostatikatherapie gesenkt werden. Er empfiehlt eine Medikation bis 2 Jahre post operationem. Nach DRUCKREY (3) ist die Stoßbehandlung (i. v.) der Dauermedikation (per os) überlegen, da Resistenzentwicklungen eher vermieden werden.

Wegen Leukozytendepressionen, die unter Umständen sogar Bluttransfusionen erforderlich machen, ist im allgemeinen für die Stoßbehandlung eine Stationierung notwendig. Im Anschluß daran sind für weitere 2 Wochen die Leukozyten in 3tägigen Abständen zu kontrollieren. In Einzelfällen können Leukozytendepressionen erst 10—14 Tage nach der Medikamentengabe auftreten. Bei einer Dauermedikation mit Tabletten oder Dragées sind mindestens einmal wöchentlich Kontrollen durchzuführen. Es muß auch daran gedacht werden, daß Pneumonien im Gefolge der Zytostatikatherapie möglich sind, die dann antibiotisch behandelt werden müssen.

Örtliches Rezidiv und Fernmetastasen

Bei fast 50% der zunächst »erfolgreich« operierten Patienten muß innerhalb der ersten 2 Jahre post operationem mit dem Exitus letalis gerechnet werden, da zum Zeitpunkt der Operation unerkannte Lymphknoten- oder Fernmetastasen bestanden haben. Fünfjahresheilungen werden in der Literatur (2, 6) mit 20–30% angegeben.

Lokale Rezidive zeigen sich am häufigsten als mediastinale Lymphknotenmetastasen, dann als Rezidiv am Bronchusstumpf (Hämoptysen), in seltenen Fällen im Operationsgebiet der Brustwand. Fernmetastasen lokalisieren sich in erster Linie in der Leber, im Gehirn, in der Wirbelsäule und in der Nebenniere.

Röntgenkontrollen in entsprechenden Abständen — bei Frühentlassungen etwa vierwöchentlich innerhalb der ersten 3 Monate — sind erforderlich.

Weitere Hinweise für die Ausbildung von Rezidiven sind Heiserkeit durch Rekurrensparese und Zwerchfellhochstand durch Infiltration im Verlauf des N. phrenicus. Beide Symptome können jedoch, falls sie unmittelbar postoperativ aufgetreten sind, durch operationsbedingte Schädigungen (Lösung von Verwachsungen) entstanden sein.

Bei Feststellung von Rezidiven oder Metastasen wird der Chirurg oder Röntgenologe entscheiden, ob eine Röntgenbestrahlung sinnvoll ist. Eine erneute chirurgische Intervention kommt praktisch nicht in Frage.

Komplikationen am Bronchusstumpf

Der Bronchusstumpf kann der Ausgangspunkt von Früh- oder Spätkomplikationen sein.
1. Vom Stumpf selbst ausgehende Veränderung
   a) Nahtinsuffizienz (Fistelbildung);
   b) nicht eingeheiltes Nahtmaterial und als Folge Ausbildung eines Fremdkörpergranuloms mit Ulkus, Abszeß evtl. mit Bronchusfistel oder Gefäßarrosion mit Blutung;
   c) Entzündungen des Stumpfes infolge Sekretverhaltung bei zu langem Bronchusstumpf.
2. Von der Pleurahöhle ausgehende Veränderung
   a) Perforation eines Empyems (Früh- oder Spätfistel);
   b) Infiltration lokaler Lymphknotenmetastasen (blutiger Auswurf bis zur Hämoptoe).

Das Auftreten einer *Bronchusfistel* stellt eine ernste Komplikation dar. Vorwiegend wird das Ereignis in der unmittelbar postoperativen Phase beobachtet, jedoch ist (selten) eine Spätfistel noch nach 1–2 Jahren möglich. Plötzlich vermehrte Auswurfsmengen, die eitrig oder blutig sein können, und akute Dyspnoe weisen auf dieses Ereignis hin. Es besteht die Gefahr der Aspiration in homo- oder kontralaterale Lungenteile. Oft ist die Ursache eine — evtl. bisher unerkannte — lokalisierte Flüssigkeits- bzw. Empyemansammlung, die Anschluß an den Bronchusstumpf erhalten hat. Eine sofortige Spezialbehandlung (Röntgenkontrolle und evtl. Punktion oder Drainage, Bronchoskopie, Nachoperation) ist notwendig. Unmittelbar lebensgefährdend ist dieses Ereignis, wenn es sich um einen Pneumonektomierten handelt. Hierbei ist zu berücksichtigen, daß sich normalerweise die Thoraxhöhle in den ersten Wochen nach der Operation unter Resorption der Luft mit Flüssigkeit (Serothorax) auffüllt. Ganz allmählich innerhalb mehrerer Monate wird der Serothorax unter Schrumpfungserscheinungen organisiert und in einen Fibrothorax umgewandelt.

Hartnäckiger *Reizhusten*, evtl. mit blutig tingiertem Auswurf, kann auf das Vorhandensein von Fadenanteilen, die ins Lumen ragen, hinweisen. Bei bestimmtem Fadenmaterial ist auch eine Pilzbesiedlung (z. B. *Aspergillus*) möglich.

Falls der erkrankte Bronchusabschnitt nicht ausreichend im Gesunden reseziert wurde, kann sich ein *Karzinomrezidiv* am Bronchusstumpf einstellen. Die ersten Symptome ähneln denen des Fadengranuloms. In beiden Fällen soll die Einweisung zur Bronchoskopie zwecks Klärung der Situation erfolgen. Ein Fadengranulom kann dabei beseitigt werden, während ein Rezidiv trotz eventueller Röntgenbestrahlung eine ungünstige Prognose hat.

Bronchitis

Ein besonderes Augenmerk ist auf die Verhütung und Behandlung von Infekten der Bronchialwege zu legen. Ein akuter Schub bei einer bereits bestehenden chronischen Bronchitis kann bei einem Pneumonektomierten den Zusammenbruch der Restfunktion bedeuten. Es ist daher in solchen Fällen eine intensive Therapie mit wirksamen Antibiotika zu veranlassen. Unter Umständen wird eine rechtzeitige stationäre Behandlung nicht zu umgehen sein, um außer der erforderlichen Herz-Kreislauf-Behandlung eine Inhalationstherapie mittels Aerosol durchzuführen. Bei fortgeschrittenem Emphysem oder chronischen Bronchitiden empfiehlt sich eine jährliche Verschickung für 4—6 Wochen in eine entsprechende Kureinrichtung.

Komplikationen an der Thoraxwand

Häufigste Ursache von Fisteleiterungen oder Abszedierungen im Bereich der Thoraxwunde sind nichtresorbierbares Fadenmaterial, aber auch Rippensequester und evtl. die Perforation eines abgekapselten Pleuraempyems nach außen.

Rippensequester können auch nach innen durchbrechen und bei Fistelanschluß des eitrigen Sequesterbettes an den Bronchialbaum zu hartnäckigem Reizhusten und eitriger Expektoration führen.

Röntgenologische Kontrollen werden meist einen Aufschluß geben. Die Vorstellung in einer entsprechenden Klinik zur Entscheidung, ob eine Nachoperation (Wundrevision) in Frage kommt, ist notwendig.

Einschränkungen der Beweglichkeit des Armes der operierten Seite können durch eine Schädigung des Plexus brachialis als Folge einer ausgedehnten Schwartenlösung bei der Operation oder durch sekundäre Veränderungen im Schultergelenk (übermäßige Schonung postoperativ) hervorgerufen sein. Physikomechanische Behandlung ist erforderlich. Ein *Horner*scher Symptomenkomplex durch intraoperative Sympathikusschädigung bildet sich meist allmählich spontan zurück.

Lungentuberkulose

Bei erforderlichen operativen Eingriffen zur Behandlung der Lungentuberkulose ist die Lungenresektion derzeit das bevorzugte Verfahren. Andere Behandlungsmethoden wie Pneumothorax, extrapleurale Pneumolyse, Plombierung und Thorakoplastik sind deutlich in den Hintergrund gerückt. Gegenüber den Kollapsverfahren gelingt es durch die Resektion, die tuberkulösen Herde weitgehend zu eliminieren. Es wird dabei im wesentlichen nur erkranktes Gewebe, welches funktionell kaum noch wirksam ist, entfernt.

Durch Anwendung der modernen Chemotherapie werden etwa 90% der neuentdeckten Lungentuberkulosen konservativ ausgeheilt. Die restlichen 10% unterliegen nach ausreichender chemotherapeutischer Vorbehandlung weitgehend der primären Resektion, meist in Form einer Keil- oder Segmentresektion oder einer Lobektomie. Bei diesem Krankengut ist nach Resektion kaum mit Komplikationen im Hinblick auf die Lungenfunktion zu rechnen. Etwas ungünstiger liegen die Verhältnisse bei Patienten, die vor dem Eingriff mehrere Heilverfahren infolge Rezidivs durchgeführt haben. Die Ausgangsbefunde sind ausgedehnter und der spätere Funktionsverlust meist größer.

Langjährige vorbestehende Kollapseinwirkung führt oft zu verzögerter Wiederausdehnung der Restlunge nach Resektion. Es verbleibt daher öfter eine mehr oder weniger ausgeprägte Einschwartung mit den nachteiligen Folgen auf die respiratorische Funktion. Der Anteil der Pneumonektomien, welche wegen einer einseitig kavernös zerstörten Lunge durchgeführt wurden, ist an der Gesamtresektionszahl gemessen gering.

Eine postoperative Nachbehandlung in einer Heilstätte mit entsprechender Chemotherapie und weiteren rehabilitativen Maßnahmen (Atemgymnastik, Arbeitstraining) wird für einen Zeitraum von mindestens 6 Monaten gefordert.

Rezidive

Die Lungenheilstätte wird mitteilen, ob eine ambulante medikamentöse Nachbehandlung zur Rezidivprophylaxe erforderlich ist. In den meisten Fällen, außer bei Medikamentenunverträglichkeit, ist eine INH (Isonikotinsäurehydrazid) Langzeitmedikation für etwa ein Jahr nach der Entlassung angezeigt.

In den ersten zwei Jahren nach Operation sollten bei unauffälligem Verlauf in dreimonatigen Abständen röntgenologische Kontrollen veranlaßt werden. Außerdem sind Kontrollen der BSR und des Sputums erforderlich. Bei weiter komplikationslosem Verlauf kann dann auf 6 Monate übergegangen werden.

Bei etwa 10% der Resezierten muß mit Rezidiven gerechnet werden, und zwar in ²/₃ der Fälle auf der operierten Seite (1, 4). Sie treten meist in den ersten zwei postoperativen Jahren auf. Nach dieser Zeit sind Rückfälle selten. Die Rezidivquote hängt ab von der Ausdehnung des präoperativen Befundes und vor allen Dingen vom Verbleib von Restherden. Befundberücksichtigende Statistiken zeigen deshalb Schwankungen zwischen 5 und 30%. Besonders rezidivgefährdet sind Patienten, die keine Nachkur durchgeführt oder diese vorzeitig abgebrochen haben. Wird eine Verschlechterung des Lungenbefundes festgestellt, so sollte auf die Durchführung eines erneuten Heilverfahrens gedrungen werden. In über ²/₃ der Rückfälle ist eine endgültige Sanierung auf konservativ-medikamentösem Wege oder durch Zusatzoperation möglich.

Sonstige Komplikationen

Folgezustände und Komplikationen nach Resektion entsprechen in vielen Dingen — spezifische Faktoren sind außer acht zu lassen — denen des Bronchialkarzinoms. Sie sind oben beschrieben. Da die Operierten normalerweise eine längere Nachkur absolviert haben, sind Spätkomplikationen seltener zu beobachten.

Wenn sich die Restlunge der operierten Seite der Thoraxwand vollständig angelegt hat, ist die Ausbildung einer Bronchusstumpfinsuffizienz praktisch nicht mehr möglich. Demgegenüber kann eine breite »Spitzenschwarte« noch Restexsudat oder ein Empyem beherbergen. Das Auftreten einer *Spätfistel* am Bronchusstumpf oder das Abhusten über eine Bronchusverbindung innerhalb eines verbliebenen Lungenteils ist dann noch nach Monaten möglich.

Nach Resektion wegen Tuberkulose kann sich neben einem Fadengranulom am Bronchusstumpf (s. unter Bronchuskarzinom) ein spezifisches Granulom oder auch ein Ulkus ausbilden. Gelegentlich ist von dort sogar eine Tuberkelbakterienausscheidung möglich. *Reizhusten*, evtl. verbunden mit eitrigem oder blutig tingiertem Auswurf, weist beim Fehlen von intrapulmonalen (röntgenologischen) Veränderungen auf ein solches Ereignis hin. Komplikationen am Bronchusstumpf machen immer die klinische Einweisung zur bronchoskopischen Klärung erforderlich.

Bei *Fisteleiterungen* oder *Abszedierungen* im Bereich der Thoraxwunde gilt im wesentlichen ebenfalls das beim Bronchialkarzinom Gesagte. Infolge der Grundkrankheit Tuberkulose können jedoch auch hier spezifische Veränderungen die Ursache sein.

Resektionen aus anderen Ursachen

Gutartige Lungentumoren machen nur etwa 5% der pulmonalen Geschwülste aus. Es ist darauf zu verweisen, daß die Begriffe »gutartig« und »bösartig« fließende Grenzen haben. So gibt es z. B. gerade bei den histologisch benigne imponierenden Bronchusadenomen recht häufig Typen, welche Metastasen bilden, also postoperativ Rezidive beobachten lassen. Im Gegensatz zu den Malignomen sind hier Nachoperationen möglich.

Bronchiektasen

Nach Eingriffen wegen Bronchiektasen ist zu beachten, daß die allmähliche Ausbildung von Ektasen in homolateralen Bronchusabschnitten, die präoperativ auf Grund bronchologischer Untersuchungen als »gesund« befunden wurden, möglich ist. Es handelt sich dabei um Fälle mit angeborener Schwäche der Bronchuswandungen. Husten und zunehmende Sputummengen deuten auf ein solches Geschehen. Sekretolytische Mittel und Aerosolbehandlung mit mukolytischen Medikamenten sind zu empfehlen. Der Bronchitiskessel hat zwar ebenfalls eine günstige Wirkung, jedoch ist eine (meist notwendige) Einwirkung auf die tieferen Luftwege wegen der groben Teilchengröße des Inhalats nicht gewährleistet. Akute Bronchitiden müssen konsequent, evtl. auch mit Antibiotika, behandelt werden, da sie sich ungünstig auf den Verlauf auswirken können.

Sozialmedizinische Fragen

Nach einer Lungenteilresektion bis zur Lobektomie dauert die Arbeitsunfähigkeit nach Krankenhausentlassung ca. 2—3 Monate. Bei Lungentuberkulose: Erfordert die Berufsausübung körperlich schwere Belastungen, sollte für ein Jahr ein Schonplatz empfohlen werden. Die Erwerbsminderung ist hier meist zunächst um 50% einzusetzen. Falls Restherde nicht zurückgeblieben sind und von der behandelnden Einrichtung gegenüber dem präoperativen Zustand keine wesentlichen Funktionseinbußen festgestellt wurden, kann dann bei komplikationslosem Verlauf der alte Beruf, auch wenn er schwerere Arbeiten verlangt (z. B. Maurer, Zimmerer), wieder ausgeführt werden (5). Die Erwerbsminderung beträgt dann nur noch 20 bis 40%.

Anders liegen die Verhältnisse bei Patienten, bei denen homo- oder kontralaterale Restherde verblieben oder bei denen postoperativ ausgedehntere pleurale Einschwartungen resultieren. Die Erwerbsminderung ist mit 50% oder höher anzusetzen. In Einzelfällen kann eine meist vorübergehende Invalidität eintreten, oder es sollte bei einem anstrengenden Beruf ein Tätigkeitswechsel vorgenommen werden (z. B. von Außenarbeit zur Büroarbeit). Gegebenenfalls können Möglichkeiten der Umschulung ausgenutzt werden.

Auch eine Pneumonektomie muß keineswegs Invalidität bedeuten. Patienten unter 40 Jahren können durchaus eine belastungsbegrenzte Tätigkeit ausüben. In späteren Jahren muß jedoch bei einem größeren Anteil durch allmähliche Ausbildung eines Cor pulmonale bei zunehmender Belastungsdyspnoe mit Dauerinvalidität gerechnet werden.

Sinngemäß sind diese Einstufungen auch auf Patienten, die aus anderen Ursachen reseziert wurden, zu übertragen.

Infolge schlechterer Voraussetzungen (Alter, pulmonale oder kardiale Vorschäden) müssen Patienten, die wegen eines Bronchialkarzinoms reseziert wurden, etwas ungünstiger beurteilt werden. Pneumonektomierte sind oft Dauerinvalide. Soweit überhaupt tragbar, ist aber auch hier der Wunsch, einer Tätigkeit nachzugehen, zu unterstützen. Aus psychologischen Gründen sollte man Patienten, von denen bekannt ist, daß es sich nur um eine Palliativoperation handelte, ebenfalls solange wie möglich arbeiten lassen, wenn der Wille dazu besteht.

Fallweise wird es erforderlich sein, exakte Aussagen über die Arbeitsfähigkeit bzw. über die prozentuale Minderung der Erwerbsfähigkeit zu erhalten. Dafür genügt es keinesfalls, lediglich eine Bestimmung der Vitalkapazität durchzuführen und evtl. noch einen kleineren Belastungstest (z. B. SCHELLONG oder BIERHAUS) vorzunehmen, da diese Untersuchungen keine genaue Aussage zulassen. Die dazu erforderlichen Überprüfungen müssen in einem Lungenfunktionslaboratorium vorgenommen werden.

Bemerkungen zur Lungenfunktionsdiagnostik

Die Lungenventilation ist in den ersten Wochen und Monaten nach der Operation regelmäßig erheblich eingeschränkt. Etwa 3 Monate postoperativ setzt die Erholungsphase ein, die weitere 3—6 Monate beansprucht und etwa ein Jahr nach dem Eingriff beendet ist (10). Bei Operationen bis zur Lobektomie läßt sich oft die Ausgangslage erreichen, wenn die Ausdehnung der Restlunge störungsfrei gelingt. Eine Behinderung der Atemmechanik durch Einschwartungen, eine evtl. zusätzlich durchgeführte Thorakoplastik oder durch Mediastinalverziehungen und Überdehnung der Restlunge sind Faktoren, welche die Atemfunktion verschlechtern können.

Nach Pneumonektomie ist der Funktionsverlust um so größer, je mehr funktionstüchtiges Lungengewebe geopfert werden mußte. Das betrifft vor allen Dingen Karzinompatienten, bei denen ein relativ kleiner, zentral sitzender Tumor die Entfernung noch gut ventilierter Lungenabschnitte erforderte. Bei der Lungentuberkulose wird nur im Falle der sogenannten »zerstörten Lunge« pneumonektomiert. Der Funktionsausfall bestand hier bereits präoperativ und war durch den für die Lungentuberkulose charakteristischen chronischen Verlauf allmählich eingetreten. Der abrupte Ausfall einer Lungenseite im Falle des Karzinoms stellt erhebliche Anforderungen an das Herz-Kreislauf-System. Wie spirometrische Untersuchungen bei Pneumonektomierten zeigen (11), erfährt der Atemgrenzwert im Laufe mehrerer Jahre eine Minderung, während gleichzeitig das Residualvolumen und die Totraumventilation stetig an Größe zunehmen. Bis nach Pneumonektomie der tatsächlich verbliebene Umfang der Lungenleistung erkennbar ist, vergehen also mehrere Jahre. Ursachen für diesen Vorgang sind: Mediastinalverziehungen mit nachfolgender Überdehnung (Emphysem) der Gegenseite und verminderte Beweglichkeit von Brustwand und Zwerchfell, fortgeleitet auch kontralateral.

Die Störungen der Ventilation teilt man ein in restriktive und obstruktive Formen. Bei ersteren besteht eine Minderung der sogenannten statischen Atemgrößen (Vitalkapazität, Totalkapazität), bei den obstruktiven Ventilationsstörungen sind die dynamischen Werte verändert (*Tiffeneau*-Wert, Atemgrenzwert). Diese Ventilationsstörungen sind mittels einfacher spirometrischer Untersuchungen im Routinebetrieb zu erfassen. Für eine *definitive Aussage sind jedoch weitere gezielte Untersuchungen* erforderlich.

Um das besonders bei älteren Patienten vorhandene Lungenemphysem zu erfassen, werden mit speziellen Methoden auch Residualluftbestimmungen durchgeführt. Auf diese Weise ist es möglich, den Schweregrad des Lungenemphysems mit festzulegen und somit in gewisser Weise auch eine Aussage über die ventilatorische Leistungsfähigkeit des Patienten zu machen. Weitere Methoden der Lungenfunktionsanalyse zur Erfassung von Diffusions- und Perfusionsstörungen sowie auch die Durchführung atemmechanischer Untersuchungen (Compliance) seien in diesem Rahmen lediglich erwähnt.

Um eine aussagekräftige Beurteilung über den Lungenfunktionszustand zu erhalten und auch einen entsprechenden Hinweis über die Arbeitsfähigkeit des Patienten geben zu können, müssen spiroergometrische Verfahren hinzugezogen werden. Bei diesen Funktionsprüfungen wird der Patient in bestimmter Weise belastet. Apparativ kommen dafür Fahrradergometer oder Drehkurbelergometer in Frage. Mit Hilfe dieser Geräte ist eine exakte Aussage über die geleistete Arbeit in m/kg/sec (Watt) möglich.

Methodisch werden für die Leistungsprüfung der Wattstufentest nach KNIPPING, der Vita-maxima-Versuch und die Bestimmung der Dauerleistungsgrenze angegeben. Die Untersuchungen können unter Sauerstoffatmung oder Luftatmung durchgeführt werden. Es wird dabei neben dem Sauerstoffverbrauch und dem Atemvolumen auch die Pulsfrequenz bei den jeweiligen Belastungsstufen (in Watt angegeben) bestimmt. Der Sauerstoffverbrauch gibt indirekt Einblick in die pulmonalen Perfusionsverhältnisse. Besonders dann, wenn Diffusionsstörungen durch eine Sauerstoffatmung von vornherein ausgeschaltet sind.

Aus dem maximalen O_2-Verbrauch und der höchsten Pulsfrequenz wird der bei der Leistungsprüfung zur Beurteilung recht wichtige maximale Sauerstoffpuls berechnet. Dieser Parameter gibt an, wieviel Sauerstoff pro Pulsschlag aufgenommen wird. Je höher dieser Wert liegt, um so günstiger ist die Leistungsfähigkeit des Patienten (O_2-Puls über 12) zu bewerten. Allerdings darf nicht unbeachtet bleiben, daß der O_2-Puls in gewisser Weise auch trainingsabhängig ist.

Die blutgasanalytischen Methoden finden besonders bei den ergometrischen Verfahren unter gezielter Fragestellung Anwendung (Ergooxymetrie). Als wesentlicher Parameter wird dabei der arterielle Sauerstoffdruck verwendet. Auf weitere Belastungsprüfungen wie *James-Box*-Test usw. sei hingewiesen.

Sämtliche Funktionsuntersuchungen müssen allerdings bei der endgültigen Beurteilung immer im Zusammenhang mit dem klinischen Allgemeinbefund gesehen werden, besonders dann, wenn es gilt, bei einem Patienten eine Dauerinvalidisierung festzulegen.

Literatur

1) Anstett, F.: Z. Tuberk. 122 (1964), 21.
2) Buchberger, R., u. R. H. Jenny: Med. Klin. 60 (1965), 629.
3) Druckrey, H.: Dtsch. Med. Wschr. 88 (1963), 651.
4) Gierhake, F. W.: Thoraxchirurgie 13 (1965), 134.
5) Gierhake, F. W.: Beitr. Klin. Tbk. 120 (1959), 135.
6) Jenny, R. H., u. R. Buchberger: Langenb. Arch. klin. Chir. 299 (1962), 485.
7) Karrer, K.: Thoraxchirurgie 10 (1962/63), 147.
8) Karrer, K.: Arzneimittel-Forsch. 14 (1964), 859 u. 1066.
9) Mertens, H., u. W. Lecher: Thoraxchirurgie 7 (1959), 353.
10) Wassner, U. J., G. Linden u. D. M. Veelken: Thoraxchirurgie 8 (1960), 550.
11) Wassner, U. J.: Thoraxchirurgie 10 (1962/63), 237.

Eingriffe am Ösophagus

Von H. E. Grewe, Osnabrück

Eine Sonderstellung im Rahmen der Thoraxchirurgie nehmen Operationen an der Speiseröhre ein. Anatomische Eigenarten wie Blutversorgung, das Fehlen einer bedeckenden Serosa sowie der Lymphabfluß bestimmen die Häufigkeit von Komplikationen nach Operationen und begrenzen die technischen Möglichkeiten. Teilentfernungen der Speiseröhre mit anschließender End-zu-End-Vereinigung sind nur sehr selten ausführbar. Meist muß nach einer Teilentfernung der entstandene Defekt mit einem anderen Organ (Magen, Dünndarm oder Dickdarm) überbrückt werden. Dadurch kommt es zu Folgeerscheinungen durch Unterbrechung der Vagusnerven und durch Fortfall der Kardiafunktion. Die verbleibenden Beschwerden sind in Intensität und Dauer sehr unterschiedlich.

Ösophagusdivertikel

Im zervikalen Anteil der Speiseröhre lokalisierte (sog. Zenkersche Divertikel) werden von einem kollaren Zugangsweg aus abgetragen. Bei normalem Heilverlauf dauert der stationäre Aufenthalt ca. 14 Tage. Durch eine Nahtinsuffizienz an der Abtragungsstelle des Divertikels kann der Krankenhausaufenthalt wesentlich verlängert werden, und zwar bis nach Abheilung der Fistel, zumal Fisteln nach Operationen sich unter konservativen Maßnahmen fast immer schließen. Nach derartigen Divertikeloperationen werden in 2,9% Rekurrensschädigungen festgestellt (9).

Traktions- und Pulsionsdivertikel im thorakalen Abschnitt der Speiseröhre werden beim Vorhandensein stärkerer Beschwerden operiert oder wenn sie Komplikationen auslösen. Entsprechend dem transthorakalen Zugangsweg ist ein Krankenhausaufenthalt von ca. 4 Wochen Dauer bei störungsfreiem Heilverlauf obligat.

Wenn bei der Krankenhausentlassung keine Röntgenkontrolle durchgeführt wurde, sollte sie sofort nach der Entlassung nachgeholt werden. Obwohl klinisch selten Beschwerden bestehen, sind röntgenologisch bei einer Kontrastuntersuchung Veränderungen als Zeichen der Vernarbungsvorgänge in Form von zipfligen Verziehungen und verminderter Peristaltik der Speiseröhre nachweisbar.

Hartnäckige *dysphagische Beschwerden* bedürfen einer Klärung und Therapie mit Spasmolytika. Als Folge einer Resektion kann es auch noch nach Jahren zur Ausbildung eines Kardiospasmus kommen, der entsprechend therapiert werden muß (Spasmolytika, Sprengung mit Starkscher Sonde, Hellersche Operation) (3).

Eine *Narbenstenose* tritt an der Abtragungsstelle des Divertikels selten auf. Sie ist Folge einer starken Entzündung des paraösophagealen Gewebes oder einer starken Traumatisierung der Ösophaguswand. Zur Behebung ist eine Bougierungsbehandlung (unter endoskopischer Sicht) und vorübergehende Sondenernährung im Rahmen einer stationären Behandlung angezeigt. Vorgetäuscht werden kann eine Stenose durch einen *paraösophagealen Spätabszeß*, an den zu denken ist, wenn die Wundheilung nicht primär verlaufen war. Die Behandlung sollte auch hier im Krankenhaus erfolgen, wobei der Allgemeinzustand des Patienten entscheidet, ob ein spontaner Abszeßdurchbruch in die Speiseröhre abgewartet (unter Antibiotikaschutz) werden kann oder eine Inzision und Drainage nach außen erfolgen muß.

Erneutes Auftreten von klinischen Beschwerden deutet auf ein *Rezidiv* hin, das selten vorkommt, jedoch nie mit Sicherheit zu vermeiden ist. Die Röntgenaufnahme ergibt Klarheit. Stationäre Einweisung zur Reoperation erfolgt nach gleichen Gesichtspunkten wie zur Erstoperation.

Sozialmedizinische Gesichtspunkte: Durch ein Divertikel kann vorübergehende Arbeitsunfähigkeit eintreten. Nach der Operation ist noch für ca. 4 Wochen dem Patienten eine Arbeitsunfähigkeit zuzubilligen. Eine Berufsunfähigkeit oder Erwerbsminderung meßbaren Ausmaßes tritt jedoch nicht ein. Haben vor der Operation starke Beschwerden vorgelegen, die zu Abmagerung und Leistungsminderung geführt hatten, ist zur Rekonvaleszenz ein Heilverfahren zu befürworten.

Kardiospasmus

Da eine konservative Behandlung meistens versagt, werden instrumentelle Dehnungen der Kardia sowie verschiedene Operationsmethoden zur Beseitigung der mechanischen Schluckbehinderung propagiert.

Die instrumentelle Bougierung oder Sprengung der Stenose (Starksche Sonde) wird manchmal ambulant durchgeführt. Obwohl keine konkreten Angaben über Komplikationen, insbesondere Perforationen, vorliegen, wird eine Häufigkeit bis zu 1 Prozent (8) angenommen. Zwischen Perforation und klinischen Symptomen liegt meist ein freies Intervall von mehreren Stunden. Nachweisbar wird die Perforationsstelle, die fast immer oberhalb der Kardia liegt, durch eine Kontrastuntersuchung. Sofortige stationäre Einweisung zur operativen Therapie ist unbedingt notwendig und lebensrettend.

Als häufigste Operation wird die *Kardiomyotomie* (Gottstein-Heller) vorgenommen. Bei störungsfreiem postoperativem Verlauf dauert eine Krankenhausbehandlung, je nachdem, ob abdominal oder transthorakal operiert wurde, zwischen 2 und 6 Wochen. Die Angaben über einen postoperativen Reflux sind sehr divergierend. Deshalb sollte eine prophylaktische Vorsorge getroffen werden. Bei erweitertem Ösophagus brauchen Beschwerden einer Refluxösophagitis nicht zu bestehen. Veränderungen der Speiseröhre im Röntgenbild bei der Kontrastuntersuchung decken sich auch oft nicht mit klinischen Beschwerden. Motilitäts- und Tonusstörungen bleiben über lange Zeit nachweisbar, ohne daß ihnen eine klinische Bedeutung zukommt.

Nach Umgehungsanastomosen — auch hier liegt der Krankenhausaufenthalt zwischen 3 und 6 Wochen — ist in jedem Falle mit einem Reflux und entsprechender Ösophagitis zu rechnen. Neben den konservativen Behandlungsmaßnahmen ist in Abständen von wenigstens 4 Wochen der Hb-Wert zu kontrollieren, da okkulte Blutungen relativ häufig auftreten. Bei nachweisbarer Anämie kann die Verordnung von Eisen- und Arsenpräparaten empfehlenswert sein. Stärkere Blutungen machen eine stationäre Einweisung notwendig.

Unbehandelt führt die Refluxösophagitis zur entzündlichen Stenose und zum Pseudorezidiv. Eine stationäre Einweisung ist bei beginnender Stenosierung unumgänglich. Meist müssen eingreifende Operationen zur Behebung dieser Komplikation durchgeführt werden. Leider ist es aber bislang mit keiner Operationsmethode möglich, einem späteren Reflux und somit einer Ösophagitis mit Sicherheit vorzubeugen.

Sozialmedizinische Gesichtspunkte: Nach der Krankenhausentlassung ist eine Arbeitsunfähigkeit über 4—6 Wochen immer zu vertreten. Bei nachgewiesener Refluxösophagitis kann sie wesentlich länger andauern. Ein Heilverfahren ist unbedingt einzuleiten. Schwere Störungen der Nahrungsaufnahme können zur extremen Abmagerung und somit zur Erwerbsunfähigkeit für körperliche Arbeiten bis zur Berufsunfähigkeit führen. Die Beurteilung richtet sich immer nach den subjektiven glaubhaften Beschwerden, nicht nach röntgenologischen Veränderungen der Speiseröhre, und nach dem Allgemeinzustand des Erkrankten. Prozentuale Angaben allgemeiner Natur über eine verbleibende Erwerbsminderung lassen sich deshalb nicht geben.

Ösophagusvarizen

Eingriffe an der Speiseröhre wegen Varizen werden nur in Ausnahmefällen bei starken Blutungen vorgenommen. Sie stellen keine kausale Therapie dar, wenn es sich nicht um eine idiopathische Varizenform gehandelt hat.

Nach allen lokalen Operationen können Rezidivblutungen auftreten, die eine sofortige stationäre Einweisung des Patienten notwendig machen. Erstmaßnahmen s. S. 459.

Ösophagusverätzungen

Durch die Frühbougierung sind operative Eingriffe bei Verätzungsfolgen nicht mehr häufig indiziert. Bei Abschluß fachärztlicher Behandlung ist der Patient manchmal in der Lage, die Bougierung selbsttätig vorzunehmen. Nach jahrelangem beschwerdefreiem Intervall besteht immer die Möglichkeit, daß sich im Bereich der Verätzungsstellen eine Neoplasie entwickelt, so daß bei Auftreten von Schluckbeschwerden sofort entsprechende diagnostische Maßnahmen einzuleiten sind.

Eine operative Behandlung wegen einer Verätzungsstriktur erfordert ein individuelles Vorgehen. Die Patienten bleiben bis zum Abschluß der Behandlung in fachärztlicher Betreuung. Allgemeine Richtlinien lassen sich in Anbetracht der unterschiedlichen Operationsmethoden nicht geben. Zur Behebung auftretender Stenosen sind alle Maßnahmen von der einfachen Bougierung bis zum plastischen Ösophagusersatz angewendet worden.

Ösophaguskarzinom

Die Lebenserwartung ist beim Speiseröhrenkrebs, obwohl er relativ frühzeitig diagnostiziert werden kann, außerordentlich schlecht. Die Prognose ist ebenso wie die Therapie von der Lokalisation der Geschwulst abhängig. Je höher das Karzinom sitzt, desto geringer sind die Möglichkeiten für eine operative Behandlung und desto schlechter sind die Lebensaussichten. Wenn auch eine palliative Wirkung der Strahlentherapie unbestritten ist, hat die Kombination von Strahlenbehandlung und operativer Therapie keine Änderung in der Gesamtsituation erbracht.

Als operative Methoden zur radikalen Therapie sind gebräuchlich:

Teilresektion von Ösophagus und Ösophagogastrostomie oder Interposition eines Dünn- bzw. Dickdarmsegmentes.

Totalresektion der thorakalen Speiseröhre und plastischer Speiseröhrenersatz retrosternal, ante- oder transthorakal.

Diese Operationen werden selten einzeitig vorgenommen. Bis zum Abschluß des plastischen Speiseröhrenersatzes verbleibt der Patient in stationärer Behandlung oder wird nur kurzfristig zwischendurch entlassen.

Der vorübergehend propagierte Ösophagusersatz mit einem Kunststofftubus hat sich nicht bewährt, da die Komplikationsraten zu hoch sind (1).

Entsprechend dem Operationsverfahren ist die Dauer der Krankenhausbehandlung sehr unterschiedlich.

Die Nachsorge besteht einmal in der allgemeinen Überwachung und Kontrolle des Patienten zur Früherfassung eines Rezidivs oder einer Fernmetastasierung, zum anderen müssen die nach einer Kontinuitätsunterbrechung des Ösophagus immer auftretenden Beschwerden in Form einer Refluxösophagitis (S. 210) und eines Denervationssyndroms (S. 210) bekämpft werden.

Wenn keine stärkeren Beschwerden bestehen, reichen in zwei- bis dreimonatigen Intervallen durchgeführte Kontrolluntersuchungen innerhalb des ersten Jahres nach der Operation aus. Die Zeiträume der Kontrollen können dann dem Allgemeinbefinden entsprechend vergrößert werden.

Auftretende Schluckbeschwerden erfordern Röntgenkontrollen, wobei oftmals eine genaue Deutung des Befundes nur dann möglich ist, wenn nach der Operation ein Untersuchungsbefund vorliegt, der zum Vergleich herangezogen werden kann.

Eine nachweisbare Stenose an der Anastomose macht eine sofortige Krankenhausbehandlung notwendig. Wird endoskopisch ein Karzinomrezidiv gesichert, kann mittels palliativen Verfahrens die weitere Nahrungszufuhr gewährleistet werden. Eine narbige Stenose kann operativ beseitigt werden (S. 207).

Inoperables Ösophaguskarzinom

Inoperabilität durch infiltratives Wachstum oder Fernmetastasierung des Karzinoms wird, wenn die Nahrungsaufnahme nicht stark behindert ist, mittels Röntgentherapie behandelt. Bei Unmöglichkeit der Nahrungsaufnahme kann durch palliative Operationen die Nahrungszufuhr gesichert werden. In Frage kommen:

1. Umgehungsanastomose des stenosierenden Karzinoms mittels Ösophagogastro- oder Ösophagojejunostomie. Dieses Verfahren wird vornehmlich bei Tumoren im unteren und mittleren Drittel angewendet.

   Die Nachsorge nach Klinikentlassung gleicht den Maßnahmen, die auch nach der Radikaloperation notwendig werden. Fast immer kommt es zu einer Refluxösophagitis, so daß neben den Beschwerden durch das sich ausbreitende Karzinom auch entzündliche Erscheinungen wahrscheinlich sind, die eine symptomatische Therapie notwendig machen.

2. Die Ernährungsfistel als Witzel- oder Kaderfistel. Diese Operation stellt eine Notlösung dar, auf die bei hochsitzenden stenosierenden Karzinomen und auch manchmal bei Ösophagotrachealfisteln nicht zu verzichten ist. Eine Bestrahlung des Karzinoms ist in jedem Falle zu empfehlen, um wenigstens die Möglichkeit einer wieder selbsttätigen Nahrungsaufnahme zu erreichen. Die Lebenserwartung wird auch nach dieser Operation nicht verbessert (4).

Die Nachbehandlung konzentriert sich auf palliative Maßnahmen der Grundkrankheit sowie technische Mängel an der Gastrotomie. Häufig entsteht eine Infektion in der Umgebung des Ernährungsschlauches. Hautreizungen lassen sich mit Zinköl, eventuell unter Zusatz von Aluminiumpuder, verringern. Eine Sauberhaltung ist bei örtlichen Infektionen wichtiger als eine lokale antibiotische Behandlung.

Wird der Ernährungsschlauch versehentlich aus der Bauchdecke herausgerissen, sollte er in möglichst kurzer Zeit wieder eingeführt werden. Je größer der Zeitraum ist, desto schwieriger gestaltet sich sein Wiedereinführen. Durch die erstaunliche Schrumpfungstendenz läßt sich einige Stunden später nur ein Schlauch dünneren Kalibers durch den Kanal einführen. Wenn es nicht ohne starke Gewaltanwendung gelingt, ist der Patient unverzüglich stationär einzuweisen.

Die Ausbildung einer größeren Nekrose um den Ernährungsschlauch macht ebenfalls eine stationäre Behandlung notwendig, da der große Flüssigkeitsverlust und die verminderte Nahrungsaufnahmefähigkeit eine vorübergehende parenterale Flüssigkeitstherapie erfordern.

3. Einführung einer Endoprothese durch den Tumor. Zahlreiche Modifikationen der Endoprothese — deren älteste das Souttar-Rohr ist — zeigen, daß dieser Methode Mängel anhaften. Geeignet ist sie nur bei tiefsitzenden Karzinomen.

Der Eingriff ist relativ klein, so daß die Patienten meist schon 14 Tage nach der Operation entlassen werden können. Sie müssen in der Folgezeit angehalten werden, nur passierte Speisen zu sich zu nehmen und nach jeder Mahlzeit reichlichst mit Flüssigkeit die Prothese durchzuspülen.

Ein plötzlich auftretendes Stop der Nahrungsaufnahme kann durch eine mechanische Verlegung der Endoprothese oder durch ein Verrutschen der Prothese erfolgen. Eine differentialdiagnostische Klärung ist nur stationär möglich. Liegt eine mechanische Verstopfung der Endoprothese vor, läßt diese sich nach endoskopischer Einstellung beseitigen.

Infolge Druckwirkung kann durch die Prothese eine Arrosionsblutung entstehen. Trotz sofortiger Einweisung in eine chirurgische Klinik ist es nicht möglich, die Blutungsquelle zu versorgen.

Das nach dem Einlegen der Prothese oftmals angegebene Druckgefühl retrosternal ist nur zum Teil durch die Prothese zu erklären. Oftmals werden die Beschwerden durch das progrediente Tumorwachstum ausgelöst, das eine symptomatische medikamentöse Therapie unumgänglich macht.

Sozialmedizinische Gesichtspunkte: In Anbetracht der schlechten Prognose hochsitzender Karzinome sollte jeder Patient, bei dem eine Radikaloperation möglich war, bei einem Tumorsitz im oberen und auch im mittleren Drittel invalidisiert werden. Nach Radikaloperationen wegen eines tiefsitzenden Karzinoms kann der Patient wieder in den Arbeitsprozeß eingegliedert werden. Schwere körperliche Arbeiten sind allerdings nur noch bedingt ausführbar.

Nach der Krankenhausentlassung ist im allgemeinen mit einer dreimonatigen Arbeitsunfähigkeit zu rechnen. Zweckmäßig ist es, ein Heilverfahren vor Arbeitsbeginn einzuleiten und in jährlichen Abständen zu wiederholen.

Bei inoperablen Karzinomen ist die Lebenserwartung sehr schlecht. Nach Diagnosestellung sollte unverzüglich die Invalidisierung erfolgen.

Plastischer Ösophagusersatz

Spätfolgen nach einer neugeschaffenen Speiseröhre werden vom Grundleiden bestimmt. Gab eine Verätzungsstriktur Veranlassung zur Operation, so spielen bei später auftretenden Beschwerden funktionelle Fehlleistungen eine Hauptrolle. Nach längeren Zeiträumen kann es auch *in der Ersatzspeiseröhre zu Neoplasien* kommen. Lag ein Karzinom als Grundleiden vor, so ist in erster Linie bei Beschwerden an ein Rezidiv bzw. an eine Metastasierung zu denken. Die einzelnen Verfahren des Ösophagusersatzes machen einen sehr unterschiedlich langen Krankenhausaufenthalt notwendig, da viele Operationen in mehreren Sitzungen durchgeführt werden. Allgemeingültige Richtlinien über die Dauer des Krankenhausaufenthaltes lassen sich deshalb nicht geben.

Denervationssyndrom

Durch den Fortfall der Vagusinnervation tritt ein Dauerspasmus am Pylorus ein. Ferner kann eine Hypersekretion und eine verminderte Motilität der Magenwandmuskulatur zur Sekretverhaltung und zur Magendilatation führen. Nicht immer treten hochgradige klinische Beschwerden auf, obwohl die Zeichen röntgenologisch ausgeprägt sind. Auch am übrigen Intestinum sind derartige Motilitätsstörungen nachzuweisen. Oft besteht eine Relation zwischen dem Ausmaß des entfernten Ösophagus und den Beschwerden, die sich als Völlegefühl und Meteorismus bemerkbar machen. Eine Abgrenzung dieser Beschwerden von Ausfallserscheinungen, die Folge einer Magenteil- oder -totalentfernung sind, ist aber oft nicht möglich.

Mit symptomatischer Therapie (z. B. Prostigmin 2mal tgl. 1 Tablette) lassen sich die Beschwerden zum Teil lindern. Meist kommt es infolge Anpassung auch zu einem weitgehenden Nachlassen der subjektiven Erscheinungen. Lediglich beim hartnäckigen Sistieren der Beschwerden muß der Patient einem Chirurgen vorgestellt werden. Ist eine hochgradige Entleerungsstörung des Magens nachweisbar, ist eine Pyloroplastik indiziert.

Refluxösophagitis

Nach jeder Anastomosenoperation entfällt die Kardiafunktion. Dies trifft für Resektionen mit Fortfall des Kardiaabschnittes zu und auch für Umgehungsanastomosen. Mit keiner Operationsmodifikation ist es bislang möglich, einen Reflux von Mageninhalt in die Speiseröhre mit Sicherheit zu verhindern. Prophylaktischen operativ-technischen Maßnahmen wird eine besondere Bedeutung beigemessen. Hierzu gehören nach Rossetti: ausgedehnte Entfernung des säurebildenden Magenteiles, Zwischenschaltung eines säureunempfindlichen Darmteiles zwischen Speiseröhre und Magen sowie eine besondere Anastomosentechnik.

Bei hochsitzenden Anastomosen ist ständig in der ersten Zeit eine Aspirationsgefahr vorhanden, die bei Kleinkindern und älteren Personen besonders groß ist. Gefördert wird diese Neigung durch die Sekretverhaltung des Magens, durch zu frühe Nahrungszufuhr per os und später zu große Mengen bei den Mahlzeiten. Atemgymnastik und geleitete Expektoration helfen, diese Komplikation zu vermindern, die in der ersten Zeit nach einer Operation von wesentlicher Bedeutung ist.

Langwieriger sind die Beschwerden und Veränderungen, die durch den Reflux von Salzsäure oder alkalischem Darminhalt ausgelöst werden. Die subjektiven Beschwerden der Patienten sind sehr unterschiedlich. Brennen hinter dem Brustbein und Schluckbeschwerden verschiedenster Art werden hauptsächlich angegeben.

Eine konservative Therapie ist in jedem Falle zu empfehlen. Neben einer Rollkur sind bei Hyperazidität Antazida angezeigt. Symptomatisch kann eine ¼prozentige Larocain-Lösung (1 Glas schluckweise getrunken) wirksam sein. Außerdem wird eine intravenöse Therapie mit Kalzium (1—2mal tgl. 10 ml) und Vitamin-B-Komplex als wirksam angegeben (5).

Bei jeglicher *Resistenz gegenüber der konservativen Therapie* ist eine stationäre Behandlung zu veranlassen, bevor Komplikationen aufgetreten sind. Neben den aufgeführten lokalen Maßnahmen ist eine vorübergehende parenterale Ernährung erfolgversprechend.

Blutungen machen in jedem Falle eine stationäre Klärung notwendig. Zusätzliche Bluttransfusionen können nötig werden. Mittels Operation (Magenresektion) muß die Sekretionsfläche des Magens verkleinert werden.

Eine *Stenose* als Folge einer Anastomosenschrumpfung oder eines abgeheilten Ulkus führt in erster Linie zur mechanischen Behinderung der Nahrungsaufnahme, die akut eintreten kann. Sie macht in jedem Falle die sofortige stationäre Behandlung notwendig. Unter endoskopischer Einstellung kann eine Aufbougierung der Stenose versucht werden. Wegen der besonderen Perforationsgefahr darf die Dehnung keinesfalls blind erfolgen. Beim Auftreten technischer Schwierigkeiten während der Bougierung und bei starker Restenosierungstendenz ist eine Nachoperation (plastische Erweiterung, temporäre Endoprothese) bald zu erwägen. Die alleinige Erweiterung der Stenose führt aber selten zum Ziel. Dem jetzigen Stand der Kenntnisse entsprechend ist es vorteilhafter, eine Interposition zwischen dem Magenrest und dem Ösophagus in derartig gelagerten Fällen auszuführen.

Die nach derartigen Zweitoperationen notwendigen Maßnahmen gleichen den angegebenen bei einer Refluxösophagitis. Man sollte allerdings frühzeitig Beschwerden durch den Reflux intensiv bekämpfen und die Patienten in ständiger ärztlicher Überwachung behalten.

Antethorakaler Ersatz

Dieses Verfahren wird heute nicht mehr so häufig ausgeführt, da die Methode mit Nachteilen belastet ist. Störend bemerkbar machen sich insbesondere hartnäckige Fistelbildungen, die immer wieder eine klinische Behandlung notwendig machen. Auch nach Jahren auftretende Beschwerden bedürfen diagnostischer, insbesondere röntgenologischer Klärung. Jahrzehnte nach der Erstoperation auftretende Neoplasien sind bekannt und lassen sich noch erfolgreich beseitigen (2), so daß Patienten immer einer größeren chirurgischen Klinik überwiesen werden sollten.

Retrosternaler Ersatz

Ist eine Magen-Speiseröhren-Verbindung ausgeführt, so ist die Gefahr einer Refluxösophagitis sehr groß. Infolge ständiger Entzündung ist eine Schrumpfung an der Anastomose mit Behinderung des Nahrungsaufnahmevermögens die häufigste Komplikation. Sie erfordert klinische Einweisung. Gelingt eine Bougierung unter endoskopischer Einstellung nicht, ist eine operative plastische Erweiterung der Anastomose unumgänglich. Als Folge der Ösophagogastrostomie kann es manchmal nach der Nahrungsaufnahme zu kardialen Beschwerden kommen, ähnlich wie beim *Roemheld*-Komplex. Zur Linderung der Beschwerden sind die für das Denervationssyndrom (S. 210) empfohlenen Maßnahmen erfolgversprechend. Zusätzlich sollte der Patient häufig und nur kleine Nahrungsmengen zu sich nehmen. Bei Therapieresistenz ist eine klinische Klärung des Beschwerdekomplexes empfehlenswert.

Bei Dünndarm- oder Dickdarmspeiseröhreninterpositionen ist die Gefahr einer Refluxösophagitis nicht so erheblich. Bekannt ist aber das Auftreten von Ulzera, die zu schweren Komplikationen in Form von Blutung und Perforation am Jejunum führen. Deshalb wird eine Dünndarminterposition nicht mehr so häufig ausgeführt. Besondere Spätkomplikationen bis auf Fistelbildungen an den Anastomosen und eventuell einer Schrumpfungstendenz der Anastomose sind bekannt.

Intrathorakaler Ersatz

Häufigste Operationsmethode ist die Ösophagogastrostomie. In letzter Zeit werden auch Interpositionen von Dickdarm vermehrt vorgenommen.

Die bekanntesten Komplikationen treten schon während der klinischen Behandlung auf. Spätkomplikationen unterscheiden sich nicht von den Komplikationen, die beim retrosternalen Ersatz vorkommen können.

Sozialmedizinische Gesichtspunkte: Alle Erkrankungen, die einen plastischen Ösophagusersatz notwendig machen, verursachen eine sehr lang andauernde Arbeitsunfähigkeit. In Anbetracht der sehr vielen Operationsmodifikationen lassen sich genaue Daten für die Arbeitsunfähigkeit nicht geben.

Ob ein Wiedereintritt der Arbeitsfähigkeit erwartet werden kann oder ob sofort eine Invalidisierung eingeleitet werden muß, ist weitgehend vom Grundleiden abhängig. Nach benignen Erkrankungen (Verätzungsstrikturen) tritt fast immer volle Arbeitsfähigkeit ein, auch für körperlich Arbeitende. Nach Karzinomoperationen ist es günstiger, sofort eine Invalidisierung zu beantragen.

Literatur

1) Berman, E. F.: Surgerey 35 (1954), 822.
2) Axhausen, G.: Chirurg 23 (1952), 162.
3) Effler, D. B., D. Barr u. L. K. Groves: Arch. surg. 79 (1959), 459.
4) Grewe, H. E.: Zbl. Chir. 89 (1964) 467.
5) Lindenschmidt, Th. O., u. E. Carstensen: Kompendium der prä- und postoperativen Therapie. Stuttgart 1966.
6) Nissen, R.: Der operierte Ösophagus. Stuttgart.
7) Nissen, R.: Handbuch der Thoraxchirurgie. Bd. III. Berlin 1958.
8) Rossetti, M.: Die operierte Speiseröhre. Stuttgart 1963.
9) Warren, K. W.: Am. J. Surg. 93 (1957), 205.

Zwerchfell-Operationen

Von R. M. Konrad, Düsseldorf

Die möglichen Folgen, Komplikationen und Beschwerden nach Eingriffen am Zwerchfell sind nur bei Kenntnis der verschiedenen Zwerchfellerkrankungen und der vorgenommenen Operationsmethoden verständlich. Die Vielzahl an Zwerchfellerkrankungen bedingt eine Vielfalt chirurgischer Verfahren.

Hiatushernie

Der Prolaps eines mehr oder weniger großen Magenteils durch den Hiatus oesophageus ist die häufigste Erkrankung des Zwerchfells überhaupt (70—80%). Im Durchschnitt der Gesamtpopulation wird die Hiatushernie auf 5—12% veranschlagt (Leiner, Maurer und Mitarbeiter, Hafter) und findet sich im höheren Lebensalter (6.—8. Lebensjahrzehnt) bis zu 70%.

Die formalanatomische Situation führte zur Differenzierung verschiedener Hernienformen, obwohl die funktionell bedingten Symptome und die komplikative Tendenz eher zu dieser Einteilung berechtigen.

Man unterscheidet:

a) Gleithernie = Åkerlund III = gastro-ösophageale Hernie, bei der die Kardia mit mehr oder weniger großen Magenteilen in den Thorax prolabiert ist. Durch Aufhebung der spitzen Angulation von Ösophagus und Magen und durch die infolge der Verlagerung der Kardia bedingte Verhinderung des Aufbaues einer sogenannten Druckbarriere kommt es zum gastro-ösophagealen Reflux mit Ausbildung einer *Ösophagitis, Längsschrumpfung und Narbenstriktur.* Mit 85—90% steht der Häufung nach die Gleithernie an der Spitze.

b) Die paraösophageale Hiatushernie (Åkerlund II), bei der der Magenfundus neben der an normaler Stelle liegenden Kardia in den Thorax prolabierte. Diese Hernienform neigt zur Einklemmung. Ihr Anteil beträgt etwa 15—20%.

c) Der angeborene Brachyösophagus (Åkerlund I), ein sehr seltenes Krankheitsbild, meist mit sekundärer Ösophagusschrumpfung bei angeborener Gleithernie verwechselt.

Die Hiatushernie ist eine Erkrankung des alternden Menschen und beruht auf einem allgemeinen Tonusverlust des Gewebes mit Erschlaffung und Atrophie der Hiatusmuskelschlinge. Begünstigend wirken in dieser Altersstufe häufig vorliegende Adipositas, Lungenemphysem, chronische Bronchitis und Obstipation.

Bei *transthorakalem Vorgehen* werden entweder die muskulären Zwerchfellschenkel miteinander vereinigt und der Ösophagus nach Reposition zirkulär an die Muskulatur oder die Membrana oesophago-phrenica fixiert. Manche Chirurgen erleichtern die Reposition des Magens durch Zug eines um den Ösophagus geschlungenen Gummizügels, der durch eine gesonderte, nach vorn im Zwerchfell gelegene Inzision geleitet wird.

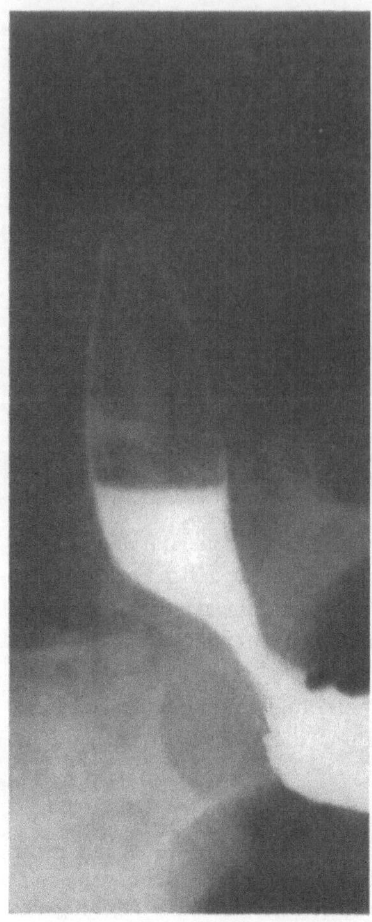

Abb. 1 Ösophagus-Kardiastenose 3 Wochen nach transthorakaler Reposition einer Hiatushernie und Naht des erweiterten Hiatus oesophageus. Eine Nachuntersuchung 4 Wochen später ergab keine Stenose mehr

Bei *transabdominalem Vorgehen* werden entweder eine Fixation der kleinen Kurvatur des Magens an die vordere Bauchwand (Gastropexie), ein Verschluß der Zwerchfellschenkel oder eine Fundoplikatio mit oder ohne Zwerchfellnaht vorgenommen.

Eine den Hiatusschlitz stärker einengende Naht kann infolge zusätzlicher entzündlicher Schwellungsprozesse manchmal zu postoperativen Schluckbeschwerden führen (Abb. 1). Die überwiegende Anzahl der Patienten wird nach Abklingen der entzündlichen Reaktion wieder normal essen können. Bleiben die Schluckbeschwerden nach 2–3 Monaten bestehen, ist durch einen Breischluck zu klären, ob eine umschriebene nahtbedingte oder eine entzündliche Ösophagusstenose vorliegt. Im ersten Falle sollte eine Bougierungsbehandlung vor Durchführung einer Reoperation eingeleitet werden, denn die Erfahrung zeigte, daß nur in seltensten Fällen die Entfernung der einengenden Naht erforderlich ist.

Ein echter Zwerchfellprolaps einer Dünn- oder Dickdarmschlinge mit einer hohen Inkarzerationsquote kann auftreten, wenn die Verschlußnaht der kleinen, zur leichteren Reposition vorgenommenen Zwerchfellinzision einreißt und der Defekt nicht verheilt. Die Symptome variieren zwischen leichten ziehenden Oberbauchbeschwerden, besonders nach Nahrungsaufnahme, bis zu schwersten dyspnoischen Attacken mit Erbrechen, Kreislaufkollaps und Zeichen eines Ileus. Eine Röntgenaufnahme des Abdomens zeigt typische Spiegeleinstellungen. Lassen sich im Thorax Luftblasen mit Spiegelbildung nachweisen, besteht an der Diagnose kein Zweifel. Eine Operation ist umgehend indiziert.

Erneutes Auftreten von Beschwerden, Druckgefühl hinter dem Sternum, Bolussymptome, pektanginöse Zustände und postprandiales Erbrechen deuten auf ein Rezidiv des Bruches hin. Die Rezidivquote liegt dem Schrifttum zufolge im Mittel beim transthorakalen als auch abdominalen Vorgehen zwischen 1—25 und mehr Prozent. Doch nicht alle Patienten mit einem nachgewiesenen Bruchrezidiv haben Beschwerden.

Die hohe Anzahl von Rezidiven erklärt sich nur zu einem kleinen Teil durch chirurgisch-technische Fehler, zum Großteil beruhen sie in der Insuffizienz der atrophischen Zwerchfellmuskulatur als auch in den nach der Operation fortbestehenden kausalen Faktoren. Systematische Kontrollen vor Krankenhausentlassung ließen an unserer Klinik nur in 1—2% der Patienten einen gastro-ösophagealen Reflux und in unter 1% ein Rezidiv erkennen, während bei Nachuntersuchungen nach mehreren Jahren die Rezidivziffer auf über das Vierfache anstieg.

Die alleinige Gastropexie zur Beseitigung der Hiatushernie hat nicht entsprochen und ist heute allgemein verlassen worden.

Die *Nachbehandlung operierter Patienten* mit Hiatushernien erfordert deswegen eine systematische Reduzierung des Körpergewichts bei gleichzeitiger Atemgymnastik und roborierenden Maßnahmen zur Erhöhung des Eiweißstoffwechsels (eiweißreiche, kohlenhydrat- und fettarme Kost und Applikation anaboler Steroide). Während der Gewichtsreduzierung sollten die Patienten möglichst mit erhöhtem Oberkörper schlafen, um eine Entlastung des Zwerchfells zu erzielen. Auch sollten alle blähenden Speisen gemieden werden.

Bei manchen Patienten stellen sich nach mehr oder weniger langer Zeit erneut Refluxsymptome ein, die sich als Sodbrennen, saurem Aufstoßen und brennenden Schmerzen hinter dem Sternum äußern. Auch mehrmalige Röntgenuntersuchungen in Kopftieflage lassen ein eigentliches Bruchrezidiv nicht erkennen, hingegen findet sich ein gastroösophagealer Reflux. Auf die Dauer gesehen wird die durch die Regurgitation sauren und peptischen Magensaftes ausgelöste Irritation des Ösophagus nach und nach zur Traktion des Magens in den Brustkorb führen. Eine Röntgenaufnahme sollte bei Vorliegen von Refluxzeichen nicht unterlassen werden. Grundsätzlich ist bei einem Rezidiv als auch bei weiter bestehenden refluxösophagitischen Beschwerden an eine okkulte Blutung zu denken, die durch Kontrolle des Blutfarbstoffes eventuell des Stuhles auf okkultes Blut geklärt werden müßte.

Zur Vermeidung ösophagitischer Weiterungen, Strikturen und Längsschrumpfung der Speiseröhre, Ulkusperforationen und Blutungen bei Fortbestehen eines ösophagogastrischen Refluxes ist eine erneute Operation zu fordern. Hier bietet sich die Fundoplikatio (Nissen) an, die bei normaler Ösophaguslänge vom Abdomen her, bei Brachyösophagie vom Thorax aus vorgenommen werden sollte.

Größere Probleme stellen Patienten, bei denen sich bereits präoperativ eine Ösophagusstenose und eine Längsschrumpfung der Speiseröhre infolge einer Refluxösophagitis

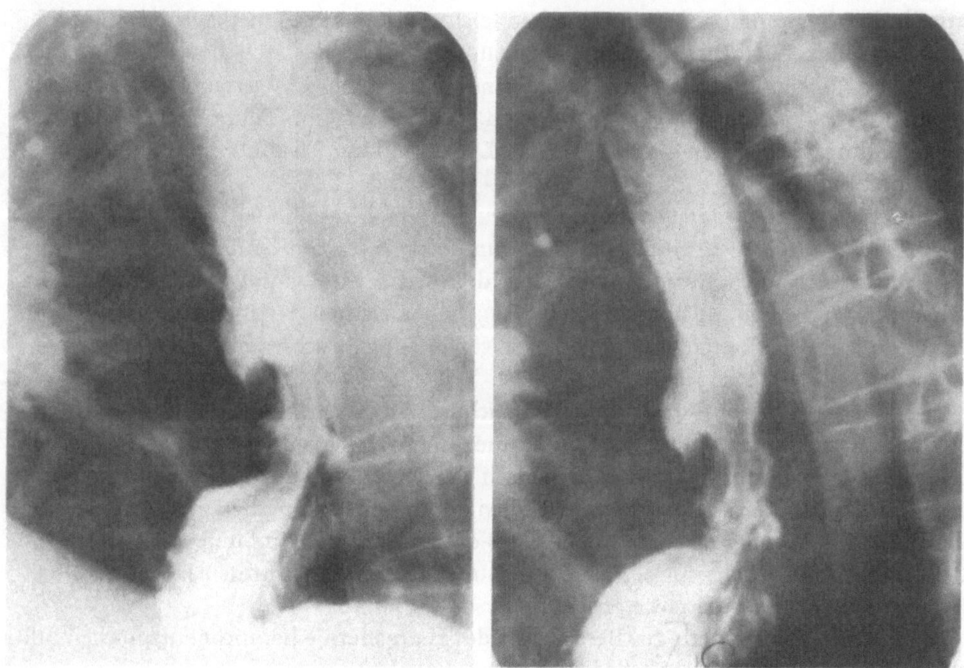

Abb. 2a   Ausgedehnte ösophagitische Wandveränderungen bei einem 56 Jahre alten Mann mit Hiatushernie und gastro-ösophagealem Reflux

ausgebildet haben. Bei einem Großteil heilt die Ösophagitis nach Sistieren des Refluxes aus und die dysphagischen Symptome verschwinden (Abb. 2a und 2b). Bildet sich die Ösophaguskardiastenose nach der Operation nicht spontan zurück, ist eine Bougierungsbehandlung, die intensiv und lange durchgeführt werden sollte, jedem operativen Eingriff vorzuziehen. Durch entzündungshemmende Medikation (Targesin, Kortison) kann die Bougierungsbehandlung unterstützt werden. Einer Bougierungsbehandlung wird aber nur dann ein Erfolg beschieden sein, wenn ein gastroösophagealer Reflux klinisch und röntgenologisch auszuschließen ist.

Eine bougierresistente Ösophagusstenose wird durch eine Ösophagogastrostomie, die mit einer Antrektomie zur Reduzierung der Magensaftsekretion kombiniert werden kann, angegangen.

Juxta-kardiale Geschwüre, welche bei Patienten mit Hiatushernien zuweilen nachweisbar sind, werden bei der Operation in der Regel nicht reseziert, da sie fast immer nach der Reposition des Bruches spontan ausheilen. Eine Röntgenkontrolluntersuchung ist jedoch einige Wochen nach der Krankenhausentlassung angezeigt.

Sozialmedizinische Gesichtspunkte: Ob bei nachgewiesener Hiatushernie Arbeitsunfähigkeit besteht, kann nur von Fall zu Fall entschieden werden, da bis zu 20% asymptomatisch verlaufen. Recht häufig bedingen jedoch chronisch okkulte Blutungen über eine sekundäre Anämie eine Arbeitsunfähigkeit. Massive Blutungen sind seltener und erfordern umgehende Krankenhausbehandlung.

Nach Krankenhausentlassung ist eine Arbeitsunfähigkeit von 3–4 Wochen angezeigt. Patienten mit präoperativer Anämie sollten zur schnelleren Rekonvaleszenz einem Heilverfahren zugeführt werden. In allen übrigen Fällen ist jedoch eine hausärztliche Betreuung mit gezielter Nachbehandlung, wie oben beschrieben, sinnvoller. Die Minderung der Erwerbsfähigkeit richtet sich nach dem erzielten Erfolg.

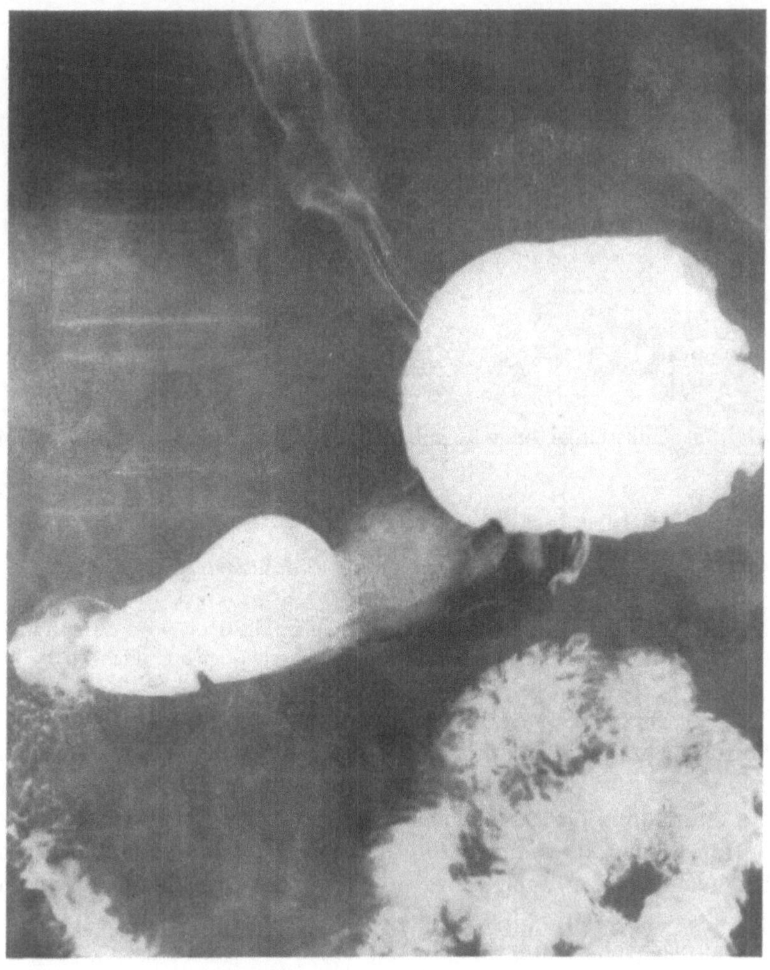

Abb. 2b   Zustand nach transthorakalem Verschluß der Bruchlücke. 3 Wochen nach der Operation ließen sich noch Schleimhautunregelmäßigkeiten als Ausdruck einer Ösophagitis erkennen, die jedoch gegenüber Abb. 2a deutlich geringer geworden sind (Kopftieflage). Kein gastro-ösophagealer Reflux

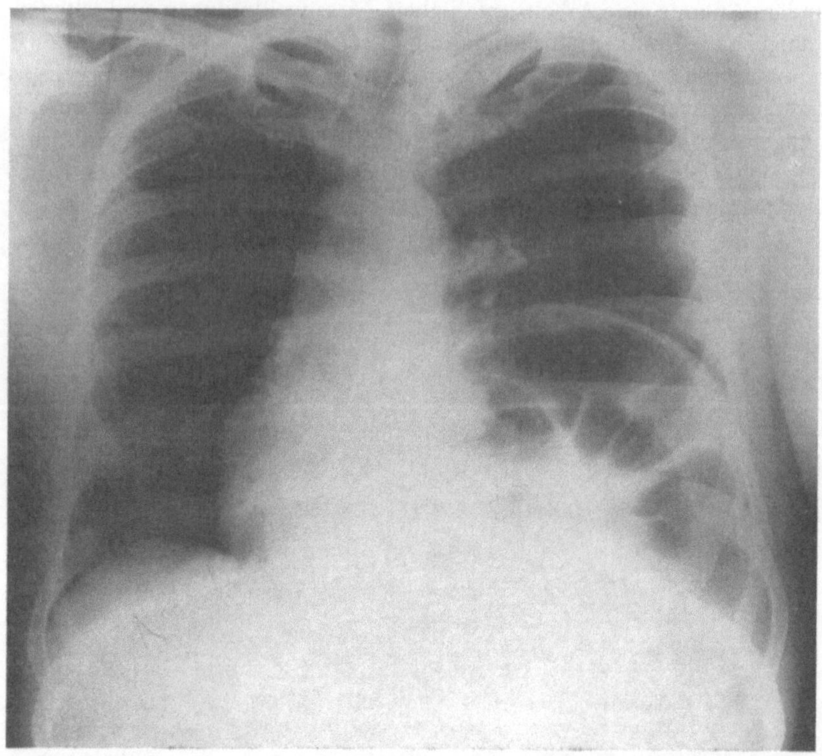

Abb. 3a   Linksseitige totale Relaxatio diaphragmatica bei 35 Jahre altem Mann

Relaxatio diaphragmatica

Eine partielle oder totale Parese eines Zwerchfellflügels wird transthorakal operiert und der Hochstand des Zwerchfells durch eine geschlossene oder offene Zwerchfelldoppelung beseitigt.

Durch zu starke Zwerchfellraffung kann es postoperativ über mehrere Wochen zu Spannungsgefühlen im unteren Thoraxbereich kommen. Auch kann eine vorübergehende Hiatusinsuffizienz mit Refluxbeschwerden auftreten. In seltenen Fällen wurde die Ausbildung einer Hiatushernie vom Gleittyp beobachtet (Abb. 3). Bei unklaren postoperativen intestinalen Störungen sollte auch an die Möglichkeit einer naht-bedingten Fixation einer Darmschlinge an das Zwerchfell gedacht werden, wenn eine geschlossene Zwerchfellraffung oder -doppelung vorgenommen wurde.

Die Nachbehandlung besteht in der strikten Reduzierung des Gewichts bei übergewichtigen Patienten und in der Vermeidung blähender Speisen. Üppige Mahlzeiten sind zugunsten mehrerer kleinerer Nahrungszufuhren aufzugeben.

Sogenannte posttraumatische Zwerchfellparesen, welche durch Zerrung des Nervus phrenicus eintreten können, bedürfen normalerweise keiner chirurgischen Behandlung. Der Zwerchfellhochstand und die paradoxe Atemverschieblichkeit wird sich bei fehlender Kontinuitätstrennung des Nervus phrenicus nach mehreren Monaten meist von selbst zurückbilden.

Sozialmedizinische Gesichtspunkte: Nach der Operation einer Relaxatio diaphragmatica ist eine Arbeitsunfähigkeit von 3—4 Wochen gegeben. Ein Heilverfahren ist normalerweise nicht erforderlich.

Die Einschränkung der Erwerbsfähigkeit richtet sich nach der funktionellen Störung der Zwerchfellbeweglichkeit und der Atemleistung. Entsprechend dem degenerativen Krankheitsprozeß wird auch nach gutem Operationserfolg eine Bewegungshemmung des Diaphragmas vorliegen. Das Ausmaß der respiratorischen Einbuße deckt eine spiroergometrische Untersuchung auf. Die Minderung der Erwerbsfähigkeit liegt je nach der Höhe der Einschränkung zwischen 10 und 25%.

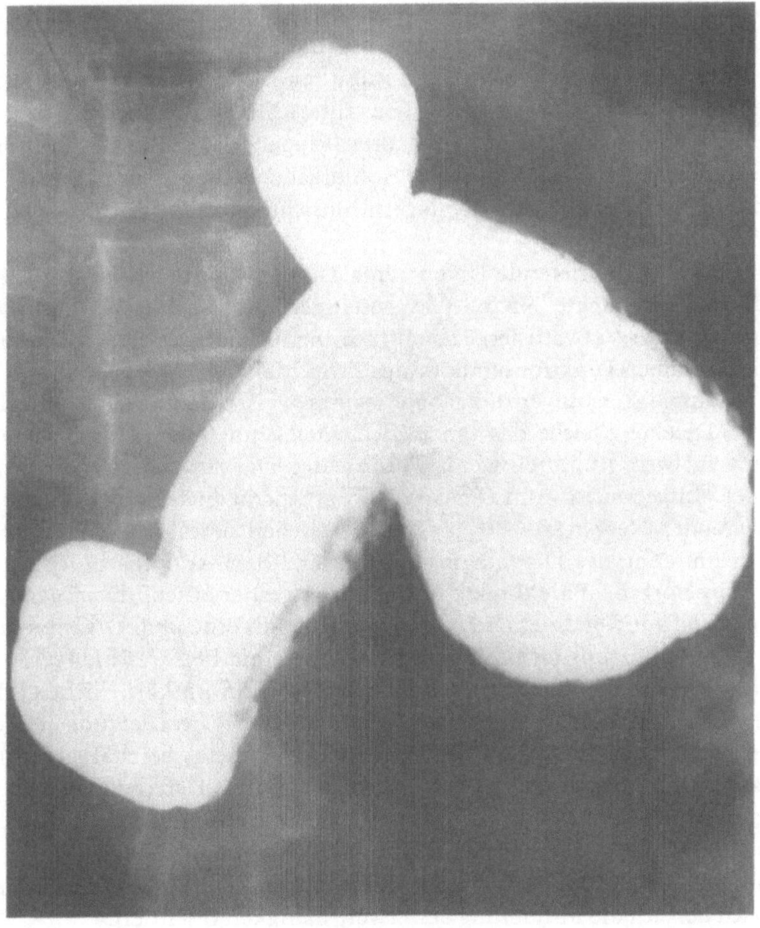

Abb. 3b   Zustand nach Beseitigung der Relaxatio diaphragmatica durch Doppelung des Zwerchfells, 18 Tage nach Operation. Kleiner Hiatusbruch mit gastro-ösophagealem Reflux

Parasternale Hernie

Die parasternalen Hernien (auch retrosternale, kostosternale Hernien, Brüche durch die *Larrey*sche oder *Morgagni*sche Spalte genannt) werden durch Fixation der Zwerchfellbruchränder an der vorderen Thoraxwand teils perikostal, teils interkostal beseitigt. Von den seltenen Bruchrezidiven abgesehen, gibt es praktisch keine Spätkomplikation. Für die Nachbehandlung gelten bei übergewichtigen Patienten die gleichen Maßnahmen, wie sie für Patienten mit Hiatushernien angeführt wurden.

Sozialmedizinische Gesichtspunkte: Nach Krankenhausentlassung ist eine 3—4wöchige körperliche Schonung noch angezeigt. Eine kurmäßige Nachbehandlung ist nicht erforderlich.

Traumatische Zwerchfellverletzungen

Die Unterscheidung traumatischer Zwerchfellverletzungen ihrer Genese nach in die direkten offenen oder perkutanen Läsionen und in die indirekten subkutanen, durch stumpfe Gewalt hervorgerufenen Rupturen ist sinnvoll, weil sie hinsichtlich ihrer postoperativen Komplikationen gewisse Unterschiede aufweisen.

Mitverletzte Organe des Brustkorbs (Rippenbrüche, Lungenparenchymläsionen usw.) oder des Abdomens (Milz, Leber, Hohlorgane, Beckenfrakturen usw.) beeinflussen meist die Rekonvaleszenz und überlagern hinsichtlich ihrer Spätbeschwerden die Folgen der Zwerchfellschädigung.

Direkte penetrierende Diaphragmaläsionen sind meist umschrieben und lassen sich durch eine direkte Naht leicht beseitigen. Auch mehrere Jahre bestehende Organprolapse mit Verwachsungen im Bruchring führen nach Reposition und Naht zu keiner bedeutsamen Funktionseinbuße des Zwerchfells.

Stumpfe Berstungen des Diaphragmas weisen häufig eine erhebliche Ausdehnung auf. Defekte, welche das ganze Zwerchfell einnehmen, Abrisse von der Thoraxwand und mehrere Rupturen werden beobachtet. Die postoperative Funktionsstörung hängt hier weitgehend sowohl von der direkten Schädigung als auch von der Verletzung innervierender Nerven ab. Bei längerem Bestehen eines großen Defektes kommt es zur Schrumpfung des Diaphragmas mit zusätzlicher Atrophie durch die prolabierten Abdominalorgane. Eine direkte Naht führt zu einer erheblichen Spannung des Diaphragmas und zur Gefahr einer Nahtinsuffizienz mit erneutem Organprolaps.

Sozialmedizinische Gesichtspunkte: Eine einfache Zwerchfellverletzung ohne zusätzliche Organbeteiligung wird nach einer 3—4wöchigen körperlichen Schonung eine Wiederaufnahme der Arbeit zulassen. Zusätzliche Organverletzungen entscheiden in anderen Fällen den Zeitpunkt des Wiedereintritts der Arbeitsfähigkeit. Ein Heilverfahren ist je nach Ausmaß der Verletzungsart angezeigt. Tiefergreifende traumatische Schädigungen des Zwerchfells bedingen eine eingeschränkte Beweglichkeit, einen Hochstand oder eine paradoxe Atemverschiebung mit Symptomen der Dyspnoe. Ihre Auswirkung auf die Lungenfunktion läßt sich durch eine ergospirometrische Untersuchung erfassen, nach der sich die Minderung der Erwerbsfähigkeit orientiert.

Angeborene Zwerchfelldefekte und -hernien bei Neugeborenen und Säuglingen

Die Vielzahl differenter Mißbildungen der Zwerchfellmorphe gestattet nur einen allgemeinen Hinweis auf die möglichen Folgen nach operativer Korrektur im Neugeborenen- und Säuglingsalter, insbesondere als langfristige Nachuntersuchungsergebnisse von Kindern nur sehr spärlich vorliegen.

Auch hier gelten im wesentlichen die gleichen Überlegungen, wie sie für das Erwachsenenalter angeführt wurden. Der primäre morphologische Zustand der Zwerchfelltektur entscheidet über die funktionelle postoperative Situation. Hochstand, verminderte Beweglichkeit und paradoxe Verschiebungen des Diaphragmas stellen sich nach optimalem postoperativem Frühergebnis mitunter langsam erst nach Monaten ein. Eine Zweitoperation kommt dann in Betracht, wenn sich klinische Symptome (Dyspnoe, Verdauungsstörungen) manifestieren.

Wie GREWE durch langfristige Nachuntersuchungen zeigen konnte, stellen sich bei thorakalem Zugang im Laufe des Wachstums Thoraxdeformierungen ein, welche auf eine perikostale Nahtführung zur Fixation der Rippen zurückzuführen sind. Hier empfiehlt sich eine physiotherapeutische Behandlung.

Operationen an der Bauchwand einschließlich Hernien

VON K. PITZLER UND M. BARTEL, JENA

Bei der Vielzahl der abdominalen Erkrankungen, die einen operativen Eingriff erfordern, bevorzugt der Chirurg zur Eröffnung der Bauchhöhle eine typische Schnittführung (1, 10), die einen möglichst kurzen Weg zum Krankheitsherd schafft und eine gute Übersicht gestattet (Abb. 1). Trotz Berücksichtigung der anatomischen Gegebenheiten, das heißt, weitestgehender Schonung der Muskeln, Gefäße und Nerven, sind Funktionsausfälle der Bauchwand als direkte Operationsfolge nicht immer vermeidbar. Häufiger führen jedoch Wundheilungsstörungen nach Laparotomien zu störenden und ernsthaften Folgezuständen, mit deren Diagnostik und Therapie der praktische Arzt vertraut sein muß.

Wundheilungsstörungen der Bauchwand

Die totale Wundruptur (Platzbauch)

Nach der Entlassung aus der fachchirurgischen Behandlung kann es früher oder später zu Störungen der Wundheilung kommen. Eine gefährliche frühzeitige Komplikation nach Laparotomien ist der sogenannte *Platzbauch* (3). Gerade bei diesem Ereignis hängt

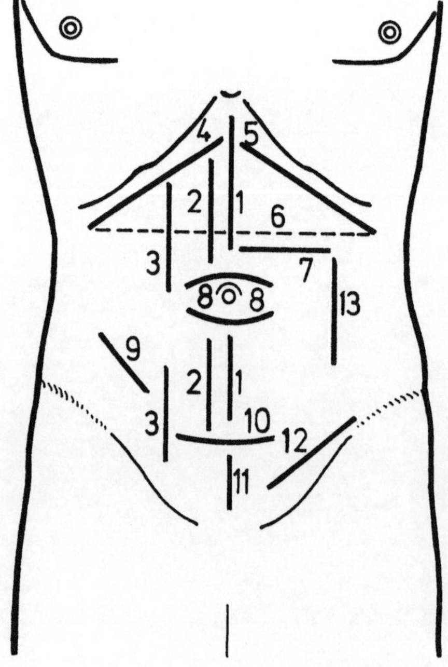

Abb. 1 Vertikale, horizontale und schräge Laparotomieschnitte

1. Medianer oberer bzw. unterer Laparotomieschnitt
2. Paramedianschnitt nach Hagen
3. Transrektalschnitt nach Riedel
4. Rippenbogenrandschnitt nach Kocher
5. Rippenbogenrandschnitt nach Fenger
6. Bilateraler Transversalschnitt
7. Transversalschnitt
8. Epi- bzw. subumbilikaler bogenförmiger Horizontalschnitt
9. Wechselschnitt
10. Pfannenstielschnitt
11. Unterbauchmedianschnitt
12. Leistenschnitt
13. Pararektalschnitt

das Leben des Patienten von dem sofortigen Erkennen und einer unverzüglich eingeleiteten Therapie maßgeblich ab.

Keineswegs sind nur lokale Störungen im Wundgebiet für dieses Geschehen verantwortlich zu machen, wie zum Beispiel ein mangelhafter Peritoneal- oder Bauchdeckenverschluß, Wundinfektionen oder minderwertiges vernarbtes Bauchdeckengewebe nach vorangegangenen Operationen (3, 9). Viel häufiger sind es biochemische Dysregulationen, die die Wundheilung empfindlich beeinträchtigen oder sogar verhindern und damit die totale Wundruptur auslösen. Postoperativer Fibrinmangel (2) und eine verzögerte Kollagenbildung (16, 18) als Folgen von Hypoproteinämie (15), Dehydration oder Anämie sind hierbei die entscheidenden Faktoren (13). Meist sind diese Störungen durch die Grundkrankheit mit ihren Folgezuständen bedingt. Die bösartigen Geschwülste stehen hierbei an erster Stelle. Auch eine Parenchymschädigung der Leber (2, 13) kann über eine Aktivierung proteolytischer Fermente im Wundgebiet einen Platzbauch verursachen.

Patienten im hohen Alter mit einem schlechten Ernährungs- und Allgemeinzustand (16) einerseits oder starker Adipositas andererseits sind besonders gefährdet.

Der Platzbauch tritt meist am Ende der ersten oder im Verlauf der zweiten postoperativen Woche auf (9). Eine spätere totale Wundruptur ist in der Schwangerschaft möglich. Beim Kleinkind und Greis sind häufig überhaupt keine Voranzeichen vorhanden. Meist geht jedoch der totalen Wundruptur eine subkutane Bauchwanddehiszenz voraus, die sich in einer leichten Vorwölbung der Haut und in einer serös-blutigen Absonderung aus der Wunde äußert. Erst beim Verbandwechsel wird die Dehiszenz offenkundig, ohne daß sie zuvor vom Patienten bemerkt wurde oder sich durch Schmerzen ankündigte. Nicht selten wird der Vorfall der Eingeweide durch die Hautnähte verhindert, ereignet sich dann aber sofort nach deren Entfernung. Vorwiegend sind Dünndarmschlingen und Anteile des großen Netzes eventriert.

Die totale Wundruptur verlangt eine schnelle fachchirurgische Behandlung. Als Sofortmaßnahme muß die Wunde mit sterilem Verbandmull (auf keinen Fall Watte oder Zellstoff benutzen!) abgedeckt und zur Verhinderung einer weiteren Eventration der Eingeweide ein Kompressionsverband mit elastischen Binden oder Elastoplast angelegt werden. Danach sollte die Einweisung in die Klinik unverzüglich erfolgen.

Zur *Prophylaxe einer totalen Wundruptur* hat sich bei Patienten, bei denen mit einem Platzbauch gerechnet werden muß, eine durch Haut, Subkutangewebe und Faszie gelegte Drahtnaht (7) in der Mitte der Wunde bewährt. Sie entlastet die Wundränder und ermöglicht eine frühzeitige Mobilisierung des Kranken nach der Laparotomie. Die Drahtnaht kann zwei bis drei Wochen unbedenklich in der Wunde belassen und gegebenenfalls erst ambulant vom praktischen Arzt entfernt werden.

Wundinfektionen

Sie sind meist durch die nachträgliche Infektion eines Hämatoms, Seroms oder durch eine entzündliche Reaktion in der Umgebung des Nahtmaterials bedingt. Oft treten sie erst einige Wochen nach der Operation auf und machen sich zunächst durch Schmerzen, Fieberanstieg und bald durch eine Rötung und Anschwellung im Bereich des Operationsgebietes bemerkbar.

Geht die entzündliche Gewebsreaktion nach Alkoholumschlägen und Bettruhe nicht innerhalb von zwei bis drei Tagen zurück, so ist mit einer baldigen Abszedierung zu rechnen und eine erneute chirurgische Intervention angezeigt. Bei einer oberflächlichen Abszeßbildung und noch frischen Wundverhältnissen genügt oft schon eine vorsichtige Wundspreizung, die der praktische Arzt selbst vornehmen kann. Liegt eine größere Abszeßhöhle vor oder besteht eine Verbindung zu tieferen Gewebsschichten, so empfiehlt es sich, ein Drain in die Wunde einzulegen, wodurch ein vorzeitiger Epithelverschluß mit nachfolgender Sekretverhaltung verhindert wird. Der Verschluß der Wunde erfolgt dann von der Tiefe her durch Granulation.

Fisteln

Aus entzündlichen Reaktionen (Abszesse, Fremdkörper) im Operationsgebiet resultieren nicht selten sehr lästige, eiterabsondernde Fisteln. Diese zeigen zeitweise eine gute Heilungstendenz, indem es in der Fistelöffnung zu einer reichlichen, oft überschießenden Granulationsgewebsbildung und schließlich zum Überhäuten des Granulationsgewebes durch eine dünne Epithelschicht kommt. Durch Sekretverhaltung entsteht an dieser Stelle jedoch bald wieder eine entzündliche Vorwölbung, die entweder spontan perforiert oder inzidiert werden muß. Damit ist wieder eine Fistel entstanden.

Der Versuch, durch konservative ambulante Maßnahmen diese Fisteln auszuheilen, ist nur bei oberflächlichen, das heißt epifaszialen, im Bereich der Subkutis gelegenen Fisteln gerechtfertigt. Am ehesten ist hierbei von einer *gezielten Antibiotikatherapie* ein Erfolg zu erwarten, wobei die Empfindlichkeit der Eitererreger gegen das verwendete Antibiotikum ausgetestet sein muß. Am gebräuchlichsten ist die direkte Instillierung des Antibiotikums in den Fistelkanal.

Meist liegt den Bauchwandfisteln eine sogenannte *Fadeneiterung* zugrunde. Dabei kommt nicht nur Nahtmaterial aus Kunstfasern, sondern auch unvollständig resorbiertes Catgut in Betracht. Das die Fisteleiterung unterhaltende Nahtmaterial muß entfernt werden. Dies kann bei oberflächlichen Fisteln mit einer sterilen Häkelnadel geschehen (10).

Bei den tiefer sondierbaren, subfaszialen Fisteln sollte durch konservative Maßnahmen nicht unnötige Zeit verloren, sondern die operative Fistelrevision recht bald vorgenommen werden.

Bestehen bei der Sondierung einer Fistel Zweifel, ob es sich um eine epi- oder subfasziale Fistel handelt, so ist eine *Röntgenkontrastdarstellung* der Fistel angezeigt. Damit gewinnt man Klarheit über die Ausdehnung des Fistelgangsystems. Außerdem deckt die Röntgenuntersuchung eine eventuelle Kommunikation mit dem Darm auf.

Sozialmedizinische Fragen

Die Dauer der Arbeitsunfähigkeit nach Operationen an der Bauchwand richtet sich nach der Grundkrankheit, dem Ausmaß des Eingriffs und dem postoperativen Heilungsprozeß. So wird sich nach einer totalen Wundruptur, einer ausgedehnten lokalen Wundinfektion oder Fisteleiterung nicht nur der Klinikaufenthalt, sondern auch die ambulante Nachbehandlung beträchtlich verlängern. Es kommt noch hinzu, daß gerade bei diesen Patienten die Rekonvaleszenz verzögert ist. Aus diesen Gründen ist in manchen Fällen die Wiedereingliederung in den Arbeitsprozeß erst nach mehreren Monaten möglich. Eine zwei- bis dreiwöchige Genesungskur ist für diese Patienten empfehlenswert.

Narbenstörungen im Bereich der Bauchwand

Hypertrophische Narben

Verbreiterte und verdickte oder *keloidartige Hautnarben* sind nicht nur kosmetisch störend, sondern verursachen oft auch *Schmerzen und Parästhesien*. Ihre Behandlung besteht zunächst im Einreiben mit schmerzlindernden und durchblutungsfördernden Salben. Weiterhin ist die Umspritzung der Narbe mit einem protrahiert wirkenden Lokalanästhetikum empfehlenswert (11). Sind diese Maßnahmen ohne Effekt, so ist eine Röntgenbestrahlung oder auch eine operative Korrektur der Narbe, eventuell in Kombination mit einer Röntgenbestrahlung, angezeigt.

Ist die Narbe nicht nur im Hautbereich, sondern auch in den tiefer gelegenen Schichten stark verbreitert und als schmerzhafte Resistenz tastbar, sollte man einen Versuch mit mehrfachen Injektionen eines Hyaluronidasepräparates unternehmen, das auf Narbengewebe wirksam ist und es auflockert (11). Eine nach Maß angefertigte Leibbinde vermindert ebenfalls die Beschwerden.

Diese Narben neigen dazu, den Zug- und Druckwirkungen, denen die Bauchdecken stärker als andere Körperstellen ausgesetzt sind, nachzugeben und sich vorzuwölben. Man findet diesen Zustand besonders häufig nach Laparotomien im Verlauf der Linea alba. Eine *Operation ist nur angezeigt, wenn der Zustand starke Beschwerden* verursacht.

Bauchdeckenlähmung

Von den durch *Narbenüberdehnung* bedingten Vorwölbungen ist die Bauchdeckenlähmung (8, 11) zu unterscheiden, die sich meist neben der Narbe befindet und deren Ursache eine durch die Operation bedingte Muskellähmung ist. Die Beschwerden sind im allgemeinen gering. Die Diagnose eines Lähmungsbruches ist leicht zu stellen. Beim Pressen erkennt man in dem denervierten Gebiet eine Vorwölbung der Bauchwand. Die Bauchorgane sind meist in keiner Weise in Mitleidenschaft gezogen. Allerdings kann es je nach Größe und Ausfall bestimmter Muskelgruppen zu einer mehr oder weniger starken Herabsetzung der körperlichen Leistungsfähigkeit kommen, die bei der Wiedereingliederung in den Arbeitsprozeß und bei bestimmten Berufen beachtet und berücksichtigt werden sollte. Die Behandlung eines Lähmungsbruches beschränkt sich im wesentlichen auf konservative Maßnahmen. Eine Leibbinde verschafft in manchen Fällen Erleichterung, sollte jedoch nicht generell verordnet werden, da sie zu einer Inaktivitätsatrophie der benachbarten funktionstüchtigen Muskelabschnitte und eventuell auch der gesamten Bauchdeckenmuskulatur führen kann.

Narbenbruch

Die folgenschwerste Komplikation der Narbe ist der eigentliche Narbenbruch (6). Von einem solchen sollte man jedoch nur sprechen, wenn eine Lücke in der Bauchwand mit deutlichem Rand zu tasten und eine Vorwölbung vorhanden ist oder beim Pressen und Husten eine Vorwölbung auftritt beziehungsweise größer wird. Die Narbenbrüche, deren Ursache meist Sekundärheilungen sind, treten in der Regel schon wenige Wochen nach der Operation, selten erst nach einigen Jahren auf, wenn das biologisch minderwertige Narbenfeld mit seiner herabgesetzten Dehnungsfähigkeit der Belastung der Bauchdecken nicht mehr standhält.

Narbenbrüche mit großen Bruchpforten rufen meist ein dumpfes Druckgefühl hervor. Spaltförmige Dehiszenzen im Narbengewebe führen zu gekammerten Brüchen, die ebenso wie Narbenbrüche mit Verwachsungen zwischen Bruchsack und Bruchsackinhalt schwer reponibel oder irreponibel sind.

Bei jedem *Narbenbruch besteht die Gefahr der Inkarzeration* von Darmanteilen, die eine lebensbedrohliche Situation darstellt. Es ist deshalb bei jedem Narbenbruch ein rechtzeitiger operativer Eingriff zu erwägen. Bei jüngeren Patienten ist man selbstverständlich mit der Operationsindikation großzügiger, auch bei sehr großen Narbenbrüchen, bei denen plastische Verfahren notwendig sind. Im höheren Lebensalter wird man einer konservativen Behandlung mit einer Leibbinde, eventuell kombiniert mit einer den Bruchinhalt reponierenden Pelotte (Bruchband), den Vorzug geben und nur zu einer Operation raten, wenn eindeutige Einklemmungserscheinungen, also zeitweise auftretende starke Schmerzen mit Stuhl- und Windverhaltung, vorliegen.

Folgen nach Bauchbruchoperationen

Verwachsungen können wie nach intraabdominellen Eingriffen zu einem *Spätileus* führen.

Schmerzattacken im Narbenbereich treten hauptsächlich nach Leistenbruchoperationen auf. Bei starken *neuralgiformen Beschwerden* muß man den Verdacht auf eine Läsion des N. ileoinguinalis haben (Miterfassen oder Kompression des Nerven durch die Naht). Diese Schmerzen strahlen in den Hoden aus und sind sehr lästig. Sie stellen eine Indikation zu einer erneuten Operation dar. Dasselbe gilt von der Kompression des Samenstranges bei zu eng genähter Durchtrittsöffnung in der Bauchwand. Dieser Zustand löst nicht nur Neuralgien aus, sondern führt auch zur schmerzhaften Anschwellung des Hodens und Nebenhodens auf Grund des gestörten venösen Abflusses. Bildet sich dieser Zustand nicht innerhalb von einer bis zwei Wochen zurück, so ist eine erneute Operation angezeigt.

Eine *Hodenatrophie* nach Leistenbruchoperation kommt besonders bei kindlichen Hernien vor und ist auf eine Verletzung oder Drosselung der arteriellen Gefäße des Samenstranges zurückzuführen, bei der eine Korrekturoperation im allgemeinen keinen Sinn hat.

Venöse Stauungserscheinungen mit hartnäckigen Ödemen an den Beinen können nach Schenkelbruchoperationen auftreten, wenn die V. femoralis durch zu enge Verschlußnaht der Bruchpforte oder durch Narbenschrumpfung im Operationsgebiet eingeengt wurde. In diesen Fällen muß die operative Freilegung der V. femoralis in Erwägung gezogen werden.

Tritt eine *Rezidivhernie* bereits in den ersten Wochen nach der Operation auf, so lag fast immer eine Störung der Wundheilung vor. Der Entschluß zur Operation der Rezidivhernie fällt um so leichter, als der Patient im allgemeinen stärkere Beschwerden als vor der ersten Operation hat.

Sozialmedizinische und gutachtliche Fragen

Die Arbeitsunfähigkeit wird nach der operativen Beseitigung eines Bauchbruches in der Regel mit vier Wochen und nach einem größeren Narbenbruch mit etwa sechs bis acht Wochen angesetzt. Danach ist die Wiedereingliederung in den Arbeitsprozeß möglich. Eine dauernde Verminderung der Arbeitsfähigkeit ist im allgemeinen nicht zu erwarten, da gerade die fachgerechte chirurgische Behandlung die pathologischen Veränderungen in der Bauchwand beseitigt und damit am ehesten die Voraussetzungen für eine volle Funktionstüchtigkeit der Bauchdecken schafft.

Soll die durch (nicht operativ versorgte) Hernien bedingte Minderung der Erwerbsfähigkeit gutachterlich eingeschätzt werden, so gelten als allgemeine Richtwerte (5) für eine durch ein Bruchband gut reponierte Leistenhernie 10—15% und für eine doppelseitige 15—20%. Bei sehr großen Leisten-, Bauchwand- und Narbenbrüchen, die nicht mehr durch ein Bruchband zurückzuhalten sind, kann die Erwerbsminderung zwischen 30 und 100% liegen. Eine Invalidisierung ist gerechtfertigt, falls bei sehr großen Brüchen bereits Störungen in der Darmpassage bestehen.

Akut entstandene Hernien sollen nur dann als Unfallfolge anerkannt und entschädigt werden, wenn es sich um sogenannte Preß- oder Rißbrüche handelt, bei denen ein entsprechendes Trauma bewiesen ist und lokale klinische oder intraoperative Zeichen für frische oder ältere Hämatome, Gewebsquetschungen oder -zerreißungen sprechen. Alle übrigen Hernien sind als konstitutionelle und schicksalsbedingte Leiden aufzufassen und entsprechend zu begutachten (5).

Ernährungsfisteln

Ernährungsfisteln führen auch zu Komplikationen von seiten der Bauchdecken und erfordern eine besonders intensive Nachsorge, da das Leben ihrer Träger vom Funktionieren der Fistel abhängt.

Die Indikation zum Anlegen einer Ernährungsfistel am Magen oder Jejunum ist bei hochgradiger oder kompletter Stenose am oberen Verdauungtrakt gegeben, wenn sich die Stenose operativ nicht beseitigen läßt. Bei gutartigen Stenosen ist die Ernährungsfistel meist nur ein temporärer, bei inoperablen malignen Geschwulsterkrankungen dagegen ein Dauerzustand. Die Fisteln sind fast immer nach dem Witzelschen Prinzip (7) angelegt:

Ein zum Teil mit Serosa ausgekleideter Schrägkanal durch Magen- beziehungsweise Darmwand und Bauchdecken wird durch die Ernährungssonde (meist ein Gummischlauch) offengehalten. Eine sorgfältige Fixation der Sonde an der Bauchhaut mit mehreren Heftpflasterzügeln verhindert ihr Herausgleiten. Geschieht dies trotzdem, so muß *die Sonde so schnell wie möglich wieder durch den Fistelkanal in das Magen- beziehungsweise Darmlumen eingeführt* werden, weil sich sonst innerhalb kurzer Zeit die Fistel spontan schließt. Der Patient muß auf diese Komplikation und Gefahr aufmerksam gemacht werden. Das *Einführen der Sonde ist eine ärztliche Aufgabe,* die ohne jede brüske Manipulation durchgeführt werden muß (Gefahr einer Perforation in die freie Bauchhöhle!). Läßt sich die Sonde nicht zwanglos einführen oder geht das Einfließen der Sondenkost nicht glatt vonstatten, so ist der Fachchirurg zu Rate zu ziehen.

Im Laufe der Zeit kann sich der Fistelkanal erweitern und durch herauslaufendes Magen- beziehungsweise Dünndarmsekret in der Umgebung der Fistelöffnung eine mehr oder weniger ausgeprägte Hautirritation mit entzündlichen Prozessen entstehen. In diesen Fällen muß die Ernährungssonde durch eine dickere, der Weite des Fistelkanals adäquate Sonde ersetzt werden, wodurch die Fistel wieder abgedichtet wird. Ein solcher Sondenwechsel hat unter stationärer Beobachtung zu geschehen.

Zum Schutze der Haut in der Umgebung der Fistelöffnung verwendet man am besten Kunststoffplaste, -spray oder Zinksalbe. Nicht selten kommt es zu Abszessen in den Bauchdecken, die sich durch Fieber und Schmerzen ankündigen und rechtzeitige chirurgische Behandlung erfordern.

Folgen nach Anlegung eines Anus praeternaturalis

Allgemeine und Verdauungsstörungen

Es ist zunächst notwendig, den Anus-präter-Träger in psychischer Hinsicht zu stabilisieren, indem man ihn darüber aufklärt, daß Tausende von Menschen einen Kunstafter besitzen, ihren Beruf ausüben und nicht weniger glücklich als vor der Operation leben. Geschlechtliche Beziehungen können ungetrübt weiterbestehen, und die Gesellschaftsfähigkeit braucht nicht zu leiden, wenn der Anus-präter-Träger auf peinlichste Sauberkeit achtet. Jeder Träger eines Anus präter ist funktionell beeinträchtigt, nicht nur wegen des fehlenden Schließmuskelapparates, sondern auch auf Grund des Ausfalls einer kürzeren oder längeren Endstrecke des Kolons (Störung der Rückresorption von Wasser, der Stuhleindickung und der Rhythmik der Darmentleerung). So finden besonders in den ersten Monaten gehäufte und unregelmäßige Entleerungen von dünnbreiigem Stuhl statt. Nach einer mehr oder minder langen Anpassungszeit (meist ein halbes Jahr) normalisiert sich der Entleerungsrhythmus auf meist zwei Entleerungen täglich, und zwar zu ziemlich genau zu erwartender Stunde. Gleichzeitig werden die Ingesta wieder konsistenter.

Zur Erreichung dieses optimalen Zustandes kann der Patient mithelfen, indem er seine *Trinkmenge auf ein mittleres normales Maß einschränkt* und gleichmäßig über den Tag verteilt. Stark blähende und zellulosehaltige Nahrungsmittel, insbesondere rohes Obst und Gemüse sowie allzuviel Milch und Fett müssen vermieden werden. Statt dessen sind leicht stopfende Nahrungs- und Genußmittel zu bevorzugen (Reis, Heidelbeeren, Kakao und Schokolade).

Die Anpassungstendenz des Darmes ist so groß, daß selbst ein einläufiger endständiger Anus präter am untersten Ileum (terminale Ileostomie) im Laufe der Zeit eine normale Passagezeit aufweist. Die anfänglichen Flüssigkeitsverluste hören auf, die Nahrung wird voll ausgenutzt und der Stuhl wird geformt. Bleibt bei einem Ileumafter der Stuhl ausnahmsweise sehr dünnflüssig, so kann man auch ohne exakte Flüssigkeitsbilanz den Wasserverlust klinisch abschätzen, indem man die tägliche Urinmenge mißt. Sinkt diese auf Werte unter 800 ml täglich bei normaler Flüssigkeitszufuhr, so ist eine operative Korrektur angezeigt. Anhaltende Obstipationen eines Anus präter müssen durch milde Abführmittel oder Spülungen beseitigt werden. Eingedickte Stuhlmassen werden durch Ölklysmen von 10 bis 20 ml erweicht und gleitfähig gemacht. Selten ist eine digitale Ausräumung nötig.

Lokale Störungen

An einem Anus präter können sich im Verlauf der Zeit *Spätstörungen* einstellen, die zu erheblichen Beschwerden Anlaß geben und deren Beurteilung und Behandlung zunächst dem praktischen Arzt obliegen. Es handelt sich hierbei vorwiegend um pathologische Veränderungen der Form des Anus präter, die ernste Funktionsstörungen zur Folge haben können.

Stenosen können verschieden lokalisiert sein, entweder im Hautniveau oder in der darunterliegenden röhrenförmigen Strecke innerhalb der Bauchdecken (14).

Die ringförmige Stenose im Hautniveau stellt sich im Verlauf von Jahren ein, wenn der Narbensaum an der Grenze von Darmschleimhaut und äußerer Haut sich spontan oder unter dem Einfluß rezidivierender Entzündungen keloidartig verändert. Eine Behinderung der Stuhlentleerung tritt meist erst auf, wenn das Kaliber der Darmöffnung nur noch bleistiftdick ist. Die Behandlung besteht zunächst im Bougieren mit einem entsprechenden Satz Hegarstifte oder mit metallenen Rektalbougies. Es genügt, jeden zweiten Tag eine Bougierung vorzunehmen. Es soll vorsichtig und langsam bougiert werden. Das dickste schmerzfrei eingeführte Bougie läßt man 20 bis 30 Minuten liegen. Hat man im Verlauf von Wochen Daumenstärke erreicht, so braucht man in der Regel nur noch in Abständen von 14 Tagen, später 4 bis 6 Wochen, zur Erhaltung des Resultats zu bougieren. Gelingt es durch die Bougierung nicht, die Anus-präter-Öffnung genügend zu erweitern, so muß eine stationäre Einweisung und Operation erfolgen.

Die röhrenförmige Stenose der Anus-präter-Lichtung über eine größere Strecke innerhalb der Bauchdecken ist viel seltener und entsteht durch Retraktion der den Anus präter bildenden Darmschlinge oder infolge von Ernährungsstörungen oder Entzündungsschüben des die Bauchdecken durchsetzenden Darmteils. Solche Stenosen gehören sofort in fachchirurgische Behandlung, da sie sich nur operativ beseitigen lassen.

Häufiger als die Stenose ist die allmählich eintretende Erweiterung der Anus-präter-Öffnung, die schließlich zum Schleimhautvorfall und zum Darmwandprolaps führen kann. Anfangs kommt es neben der Erweiterung der Darmmündung gewöhnlich nur zu einem kleinen Schleimhautvorfall. In diesem Stadium muß jedoch bereits die Behandlung beginnen, um schwereren Zuständen vorzubeugen. Als erste Maßnahme ist eine Abänderung des Verschlußgerätes des Anus präter zu empfehlen. Wird eine Pelottenkapsel benutzt, so ist meist eine Abflachung der Pelotte angezeigt. Je flacher die Pelotte ist und je enger ihr Ring die Anus-präter-Öffnung umschließt, um so weniger kommt es zum Schleimhautvorfall (14, 17). Besser als Pelottenkapseln sind flach aufklebbare Verschlußapparate. Der von DEUCHER (4) angegebene Beutel zum Verschluß einer Ileostomie berücksichtigt diese Gesichtspunkte in vorbildlicher Weise.

Wird der Schleimhautvorfall trotz Abänderung des Verschlußapparates größer, so ist eine operative Behandlung angezeigt.

Sozialmedizinische Fragen

Wurde ein Anus präter wegen einer inoperablen malignen Erkrankung des Darmes oder eines anderen Bauchorganes angelegt, so ist selbstverständlich eine Invalidisierung des Patienten ohne zeitliche Begrenzung notwendig. Dasselbe gilt im Falle eines Rezidivs nach einem solchen Eingriff. Nach einer Radikaloperation ohne Auftreten eines Rezidivs erfolgt im allgemeinen die Invalidisierung bis zum Ablauf der Zweijahresgrenze, wenn der Patient nicht bereits früher auf Wiedereingliederung in den Arbeitsprozeß drängt. Nach einer Operation wegen einer benignen Erkrankung hängt die Dauer der Arbeitsunfähigkeit einerseits vom Allgemeinzustand des Patienten und andererseits von der Funktion des Anus präter ab.

Die Arbeitsunfähigkeit wird nur selten die Dauer von einem Jahr zu überschreiten brauchen. Bei gutem Allgemeinzustand ist der Patient dann wieder arbeitsfähig, wenn der Anus präter regelmäßig funktioniert, keine ernsthaften Verdauungs- oder lokale Störungen vorhanden sind und der Patient gelernt hat, den Verschlußapparat richtig zu handhaben.

Heilgymnastische Nachbehandlung nach Bauchwandoperationen

Eine heilgymnastische Behandlung nach Bauchwandoperationen (12) in Form eines aktiven Trainings der Bauchmuskeln sollte insbesondere bei älteren und lange Zeit bettlägrigen Patienten in den postoperativen Behandlungsplan mit einbezogen werden, um Muskelschwächen und Narbenkontrakturen vorzubeugen. Beginn, Dauer, Intensität und Art der gymnastischen Nachbehandlung müssen von Fall zu Fall mit der chirurgischen Behandlungsstelle abgesprochen und der jeweiligen Situation sinnvoll angepaßt werden.

Literatur

1) Becker, Th.: Kurzgefaßter Operationskurs. Leipzig 1966.
2) Benzer, H., G. Blümel u. F. Piza: Klin. Med. 17, 18 (1962), 618.
3) Brandt, G., H. Kunz u. R. Nissen: Intra- und postoperative Zwischenfälle. Ihre Verhütung und Behandlung. Stuttgart 1965.
4) Deuscher, F.: Erg. Chir. 39 (1955), 69.
5) Fischer, A. W., R. Herget u. G. Molineus: Das ärztliche Gutachten im Versicherungswesen. München 1955.
6) Fuchsig, P.: Langenbecks Arch. klin. Chir. 304 (1963), 275.
7) Grewe, H. E., u. K. Kremer: Chirurgische Operationen. Ein Atlas für die Praxis. Stuttgart 1963.
8) Hellner, H., R. Nissen u. K. Vossschulte: Lehrbuch der Chirurgie. Stuttgart 1964.
9) Hofstätter, R.: Das Aufplatzen frischer Laparotomiewunden. Wien 1952.
10) Holle, F., u. E. Sonntag: Grundriß der gesamten Chirurgie. Berlin — Göttingen — Heidelberg 1960.
11) Jorns, G.: Nachsorge nach chirurgischen Eingriffen. Leipzig 1947.
12) Kohlrausch, W.: Krankengymnastik in der Chirurgie. Berlin 1954.
13) Kuhlgatz, G.: Langenbecks Arch. klin. Chir. 277 (1953), 373.
14) Kuntzen, H., u. K. Pitzler: Zbl. Chir. 87 (1962), 67.
15) Major, H.: Langenbecks Arch. klin. Chir. 273 (1952/1953), 869.
16) Naegelli, Th.: Langenbecks Arch. klin. Chir. 304 (1963), 78.
17) Reifferscheid, R.: Darmchirurgie. Stuttgart 1962.
18) Wahle, H.: Diss. Freiburg im Breisgau 1957.

Operationen am Magen und Duodenum

Von W. Hart, München

Die häufigsten Indikationen zu Operationen am Magen und Duodenum sind das Gastroduodenalulkus, das Magenkarzinom, die verschiedenen Formen der Hiatushernien und der Kardiospasmus. Zahlenmäßig überwiegt das Gastroduodenalulkus bei weitem und hier wiederum das Ulcus duodeni, auf welches 80% aller peptischen Ulzerationen entfallen. In den Vereinigten Staaten rechnet man mit einer Morbiditätsrate von 12 Millionen Duodenalulkus-Kranken. Etwa 30% wurden bereits operativ behandelt oder stehen zur Operation heran.

Zu den klassischen Operationsmethoden sind in den letzten 20 Jahren neue, sog. physiologische oder form- und funktionsgerechte Operationen hinzugetreten, welche aus den Forschungsergebnissen der angewandten Magenphysiologie entwickelt wurden und heute an zahlreichen Kliniken Routineverfahren darstellen. Es handelt sich um die mit Vagotomie kombinierten Verfahren.

In diesem Kapitel soll auf diejenigen Folgen der Operationen hingewiesen werden, die infolge der chirurgisch veränderten anatomischen Verhältnisse ganz oder teilweise eine mechanische Störung darstellen und oft nur durch einen erneuten chirurgischen Eingriff gebessert oder behoben werden können. Nachdem mechanische und pathophysiologische Erscheinungen in der Mehrzahl der Fälle eng miteinander verknüpft sind, ist es aber unvermeidbar, bei der Besprechung unseres Themas die eine oder andere Frage der Pathophysiologie kurz anzuschneiden. Die Kenntnis dieser Zusammenhänge ist für die Nachsorge in der Praxis, d. h. für die richtige Beurteilung eines Beschwerdekomplexes und für die Entscheidung in der Therapiewahl von größter Bedeutung.

Folgen nach den klassischen Operationsmethoden

Das Syndrom der zuführenden Schlinge

Unter diesem Syndrom versteht man eine Stase der Duodenalsekrete oder einen Reflux von Speisebrei in den zuführenden Schenkel nach Billroth II meist mit retrokolischer Jejunumschlinge. Nicht immer ist die Pathogenese des Syndroms klar erkennbar. In der Literatur werden eine Reihe von Kausalfaktoren diskutiert. Die häufigste Ursache dürfte eine *Einschnürung der zuführenden Schlinge* im Mesokolonschlitz sein. Dies ist besonders dann der Fall, wenn der Mesokolonschlitz an der Seite der kleinen Kurvatur nicht oberhalb der Magen-Darm-Anastomose an die Magenwand fixiert wurde (Abb. 1a). Wird intraoperativ ein starker, kaudalwärts gerichteter Zug auf den Magen ausgeübt, um das Anlegen der Anastomose zu erleichtern, retrahiert sich der Restmagen nach Abnahme der Klemmen in das Epigastrium. Bei richtiger Resektionslinie ist der Zug an der kleinen Kurvatur stärker und infolgedessen auch die Retraktion. Dies kann zur Abknickung des anastomosierten Dünndarmschenkels und zur Einengung des zuführenden Stomas führen (Abb. 1b). Als eine weitere Ursache kommt die horizontal angelegte Anastomose in Betracht. Noch ungünstiger wirkt sich eine Resektionslinie aus, welche an der großen Kurvatur höher hinaufreicht als an der kleinen (Abb. 1c). Die ingestierte Nahrung gelangt größtenteils in den zuführenden Schenkel und tritt erst in den abführenden über, wenn ein bestimmter intraluminärer Druck im duodeno-jejunalen Darmabschnitt erreicht ist. Begünstigend wirkt eine Duodenalatonie infolge vagaler Denervierung des Duodenums bei der Resektion. Adhäsionen nach operations-bedingter Ischämie des großen Netzes verursachen gelegentlich das Syndrom. Bei ante-kolisch angelegter Gastro-Jejunum-Anastomose kann schließlich die Distension des Querkolons für eine Obstruktion des zuführenden Jejunumschenkels verantwortlich sein. Zu den möglichen Ursachen zählt bei richtiger Lage der Resektionslinie die anisoperistaltisch angelegte Jejunumschlinge, so daß die zum tiefsten Punkt des Rest-magens absinkenden Ingesta unmittelbar in den zuführenden Jejunum-Schenkel ein-treten (Abb. 1d). Ungeachtet der Ursache ist das Syndrom stets mit erheblichen sub-

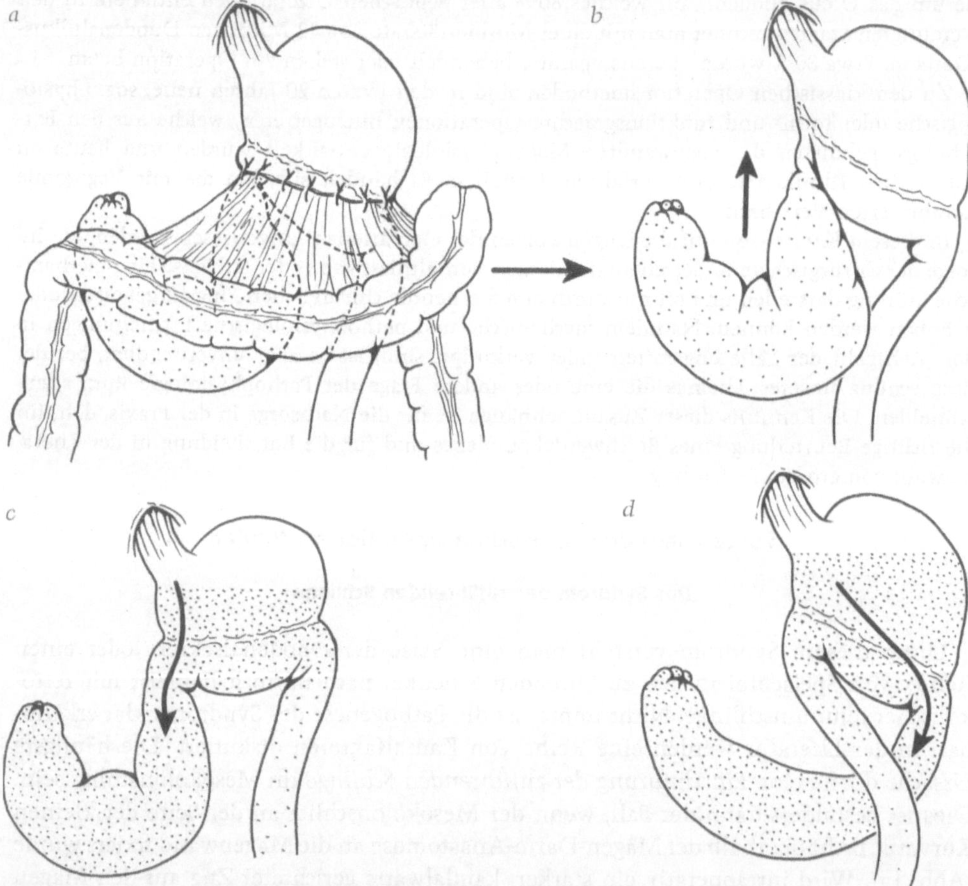

Abb. 1a–d Syndrom der zuführenden Schlinge (afferent 100p-Syndrom). a) Einschnürung des zuführenden Schenkels im Mesokolonschlitz, der nicht oberhalb der Anastomose am Magen-stumpf fixiert wurde. b) Nach Fertigstellung der Anastomose und Abnahme der Klemmen Retraktion des Restmagens. Dadurch Abknickung der zuführenden Schlinge. c) Zuführendes Stoma liegt tiefer als abführendes. Deshalb Füllung des duodenojejunalen Schenkels. d) An-isoperistaltische Anlage der Anastomose. Füllung des duodenojejunalen Schenkels an der gro-ßen Kurvatur.

jektiven und objektiven Störungen sowie schwerer Beeinträchtigung des Allgemeinzustandes verbunden. Die partielle Verlegung des zuführenden Schenkels hat eine Ansammlung der Duodenalsekrete in diesem Dünndarmabschnitt mit ständig steigendem Druck zur Folge. Handelt es sich um eine Abknickung des zuführenden Schenkels an der Anastomose, kann die Obstruktion bei der Nahrungsaufnahme durch Gewicht und Zug des sich füllenden abführenden Jejunumschenkels ganz oder teilweise aufgehoben werden. Es kommt zur explosionsartigen Entleerung der Galle und des Pankreassekretes in den Restmagen. Ein großer Teil des Duodenalsaftes wird erbrochen. Dies bedeutet einen beträchtlichen Wasser- und Elektrolytverlust. Wenn der größte Teil der Galle erbrochen wird, sind relativ acholische Stühle möglich.

Die *klinischen Leitsymptome* des Syndroms sind Übelkeit kurz nach der Nahrungsaufnahme, Völle- und Druckgefühl im Epigastrium und nicht selten krampfartige Schmerzen. Schon nach 15—20 Minuten tritt Erbrechen von Galle und Pankreassaft auf und nur selten wird auch Nahrung erbrochen, was sich aus der Art der mechanischen Störung und ihrem Verlauf erklärt. Mit dem regelmäßigen Erbrechen von Duodenalsekret treten schwere Gewichtsverluste und Anämien ein.

Im Hinblick auf die unterschiedlichen Ursachen läßt die Röntgenuntersuchung nicht immer eine Füllung der Schlinge mit Kontrastmittel erkennen. Hier müssen die typischen klinischen Symptome zur Diagnose führen. Bleiben diagnostische Zweifel bestehen, kann der Vitamin-B^{12}-Resorptionstest nach REILLY und KIRSNER die Klärung erleichtern. Konservative Maßnahmen sind nur bei antekolischer Gastrojejunumanastomose und intermittierender Obstruktion des zuführenden Jejunumschenkels durch Distension des Querkolons erfolgreich. Eine genügend starke Distension des Querkolons entsteht durch abnorme Gasansammlung und ist bei Billroth II-Operierten und magentotalresezierten Patienten recht häufig zu finden, wie sich röntgenologisch nachweisen läßt. Klinisch besteht eine Rahmentympanie entsprechend dem Verlauf des Dickdarms. Es handelt sich häufig um eine Störung der Osmoregulation mit beschleunigter propulsiver Peristaltik, raschem Weitertransport unverdauter Nahrungsbestandteile in den Dickdarm, wo das Nahrungseiweiß unter Gasentwicklung bakteriell abgebaut wird. Die symptomatische konservative Behandlung dieses Dickdarmmeteorismus besteht seiner Pathogenese zufolge in der peroralen Verabreichung von Präparaten, welche einen absorptiv wirkenden Bestandteil, z. B. eine der bekannten Silikonverbindungen, enthalten.

In der Mehrzahl der Fälle kann nur ein erneuter chirurgischer Eingriff dauernde Abhilfe bringen. Stets ist zu bedenken, daß mit der immer mehr zunehmenden Dilatation des zuführenden Duodenum-Jejunumschenkels auch die Gefahr einer Perforation bzw. Ruptur der Darmwand wächst. Das Ziel der Zweitoperation ist die Entlastung, d. h. die Beseitigung der Stase im zuführenden Schenkel. Als einfachste Maßnahme ist die Anlage einer Enteroanastomose anzusehen, welche bei retrokolischer Schlingenführung und kurzem zuführenden Schenkel mit der Pars 4 des Duodenums ausgeführt wird. Technisch anspruchsvoller, aber den pathophysiologischen Verhältnissen Rechnung tragend, sind die sog. Umwandlungsoperationen zur Wiederherstellung der Duodenalpassage. Der Billroth II wird damit in einen Billroth I umgewandelt. Die Verfahren der *Umwandlungsoperationen* sind nicht nur zur Behandlung des afferenten Schlingensyndroms, sondern auch des Dumpingsyndroms die Methoden der Wahl. Darauf wird später etwas ausführlicher eingegangen.

Das Syndrom der abführenden Schlinge

Man versteht darunter die partielle oder komplette Verlegung des abführenden Jejunumschenkels. Eine Einengung des Lumens kann durch entzündliche Verschwellung der Anastomose, z. B. bei Kaliummangel oder der sehr häufigen postoperativen Gastritis im Restmagen und der postoperativen Jejunitis (s. dort) entstanden sein. Ausnahmsweise kommen pseudopolypöse Schleimhautwucherungen an der Schleimhautnaht in Frage, wie uns eine eigene Beobachtung gelegentlich der Korrekturoperation bei einem Patienten mit Billroth II zwei Jahre nach der Resektion zeigte. In erster Linie sind *Narbenstrikturen* als Folge entzündlicher Umgebungsreaktionen die Ursache.

Das klinische Bild ist gekennzeichnet durch Druck- und Völlegefühl im Oberbauch, noch während der Nahrungsaufnahme, begleitet von krampfartigen Schmerzen und Erbrechen, nicht nur von Duodenalsekret wie beim afferenten Schlingen-Syndrom, sondern auch, je nach dem Grad der Stenose, von mehr oder weniger großen Anteilen der aufgenommenen Nahrung.

Die einfachste Korrektur dieser Komplikation ist die antekolische Anlage einer zweiten Anastomose zwischen Restmagen und nächsttieferer Jejunumschlinge mit *Braun*scher Enteroanastomose. Auch beim efferenten Schlingen-Syndrom ist jedoch auf Grund allgemeiner pathophysiologischer Überlegungen eine Korrekturoperation zur Wiederherstellung der Duodenalpasage möglichst vorzuziehen. Während in der unmittelbar postoperativen Phase entzündliche Anastomosenverschwellungen keine Seltenheit sind, das Ödem der Schleimhaut durch kontinuierliche Daueraspiration des Magens, Eiswasserspülungen und Kortisonpräparate sich aber rasch zurückbildet, handelt es sich bei diesen Spätfolgen um irreversible Komplikationen, deren Therapie nur eine chirurgische sein kann. Das gleiche gilt für eine zu enge Anastomose nach Gastro-Duodenostomie, deren Behandlung in einer Erweiterungsplastik, ähnlich der Pyloroplastik nach v. HEINECKE-MIKULICZ, besteht.

Jejunogastrische Intussuszeption

Diese ungewöhnliche Komplikation kann sowohl den zu- als auch abführenden Schenkel oder beide gemeinsam betreffen. Alle 3 Typen kommen nach Gastroenterosto-

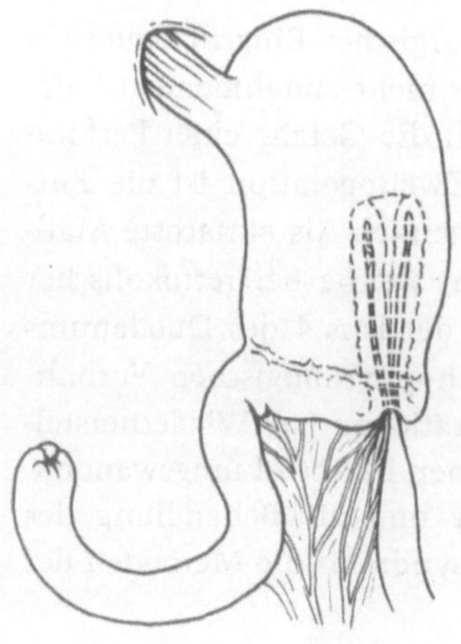

Abb. 2 Jejunogastrische Intussuszeption. Nach Magenresektion Billroth II nur abführender Jejunumschenkel betroffen

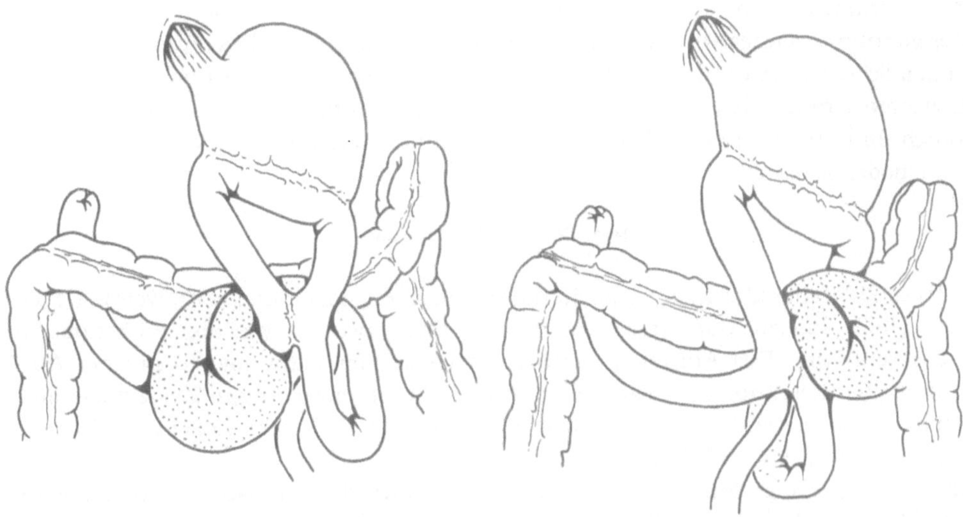

Abb. 3a u. b   Innere Hernien nach Billroth II mit antekolischer Gastro-Jejunostomie: a) hinter der anastomosierten Schlinge, b) hinter der Braunschen Enteroanastomose

mie vor. Nach Magenresektionen (Abb. 2) wurde nur die Intussuszeption des abführenden Jejunumschenkels beobachtet. Bisher wurden 103 Fälle in der Weltliteratur beschrieben. Das Ereignis bietet das Bild eines *akuten Abdomens* und geht regelmäßig mit schweren Oberbauchschmerzen und Bluterbrechen einher.

Die Therapie ist rein chirurgisch und hat um so mehr Aussicht auf Erfolg, je früher die Reposition des Invaginats bzw. die Resektion des infarzierten Darmsegmentes erfolgt, bevor eine Gangrän eingetreten ist. Häufiger als die Intussuszeption ist der intermittierende Verschluß des Dünndarms.

Innere Herniation

Sie erfolgt durch Einklemmung einer freien Dünndarmschlinge (Abb. 3a) meist hinter einer antekolisch anastomosierten Jejunumschlinge. Eine zweite Form der inneren Hernie ist die Einklemmung hinter der Braunschen Enteroanastomose (Abb. 3b). Ohne spontane Reposition entsteht das Bild des hohen Dünndarmileus. Die lebensbedrohende Situation erfordert die unverzügliche Klinikeinweisung. Nur in einer Klinik mit der Möglichkeit sofortigen chirurgischen Vorgehens ist der Versuch der abwartenden konservativen Therapie (Schockbekämpfung, transnasale Sonde zur Dauerentlastung des Darms usw.) erlaubt, mit welcher ausnahmsweise die spontane Reposition einer eingeklemmten Schlinge und die Behebung des Ileus erreicht werden kann. In den meisten Fällen ist die Operation zur Reposition oder Resektion bei bereits eingetretener irreversibler Darmschädigung und Verschluß der Bruchpforte unumgänglich.

Kompression des Querdarms

Sie ist durch einen zu kurzen zuführenden Jejunumschenkel möglich. Wir haben das Bild eines *chronischen Dickdarmileus* vor uns, welcher schließlich alle Zeichen der chronischen Allgemeinintoxikation hervorruft. Der Zustand erfordert eine chirurgische Therapie, für welche die Durchtrennung des zuführenden Schenkels angegeben wurde.

Meist verursacht nicht der Dünndarm selbst die Kompression, sondern ein zu kurzes Mesenterium, welches weit weniger elastisch ist. Alleinige Durchtrennung des zuführenden Schenkels reicht dann nicht aus, so daß eine Degastroenterostomie und erneute Anastomosierung mit einem geeigneten Verfahren erforderlich ist (Billroth II retrokolisch, Billroth II antekolisch mit längerer Schlinge, Jejunumzwischenschaltung, Gastro-Duodenostomie).

Das Ulcus pepticum jejuni

Bis zu 98% aller Ulcera peptica jejuni treten nach Erstoperationen auf, welche wegen eines Ulcus duodeni durchgeführt wurden. Nur in etwa 2% war die Indikation ein Ulcus ventriculi. Das Auftreten peptischer Ulzerationen steht sowohl mit der Ausdehnung der Resektion als auch mit der Art der Anastomosierung in Zusammenhang. Am häufigsten entwickelt sich ein Ulcus pepticum nach der Resektion zur Ausschaltung nach v. EISELSBERG (80%), ein Verfahren, welches heute praktisch nicht mehr zur Anwendung gelangt. Eine hohe Frequenz von 34% wurde auch nach einfacher Gastroenterostomie gefunden. Die Tatsache, daß ein Ulcus pepticum nach Billroth I häufiger entsteht als nach Billroth II, ist in erster Linie darauf zurückzuführen, daß die Resektionen bei geplanter Gastro-Duodenostomie meist kleiner sind, um Nahtspannung und Nahtdehiszenz zu vermeiden. Damit wird die säureproduzierende Schleimhautoberfläche nur ungenügend verkleinert. Vielfach bleiben auch Teile der Antrumschleimhaut zurück, so daß noch eine erhebliche Säureproduktion besteht und den Boden für die peptische Ulzeration bereitet. War die Erstoperation wegen eines Ulcus duodeni erfolgt, war die präoperative Hyperazidität auf eine überschießende Säurebildung in der kephalischen Phase zurückzuführen. Sie bleibt postoperativ ohne Vagotomie bestehen. Auch das Ulcus pepticum jejuni nach Billroth II ist meist mit einer zu kleinen Resektion und postoperativer Hyperazidität über die kephalische Sekretionsphase zu erklären. Verstärkt wird diese Hyperazidität durch eine gastrische Sekretion im Nüchternzustand, wenn infolge ausgedehnter Skelettierung des Restmagens an der kleinen Kurvatur zurückbleibende Teile der Antrumschleimhaut vagal denerviert wurden und somit die vagal-antrale Hemmung des Gastrinmechanismus zerstört ist. Das Intervall zwischen Erstoperation und sekundärer Ulzeration beträgt nach partieller Magenresektion in der Mehrzahl der Fälle 1—3 Jahre, nach einfacher Gastroenterostomie durchschnittlich 11 Jahre.

Hauptsymptome des sekundären Ulcus pepticum sind Schmerzen im Epigastrium mit unterschiedlicher Lokalisation, je nach Art der vorausgegangenen Operation, und chronische, in der Regel nicht massive Blutungen in 50—70% der Fälle. Dadurch entstehen sekundäre Anämien (54). Übelkeit und Erbrechen, unbewußte Einschränkung der Nahrungszufuhr aus Furcht vor Schmerzattacken und Gewichtsverluste sind regelmäßige Erscheinungen. Diese Symptomatologie muß immer den Verdacht auf das Vorliegen einer sekundären peptischen Ulzeration erwecken. Die konservative Therapie auch der sekundären peptischen Ulzeration stützt sich im wesentlichen auf eine spezielle Diät, häufige Mahlzeiten und Antazida. Sie ist nur in wenigen Fällen von Erfolg gekrönt. Die Mortalität ist bei rein konservativer Behandlung deutlich höher als nach operativer Therapie durch einen erfahrenen Chirurgen. Als Todesursachen bei nicht operierten Patienten wurden Perforationen, massive Blutungen und die Entwicklung von gastrojejunokolischen Fisteln beschrieben.

Chirurgische Therapie

1. Degastroenterostomie, Beseitigung des Krankheitsherdes und Nachresektion eines zu langen Restmagens mit Entfernung des größten Teils der Korpusregion (65—75% des Magens), in welcher die Säure produzierenden Belegzellen am dichtesten angeordnet sind.
   Die moderne Ulkuschirurgie bevorzugt heute folgende Verfahren:
2. Selektive Vagotomie (Ausschaltung der kephalischen Sekretionsphase) allein, welche zur Abheilung der Ulzeration führt, wenn bei der Erstoperation die Antrektomie komplett war (Ausschaltung der gastrischen Sekretionsphase) und die Resektion wegen eines Ulcus duodeni erfolgte, d. h., die Hyperazidität im operierten Magen auf eine Vagushypertonie zurückzuführen ist.
3. Selektive, proximale Vagotomie mit sparsamer Resektion des Ulkus und Wiederherstellung der Magen-Darm-Kontinuität mittels Gastro-Duodenostomie (Erhaltung der antralen und duodenalen Säurehemmfaktoren).

Gastrojejunokolische Fistel

Sie kann aus einem Ulcus pepticum jejuni entstehen. Der Kurzschluß zwischen Gastrojejunum-Anastomose und Querkolon macht einen unmittelbaren Übertritt von Speisebrei aus dem Magen in das Querkolon möglich. Dieser Teil der Nahrung geht für Digestion und Resorption verloren. Ferner wird der Chymus, welcher auf normalem Wege den Dünndarm passiert, nur ungenügend ausgewertet, da schwere Diarrhoen eine regelmäßige Begleiterscheinung der gastrojejunokolischen Fistel sind. Die Diarrhoen werden durch den Kontakt der Jejunumschleimhaut mit den Fäzes des Dickdarms ausgelöst.

Hauptsymptome dieser Komplikation sind die schon erwähnten Diarrhoen mit Störungen des Wasser- und Elektrolythaushaltes, Gewichtsverluste infolge schwerer Inanition und ein fötider Geruch der Ausatmungsluft. Gelegentlich tritt Erbrechen auf.

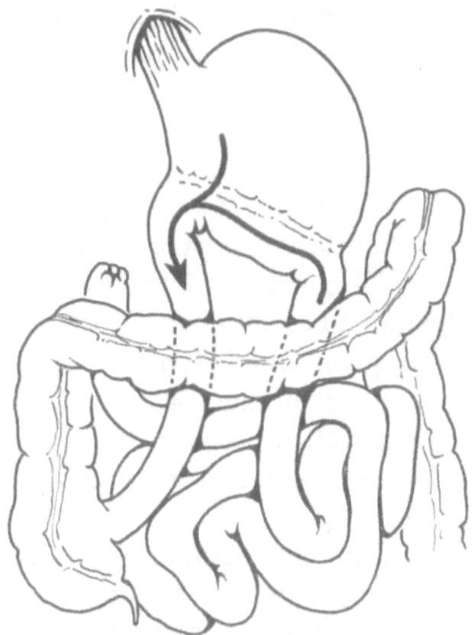

Abb. 4a   Fehlerhafte Anastomisierung
zwischen Magenstumpf und unterem Ileum

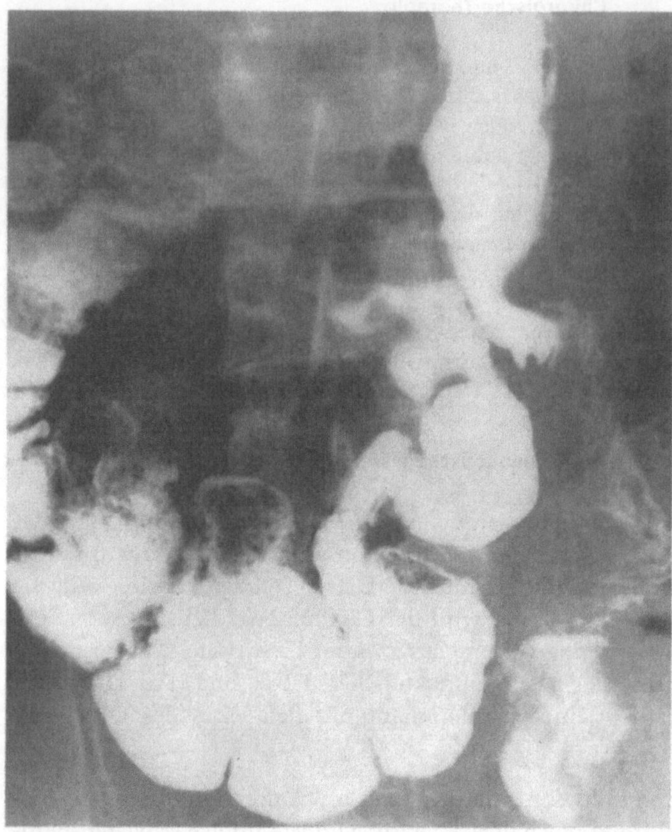

Abb. 4b Röntgenpassage: Unmittelbar nach der Magenfüllung Übertritt des Kontrastmittels über einen etwa 12—15 cm langen Ileumschenkel in das Zökum und Colon ascendens

Gastrojejunokolische Fisteln entwickeln sich in einem relativ hohen Prozentsatz (von 8,7—22,4%) nach Gastroenterostomie, können aber auch nach Magenresektionen entstehen. Die Diagnose kann meist röntgenologisch gesichert werden.

Zweifellos bedeutet jede abwartende Therapie eine ständige Verschlechterung des Allgemeinzustandes des Kranken und erhöht das Operationsrisiko für den unumgänglich notwendigen Zweiteingriff. Die Spontanheilung ist so gut wie ausgeschlossen, weil die Ursache der peptischen Ulzeration, eine überschießende Produktion von Säure, durch Übertritt von Dickdarminhalt in den Magen am stärksten stimuliert wird. Die Operation besteht in der Resektion der fisteltragenden Anastomose, während die Fistelöffnung am Querkolon fast regelmäßig durch Naht verschlossen werden kann, ohne Notwendigkeit einer Kolonresektion. Auf welche Weise die Hypersekretion korrigiert werden soll, richtet sich nach der Bestimmung der individuellen Säuresekretion und danach, ob die Erhaltung oder Wiederherstellung der Duodenalpassage technisch durchführbar ist.

Ähnliche Erscheinungen wie durch die gastrojejunokolische Fistel werden durch eine *falsch angelegte Anastomose*, eine Gastro-Ileostomie (Abb. 4a und 4b), hervorgerufen. Dieser technische Fehler ist differentialdiagnostisch in Erwägung zu ziehen. Einen diagnostischen Hinweis liefert die Zeit zwischen der Operation und dem Auftreten der Symptomatik. Zwar kann eine gastrojejunokolische Fistel zu jeder Zeit postoperativ entstehen, das durchschnittliche Zeitintervall beträgt jedoch ungefähr 6 Jahre. Die Folgen einer Gastro-Ileostomie treten dagegen zu einem sehr viel früheren Zeitpunkt, meist schon wenige Wochen nach der Operation, in Erscheinung. Es bedarf keines besonderen Hinweises, daß eine Korrekturoperation die einzige Therapie darstellt.

Die postoperative Gastritis und Jejunitis

Besonders nach Billroth II findet man in einem relativ hohen Prozentsatz klinisch, röntgenologisch und histologisch entzündliche Veränderungen der Schleimhaut des Restmagens und des Jejunums. Pathogenetisch kommen gemeinsame Kausalfaktoren in Betracht. An erster Stelle steht die Entwicklung hochosmolarer Nahrungslösungen durch Ausfall der hydrokinetischen Pankreasfunktion (mangelnde oder fehlende Stimulation des Sekretinmechanismus bei ausgeschaltetem Duodenum). Klinisch-experimentelle Untersuchungen haben keine eindeutigen Beziehungen der postoperativen Gastritis bzw. Jejunitis zu Störungen der Resorption oder noch vorhandener Säuresekretion im Restmagen ergeben. Entzündliche Veränderungen der Schleimhaut sind aber als Begleitsymptom einer Störung im Verdauungssynergismus aufzufassen. Diese geht mit einer Reihe weiterer, dem Dumping-Syndrom zuzuordnender Symptome einher. Die postoperative Jejunitis ist besonders häufig bei Patienten mit einem Dumping-Syndrom.

Dumping-Syndrom

Für die Entstehung dieses Syndroms wurden zahlreiche Theorien aufgestellt, auf deren nähere Erläuterung verzichtet werden muß. Nur auf einen der Kausalfaktoren soll hier besonders hingewiesen werden, weil er auch nach eigener Erfahrung bei zahlreichen tierexperimentellen und klinisch-experimentellen Untersuchungen eine sehr häufige Ursache darstellt und durch einen chirurgischen Eingriff gebessert oder beseitigt werden kann. Es handelt sich um eine Störung der Osmoregulation. ROBERTS und Mitarbeiter teilten 1954 mit, daß intrajejunal verabfolgte hypertonische Lösungen durch Wasserverschiebungen in das Darmlumen eine Abnahme der zirkulierenden Blutmenge verursachen. Damit treten Dumping-Erscheinungen auf. Die Theorie der Verkleinerung des zirkulierenden Blutvolumens als dumpingauslösender Faktor nach Magenresektionen wird durch Untersuchungsergebnisse zahlreicher Autoren gestützt. Insbesondere hat sich gezeigt, daß die Verkleinerung der zirkulierenden Blutmenge mit der Volumenzunahme im Darmlumen korreliert. An der pathogenetischen Bedeutung hypertonischer Lösungen für die Entstehung des Dumping-Syndroms ist sicher nicht zu zweifeln. Es erhebt sich nur die Frage, wie solche unphysiologisch-hypertonische Lösungen entstehen. Im klinischen Experiment wird peroral eine hochprozentige Glukoselösung verabreicht, um beim Magenoperierten eine Neigung zum Dumping-Syndrom zu verifizieren. Durch kohlehydratarme Nahrung, welche Magenresezierte aus Erfahrung bevorzugen, treten keine so extrem unphysiologischen Bedingungen auf, wie sie im klinischen Experiment erzeugt werden. Trotzdem können erhebliche Dumping-Beschwerden bestehen. Die meist fehlende oder erheblich herabgesetzte peptische Verdauung und der rasche Übertritt der Nahrung in das Jejunum nach Magenresektion vom Typ Billroth II schließen eine wesentliche Veränderung der physikalischen Eigenschaften der Nahrung während ihrer Passage durch den Magen aus. ROBERTS und Mitarbeiter vermuten, daß die Flüssigkeitsverschiebungen aus der Blutbahn in das Darmlumen bei Dumping-Patienten durch rasche Hydrolyse der Nahrung im Jejunum mit Anstieg der Osmolarität ausgelöst werden. Diese Auffassung stimmt mit unseren eigenen Erfahrungen und Untersuchungsergebnissen überein. Dabei ist wichtig, daß nicht nur Kohlehydrate, sondern auch die Abbauprodukte von Proteinen Dumping-Symptome hervorrufen. Nach eigenen Untersuchungen muß in diesem Zusammenhang die zentrale kausalpathogenetische Rolle einer veränderten Pankreasfunktion zugeschrieben werden. Im Duodenum sind Rezeptoren lokalisiert, welche auf den Aziditätsgrad und auf den osmotischen Druck der Nahrungslösung aus dem Magen reagieren. Ihre Funktion ist für eine genau gesteuerte Magenentleerung und die adäquate Stimulation der biphasischen Pankreassekretion verantwortlich. Nach regelrecht ausgeführtem Billroth II darf sich die zuführende Schlinge nicht mit Magenchymus füllen. Meist ist nach subtotaler Resektion auch keine Säure mehr vorhanden. Damit fehlt jede Säuerung des Duodenums. Der wichtigste Reiz für den Sekretinmechanismus und die hydrokinetische Pankreassekretion fällt weg, während die direkt vagal und hormonal (Pankreozymin) stimulierte ekbolische Funktion der Bauchspeicheldrüse weniger beeinträchtigt ist. Damit erklärt sich in Verbindung mit der Entleerung relativ größerer Nahrungsmengen in das Jejunum die Entwicklung hyperosmolarer voluminöser Nahrungslösungen. Zu ihrer Verdünnung wird solange Flüssigkeit aus dem Blut in das Darmlumen ausgeschieden, bis der intraluminäre osmotische Druck blutisotonische Werte angenommen hat. Durch die Ausscheidung großer Flüssigkeitsmengen wird der Dünndarm unphysiologisch gedehnt. Er reagiert mit verstärkter propulsiver Peristaltik und verkürzter Resorptionszeit. Die Nahrungsausnützung ist eingeschränkt. Es handelt sich um eine relative Hyperfermentie, weshalb sich hier eine Pankreasferment-Substitution ungünstig auswirken muß. Dieser pathophysiologische Prozeß läßt sich nur mit einer Operation zur Wiederherstellung der Duodenalpassage anhaltend verbessern. Damit soll zweierlei erreicht werden:

1. Eine langsame proportionierte Entleerung des Magenchymus in das Duodenum, um eine möglichst normale Osmoregulation ohne spürbare Rückwirkungen auf den Kreislauf zu gewährleisten. Unter diesem Gesichtspunkt ist auch eine Vagotomie des anaziden Restmagens pathophysiologisch begründet. Der N. vagus steuert die Magenmotorik. Die Austreibungskraft des vagotomierten Magens ist vermindert.
2. Wiedereintritt einer biphasischen Pankreasfunktion. Ist der Restmagen noch zur reaktiven Säureproduktion auf nutritive Reize befähigt, sind die Voraussetzungen besonders günstig. Bei Anazidität ist die Säuresubstitution sinnvoll. Von der Wirkung der Säuresubstitution kann keine Verbesserung der peptischen Verdauung erwartet werden, sondern eine Stimulation der hydrokinetischen Pankreasfunktion. Mit gleichzeitiger Verschiebung des Wirkungsoptimums der Pankreasproteasen im Duodenalsaft verläuft die Hydrolyse der Nahrung physiologischer. Die Erfolge beim Dumping-Syndrom sind überzeugend.

Weitere Indikationen zur Umwandlungsoperation, welche aus dem Studium des internistischen Beitrags verständlich werden, sind *schwere postoperative Eisenmangel-Anämien* und Vitaminmangelzustände, vor allem der fettlöslichen Vitamine, wenn eine Steatorrhoe besteht.

Folgen nach den physiologischen Operationen

Unter dem Begriff der physiologischen Operationen können alle diejenigen Operations-verfahren zusammengefaßt werden, welche im Gegensatz zu den klassischen Resek-tionsmethoden bestrebt sind, neben der Erhaltung der Duodenalpassage ein möglichst großes Magenreservoir zu belassen. Die notwendige Reduktion der Säureproduktion wird nicht oder nur bedingt durch Verkleinerung der säureproduzierenden Belegzell-masse, sondern durch Eingriffe an den Steuerungsmechanismen der Säuresekretion erreicht. Alle diese Verfahren sind mit einer Vagotomie kombiniert, denn die vagal ausgelöste Hyperazidität ist zumindest für das Ulcus duodeni der wichtigste Kausal-faktor, und nur die komplette Denervierung der Belegzellen kann vor dem Rezidivulkus schützen. Unter den mit Vagotomie kombinierten Operationsmethoden gibt es rese-zierende und nichtresezierende Verfahren, deren Wahl sowohl von der präoperativen Funktionsprüfung der Magensekretion (getrennte Untersuchung der stimulierten ke-phalischen und gastrischen Sekretionsphase) als auch vom Lokalbefund und den tech-nischen Möglichkeiten bestimmt wird.

Resezierende Verfahren

1. Vagotomie und Antrektomie ad modum Billroth I und ad modum Billroth II für das Ulcus duodeni und das Ulcus ventriculi ad pylorum,
2. Vagotomie und Segmentresektion für das Ulcus ventriculi mediale,
3. Vagotomie und subdiaphragmatische Fundektomie für das Ulcus ad- und intra cardiam.

Nichtresezierende Verfahren

1. Vagotomie und Gastroenterostomie für das nichtresezierbare Ulcus duodeni mit Pylorus-stenose.
2. Vagotomie plus Ulkusexzision oder Ulkusumstechung und Pyloroplastik für das Ulcus duodeni und Ulcus ventriculi ad pylorum.

Es unterliegt keinem Zweifel, daß unter dem Eindruck der pathophysiologischen Folgen der klassischen Resektionsmethoden die Entwicklung der modernen Magen-chirurgie durch immer weniger radikale Methoden gekennzeichnet ist und in der Vago-tomie mit ausschließlicher Ulkusexzision und Pyloroplastik gipfelt. Es ist auch heute allgemein anerkannt, daß aus pathophysiologischer Sicht die Ergebnisse dieser Opera-tion weitaus günstiger sind als die der Zweidrittel- oder Dreiviertelresektion des Magens. Selbst die Ulkusrezidivquote nach den kombinierten Verfahren ist eher kleiner zu nennen, wie aus einer Zusammenstellung von HARKINS hervorgeht. Der Autor fand bei einer statistischen Auswertung von 3703 entsprechenden Fällen (Beobachtungszeit bis zu 8 Jahren) eine Ulkusrezidivquote von nur 0,34%. Diese Operationsmethode sei deshalb erwähnt, weil zu erwarten ist, daß sie in Zukunft immer häufiger ausgeführt wird und nach einer Vagotomie regelmäßig eine passagere Magendilatation auftritt. Man muß diese Begleiterscheinung der Vagotomie und ihren Verlauf kennen, um nicht voreilige und überflüssige Maßnahmen zu ergreifen, welche das zu erwartende günstige Operationsresultat in Frage stellen können. Diese Dilatation wird wahrscheinlich fälschlicherweise der Vagotomie zur Last gelegt. Sie steht offensichtlich mit der unbeab-sichtigten, aber unvermeidbaren Durchtrennung sympathischer Nervenfasern in Zu-sammenhang, welche für den Tonus im Gastrointestinaltrakt verantwortlich sind. Die

Bekämpfung der Dilatation setzt schon in den ersten postoperativen Tagen ein. Sie besteht in der Dauerentlastung des sekretgefüllten schlaffen Magens über eine transnasal eingelegte Magensonde. Zusätzlich haben sich intermittierende Eiswasserspülungen bewährt. Unter dieser Behandlung ist in der Regel am 10.—12. postoperativen Tage röntgenologisch der Beginnn einer Rückbildung der Atonie nachweisbar (Abb. 5a und b). In einer Reihe von Fällen bleibt jedoch eine deutliche Dilatation für 2—3 Monate bestehen. Nach dieser Zeit hat der vagotomierte Magen wieder einen normalen Tonus angenommen. Dieser Verlauf muß auch dem praktischen Arzt bekannt sein, weil er den Patienten nach der Klinikentlassung in seine Betreuung übernimmt. Während der Phase noch nicht genügender Tonisierung kommt es vor, daß Patienten morgens sub- oder anazides, manchmal gallig gefärbtes Magensekret erbrechen. Eine Nausea besteht nicht, doch kann das erbrochene Magensekret zuweilen Speisen enthalten, welche am Abend zuvor genossen wurden. Peripher angreifende Parasympathikomimetika, z. B. Prostigmin, bleiben ohne Wirkung auf die Magenmotorik. Die therapeutischen Empfehlungen

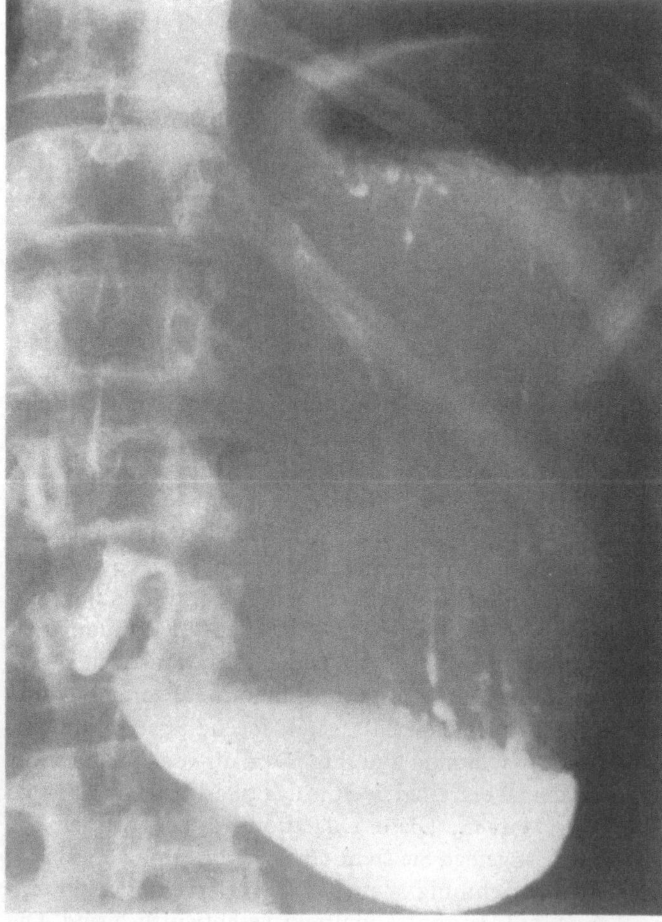

Abb. 5a Selektive Vagotomie und Pyloroplastik mit Ulkusexzision bei Ulcus duodeni. Unmittelbar postoperativ Atonie des Magens mit erheblicher Dilatation

Abb. 5b   Unter ent-
sprechender Behandlung
(s. Text) Rückbildung der
Atonie und normaler
Tonus 4 Wochen p.op.

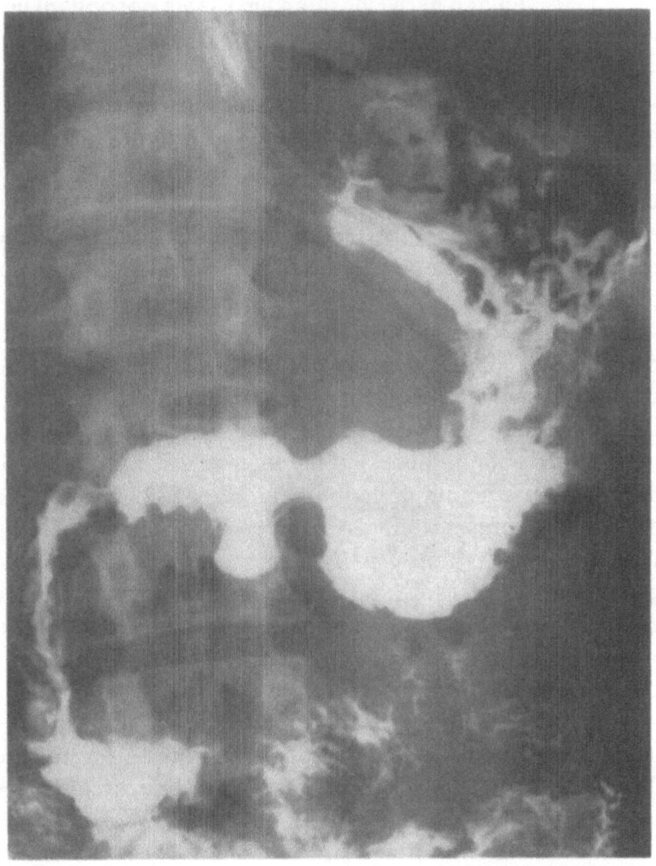

für die Praxis sind denkbar einfach: Häufigere, volumenmäßig kleine Mahlzeiten und Vermeidung unnötiger Flüssigkeitszufuhr. Bewährt hat sich in vielen Fällen, die Patienten eine halbe Stunde nach der Nahrungsaufnahme für etwa die gleiche Zeit eine Rechtsseitenlage einnehmen zu lassen, wodurch die passive Entleerung des Magenchymus gefördert wird. Sollte sich die Komplikation ausnahmsweise als schwer beeinflußbar erweisen, darf mit einer erneuten Klinikeinweisung nicht zu lange gezögert werden. Während eines kurzfristigen stationären Aufenthaltes ist es möglich, die Essensgewohnheiten des Patienten zu überprüfen, gegebenenfalls zu korrigieren und noch einmal intermittierende Entlastungen des Magens, mit Eiswasserspülungen kombiniert, durchzuführen. So gut wie immer stellt sich dann schließlich doch die Tonisierung des Magens und eine zeitgerechte Magenentleerung ein.

Durch die selektive proximale Vagotomie werden nur Fundus und Korpus des Magens selektiv vagal denerviert, während die vagale Antruminnnervation erhalten bleibt. Nach diesem Vorgehen ist nicht nur die vagal-antrale Säurehemmung funktionstüchtig, sondern auch die Antrum-Motorik. Eine wesentliche Retention von Sucus und Speisen wird damit vermieden.

Folgen nach Eingriffen am Hiatus oesophagi und an der Kardia

Die Einengung des Hiatus oesophagi ist ein Bestandteil der operativen Behandlung von Hiatusgleithernien. Eine zu starke Einengung kann zum mechanischen Passagehindernis werden. Eine zusätzliche Ösophagofundopexie ist nicht selten Ursache eines passageren Begleitspasmus am terminalen Ösophagus und an der Kardia. Die durch beide Zwerchfellschenkel gehende Einengungsnaht kann den dorsalen Vagusstamm erfassen. Dadurch ist eine Degeneration des Nerven möglich. Die Folgen sind mit der partiellen Vagotomie vergleichbar. Mit Hilfe eines Spasmolytikums läßt sich der ösophago-kardiale Spasmus, welcher sich im Laufe einiger Wochen spontan zurückbildet, vom mechanischen Hindernis infolge zu starker Hiatuseinengung differenzieren. Bei der Möglichkeit ausreichender Ernährung durch flüssige und halbflüssige Speisen sollte zunächst abgewartet werden, ob eine spontane Erweiterung des Hiatus möglich ist und eine ungehinderte Passage resultiert. Auch eine Bougierungsbehandlung kommt in Betracht. Erst wenn diese Maßnahmen versagen und eine bleibende Gewichtsabnahme durch erschwerte und deshalb unzureichende Nahrungsaufnahme feststellbar ist, muß eine Korrekturoperation das Hindernis beseitigen. Der relative Pylorospasmus bei Degeneration des dorsalen Vagusstammes ist durch Druck- und Völlegefühl im Epigastrium und gelegentliches Erbrechen von peptisch verdautem Mageninhalt gekennzeichnet. Röntgenologisch besteht eine verzögerte Magenentleerung. Dieser Zustand kann nur durch eine Pyloromyotomie bzw. -plastik beseitigt werden. Von der Funktionsprüfung der Magensekretion muß abhängig gemacht werden, ob die »Vagotomie« in Form der selektiven proximalen Vagotomie am ventralen Stamm zu komplettieren ist oder die Pyloroplastik allein ohne überhöhtes Risiko einer peptischen Ulzeration im Duodenum ausgeführt werden darf. Eine gefürchtete Folgeerscheinung nach Operationen an der Kardia ist die Refluxösophagitis.

Refluxösophagitis

Sie entsteht nicht selten nach einer Kardiomyotomie wegen Kardiospasmus und besonders nach Gastrektomie mit Ösophago-Gastro- bzw. Ösophago-Enterostomie.

Der *Kardiospasmus* kommt meist erst dann zur Operation, wenn über längere Zeit vergeblich konservative Behandlungsmethoden (Spasmolytika, Dehnung mit Starkscher Sonde) angewandt wurden. Inzwischen ist trotz Arbeitshypertrophie der Muskulatur eine Dilatation und Kontraktionsschwäche der Ösophaguswand eingetreten, wodurch postoperativ nach der Kardiomyotomie ein Reflux von saurem Mageninhalt in den Ösophagus begünstigt wird. Die Gründe für seine Entstehung sind in erster Linie in der Zerstörung des Hissschen Winkels durch Exzision eines Muskelstreifens aus dem terminalen Ösophagus und der Kardia zu suchen. Die Dehnung des Hiatus zur Mobilisation des Ösophagus, besonders wenn der Spasmus weit nach kranial reicht, ist ein zusätzlicher Kausalfaktor. Entzündliche Penetrationsvorgänge in der Wand des dilatierten Ösophagus führen oft zur Irritation der Nervi vagi. Dadurch hervorgerufene Hypersekretion und Hypermotilität des Magens erhöhen die Gefahren der postoperativen Kardiainsuffizienz (Ulzerationen, Blutungen, sekundäre Narbenstenose).

Die *Behandlung* der Refluxösophagitis besteht zunächst in der Gabe von Antazida, welche aber meist nur einen vorübergehenden Erfolg haben, da die Ursachen, nämlich Kardiainsuffizienz und Hyperazidität, bestehen bleiben. In fortgeschrittenen Fällen wird deshalb eine erneute Operation erforderlich. Welche der bewährten Methoden (Fundoplicatio, Einengung eines zu stark gedehnten Hiatus, Wiederherstellung des Hissschen Winkels durch Ösophagofundopexie oder Gastropexie, alle kombiniert mit Vagotomie und Pyloroplastik) in Frage kommt, hängt vom Operationsbefund ab. Zur Vorbeugung dieser Komplikation muß schon bei der Erstoperation eine selektive proximale Vagotomie und Pyloroplastik erwogen werden.

Die ausgeprägte Refluxösophagitis ist mit erheblichen Schmerzen verbunden. Sie sind hinter dem Brustbein lokalisiert, strahlen in den Rücken aus und verstärken sich häufig während des Schluckaktes durch mechanische Dehnung der entzündlich veränderten Ösophaguswand. Anamnestisch findet man regelmäßig eine Zunahme der Schmerzen in horizontaler Lage, besonders im Nüchternzustand und während der Nacht.

Stenosen der Ösophagus-Anastomose

Sie entstehen durch die Entzündungsvorgänge während der Heilung der Anastomose oder durch Umgebungsreaktion bei kleinen Nahtinsuffizienzen mit nachfolgender Narbenstriktur. Wiederholte *Dehnungsbehandlungen* mit Bougies bis Char. 34 genügen in

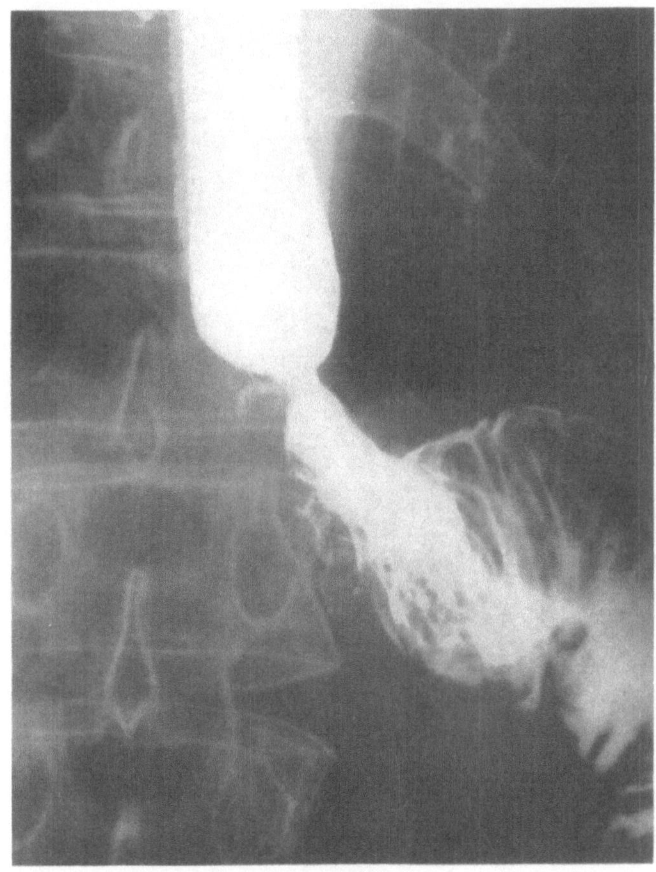

Abb. 6a Sekundäre Stenose nach kleiner Nahtinsuffizienz bei Ösophago-Jejunostomie. Prästenotische Dilatation des Ösophagus

der Mehrzahl, um einen weitgehend ungehinderten Schluckakt sicherzustellen (Abb. 6a und b). Die Behandlung sollte frühzeitig erfolgen, solange keine wesentliche Dilatation des Ösophagus eingetreten ist und dessen hypertrophierende Muskulatur noch in der Lage ist, ein nicht ganz zu behebendes relatives Hindernis zu kompensieren.

Jede Anastomose heilt mit einem narbigen Ring ab, der sich in seinem Durchmesser nur unwesentlich verändern kann. Deshalb liegt stets auch eine Insuffizienz vor. Dies muß nicht notwendigerweise, kann aber Anlaß zur Refluxösophagitis sein. Durch Beachtung technischer Einzelheiten bei der proximalen Magenresektion und Ösophagogastrostomie (schräge Einpflanzung des Ösophagus in den Magenrest, breite Pyloroplastik) kann ein Kardiaverschlußmechanismus nachgeahmt und der intragastrale Druck bei der peristaltischen Kontraktion vermindert werden, so daß eine Insuffizienz mit Refluxerscheinungen vermeidbar ist. Dagegen liegt eine Insuffizienz bei Ösophagoenterostomie so gut wie immer vor (Abb. 7). Die Verwendung eines langen Jejunumsegmentes (25 cm) zur Jejunuminterposition nach totaler Gastrektomie oder einer langen Jejunumschlinge bei einfacher Ösophago-Jejunostomie mit tiefliegender Fußpunktanastomose und Einengung des zuführenden Jejunumschenkels unmittelbar vor der Ösophagusanastomose verhindert in den meisten Fällen einen Reflux von Duode-

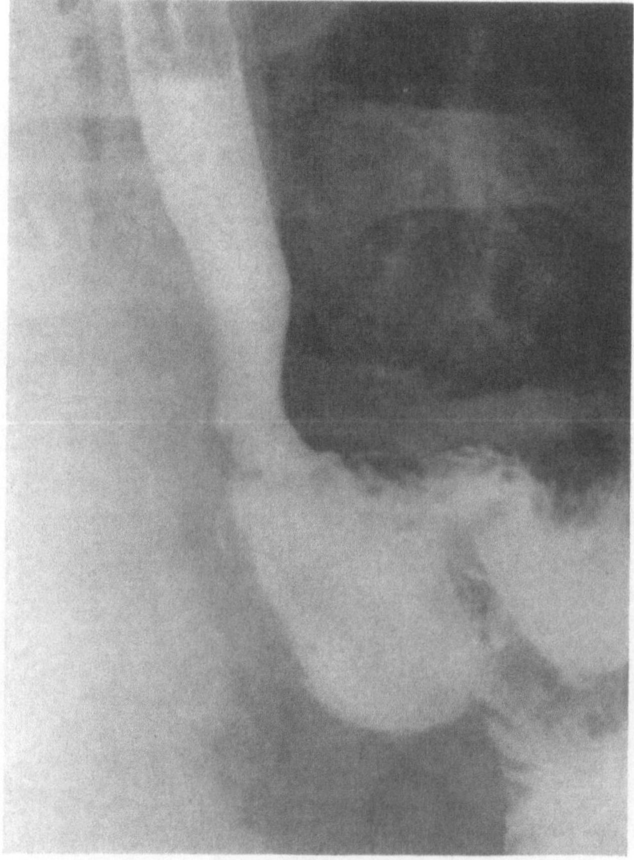

Abb. 6b Nach Bougierungsbehandlung (Charr. 34) weitgehend ungehinderte Nahrungsaufnahme gewährleistet. Vollständige Rückbildung der Ösophaguserweiterung

Abb. 7   Refluxösophagitis bei
Ösophago-Jejunostomie

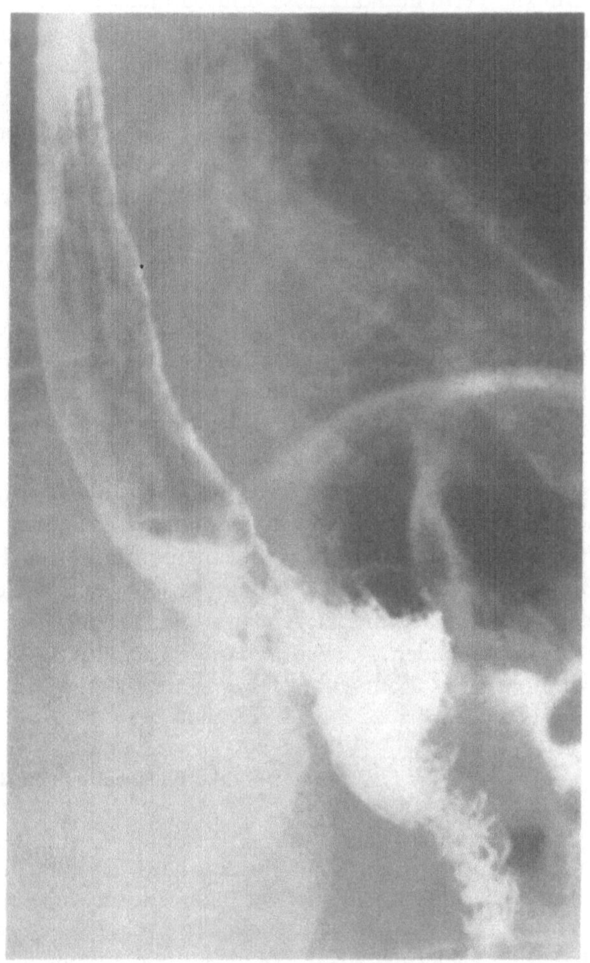

nalsekreten. Überwiegend sind die Refluxbeschwerden durch Duodenalsaft geringer als durch saures Magensekret bei Kardiainsuffizienz. Täglich mehrmaliges Trinken von etwas Wasser mit einigen Tropfen Pantocain vermischt kann Linderung verschaffen, so daß der Zustand erträglich wird. Nur ausnahmsweise ist eine Korrekturoperation in Betracht zu ziehen, welche sich nach der Art der vorausgegangenen Operation richtet. Ihre Indikation ist ganz wesentlich von der Grundkrankheit, der Lebenserwartung und dem Grad der Beschwerden abhängig.

Das lokale Rezidiv nach partieller Magenresektion wegen Karzinoms

Treten nach zunächst ungehindertem Schluckakt *Stenoseerscheinunge*n erst mehrere Monate nach der Operation auf, muß stets an das Karzinomrezidiv gedacht werden. Vielfach handelt es sich nicht um ein echtes Rezidiv, sondern um das fortschreitende Wachstum karzinombefallener regionärer Lymphknoten mit zunehmender Karzinomkachexie. Peritonealkarzinose und Subileuserscheinungen, Douglasmetastasen bei der rektalen digitalen Untersuchung, positiver Tastbefund Virchowscher Drüsen und palpatorischer Nachweis von Lebermetastasen sind Zeichen der generalisierten Metastasierung. Die Behandlung beschränkt sich auf die bekannten symptomatischen Maßnahmen, welche vor allem gegen Schmerzen gerichtet sind. Zwei Drittel der echten Lokalrezidive am Restmagen nach Resektion wegen Karzinoms sind auf eine nicht ausreichend radikale Resektion, ein Drittel auf zurückgelassene karzinomatös infiltrierte Lymphknoten zurückzuführen. Die klinische Manifestation des echten Stumpfrezidivs und des regionären Lymphknotenrezidivs wird in einer Zeit von 2 Jahren bis zur Reoperation beobachtet.

Die *klinische Symptomatik* ist gekennzeichnet durch Druck und Völlegefühl im Oberbauch, manchmal Schmerzen, palpatorischen Nachweis einer Resistenz im Epigastrium, Abnahme der Reservoirkapazität des Restmagens, Erbrechen, erneute Gewichtsabnahme, Schwäche und Leistungsminderung. Infolge der langsamen Entwicklung der Symptome ist der Lokalbefund meist schon so weit fortgeschritten, daß eine Nachresektion nur bei etwa 7% der Fälle möglich ist, welche aber noch vor Erreichen des 3. Jahres nach der Zweitoperation am erneuten Rezidiv sterben. Ausschluß von Fernmetastasen, Alter und Allgemeinzustand des Patienten sind die wesentlichen Grundlagen für die Indikation zur Reoperation. Die obengenannten Zahlen beweisen jedoch, daß in der überwiegenden Mehrzahl der Fälle das Schicksal des Patienten nicht mehr abzuwenden ist. Die Behandlung während der befristeten Lebenszeit ist rein symptomatisch. Röntgenbestrahlung und Zytostatika haben nach allgemeiner Erfahrung völlig versagt.

Postoperative Pankreatitis und Cholangitis

Eine chronische Pankreatitis im Anschluß an eine Magenresektion ist nach Auffassung zahlreicher Autoren nicht auf ein chirurgisches Trauma des Pankreas zu beziehen. WARREN berichtet über 7 Fälle von schwerer Pankreatitis nach partieller und totaler Gastrektomie ohne operatives Trauma der Bauchspeicheldrüse. Gegen die Bedeutung einer Traumatisierung des Organs für die Entstehung der Pankreatitis spricht die Beobachtung von 5 Fällen, bei welchen der Hauptausführungsgang des Pankreas akzidentell durchtrennt worden war, neu in das mobilisierte Duodenum implantiert wurde und keine Pankreatitis entstand. Interessant ist in diesem Zusammenhang eine Mitteilung von WALLENSTEN, der unter 1769 Billroth-II-Patienten 12 Fälle fand, die an einer akuten postoperativen Pankreatitis verstarben, während bei 605 nach Billroth I operierten Patienten kein Todesfall infolge Pankreatitis eingetreten war. HEFFERNON und CASSIET fanden unter 100 Patienten mit akuter hämorrhagischer Pankreatitis 14, welche früher eine Magenoperation durchgemacht hatten. Tierexperimentelle Untersuchungen von MC CUTCHEON und Mitarbeiter sprechen für den Reflux des Duodenalinhaltes in den Pankreasgang als der primären Ursache der experimentellen Pankreatitis. Diese kann durch Ligatur der Pankreasgänge vermieden werden. Daraus ergibt sich, daß auch die chronische Pankreatitis nach Magenoperationen auf einen chronischen Reflux von Duodenalsaft in den Prankreasgang zurückgeführt werden muß. Liegt deshalb nach einer Magenresektion vom Typ Billroth II eine chronische Pankreatitis vor, muß, auch bei negativem Röntgenbefund, stets an ein Syndrom der zuführenden Schlinge gedacht werden. Bei dieser Komplikation bereitet die Stase der Duodenalsekrete im zuführenden Jejunumschenkel den Boden für die Entstehung der chronischen Pankreatitis. Sie kann eine bakterielle sein, wenn bei Anazidität des Restmagens eine Besiedlung des Duodenums mit pathogenen Darmkeimen vorliegt. Die perorale medikamentöse Darmentkeimung bleibt wirkungslos, da sich der zuführende Schenkel vom Magen her nicht füllt und das Medikament nicht in das Duodenum gelangt. Die kausale Therapie ist die operative Entlastung des Duodenums. Auch bei dem postoperativen Krankheitsbild einer chronischen Cholangitis und Cholangiolitis nach Magenresektion muß an die mögliche Komplikation des afferenten Schlingensyndroms gedacht werden. Allein die Beseitigung der Stauung im Duodenum und damit auch in den Gallengängen führt zur Ausheilung der aszendierenden Infektion.

Sozialmedizinische Fragen

Nach nichtresezierenden Eingriffen wegen gutartiger Magenleiden und nach Resektion wegen Gastro-Duodenalulkus ist eine Rehabilitation in der überwiegenden Mehrzahl der Fälle möglich. Nach Magenresektion sind etwa 90% der Operierten arbeitsfähig. Völlige Arbeitsunfähigkeit besteht in 2%, eine Invalidisierung auf Zeit in 1%. Konservativ behandelte Ulkus-Kranke erhalten häufiger eine Dauerrente als magenresezierte Patienten. Die hier besprochenen Folgen nach Operationen am Magen und Zwölffingerdarm erfordern meist eine erneute chirurgische Intervention. Nach ihrer Behebung zählen sie nicht mehr zu den Ursachen einer Invalidisierung oder Berentung. Zurück bleiben die pathophysiologischen Folgen der primären Operation (Untergewicht, Steatorrhoe, Hypoproteinämie, Anämie, Dumping-Syndrom etc.). Bei Einschränkung der Erwerbsfähigkeit sind eine Reihe von Faktoren mitentscheidend:

1. Das Alter (Spätfolgen bei zunehmendem Operationsalter geringer),
2. Begleiterkrankungen (Tuberkulose, Diabetes etc.),
3. Geschlecht (postoperative Anämien bei Frauen häufiger),
4. Persönlichkeitsstruktur (Umweltbedingungen, Konfliktsituationen, Alkoholismus),
5. Art und Ursache der Operation (pathophysiologische Folgen nach bestimmten Operationsverfahren häufiger),
6. Beruf (Schwerarbeiter können oft ihren früheren Beruf nicht mehr ausüben).

Die richtige Einschätzung von Leistungs- und Arbeitsfähigkeit setzt immer eine eingehende klinische Untersuchung mit Dumping-Provokationstest, Prüfung des Kreislaufs, Resorptionsuntersuchung usw. voraus. Im allgemeinen beträgt *die Dauer der Rehabilitation 3 bis 6 Monate bis zur Wiederaufnahme der beruflichen Tätigkeit.* Dauerschäden sind nur individuell zu beurteilen. Hier ist zu erwägen, ob nicht auf chirurgischem Wege (Umwandlungsoperation) eine Besserung der pathophysiologischen Folgen erreicht werden kann.

Auch nach Magenoperationen wegen eines Karzinoms kann wieder Arbeitsfähigkeit eintreten. Nachdem es sich um eine konsumierende Erkrankung handelt, welche schon präoperativ zu einer stärkeren Beeinträchtigung des Allgemeinzustandes geführt hat, wird die Rehabilitation entsprechend längere Zeit in Anspruch nehmen. Entscheidend für die Arbeitsaufnahme ist die Radikalität des Eingriffs. Bei der Unsicherheit in dieser Frage ist zu prüfen, ob nicht eine Invalidisierung auf Zeit (ein Jahr) angezeigt ist, um eventuelle Symptome erneuten Tumorwachstums abzuwarten. Nach Operationen, die als radikal anzusprechen sind, beträgt die Fünfjahresheilung etwa 30%. Bei den ersten Anzeichen eines lokalen Rezidivs oder von Metastasen muß unverzüglich die Dauerinvalidisierung für die befristete Lebenszeit erfolgen.

Die Totalresektion des Magens bedeutet immer eine einschneidende Störung der normalen Verdauungsphysiologie. Der Verlust sämtlicher Magenleistungen erfordert ein strenges und zeitraubendes Reglement der Lebensführung. Nur unter ständiger

Beachtung dieser Regeln (spezielle Diät, häufigere und volumenmäßig kleine Mahlzeiten, Substitution von Vitaminen und evtl. Pankreasfermenten) kann das Leben noch lebenswert gestaltet werden. Nur ausnahmsweise wird eine geregelte berufliche Arbeit möglich sein.

Literatur

1) Gütgemann, A., u. W. Schreiber: Das Magen- und Kardia-Karzinom. Vorträge aus der prakt. Chirurgie, 69. Heft (1964).
2) Harkins, N. H.: Duodenal ulcer. In: Harkins, N. H. and L. M. Nyhus, Surgery of the Stomach and Duodenum. Boston 1962.
3) Hart, W.: Neue physiologische und anatomische Gesichtspunkte zur Frage der vagalen Innervation des Magenantrums und ihre Bedeutung für die Magenchirurgie.
4) Lindenschmidt, Th. O.: Langenbecks Arch. klin. Chir. 298 (1961), 428.

Beschwerden und Folgeerscheinungen nach Operationen des Magens und Duodenums

Von W. Dischler, Freiburg i. Br.

Physiologie und Pathophysiologie des operierten Magens

Zahlreiche Beschwerden und Folgeerscheinungen nach einer Magenoperation haben ihre Ursache in der gestörten Physiologie der Verdauung im Bereich des Magens und Duodenums. Um diese Störungen zu verstehen, ist es notwendig die normalen Funktionen stichwortartig darzustellen.

Es existiert beim normalen Magen eine nervöse und humorale Regelung der Zusammenarbeit von Motilität und Sekretion.

Sekretion des Magens

Wir wissen heute, daß die Sekretion des Magensaftes, insbesondere der Salzsäure, auf verschiedene Weise angeregt wird. Man kann 4 Phasen unterscheiden, die normalerweise nacheinander ablaufen:

1. In der *direkten vagalen Phase* werden die Belegzellen direkt durch Vagusreiz zur Sekretion stimuliert.
2. In der *vago-antralen Phase* wird im Antrum über den Vagus Gastrin freigesetzt, das als spezifisches, die Belegzellen stimulierendes Hormon angesehen wird.
3. In der *lokal-antralen Phase* wird im Antrum durch lokale Reize (Dehnung der Wand, Eiweißbausteine) Gastrin freigesetzt, wobei Histamin möglicherweise als Mediator-Substanz eine Rolle spielt.
4. In der *intestinalen Phase* wird Gastrin in der Darmmukosa entweder direkt oder über Histamin oder Serotonin im Antrum freigesetzt.
   Umstritten ist, ob normalerweise im Pankreas Gastrin freigesetzt wird. Zumindest bei den Inselzelladenomen des *Zollinger-Ellison*-Syndroms ist der Nachweis eindeutig gelungen. Erwähnenswert ist noch, daß Insulin über den Vagus säurestimulierend wirkt.

Es gibt auch ein System der Hemmung der Gastrinfreisetzung:

1. Sinkt im Antrum das pH unter 2,0, so wird über den Vagus eine weitere Gastrinausschüttung gebremst.
2. Die Hormone des Dünndarmes (Cholezystokinin, Pankreozymin, Sekretin und die Enterogastrone) wirken hemmend auf die Salzsäuresekretion des Magens. Auch das in den Pankreasinseln gebildete Glukagon hemmt die Belegzellsekretion (6).

Funktion von Galle und Pankreas

In der Wand des Duodenums werden verschiedene für die Funktion von Galle und Pankreas wichtige Hormone gebildet. Das Sekretin, dessen Ausschüttung offenbar durch Salzsäure angeregt wird, bewirkt daß vom Pankreas reichlich bikarbonathaltiger Saft sezerniert wird. Cholezystokinin wird durch Fett (Eigelb) freigesetzt und bewirkt die Kontraktion der Gallenblase. Pankreozymin, das vielleicht mit Cholezystokinin identisch ist, wird durch Peptone freigesetzt und regt die Sekretion der Pankreasfermente an.

Motilität und Passage

Die Rolle der im Duodenum gebildeten Enterogastrone ist noch umstritten. Offenbar hemmen sie die Motilität, während das im Duodenum und im übrigen Dünndarm freigesetzte Serotonin die Motilität steigert.

Es besteht für den geregelten Abbau der Nahrung vom Magen zum Dünndarm hin eine komplizierte, durch Hormone fein aufeinander abgestufte und durch das vegetative Nervensystem unterstützte Steuerung. Es ist selbstverständlich, daß die Unterbrechung dieses Regelkreises durch einen operativen Eingriff, besonders das Herausnehmen der Duodenalpassage, zu schweren Störungen führen muß (4).

So ist bei der Magenresektion nach Billroth II nicht nur die Motilität völlig gestört, so daß die Entleerung des Magens entsprechend dem hydrostatischen Druck erfolgt, sondern auch die Verdauung: Die ins Duodenum sezernierten Fermente mischen sich ungenügend mit der Nahrung und laufen den bereits im Jejunum befindlichen, im Restmagen ungenügend angedauten Nahrungsteilen nach.

Diagnostik

Prinzipiell stehen beim operierten Magen die gleichen diagnostischen Möglichkeiten zur Verfügung wie beim normalen Magen. Es sind lediglich die veränderten anatomischen Verhältnisse zu berücksichtigen.

Sekretionsanalyse

Eine genaue Sekretionsanalyse muß in jedem Fall durchgeführt werden, wenn therapieresistente Rezidivulzera auftreten. Sie ermöglicht dem Chirurgen, die geeignete Methode für die dann leider notwendige Zweitoperation festzulegen (s. chirurgischer Teil).

Eine *optimale und direkte Stimulation* der Säuresekretion der Belegzellen erhält man mit dem zur Zeit noch sehr teuren Gastrin (6 µg/kg Körpergewicht Pentagastrin) sowie mit Betazol (2 mg/kg) oder Histamin (z. B. Histamindihydrochlorid [Imido] 0,05 mg/kg). Dem Betazol ist wegen der geringeren Nebenwirkungen gegenüber dem Histamin der Vorzug zu geben.

Bei der Stimulation mit Alt-Insulin (0,2 E/kg i. v.) geht der Reiz über den Vagus.

In jedem Fall ist die kontinuierliche Absaugung des Magensaftes nach LAMBLING *vorzunehmen.* Beim Magenoperierten bewährt sich hierbei die Linksseitenlagerung bei leicht angehobenem Becken. Eine Röntgenkontrolle der Sondenlage ist zu empfehlen. Trotzdem läßt es sich manchmal nicht vermeiden, daß in den Magen zurückströmendes Duodenalsekret mitaspiriert wird.

Die schon beim normalen Magen sehr umstrittene Desmoid-Probe ist beim Magenresezierten ungeeignet.

Biopsie, Gastroskopie

Besteht der Verdacht, daß eine Gastritis oder Jejunitis vorliegt, sollte in jedem Fall zur Sicherung der Diagnose unter Röntgenkontrolle Gewebe durch *Saugbiopsie* entnommen werden (7).

Nicht selten werden bei der Röntgenuntersuchung eines Magenoperierten suspekte Befunde erhoben. Durch die *Gastroskopie* ist es in der Regel möglich, harmlose Nahtfolgen wie Pseudopolypen oder Divertikel von einem peptischen Geschwür oder einem Karzinom zu unterscheiden. Ist eine Gewebsentnahme nicht nötig, kann auch die Gastrokamera zur Diagnostik eingesetzt werden.

Findet sich ein Rezidivulkus bei großem Restmagen, so kann bei der Gastroskopie durch *Vitalfärbung der Magenschleimhaut* nach OTTENJAN festgestellt werden, ob das Antrum vollständig reseziert wurde. Nach Benetzen der Magenschleimhaut mit Kongorot-Lösung färben sich die säurebildenden Anteile schwarz an, während das Antrum rot bleibt.

Röntgen

Es gibt eine eigene Literatur über die Röntgenuntersuchung des operierten Magens. Es seien hier deshalb nur einige Probleme, die von allgemeinem Interesse sind, herausgegriffen. Der übliche Bariumbrei ist zu dünn, um eine echte *Sturzentleerung* zu diagnostizieren. Man muß eine »physiologische« Kontrastmahlzeit (Nahrungsmittel mit Bariumsulfat gemischt) geben.

Nach Vagotomie ist eine lange nachweisbare *Atonie* des Magens charakteristisch. Noch 6 Monate nach der Operation finden sich bei 50% der Patienten fehlende Peristaltik und verzögerte Entleerung (8).

Ulzera können bei sorgfältiger Reliefdarstellung mit der gleichen Treffsicherheit gefunden werden, wie beim nichtoperierten Magen.

Die sehr häufige *atrophische Stumpfgastritis* läßt sich röntgenologisch nicht diagnostizieren. Auch bei Faltenschwellungen korreliert das Röntgenbild nicht mit dem histologischen Befund.

Die röntgenologische Frühdiagnose eines *Stumpfkarzinoms* ist schwierig, weil an dem hochliegenden kleinen Magenstumpf keine Kompression möglich ist und wegen des Fehlens der Peristaltik über eine eventuelle Wandstarre keine Aussage gemacht werden kann. Im Verdachtsfalle sollte man gastroskopieren.

Beim *Syndrom der zuführenden Schlinge* gelingt die Füllung der Schlinge kaum. Man muß die abführende Schlinge komprimieren und den Magen prall füllen.

Bei Verdacht auf *gastrokolische Fistel* ist die Darstellung der Fistel manchmal nur durch Kontrasteinlauf möglich (4).

Beschwerden und Folgezustände

Die Meinungen über die Zahl der Patienten, die nach einer Magenoperation Beschwerden haben, gehen auseinander. Es sind jedoch eine Vielzahl von unterschiedlichen Symptomenkomplexen bekannt, die ausschließlich auf den operativen Eingriff zurückzuführen sind. Ein Teil der Symptome, wie z. B. Druck- und Völlegefühl nach den Mahlzeiten, Übelkeit und Erbrechen oder Diarrhoen sind vielen Syndromen gemeinsam. Um eine kausale Therapie treiben zu können, ist es wichtig, die jeweilige Ursache aufzuspüren. Erschwerend ist dabei manchmal, daß mehrere Beschwerdekomplexe gleichzeitig bestehen. Nicht selten haben Ulkuskranke — sie stellen das Gros der Magenoperierten — eine *neurotische Fehlhaltung*. Es ist dann besonders schwer, die geklagten Beschwerden mit dem objektiven Befund in Einklang zu bringen.

Bei Zustand nach Magenoperation eines Magenkarzinoms ist bei Beschwerden in erster Linie an ein Rezidiv oder ein Fortschreiten der Krankheit, z. B. Lymphknoten- oder Lebermetastasen, zu denken. Nahezu 80% der an Magenkarzinom operierten Patienten sterben heute noch an diesem Leiden, bei einer mittleren Überlebenszeit von 3 Jahren.

Psychische Faktoren

Die Operation beseitigt zwar das Ulkus, jedoch nicht die *Ulkuskrankheit*. Sie ist psychosomatischer Natur und tritt auf, wenn Menschen von bestimmter Wesensart und individuellen Wertsetzungen (Ulkuspersönlichkeit) in Konfliktsituationen geraten. Die dabei ausgelösten Affekte und Triebe führen zu vegetativen Funktionsumstellungen, die letztlich zum Symptom des Ulkus führen (3). Typisch für die sogenannte Ulkus-persönlichkeit ist, daß sie Ansprüche stellt, mit denen die eigene Leistungsfähigkeit nicht Schritt halten kann, so daß sich eine Diskrepanz zwischen Wollen und Können und ein Zustand der Überforderung ergibt. Die Konflikte sind in der Auflehnung gegen eine als hemmend und unterdrückend erlebte Umwelt zu sehen.

Unter den Magenoperierten finden sich nicht selten *Neurastheniker* und *Hysteriker*, bei denen postoperative Beschwerden gar nicht somatisch bedingt sind. Für sie ist die Operation ein solch einschneidender Eingriff, daß sie damit nicht fertig werden und an den Beschwerden der überstandenen Operation haften bleiben im Sinne einer »Flucht in die Krankheit« (4).

Andererseits können psychische Faktoren alle Arten postoperativer Beschwerden ver-stärken. Eine starke Abhängigkeit von momentanen Belastungen beobachtet man vor allem bei Beschwerden des zu kleinen Magens, beim *Dumping*-Syndrom und beim *postprandialen* Spätsyndrom.

Beschwerden des zu kleinen Magens

Beschwerden: Völle- und Druckgefühl, schon während oder kurz nach dem Essen. — »Ich bin voll, aber nicht satt!« — Selten Schmerzen oder Erbrechen. Die Beschwerden sind stärker nach fester als nach flüssiger Nahrung. Die Stärke der Beschwerden ist nicht abhängig von der Größe des Restmagens. Häufig werden die Beschwerden kurz nach der Operation beobachtet, später werden sie seltener.

Ursache: Unbeherrschte Kranke, die ihre Eßgewohnheiten nicht umstellen können.

Therapie: Häufige kleine Mahlzeiten. Meiden schwer verdaulicher Speisen.

Dumping-Syndrom

(Synonym: postalimentäres Frühsyndrom, alimentärer Kreislaufkollaps)

Beschwerden: Beginn 10—15 Minuten nach dem Essen.

1. *Intestinale Komponente:* Druck- und Völlegefühl im Oberbauch. Kollern und Rumoren im Leib, kolikartige Schmerzen im Abdomen, Brechreiz, selten Erbrechen, Stuhldrang und/oder diarrhoische Stuhlentleerung.
2. *Kardiovaskuläre Komponente:* Plötzliche Schwäche, Müdigkeit, Schwindel, Rö-tung (!) des Gesichtes, Schweißausbruch, Herzklopfen, Tachykardie, manchmal Kollaps mit Seh- und Hörstörungen.

Die Beschwerden werden im Liegen besser. Sie müssen nicht nach jeder Nahrungsaufnahme auftreten und können in der Stärke von Tag zu Tag wechseln. Sie werden in leichter Form bei etwa 20% aller Magenresezierten beobachtet; schwere Fälle ca 4%. Das *Dumping*-Syndrom ist häufig beim Billroth II. Es kann noch Jahre nach der Operation auftreten.

Ursache: Durch die Operation wird die Motilität des Magens meist schwer gestört. Die Entleerung erfolgt entsprechend dem hydrostatischen Druck. Wenn es dabei zur Sturzentleerung kommt, führt dies zu einer Überdehnung der abführenden Schlinge. Zusätzlich scheint eine Störung der Osmoregulation durch hypertonischen Speisebrei (vor allem Kohlehydrate) zur Flüssigkeitsansammlung im Dünndarm und zur weiteren Dehnung zu führen. Hierdurch wird reichlich Serotonin freigesetzt, das zu den intestinalen Störungen führt, während die Flüssigkeitsverschiebung zur Abnahme des zirkulierenden Blutvolumens und damit zu den kardiovaskulären Symptomen führt (10).

Differentialdiagnose: Syndrom der zuführenden Schlinge.

Therapie: Verhinderung der Sturzentleerung z. B. durch häufige, kleine und feste (!) Mahlzeiten. Keine Flüssigkeit zu den Mahlzeiten, sondern getrennt einnehmen. Süße Getränke, bei manchen Patienten auch Milch meiden. Die Mahlzeiten im Liegen einnehmen bzw. kurze Liegepause nach dem Essen. Tragen einer straffen Leibbinde.

Medikamentös: Gefäßaktive Substanzen gegen Kollapserscheinungen; zur Ruhigstellung ¼ mg Atropin ½ Stunde vor den Mahlzeiten; Serotoninantagonisten (Deseril, Periactinol); Reserpin eine Stunde vor den Mahlzeiten soll die Serotoninfreisetzung vorwegnehmen.

In therapierefraktären Fällen hilft nur eine Umwandlungsoperation Billroth II in Billroth I.

Postprandiales Spätsyndrom
(Synonym: Spätdumping, postalimentäre Hypoglykämie)

Beschwerden: Beginn 1—4 Stunden nach dem Essen. Körperliche Schwäche, Unfähigkeit intensiv geistig oder körperlich zu arbeiten, Müdigkeit, Gähnen, Schwindel, Schweißausbruch, Blässe (!) im Gesicht, Heißhunger. Prompte Besserung nach erneuter Nahrungszufuhr, besonders nach Zucker. Ausgelöst oft durch besonders kohlehydratreiche Kost, z. B. Frühstück mit Brot, Marmelade, süßem Gebäck und reichlich Zucker in Tee und Kaffee.

Ursache: Die Kohlehydrate gelangen zu schnell und in hoher Konzentration in den Dünndarm. Dort werden sie rasch resorbiert. Der starke Blutzuckeranstieg führt zu einer überschießenden Insulinausschüttung und zur reaktiven Hypoglykämie. Vielleicht ist bei Patienten mit Leberschaden zusätzlich die Glykoneogenese in der Leber gestört.

Therapie: Häufige, kleine, nicht zu kohlehydratreiche Mahlzeiten. Eher eiweiß- und fettreiche Diät (englisches Frühstück). In schweren Fällen: 4mal 0,3 mg Atropin.

Beschwerden nach Vagotomie

Leider sind in 12—42% der Fälle, die früher operiert wurden, die Vagotomien unvollständig, so daß Rezidivulzera entstehen (siehe dort).

Die Beschwerden nach Vagotomie hängen davon ab, welche Äste des Vagus durchtrennt wurden.

Die totale (trunkuläre) Vagotomie führt zu Diarrhoen, fehlendem Gallenblasenreflex und verminderter Pankreassekretion.

Im übrigen sei — besonders was die Probleme der Magenatonie nach Vagotomie betrifft — auf die ausführliche Darstellung im chirurgischen Teil verwiesen.

Therapie: Zur Besserung der Atonie hat sich vor allem Metoclopramid (Paspertin) bewährt.

Stumpfgastritis

Beschwerden: Schmerz und Druck in der Magengegend unmittelbar nach dem Essen. Völlegefühl, Aufstoßen, Übelkeit. Untergewicht.

Ein Zusammenhang zwischen den klinischen Beschwerden und dem Schweregrad des bioptischen Befundes besteht nicht. Je ausgeprägter das Untergewicht ist, um so häufiger finden sich allerdings schwere Schleimhautveränderungen (7).

Ursache: Bei Magenresezierten mit Magenkarzinom findet man meist schon zum Zeitpunkt der Operation eine schwere atrophische Umbaugastritis. Bei Patienten mit Ulcus ventriculi besteht auch oft primär eine schwere chronische Gastritis. Bei den Fällen mit Ulcus duodeni dagegen zeigt die Magenschleimhaut ursprünglich keine Entzündung, sondern eine Vermehrung der Belegzellen und verstärkte Zellmauserung.

Durch den Rückfluß des Duodenalsaftes in den Magen kommt es in jedem Fall zur Gastritis. Man findet sie deshalb besonders häufig und schwer beim Billroth II. Auch besteht eine eindeutige Abhängigkeit vom Zeitpunkt der Operation. Je länger sie zurückliegt, desto häufiger werden schwere atrophische Veränderungen gefunden. Schon 1 Jahr nach der Operation konnte nur noch bei 3,5% der Fälle normale Magenschleimhaut nachgewiesen werden.

Diagnostik: Röntgenologisch kann eine Gastritis weder gefunden noch ausgeschlossen werden! Die sogenannte Faltenschwellung kann sowohl rein funktioneller Natur als auch durch entzündliche Prozesse (bei denen man sie jedoch nur in etwa 50% der Fälle beobachtet) bedingt sein. Sie ist auf einen erhöhten Tonus der Muscularis mucosae zurückzuführen. Nur die Schleimhautbiopsie kann die Diagnose sichern.

Wird durch die Sekretionsanalyse Säure nachgewiesen, so ist differentialdiagnostisch an ein Ulkusrezidiv zu denken. Bei der schweren atrophischen Gastritis findet man keine Säure.

Therapie: Falls vorhanden: exogene Noxen (Alkohol, Nikotin) ausschalten. Häufige kleine Mahlzeiten; Tierkohle oder andere adsorbierende Substanzen. Rollkuren. Im akuten Stadium: Eiweiß- und fettarme Diät.

Prognose: Im allgemeinen schreitet die Atrophie der Magenschleimhaut fort. Dies führt zu einer erhöhten Karzinomgefahr (Magenstumpfkarzinom).

Jejunitis

Beschwerden: Vom Magen links nach abwärts strahlendes wehes Gefühl oder Schmerzen sofort nach Nahrungsaufnahme; oft verbunden mit Stuhldrang und baldiger Entleerung eines breiigen Stuhles mit reichlich Fettsäuren und Seifen. Bald tritt dann wieder ein eigenartiges wehes Hungergefühl auf.

Ursache: Meist handelt es sich um das Übergreifen einer Gastritis auf das Jejunum. Auch beim *Dumping*-Syndrom findet man häufig ein Jejunitis.

Diagnostik: Wie bei der Gastritis läßt sich eine Entzündung des Jejunums nur durch Biopsie nachweisen. Die Röntgendiagnose »Irritation des Jejunums« wird in 85% der

Fälle mit Billroth II und in 55% bei Billroth I gefunden. Sie ist auf chemische, thermische und mechanische Überreizung des Dünndarms zurückzuführen.

Therapie: Siehe bei Stumpfgastritis. Pankreas-Fermentpräparate sind nur wirksam, wenn zusätzlich eine schwere exokrine Pankreasinsuffizienz besteht.

Ösophagitis, Hiatus-Syndrom

Beschwerden: Folgende Trias:
1. Lokalbeschwerden hinter dem Xiphoid: Druck und Klemmen; Beschwerden beim Durchtritt von Speisen; Brennen; Schmerzen, die in den Rücken links paravertebral ausstrahlen können.
2. Kardiainsuffizienz: Aufstoßen von Luft, Reflux von Magensaft = Sodbrennen.
3. Lageabhängigkeit: Auftreten vor allem im Liegen, auch nachts; beim Bücken; bei vornübergeneigtem Sitzen.

Zusätzlich können *echte pektanginöse Beschwerden* auftreten. Typisch ist die sofortige Linderung bei aufrechter Körperhaltung, nach Nahrungsaufnahme und durch Antazida.

Ursachen: Kardiainsuffizienz nach Operationen in diesem Gebiet, vor allem nach totaler Gastrektomie (siehe chirurgischer Teil).

Meist liegt eine Hiatusgleithernie vor, besonders wenn schon vor der Operation Sodbrennen bestanden hat. HAFTER konnte bei 90% der Patienten mit lageabhängigen Beschwerden mit verfeinerter Röntgentechnik eine Hiatushernie nachweisen. Rückenschmerzen sprechen für Übergreifen der Ösophagitis auf die tieferen Wandschichten.

Durch Druck der Hiatushernie auf die Vagusäste im Hiatus oesophagi kommt es zur Mangeldurchblutung der Koronararterien und zu den pektanginösen Beschwerden.

Sodbrennen nach süßen Speisen ist auf eine Stimulierung der Säuresekretion über den Vagus durch Insulinausschüttung zurückzuführen.

Therapie: Antazida, vor allem zur Nacht. Sekretionshemmende Präparate. Abendessen früh und kleine Mahlzeit. Nachts steil liegen. Bei Übergewicht: Gewichtsabnahme anstreben zur intraabdominellen Druckentlastung.

Meiden: Bohnenkaffee, säurelockende Speisen und gegebenenfalls süße Speisen.

In schweren Fällen: Zweitoperation (siehe chirurgischer Teil).

Prognose: Bei *Billroth-II*-Mägen kommt es meist zu einer spontanen Rückbildung der Beschwerden ab dem dritten Jahr nach der Operation infolge Atrophie der Magenschleimhaut durch Stumpfgastritis.

Komplikationen: Im Verlauf einer Ösophagitis kann es zu Erosionen und Mikroblutungen kommen, die dann zu einer Eisenmangelanämie führen.

Syndrom der afferenten Schlinge
(Synonym: Syndrom der zuführenden Schlinge)

Beschwerden: $^1/_2$ bis 3 Stunden nach dem Essen: Völlegefühl, Schmerzen, z. T. krampfartig, im mittleren und rechten Oberbauch, die im Liegen eher schlechter werden. Explosionsartiges, galliges Erbrechen bringt sofort Erleichterung. Die Beschwerden können intermittierend auftreten. Das Syndrom findet sich nach *Billroth-II*-Operationen, ist jedoch insgesamt selten.

Ursachen: Stase und Retention der Gallen-Pankreas-Duodenalsekrete in der zuführenden Schlinge durch Abknickung oder zeitweilige Okklusion des Duodenums, das gewaltig dilatiert sein kann (siehe auch chirurgischer Teil). Atonie des Duodenums.

Differentialdiagnose: Galliges Erbrechen nach Milch und Zuckerspeisen durch Milchallergie, lokale Reizung oder nutritive Hypersekretion.

Werden mehr oder weniger große Anteile der Nahrung erbrochen, so ist an das Syndrom der *efferenten Schlinge* (siehe chirurgischer Teil) oder das Rezidiv eines Karzinoms zu denken.

Therapie: chirurgisch (siehe dort).

Komplikationen: Dyskinesien der Gallenwege, Cholangitis, Cholezystitis, Pankreatitis.

Blind-loop-Syndrom
(Synonym: Syndrom der blinden Schlinge)

Beschwerden: Gewichtsverlust, Steatorrhoe, Vitamin-B12-Mangelsyndrom. Harn-Indikan ist stark erhöht.

Ursache: Stagnation der Sekrete im Blindsack der afferenten Schlinge mit sekundärer Bakterienbesiedlung (Anaerobier). Der nachweislich vermehrte Vitamin-B12-Verbrauch dieser Keime führt zum *Vitaminmangelsyndrom.* Zur Steatorrhoe kommt es infolge einer vermehrten bakteriellen Hydrolyse der Gallensäuren und damit zur ungenügenden Emulgierung der Fette. Die hormonellen Sekretionsreize für Galle und Pankreassaft sind vermindert.

Therapie: Chirurgisch (Umwandlung *Billroth II* in *Billroth I*). Die Darmentkeimung ist schwierig, da die afferente Schlinge kurz geschlossen ist.

Komplikationen: s. bei Syndrom der afferenten Schlinge.

Ulzera
(Rezidivulkus, Anastomosenulkus, Jejunalulkus)

Beschwerden: Das führende Symptom für ein postoperatives Ulkus ist im allgemeinen der Schmerz. Der Nüchternschmerz ist meist nicht durch Nahrungsaufnahme zu beeinflussen. Der Allgemeinzustand ist stärker beeinträchtigt als beim »klassischen« Ulcus duodeni, die Periodizität fehlt. Die Beschwerden können Kreszendocharakter haben. Krampfartige, linksseitige Oberbauchschmerzen, die in den Rücken links ausstrahlen, finden sich vor allem bei der Penetration ins Mesokolon oder Pankreas. Bei der vorderen Gastroenterostomie führt das Anastomosenulkus zu Schmerzen im Bereich des Nabels und rechts davon.

Es gibt auch Fälle ohne Schmerzen. Das einzige Symptom ist dann Appetitlosigkeit und Abmagerung. Das erste Zeichen: Blutabgang im Stuhl.

Die große Blutung ist beim postoperativen Ulkus häufig (KALK beobachtete sie bei $^2/_3$ seiner Fälle). Vorher besteht jedoch meist schon über längere Zeit eine leichte Blutung. Es wurden symptomfreie Intervalle von 1—20 Jahren nach der Operation beobachtet.

Das Anastomosenulkus ist beim Billroth-II-Magen viermal so häufig wie das Jejunalulkus.

Ursache: Auch für das postoperative Ulkus gilt der Satz: »Ohne Säure kein Ulkus.« Es sind deshalb fast ausschließlich Patienten mit einer Erstoperation wegen Ulcus duodeni betroffen, während beim Ulcus ventriculi meist schon bei der Operation eine chronische Gastritis mit herabgesetzter Säuresekretion besteht. Der Einfluß der jeweiligen Operationstechnik auf die Ulkushäufigkeit ist im chirurgischen Teil dargestellt.

Die pathogenetisch wirksamen Faktoren sind für das postoperative Ulkus die gleichen wie für das banale Ulkus:

1. chronische Entzündung,
2. umschriebene lokale Durchblutungsstörungen der Schleimhaut,
3. Leersekretion (vagal und/oder durch Gastrin stimuliert) von peptischaktivem Magensaft.

Umstritten ist die Frage, ob ein schwerer Leberparenchymschaden durch eine fehlende Inaktivierung von Gastrin die Geschwürbildung begünstigt.

Diagnostik: Untersuchung des Stuhls auf okkultes Blut (in 80% positiv) — Sekretionsanalyse zum Nachweis von Säure, vor allem im Nüchternsekret. Röntgendiagnostik: Der Ulkusnachweis ist sehr von der Technik abhängig. Nicht selten sitzt das Ulkus an der Vorderwand der efferenten Schlinge.

Differentialdiagnose: Iatrogenes Ulkus durch Medikamente: Steroide, Phenylbutazon, Salizylate, Chinin, Coffein, Reserpin.

Endokrines Ulkus: 1. *Zollinger-Ellison-Syndrom* (Gastrin produzierende Inseladenome des Pankreas). 2. *Hyperparathyreodismus* (Hyperkalziämie stimuliert Säuresekretion). 3. *Wermer-Syndrom* (multiple endokrine Adenomatose). 4. Auch bei der *Thyreotoxikose* werden vermehrt Ulzera gefunden.

Therapie: Es gibt fünf Angriffspunkte:

1. Zentrale Dämpfung des Vagotonus durch Tranquilizer.

2. Medikamentöse Vagotomie durch Anticholinergika: Cave! Glaukom, Pylorusstenose, Prostatahypertrophie. — Wir kennen heute eine ganze Reihe von Substanzen, die dem klassischen Atropin überlegen sind. Eine mehrjährige Verabreichung von Anticholinergika führt zu einer erheblichen Abnahme der gesamten gastralen Sekretion, die auch nach Absetzen noch etwa 2 Jahre erhalten bleibt.

3. Neutralisierung der Magensalzsäure durch Antazida, denn bei einem pH über 5,0 zeigen die Magenfermente keine proteolytische Aktivität mehr. Pepsin inaktivierende Substanzen werden z. Z. noch getestet. Häufige kleine Mahlzeiten sollen den Magen nie ganz leer werden lassen. Gut gekaute (feste) Nahrung ist besser als die früher übliche flüssige Kost.

4. Lokalbehandlung durch antiphlogistische Maßnahmen. Hierzu gehören auch Diät und Bettruhe. Rauchen verzögert die Heilung eines Geschwürs. Ein Teil der Schmerzen ist durch Spasmen der glatten Muskulatur bedingt. Sie können durch Metoclopramid (Paspertin) aufgehoben werden. Durch dieses Medikament soll auch die Ulkusheilung beschleunigt werden, da es infolge Erhöhung der Motilität die Durchblutung der Mukosa fördert und die Kontaktzeit des sauren Chymus verkürzt.

5. Verminderung der Gastrinfreisetzung durch Verbot sogenannter säurelockender Speisen, wie Eiweiß (nur das Eiweißminimum von 70 g/die ist erlaubt), erhitztes Fett, stark gewürzte pikante Speisen, Bohnenkaffee, Alkohol, Süßigkeiten.

In der Regel sollen drei konservative Ulkuskuren durchgeführt werden, bevor man sich zur Zweitoperation (siehe chirurgischer Teil) entschließt.

Komplikationen: Die Anastomosen- und Jejunalulzera sind hinsichtlich der Perforation gefährlicher als das Ulcus ventriculi oder duodeni. Lassen die Ulkusschmerzen schlagartig nach, ist an eine Perforation zu denken. Bei Perforation ins Kolon kommt es zu den typischen Zeichen der *Fistelbildung* (siehe chirurgischer Teil).

Diarrhöen

Die Diarrhöen nach Magenoperation können vielfältige Ursachen haben. Differentialdiagnostisch sind vor allem in Erwägung zu ziehen: totale Vagotomie, *Dumping*-Syndrom, *Blind-loop*-Syndrom, Jejunitis, Nahrungsmittelallergie (Milch etc.), Ausfall der peptischen Verdauungsfermente des Magens (seltene Ursache), gastrokolische Fistel, fälschlich angelegte Gastroileostomie (Diarrhöen sofort nach der Operation).

Es sollte jedoch auch in jedem Fall überlegt werden, ob nicht von der Magenoperation unabhängige Erkrankungen für die Diarrhöen verantwortlich sein können.

Der Einfluß auf andere Organe

Die Folgeerscheinungen einer Magenoperation können sich auch an anderen Organen manifestieren. In erster Linie sind die Nachbarorgane, Leber, Gallenwege und Gallenblase sowie das Pankreas betroffen. Liegt ein postoperatives Mangelsyndrom vor, so finden sich auch Veränderungen am Knochen, an den Nebennieren usw. (siehe unten).

Gallenblase und Gallenwege

Die Veränderungen im Bereich der Gallenwege reichen von leichten Dyskinesien bis zur schweren chronischen Cholangitis mit Übergang in Zirrhose.

Dyskinesien sind beim *Billroth-II*-Magen in erster Linie durch eine Störung der Cholezystokininfreisetzung im blind verschlossenen Duodenum bedingt. Die physiologischen Reizstoffe (Fette und Eiweiß) kommen ungenügend in Kontakt, da sich der Magen vorwiegend über die abführende Schlinge entleert. Auch Salzsäure führt zur Cholezystokininabgabe. Dieser Reiz ist beim Magenresezierten stark vermindert oder fehlt ganz. Bei der totalen Vagotomie schließlich fehlt der zur Gallenblasenkontraktion führende Vagusreiz.

Cholangitis: In dem Blindsack des Duodenums besteht häufig eine Stase der Sekrete infolge verminderter Kontraktionsreize. Außerdem fehlt die keimtötende Wirkung des sauren Magensaftes oder sie ist stark vermindert. Die Keimbesiedlung des Duodenums führt dann, vor allem wenn der Gallefluß reduziert ist (s. o.), zur aufsteigenden Infektion der Gallenwege und der Gallenblase, teilweise zur Gallensteinbildung.

Therapie: Choleretika, gallengängige Sulfonamide und Antibiotika. — Zur Prophylaxe: Salzsäurepräparate.

In therapieresistenten Fällen muß operativ vorgegangen werden (s. chirurgischer Teil).

Leber

Die Häufigkeit von Leberschäden nach Magenoperationen ist umstritten, da viele Untersucher nur ein ausgewähltes Krankengut auswerteten (5). Es besteht jedoch kein Zweifel, daß eine große Zahl von magenresezierten Patienten Veränderungen der Leber — seien sie nun Folge der Operation oder nicht — haben, so daß bei unklaren Oberbauchbeschwerden immer auch an die Leber gedacht werden sollte.

Die Zahl und der Schweregrad der Leberveränderungen nimmt deutlich zu, je größer der zeitliche Abstand zur Operation ist. Bei der Operation nach *Billroth II* sind sie häufiger als bei *Billroth I.*

Fettleber: Es gibt viele Ursachen, die zur Leberverfettung führen. Am häufigsten dürfte ein chronischer Alkoholismus vorliegen. Die Fettleber ist jedoch auch ein Frühsymptom des Diabetes, der durch eine Glukosebelastung ausgeschlossen werden sollte. Enterotoxische Einflüsse, insbesondere beim *Blind-loop*-Syndrom, sind als zusätzliche Faktoren zu diskutieren.

Chronische Hepatitis: In einem Teil der Fälle ist sie Folge einer Transfusionshepatitis (Transfusionen werden notwendig bei einem blutenden Geschwür oder im Zuge der Operation). Nach KALK zeigt die Hepatitis beim magenresezierten Patienten häufig einen schweren Verlauf mit Übergang in eine chronische Hepatitis und Zirrhose. Eine andere Ursache der chronischen Hepatitis ist in den oft vorkommenden rezidivierenden Gallenwegsinfektionen zu sehen.

Zirrhose: Auch Zirrhosen können bei den Magenresezierten gefunden werden (20%/o bei KALK). Außer den bereits genannten hepatotoxischen Faktoren können auch Hypoproteinämien und Polyhypovitaminosen, die zum postoperativen Mangelsyndrom gehören, beteiligt sein.

Pankreas

Auf die Entstehungsmöglichkeiten einer Pankreatitis ist bereits im chirurgischen Teil eingegangen worden.

Mehrere Faktoren können zu einer Einschränkung der *exokrinen Pankreasfunktion* führen.

1. Bei vollständiger Antrumresektion fehlt der für die Pankreassekretion wichtige Gastrinreiz.

2. Sekretin, das zur Ausschüttung eines wasser- und bikarbonatreichen Pankreassaftes führt, wird im Duodenum durch Ansäuern freigesetzt. Beim Magenresezierten ist die Säurebildung reduziert oder fehlt bei der atrophischen Gastritis ganz.

3. Pankreozymin bewirkt die Bildung eines fermentreichen Pankreassekrets. Das Pankreozymin, das möglicherweise mit Cholezystokinin identisch ist, wird durch Eiweiß, Peptone und Aminosäuren, aber auch durch Salzsäure, die beim *Billroth II* alle vermindert ins Duodenum gelangen, freigesetzt.

Erwähnt werden muß noch, daß bei der totalen Vagotomie die Pankreassekretion reduziert ist.

Beim schweren postoperativen Mangelsyndrom mit Hypoproteinämie findet man ebenfalls eine verminderte Sekretion von Pankreasfermenten.

KALK vertritt die Auffassung, daß die exokrine Pankreasfunktion nach Magenoperationen im allgemeinen nicht meßbar eingeschränkt sei.

Postoperatives Mangelsyndrom
(Synonym: Agastrische Dystrophie, Spätsyndrom)

Sehr viele Patienten bekommen nach einer Magenresektion deutliche Ernährungsstörungen, wie Untergewicht, Verlust des Unterhautfettgewebes, Muskelatrophie, Anämie, trophische Störungen der Haut und Nägel, Mundwinkelrhagaden, Hyperkeratosen, Osteoporose usw. Je länger die Operation zurückliegt, um so ausgeprägter sind die Zeichen. Ein Untergewicht von mehr als 10 kg konnte in einer Untersuchung bei ²/₃ aller Fälle festgestellt werden. Die Operation lag dabei 2—18 Jahre (im Mittel 7 Jahre) zurück. Bei der Operation nach *Billroth I* sind die Zeichen des postoperativen

Mangelsyndroms seltener und weniger ausgeprägt als bei *Billroth II*. Nicht berücksichtigt sind Fälle mit totaler Gastrektomie, bei denen eine agastrische Dystrophie naturgemäß häufig auftritt.

Die im folgenden aufgeführten Symptome, von denen oft mehrere gleichzeitig nachweisbar sind, werden alle unter dem Sammelbegriff eines postoperativen Mangelsyndroms zusammengefaßt.

Untergewicht: Oft ist eine unterkalorische Ernährung die Ursache des Untergewichts. Die Patienten halten aus Furcht vor den vielfältigen Unverträglichkeitserscheinungen eine *Angstdiät* ein. Statt 5—6 kleine Mahlzeiten, werden höchsens 3 eingenommen. Bei einem Teil der Patienten ist für die unten beschriebenen Mangelsymptome diese Exokarenz verantwortlich zu machen. Nicht selten ist leider auch ein chronischer Alkoholismus an der Mangelernährung schuld.

Die durch die Operation gesetzten anatomischen Veränderungen können zu einer beschleunigten Magen-Darm-Passage führen. Damit wird die Kontaktzeit für die Resorption verkürzt. Die Umgehung des Duodenums bedingt eine verminderte Sekretion von Galle und Pankreasfermenten und eine ungenügende Mischung des Chymus mit dem Duodenalsaft.

Bestehen Diarrhoen oder Steatorrhoen, so ist ein Gewichtsverlust unausbleiblich. Differentialdiagnostisch ist an eine gastrokolische Fistelbildung zu denken.

Bei einer späteren Gewichtsabnahme nach Magenresektion sollte auch stets an andere, neu hinzugekommene Krankheiten (Tuberkulose, Karzinom, Diabetes) gedacht und gesucht werden. In dieser Hinsicht erwächst dem nachbehandelnden Arzt eine große Verantwortung.

Hypoproteinämie: Zeichen des Proteinmangels sind: Hypoproteinämie, Muskelschwund, Ödeme, u. U. eine Leberschädigung. Eine falsche, zu eiweißarme Diät kann ursächlich für den Proteinmangel in Frage kommen. Ferner dürften neben einer ungenügenden Proteolyse infolge Fehlens der Magensäure und verminderter Sekretion von Pankreasfermenten die veränderten Resorptionsverhältnisse zum Proteinmangel führen. Besteht ein Leberschaden, so ist zusätzlich die Proteinsynthese gestört. Beim Vorliegen entzündlicher Darmveränderungen ist auch an Proteinverluste in den Darm *(protein losing enteropathy)* zu denken.

Steatorrhoe: Die Hauptursache für Steatorrhoe ist im *blind-loop*-Syndrom zu suchen. Auch die oben beschriebenen Faktoren (die zur Maldigestion und Malabsorption führen) kommen in Frage. Der Nachweis einer Steatorrhoe ist relativ einfach mit dem *Triolein*-Test zu führen.

Klinisch bedeutsam ist die Steatorrhoe wegen des Verlustes an kalorienreichen Nährstoffen. Es kommt zur Abmagerung.

Auch die fettlöslichen Vitamine gehen verloren. Durch *Vitamin-A-Mangel* kommt es zu follikulären Hyperkeratosen, Nachtblindheit usw. Ein *Vitamin-D-Mangel* kann zur Osteomalazie führen (s. u.). Beim *Vitamin-K-Mangel* kommt es zu einer Verminderung verschiedener in der Leber gebildeter Gerinnungsfaktoren, z. B. Prothrombin, so daß Blutungen auftreten können.

Interessant ist, daß bei Magenresezierten, die keine Zeichen einer Steatorrhoe boten, ein subklinischer Vitamin-D-Mangel im Knochenpunktat nachgewiesen werden konnte. Einige Patienten hatten eine erhöhte alkalische Phosphatase. Über die Häufigkeit dieses Befundes liegen noch keine Angaben vor.

Osteopathien: Bei Patienten mit Magenoperationen werden auch Osteopathien beobachtet. Einerseits handelt es sich um *Osteomalazien* durch Vitamin-D-Mangel, die verhältnismäßig selten sind. Häufiger sind *Osteoporosen.* Der Schwund der Knochenmatrix ist meist auf einen Eiweißmangel zurückzuführen. Vielfach sind die Osteopathien von einem Kalziummangel (s. u.) begleitet.

Elektrolytstörungen: Ein *Kalziummangel* wird vor allem bei Patienten mit Sturzentleerung *(Dumping-*Syndrom) beobachtet. Die Kalziumresorption findet zum größten Teil im Duodenum statt. Der blinde Verschluß dieses Darmabschnitts beim *Billroth-II-*Magen führt zur verminderten Kalziumresorption. Besteht eine Steatorrhoe, so geht Kalzium infolge Fettseifenbildung verloren. Bei Vitamin-D-Mangel ist nicht nur die Kalziumresorption vermindert, sondern auch der Kalziumverlust des Körpers durch Entkalkung des Knochens gesteigert, was durch einen sekundären Hyperparathyreodismus verstärkt werden kann. — Der Kalziummangel kann in einzelnen Fällen so extrem sein, daß Tetanien beobachtet werden.

Bestehen Diarrhoen oder Erbrechen, so kann sich ein *Kaliummangel* entwickeln. Er führt zu entsprechenden Veränderungen im EKG. Auch Darmatonien können auftreten.

Kommt es infolge der Resorptionsstörungen zum *Magnesiummangel,* können psychotische Krankheitsbilder beobachtet werden.

Eisenmangel: Nicht selten entwickelt sich bei Magenresezierten eine *Eisenmangelanämie.* Ein latenter Eisenmangel läßt sich durch die Bestimmung der ungesättigten Eisenbindungskapazität des Serums (UEBK) feststellen. Wenn ausgeschlossen werden kann, daß es sich um eine Blutungsanämie handelt (Hiatushernie, Ulkus), so liegt eine verminderte enterale Resorption vor: Beim Fehlen von Magensäure kann das organisch gebundene Nahrungseisen nicht in die zur Resorption notwendige Form (Ferro-Ionen) gebracht werden. Außerdem wird das Eisen am schnellsten im Duodenum resorbiert. Wird dieses beim *Billroth II* ausgeschaltet, so reicht die Resorption im übrigen Dünndarm und Kolon nicht zur Deckung des Bedarfs aus, besonders bei menstruierenden Frauen.

Eine orale Substitution ist meist möglich, da das Eisen in den handelsüblichen Präparaten im Überschuß und in der leicht resorbierbaren Ferro-Form vorliegt.

Vitamin-B12-Mangel: Insgesamt wird ein Vitamin-B12-Mangel beim Magenresezierten selten beobachtet; regelmäßig allerdings bei totaler Gastrektomie ohne Substitution. Nicht immer ist eine *megaloblastäre Anämie* (Perniciosa) das erste klinische Zeichen, sondern funikuläre Symptome.

Auf die Entstehung des Vitamin-B12-Mangels beim *blind-loop-*Syndrom wurde bereits hingewiesen. Meist tritt der Vitaminmangel, wenn nicht eine totale Gastrektomie vorliegt, erst 5—10 Jahre nach der Magenoperation in Erscheinung. Der durch den Schillingtest nachweisbare intrinsic-Faktor-Mangel dürfte Folge einer langsam fortschreitenden atrophischen Gastritis sein.

Sekundäre Nebenniereninsuffizienz: Bei Patienten mit Untergewicht und Eiweißmangel nach Magenoperation konnte vielfach eine verminderte Produktion von 17 Ketosteroiden nachgewiesen werden. Es soll sich um eine sekundäre Nebenniereninsuffizienz infolge verminderter ACTH-Ausschüttung durch die Hypophyse handeln. Neben der allgemeinen Dystrophie sind für diesen Befund in einzelnen Fällen zusätzliche Faktoren (z. B. Leberschädigung bei Alkoholismus) verantwortlich.

Sekundär kommt es zur Hodenatrophie und Impotenz oder auch vereinzelt zur völligen Nebennierenatrophie mit dem Vollbild eines Morbus Addison (9). Wenn gleichzeitig ein Vitamin-B12-Mangel bestand, konnte eine Besserung der Nebennierenfunktion nach Vitamin-B12-Therapie beobachtet werden.

Therapie

Die Therapie wird sich nach der jeweils zugrunde liegenden Störung richten. Exogene Noxen (Alkohol) müssen natürlich ausgeschaltet werden.

Das Hauptaugenmerk ist darauf zu richten, daß eine kalorisch ausreichende, vitaminreiche Diät eingehalten wird.

Bei Steatorrhoen können kombinierte Galle-Pankreas-Fermentpräparate verordnet werden. Sie sind jedoch nur wirksam, wenn die Ursache der Steatorrhoe in einem verminderten Gallenfluß oder einer schweren exkretorischen Pankreasinsuffizienz, also einem *Maldigestions*-Syndrom zu suchen ist. Bei dem sehr viel häufigeren Malabsorptions-Syndrom infolge funktioneller oder entzündlicher Veränderungen des Dünndarms ist ein therapeutischer Effekt nicht zu erwarten. In solchen Fällen kann die Substitution des Nahrungsfettes durch mittelkettige Triglyceride eine Besserung bringen.

Eine Substitution mit Magenfermenten ist beim Magenoperierten schwierig, weil durch die rasche Entleerung des Magens das wirksame saure pH (unter 3,0 für Pepsin, unter 5,0 für Kathepsin) nur kurz oder gar nicht erreicht wird. Pankreasfermente, deren Wirkungsoptimum bei einem pH von 7,0 liegt, sollten andererseits auch nicht kritiklos gegeben werden, sondern nur wenn eine pankreatogene Maldigestion anzunehmen ist.

Wegen der aufsteigenden bakteriellen Infektion bei Säuremangel, ist die Gabe von Salzsäurepräparaten sinnvoll. Eine besonders protrahierte Säurefreisetzung scheint bei einem Glutaminsäure-HCl-Gemisch (Pansan, 3mal 3 Dragées) vorzuliegen.

Orale Eisengaben sind durchaus sinnvoll. Wegen der Gefahr der Hämochromatose bei jahrelanger Einnahme sollte die Therapie intermittierend unter Kontrolle des Serumeisens und der ungesättigten Eisenbindungskapazität erfolgen.

Die Vitamin- und Elektrolytsubstitution richtet sich nach den jeweiligen Mangelsyndromen.

In schweren Fällen der Nebenniereninsuffizienz wird man ACTH oder Nebennierenrindenhormone verordnen müssen.

Spricht das postoperative Mangelsyndrom auf konservative Maßnahmen nicht an, wird eine Umwandlungsoperation *Billroth II* in *Billroth I* notwendig (s. chirurgischer Teil).

Folgekrankheiten nach Magenoperation

Magenstumpfkarzinom: Die im Restmagen nach *Billroth-II*-Operation regelmäßig anzutreffende atrophische Gastritis führt offenbar in einem Teil der Fälle zu einem Magenstumpfkarzinom. In einer Untersuchung der Spättodesursachen nach Magenresektion fand es sich mit 8% überzufällig häufig. Die mittlere Latenzzeit betrug 20 Jahre. Interessant ist, daß in der gleichen Untersuchung 40% der Fälle an einem Bronchialkarzinom verstarben.

Verminderte Resistenz: Im Gefolge von Abmagerung und Unterernährung kann sich eine Tuberkulose entwickeln. Es besteht insgesamt eine verminderte Resistenz gegen Infektionen, so daß auch Endokarditis, Pleuritis und Gelenkerkrankungen häufiger beobachtet werden.

Sozialmedizinische Fragen
Rehabilitation

Unter der Rehabilitation der magenoperierten Patienten ist die ärztliche Betreuung nach Abschluß der Klinikbehandlung zu verstehen.

Auch wenn keine Beschwerden bestehen, muß eine Beratung und Führung des Patienten erfolgen mit dem Ziel, die Ausbildung eines postoperativen Mangelsyndroms zu verhindern.

Die Diät sollte bei ausreichender Kalorienzahl eiweißreich sein. Es ist jedoch gut verdauliches Eiweiß, wie Eier, Fisch, Geflügel, Kalbfleisch zu empfehlen.

Milch und Milchgerichte werden schlecht vertragen, wenn zusätzlich ein Laktasemangel der Dünndarmschleimhaut besteht.

Berufliche Wiederbefähigung

Im chirurgischen Teil ist bereits ausführlich auf diese Fragen eingegangen worden.

Bei den Patienten, die wegen eines Ulcus duodeni operiert wurden, muß man sich immer wieder vor Augen halten, daß durch die Operation zwar das Symptom »Ulkus« beseitigt wurde, die *»Ulkuspersönlichkeit«* jedoch nicht beeinflußt werden kann. Die Zahl der Arbeitsfähigen wird durch die Operation nicht gesteigert. Bei freien Berufen sind die Erfolge allerdings etwas besser. Besteht jedoch Rentenwunsch, so erreicht man nie Beschwerdefreiheit.

Literatur

Monographie: Hafter, E.: Praktische Gastroenterologie. 3. Aufl., Stuttgart 1965.
1) Boeker, W.: Speiseröhre — Magen. Vierte Bad Mergentheimer Stoffwechseltagung. Stuttgart 1967.
2) Drube, H.-C.: Internist 2 (1961), 523.
3) Glatzel, H.: Med. Welt 15 (N. F.) (1964), 1305.
4) Kalk, H.: Internist 3 (1962), 412.
5) Kalk, H., H. Kopp, E. Wildhirt: Med. Klin. 56 (1961), 676.
6) Ottenjan, R.: Münch. med. Wschr. 109 (1967), 2063.
7) Seifert, R., H. Dittrich, W. Erd: Med. Welt 17 (N. F.) (1966), 38.
8) Thiemann, K. J.: Dtsch. med. Wschr. 93 (1968), 1327.
9) Warter, J., J. Schwartz et M. Simler: J. Suisse Med. 89 (1959), 529.
10) Wense, G.: Wien. klin. Wschr.: 80 (1968), 277.

Dünn- und Dickdarmoperationen

Von K. H. Herzog, Rostock

Allgemeines

Die physiologische Darmfunktion kann durch Störung von Motilität, Sekretion und Resorption Veränderungen im Sinne von Krankheit erfahren. *Hypertonus und Spasmen*, wie sie bei Divertikulitis, Karzinom und Proktokolitis vorkommen, führen so im Sigmabereich zur spastischen Obstipation. Von körpereigenen Stoffen löst Enteramin *Spasmen* aus, von synthetischen Mitteln Azetylcholin, Pantothensäure und Hypophysenhinterlappenpräparate. *Anticholinergika* wie Vagolytika, Belladonna und Atropin setzen den Tonus vor allem im Ileozökal- und Analbereich herab. *Laxantien* wirken sowohl über das Kolon als auch durch eine Erhöhung der Dünndarmmotilität stuhlgangfördernd (Rizinus), sie erzeugen auf die Dauer einen entzündlichen Schleimhautreiz und können dann zur Enterokolitis führen. *Stimulantien* (Senna) wirken auf den Dickdarm. Mechanisch angreifende Mittel (Milchzucker, Lävulose, Honig, Glauber- und Bittersalz) vermehren die Stuhlmasse und verhindern die Eindickung im Dickdarm, sie haben den Vorteil, daß sie keinen Schleimhautreiz verursachen und nicht zur Gewöhnung führen. Zu diesen Drogen gehören auch Agar-Agar, Leinsamen und Paraffin. Den Stuhlreflex kann man mit Glyzerinzäpfchen oder -klysmen anregen.

Lähmend auf nicht voluminöse *Diarrhöen* wirken Adrenalin, Noradrenalin und Anticholinergika (Belladonna, Papaverin, Eupaverin, Opium und Dolantin). Anticholinergika sind kontraindiziert bei Prostatahypertrophie, vermindertem Herzschlagvolumen, Meteorismus, Darmverschluß und Glaukom; bei Colitis ulcerosa sind sie zwecklos.

Eine *voluminöse Diarrhöe* kann mit Adstringentien (Tannin, Eichelkakao, Tierkohle und Kieselgur) bekämpft werden. Zur Verhinderung vermehrter Gasbildung und zur Förderung des Gasabgangs können Tinctura carminativa, Fenchel-, Anis- und Pfefferminztee gegeben werden. Bei Meteorismus verabreicht man 3×1 Teelöffel Calcium carbonicum.

Entgleisungen des *Säftehaushalts* gehen auf Störungen im Sekretions- und Resorptionsgleichgewicht zurück. Bei jeder *Darmfistel* steht der Verlust von Mineral-, Flüssigkeits- und Fermentmengen im Vordergrund. Die Verluste sind um so schwerer, je höher sich die Fistel im Dünndarm befindet. Für den dann notwendigen Ersatz von Mineralien und Wasser kann man sich nach empirischen Faustregeln richten. Stets ist die Höhe der Fistel entscheidend. *Einziges sekretionsdämmendes Mittel ist Atropin*, das bei Daueranwendung jedoch zu Nebenerscheinungen führt. Diätetisch können durch Verabreichung von Trockenkost die Sekretverluste eingeschränkt werden.

Fermentmangel führt zu Störung der Fett- und Eiweißverdauung, während die Kohlehydrate genügend ausgenutzt werden.

Besonders wichtig ist der Eiweißersatz. Zur Einschätzung vermehrter Verluste sind die täglichen Abgänge mit Stuhl, Urin und Fistelsekret zu erfassen (s. unten), um eine gezielte Substitution vornehmen zu können. Bei einer Ileo- oder Zökostomie muß man mit einem Stickstoffdefizit von 2–3 Gramm pro Tag rechnen. Blutbild, Hämatokrit und Gesamteiweißbestimmung geben weiteren Aufschluß über die Eiweißsituation.

Bei ausgedehnten Dünndarmresektionen von mehr als 3 m kann es postoperativ zunächst zur Störung der Eiweißverwertung kommen. Zum Ersatz sind dann täglich 30–60 Gramm Muskeleiweiß (Fleisch) oder 60–100 Gramm Kasein-Soja notwendig. Oftmals wird man auf parenterale Zufuhr von Aminosäuregemischen und auch Fettemulsionen als Kalorienspender übergehen müssen. Die Resektion des Dünndarms bis zu 3 m wird aber meist ohne größere Schäden vertragen. Unausbleiblich sind Resorptionsstörungen erst bei mehr als 5 m Darmverlust. *Ausfallserscheinungen* sind Gewichtsverlust, Blutdruckabfall, Muskelschwund, Salzhunger, Knochenentkalkung und erheblich beschleunigte Darmpassage (13). Daneben bestehen Vitaminmangel, hypochrome Anämie, Hypokaliämie, Pankreassekretverminderung und psychische Störungen.

Die Fettverwertung geht auf 55% und die Eiweißresorption auf 60% zurück. Die Kohlehydrataufnahme bleibt demgegenüber regelrecht. Beim Verlust des Ileums fällt die Vitamin-B-12-Resorption aus und es kommt zur *Megaloblastenanämie*. In diesen Zuständen gibt man Anticholinergika, Diätkost mit B 12 und Folsäureanreicherung und nicht mehr als 30–40 Gramm Fett täglich. Kleine häufige Mahlzeiten in mechanisch zerkleinerter Form mit hohem Kalorien- und Eiweißgehalt und möglichst geringem Zelluloseanteil sind erforderlich. Daneben ist die Zufuhr von *Eisenkalzium*, Vitamin A, D, C und K wichtig. Anticholinergische Mittel (Opium, Wismut, Kreide, Heidelbeeren) werden nach Bedarf zugegeben. Von Fall zu Fall ist die Anwendung von Anabolika (Primobolan, Dianabol, Durabolin) zu erwägen. Nach ausgedehnter Dünndarmresektion, aber auch bei Anastomosenblindsackbildung, Dünndarmdivertikulitis, Kurzschlußanastomosen und gastrokolischen Fisteln sieht man manchmal Zeichen der sogenannten *Malabsorption*. Dieses Syndrom kann auch bei endständiger Ileostomie auftreten. Es ist wie andere Resorptionsstörungen zu behandeln.

Im Rahmen der Nachsorge von Patienten mit Dünndarmoperationen ist die *Einschätzung der Leistungsfähigkeit des verbliebenen Dünndarms* von Wichtigkeit. Dazu dienen die sogenannten *Stuhlanalysen*. Bei diesen Untersuchungen fahndet man nach Blut- und Schleimgehalt, Farbe und Lokalisation des Blutes in oder auf der Stuhlsäule, Wurmeiern und nach Fett-, Eiweiß-, Stickstoff- und Kohlehydratgehalt. Dem Patienten wird *Schmidt*sche Probekost verabfolgt:

Zum ersten Frühstück gibt man entweder ½ Liter Vollmilch, Tee oder Kakao, ein Brötchen und ein weichgekochtes Ei. Zum zweiten Frühstück wird ein Teller Haferschleim, Haferbrei oder Mehlsuppe gereicht. Die Mittagsmahlzeit besteht aus 125 g gehacktem Rindfleisch, das mit Butter so lange gebraten wird, daß es innen noch roh bleibt. Dazu kommen 125 g Kartoffelbrei mit Milch. Am Nachmittag werden wieder ½ Liter Milch, Tee oder Kakao und ein Brötchen mit Butter gegeben. Das Abendessen besteht aus ½ Liter Milch, Tee oder Milchkakao, einem Brötchen mit Butter, 1–2 weichen Eiern oder Rühreiern und als Getränk Fleischbrühe, dünner Kaffee oder etwas Wein. Zulagen von Gemüse und Früchten sind nicht erlaubt.

Die *erste Stuhluntersuchung* wird nach 3 Tagen durchgeführt. Nach dieser Kost ist der normale Stuhlgang hellbraun, wenn ausschließlich Milch getrunken wurde, und rotbraun bei Genuß von Kakao. Der Stuhlgang erweist sich beim Verreiben mit Wasser in der Schale als nahezu homogen. Mikroskopisch darf der Stuhl im Normalfalle außer Detritus nur vereinzelt Muskelfaserreste enthalten und gelbe und weiße kristalline Schollen aus fettsaurem Kalk, spärliche leere Kartoffelzellen und Pflanzenreste aus Haferschleim, Brot und Kakao. Die Reaktion des Normalstuhls mit Lackmuspapier ist schwach alkalisch oder schwach sauer. Stärkere Abweichungen von dieser Reaktion sind bereits pathologisch. Das Nativpräparat wird mikroskopisch und chemisch untersucht. Mit einer Platinöse verreibt man etwas Stuhl mit einem Tropfen physiologischer Kochsalzlösung auf einem Objektträger und gibt ein Deckglas darauf. Bei Betrachtung sind unverdaute Muskelfasern mit Querstreifung und spitzen Ecken erkennbar. Vermehrtes Vorkommen von Bindegewebe, Fetttropfen und Fettsäurekristallen ist krankhaft. Als pathologisches Produkt der Darmwand findet sich bei Diarrhoe Schleim in Form von Streifen und helleren Zügen. Blut aus dem Sigma- und Deszendensbereich kann bei verzögerter Entleerung dunkelfarbig bis schwarz erscheinen. Eosinophile Leukozyten und Becherzellen im Schleim lassen auf einen Prozeß im aboralen Kolon oder auf ein irritables Kolon, Tumoren, Kolitis, Sklerose, Amöbenkolitis und chronischen Abusus von Abführmitteln schließen.

Bei kryptogenen Blutungen sind Gerinnungsstörungen auszuschließen. Wiederholte Kolonkontrastdarstellungen und Magen-Darm-Passagen sowie evtl. der Radio-Chrom-Test sind vorzunehmen. Für die Dünndarmdiagnostik kommt noch das Gewebesaugverfahren in Frage, das gastroenterologischen Zentren vorbehalten ist. Die klinische Deutung der Befunde des Intestinalsenders (SPRUNG) ist noch ebenso schwierig wie die Auswertung des Elektro-Enterogramms (TIEMANN und REICHERTZ).

Dünndarm

Chirurgische Erkrankungen des Dünndarms führen meist zu Störungen der Passage und der Eiweiß-, Fett- und Vitaminresorption. Daneben kann ein im Dünndarm etablierter Entzündungsherd infolge Penetration oder Perforation zur Infektion der Bauchhöhle und damit zur Peritonitis führen.

Zuweilen werden Exzisionen aus der Darmwand erforderlich, wie zur Beseitigung eines *Meckel*schen Divertikels oder eines Polypen. Dabei nimmt man die Ausschneidung der Wand prinzipiell längs vor, zieht dann die Öffnung quer auseinander und vernäht sie zweischichtig. Die quere Verschlußnaht verhindert eine Einengung des Darmlumens, wie sie bei Längsnaht möglich ist.

Zur Beseitigung der mannigfaltigen Störungen ist oftmals die Resektion von Darmanteilen notwendig. Die Ausdehnung einer Dünndarmresektion hängt von der jeweiligen Situation ab, sie kann auf einige Zentimeter beschränkt oder ausgiebig erforderlich werden. Von einer ausgedehnten Resektion spricht man, wenn beim Erwachsenen mehr als 5 m Dünndarm entfernt wurden (13), wobei es naturgemäß krankheits- und individualbezogene Unterschiede gibt.

Die Wiederherstellung der Kontinuität des Darmes nach Resektion kann auf verschiedene Art vorgenommen werden. Die End-zu-End-Vereinigung kommt dabei der normalen Physiologie am nächsten. Sie wird gewöhnlich mit zweischichtiger Naht hergestellt, ist aber zuweilen technisch nicht möglich. Dann können Seit-zu-Seit-Anastomosen oder End-zu-Seit-Verbindungen hergestellt werden, von welchen erstere am häufigsten zur Anwendung gelangen. Seit-zu-Seit-Anastomosen bergen u. U. die Gefahr der Blindsackbildung in sich. *Blindsacksyndrome* äußern sich in abnormer Anregung der Darmmotilität, Verminderung der Resorption von Nahrungsstoffen und Anämie. Ursache dieser Störungen sind meist Ulkusbildungen im Blindsack mit Begleitentzündungen und Blutung. Die Behandlung besteht in der Relaparotomie mit Resektion der Anastomose einschließlich des Blindsackes und Wiederherstellung der Kontinuität durch End-zu-End-Vereinigung.

Weitere Operationen am Dünndarm sind Enterotomie und Enterostomie. Die einfache

Eröffnung des Darmes (Enterotomie) wird zur Entfernung obturierender Fremdkörper oder benigner Schleimhauttumoren notwendig. Der Verschluß einer solchen Enterotomie erfolgt durch quere, zweischichtige Naht. Eine Enterostomie (Seitenwandfistel, Dünndarmafter) kann als Notmaßnahme bei Perforation, als Endzustand nach Dickdarmexstirpation oder als Ernährungsfistel bei maligner, inoperabler Magenausgangsstenose angelegt werden. Nach Proktokolektomie ist der Ileumafter stets endständig und einläufig, der Darmschenkel überragt das Niveau der Haut um einige Zentimeter.

Eine hohe Dünndarmfistel (als Notmaßnahme bei Perforation) wird meist axial am Darm (Seitenwandfistel) und mit Hilfe eines Katheters vorgenommen. Die Darmwand wird dabei innen an das parietale Peritoneum angeheftet, nur das Katheterrohr tritt durch die Bauchdecke hindurch nach außen. Der Chirurg vermeidet es nach Möglichkeit, wegen der bald zur Austrocknung führenden Flüssigkeitsverluste, derartige Dünndarmfisteln anzulegen. Häufiger ist eine Jejunostomie als Ernährungsfistel indiziert. Das Grundleiden ist dabei zumeist ein ausgedehnter maligner Prozeß am Magen, der infolge seiner Ausbreitung als inoperabel gilt und bei dem auch keine Gastroenterostomie mehr angelegt werden kann. Ein solcher Befund zwingt dann dazu, die Ernährung über eine hohe Dünndarmfistel zu ermöglichen. Solche Fisteln werden mit einem Katheter angelegt, der durch einen Schrägkanal nach WITZEL in das Darmlumen geleitet und durch die Bauchdecke geführt wird. Die Bildung eines Schrägkanals oder auch die mögliche gerade Implantation (nach KADER) des Katheters verlegt das Darmlumen weitgehend. Deshalb verbindet man grundsätzlich zu- und abführende Darmschenkel mit einer Kurzschlußanastomose, über die die Darmpassage aufrecht erhalten wird.

Dünndarmverletzungen

Die Verletzung des Dünndarms bei stumpfen Bauchtraumen ist relativ häufig. Dabei sind die fixierten Darmabschnitte wie oberes Jejunum und unteres Ileum am stärksten gefährdet. Mesenterialabrisse sind seltener, Kombinationsverletzungen dagegen häufig. Frische Darmwandrupturen werden zwei- oder dreischichtig quer übernäht, die Bauchhöhle wird drainiert. Dieses Vorgehen ist aber nur bei kleineren Perforationen möglich. Oftmals wird die Resektion der Darmschlinge mit End-zu-End- oder Seit-zu-Seit-Anastomose notwendig. Bei multiplen Zerreißungen gibt es keinen anderen Weg als eine ausgedehnte Resektion (8). Die Vorlagerungsresektion ist, wenn überhaupt, lediglich an aboralen Dünndarmabschnitten erlaubt. Ausgiebige Resektionen sind auch bei Mesenterialabrissen notwendig. Die primäre Letalität der isolierten Dünndarmruptur liegt zwischen 10 und 25% (32), bei gleichzeitigen Nebenverletzungen wesentlich höher.

Nachbeschwerden bei Übernähung oder kleinen Resektionen werden selten beobachtet. Nach ausgedehnter Resektion treten in frühen Stadien Störungen der Eiweiß-, Fett- und Vitaminresorption auf, die eine erhöhte Zufuhr dieser Stoffe mit der Nahrung, daneben die Anwendung von Fermenten (Enzynorm, Panzynorm) und die Passage verzögernden Mitteln erfordern (Anticholinergika). Spätbeschwerden nach Operationen wegen Dünndarmverletzungen sind meist die Folge von Verwachsungen im Bauchraum. Dabei sind dann *alle blähenden Speisen zu vermeiden* und bei Bedarf entblähende Drogen (Tinct. carminativa) notwendig. Auch ein chronischer Ileus kann sich entwickeln, während akute Verschlüsse durch Verwachsungsstränge seltener auftreten. Der akute mechanische Ileus bedarf umgehender Laparotomie, der chronische der zunächst konserativen fachchirurgischen Behandlung.

Unmittelbar nach der Klinikentlassung sind Blutbild- und Serumeiweißkontrollen in wöchentlichen Abständen vorzunehmen; nach einem Monat dann 14täglich. Die Wiederherstellung der *Arbeitsfähigkeit* des Patienten hängt von der Schwere der Verletzung ab und wird nach etwa 1–3 Monaten erreicht. Je nach verbliebener Leistungsfähigkeit des Darmes beträgt die Erwerbsminderung unter Bedingungen des allgemeinen Arbeitsmarktes zwischen 10 und 50%; ein Arbeitsplatzwechsel kann notwendig werden.

Dünndarmdivertikel

Das *Meckel*sche Divertikel als Rudiment des Ductus omphaloentericus findet sich in 1–2% (19). Meist wird es gelegentlich einer Laparotomie wegen Appendizitis festgestellt. Grundsätzlich sollen solche Divertikel dann an der Basis abgetragen werden, nur bei kleinen Divertikeln ist die einfache Einstülpung durch Naht erlaubt (22).

Komplikationen nach Abtragung sind selten. Ein Strangileus kann aber noch nach Jahren auftreten. Er äußert sich mit der typischen Symptomatik eines mechanischen Darmverschlusses und erfordert die baldige Laparotomie.

Wurden größere Divertikel lediglich eingestülpt, so können Blutungen aus verbliebenen, häufig vorhandenen dystopen Schleimhautinseln zustandekommen (18); auch Perforationen **von Ulkusbildungen** sind möglich.

Nach operativer Abtragung eines *Meckel*schen Divertikels — meist mit Appendektomie kombiniert — beträgt die Dauer der *Arbeitsunfähigkeit* bei glattem Verlauf 3–4 Wochen, eine Erwerbsminderung verbleibt meist nicht. Ärztliche ambulante Kontrolluntersuchungen werden nur bei solchen Patienten erforderlich, deren Divertikel lediglich eingestülpt wurde. Die so Operierten sind anzuhalten, die Farbe des Stuhlgangs zu kontrollieren und bei dunklem oder Teerstuhl sofort den Arzt aufzusuchen. Auch beim Eintritt eines Leistungsknicks ist unter dem Verdacht einer Intestinalblutung nach okkultem Blut (Benzidinprobe) zu fahnden.

Dünndarmvertikel sind selten und stets an der mesenterialen Seite des Darmes anzutreffen. Sie machen erst durch Komplikationen in Form von Entzündung, Blutung, Ileus und Perforation klinisch Beschwerden (26, 31). Die Divertikulitis jejuni kann zur *hyperchromen Anämie* — analog dem *Blindsacksyndrom* — führen. Als besonderes Syndrom werden Steatorrhoe, Megaloblastenanämie und Jejunaldivertikulose zusammengefaßt (4).

Solitäre Divertikel trägt man ab, multiple erfordern die Darmresektion.

Die *Arbeitsunfähigkeit* beläuft sich danach auf 3–6 Wochen. Während dieser Zeit werden wöchentlich Blutbild- und Blutsenkungskontrollen vorgenommen. Spätbeschwerden können infolge von Adhäsionen zustandekommen, ihre Behandlung erfolgt diätetisch unter gelegentlicher Zugabe entblähender Drogen.

Steatorrhoe und Anämie können persistieren oder wiederauftreten, wenn bei ausgedehntem Befund die Sanierung nicht radikal erfolgte. Der Nachweis ist dann durch Röntgendarstellung zu führen. Eine Relaparotomie wird notwendig, wenn kurzzeitige Therapie mit Tetrazyklinen nicht zur bleibenden Beschwerdefreiheit führt.

Entzündliche Dünndarmerkrankungen

Jejunitis, Jejunalphlegmone und Darmbrand stellen seltene Erkrankungen dar. Sie werden oft unter den für sie typischen Zeichen eines akuten Abdomens operiert. Bei Darmbrand machen sich Resektionen erforderlich, während dies bei Jejunitis und Jejunalphlegmone nicht notwendig ist (12).

Der *Typhus abdominalis* hat mit Einführung der Antibiotika zwar an Häufigkeit eingebüßt, seine Komplikationsfrequenz ist aber gleich geblieben; die Perforationsquote liegt noch immer bei 3% (6, 16). Die sofortige Laparotomie mit Übernähung der Rupturstelle ist nur bei Perforation angezeigt. In fortgeschrittenen Stadien der Peritonitis ist man zuweilen zu Vorlagerungsresektion und ausgiebiger Drainage der Bauchhöhle gezwungen.

Das *Ulcus simplex* des Dünndarms stellt eine Rarität dar, es geht mit Entleerungsverzögerung und Spasmen einher und kann durch Penetration zum Ileus oder nach Perforation zur Peritonitis führen (14). In unkomplizierten Fällen erfolgt die Resektion. Bei Perforation kann sich jedoch die Resektion infolge ausgeprägter Peritonitis verbieten, man ist gezwungen, die Perforationsstelle nach Katheterintubation in die Bauchdecke als Enterostomie einzunähen.

Mit einer solchen Enterostomie verbleiben die Kranken in stationärer Behandlung und werden erst nach operativem Verschluß der Fistel wieder aus der Klinik entlassen.

Nach Operationen wegen entzündlicher Dünndarmerkrankungen werden in den ersten Monaten jeweils in vierwöchentlichen Abständen Blutbild- und Blutsenkungskontrollen vorgenommen. Bei Diarrhoen sind Stuhlgangsanalysen notwendig.

Die Dauer der *Arbeitsunfähigkeit* richtet sich nach dem jeweiligen Allgemeinbefund sowie Blutbild, Eiweißspiegel und Körpergewicht. Eine *dauernde Erwerbsminderung* von 10–30% kann eintreten, wenn Motilitätsstörungen infolge von Adhäsionen zurückbleiben. Bei anhaltenden Beschwerden sollte die Fahndung nach einem γ-Zelladenom des Pankreas in einer gastroenterologischen Abteilung eingeleitet werden.

Die *intestinale Tuberkulose* hat unter dem Einfluß der Tuberkulostatika heute an Bedeutung verloren. Wo es aber zur Perforation eines tuberkulösen Geschwürs oder zum kompletten Ileus infolge strikturierender Prozesse gekommen ist, operieren wir sofort. Eine freie Perforation führt stets zur diffusen Peritonitis tuberculosa. Operativ wird die Durchbruchstelle des Darmes mit der betreffenden Schlinge zusammen reseziert und die Bauchhöhle ausgiebig drainiert. Im Ileuszustand wird die Darmresektion dann schwierig, wenn ausgedehnte Verwachsungen vorliegen. Dann ist die nahttechnisch sicherere Umgehungsanastomose der Radikaloperation vorzuziehen.

Nach Abschluß der Wundheilung muß im Rahmen einer Heilstättenbehandlung die Konsolidierung der Erkrankung angestrebt und zusammen mit dem Pulmologen das weitere Vorgehen abgestimmt werden. Erst im inaktiven Narbenstadium ist die Indikation zu weiterem aktiv-chirurgischen Vorgehen gegeben.

Nach Anlegen einer Umgehungsanastomose auftretende »Beschwerden der ausgeschalteten Schlinge« mit dem Kardinalsymptom »Anämie« bedürfen der Nachresektion.

Die Einschränkung der *Erwerbsfähigkeit kann nur nach Abstimmung mit dem Tuberkulosefacharzt* auf Grund der Gesamtsituation eingeschätzt werden.

Die *Aktinomykose* des Darmes wird zumeist bei Männern mit Lokalisation im rechten Unterbauch angetroffen. Antibiotika- und Mykostatikatherapie machen heutzutage eine chirurgische Intervention überflüssig. Nur wenn Ileuserscheinungen auftreten, wird eine Operation unumgänglich. Auch chronische äußere Fisteln bedürfen der Behandlung durch Exstirpation (7, 33).

In der Nachbehandlungsphase sind allgemeinroborierende Maßnahmen angezeigt. Der Wiedereintritt der *Arbeitsfähigkeit* ist vom Allgemeinbefinden des Patienten abhängig zu machen (Blutbild, Senkung).

Die *Sklerodermie* des Darmes ist selten, meist sind Dermatomyositis, Lupus erythematodes und Periarteriitis nodosa mit vorhanden. Der chronische hohe Ileus indiziert die Laparotomie mit ausgedehnter Darmresektion im Gesunden und End-zu-End-Anastomose. Die diffizile Nachbehandlung mit Kortisonen und Substitution der Fehlresorption sollte in Zusammenarbeit mit einem Gastroenterologen oder Internisten erfolgen.

Die *Enteritis regionalis* (CROHN, A. W. FISCHER), früher ihrer häufigsten Lokalisation nach als *Ileitis terminalis* bezeichnet, ist ätiologisch nicht vollständig geklärt. Das Leiden befällt zu 80% Menschen zwischen dem 10. und 40. Lebensjahr. Bei dieser Erkrankung stehen Schmerzen, Diarrhoen und Gewichtsverlust im Vordergrund der Beschwerden, in einem Viertel aller Fälle tritt auch Fieber auf. Man hat zwischen einem akuten, chronisch-unkomplizierten und chronisch-komplizierten Stadium zu unterscheiden. Die *akute Form* verläuft unter dem Bild der akuten Appendizitis und wird oftmals auch als solche operiert. Trifft man zufällig auf derartige Befunde, so soll nicht reseziert, sondern eine konservative Therapie begonnen werden. Auch die *chronisch-unkomplizierte Enteritis* ist eine Domäne der konservativen Behandlung. In den durch innere Fisteln, Abszesse, Blutung oder Ileus komplizierten chronischen Stadien ist ein chirurgischer Eingriff angezeigt. Ob man dabei ausgedehnt im Gesunden reseziert oder Umgehungsanastomosen anlegt, ist vom örtlichen Befund abhängig.

Im *unmittelbaren postoperativen Verlauf* erlebt man ziemlich prompt eine Besserung der Beschwerden und des Allgemeinbefindens. Nach der Krankenhausentlassung sind zunächst in zwei-, später in vierwöchentlichen Abständen Blutbildkontrollen erforderlich. Die Diät soll milchfrei, zellulosearm und vitaminreich sein und auf zahlreiche kleine Mahlzeiten verteilt werden. Nötigenfalls gibt man zur Passageverzögerung Bolus alba, Eichelkakao, Kalziumkarbonat und substituiert außerdem Eiweiß und Elektrolyte. Über 6—8 Monate sollen ferner schwerresorbierbare Sulfonamide (z. B. Azulfidine, 2,0/die) angewendet werden. In halbjährlichen Abständen sind Röntgenkontrollen erforderlich. Bei Verdacht auf Rezidiv empfiehlt sich stationäre Behandlung in einer gastroenterologischen Abteilung.

Die Dauer der *Arbeitsunfähigkeit* beträgt zirka 8—10 Wochen postoperativ und sollte möglichst mit einer Diätkur kombiniert werden. Für 2—3 Jahre ist eine Erwerbsminderung von 20—40% anzunehmen.

Die *Rezidivquote* nach Operationen wegen regionaler Enteritis ist mit etwa 30% recht hoch (2, 25, 27). Rezidive treten nahezu ausschließlich in den ersten 2 Jahren nach der Operation auf. Dabei ist der Begriff des Rezidivs jedoch weit gefaßt. Man rechnet die Exazerbation an gleicher oder anderer Stelle ebenso dazu wie das Wiederauftreten von Komplikationen oder eine Verschlechterung des Allgemeinbefindens mit Gewichtsverlust, Diarrhoe und Anämie.

Strahlenschäden

Strahlenschäden an Dünn- und Dickdarm sind bei der heute erweiterten Indikation zur Röntgenbestrahlung zunehmend zu beobachten; mit ihnen ist bei etwa 1% der Bestrahlten zu rechnen (30, 1). Pathologisch-anatomisch finden sich dann am Darm Strikturen, Adhäsionen, Ulzerationen der Schleimhaut mit Blutungen und inneren Fisteln. Auch Perforationen sind beobachtet worden.

Die Operation strebt in solchen Fällen die Beseitigung des Herdes durch Darmresektion an. Da infolge Strahleneinwirkung die Verklebungskraft der Serosa herabgesetzt ist, kommt es postoperativ nicht selten zur Nahtdehiszenz mit lokaler Peritonitis, die zuweilen der Drainage bedarf.

In Spätstadien wird über Beschwerden geklagt, die auf Verwachsungen oder verbliebene geschädigte Darmanteile zurückzuführen sind. Den Betroffenen sind häufige, kleine, kalorienreiche Mahlzeiten zu empfehlen und bei Bedarf passagehemmende Mittel zu verordnen. Die Prognose hängt von der Grundkrankheit ab, wegen der die Bestrahlung vorgenommen wurde. Da es sich dabei stets um maligne Tumoren gehandelt haben dürfte, ist für zunächst ein Jahr die Invalidisierung der Patienten berechtigt.

Endometriose

Die zwischen dem 30. und 50. Lebensjahr auftretende Darmendometriose ist meist in der Appendix, seltener in Ileum und Dickdarm, von weiblichen Kranken anzutreffen. Schmerzen in der Appendixgegend und Darmblutungen während der Menses mit ileusähnlichen Zuständen erfordern dann die Entfernung des Herdes und der im Ovar häufig gleichzeitig vorhandenen Gewebedystopien (21). Die Radikaloperation schließt Nachbeschwerden weitgehend aus, eine Erwerbsminderung ergibt sich nicht.

Dünndarmileus

Ein Dünndarmileus kann durch Adhäsionen und Strangbildung, äußere und innere Hernieninkarzeration, Invagination, Strangulation, Fremdkörper und chronische Strikturierung oder Obturation verursacht werden (28). Zur operativen Beseitigung des Verschlusses werden Lösung von Verwachsungssträngen, Enterotomie, Desinvagination und Darmresektionen erforderlich. Als Notmaßnahme kann auch einmal eine axiale Ileostomie oder eine Umgehungsanastomose notwendig werden.

Dabei ist die Ileostomie mit hohen Sekretverlusten verbunden und dient nur als kurzfristige Notmaßnahme; sie erheischt einen alsbaldigen Verschluß, wenn sich das Befinden des Kranken gebessert hat. Auch die Beseitigung einer durch Enteroanastomose ausgeschalteten Schlinge ist bald nachzuholen.

Eine typische Spätkomplikation ist das *Ileusrezidiv*, das besonders nach Adhäsionsileus ständig droht und noch viele Jahre nach der letzten Laparotomie auftreten kann. *Eine sichere Ileusprophylaxe gibt es nicht.* Patienten mit mehrfachen Laparotomien und Ileusoperierten ist eine zellulosearme, auf mehrere kleine Mahlzeiten verteilte Kost zu empfehlen. Entblähende und stuhlgangfördernde Mittel sind bedarfsweise notwendig.

Die *Arbeitsfähigkeit* wird je nach Schwere des Falles innerhalb von 3—8 Wochen erreicht. Vorher empfehlen sich Blutbild- und Serumeiweißkontrollen. Nach einem Rezidivileus ist eine *Erwerbsminderung* von 20—50⁰/o anzunehmen.

Dünndarmtumoren

Tumoren des Dünndarms kommen selten vor. *Benigne Geschwülste* machen wenig Beschwerden, erst wenn Komplikationen hinzukommen, werden sie klinisch erkennbar. Solche Patienten werden gewöhnlich unter den Zeichen eines Ileus oder einer unklaren Intestinalblutung operiert, wobei dann erst der wahre Befund aufgedeckt wird. Man findet Lipome, Fibrome, Fibromyome, Myome, Neurinome, Angiome und Adenome. Eine Sonderstellung nimmt das *Peutz-Jegher*-Syndrom ein, bei dem multiple Adenome im Bereich der Dünndarm-schleimhaut vorliegen, verbunden mit Melanomen an Mundhöhlen- und Lippenschleim-haut. Der chirurgische Eingriff besteht hier meist in der einfachen Exstirpation der Geschwül-ste durch Enterotomie oder Darmresektion. Die primäre Letalität dabei beträgt etwa 12% (21).

Nach der Operation erholen sich diese Patienten meist schnell, so daß nach 4—5 Wo-chen mit *Arbeitsfähigkeit* zu rechnen ist. Eine besondere Nachbehandlung erübrigt sich.

Der weiteren Beobachtung bedürfen jedoch Fälle mit *Peutz-Jegher*-Adenomatose, bei denen unter Umständen die Operation nicht radikal gewesen ist. Hier sind anfangs monatliche Kontrollen auf Blutungen erforderlich (Benzidinprobe, Blutbild).

Maligne Tumoren machen meist erst sehr spät Symptome. Karzinome trifft man vor allem im Jejunum an, Sarkome in den unteren Dünndarmabschnitten. Beide verlegen die Darm-passage, die Kranken kommen dann mit einem Ileus oder gelegentlich auch mit einer massiven Intestinalblutung zur stationären Aufnahme. Stenose und Blutung sind aber bereits als Spät-symptome zu werten. Da die Operation in der Mehrzahl der Fälle erst im Ileusstadium und bei fortgeschrittener Tumorausbreitung erfolgt, ist die Prognose ungünstig. Zumeist sind aus-gedehntere Darmresektionen unter Mitnahme des zugehörigen Gekröses erforderlich. Wenn eine Radikaloperation nicht möglich ist, muß man zur Beseitigung des Ileus eine Umgehungs-anastomose anlegen.

20—50% der Kranken sterben in der unmittelbaren postoperativen Phase. Bei den radikaloperiert Überlebenden sind die beim Tumorleiden üblichen Maßnahmen in der Nachbehandlung erforderlich. Sie bestehen im wesentlichen in der Anwendung allge-mein roborierender Mittel, Blutbild-, Senkungs- und Gewichtskontrollen. Beim Ver-dacht auf ein Lokalrezidiv ist ein Chirurg wegen der Frage einer Relaparotomie zu kon-sultieren.

Eine Invalidisierung für zunächst ein Jahr ist stets gerechtfertigt. Die 5-Jahre-Über-lebensquote solcher Kranken ist äußerst klein, meist gehen die Operierten an ausge-dehnter Metastasierung des Tumors vorher zugrunde.

Karzinoide sind Tumoren, die von den chromaffinen Mukosazellen ausgehen. Ihre häu-figste Lokalisation ist die Appendix, gefolgt von Rektum und Ileum. Das Appendixkarzinoid findet sich schon im jugendlichen Alter, das der übrigen Darmabschnitte jenseits des 40. Le-bensjahres.

$^1/_5$—$^1/_3$ der Karzinoide kommen multipel vor. Die Therapie besteht in der Resektion des tumortragenden Darmabschnittes, wobei Lymphknotenvergrößerungen die Mitnahme des entsprechenden Mesenterialbezirkes erfordern.

28% der Karzinoide sind als maligne anzusehen, erkennbar an Lymphknotenbefall, Serosa-durchbruch und Organmetastasen. Ihre Wachstumsgeschwindigkeit ist sehr unterschiedlich, es wurden dabei Zeiten bis zu 20 Jahren beobachtet.

Die *Prognose* nach Resektion ist beim nichtmetastasierenden Karzinoid günstig, beim metastasierenden malignen Karzinoid ungewiß, selbst wenn alle erreichbaren Tumo-ren entfernt werden konnten.

Die nicht vollständige Entfernung des malignen Karzinoids äußert sich postoperativ im Fortbestehen der Hormonaktivität (5-Oxyindolessigsäure — Nachweis im Harn) mit dem typischen »*Flush*«, eine minutenlang anhaltende Blutfülle der oberen Körperhälfte mit Beklemmungsgefühl. Die durchschnittliche *Lebenserwartung* nach Operation ist mit etwa 6 Jahren trotzdem *recht hoch*, in den einzelnen Fällen jedoch unterschiedlich.

Eine *besondere Behandlung ist nicht notwendig,* lediglich symptomatische Maßnahmen sind im Bedarfsfalle angebracht.

Mesenterialgefäßverschlüsse

Unter Mesenterialgefäßverschlüssen werden Durchblutungsstörungen unterschiedlicher Art im Bereich der Mesenterialgefäße verstanden. Dabei ist die Höhe des Verschlusses für die Prognose entscheidend (20).

Bei der Operation sind meist ausgedehnte Darmresektionen notwendig. Die theoretisch sinnvollere Desobliteration (Thrombendektomie, Embolektomie) ist zumeist nicht durchführbar und ändert nichts an der zur Resektion zwingenden Ernährungsstörung der Darmwand. Die primäre Letalität ist hoch, da es sich durchweg um ältere Menschen handelt.

In der *Nachsorge ist die Antikoagulantientherapie* nach klinischer Einstellung (Marcumar) durch wöchentliche Kontrollen des Quicktests ambulant zu überwachen; der Quickwert soll bei 20—25% liegen. Urinsedimentuntersuchungen auf Erythrozyten und Blutbildkontrollen werden monatlich durchgeführt. Ausgedehntere Darmresektionen erfordern die Überprüfung der Leistungsfähigkeit des Dünndarmes mittels Stuhlanalyse und evtl. entsprechende diätetische Maßnahmen oder parenterale Substitution.

Tabelle 1

Dünndarmerkrankungen und ihre chirurgische Therapie

1. Verletzungen	Darmresektion, Übernähung
2. *Meckel*sches Divertikel	Abtragung (Einstülpung), gleichzeitig Appendektomie
3. Dünndarmdivertikel	Darmresektion
4. Jejunitis, Jejunalphlegmone, Darmbrand	kons. Behandlung, bei Perforation Darmresektion. Einnähen der Ruptur in Bauchdecke (Fistel)
5. Ulcus simplex	Resektion
6. Typhus	kons., bei Perforation Übernähung
7. Tuberkulose	kons., bei Stenose Resektion
8. Aktinomykose	Ausräumung des Herdes
9. Sklerodermie	kons., bei Stenose Resektion
10. Enteritis regionalis	Resektion im chron. Stadium
11. Strahlenschäden	bei Stenose Resektion
12. Endometriose	Resektion
13. Ileus	
a) Adhäsionsileus	Debridement oder Resektion
b) Einklemmung (innere u. äußere)	Reposition, Resektion
c) Invagination	Desinvagination, Resektion
d) Fremdkörper, Gallensteine	Enterotomie, Resektion
e) chron. Obturation (Enteritis region., Sklerodermie, Strahlenschäden)	Resektion
f) Strangulation	Resektion
14. Tumoren	
a) benigne	Enterotomie und Abtragung, Resektion
b) maligne	Darmresektion unter Mitnahme des Gekröses
15. Karzinoide	Darmresektion
16. Mesenterialgefäßverschlüsse	Thrombendektomie, Embolektomie

Appendix

Die *Appendizitis* ist die häufigste chirurgische Erkrankung überhaupt. Der akute Zustand wird sobald als möglich, d. h. innerhalb der ersten 48 Stunden, durch Appendektomie angegangen, bei chronisch rezidivierenden Appendizitiden erfolgt sie im beschwerdefreien Intervall. Als Spätstadium der akuten Appendizitis entwickelt sich das Bild der *Perityphlitis*, die bis zum Abklingen der akuten Entzündungserscheinungen konservativ zu behandeln ist. Erst im Intervall, 6–8 Wochen nach Abklingen der Entzündung, wird operiert.

Freie Perforationen bei akuter Appendizitis führen zur diffusen *Peritonitis*, einer lebensbedrohlichen Komplikation. Bei solchen Patienten wird nach entsprechender Vorbereitung die Appendektomie und eine ausgiebige Drainage des Bauchraumes durchgeführt. Gelegentlich bleiben *Restabszesse* zurück, die nach Möglichkeit konservativ zu behandeln sind. Sie werden allmählich resorbiert, brechen in anliegende Darmschlingen durch oder sinken zum *Douglas*schen Raum ab, wo sie durch Eröffnung Abfluß erhalten.

Die *Letalität* nach Appendektomie in unkomplizierten Stadien beträgt heute 0,1%; bei Perforation mit diffuser Peritonitis ist eine primäre Sterblichkeit von 3–8% anzunehmen (29).

Die einfache Appendektomie bedarf keiner besonderen Nachsorge, die Patienten sind 14 Tage bis 3 Wochen nach der Operation wieder *voll berufsfähig*. Mechanische Darmverschlüsse infolge von Verwachsungen mit Bridenbildungen sind aber jederzeit möglich und erfordern dann eine alsbaldige Laparotomie. Nach Appendektomie in komplizierten Erkrankungsstadien ist die Erholungsphase des Patienten entsprechend länger anzusetzen. Die Operierten sind oft erst nach 4–8 Wochen wieder arbeitsfähig. Bei dieser Patientengruppe stellen sich je nach Schwere des primären Befundes gelegentlich Adhäsionsbeschwerden ein, die man durch diätetische Maßnahmen und entblähende Medikamente bessern kann. Auch späte Ileuszustände kommen relativ häufig vor. Bei besonders schweren Fällen, etwa nach freier Perforation, ist eine Erwerbsminderung von 10–20%, nach Restabszeß evtl. von 30% gerechtfertigt.

Appendixkarzinoid S. 274.

Das seltene *Karzinom* der Appendix erfordert die Ileozökalresektion. Die Prognose nach einer solchen Radikaloperation ist relativ günstig. Die Nachbehandlung besteht in allgemein kräftigenden Maßnahmen, Blutbild- und Senkungskontrollen, zunächst in monatlichen Abständen, später in halbjährlichen Intervallen. Röntgenkontrollen werden nach vierteljährlichen Perioden vorgenommen. Beim Rezidiv ist die Relaparotomie nicht chancenlos.

Die *Mukozele* der Appendix stellt eine Rarität dar. Meist wird unter der Annahme einer Appendizitis oder Perforation operiert. Der Eingriff besteht in einer Appendektomie oder Ileozökalresektion. Übergänge der Mukozele in ein Adeno- oder Gallertkarzinom sind bekannt.

Nach Perforation einer Mukozele entwickelt sich das *Pseudomyxoma peritonei*. Bei der Operation versucht man, neben der Appendektomie die Myxommassen so weit als möglich auszuräumen, was jedoch nur selten vollständig gelingt.

Die Nachbehandlung besteht in einer Kontrolle des Bauchbefundes. Bei Pseudomyxom ist eine Röntgennachbestrahlung in Erwägung zu ziehen. Die Prognose ist meist nicht ungünstig, wenn auch die Erkrankung ständig langsam fortschreitet. Dem Operierten ist eine eiweißreiche, nicht blähende Kost anzuraten. Beim Pseudomyxom ist eine Erwerbsminderung von 20–30% angemessen.

Tabelle 2

Appendixerkrankungen und ihre chirurgische Therapie

1. Appendizitis
   a) akute — Appendektomie
   b) chronisch rezidivierende — Appendektomie im Intervall
   c) Perityphlitis — kons., Appendektomie nach 6–8 Wochen (á froid)
2. Karzinoid — Appendektomie, evtl. Ileozökalresektion
3. Karzinom — Ileozökalresektion
4. Mukozele — Ileozökalresektion, Exstirpation von Netztumoren

Dickdarm

Verletzungen

Verletzungen des Dickdarms kommen bei schweren stumpfen Bauchtraumen zustande. Solche Patienten werden baldmöglichst operiert, wobei die Perforationsstelle durch Übernähung und Drainage versorgt wird. Wenn das nicht möglich ist, können an freibeweglichen Darmteilen Vorlagerungen der Perforationsstelle, sonst Resektionen des betreffenden Darmabschnitts notwendig werden. Da die Resektion an einem Darm mit hochvirulenten Keimen erfolgt, ist die Infektionsgefahr der Bauchhöhle stets groß. Eine Drainage ist deshalb immer erforderlich, meist sogar die proximale Kotableitung durch Kolostomie oder Zökostomie. Postoperative Wundinfektionen der Bauchwand und Kotfisteln sind hier häufig.

Die *Prognose* hängt von der Ausdehnung der Verletzung und ihren Begleitschäden ab. Etwa $^2/_3$ der Fälle werden durch die operative Versorgung geheilt. Solche Patienten bleiben gewöhnlich bis zum Abschluß der Wundheilung und evtl. Zurückverlegung einer Dickdarmfistel oder eines Kunstafters in stationärer Behandlung. Die ambulante Nachsorge besteht in Überwachung der Darmfunktion sowie Kontrolle des Blutbildes. Gutachtlich ist der Gesamtzustand zu berücksichtigen. Werden die Kranken mit Kunstafter oder Zökalfistel in häusliche Pflege entlassen, hat man die Funktion der Kotableitung zu überwachen (S. 282). Eine eiweißreiche und hochkalorische Ernährung ist für die Erholung wichtig.

Kolondivertikel

Kolondivertikel können isoliert und multipel auftreten, sie finden sich im Sigmabereich wesentlich häufiger als in den übrigen Darmabschnitten (10, 31). Ihre Behandlung im unkomplizierten Stadium erfolgt konservativ. Erst wenn chronische Beschwerden in Form von Entzündung, Blutung, Stenose oder einer Perforation auftreten, ist die Operation indiziert. Dann werden Resektionen des divertikeltragenden Darmabschnittes notwendig. Die Sterblichkeit bei solchen Operationen beträgt etwa 6%, in komplizierten Stadien wesentlich mehr.

Postoperativ ist durch Blutbild- und Senkungskontrollen der Rückgang der Entzündungserscheinungen zu verfolgen, eine Anämie zu behandeln und der Stuhlgangrhythmus zu regulieren. Gewöhnlich erholen sich die Patienten prompt, so daß sie nach glatter Wundheilung 5—8 Wochen nach der Operation wieder in den Arbeitsprozeß eingegliedert werden können. Eine bleibende Erwerbsminderung ergibt sich gewöhnlich nicht.

Ulcus simplex

Das Ulcus simplex des Dickdarms tritt vorwiegend bei Männern zwischen 30 und 60 Jahren auf, es kann solitär und multipel vorkommen (14). Die richtige Diagnose wird gewöhnlich erst bei der Laparotomie gestellt, die zumeist unter dem Verdacht eines akuten Abdomens vorgenommen wird. Ein solches Ulkus wird durch doppelte Übernähung versorgt. Bei ausgeprägterer Peritonitis infolge Ulkusperforation muß man der Übernähung eine orale Kotableitung hinzufügen.

Die Patienten bleiben in stationärer Behandlung bis zum Abschluß der Wundheilung und dem Verschluß einer eventuellen Kotfistel oder des Anus präter. Die Erholung beansprucht danach 3—4 Wochen. Nach dieser Zeit sind die Patienten wieder ohne weitere Beeinträchtigung der Arbeitsfähigkeit berufsfähig.

Mesenterium ileo-colicum commune

Beim Mesenterium ileo-colicum commune treten gelegentlich ileusartige Passagestörungen auf. Die Operation zur Beseitigung des Zustands besteht in einer Kolopexie bzw. einer Ileozökalresektion. Postoperativ wird man eine verzögerte Stuhlpassage durch Gabe von Fruchtsäften, Milchzucker, zellulosehaltige Nahrungsmittel und evtl. Laxantien zu beschleunigen suchen.

Nach Kolopexie sind die Patienten 3—4 Wochen, nach Kolopexie und Resektion 4 bis 6 Wochen arbeitsunfähig. Eine dauernde Erwerbsminderung unter den Bedingungen des allgemeinen Arbeitsmarktes besteht meist nicht.

Dickdarmperforationen

Eine Dickdarmperforation kann spontan, instrumentell, durch Fremdkörper und durch Preßluft hervorgerufen werden (11). Ursachen der spontanen Dickdarmruptur sind maligne Tumoren und Entzündungen, selten einmal ein Ulkus.

Die Operation bei *Spontanperforation* besteht nach Möglichkeit in der Naht, notfalls der Vorlagerung der Perforationsstelle oder, wenn das nicht möglich ist, in einer Kolostomie oberhalb davon. Infolge des meist malignen Grundleidens und der virulenten Flora des Dickdarms ist die primäre Sterblichkeit sehr hoch. Sofern die Kranken die Perforation überleben, bleiben sie in stationärer Behandlung bis zum Abschluß der Wundheilung. Ihre postoperative Leistungsfähigkeit hängt vom Grundleiden ab, dementsprechend wird auch die Berufsfähigkeit in unterschiedlichen Zeitabständen erreicht. Beim Karzinom ist die Invalidisierung für zunächst ein Jahr angezeigt.

Instrumentelle Perforationen erfolgen hauptsächlich im Bereich des Sigmas. Meist werden diese Läsionen beim Einlauf oder durch ein zu starres Darmrohr gesetzt.

Die Operation hat nach orientierender Rektoskopie (cave Lufteinblasung!) sofort zu erfolgen. Wie man vorgeht, hängt davon ab, ob die Perforation dorsal oder ventral liegt. Bei intraperitonealer Perforation wird der Defekt übernäht, drainiert und oral davon eine Kotableitung (Anus präter!) angelegt. Retroperitoneale Verletzungen erfordern ebenfalls die Kolostomie oberhalb davon, ferner die Nahtversorgung der Verletzungsstelle und eine Drainage nach dorsal. Die primäre Letalität beläuft sich auf 30—50% (11).

Fremdkörperperforationen im Bereich des Dickdarms sind selten. Vom Anus her eingeführte Fremdkörper lassen sich zumeist auf dem gleichen Wege wieder instrumentell entfernen. Verschluckte Fremdkörper, die bis in den Dickdarm gelangt sind, setzen erfahrungsgemäß keine Perforation mehr, sondern gehen mit dem Kot ab.

Preßluftperforationen kommen nicht häufig vor, sie entstehen bei peranaler Lufteinblasung (15). Die Zerreißung kann dabei in jedem Abschnitt des Dickdarms zustandekommen. Der sofortige peritoneale Schock kennzeichnet die Schwere der Verletzung, die umgehend eine Laparotomie, Übernähung der Perforation und die orale Kotableitung erfordert.

Wenn eine Zökostomie angelegt wurde, soll diese so bald als möglich wieder operativ verschlossen werden. Nach diesem Eingriff kommt es zu einer schnellen Erholung der Patienten und die Arbeitsfähigkeit tritt etwa 4—6 Wochen nach der Krankenhausentlassung wieder ein. Vorher sind Blutbildkontrollen durchzuführen. Je nach Schwere der Verletzung bleibt eine Erwerbsminderung von 0—20% zurück.

Dickdarmileus

Darmverschlüsse im Dickdarmbereich werden oft durch Tumoren verursacht. Chronisch stenosierende Entzündungen (segmentäre Kolitis, Strahlenschäden) und Sigmavolvulus sind dagegen selten. ²/₃ der Tumorverschlüsse sind im absteigenden Kolonanteil lokalisiert.

Im kompletten Ileuszustand wird bei malignen Tumoren präliminar zumeist eine orale Kotableitung vorgenommen, beim rechtsseitigen Dickdarmtumor kann sie in Form einer Umgehungsanastomose (Ileotransversostomie) erfolgen. Als zweiter Eingriff kommt dann später die Radikaloperation (Hemikolektomie) in Betracht, vorausgesetzt, daß diese nach dem bei der ersten Operation angetroffenen Befund noch möglich ist.

Darmverschlüsse im Dickdarmbereich, die nicht auf Tumoren zurückgehen, können primär durch Resektion des entsprechenden Darmanteils behoben werden. Zur Nahtsicherung der Anastomose legt man meist oral der Anastomose eine temporäre Kolo- oder Zökostomie an.

Nach der Krankenhausentlassung sind *eiweißreiche Ernährung* und roborierende Maßnahmen angezeigt. Eine Zökostomie bedarf des alsbaldigen operativen Verschlusses. Nach Abschluß der Wundheilung ist die Stuhlpassage zu regulieren, die Konsistenz des Stuhlgangs zu normalisieren und, wenn nötig, eine Anämie medikamentös auszugleichen. Die *Berufsfähigkeit* wird je nach dem Grundleiden nach einem Zeitraum von 4—8 Wochen wieder erreicht sein. Bei malignenTumoren ist eine Invalidisierung zunächst für ein Jahr gerechtfertigt. Hier empfehlen sich in vierteljährlichen Abständen Blutbild- und Senkungskontrollen sowie Röntgenkontrastdarstellungen zum Ausschluß eines Rezidivs. Dazu gehört auch jeweils eine eingehende Palpation des Abdomens, um evtl. Rezidivtumoren, die gewöhnlich nicht vom Darm selbst, sondern vom Gekröse ausgehen, rechtzeitig zu erkennen. Röntgenologisch sind diese Tumoren erst dann zu erfassen, wenn sie beginnen, das Darmlumen zu verlegen. Bei palpatorisch nachweisbarem Tumor hat die Klinikeinweisung des Patienten zu erfolgen, selbst bei negativem Röntgenbefund. Eine Relaparotomie und eventuelle Nachresektion ist nicht chancenlos (S. 282).

Karzinoid und *Endometriose* S. 274 und 273.

Colitis ulcerosa

Bei Colitis ulcerosa ist zumeist der gesamte Dickdarm befallen, segmentäre Ausbreitungen sind selten (2, 27). Die generalisierte Kolitis im Spätstadium erfordert die Proktokolektomie. Wird jedoch dieser Eingriff, der zur Heilung führt, nicht vorgenommen und nur Teile des

Kolons oder das Kolon unter Belassung des Rektums entfernt, sieht man häufig ein Fortbestehen oder Wiederaufflackern der Entzündung in den verbliebenen Dickdarmabschnitten. Das Persistieren der Erkrankung äußert sich in gehäuften schleimigen und blutigen Stuhlgängen und in der weiteren Hinfälligkeit der Patienten. Gewöhnlich tritt jedoch das Rezidiv erst nach Monaten oder innerhalb eines Jahres auf. In solchen Fällen hat man sich durch Rektoskopie oder Trochoskopie einen Eindruck über die Schleimhaut zu verschaffen. Eine medikamentöse Therapie ist bei Rezidiven meist erfolglos; es muß die Entfernung des restlichen Dickdarms oder des belassenen Rektums noch vorgenommen werden.

Wurde die Proktokolektomie mit *Ileostomie* im chronischen *Stadium der sogenannten ausgebrannten Schleimhaut* vorgenommen, erholen sich die Patienten rasch. In den unteren Ileumanteilen wird der Darminhalt im Verlauf von wenigen Wochen nach der Operation eingedickt, so daß sich keine Sekretverluste einstellen.

Die mit dem Darminhalt geförderten Fermente sind nur zum Teil verbraucht und noch aktiv. Infolgedessen kommt es zur Mazeration der Haut in der Umgebung des Ileumafters, die dem Kranken lästig wird. Zur Verhütung der Ätzwirkung versucht man zunächst, mit Zinkpaste mehrmals täglich die Haut abzudecken und zu schützen. Gelingt das nicht, kann man Fermentinaktivatoren (Trasylol, Contrykal) allgemein oder lokal in geeigneter Form anwenden. Bis zur Abheilung der Hautmazeration wird der Ileostomiebeutel weggelassen.

Im Bereich der endständigen Ileostomie können *Stenosen* auftreten, bei denen man zwischen oberflächlichen und tiefen zu unterscheiden hat (23). Die oberflächliche ist durch Schrumpfung der Haut oder der tiefen Bauchdeckenschichten bedingt, die tiefe ist meist Folge einer postoperativ auftretenden und konservativ beherrschten intraperitonealen Fistel. Mit dem tastenden Finger kann man sich darüber Klarheit verschaffen, ob die Stenose im Bereich der Bauchdecke liegt oder nicht. Klinisch macht sich die Stenose durch mangelhafte Förderung der Ileostomie bemerkbar; der austretende Darminhalt verliert außerdem zunehmend an Konsistenz und ist schließlich vollkommen flüssig. Wenn man den Darm bei Anlage der Ileostomie ohne Nahtfixation durch die Bauchdecke leitet, kommen diese Zustände selten vor. Trifft man sie an, so ist die baldige operative Revision indiziert, um weitere Resorptionsstörungen und Flüssigkeitsverluste zu vermeiden.

Nach Proktokolektomie bleiben die Patienten in stationärer Behandlung bis zum Abschluß der Wundheilung und Eindickung des Stuhlgangs. Die ambulante Nachsorge besteht dann in Kontrolle des Ileumafters und seiner Funktion, Blutbild- und Gewichtskontrollen. Die Kost des Patienten soll eiweißreich sein; nötigenfalls werden Passagehemmer (Kalziumkarbonat, Rotwein, Heidelbeeren) angewendet. Die Erholung der Kranken nimmt noch 6—10 Wochen nach der Krankenhausentlassung in Anspruch. Nach Möglichkeit sollte gleichzeitig eine Diätkur von 4—5 Wochen durchgeführt werden. Allgemein ist eine *Erwerbsminderung* von 30—50% zuzubilligen.

Ein *Karzinom* auf dem Boden einer Kolitis gestaltet die Prognose ungünstig. Zumindest vorübergehende Invalidisierung für ein Jahr ist dann gerechtfertigt. Hat sich nach dieser Zeit kein Rezidiv eingestellt, kann die Berufstätigkeit in beschränktem Maße wieder aufgenommen werden.

Dickdarmtumoren

An *benignen* Strukturen kommen Polypen, Lipome, Hämangiome, Fibrome und Lymphangiome vor. Die diffuse Polyposis ist selten. Gutartige Tumoren machen meist erst dann Beschwerden, wenn sie zu Komplikationen geführt haben. Da sie als Präkanzerosen zu gelten haben, ist ihre Entfernung in jedem Falle angezeigt. Sie wird in Form der Exzision, selten einmal der Darmresektion vorgenommen.

Nach Krankenhausentlassung sind die Patienten noch 3–5 Wochen arbeitsunfähig. Für einige Wochen empfiehlt sich schlackenarme Kost, Passageförderer werden, wenn notwendig, zugegeben. Eine Erwerbsminderung ergibt sich nur bei ausgedehnteren Resektionen, wie sie z. B. bei der Polyposis notwendig sind. Hierbei ist der Erwerbsminderungsgrad je nach Ausdehnung des Dickdarmverlustes und der Einschränkung der Funktion auf 20–30% zu bemessen.

Rektoskopisch aus dem Sigma entfernte *Polypen* oder semimaligne Geschwülste machen Rektoskopiekontrollen in achtwöchigen Abständen notwendig. Bei Rezidivverdacht ist Krankenhauseinweisung zu veranlassen.

Maligne Tumoren sind zum großen Teil Karzinome, die relativ häufig im Sigma lokalisiert sind (41%). Histologisch überwiegen ausdifferenzierte Adenokarzinome gegenüber schleimbildenden Karzinomen und Szirrhen.

Die Radikaloperation der Dickdarmtumoren im unkomplizierten Stadium ist ziemlich erfolgssicher. Als Standardoperationen kommen Hemikolektomie rechts oder links, Transversumresektion oder die Resektion des Sigmas in Frage. Nach Hemikolektomie rechts erfolgt die Wiederherstellung der Darmkontinuität durch Ileotransversostomie, Seit-zu-Seit. Die linksseitige Hemikolektomie wird mit einer Anastomose zwischen Querkolon und Sigma abgeschlossen. Bei der Sigmaresektion werden die Darmteile End-zu-End wiedervereinigt. Während die Hemikolektomie rechts stets mit Primärverschluß der Bauchdecke beendet wird, fügen viele Chirurgen Resektionen an der linken Kolonhälfte eine orale Kotableitung aus Gründen der Nahtsicherheit hinzu (Querkolonanus, Zökostomie).

Nach der *rechtsseitigen Hemikolektomie* verbleiben die Patienten in stationärer Behandlung bis zum Abschluß der Wundheilung. Danach ist eine eiweiß- und kalorienreiche Kost zur allgemeinen Erholung notwendig. Eine vorhandene Anämie ist entsprechend medikamentös zu behandeln. Stuhlgangrhythmus und -konsistenz werden mit zellulosearmer Nahrung und nötigenfalls passagehemmenden Mitteln reguliert.

Die Nachsorge der Patienten mit *linksseitiger Dickdarmresektion* ohne orale Kotableitung gestaltet sich nach denselben Prinzipien wie bei der rechtsseitigen Hemikolektomie. Wenn eine Zökalfistel oder eine Kolostomie angelegt und die Patienten in diesem Zustand aus der stationären Behandlung entlassen wurden, hat man durch eiweiß- und kalorienreiche Kost die vermehrten Flüssigkeits- und Eiweißverluste auszugleichen. Die Rückverlagerung einer Zökal- oder Kolonfistel sollte dann nach 4–6 Wochen erfolgen. Danach gestaltet sich die Nachsorge wie bei der rechtsseitigen Hemikolektomie. Auch nach *Sigmaresektion* wegen eines Karzinoms wird die ambulante Nachbetreuung des Operierten nach den angegebenen Grundsätzen vorgenommen.

Mit dem Wiedereintritt der *Arbeitsfähigkeit* darf nach 4–8 Wochen gerechnet werden. Beim Karzinom ohne nachgewiesene Metastasen ist ein Erwerbsminderungsgrad von 20–40% für zunächst ein Jahr angezeigt. Sind dann keine Zeichen eines Rezidivs vorhanden, kann der Erwerbsminderungsgrad weiter herabgesetzt und nach zwei Jahren wieder aufgehoben werden. Lagen intraoperativ aber bereits nicht entfernbare Metastasen vor, so ist die dauernde *Invalidisierung* einzuleiten. Die ambulante Behandlung dieser Patienten kann nur eine symptomatische sein.

Nach Radikaloperation eines Dickdarmtumors sind ambulante *Kontrolluntersuchungen* in vierteljährlichen Abständen vorzunehmen. Dabei muß durch Palpation des Abdomens, Blutbild- und Senkungskontrollen und Röntgenkontrastdarstellung nach einem Tumorrezidiv gefahndet werden. Echte Lokalrezidive sind Raritäten; zumeist sind es bereits bei der Operation vorhandene Lymphknotenmetastasen im Mesenterium, die weiterwachsen und erst sekundär das Darmlumen zunehmend zu verlegen beginnen. Bei ausgereiften, langsam wachsenden Strukturen kann so noch im 2. Jahr nach der Operation ein »Rezidiv« auftreten. Der Verdacht auf ein Rezidiv verlangt die Klinikeinweisung zur Relaparotomie. Haben sich die Patienten im 1. Halbjahr nach der Operation nicht spürbar erholt, so besteht der dringende Verdacht auf verbliebene Metastasen. Ein hinzukommender Ikterus deutet auf Lebermetastasen hin. Dann können für die Therapie nur noch symptomatische Maßnahmen in Frage kommen.

Tabelle 3

Dickdarmerkrankungen und ihre chirurgische Therapie

1. Verletzungen	Resektion, Übernähung, Vorlagerung
2. Divertikel	kons., in chron. Stadien und bei Komplikationen evtl. Resektion
3. Ulcus simplex	Darmresektion, bei Perforation Vorlagerung
4. Mesenterium ileo-colicum commune (Hochstand der Gekrösewurzel, Coecocolon mobile)	Kolopexie
5. Darmperforation	
a) spontan	Resektion, Übernähung, Vorlagerung, evtl. Kolostomie
b) instrumentell	Laparotomie, Übernähung, Drainage, evtl. Zökostomie
c) Fremdkörper	kons., evtl. Enterotomie, bei Perforation Vorlagerung
d) Preßluft	Übernähung der Ruptur, Zökostomie
6. Ileus	
a) Sigmavolvulus	Detorsion oder Resektion mit Kolostomie
b) chron. segmentäre Entzündungen	Resektion
c) Tumoren	
maligne	Hemikolektomie u. orale Kolostomie, evtl. Vorlagerungsresektion
benigne	Enterotomie u. Abtragung, evtl. Resektion
7. Karzinoid	Resektion
8. Endometriose	Resektion
9. Colitis ulcerosa	Resektion, meist Proktokolektomie mit Ileostomie
10. Tumoren	
a) benigne	Enterotomie u. Abtragung
b) maligne	Hemikolektomie, Vorlagerungsresektion

Anus praeternaturalis

Ein Kunstafter am Dickdarm wird, je nach dem zu diesem Eingriff zwingenden Befund, am Querdarm rechts oder links und am häufigsten am Sigma angelegt. Dabei können zu- und abführende (doppelläufiger Anus) oder der zuführende Darmschenkel allein (einläufiger Anus) in die Bauchdecke eingenäht werden. Der Darm soll das Niveau der umgebenden Haut um wenige Zentimeter überragen und sein Lumen etwa für den Zeigefinger eingängig sein.

2–3 Wochen nach der Operation kann ein Kotfänger in Form von Pelotte oder Beutel angelegt werden. Die unmittelbare Umgebung des Afters wird jeweils nach Entleerung des Kotfängers (anfangs 3—4mal täglich, später 2mal, je nach Bedarf) gesäubert und mit Zinkpaste dick abgedeckt.

Um später den Zeitpunkt der Darmentleerung selbst zu bestimmen, können sich Anus-präter-Träger selbst klistieren. Dabei hat das Spülen des Darmes jeweils zur gleichen Zeit zu erfolgen. Auf diese Weise wird der Darm trainiert, sich regelmäßig zu entleeren. Es wird so möglich, die Pelotte wegzulassen und mit einem kleinen Verband auszukommen. Die Patienten sind jedoch darauf hinzuweisen, daß sie sich sofort dem Arzt vorstellen, wenn bei der Klistierung Schmerzen auftreten. Diese können durch eine Darmwandperforation mit dem Schlauch verursacht worden sein und erfordern dann umgehend die chirurgische Intervention. Die Funktion des Kunstafters kann so gestaltet werden, daß der Patient gesellschaftsfähig bleibt.

Während man in der unmittelbaren postoperativen Phase vorwiegend Störungen sieht, die durch Dehiszenz der inneren Schichten der Bauchdeckennaht zustandekommen (Narbenbruch im Anus-präter-Gebiet), ist im späteren Verlauf mit Einengungen des Darmlumens infolge Narbenschrumpfung zu rechnen. Diese äußern sich im behinderten Austritt des Stuhlgangs. Ursache der *Stenose* kann eine Schrumpfung der Haut sein, die das Lumen des Darms zunehmend verlegt. Eine solche Stenosierung ist sichtbar und mit dem Finger zu tasten. Folge von Narbenschrumpfung ist auch die Einziehung des Kunstafters unter das Niveau der umgebenden Haut. Nicht sichtbar dagegen ist die Einengung im Bereich innerer Bauchdeckenschichten wie Peritoneum und Faszien. Der Kranke stellt diese Komplikationen meist selbst fest, indem er Behinderungen seiner Stuhlpassage bemerkt. Die Stuhlentleerung geht in immer längeren Intervallen vonstatten, die Säule des austretenden Kots wird zunehmend dünner, seine Konsistenz abwechselnd hart und flüssig (Überlaufstühle). Auch die in den inneren Schichten der Bauchdecken etablierte Stenose ist mit dem Finger zu tasten.

Als weitere Komplikation kennen wir die innere *Einklemmung* von Dünndarmschlingen im Anus-präter-Bereich. Die Darmschlingen gelangen dabei hinter den oder die herausgeleiteten Dickdarmschenkel, knicken dort ab und werden verdreht. Die Folge ist ein mechanischer Dünndarmileus mit den klassischen Zeichen: Schmerzhaftigkeit, Allgemeinbeeinträchtigung, Verhaltung von Stuhlgang und Winden und röntgenologischen Spiegelbildungen im Dünndarmbereich.

Der mechanische Dünndarmileus erfordert die baldige Laparotomie. Bei Stenosen ist ein Versuch der vorsichtigen digitalen Aufdehnung erlaubt, der jedoch oft nicht zum bleibenden Erfolg führt. Meist machen sich Nachoperationen erforderlich, bei welchen die Stenose exzidiert und der Kunstafter neu angelegt werden muß.

In den ersten Monaten nach der Operation kommt beim Anus praeter naturalis auch übermäßiges *Vorfallen* des Darmes (Anus-präter-Prolaps) zustande, wodurch das Tragen einer Pelotte unmöglich wird. Solche Zustände machen eine Korrekturoperation unumgänglich.

Der Anus-präter-Träger ist darauf hinzuweisen, daß er den Arzt aufsucht bei

    Blutungen,
    Verengung,
    zunehmender Vorwölbung oder
    Zurücktreten des Afters,
    Schmerzen bei der Stuhlentleerung,
    Entleerung dünnen, klaren Darminhalts, wechselnd mit festem Stuhl, und
    wenn sich über 3 Tage kein Stuhlgang eingestellt hat.

Tabelle 4

Stuhlgangregulierung

Medikamentös

Passagehemmer	*Passageförderer*
Kalziumkarbonat	Paraffinpräparate
Tierkohle	Glyzerinsuppositorien
Bolus alba	Karlsbader Salz
Bismutum subcarbonicum	Früchtewürfel
Tinct. opii	
(Rotwein, Heidelbeeren)	

Diätetisch

Stopfende Kost

(zellulosearm, stark zerkleinert, nur gekocht):
Kalbsleber, Rindfleisch, magerer Schinken, Huhn, Taube, Fisch; Rührei, gekochtes Ei; Reis, pürrierte Kartoffeln; Weißbrot, Biskuit, getoastetes Roggenbrot; Puffreis, Nudeln, Spaghetti; Gelatinepudding, Eierrahm, Käse, Keks, Eiskrem, Zucker; Tee, Kakao, Eichelkakao, gekochte Milch, dünner Kaffee

Abführende Kost

Gemüse als Pürree oder gekocht, weiche Karotten, Runkelrüben, Spargel, grüner Spinat; Orangensaft, Bananen, eingeweckte Pfirsiche, Birnen, Aprikosen, Apfelmus, gehäutete und gebackene Äpfel; ungekochte Milch, Quark, Schweizer Käse; Gelee, klare Marmelade

Nicht erlaubt:

Rohes Obst, ungekochtes Gemüse, Zwiebeln, Kohl, Gewürze (Senf, Ketchup, Essig, Meerrettich), gebackene und erhitzte Fette, Schweine- und Kalbfleisch, Nüsse, Enten, kohlensäure- und alkoholhaltige Getränke

Literatur

1) Abrahamson, R. H.: Arch. Surg. 81 (1960), 553.
2) Acheson, E. D.: The epidemiology of ulcerative colitis and regional enteritis. Recent advances in gastroenterology. London 1965.
3) Althausen, T. J., R. K. Dogis, K. Vyeyama and S. Weiden: Gastroenterology 16 (1950), 126.
4) Badenoch, J.: The blind loop syndrome. Modern trends in Gastroenterology. London 2 (1958), 231.
5) Badenoch, J. P., D. Bedford and J. R. Evans: Quart. J. Med. 23 (1954), 462.
6) Bingold, K.: Typhus abdominalis und Paratyphus. Handb. Inn. Med. Bd. I. Berlin – Göttingen – Heidelberg 1952.
7) Brandis, V.: Langenb. Arch. klin. Chir. 264 (1950), 200.
8) Brosig, G.: Zbl. Chir. 85 (1960), 221.
9) Butler, D. B.: Surg. Gynec. Obstetr. 109 (1959), 479.
10) Elmendorff, v. H., E. Marx u. M. Hausmann: Langenb. Arch. klin. Chir. 312 (1965), 333.
11) Gremmel, H., u. R. M. Konrad: Zbl. Chir. 85 (1960), 581.
12) Griessmann, H.: Langenb. Arch. klin. Chir. 265 (1950), 1.
13) Haymond, H. E.: Surg. Gynec. Obstetr. 61 (1935), 693.
14) Höyer, A.: Acta chir. scand. 94 (1946), 551.
15) Kammel, W.: Zbl. Chir. 83 (1958), 1823.
16) Knust, H. J., u. W. Müller: Münch. Med. Wschr. 93 (1951), 2466.
17) Litwin, G.: Ann. Surg. 151 (1960), 594.

18) Moses, W. R.: N. England J. Med. 237 (1947), 118.

19) Neff, G.: Ergebn. Chir. u. Orthop. 30 (1937), 227.

20) Pfeiffer, K. M., u. E. Amstutz: Langenb. Arch. klin. Chir. 313 (1965), 49.

21) Reifferscheid, M.: Darmchirurgie. Stuttgart 1962.

22) Rutherford, R. B., and D. R. Akers: Surgery 59 (1966), 618.

23) Sachs, D., and W. F. Barker: Surgery 59 (1966), 373.

24) Salzer, G.: Langenb. Arch. klin. Chir. 287 (1957), 456.

25) Sell, G.: Langenb. Arch. klin. Chir. 311 (1965), 221.

26) Silerz, W.: Arch. Surg. 80 (1960), 597.

27) Stelzner, F.: Münch. Med. Wschr. 35 (1960), 1630.

28) Wachsmuth, W.: Langenb. Arch. klin. Chir. 308 (1964), 143.

29) Wilhelm, K.-H.: Zbl. Chir. 91 (1966), 1240.

30) Wiles, H. M., and E. D. Sugarbaker: Cancer 3 (1950), 629.

31) Winkelbauer, A.: Med. Klinik (1957), 1054.

32) Zenker, R., u. H. Hamelmann: Langenb. Arch. klin. Chir. 279 (1954), 630.

33) Zenker, R., u. A. Rosenthal: Die Strahlenpilzerkrankungen. Hdb. d. ges. Unfallheilk. Stuttgart 1955.

Operationen am Rektum und an der Analregion

Von H. J. Betzler, Hechingen

Anhaltende Beschwerden nach Operation z. B. der Hämorrhoiden können durch ein bislang nicht erkanntes ernsteres Leiden wie Polyp, Rektokolitis oder Sigma-Kolon-Karzinom verursacht sein. Ehe man sich bei einem Anus-Operierten angesichts einer erneuten rektalen Blutung mit der zuvor gestellten Diagnose »Zustand nach Hämorrhoiden-Operation« oder »Divertikulose« abfindet, ist durch eine oder mehrere Kontrolluntersuchungen z. B. das rektoskopisch nicht mehr erreichbare und im Röntgenkontrasteinlauf seinerzeit noch nicht erkenntliche Sigma-Karzinom auszuschließen.

Untersuchung des Kranken

Eine vollständige proktologische Untersuchung besteht aus

1. Inspektion der Analgegend unter Spreizen der Gesäßbacken, wobei man den Patienten zwischendurch leicht pressen läßt.
2. Digitale Austastung von Analkanal und Rektum mit bidigitaler Palpation von Ischiorektalräumen und Damm.
3. Rektoskopie mit dem 20- oder 30-cm-Rohr.
4. Anuskopie.
5. Kolon-Kontrasteinlauf.

Die Untersuchung erfolgt in Links-Seiten- oder Knie-Ellenbogen-Lage. Der Enddarm wird durch ein 20 Minuten vorher verabreichtes Kontaktlaxans (Supp. Dulcolax) soweit entleert, daß Anus- und Rektoskopie nach erfolgter Defäkation kurzfristig ambulant durchgeführt werden können. Unbedeutende Stuhl- und Schleimreste im untersten Abschnitt des Enddarms können mit dem Rektoskop beiseite geschoben oder mit einem Tupfer entfernt werden. Erst in 22 bis 30 cm Höhe erreicht man bei einigen der so vorbereiteten Kranken die anstehende bzw. nachgerückte Kotsäule und befindet sich damit bereits im unteren Colon sigmoides.

Auch wenn anläßlich der vorangegangenen stationären Behandlung etwa eines gutartigen anorektalen Leidens die genannten Untersuchungen sämtlich durchgeführt wurden — was nicht immer zutrifft —, muß man sich stets fragen, ob eine Wiederholungsuntersuchung 4—6 Wochen nach der Entlassung geboten sei. Jeder Kranke sollte, bevor er seiner normalen Tätigkeit wieder nachgeht, wenigstens einmal mittels Inspektion und Digitaluntersuchung kontrolliert werden.

Anorektale Wunden

Wunden der Anal- und Gesäßregion heilen, wenn man sich die Nähe der keimhaltigen Afteröffnung vergegenwärtigt, erstaunlich gut. Eine Voraussetzung dafür ist, daß man auf die sonst übliche Nahtvereinigung jener Anteile anorektaler Wunden verzichtet, die in den perianalen Hautbereich zu liegen kommen. Wunden, die mit ihrem oralen Ende bis in den Analkanal und Rektum reichen, läßt man im hautwärtigen Bereich gleichmäßig von den Seiten und aus der Tiefe heraus unter Hinterlassen einer schmalen flachen Narbe sekundär verheilen.

Man erreicht dies am besten mit folgenden, nach dem täglichen Stuhlgang durchzuführenden Maßnahmen:

1. Heiße Sitzbäder (38–40 Grad) mit Kamillosan- oder Kaliumpermanganatzusatz.
2. Reinigung der Wundumgebung von Sekret- und Verbandresten mit einem Wundbenzin- oder Ätherwattebausch.
3. Auswischen der granulierenden Wunde mit angefeuchteten oder salbebeschickten Watteträgern, später Einstreuen eines antibakteriell wirksamen Puders (Furacin, Nebacetin).
4. Einlegen eines dünn mit Salbe bestrichenen (schmerzloser Verbandwechsel!), locker aufgeschüttelten Tupfers oder Jodoformgazestreifens, der durch einen mastisolfixierten Mullschleier oder einfach durch enganliegende Unterbekleidung gehalten wird.
5. Trockenhalten der Wundumgebung durch Einpudern.

Pflasterverbände reizen die Haut. Bei *pustulöser Dermatitis* der Wundumgebung, wozu fettleibige und behaarte Kranke mit Trichteranus neigen: Rasieren, Merfenanstrich, Dermofonginsalbe, Zinköl, Zinkschüttelmixtur, Ausschluß eines Diabetes.

Intelligente Kranke versorgen sich nach ärztlicher Anweisung oft lieber selbst mit Hilfe ihrer Angehörigen.

Für die Dauer der Wundbehandlung, besonders aber nach Dehnungs- oder Exzisionsbehandlung der Analfissur, ist für weichen *und* voluminösen Stuhlgang (physiologische Sphinkterdehnung) zu sorgen (gemahlener Leinsamen, Normacol, Cellolax, Laxans Heyden etc.).

Auch postoperativ sorgen wir bei leichter Kost frühzeitig für Stuhlgang und verzichten auf die früher übliche Opium-Verabreichung ebenso, wie auf Gummistopfrohre, und legen lediglich einen Streifen resorbierbarer Gaze ein.

In schmerzhafte anorektale Wunden wird mit einem Watteträger Anästhesinsalbe 10%ig eingebracht. Bei Pruritus, der trotz sachgemäßer Wundbehandlung weiter besteht, ist nach anderen Ursachen zu fahnden (Antibiotika, Oxyuren, Kryptitis, Hämorrhoiden, Epidermophythie, Diabetes etc.). Von Kortisonsalben habe ich keine überzeugenden Erfolge gesehen.

Kontinenzstörungen nach anorektalen Eingriffen

Das normal funktionierende Sphinkterorgan ermöglicht, Stuhl und Winde getrennt abzusetzen oder zurückzuhalten. Durchfälliger Stuhl kann aber auch von einem normalen Schließmuskel nur begrenzte Zeit zurückgehalten werden.

Bei der Ausrottung des digital erreichbaren Rektumkarzinoms wird das Sphinkterorgan in der Regel mit dem Ziel der Operationsradikalität bewußt geopfert.

Eine unbeabsichtigte Beeinträchtigung der Schließmuskelfunktion kann vorübergehend oder auch dauernd nach instrumenteller oder digitaler Sphinkterdehnung auftreten.

Die neuromuskuläre Involution des Schließmuskelorgans führt zur Altersinkontinenz, die von vielen in Resignation ertragen, von einigen als Folgen früherer Erkrankungen oder Schäden (Rentenbegehren) angesehen wird.

Bei vollständiger motorischer Inkontinenz klafft die Afteröffnung beim Spreizen der Gesäßbacken mit freiem Einblick in Analkanal und Rektum. Fester Stuhl kann nicht oder nur kurz gehalten werden und geht beim Stehen, Husten etc. zusammen mit Schleim ungehindert ab, so daß der Kranke dauernd eine Vorlage tragen muß. Geringe Verschmutzungsspuren in der Unterwäsche werden auch bei anorektal Gesunden recht häufig beobachtet.

Die sensorische Inkontinenz ist Folge des Verlustes der sensiblen Analkanalhaut. Die Unterscheidung von Stuhl und Winden, die Beurteilung der Stuhlkonsistenz und das Zusammenspiel von willkürlicher und unwillkürlicher Sphinktermuskulatur ist gestört. Sie kommt am häufigsten nach *Whitehead*scher Hämorrhoidenoperation vor.

Kontinenzstörungen treten auch nach tiefer Rektumresektion und nach den verschiedenen Durchzugsverfahren auf, wobei obere Kolonabschnitte mit einem kurzen anorektalen Stumpf anastomosiert oder durch diesen herausgeleitet wurden. Mitunter dauert es 1–2 Jahre, bis sich eine befriedigende Kontinenz wiederherstellt.

Wenn man nach Rektokolektomie den Dünndarm in die Afteröffnung einpflanzt (Ileostomie), wird der Sphinkter durch häufig anstehende dünnflüssige und ätzende Dünndarmstühle zusätzlich beansprucht. Wenn diese Kranken nachts häufiger die Toilette aufsuchen müssen oder schlafinkontinent sind, ist die abdominale Ileostomie anzuraten.

Prüfung der Schließmuskelfunktion

Wenn ein rektal gesunder Patient seinen After schließt, als ob er Stuhl zurückhalte, wird an der Hinterwand des untersten Rektum in 4–5 cm Höhe der hufeisenförmig bis kleinfingerdicke, kräftig-elastisch vorspringende Puborektaliswulst (M. compressor recti) als oberer Abschluß der sich zirkulär kontrahierenden Sphinktermuskulatur tastbar.

Ein durch Entzündung oder Verletzung geschädigter M. Puborectalis imponiert als derber, rigider und fallweise lückenhaft anspringender Strang, der innervationsgestörte ist nachgiebig erschlafft, kaum oder gar nicht kontraktionsfähig. Der kontinenzgestörte Kranke preßt bei der Aufforderung zum Afterschluß Gesäßbacken und Oberschenkel zusammen.

Behandlung der Stuhlinkontinenz

Die Rückbildung einer Kontinenzschwäche, die auch bei kunstgerecht Anusoperierten einige Wochen stören kann, wird durch Sphinktertraining unterstützt. Durch digitale Kontrolle überzeugt man sich, daß der Kranke nach Anweisung tatsächlich seinen Sphinkter kontrahieren kann, was er dann zu Hause mehrmals täglich je 10–15mal durchführt. Auch der Gesunde kann seinen willkürlichen Sphinkter allein über den Ruhetonus hinaus nur kurze Zeit kontrahieren.

Der Zustand dauernd Kontinenzgeschädigter kann durch alimentäre Obstipation gebessert werden (Tab. 1). Wasser bindende Quellstoffe (Cellolax) und Vagus dämpfende Medikamente können unterstützend wirken.

Tabelle 1

Diät bei Inkontinenz
(nach STELZNER und JACKMANN)

	erlaubt	*verboten*
Getränke:	kohlensäurehaltige Getränke, Kaffee, Tee, Malzgetränke	Milch
Brot:	Weißbrot, auch geröstet, Salzkeks, Zwieback	Schwarzbrot, Graubrot
Mehl:	Weißmehl	Vollkornmehl
Nachspeisen:	Pudding, Gelatinespeisen, Kekse, Käsegebäck (keine Früchte und Nüsse)	jedes andere Gebäck
Fett:	Butter, Krem, Margarine	nichts
Früchte:	Preßfruchtsaft einschl. Orange-Zitrone täglich	alle anderen
Fleisch, Eier, Käse:	Speck, zartes Fleisch, Fisch und Geflügel (mit nebenstehenden Ausnahmen), Konservenfisch, Eier, Schmelzkäse	gebratenes Fleisch, Fisch, Geflügel, frisches Schweinefleisch; alle links nicht angeführten Käsesorten
Kartoffeln u. ä. Nahrungsmittel:	Makkaroni, Nudeln, geschälter Reis, Spaghetti	Kartoffeln, ungeschälter Reis, Mais
Suppen:	Bouillon, Fleischbrühe	jede andere
Süßspeisen:	Zuckerbäckereien (mit rechtsstehenden Ausnahmen), Honig, Gallertspeisen, Sirup, Zucker jeder Art	Süßigkeiten, die Früchte und Nüsse beinhalten; Marmelade
Gemüse:	Tomatensaft	jedes andere
Vermischtes:	Kraftbrühe, Kraut (mit Ausnahme von Knoblauch), Salz, Gewürze, Essig	Oliven, »pikante« Speisen

Einen elektrischen Taschenstimulator, der 2 Ringelektroden speist, die, in ein hantelförmiges Kunststoffpessar eingearbeitet, in den Analkanal eingeführt werden, haben HOPKINS und LIGHTWOOD entwickelt. Es war damit möglich, bei einer Rektumprolapskranken den überdehnten und funktionslosen Sphinkter für die Dauer des Stromdurchflusses kontinent zu machen und den Sphinktertonus merklich zu bessern.

Dauernd und vollständig Inkontinente bedürfen erneuter chirurgischer Behandlung (infralevatorische Drahtringplastik, M. Grazilisplastik). In unbeeinflußbaren Fällen und bei paradoxer Inkontinenz Querschnittsgelähmter ist fallweise der Bauchkunstafter zu empfehlen.

Störungen des Urogenitalsystems nach anorektalen Eingriffen

Die *Dystonie der Harnblase* tritt akut als reflektorische sympathikogene postoperative Harnverhaltung oder als u. U. sich über Wochen hinziehende atonische Entleerungsstörung, oft durch Altersatonie der Blasenwand begünstigt, nach intraoperativer Schädigung autonomer Nervenbahnen auf (Restharnbestimmung), wie z. B. nach Radikaloperation des Rektum-Genital-Karzinoms. Anatomische Veränderungen am Blasenhals (Prostataadenom, Sphinktersklerose) und Lageveränderungen von Blase und Prostata nach Rektumexstirpation können zusätzlich den Auslaßwiderstand erhöhen. Nervale Urinkontinenz sahen wir bei auf Beckenweichteile und Knochen übergreifendem Rektumkarzinomrückfall, nach vorübergehend ungestörter Blasenentleerung.

Sexualstörungen kommen als Impotentia coeundi nach Rektumexstirpation und als dissoziierte Potenzstörungen (z. B. Orgasmus ohne Ejakulation, Ejakulation ohne Orgasmus) nach Rektumresektion vor. Potentia coeundi und Kontinenz sind um so mehr gefährdet, je kürzer bei Resektion der anale Rektumstumpf ist.

Beschwerden infolge unbemerkter intraoperativer Einengung oder Unterbindung eines pelvinen Ureters, wobei der linke am meisten gefährdet ist, können verkannt werden (»Lumbago«). Doppelseitige *Ureterstenosen* als Spätfolge nach anorektalen Eingriffen führen zur Harnsperre (leere Harnblase, Karzinomrezidiv, Strahlenfibrose).

Blasenentleerungsstörungen bedürfen einer genauen Differenzierung hinsichtlich mechanischer, nervaler oder myogener Faktoren und, wie Ureterstenosen, fachärztlicher Untersuchung und Behandlung.

Folgen nach Rektumresektion und nach Rektotomie

Unter Darmresektion versteht man die Herausnahme eines Darmstückes aus der Kontinuität mit anschließender Wiedervereinigung des oralen und aboralen Darmlumens (Abb. 1).

Bei der wenig empfehlenswerten Seit-zu-End-Verbindung kann sich im Blindsack über und neben der Anastomose Kot stauen und eindicken (Kottumor, Kompression, Perforation).

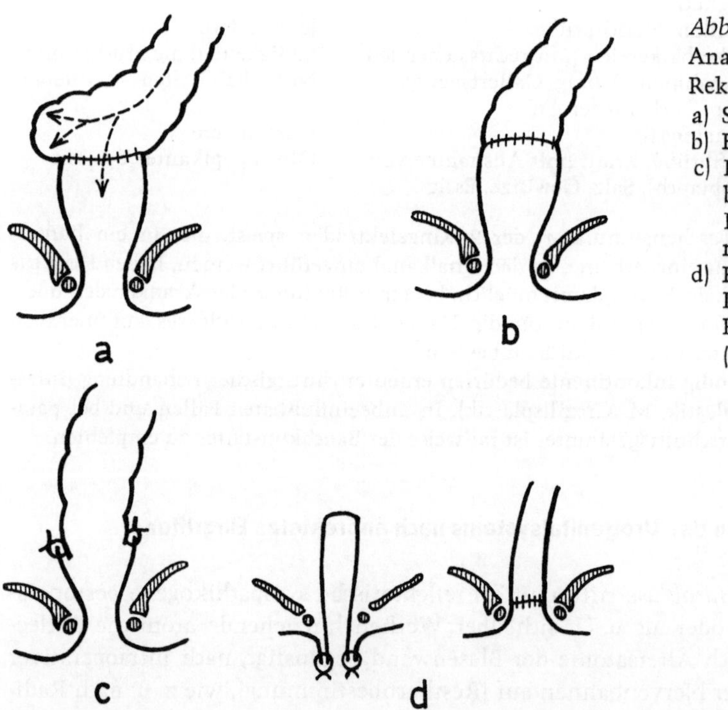

Abb. 1
Anastomosen nach
Rektumresektion
a) Seit-zu-End-
b) End-zu-End-
c) End-zu-End-
   bei kurzem
   Rektumstumpf
   mit Einstülpung
d) Evaginations-
   Ileo- (oder
   Kolo-)stomie
   (Oppolzer)

Mechanisch bedeutende *Narbenstenosen* an einer End-zu-End-Anastomose sind selten und kommen fast ausschließlich nach Divertikulitis-Resektionen vor, wenn eines der zur Anastomose herangezogenen Darmenden entzündliche Wandveränderungen aufwies. Stenosen nach Karzinomresektion sind in der Regel durch ein Lokalrezidiv verursacht.

Wenn man dreizeitig unter dem Schutz eines doppelläufigen Transversumkunstafters reseziert, wird die Durchgängigkeit der Anastomose 4–8 Wochen nach Anlegen durch Einbringen von Sauerkraut in den abführenden Schenkel des Kunstafters und durch Röntgenkontrasteinlauf vom Anus und vom Kunstafter her funktionell und visuell geprüft. Dabei finden sich gelegentlich, trotz letztlich ungehinderter Krautpassage, spastische und mitunter schmerzhafte Anastomosenverengungen, die man mittels eines zart eingeführten Darmrohres von organischen Engen unterscheiden kann. Besonders kräftige und schmerzhafte Anastomosenspasmen können nach Ileo-Rekto-Anustomien vorkommen, so daß man den Kranken u. U. doch noch zur Anlage eines definitiven Bauchkunstafters raten muß.

Darmentleerungsstörungen nach Rektum-Colon-Resektion wegen *Hirschsprung*scher Erkrankung können durch einen fortbestehenden M.-sphincter-internus-Krampf hervorgerufen werden. Bei der digitalen Untersuchung kann man den funktionellen Sphinkterspasmus von einer höher sitzenden organischen Narbenstenose unterscheiden.

Nach abdomino-perineo-sakraler Resektion in der rückwärtigen Narbe mündende kleine Fisteln infolge umschriebener Nahtinsuffizienz schließen sich ebenso, wie Fisteln nach rückwärtiger Eröffnung des Rektum zur Polypenexzision (Rectotomia posterior), in wenigen Wochen spontan. Man hält die Fistelumgebung sauber und verbindet regelmäßig, ohne dabei Verhaltungen in der Fistelumgebung zu übersehen. Auch hier wirkt sich ein zuvor angelegter doppelläufiger Transversumkunstafter günstig aus.

Folgen nach mechanischen Verletzungen

Störungen der Stuhlentleerung nach *Sphinkterzerreißung* (Pfählungsverletzungen), Granatsplitterfisteleiterungen und schwere, die Stuhlentleerung behindernde narbige Verziehungen der Afteröffnung bedürfen erneuter chirurgischer Behandlung. Es empfiehlt sich, alle größeren rekonstruierenden Eingriffe an Analkanal und Rektum erst 3—6 Monate nach Kotableitung über einen doppelläufigen Transversumkunstafter vorzunehmen. Zwischenzeitlich können eitrig absondernde Fistelungen mit Rivanol oder einer Nebacetin-Aufschwemmung 2—3mal wöchentlich gespült und der Verlauf eines Fistelganges durch Fistulographie geklärt werden.

Folgen nach Behandlung der Analfissur

Nach Dehnungsbehandlung fortbestehender Sphinkterkrampf mit Defäkations- oder Ruheschmerzen zeigt an, daß das Behandlungsziel, nämlich Anfrischung des Fissur-Ulkus *und* Sprengung des M. sphincter internus nicht vollständig erreicht wurde. Wenn Novocainunterspritzung (0,5—1 ml der 1%igen Lösung ohne Adrenalinzusatz), Anästhesinsalbe und milde Abführmittel nach 2 Wochen keine Hilfe bringen, ist Fissurexzision mit Sphinkterotomie zu empfehlen.

Folgen nach Operation des Pilonidalsinus

Bei kleinem, wenig infiziertem und erstmals exzidiertem *Steißepidermoid* kann der ein- oder mehrschichtige primäre Wundschluß zum Ziele führen. Bei rezidivierendem Pilonidalsinus mit glutealen Nebengängen läßt man das große, bis auf die Kreuzbeinfaszie reichende Exzisionsbett offen, nachdem das seitliche lockere Subkutanfettgewebe durch Einschlagen und Fixation der Hautschnittränder am Wundgrund abgedeckt wurde.

Die Wundbehandlung nach offener Exzision erfolgt entsprechend den oben gegebenen Hinweisen. Wenn die Operationswunde 1–2 Wochen nach primärer Naht und 6–13 Wochen nach offener Exzision nicht verheilt, ist ein Rezidiv infolge zurückgebliebener Zystenausbuchtungen wahrscheinlich. Dabei ist auch gewöhnlich versäumt worden, die kleinen ein- oder mehrfach angelegten Fistelgrübchen in der Rima ani zu exzidieren.

Nach primärer Naht kann die Dehiszenz subkutaner Schichten ein Rezidiv vortäuschen. Die Resthöhle granuliert jedoch unter Einwirkung von Sitzbädern, Perubalsam- und Nebacetin-Instillationen in wenigen Wochen zu. Wir sahen gleich häufig Rezidive nach »offener« Exzision und nach primärer Naht.

Folgen nach Behandlung des anorektalen Abszesses und der Fistel

Anorektaler Abszeß und anorektale Fistel haben eine gemeinsame Ursache: die Entzündung einer *Morgangni*schen Krypte und einer hier mündenden Analdrüse (innere primäre Fistelöffnung).

In vereinfachter Regel finden sich folgende Krankheitsverläufe:

1. Ischiorektaler Abszeß (Schmerzen, Fieber, Harnsperre) → Inzision → transsphinktäre Fistel
2. Subkutaner (Analrand-)Abszeß → Spontanperforation → intrasphinktäre (submuköse) Fistel.

Anorektaler Abszeß: In einigen Fällen verheilt die Inzisionswunde eines ischiorektalen Abszesses, bis sich dann nach Monaten oder Jahren ein erneuter Abszeß entwickelt. Nur selten ist die Heilung dauerhaft. Die Inzisionswunde schließt sich meist bis auf eine Stelle, die dann die äußere (sekundäre) Fistelöffnung einer kompletten Analfistel darstellt. Recht häufig ist die Primäröffnung in der Kryptenlinie in 1–3 cm Höhe meist am hinteren Halbumfang bei der transsphinktären und am vorderen Halbumfang des Analkanals bei der intrasphinktären Fistel als kleines schmerzhaftes Narbengrübchen zu tasten. Der günstigste Zeitpunkt für die Fistelspaltungsoperation ist gekommen, wenn die Sekundäröffnung bei reizloser Umgebung eben noch sezerniert.

Anorektale Fistel: Die typische Analfistel wird am sichersten mit Spaltung und Exzision des Fistelganges in ganzer Länge von der inneren primären bis zur äußeren sekundären Fistelöffnung behandelt. Da die Primäröffnung in der Regel in einer *Morgangni*schen Krypte mündet, bleibt so der oral verlaufende M. puborectalis immer unversehrt und die fallweise notwendige Durchtrennung aboral dieses wichtigsten Kontinenzmuskels gelegener Sphinkterportionen ohne nachteilige Dauerfolgen für die motorische Kontinenz.

Je weiter von der Analöffnung entfernt die sekundäre Fistelöffnung lag, desto länger ist notwendigerweise der nach Fistelspaltung entstandene Wundgraben, der seinerseits gerade, gekrümmt oder winklig abgebogen, dem früheren Fistelgang entsprechend, verlaufen kann. Der Kranke kann nach Fistelspaltungsoperationen am 7. bis 14. postoperativen Tag entlassen werden.

Fisteloperationen: Ekzem und perianale Furunkulose sind durch regelmäßige Wundhautpflege zu vermeiden. Ein ischiorektaler Abszeß bei bislang störungsfreiem Wundverlauf spricht für eine nicht beseitigte oder nicht gefundene und somit persistierende primäre innere Fistelöffnung.

Durch die normale Wundentzündung können hypertrophe Hautfalten der Analöffnung anschwellen, durch Juckreiz belästigen oder mechanisch die Wundheilung stören. Sie werden nach Unterspritzung mit einem Lokalanästhetikum mit der Schere abgetragen.

Mit Kontinenzstörungen nach Fistelspaltung muß man dann rechnen, wenn schon präoperativ eine Schädigung oberflächlicher oder tiefer Anteile des M. sphincter externus, besonders aber eine funktionsmindernde Fibrosierung des M. puborectalis durch langjähriges Fistelleiden oder gar mehrfach voroperierte Fistelrezidive bestanden, also ein vorgeschädigter Sphinkterapparat vorliegt. Wenn dann bei der Radikaloperation für die Kontinenz an sich unwichtige Sphinkterportionen durchtrennt wurden, kann es zu einer glücklicherweise meist nur temporären, u. U. bis zu 6 Monaten andauernden Dekompensation des Sphinkterapparates mit relativer motorischer Inkontinenz kommen. Dünnflüssiger Stuhl kann nur kurze Zeit oder vorübergehend auch gar nicht gehalten werden.

Ein Ausfall des M. puborectalis kann auch durch Rekonstruktion des subkutanen und tiefer Anteile des M. sphincter externus nicht voll kompensiert werden; auch hier öffnet sich schließlich der gesamte Analkanal bei stärkerem Auseinanderhalten der Gesäßbacken.

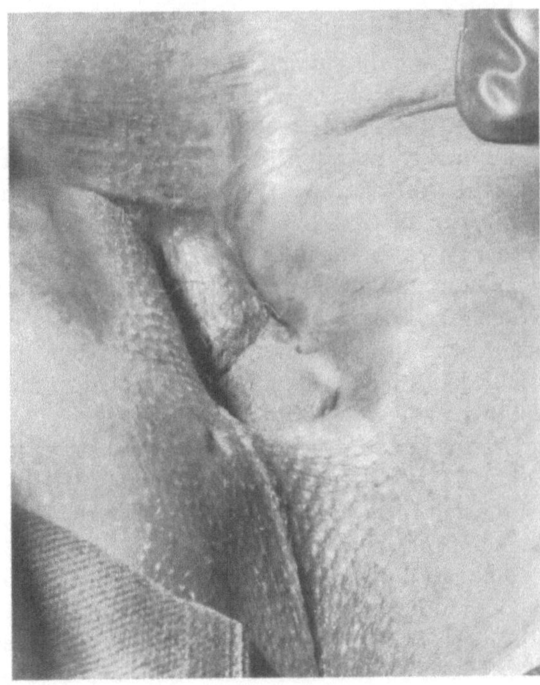

Abb. 2   Narbig deformierte Analöffnung nach wiederholten Fisteloperationen, Fistelrezidiv (Knie-Ellenbogen-Lage)

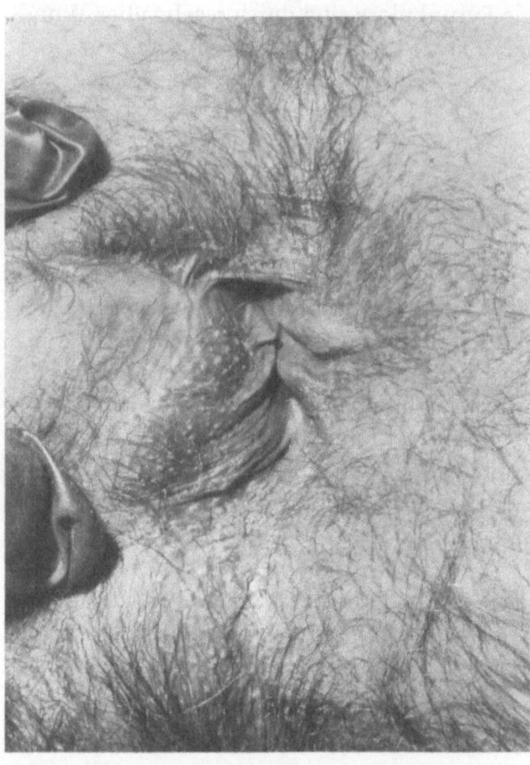

Abb. 3   Zustand nach Analfistel-
operation. Quere Narbenbarre in
hinterer Kommissur mit Ulkus im
Analkanal (durch Narbenbarre
verdeckt, Knie-Ellenbogen-Lage)

Pseudoinkontinenz mit dauerndem Austritt von Schleim oder dünnem Stuhl kann durch rinnenförmig gestaltete Narben nach Spaltung transsphinktärer Fisteln verursacht werden (Abb. 2). Tiefe Sphinkterportionen und wenigstens der M. puborectalis sind zwar intakt, die bis in den Analkanal heraufreichende und durch die gespaltenen Schließmuskelportionen verlaufende, nicht abdichtbare Narbenrinne wirkt als Drainagekanal. Bei vorschneller Heilung der Operationswunde im Hautbereich kann sich an der Afteröffnung eine quere Narbenbarriere ausbilden, vor der Schleim und Stuhl stagnieren und der Heilung hinderlich werden (Abb. 3). Nach wiederholten Eingriffen wegen rezidivierender ischiorektaler Abszesse und Fisteleiterungen, insbesondere aber bei wiederholt angegangenen Hufeisenfisteln mit Ausbreitung zum Damm hin, kann sich schließlich ein keloidoformes Narbenfeld mit Verziehung, Verlagerung und Schluß-unfähigkeit der Afteröffnung entwickeln.

Fistelrezidive im Operationsgebiet selbst gehen von einer nicht beseitigten Primär-öffnung aus. Fistelrezidive an anderer Stelle, insbesondere mit mehrfachen Sekundär-öffnungen, lassen an eine bislang nicht erkannte Rectocolitis ulcerosa als Grundleiden denken (Abb. 4).

Die nach 8 Wochen im Operationsgebiet in ganzer Länge mit blaßbläulichen Haut-rändern nicht heilende Fistel ist tuberkuloseverdächtig. Im Gegensatz zu früheren Beob-achtungen ist die tuberkulöse Genese des Fistelleidens aber recht selten. Wir haben in den letzten 10 Jahren zweimal und erst nach wiederholten histologischen und bak-

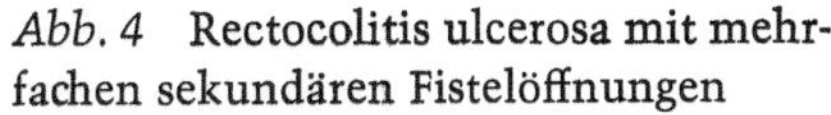

Abb. 4   Rectocolitis ulcerosa mit mehrfachen sekundären Fistelöffnungen

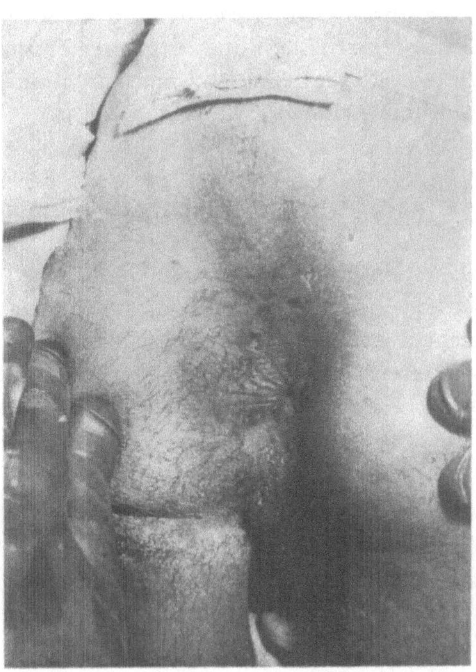

teriologischen Untersuchungen zunächst lege artis operierte und dann mehrmals rezidivierende Hufeisenfisteln spezifischer Genese beobachtet.

Hinter einem *Fistelfrührezidiv* mit derb verschwielender Umgebung kann sich auch
ein primäres Analdrüsenkarzinom verbergen. Sekundäre Fistelgangskarzinome können
in jahre- bis jahrzehntelang bestehenden Analfisteln auftreten.

Folgen nach Operation wegen Colitis ulcerosa

Sofern Analkanal und Rektum miterkrankt sind, ziehen es viele Chirurgen vor,
zunächst nur eine Kolektomie vorzunehmen, Dünndarm und das Rektum getrennt
endständig in die Bauchdecke als Kunstafter einzunähen und abzuwarten, ob unter
entsprechender Spülbehandlung durch die Rektostomieöffnung die Veränderungen im
Anorektum abheilen und dann die Wiederherstellung der Wegsamkeit durch Ileo-
Rektostomie möglich wird.

Die Rektumspülungen mit Kamillenlösung, Taleudron- oder Azulfidine-Aufschwem-
mungen müssen täglich 2—3mal durchgeführt werden. Wir haben dabei erfreuliche subjektive Besserungen, aber niemals Heilungen gesehen. Tenesmen mit Blut und Schleimabgang verschwinden. Wenn man aber nach 2—3 Monaten Behandlung rektoskopiert,
sieht man nach wie vor eine leicht verletzliche geschwollene Schleimhaut, einzelste-
hende oder zusammenfließende frischere, mit Fibrin belegte oder in Vernarbung über-
gehende Ulzera. Viele Kranke finden sich mit diesem Zustand zurecht und lehnen jede
weitere Operation ab. Das ausgeschaltete Rektum kann in günstigen Fällen in Vernar-

bung schrumpfen oder es treten neue Schübe auf, die dann zur Entwicklung perianaler Abszesse mit Fisteln und langsamer Zerstörung des Sphinkterapparates führen, womit die Aussicht auf eine Rektumexstirpation im Intervall mit kontinenzerhaltender Ileo-Anustomie endgültig hinfällig wird.

Folgen nach Operation wegen Analprolaps

Operation nach SARAFOFF: Bei der *Sarafoffschen* Operation wird die Afteröffnung dicht außerhalb der gefältelten Zona anocutanea zirkulär umschnitten, so daß sie sich zurückziehen und elastisch verengen kann. Da man die Wunde sekundär heilen läßt, entwickelt sich ein stützender Narbenring an der Afteröffnung. Indikationen der Operation sind Prolapsus ani et recti, *Whitehead*-Anus (Abb. 5).

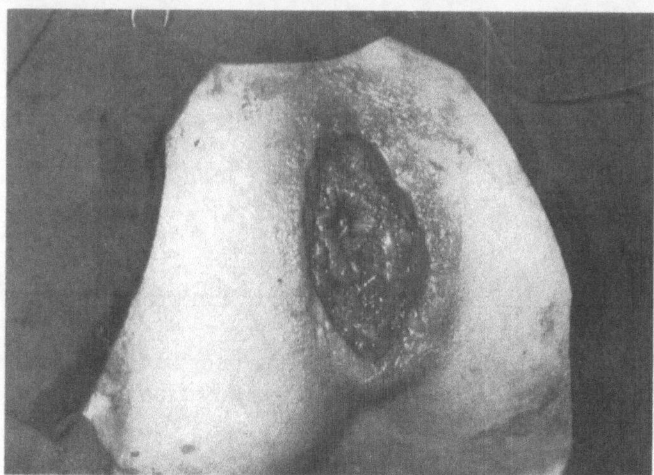

Abb. 5 Sarafoffsche Operation (Sarafoff II). Der Wundgraben wird nach den angegebenen Grundsätzen behandelt

Wir entlassen unsere Patienten in der 3. Woche p. Op. Nach 8 Wochen ist bei der Hälfte der Erkrankten die Wunde verheilt. Eine schmale ringförmige Stenose an der Afteröffnung durch übermäßige Narbenbildung kann sich auf das Grundleiden im Sinne einer Stenosenkontinenz und mechanischen Prolapsverhütung günstig auswirken. Bei 50% der so operierten Kranken tritt ein Prolapsrezidiv sofort nach Entlassung oder einige Wochen oder Monate später auf. Viele Kranke finden sich damit aus Scheu vor einer erneuten Operation ebenso wie mit der Begleitinkontinenz ab. Sie müssen dann dauernd eine Vorlage tragen, sind durch den vorfallenden Darm aber zusätzlich in ihrer Bewegungsfreiheit so eingeschränkt, daß sie sich oft nicht mehr auf die Straße trauen. Man wird ihnen zu einer abdominellen Prolapsoperation raten, die sie mit größerer Sicherheit von ihrem Vorfall befreit und u. U. auch kontinenzverbessernd wirkt. Andere Patienten konnten mit einem bruchbandähnlichen Mastdarmpessar zufriedengestellt werden. Als letzter Ausweg kommt der iliakale doppelläufige Kunstafter in Frage.

Abdominelle Prolapsoperationen: Das Prinzip der abdominellen Prolapsoperationen ist die Mobilisation, Hebung, Streckung und Fixation des Rektum, fallweise mit Raffung des Levatorschlitzes von der Bauchhöhle aus.

Das obdominelle Vorgehen hat die wenigsten Prolapsrezidive. Viele rezidivfrei abdominell Operierte bleiben aber nach wie vor inkontinent. Die Afteröffnung klafft beim Spreizen der Gesäßbacken, beim Pressen wölbt sich Rektumschleimhaut rosettenförmig vor, ohne jedoch aus der Afteröffnung auszutreten. Auch diese Kranken müssen fast immer eine Vorlage tragen. Man kann die Inkontinenz als Folge der Überdehnung des Sphinkterapparates durch einen seit vielen Jahren bestehenden Prolaps oder als Ausdruck einer Involution von Beckenboden- und Darmmuskulatur, die dann sekundär zum Prolaps führt, betrachten.

Drahtringplastik (THIERSCH): Bei 30⁰/o der Fälle kommt es früher oder später zu fistelnden Druckgeschwüren am Knoten, besonders wenn dieser perineal liegt, und zum Drahtbruch, der lange unbemerkt bleiben kann. Bei Ulkusbildung muß der Draht entfernt werden. Bei primärer postoperativer Fistelabsonderung kann man mit der Entfernung des Drahtes 2—3 Wochen zuwarten, sofern sich weder Abszeß noch Phlegmone anbahnen (Fieber, Harnsperre).

Folgen nach Hämorrhoidenoperationen

Die Kranken können 8—10 Tage nach der Operation, u. U. schon nach dem 1. Stuhlgang entlassen werden. Örtlich sind Sitzbäder und Salbenauftragung ohne Verband ausreichend. Für regelmäßigen und weichen Stuhlgang ist von Anfang an zu sorgen. Wenn sich am 8.—12. Tag Catgutfäden oder Wundschorf abstoßen, kann es zu kleinen Blutungen kommen. Wenn ein kürzlich an Hämorrhoiden operierter Patient über stärkere Schmerzen klagt, findet sich meist eine *Thrombophlebitis perianaler äußerer Hämorrhoidalvenen,* die man konservativ behandelt.

Schwer zu beseitigende und üble Veränderungen kann die *Whitehead*sche Operation verursachen, auch wenn sie fachgerecht durchgeführt wurde. Im einzelnen sehen wir den partiellen oder zirkulären fixierten Mukosaprolaps (Abb. 6) und weniger häufig die zirkuläre, in 1—3 cm Höhe liegende Narbenringstenose. Patienten mit zirkulärem Mukosaprolaps, bei denen die sensible Analkanalhaut verlorenging und äußere Haut unvermittelt an gefühllose Rektumschleimhaut angrenzt, sind sensorisch inkontinent und Tag und Nacht durch blutiges Nässen und Schleimabgang belästigt. Eine konservative Behandlung ist hier aussichtlos.

Folgen nach Operation des Rektum- und Anal-Karzinoms

Beim tiefsitzenden Rektum-Karzinom wird meist die abdomino-perineale Rektumexstirpation mit definitivem endständigen Sigma-Kunstafter und gelegentlich die perineale Amputation mit doppelläufigem Sigma-Kunstafter und Blindverschluß des abführenden Sigma-Rektum-Schenkels vorgenommen. Kleine tief sitzende Karzinome oder größere Tumoren, deren Unterrand oberhalb der 6—8-cm-Grenze liegt, können fallweise sphinkter-erhaltend durch abdominelle oder abdomino-sakrale Resektion oder

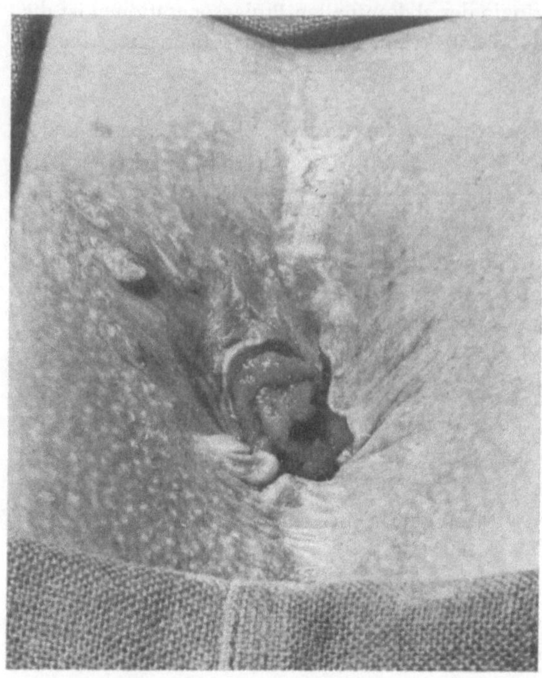

Abb. 6 Whitehead-Anus. Verlust der Analkanalhaut. Die prolabierende Schleimhaut grenzt unmittelbar an die perianale Haut (Steinschnittlage)

eines der sogenannten Durchzugsverfahren beseitigt werden. Wir ziehen es vor, dreizeitig unter dem Schutz eines doppelläufigen Querkolonkunstafters zu operieren, der dann nach dem jeweiligen Hauptakt der Entfernung des tumortragenden Darmteiles in 3. Sitzung verschlossen wird.

Wenn nach tiefer abdomineller Rektumresektion eine unmittelbare Wiederherstellung der Wegsamkeit nicht ratsam erscheint (z. B. Gravidität), beläßt DICK einen kurzen extraperitonealen Rektumstumpf, den er dann Wochen oder Monate später mit dem zwischenzeitlich als endständigen Kunstafter herausgeleiteten Colon descendens verbindet (Abb. 7).

Postoperative Kontrolle der Kranken: Im ersten halben Jahr in monatlichen Abständen, später alle 2—3 Monate. Mitüberwachung der Geschwister von Kolonkarzinom-Kranken unter 30 Jahren, da beim Dickdarmkarzinom Jugendlicher, anders als bei sonstigen Organkarzinomen, gelegentlich hereditäre Faktoren eine Rolle spielen. Auf die familiäre und immer zum Karzinom führende diffuse Polypose sei hingewiesen.

Versorgung und Störungen des Kunstafters: Man unterscheidet einen doppelläufigen und einen endständig einläufigen Kunstafter. Der radikal Rektum-Karzinom-Operierte hat in der Regel einen endständigen Sigma- oder Colon-descendens-Kunstafter. Beim inoperablen Rektum-Karzinom wird ein doppelläufiger ileakaler Kunstafter angelegt.

Bei vielen Kolostomie-Trägern reguliert sich der Darm in wenigen Monaten auf 1—2 Stuhlentleerungen täglich ein. Zweimal täglich, am besten morgens und abends, wird die Haut der Kunstafterumgebung mit einem Naturschwamm, Wasser und Seife gereinigt, wunde Hautpartien werden mit Zinkpaste abgedeckt. Der Patient lernt es bald, jene Speisen und Getränke zu vermeiden, die den Stuhl zu stark verflüssigen. Die

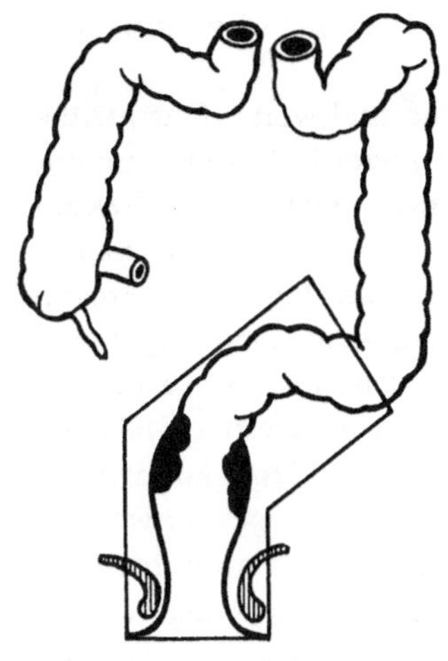

Abb. 7   Radikaloperation des Rektumkarzinoms

a) doppelläufiger Querkolonkunstafter als I. Akt beim dreizeitigen Vorgehen

b) Zustand nach abdomino-perinealer Rektumexstirpation II. Akt mit Ausschneidung des in Abb. 7a umrandeten Sigma-Rektums. Der Transversumkunstafter wird im III. Akt verschlossen

c) Zustand nach perinealer Rektumamputation mit doppelläufigem iliakalem Kunstafter (Schmieden)

d) Zustand nach abdominaler Rektumexstirpation mit belassenem Rektumstumpf, endständigem iliakalem Kunstafter und bereits verschlossenem Querkolonkunstafter (Hartmann)

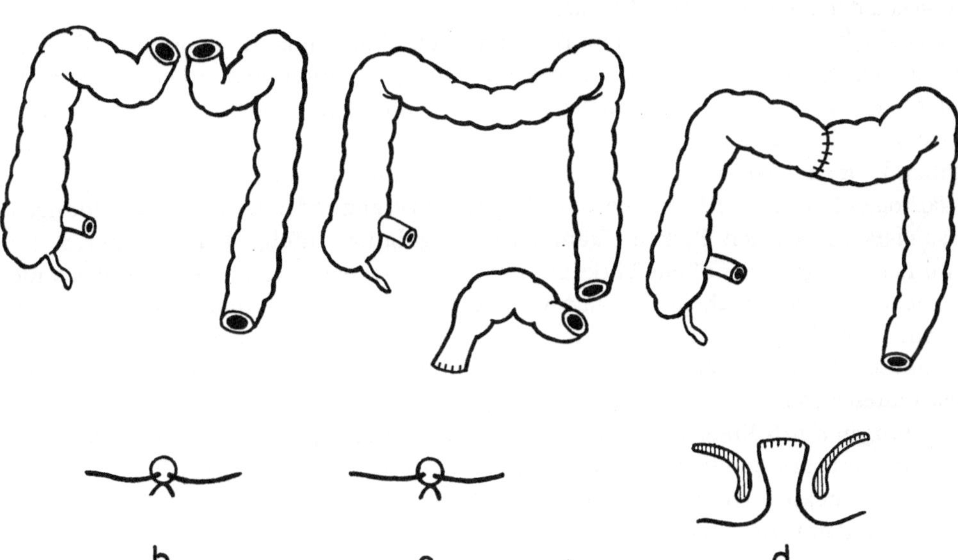

Kolostomie kann wahlweise mit einem Stoffgurt, der eine Kunststoffkappe oder einen Befestigungsring für einen Plastikauffangbeutel trägt, oder mit einem Klebebeutel versehen werden. Kunststoffkapseln werden mit Zellstoff, in den man ein kleines Loch zum Stuhldurchtritt reißen kann, unterpolstert, um zu verhindern, daß in der Kapsel bei direkt aufliegender Gummidichtung ein prolapsfördernder Unterdruck entsteht. Zweckmäßig erscheinen uns alle Vorrichtungen, bei denen der Stuhl in einem verformbaren Einmalplastikbeutel aufgefangen wird.

Bei zu weit lateralem Sitz kann die Abdichtung des Anus präter durch den vorspringenden Darmbeinstachel erschwert sein. Wenn der Versuch mit einem Klebebeutel an

Hautunverträglichkeit scheitert, kann man den Kunstafter weiter zur Mittellinie verlagern.

Kunstaftervorfall: Tritt als gleitende Auskrempelung bei normal weiter Durchtrittsöffnung (besonders bei einem endständigen Ileum-Kunstafter) oder in Verbindung mit einer Narbenhernie, infolge Auseinanderweichens tiefer Bauchwandschichten (Sekundärheilung, Fadenfistel) auf. Nicht zu verwechseln damit ist die Relaxation der Bauchwand, infolge laparotomiebedingter Interkostalnervendurchtrennung (einseitiger Froschbauch). Die Reposition eines Kunstaftervorfalls gelingt oft erst, wenn man Hyperämie und Ödem des prolabierten Darmes durch 5—10minütiges breitflächiges Auspressen beseitigt hat. Man umfaßt dazu den ganzen Prolaps mit beiden eingefetteten Händen (cave Wandverletzung durch Fingerspitzendruck!). Rezidivierende Prolapse können nur durch Relaparotomie und Neuanheftung und Einnähung des Darmes beseitigt werden.

Narbenstenosen: Entwickeln sich an der Aponeurosen- oder an der Hautdurchtrittsstelle. Erstere sind bei Fettleibigen digital erst in entsprechender Entfernung von der Hautoberfläche zu tasten und infolge ihrer schmerzhaften Unnachgiebigkeit von der elastischen Bauchwandmuskulatur zu unterscheiden. Der richtig weite Kunstafter ist kleinfinger- bis zeigefingerdurchgängig. Eine darüber hinausgehende Verengung braucht nicht nachteilig zu sein. Vor Erweiterungsversuchen mit Hegar- oder Laminariastiften ist wegen der Gangrängefahr abzuraten.

Ursache für *Blutungen* aus einem Kunstafter sind: Schleimhautprolaps ohne oder mit pseudo-polypöser Schleimhauthyperplasie, Polypen, Karzinom-Rezidiv oder Zweitkarzinom an anderer Stelle. Man untersucht in der Reihenfolge Inspektion → digitale Austastung → Koloskopie → Röntgenkontrasteinlauf. Probeexzisionen aus der Darmschleimhaut sind, wie auch im Rektum, schmerzfrei durchzuführen.

Postoperativer Ileus: Ursachen sind Dünndarmstrang- oder Konglomeratbildungen besonders im kleinen Becken, Dünndarmstrangulation infolge Durchschlüpfen des Dünndarms durch eine offene Lücke zwischen seitlicher Bauchwand und zur Kolostomie hinziehendem Kolonschenkel, Bauchwandhernien, Verklebung und Abknickung von Dünndarmschlingen im Bereich vereinzelter Serosa- oder Netzmetastasen, Peritonealkarzinose (Aszites), Narben-Anastomosenrezidiv oder seltener Narbenstenose nach Rektumresektion.

Störungen durch Kreuz-Steißbeinverlust: Durch Schonung des Kreuzbeins und wenn möglich auch des Steißbeins beugt man der postoperativen perineo-sakralen Hernie nach Rektumexstirpation am sichersten vor. Fallweise doch auftretende Brüche werden, je nach Narbenverhältnissen und Allgemeinzustand, operativ oder mit Bandagen versorgt. Bei Schmerzen nach Steißbeinresektion Sitzen auf aufblasbarem Gummiring, örtlich 1—2 Injektionen Depot-Impletol oder Kortison.

Karzinomrückfall und Metastasen: Manche an Rektumkarzinom operierte Kranke erholen sich zwar postoperativ, ohne jedoch eine eigentümlich blaßgraue Gesichtsfarbe zu verlieren. Oft handelt es sich dabei um Kranke mit zum Zeitpunkt der Operation örtlich fortgeschrittenen und später im Beckenbindegewebe weiterwachsenden Tumoren, und solche, bei denen — durch eine bislang kompensierte Prostatahypertrophie begünstigt — nun eine Entleerungsstörung der Harnblase mit aufsteigendem Harnweginfekt besteht.

Zwei Drittel aller *Rückfälle machen sich im ersten Jahr* nach der Operation bemerkbar. Die wichtigsten Formen sind in Tab. 2 zusammengefaßt.

Tabelle 2

Lokalisation und Symptome von Rückfällen des Rektum-Anal-Karzinoms

Lokalisation	Symptome	Untersuchungsmaßnahmen
1. *örtlicher Rückfall* (einschl. lymphogener Ausbreitung)		
a) Beckenbindegewebe und Kreuzbein	Kreuzschmerzen, Ischias, Schmerzen in Oberschenkel ausstrahlend, Incontinentia urinae, Beckenvenenstau	Urinstatus, Rö-Beckenknochen, i. v. Pyelogramm, Phlebo-Lymphographie
b) Blase und Prostata	Nieren- u. Harnleiterkolik, Harndrang, Pollakisurie, Blasentenesmen, Hämato-Pyurie, Harnsperre	Restharnbestimmung, Zystoskopie
c) Perineosakrale Operationshöhle	Pseudoabszeß, Tumorinfiltration	Punktion, Probeexzision
d) Anastomosenrezidiv	Blutabgang (häufig als okkultes Blut), Tenesmen, Ileus	Digitaluntersuchung, Rektoskopie, Rö-Kontrasteinlauf
e) Leistenlymphknoten (Analkarzinom)	Tumor	Exstirpation, Histologie
f) Vaginalwand	Tumor, Blutabgang	gynäkolog. Untersuchung
2. *Impf- u. Serosametastasen*		
a) Abdominelle oder sakrale Operationsnarbe	Narbenknoten	Exstirpation, Histologie
b) Peritonaeum	Dünndarmileus	Laparotomie
c) Netzmetastasen	tastbarer Tumor	Laparotomie
d) Peritonealkarzinose	Aszites, Kachexie	Laparotomie
3. *Hämatogene Ausbreitung* (Leber, Lunge, Skelettsystem, Haut, Gehirn)	Ikterus, »Gelenkrheuma« etc.	Röntgenuntersuchung, Laparotomie, PE etc.

Der inoperable und inkurable Kranke: Der infolge Karzinomeinbruchs in Beckenorgane Inoperable wird mit einem doppelläufigen ileakalen Kunstafter versehen. Die Kotableitung vor dem Tumor und periodische Spülungen des ausgeschalteten krebstragenden Darmabschnittes mit Kamillen- oder 1%iger Rivanollösung helfen, Tenesmen und Sphinkterkrampf zu lindern. Bei Einbruch in die Harnblase Dauerballonkatheter, der in 4wöchigen Abständen mit zwischenzeitlichen Blasenspülungen gewechselt wird.

Die quälenden, in Beine und Damm einstrahlenden Schmerzen durch Tumoreinbruch in das Beckennervengeflecht können manchmal durch Röntgenbestrahlung gemindert werden. Die Kranken benötigen schließlich im Wechsel mit anderen Schmerzmitteln hohe Dosen Morphium, wobei zwischenzeitlich Novalgin i. v. oft überraschend gut wirkt. Daneben bieten sich als letzte Möglichkeiten Chordotomie und intrathekale Alkoholinjektion zur Schmerzausschaltung an.

Operable, aber trotzdem inkurable Kranke sind solche, bei denen der Primärtumor bei bereits vorhandenen Leber- oder Peritonealmetastasen entfernt wurde, um damit, trotz des hoffnungslosen Zustandes, zusätzliche Belästigungen durch den sonst weiterwachsenden Primärtumor zu verhindern. Der Leidensweg wird dadurch für die Kranken oft erträglicher.

Folgen nach Operation wegen Rektumpolyp

Durch Routinerektoskopie werden bei 6% der Patienten Polypen entdeckt. Jährliche Kontrollen zunächst negativer Befunde werden bei weiteren 2% positiv (sukzessive Multiplizität). Dreiviertel aller Dickdarmpolypen liegen im rektoskopischen Bereich.

Es ist sicher kein Fehler, Kranke nach Entfernung eines Rektumpolypen zunächst in 3monatlichen und nach einem Jahr in einjährigen Abständen rektoskopisch zu kontrollieren, auch wenn sie beschwerdefrei sind. Die Rezidivgefahr kleiner Warzenpolypen oder gestielter Adenome (Kirschpolyp) ist gering, die der flächenhaft wachsenden Zottenpolypen größer. Die Gefahr, daß bislang unerkannte weitere Polypen höherer Kolonabschnitte in Karzinom übergehen, ist bei jedem 7. Kranken mit Rektumpolyp in Betracht zu ziehen, besonders jenseits des 40. Lebensjahres. Daher Röntgenkontrasteinlauf bei der Nachuntersuchung. Fistelöffnungen in der Narbe nach hinterer oberer Rektotomie zur Polypenentfernung heilen im allgemeinen in einigen Wochen spontan. Wenn, wie bei der hinteren unteren Rektotomie, der Sphinkterapparat mit durchtrennt wurde, ist mit bleibender Kontinenzminderung zu rechnen.

Sozialmedizinische Fragen

Die Bemessung von Arbeitsunfähigkeit und Erwerbsminderung richtet sich nach der Art des Grundleidens wie auch nach Beruf, Intelligenz und häuslichen Verhältnissen des Kranken. Im allgemeinen besteht nach einfachen anorektalen Operationen bis zur Wundheilung Arbeitsunfähigkeit. Angehörige freier Berufe nehmen ihre Tätigkeit oft sofort nach Krankenhausentlassung wieder auf. Bei schwer körperlich Arbeitenden, wie z. B. Bauarbeitern, sollte man dem Drängen auf vorzeitige Arbeitsaufnahme erst nachgeben, wenn Wundheilungskomplikationen durch berufsbedingte Einflüsse wie Schweiß, Verschmutzung und mangelhafte Selbstpflege nicht mehr zu befürchten sind.

Bleibende Schäden können durch Bauchnarbenbruch, Schließmuskelausfälle oder endgültigen Bauchkunstafter verursacht werden. Die Rentensätze der gesetzlichen Unfallversicherung sind für den Verlust des Afterschließmuskels mit 30%, den Kunstafter mit 50% angegeben. Das erscheint insofern widersinnig, als ein völlig Inkontinenter sicher nicht besser als ein Kunstafterträger gestellt ist, wenn man von der die Äußerlichkeit des Menschen störenden Tatsache des Kunstafters an sich absieht. Für Bauchafter des rechten Kolon oder Dünndarms mit gehäuften dünnen Stühlen sind höhere Sätze gerechtfertigt. Jedem Arzt sind Kunstafterträger bekannt, die mit Hilfe ihrer Energie und sorgfältiger Körperpflege ihren Beruf ungehindert ausüben. Auch das Lebensalter spielt eine Rolle, wie wir es bei Jugendlichen Kolitiskolektomierten mit Ileumafter beobachten, die kurze Zeit nach schwerem Krankenlager wieder völlig normal leben.

Operable Karzinomkranke sind für die Dauer der Behandlung, einschließlich einer mehrwöchigen Erholungskur, arbeitsunfähig. Bei inoperablen und Rückfallkranken ist Invalidisierung zu beantragen, obwohl es auch hier Kranke gibt, die sich dem mit bewundernswertem Lebensmut widersetzen.

Literatur

1) Deucher, F.: Langenbecks Arch. Klin. Chir. 279 (1954), 367.
2) Dick, W.: Bruns Beitr. 190 (1955), 394.
3) Hopkinson, Br. R., and R. Lightwood: Lancet 1966, 297.
4) Lockwood, R. A., u. H. J. Betzler: Anorektale Erkrankungen. Stuttgart 1965.
5) Stelzner, F.: Rektum und Anus. In O. Diebold, H. Junghanns u. L. Zuckschwerdt: Klin. Chir. für die Praxis Bd. III. Stuttgart 1965.

Ausfallserscheinungen nach ausgedehnter Darmresektion

Von K. Beck, Freiburg im Breisgau

In der Praxis werden häufiger Patienten mit *Resektionen des Dickdarmes* zu betreuen sein als solche mit Resektionen des Dünndarmes. Eine wesentliche Ursache für die totale Kolektomie stellt die Colitis ulcerosa dar. Tumoren erfordern in der Regel nur Teilresektionen.

Abgesehen von der äußeren Pflege des Anus praeter, der Versorgung mit einem gut sitzenden Ileostomie-Beutel und einer entsprechenden psychologischen Führung wirft die konservative Nachbehandlung Dickdarmresezierter mit Anus praeter jedoch keine besonderen Probleme auf. Die wesentlichen Aufgaben des Dickdarmes wie Wasser- und Elektrolytresorption werden vom Dünndarm mit übernommen (6, 10). Ausfallserscheinungen treten nicht auf. Entsprechend sind auch die Spätresultate der Kolektomie gut. Falls der Eingriff zur Beherrschung der Grundkrankheit führt, sind die Patienten nach einer kurzen Zeit der physischen und psychischen Adaptation wieder arbeitsfähig und auch voll gesellschaftsfähig. Für Sport und Reisen bietet der Anus praeter kein Hindernis. Auch Schwimmen ist bei unauffällig unter dem Badeanzug getragener Pelotte möglich. Schwangerschaften und Geburten verlaufen ungestört. Eine verstärkte Neigung zur Harnsteinbildung soll vorkommen und sich mit dem Wegfall des Kolons als kalziumausscheidendem Organ erklären lassen (5).

Anders liegen die Verhältnisse bei ausgedehnten *Resektionen des Dünndarmes*, auf die das Thema im folgenden beschränkt werden soll. Als eigentliche Resorptionsstätte handelt es sich beim Dünndarm um ein absolut lebensnotwendiges Organ. Sein anatomischer oder funktioneller Totalverlust führt zum Tode. Aber auch der subtotale Ausfall des Dünndarmes bei massiven Resektionen von mehr als zwei Dritteln seiner Gesamtlänge bedeutet eine klinische Katastrophe (9). Immerhin ist es im Laufe der letzten Jahre möglich geworden, auch subtotal Resezierte am Leben zu erhalten. Es wurden mehrere Fälle mitgeteilt, die mit einem Restdünndarm von 15—20 cm unter einer entsprechend sorgfältigen ärztlichen Überwachung ein erträgliches Leben führen (1, 7, 8, 9). Wir selbst beobachten eine 26jährige Patientin, die sich jetzt in ordentlichem Zustande befindet, nachdem ihr 1966 nach einem übersehenen Bridenileus fast der ganze Dünndarm entfernt werden mußte bis auf kurze Stümpfe des proximalen Jejunums und terminalen Ileums, die die Strecke von der Flexura duodenojejunalis bis zur Bauhinschen Klappe eben noch zu überbrücken vermögen. Solche Extremfälle mögen darauf hinweisen, welche Bedeutung die Betreuung Dünndarmresezierter für die ärztliche Praxis in zunehmendem Maße erlangen wird.

Pathophysiologie

Während früher das Augenmerk im wesentlichen auf die Länge des resezierten bzw. zurückgelassenen Darmstückes gerichtet war, weiß man heute, daß es daneben entscheidend darauf ankommt, welcher Darmabschnitt der Resektion zum Opfer fiel. Wie Abb. 1 zeigt, kennt man inzwischen die Resorptionsorte für fast alle Nahrungsbestandteile, und es sollte an Hand solcher funktionstopographischer Skizzen möglich sein, die zu erwartenden Ausfallserscheinungen in etwa abzuschätzen (4, 9, 10). Dabei muß man sich jedoch darüber im klaren sein, daß die physiologischen Resorptionsorte mit den potentiellen Resorptionskapazitäten der einzelnen Dünndarmabschnitte nicht identisch sind. Letztere sind für die Ausfallserscheinungen bei ausgedehnten Resektionen von größerer Bedeutung. So werden Resektionen des Jejunums besser toleriert als solche des Ileums, wenngleich das Jejunum physiologischerweise das Hauptresorptionsorgan darstellt. Das Ileum kann als eine Art Reservedarm sämtliche Funktionen des Jejunums übernehmen, nicht jedoch umgekehrt. Dazu kommt, daß die Peristaltik in den unteren Dünndarmabschnitten langsamer abläuft als in den oberen und der Chymus mit der resorbierenden Fläche dadurch länger in Kontakt bleibt.

Resektionen bis zu 50% der Dünndarmlänge führen, wenn sie die oberen bzw. mittleren Darmabschnitte betreffen, zu keinen klinischen Ausfallserscheinungen. Muß jedoch das distale Ileum entfernt werden — etwa bei einer Ileitis terminalis oder einem tuberkulösen Ileozökaltumor —, so genügen schon relativ kurze Strecken, um einen Vitamin-B 12-Mangel und im Laufe der Zeit das Bild der Perniciosa hervorzurufen, weil Vitamin B 12 nur im distalen Ileum resorbiert wird. Nach den meisten Autoren ist es auch nicht gleichgültig, ob die Ileozökalklappe bei einer Dünndarmresektion mitreseziert werden muß oder nicht. Sie soll die Chymuspassage in ähnlicher Weise verzögern wie ein antiperistaltisches Segment.

Daneben ist selbstverständlich auch die Art und lokale Ausdehnung der Grundkrankheit für die weitere Prognose von wesentlicher Bedeutung. Darmverluste nach traumatischer Schädigung oder Volvulus werden besser vertragen als solche nach Darminfarzierungen durch generalisierte Gefäßprozesse oder bei sonstigen Dünndarmerkrankungen, welche auch die

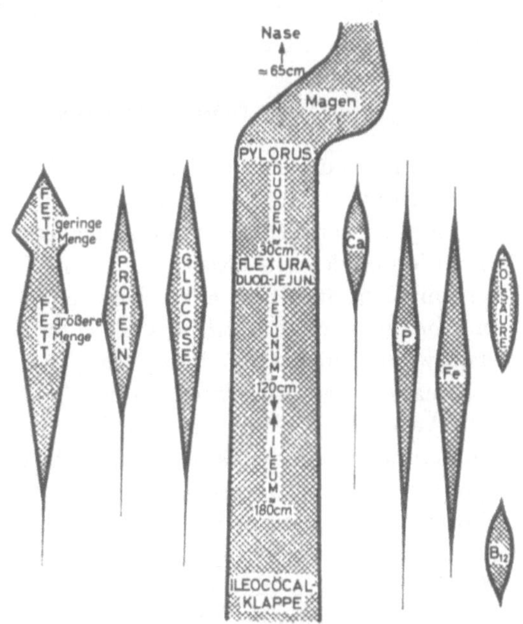

Abb. 1 Schematische Darstellung der Resorptionsorte wichtiger Nahrungsstoffe im Dünndarm. Entnommen aus H. Ch. Drube und U. E. Klein, Internist 7, 1966, 268: Der größte Durchmesser der Keile entspricht dem Ort einer 50%igen Resorption unter normalen Bedingungen; die fortsetzenden Linien der Keile bezeichnen den potentiellen Resorptionsort

Funktionen des Restdarmes in Mitleidenschaft ziehen. Bei der Ileitis regionalis wird die Prognose für den Dünndarmresezierten durch die Neigung dieser Erkrankung zu Rezidiven getrübt. Des weiteren sind die Adaptationsreserven des gesamten Organismus und damit schließlich auch das Alter der Patienten für das Überstehen der ausgedehnten Resektion von Bedeutung. Berichte über massive Dünndarmresektionen die längere Zeit überlebt wurden, betreffen fast ausschließlich Kinder und Jugendliche.

Es werden also Art und Grad der Ausfallserscheinungen von der Lokalisation und Länge des resezierten Darmabschnittes, vom Erhaltensein oder Wegfall der Bauhinschen Klappe, von der Grundkrankheit und vom Alter bzw. der allgemeinen Vitalität des Patienten im wesentlichen bestimmt.

Klinik

Der klinische Verlauf nach ausgedehnten Dünndarmresektionen zeichnet sich durch eine Periodik aus, die sich in drei Phasen unterteilen läßt.

1. Unmittelbar postoperative Phase

Im Anschluß an die Operation besteht zunächst eine schwere Dysregulation der motorischen Darmfunktion mit vollständiger Unfähigkeit zur Anpassung an den Nahrungs- und Sekretstrom. Es kommt zu schweren Diarrhoen mit 10 und mehr wässrigen Stuhlentleerungen pro Tag, die zusammen 3—4 Liter betragen können. Entsprechend stehen die Wasser- und Elektrolytverluste im Vordergrund. Ohne adäquate Behandlung entwickelt sich eine extreme Exsikkose mit rapidem Gewichtsverlust und den Folgen eines entgleisten Elektrolythaushaltes wie Azidose, Erbrechen, Singultus, Darmatonie und u. U. einem paralytischen Ileus infolge der Hypokaliämie. Dieser bedrohliche Zustand kann mehrere Tage bis zu einigen Wochen anhalten. Die Prognose ist um so günstiger, je eher die Durchfälle nach der Operation sistieren.

2. Phase — Rekonvaleszenz und Adaptation

Die Häufigkeit der Stuhlentleerungen geht zurück, die Stühle werden fester, der restliche Magen-Darm-Trakt beginnt sich an die veränderten Verhältnisse zu gewöhnen. Die Flüssigkeits- und Elektrolytprobleme verlieren an Bedeutung. Allerdings kann eine Normalisierung der Chlorresorption bei noch anhaltenden Natrium- und Kaliumverlusten mit dem Stuhl vor allem beim Säugling und Kleinkind auch jetzt noch zur chronischen hyperchlorämischen Azidose führen (7). Ansonsten sind es aber die Ernährungsschwierigkeiten, die in dieser Phase klinisch in den Vordergrund treten.
Es ist nach wie vor umstritten, ob sich der Restdarm auch morphologisch durch Elongation, Ausweitung, Höhen- und Dickenzunahme der Falten und Zotten, also durch Vergrößerung seiner Oberfläche, anzupassen vermag. In funktioneller Hinsicht ist eine Adaptation in Grenzen sicherlich möglich. Jedenfalls läßt sich in den meisten Fällen eine allmähliche Besserung bis Normalisierung einzelner Resorptionsfunktionen nachweisen. Dabei ist auch die enorme motorische Regulationsfähigkeit des gesamten Magen-Darm-Traktes für die Besserung des Zustandes entscheidend. Sie stellt die Voraussetzung für das Sistieren der Durchfälle dar.

Der Eiweiß-Katabolismus, der unmittelbar postoperativ am ausgeprägtesten ist, wird im Laufe der Zeit überwunden. Bei immer noch erhöhten Stickstoffverlusten mit dem Stuhl kommt es durch kompensatorische Verminderung der Stickstoffausscheidung in den Urin zur positiven Stickstoffbilanz als Zeichen der Konservierung des Gewebsproteins. Die allmähliche Gewichtszunahme hält auch nach Absetzen der parenteralen Ernährung an und kann mehrere Monate fortdauern.

3. Phase — Dauerzustand

Der Patient hat jetzt sein höchstes Körpergewicht erreicht. Bei einem sich einstellenden Gleichgewicht zwischen absorptiver Kapazität und Kalorienverbrauch bleibt es mehr oder weniger konstant. Eine weitere Besserung der Resorptionsverhältnisse ist nicht mehr zu erwarten.

Es ist jetzt für die Dauertherapie besonders wichtig, durch umfassende Bilanzuntersuchungen an einer entsprechend eingerichteten Klinik den Status der verbliebenen Resorptionsleistungen für die einzelnen Nahrungsstoffe festzuhalten, um sich ein klares Bild über die bleibenden Defekte und deren Ausmaß zu verschaffen.

Malabsorptionsyndrom bei Dünndarmresektionen

Ein voll ausgeprägtes Malabsorptionsyndrom mit Störung sämtlicher Resorptionsleistungen tritt nur nach massiven Resektionen mit Einschluß des Ileums auf. In weniger schweren Fällen werden die leichter resorbierbaren Nahrungsbestandteile wieder normal aufgenommen. Die entsprechenden Resorptionstests fallen nicht mehr pathologisch aus.

Wie bei allen Nahrungs-Ausnutzungsstörungen ist auch nach ausgedehnten Dünndarmresektionen am regelmäßigsten und stärksten die Fettassimilation betroffen. Im Vordergrund steht also die Steatorrhoe, bei der es sich infolge der Verminderung der resorbierenden Fläche um eine sog. »feuchte Steatorrhoe« mit Vermehrung des prozentualen Wassergehaltes neben dem vermehrten Fettgehalt des Stuhles handelt (2). Entsprechend sind die Stühle voluminös, ungeformt und von feucht-schmieriger bis salbenartiger Konsistenz.

Der Fettverlust wiegt um so schwerer, als das Fett bekanntlich die meisten Kalorien liefert. Es kann vorübergehend zu einer negativen Fettbilanz kommen. Als feiner Gradmesser für die Fettausnutzungsstörung ist der Serumcholesterinspiegel bis auf Werte um 70 mg% und darunter vermindert.

Mit dem Stuhlfett gehen die fettlöslichen Vitamine verloren. Die dadurch bedingten Mangelerscheinungen werden oft erst nach Monaten manifest, wenn die körpereigenen Vorräte schließlich erschöpft sind.

Durch die A-Hypovitaminose entstehen dann Nachtblindheit, abnorme Haut- und Schleimhautverhornungen mit verstärkter Hautschuppung, Mundwinkelrhagaden und bei Kindern eine Keratomalazie.

Als Folge der D-Hypovitaminose tritt eine Knochenentkalkung, die Osteomalazie auf. Diese wird durch einen allgemeinen Kalziummangel verstärkt.

Dem Kalziummangel liegt neben dem Fehlen des für die Kalziumresorption notwendigen Vitamin D und der Verminderung der kalziumresorbierenden Darmfläche auch

die Bildung von unresorbierbaren Kalkseifen mit den im Darm liegenbleibenden Fettsäuren zugrunde. Schließlich tritt eine kompensatorische Überfunktion der Epithelkörperchen hinzu, durch welche der Organismus den Blutkalziumgehalt aufrecht zu
erhalten versucht. Dieser sekundäre Hyperparathyreoidismus führt zur weiteren Kal-
ziummobilisation aus dem Skelet, die im Röntgenbild allerdings erst sichtbar wird,
wenn der Kalksalzgehalt des Knochens um mehr als 30% vermindert ist. Sinkt der
Serumkalziumspiegel trotz der Epithelkörperchenüberfunktion weiter ab, so gesellt sich
zu der enterogenen Osteopathie eine enterogene Spasmophilie mit tetanischen Anfällen.

Wie das Kalzium wird auch das Magnesium ungenügend resorbiert, zum Teil ebenfalls infolge der Bildung unlöslicher Seifen mit den vermehrten Fettsäuren im Darm.
Man ist auf die Bedeutung eines Magnesiummangels bei Dünndarmresektionen erst
neuerdings aufmerksam geworden (1, 8, 9). Er führt zu nicht zu unterschätzenden Ausfallerscheinungen wie Kraftlosigkeit, Antriebsarmut, Apathie und depressiven Ver-
stimmungen bis zu psychoseähnlichen Bildern, welche sich ungünstig auf den Appetit
und den Willen zur Mitarbeit auswirken und damit die Prognose erheblich zu trüben
vermögen.

Neben dem Vitamin-A- und Vitamin-D-Mangel kann auch ein Vitamin-K-Defizit in
Form von hypoprothrombinämischen Blutungen klinisch in den Vordergrund treten.
Der Quickwert liegt dann unter 20%.

Die generalisierte Malabsorption betrifft auch die wasserlöslichen Vitamine. Mangelerscheinungen werden vor allem bei den Vitaminen der B-Gruppe klinisch manifest in
Form von pellagraartigen Hautveränderungen, Herzmuskelschädigungen, Blutbildungs-
störungen und neurologischen Funktionsausfällen.

Ein Ausfall der Vitamin B 12-Resorption findet sich wie erwähnt bei Resektionen des
distalen Ileums und führt wie bei totaler Magenresektion zur makrozytären bzw.
megaloblastären hyperchromen Anämie, die oft erst nach Jahren manifest wird, und zur
funikulären Myelose.

Typische mikrozytäre hypochrome Anämien treten auf, wenn die Eisenresorptions-
störung im Vordergrund steht. Dies ist bei ausgedehnten hohen Resektionen (mit erhaltenem distalem Ileum) der Fall. Chronische kapilläre Blutungen aus dem Anastomosenbereich sollen die Anämie gelegentlich verstärken (4). Es empfiehlt sich deshalb, von
Zeit zu Zeit den Stuhl mit der Benzidinprobe auf okkultes Blut zu untersuchen.

Neben der Steatorrhoe kann eine Azotorrhoe bestehen. Zwar ist die Eiweißassimilation nicht in gleichem Maße beeinträchtigt wie die Fettassimilation. Die Stickstoffausscheidung im Stuhl kann jedoch zeitlebens über der Norm liegen. Ist die Verminderung des Serumalbumins extrem und führt zum Auftreten von Eiweißmangelödemen, so ist dies ein Hinweis darauf, daß neben der Resorptionsstörung noch eine
verstärkte Eiweißausscheidung durch den Restdarm, eine sog. exsudative Enteropathie
vorliegt.

Am wenigsten beeinträchtigt ist die Ausnutzung der Kohlehydrate. Da sie schon im
Jejunum leicht resorbiert werden, ist ihre Aufnahme auch bei den sonst schwerer wie-
genden distalen Resektionen nicht gestört. Man wurde allerdings in der letzten Zeit
darauf aufmerksam, daß durch den Verlust größerer Dünndarmabschnitte die Spaltung
und Aufnahme der Disaccharide notleidet (Disaccharidase-Mangel). Die im Darm
liegenbleibenden Disaccharide führen zur osmotischen Diarrhoe und Gärungsdys-

pepsie. Schon als Monosaccharide verabreichte Kohlehydrate wie Traubenzucker und Fruchtzucker werden deshalb bei größeren Darmverlusten besser vertragen und leichter assimiliert als die üblicherweise zugeführten Di- und Polysaccharide (7).

Therapeutische Prinzipien

In der ersten Phase unmittelbar nach der Operation kommt es vor allem darauf an, den Wasser- und Elektrolytverlust auszugleichen. Durch intravenöse Elektrolyt-Dauerinfusionen muß das Verlorengegangene ständig ersetzt werden. Die infundierten Mengen und Konzentrationen richten sich nach der Exsikkose und den Elektrolytwerten im Serum, die anfangs täglich zu kontrollieren sind. Anhaltspunkte für den Elektrolytverlust gibt auch das tägliche Wiegen des Stuhles, denn es sind Mengen bis zu 120 mval Kalium, 200 mval Natrium und 150 mval Chlor, die mit einem Liter wäßrigem Stuhl verlorengehen können (4).

Daneben ist das Augenmerk auch schon in dieser ersten Phase auf eine möglichst hohe parenterale Kalorienzufuhr zu richten. Die Infusionen werden mit Glukose und Fruktose (oder auch Sorbit und Xylit) und mit Aminosäuren angereichert. Man sollte eine Gesamtkalorienmenge von 1500 Kal/Tag zu erreichen versuchen. Je nach Verträglichkeit kann dazwischen die Verabreichung von Fettemulsionen als Infusion versucht werden. Sämtliche wasserlöslichen Vitamine werden den Infusionen von vornherein zugesetzt.

Der Übergang auf die natürliche Nahrungszufuhr muß sich vorsichtig und allmählich vollziehen. Die parenterale Ernährung wird zunächst noch möglichst lange — bei massiven Resektionen über Wochen und Monate — beibehalten. Venaesectiones und das Anlegen eines Subclavia- bzw. Cavakatheters für die Infusionen werden oft nötig sein, da die peripheren Venen bei dieser Beanspruchung rasch veröden. Dabei können Heparin in kleinen Dosen die Thrombosierung der Gefäße und ein Antibiotikaschutz entzündliche Komplikationen verhüten. Eine genaue Zeit bis zum Sistieren der Durchfälle bei überwiegender oder alleiniger oraler Nahrungszufuhr läßt sich nicht angeben. Es können 2—6 Monate post operationem verstreichen, bis schließlich der Kalorienbedarf auf enteralem Wege wieder gedeckt werden kann. Man sollte deshalb Geduld und Zuversicht nicht zu früh verlieren.

Bei Beginn der enteralen Ernährung ist es nach DRUBE falsch, nur eine flüssige Nahrung oder flüssige Fertignahrung über längere Zeit zu verabreichen. Sie hat eine zu rasche Passagezeit und verzögert die Adaptation des Magen-Darm-Traktes. Es muß möglichst frühzeitig auf eine feste, allerdings nicht zu voluminöse Nahrung übergegangen werden, die den Peristaltikreiz gering hält.

Die anfangs noch anhaltenden schweren Diarrhoen sind in der Regel mit Atropin und sonstigen Anticholinergika nicht zu beherrschen. Man wird Opiumtropfen über längere Zeit verabreichen müssen, um den Darm einigermaßen ruhig zu stellen und die Verweildauer des Chymus zu verlängern.

Eine Gewichtsabnahme muß während der ersten postoperativen Phase in der Regel in Kauf genommen werden. Auf keinen Fall sollte man in dem Bestreben, den Patienten sofort zu mästen, die natürliche Nahrungsaufnahme durch gewaltsame Nahrungszufuhr erzwingen wollen. Durch Irritation des Darmes und Verstärkung der Durchfälle würde man dabei das Gegenteil erreichen. Es muß dem Darm eine Readaptationsfrist gewährt werden, um dann durch ein einschleichendes Darmtraining eine allmähliche Regulierung der Stuhlverhältnisse herbeizuführen (4, 6).

Die erste postoperative Phase mit alleiniger oder überwiegender parenteraler Ernährung wird der Patient noch unter chirurgischer Betreuung absolvieren. Es sollte aber grundsätzlich auch die dann folgende diätetische Einstellung (selbst bei kleineren Resektionen) noch in stationärer Behandlung nach Verlegung in eine darauf eingerichtete medizinische Abteilung erfolgen.

Der Maßstab für die schrittweise Ergänzung der Diät kann dabei nicht in einem vorgeschriebenen Diätschema liegen, sondern ergibt sich aus der Beobachtung und dem Zustand des Kranken. Subjektiv spielt die Bekömmlichkeit der Kost eine große Rolle. Objektive Kriterien bieten die Konsistenz und Häufigkeit der Stühle, die Gewichtskontrolle, die Darmpassagezeit und schließlich der durch Bilanzuntersuchungen meßbare Grad der Nahrungsausnutzung (4).

Grundsätzlich soll die Kost schlackenarm, fettarm und proteinreich sein. Man kann zwar die absolute Fettaufnahme durch ein vermehrtes Fettangebot erhöhen. Dabei nehmen jedoch nicht nur die subjektiven Beschwerden wie Völlegefühl, Meteorismus und Flatuleszenz zu, sondern es kommt auch durch Verstärkung von Durchfällen und Steatorrhoe mit vermehrter Seifenbildung wieder zu erhöhten Verlusten von fettlöslichen Vitaminen und Mineralien. Besonders ist der Kalziumverlust streng mit dem Grad der Steatorrhoe korreliert. Bei Fettausscheidungen von über 20 g/die pflegt die Kalziumbilanz negativ zu werden. Ähnliches dürfte für das Magnesium zutreffen. Auch die Eiweißassimilation verschlechtert sich mit dem Grad der Steatorrhoe. Wahrscheinlich verhindert das im Darm liegenbleibende Fett ganz allgemein die für eine hinlängliche Resorption ideale Konsistenz des Chymus. Steatorrhoen bis zu 15 g Fett im Tagesstuhl sollen jedoch ohne wesentliche Ausfallserscheinungen toleriert werden (4).

Was die Art des zu verabreichenden Fettes anbetrifft, so wird nach DRUBE flüssiges Fett mit einem hohen Anteil an ungesättigten Fettsäuren leichter resorbiert und besser vertragen als festes Fett mit vorwiegend gesättigten Fettsäuren. Von noch größerer Bedeutung als der Sättigungsgrad für die Resorbierbarkeit ist jedoch die Kettenlänge der Fettsäuren. Während Fette mit normaler Fettsäurenkettenlänge zum großen Teil im Ileum resorbiert und fast ausschließlich über das Lymphgefäßsystem des Darmes und den Ductus thoracicus transportiert werden, sind Fette mit mittlerer Kettenlänge der Fettsäuren auch vom Jejunum aus leicht resorbierbar und gelangen über die Pfortader wesentlich schneller und vollständiger zur Verwertung. Eine 95%ige Ausnutzung dieser Fette bei Patienten mit massiver Dünndarmresektion ist beschrieben (9). Wir konnten uns auch selbst bei der eingangs erwähnten Patientin von der guten Verträglichkeit und Ausnutzbarkeit überzeugen und glauben, daß die Einführung von Fetten mittelkettiger Fettsäuren einen entscheidenden Schritt in der diätetischen Betreuung Dünndarmresezierter darstellt. Das Fett (in öliger Form) ist neuerdings auch in Deutschland als MCT (medium chain triglyceride) von der Fa. Margarine Union GmbH Hamburg zu erhalten. Es ist geruch- und geschmacklos. Bei geschickter Kostzubereitung ist eine Zufuhr von 50—70 g täglich möglich, ohne daß Widerwillen auftritt.

Eine Restriktion des Fettes ist jedoch unvermeidbar. Damit stellen Kohlehydrate und Eiweiße in leicht resorbierbarer Form die Hauptkalorienträger dar, und es muß bewußt auf die beim Gesunden wünschenswerte prozentuale Verteilung der Hauptnahrungsstoffe verzichtet werden (3).

Je nach dem Ausmaß der Resektion, der Ausprägung von Mangelerscheinungen und der Art der zugrundeliegenden Erkrankung ist neben der Diät auch eine ständige parenterale Substitutionsbehandlung erforderlich, die sich im wesentlichen auf den Ersatz von Vitaminen, Mineralien und evtl. des Eisens erstreckt.

Bei der nicht ganz selten zu beobachtenden komplizierenden exsudativen Enteropathie ist die Hypoproteinämie durch eine Aminosäurenzufuhr nicht zu korrigieren, da die Eiweißsynthesekapazität der Leber bereits überschritten ist. In solchen Fällen ist die Verabreichung von Plasma- und Albumininfusionen indiziert, vor allem, wenn es zu Eiweißmangelödemen gekommen ist.

Eine Substitution mit Pankreasfermenten ist nach eigenen Ergebnissen bei Dünndarmresezierten ohne Nutzen, da die eigentliche Verdauung nicht gestört ist. Die Verabreichung entsprechender Präparate kann im Gegenteil zu einer zusätzlichen Belastung des Restdarmes mit entsprechenden subjektiven Beschwerden führen. Pankreasfermente sind nur dann indiziert, wenn eine zusätzliche pankreatogene Verdauungsinsuffizienz eindeutig nachgewiesen ist, wie sie durch eine sekundäre Atrophie des exokrinen Pankreas gelegentlich auftreten soll (8).

Da das Rauchen die Darmperistaltik anregt und bei Darmkranken Anzahl, Volumen und Wäßrigkeit der Stühle beträchtlich vermehrt, kann noch wichtiger als die diätetische Betreuung die Aufgabe werden, dünndarmresezierten Rauchern das Rauchen abzugewöhnen.

Diätetische Einstellung

Ein wichtiges Prinzip bei der diätetischen Einstellung Dünndarmresezierter ist die Verabreichung häufiger kleiner Mahlzeiten, mindestens 6—7 pro Tag. Dies sollten die Patienten auch nach erfolgter Adaptation des Darmes beibehalten. Der Aufbau der Kost muß vorsichtig und schrittweise vor sich gehen, wobei man sich nach den obenerwähnten subjektiven und objektiven Kriterien richtet. Auch bei jeder diätetischen Neueinstellung nach später auftretenden Durchfallsrezidiven — sei es infolge interkurrenter Infekte oder durch Diätfehler — muß wieder mit der Basisdiät begonnen und die Kostform erst schrittweise gelockert werden.

Zunächst beginnt man mit einfachen Nährmittelbreien, denen Zucker noch in Form von Monosacchariden (Traubenzucker, Fruchtzucker) zugesetzt wird. Als Basisdiät hat sich besonders die Reisdiät bewährt (3), bei der einfacher Wasserreis (350—400 g in 3—4 l Wasser gekocht) in kleinen Portionen über den Tag verteilt gegeben wird. Die einzelnen Portionen können je nach Geschmack mit wenig Salz und Gewürzen (Fondor, Tomatenketchup, Paprika, Curry, Petersilie) oder mit Saccharin bzw. Zucker und etwas Apfelsinen-, Zitronen- oder Grapefruitsaft abgeschmeckt werden (3).

Erweitert wird die Brei- oder Reisdiät nach einigen Tagen durch Eiweißzulagen in Form von Magerquark, passiertem weißem Fleisch und weichgekochtem Ei, zunächst noch ohne Dotter. Gekochtes Obst und Bananen können vorsichtig in kleinen Mengen zugegeben werden. Im weiteren Verlauf werden einzelne Brei- oder Reismahlzeiten durch Toast, Zwieback, Kartoffelbrei und feines passiertes Gemüse ersetzt. Allmählich brauchen Kartoffeln, Gemüse und Fleisch nicht mehr passiert zu werden und es können immer mehr Reismahlzeiten durch andere Speisen, Toast und Zwieback durch nicht zu frisches Weißbrot oder Mischbrot ersetzt werden. An Getränken sind Kräutertee, dünner Schwarztee, entfettete Fleischbrühe erlaubt. Bohnenkaffee ist wegen des Peristaltikreizes, Sahne und anfangs auch Vollmilch sind wegen ihres Fettgehaltes verboten.

Erst zuletzt wird der aufbauenden Diät das Fett zugesetzt. Dabei muß die Fett-Toleranz bei jedem Patienten individuell ausgetestet werden. Massive Dünndarmresektionen erfordern in der Regel eine Einschränkung der Gesamtfettzufuhr. Leichte Steatorrhoen lassen sich oft schon durch alleinige Fettrestriktion völlig beheben.

Der besseren Resorbierbarkeit wegen sollen nur Butter, Pflanzenmargarine und Pflanzenöle mit reichlich ungesättigten Fettsäuren gegeben werden (4), wobei es wie erwähnt von noch größerem Nutzen sein und sogar erforderlich werden kann, das gesamte Kochfett durch MCT zu ersetzen. Praktisch wird man so vorgehen, daß man etwa $^2/_3$ der Gesamtfettmenge als Streichfett (Butter, Margarine) zu den kalten Mahlzeiten reicht und $^1/_3$ in Form von Ölen als Kochfett zur Bereitung der warmen Mahlzeiten verwendet.

Im ganzen sollte angestrebt werden, die Dauerdiät möglichst hochkalorisch zu gestalten (bis 3500 Kal/die) (9). Dabei kann der Eiweißanteil 100 g übersteigen, der Fettanteil sollte jedoch immer unter 100 g/die liegen. Eine allzu fettarme Kost wird von den Patienten auf die Dauer häufig abgelehnt werden.

Die Verträglichkeit von Obstsäften und rohem Obst in kleinen Mengen (ohne Schale) ist unterschiedlich und muß gegen Ende der diätetischen Einstellung ausprobiert werden. Frisches Obst in größeren Mengen und grobes Gemüse (besonders alle Kohlsorten) führen zu Verschlechterungen und sind verboten. Ebenso müssen geräucherte und marinierte Fleisch- und Fischkonserven aus der Diät fortgelassen werden. Fettarme Süßwasser- und Seefische (Forellen, Felchen, Hecht, Schellfisch, Kabeljau) stellen dagegen eine angenehme Bereicherung des Diätplanes dar.

Wie erwähnt, richtet sich die erforderliche Substitutionsbehandlung nach dem Grad der Nahrungsausnutzungsstörung. Die im folgenden Behandlungsschema gegebenen Dosierungen für eine zusätzliche medikamentöse Therapie gelten für das Vollbild des Malabsorptionsyndroms und sind je nach Fall entsprechend zu variieren.

Behandlungsschema

1. Phase

Wasser- und Elektrolytsubstitution mit besonderer Beachtung einer Hypokaliämie und Hypomagnesiaemie. Parenterale Ernährung (Glukose, Fruktose, evtl. Sorbit, Xylit, Aminosäuren, Fettinfusionen). Substitution wasserlöslicher Vitamine. Bekämpfung der Diarrhoen mit Opiumtropfen.

2. Phase

Schrittweise diätetische Einstellung, zunächst unter Beibehalten der parenteralen Ernährung. Zucker auch oral zunächst noch als Monosaccharide. Reihenfolge des Diätaufbaues: Nährmittelbrei- oder Reisdiät — Eiweißzulage — Erweiterung der KH-Zufuhr

– Obst und Gemüse (gekocht, passiert) – zuletzt Fett (Butter, Pflanzenmargarine und -öle, MCT).

Ab 3. Monat nach Resektion (bei Einschluß des distalen Ileums) regelmäßig 100 bis 200 mg Vitamin B 12 alle 14 Tage.

3. Phase

Lockerung der Diät bezüglich Kohlehydraten und Eiweiß: Kartoffeln, Teigwaren, Brot, Fleisch, Fisch (gegrillt), evtl. wenig rohes Obst.

Dauersubstitution:

Vitamin A 200 000–300 000 IE/Monat parenteral.

Vitamin D$_3$ 0,15–0,30 mg/Monat parenteral.

Vitamin K 10 mg/Monat parenteral.

Die fettlöslichen Vitamine können auch als ADEK-Falk, 1 Amp. i. m. in 14tägigen Abständen gegeben werden.

Vitamin B 12 100–200 mg/Monat parenteral (Cytobion forte, 5 ml).

Folsäure 15 mg/Monat parenteral (1 Amp. Folsan).

Vitamin-B-Komplex 2 × 1 Drg./die oral (BVK »Roche«, Polybion).

Vitamin C 100 mg/die oral (Cantan, Cebion, Cedoxon).

Kalium 3000 mg Kaliumchlorid/die oral (3 × 1 Drg. Rekawan).

Kalzium 1,5 g Ca = 18,7 g Kalziumglukonat/die oral (4–5 Teel. Calcium-Sandoz Granulat).

Magnesium 120 mg Mg/die oral (3 × 1 Tbl. Magnesium Verla), bei Magnesium-mangelerscheinungen intravenös (Magnesium-Diasporal oder Magnorbin).

Eisen 100 mg Fe/die oral (1 Plastule).

Sonstige medikamentöse Behandlung:

Bei depressiven Zuständen Sedativa bzw. Tranquilizer (Bellergal, Megaphen, Librium, Valium).

Gegen Flatuleszenz Tierkohle in größeren Mengen, Lefax, Pankreoflat, Entero-Tecnosal.

Rauchverbot!

Sozialmedizinische und gutachtliche Fragen

Patienten mit Dickdarmresektion können bei gut funktionierendem Anus praeter die frühere Arbeit in vollem Umfang wieder aufnehmen, soweit es sich nicht um Schwerstarbeit handelt und durch das Grundleiden keine weiteren Komplikationen eintreten. Bei Patienten mit ausgedehnter Dünndarmresektion ist die Beurteilung der verbliebenen Arbeitsfähigkeit erst nach Eintreten eines genügend stabilen Dauerzustandes möglich, also Monate nach der Operation. Die Minderung der Erwerbsfähigkeit läßt sich nicht schematisch festsetzen. Selbstverständlich kann schwerere körperliche Arbeit nicht verrichtet werden, wenn die hierzu erforderliche Kalorienmenge nicht resorbiert wird. Bei entsprechend gelagerten Fällen sollte eine Umschulung erfolgen. Die Neigung zur Flatuleszenz kann ein nicht zu unterschätzendes Hindernis im beruflichen und gesellschaftlichen Leben darstellen.

Die gutachtliche Klärung von Zusammenhangsfragen ist bei Darmresektionen meist relativ einfach, da das zum Darmverlust führende Grundleiden in der Regel durch den Operationsbefund geklärt ist.

Literatur

1) Anderson, Ch. M.: Brit. med. J. 1965/1, 419.
2) Beck, K.: Med. Klinik 62 (1967), 1063.
3) Drube, H. Ch.: Internist 5 (1964), 331.
4) Drube, H. Ch., U. E. Klein: Internist 7 (1966), 268.
5) Hotz, H. W.: In: E. Hafter, Praktische Gastroenterologie, Stuttgart 1956.
6) Kümmerle, F.: Die Chirurgischen Erkrankungen des Dünndarms. Stuttgart 1963.
7) Kuffer, F.: Z. Kinderchirurg. 1 (1965), 39.
8) Scheiner, E., M. E. Shils, P. Vanamee: Amer. J. Clin. Nutrit. 17 (1965), 64.
9) Winawer, S. J., S. A. Broitman, D. A. Wolochow et al.: New Engl. J. Med. 274 (1966), 72.
10) Wiseman, G.: Absorption from the Intestine. London — New York 1964.

Eingriffe an Gallenblase und Gallenwegen

Von H. E. Grewe, Osnabrück

Seit der Einführunng der Cholezystektomie sind die Diskussionen um die Indikationsstellung und um den Zeitpunkt nicht verstummt. Die weite Verbreitung des Leidens macht die ständige Aktualität verständlich. Eine Frühoperation wird heute dringender denn je gefordert, da bei Patienten die Letalität der einfachen Cholezystektomie unterhalb des 4. Dezeniums unter 0,5% liegt und mit zunehmendem Lebensalter kontinuierlich ansteigt. Noch anschaulicher sind die prozentualen Angaben über Komplikationen und Letalität, wenn die Eingriffe wegen eines komplizierten Gallensteinleidens ausgeführt werden mußten. Ebenso, wie die Operation zu verschiedenen Stadien des Leidens und der davon beeinflußten Komplikationen erfolgt, sind auch die primären Komplikationen und etwaige Restbeschwerden recht unterschiedlich. Abgesehen davon, daß in der Wahl des Eingriffes eine Variationsmöglichkeit vorliegt, sind der postoperative Verlauf und etwaige Restbeschwerden weitgehend von der Grunderkrankung und den eingetretenen Begleitkomplikationen abhängig. *Verbleibende Beschwerden sind deshalb nicht als Mißerfolge der Operation zu werten, und falsch ist es, von einem sogenannten Postcholezystektomie-Syndrom zu sprechen.* Durch eine derart summarische Betrachtungsweise werden alle Mißerfolge und Beschwerden zusammengefaßt und eine Klärung der Ursache mit dem Ziel einer Beseitigung nicht gefördert. Allgemein rechnet man auch heute noch mit einem prozentualen Anteil von 25–30% operierter Patienten, die über Restbeschwerden zu klagen haben (Block).

Die Inkongruenz der Krankheitszustände sowie die der ausgeführten Operationen machen es notwendig, das Thema einmal von der Seite der Operationsmethode, zum anderen, wo erforderlich, vom Blickwinkel der Grund- bzw. Begleiterkrankung aus zu betrachten.

Cholezystostomie

Dieser Eingriff wird heute selten — nur als Noteingriff im vorgeschrittenen Lebensalter — zur Entlastung eines Empyems oder zur Steinentfernung ausgeführt. Der Krankenhausaufenthalt ist deshalb recht unterschiedlich lang, da im allgemeinen der Spontanverschluß der künstlich angelegten Gallenfistel abgewartet wird. Dieser tritt aber nur dann ein, wenn sich in den ableitenden Gallenwegen kein Hindernis befindet. Bei nicht spontan sich verschließender Fistel ist deshalb eine Fistelfüllung angezeigt, ebenso wie ein Patient mit restierender Gallenfistel erneuter stationärer Behandlung bedarf.

Cholezystektomie

Die Entfernung der Gallenblase im entzündungsfreien Stadium mit komplikationslosem Verlauf bedingt einen Krankenhausaufenthalt von ca. 10–14 Tagen. Entsprechend der möglichen Begleiterkrankungen oder intraoperativ eingetretener Komplikationen durch Veränderung der normalen anatomischen Situation ist eine Verlängerung des Krankenhausaufenthaltes möglich.

Choledochusrevision

Operationen am Choledochus werden allgemein mit dem Einlegen eines Kehrschen T-Drains abgeschlossen. Seltener erfolgt der primäre Verschluß der Eröffnungsstelle am Hauptgallengang. Nach beiden Methoden muß mit einem verlängerten Krankenhausaufenthalt gerechnet werden, der ungefähr bei 3—6 Wochen liegt.

Sphinkterotomie

Eine operative Spaltung des Gallenwegsverschlußapparates wird bei narbigen Stenosen und auch bei eingeklemmten Papillensteinen vorgenommen. Sowohl das Duodenum als auch der Ductus choledochus müssen hierzu eröffnet werden. Die Krankenhausbehandlung ist entsprechend verlängert und liegt zwischen 3 und 4 Wochen.

Gallenwegsanastomosen

Ihr Hauptindikationsgebiet liegt bei nicht behebbaren Abflußbehinderungen der Gallenwege. Sie werden in Form einer Verbindung der Gallenblase oder des Ductus choledochus mit dem Magen, Duodenum oder Jejunum ausgeführt. Bei gutartigen Erkrankungen kommen sie in Notsituationen oder auch bei nicht entfernbaren Steinen aus den Gallenwegen und der Leber noch zur Anwendung. Der Krankenhausaufenthalt dauert bei störungsfreiem Verlauf 3—4 Wochen.

Beschwerden nach Operationen an der Gallenblase und den Gallenwegen

Nach Eingriffen an der Gallenblase und den Gallenwegen sind Beschwerden durch die Grunderkrankung von seiten einer Leberbeteiligung und von den Nachbarorganen aus möglich. Der kleinste Teil der Beschwerden ist auf eine mit der Operation in Zusammenhang stehende Ursache zurückzuführen.

Nach der Krankenhausentlassung sollte der Patient eine Gallen-Leber-Schonkost wenigstens für 6 Wochen einhalten. Unbestimmte Beschwerden sind immer möglich, wenn eine noch funktionierende Gallenblase entfernt wurde, im Gegensatz zur Beseitigung der funktionslosen Gallenblase (Schrumpfgallenblase, Empyem). Funktionelle Beschwerden sind jedoch nicht obligat. Sie sind aber in einem hohen Prozentsatz zu erwarten, wenn eine Gallenblase ohne Steine und ohne entzündliche Veränderungen entfernt wurde, weshalb eine Skepsis über die Zweckmäßigkeit einer operativen Behandlung vegetativer Störungen der Gallenwege berechtigt ist.

Örtliche Veränderungen

Wundheilungsstörungen: Man muß häufiger mit ihnen rechnen, insbesondere, wenn das Operationsgebiet drainiert wurde. Unter lokalen Wundbehandlungsmaßnahmen kommt es meist innerhalb kurzer Zeit zur Abheilung. Die Grundregeln der Wundbehandlung sind zu beachten (s. S. 38).

Gallenfistel: Meist treten sie frühzeitig nach einer Operation auf und fallen damit in die Phase der Krankenhausbehandlung. Seltener kommt es zu einer zeitlich späten Ausbildung der Fistel (im Anschluß an einen Abszeß im Narbengebiet). Eine erneute

Krankenhauseinweisung ist immer empfehlenswert. Da konservative diagnostische und therapeutische Maßnahmen in Frage kommen, ist die Einweisung nicht dringlich. Eine Gallenfistel kann sich nur dann spontan verschließen, wenn die abführenden Gallenwege frei sind. Deshalb ist die Fistelfüllung mit röntgenologischer Darstellung der Gallenwege unbedingt notwendig. Eine mechanisch verursachte Abflußbehinderung erfordert operative Revision. Beim Vorliegen einer funktionellen Abflußbehinderung in Form eines Spasmus des Shinkterapparates ist eine konservative Therapie mit starker Sedierung und Anwendung hochdosierter Spasmolytika erfolgversprechend.

Spätabszeß im Narbengebiet: Entzündungen im Narbengebiet gehen fast immer von latent infiziertem Nahtmaterial aus. Bei Eröffnung einer Einschmelzung findet man deshalb auch häufig Nahtmaterial. Nach Abklingen der akuten Erscheinungen sollte versucht werden, das im Wundgebiet noch vorhandene Nahtmaterial zu entfernen. *Vor der Anwendung eines sogenannten Fadenfängers ist aber Vorsicht geboten, da bei zu forcierter Handhabung eine Verletzung von mit den Bauchdecken verklebten Darmschlingen möglich ist.* Bei ausgedehnten Infiltraten im Narbengebiet mit Allgemeinerscheinungen ist eine klinische Behandlung vorteilhafter, zumal primär nicht ausgeschlossen werden kann, ob die Ursache der Infektion intraabdominal zu suchen ist. Eine konservative Behandlung ist nur dann gestattet, wenn die Infektion lokalisiert bleibt und keine Allgemeinerscheinungen nachweisbar sind. Die Therapie richtet sich nach den auf S. 38 angegebenen Richtlinien.

Narbenhernien: Sie können schon bei der Krankenhausentlassung bestehen und sich auch noch in späterer Zeit nach mehreren Jahren ausbilden. Die bekannten Bauchschnittführungen haben eine unterschiedliche Neigung zur Narbenbruchbildung. Am häufigsten wird sie nach Medianschnitten beobachtet. Bei Rippenbogenrandschnitten ist sie seltener. Nicht zu verwechseln mit Narbenbrüchen sind Schwächen der Bauchwand, die besonders nach Verletzungen von Nerven nachweisbar werden. Bevorzugt sind hier pararektale Schnittführungen.

Die Ausbildung eines Narbenbruches ist auf komplexe Ursachen zurückzuführen. Es spielen aber auch örtliche Reaktionen im Wundgebiet eine Rolle. Vorausgegangen sind oft ausgiebige Tamponaden sowie Wundinfektionen.

Eine prophylaktische Verhinderung der Ausbildung eines Narbenbruches gibt es praktisch nicht. Auch die empfohlene Bandagierung des Frischoperierten in der Anfangszeit kann nicht mit Sicherheit einen Narbenbruch verhindern. Natürlich wird man vermeiden, daß die Bauchpresse stärker angespannt wird und schwere körperliche Arbeiten ausgeführt werden.

Nach der Ausbildung eines Narbenbruches sind auch Bruchbänder und Korsetts nicht in der Lage, eine Vergrößerungstendenz der Bruchpforte wesentlich zu beeinflussen. Inwieweit eine operative Behandlung empfehlenswert ist, entscheiden Beschwerden sowie Allgemeinzustand des Patienten. Bevor eine Operation angeraten wird, sollte der Patient deshalb einem Fachchirurgen vorgestellt werden.

Folgen durch die Grundkrankheit

Nach einer Operation auftretende erneute Koliken lassen an ein mechanisches Hindernis im Bereich der abführenden Gallenwege denken. Diese können sowohl durch Steine als auch durch eine narbige Verengung oder eine Beeinträchtigung der Papillenfunktion infolge einer Entzündung der Gallenwege verursacht werden. Oftmals hört man die Angabe von Patienten, daß nach der Operation noch einmal eine Kolik aufgetreten ist, später aber nie mehr Beschwerden nachweisbar waren. In diesen Fällen muß man daran denken, daß ein verbliebenes Konkrement durch die Papille getreten und ins Duodenum befördert ist.

Rezidivierende kolikartige Beschwerden erfordern also eine genaue diagnostische Klärung. Folgende Untersuchungsmethoden sind empfehlenswert: Durchführung einer intravenösen Cholangiographie, Erhebung eines genauen Status der Leberfunktion, Blutbild und Blutkörperchensenkung.

Choledochussteine: Eine sichere Unterscheidung, ob es sich bei Gallengangssteinen um Neubildungen oder um bei der Operation zurückgelassene Konkremente handelt, wird man nie genau treffen können. Bei kurz nach der Operation erneut auftretenden Koliken wird man letztere Möglichkeit eher in Betracht ziehen als bei einem größeren zeitlichen Intervall zwischen der Operation und dem Auftreten erneuter Beschwerden. Für die Deutung ist natürlich auch die Einbeziehung der Art der Erstoperation wertvoll, zumal bekannt ist, daß sich nach Cholezystostomien fast immer wieder Steine bilden, auch nach mehreren Jahrzehnten. Die Diagnostizierung der Reststeine bereitet keine Schwierigkeiten, wenn eine Kontrastdarstellung der Gallenwege gelingt. Kommt es allerdings zu keiner Darstellung der Gallenwege, ist die Diagnose nur auf Grund der klinischen Symptome möglich. Bevor man einem Patienten zur Relaparotomie rät — es sei denn, eine akute Komplikation infolge eines Verschlußikterus zwingt dazu —, sollte durch eingehende klinische Untersuchung ausgeschlossen werden, daß die Beschwerden von einer anderweitigen Erkrankung verursacht werden.

Cholangitis: Eine Entzündung der Gallenwege infolge von Steinen oder im Anschluß an eine Gallenblasenentfernung ist nicht selten. Die Beschwerden sind meist unklar. Trotz infektiöser Genese brauchen Fieber und Allgemeinerscheinungen nicht aufzutreten. Wegen der sich entwickelnden Spätfolgen, wobei chirurgisch besonders die Stenosierungen wichtig sind, muß eine intensive interne Behandlung erfolgen (s. S. 335). Lediglich wenn die Cholangitis durch eine Stenose oder Konkremente unterhalten wird, ist eine operative Behandlung frühzeitig in den Behandlungsplan mit einzubeziehen.

Choledochusstenosen und -strikturen: Sie machen sich durch Koliken unnd Zeichen einer Abflußbehinderung (Cholangitis, Ikterus) bemerkbar. Eine röntgenologische Darstellung der Stenose ist nicht immer möglich. Die genaue Klärung wird nur durch klinische Untersuchung erreicht. Anamnestische Angaben können für die Diagnostik fast nie verwertet werden, da Stenosierungen verschiedene Ursachen haben und eine zeitliche Verbindung zur Gallenoperation auch nicht vorzuliegen brauchen. Die Beseitigung der Stenosierungen ist meist nur durch größere plastische Eingriffe möglich.

Zystikusstumpfsyndrom: Koliken nach der Gallenblasenentfernung können durch Stauungen in einem zu lang gelassenen Zystikusstumpf ausgelöst werden (GARLOCK). Eine echte Regeneration der Gallenblase ist nicht bekannt, so daß bei der Cholangiographie dargestellte Pseudogallenblasen auf einen Zystikusstumpf zurückzuführen sind. Dieser kann sogar Steine enthalten. Glaubhafte Beschwerden mit dem Nachweis eines langen Zystikusstumpfes im Cholangiogramm rechtfertigen eine Nachoperation, die in einer größeren Klinik mit allen Möglichkeiten intraoperativer Diagnostik zu empfehlen ist.

Erkrankungen der Nachbarorgane

Leber: Die Mitbeteiligung der Leber bei allen Gallenblasen- und Gallenwegsentzündungen ist bekannt. Die Therapie richtet sich ausschließlich nach internen Gesichtspunkten (s. S. 330).

Pankreas: Wechselbeziehungen zwischen Gallenblasen- und Pankreasentzündungen sind erwiesen. Schwere Entzündungen des Pankreas nach Gallenblasenoperationen treten fast ausschließlich schon während der klinischen Behandlung ein. Später einsetzende Schübe in der akuten Entzündung sind trotz Sanierung der Gallenwege möglich (Diastase-Untersuchungen nur zu Beginn der Erkrankung beweisend). Eine erneute klinische Behandlung ist immer empfehlenswert. Während eine sofortige Intervention nur bei Komplikationen der Pankreatitis in Frage kommt, sind Indikationen zur Operation am Pankreas wegen chronischer Entzündung genau abzuwägen (s. S. 342). In Anbetracht der diagnostischen Schwierigkeiten sind leichtere Formen einer Pankreasinsuffizienz sehr schwer zu erkennen. Die durch sie ausgelösten Symptome können durch interne Therapie gebessert werden. Ursächlich handelt es sich aber nie um Zustände, die auf die Operation zurückzuführen, sondern um Veränderungen, die als Folge der Gallenblasenentzündung aufzufassen sind. Nicht erwiesen ist weiterhin der Zusammenhang zwischen Cholezystektomie und der Ausbildung eines Diabetes mellitus.

Magen: Wechselbeziehungen zwischen Gallenstein- und Ulkusleiden wurden behauptet, können aber keinesfalls als bewiesen angesehen werden. Nur für bestimmte Situationen ist die Zusammenhangsfrage in Ausnahmefällen zu diskutieren, meist liegt aber ein zufälliges zeitliches Zusammentreffen beider Krankheiten vor. Reflexbeziehungen der Gallenwege zum Magen sind aber bekannt. Entsprechend sind auch *therapeutische Versuche zur Unterbrechung der viszerosensorischen Reflexwege mittels Procain-Injektionen erfolgversprechend.*

Nierenfunktion: Störungen der Nierentätigkeit nach Gallenblasen- und -wegsoperationen sind behauptet worden (sog. hepato-renales Syndrom), jedoch ist ein Zusammenhang zwischen der Nierentätigkeit und der Leber nur bei schwerer Schädigung im Ikterus gegeben.

Herz-Kreislauf: Veränderungen des Herz-Kreislauf-Systems werden von BERNHARD mit dem Gallensteinleiden in Verbindung gebracht. Nach Sanierung der Gallenwege sind irgendwelche gegenseitigen Beeinflussungen nicht mehr anzunehmen.

Sozialmedizinische Gesichtspunkte

Nach komplikationslosem postoperativem Verlauf beträgt der Krankenhausaufenthalt für eine Cholezystektomie 10 bis 15 Tage, kann sich aber nach Eingriffen an den Gallenwegen bis zu 6 Wochen ausdehnen. Besondere Operationsformen sowie Komplikationen des Gallensteinleidens führen manchmal zu einer mehrmonatigen Krankenhausdauer.

Nach der Krankenhausentlassung sollte der Patient noch über einen längeren Zeitraum eine strenge Gallendiät einhalten, die im Laufe der Zeit langsam gelockert werden kann. Eine ärztliche Überwachung und Führung ist deshalb außerordentlich wichtig.

Oftmals ist mit einem Kuraufenthalt nach großen Eingriffen die Rekonvaleszenz erleichtert. Eine Befürwortung ist ärztlich nach abgeschlossener Sanierung der Gallenwege sinnvoll. Leider wird heute noch häufig bei nachgewiesenem Gallensteinleiden eine Kur befürwortet, was nur bei Kontraindikationen zur Operation vertreten werden kann.

Eine dauernde Erwerbsminderung nach einer Cholezystektomie ist in der Regel nicht zu erwarten. Eine Arbeitsbehinderung als Folge einer nachweisbaren Leberschädigung wird internistisch beurteilt.

Sogenannte *Verwachsungsbeschwerden* sind nur dann bedeutungsvoll, wenn durch sie eine mechanische Beeinträchtigung einer Funktion der Abdominalorgane eintritt; dies ist jedoch fast nie gegeben.

Narbenhernien können — je nach Ausdehnung — eine Erwerbsminderung von 10 bis 30% zur Folge haben. Die prozentuale Einschätzung sollte nicht nur nach der Größe der Bruchpforte, sondern generell nach der Gefahr einer Inkarzeration ausgerichtet werden. Vor einer endgültigen Beurteilung ist der Patient einem Chirurgen zwecks Frage der operativen Beseitigung vorzustellen.

Tumoren der Gallenblase, Gallenwege und Leber

Gutartige Tumoren: Sie kommen in der Leber häufiger vor als in der Gallenblase bzw. in den Gallenwegen. Ihre Entfernung gelingt meist durch typische oder atypische Resektion nach Lokalisation. Je nach der Größe des Eingriffes, der für ihre Entfernung notwendig wird, ist der Krankenhausaufenthalt sehr unterschiedlich. Nach der Krankenhausentlassung wird die weitere Versorgung von der Beeinträchtigung der Leberfunktion abhängig zu machen sein.

Bösartige Tumoren: Die Prognose der Karzinome im Bereich der Leber und der Gallenwege ist außerordentlich schlecht. Nur selten ist überhaupt eine Radikaloperation möglich, meist werden Palliativoperationen in Form von Umgehungsanastomosen vorgenommen.

Der Krankenhausaufenthalt ist außerordentlich unterschiedlich lang. Die Nachsorge beschränkt sich nur auf palliative Maßnahmen; Röntgenbestrahlung und Anwendung von Zytostatika sind nicht in der Lage, das Grundleiden zu beeinflussen.

Internistische Gesichtspunkte zu Folgezuständen nach Operationen im Bereich der Gallenwege und Leber

Von W. Brühl, Korbach

Bei Operationen im Bereich der Gallenwege handelt es sich in einer überwiegenden Mehrheit um die Cholezystektomie; die daneben gelegentlich in Frage kommenden Fälle von Cholezystoduodenostomie und Sphinkterotomie spielen zahlenmäßig eine nur geringe Rolle. Da die Problematik ihrer Nachkrankheiten in den wichtigsten Merkmalen mit denen der Cholezystektomie zusammenfällt, können wir uns mit der Besprechung der Verhältnisse bei dieser Operation begnügen.

Folgezustände und Beschwerden nach Gallenblasenoperationen sind nicht selten. Nach den Ermittlungen eines der ersten Kenner auf diesem Gebiet, dem Chirurgen Hess, behalten nicht weniger als 25—40% der Operierten Beschwerden zurück, die z. T. geringfügig, in anderen Fällen jedoch so stark sind, daß sie die Frage nach dem Wert der durchgemachten Operation aufkommen lassen — eine Situation, die für Patient wie für den Arzt gleich unangenehm ist. Da ein gewisser Teil der Mißerfolge darauf beruht, daß die Indikation zur Operation falsch oder voreilig gestellt wurde, scheint zunächst eine kurze Darlegung der heutigen Ansichten über die Indikation angebracht.

Die *Indikation zur Cholezystektomie* stellt ein altes Streitgebiet zwischen Chirurgen und Internisten dar, wobei allerdings unverkennbar ist, daß sich in den letzten Jahren die beiderseitigen Standpunkte deutlich genähert haben, wozu in erster Linie die erheblichen Erfolge beigetragen haben, die in den letzten Jahren sowohl auf dem Gebiet der subtilen — vor allem intraoperativen — Diagnostik und der Verbesserung der Operationsmortalität erzielt worden sind. Es muß jedoch betont werden, daß diese großen Erfolge nicht — oder noch nicht — für alle Operationsstätten gelten und daß schon aus diesem Grunde die Einstellung des einzelnen Arztes durch die Erfahrungen in seinem Gesichtskreis sehr stark beeinflußt wird. Die glänzenden Ergebnisse großer Kliniker dürfen nicht verallgemeinert werden, dies gilt nicht nur für die Frage der Diagnostik und Operationstechnik, sondern auch für unser Besprechungsgebiet, die Folgezustände nach Gallenblasenoperation.

Was nun die Indikation zur Cholezystektomie anbetrifft, so bestehen keinerlei Meinungsverschiedenheiten über die Fälle mit *absoluter* — etwa sogar vitaler — *Indikation* zur Operation, z. B. bei Perforation, Choledochusstein, chron. rezidivierender schwerer Cholezystitis mit oder ohne Steine, Cholangitis und Cholangiohepatitis als Folge von Steinen oder anderer Hindernisse etc. In diesen Fällen ist eine Operation unumgänglich, sie sollte auch nicht zu lange hinausgeschoben werden, denn mit der Dauer der Komplikationen wächst das Operationsrisiko und verschlechtert sich die postoperative Prognose. Die Mortalität der unkomplizierten Cholezystektomie beträgt 1%, bei komplizierten Fällen steigt die Rate steil an.

Fälle, bei denen zwar Beschwerden, aber keine nachweisbaren organischen Veränderungen vorliegen und die unter den Begriff *Dyskinesie* fallen, sollten auf keinen Fall cholezystektomiert werden. Vor allem KALK betont, daß nur eindeutig kranke Gallenblasen entfernt werden dürften, weil der Cholezyste u. a. die wichtige Funktion eines Druckausgleichsorgans zukomme und ein Eingriff in das fein abgestufte und empfindliche System der Gallenaustreibung nicht ohne Folgen bleiben dürfte. HESS als Vertreter der Chirurgie glaubt hingegen, daß die Entfernung auch einer gesunden Gallenblase bemerkenswert wenig störende Folgen habe, womit er allerdings nicht ausdrücken will, daß man auch in solchen Fällen cholezystektomieren sollte.

Sehr verschieden denkt man über die Entfernung einer *unkomplizierten Steingallenblase*. Viele Kenner der Verhältnisse warnen davor, einen Gallensteinträger, der gelegentlich geringfügige Beschwerden hat, zu cholezystektomieren; sie können darauf verweisen, daß Gallensteine ein ganzes Leben unerkannt in der Gallenblase liegen können. Durch pathologisch-anatomische Erhebungen ist erwiesen, daß Menschen über 50 Jahre häufig »stumme« Steine beherbergen, jeder 10. Mann und sogar jede 5. Frau tragen in

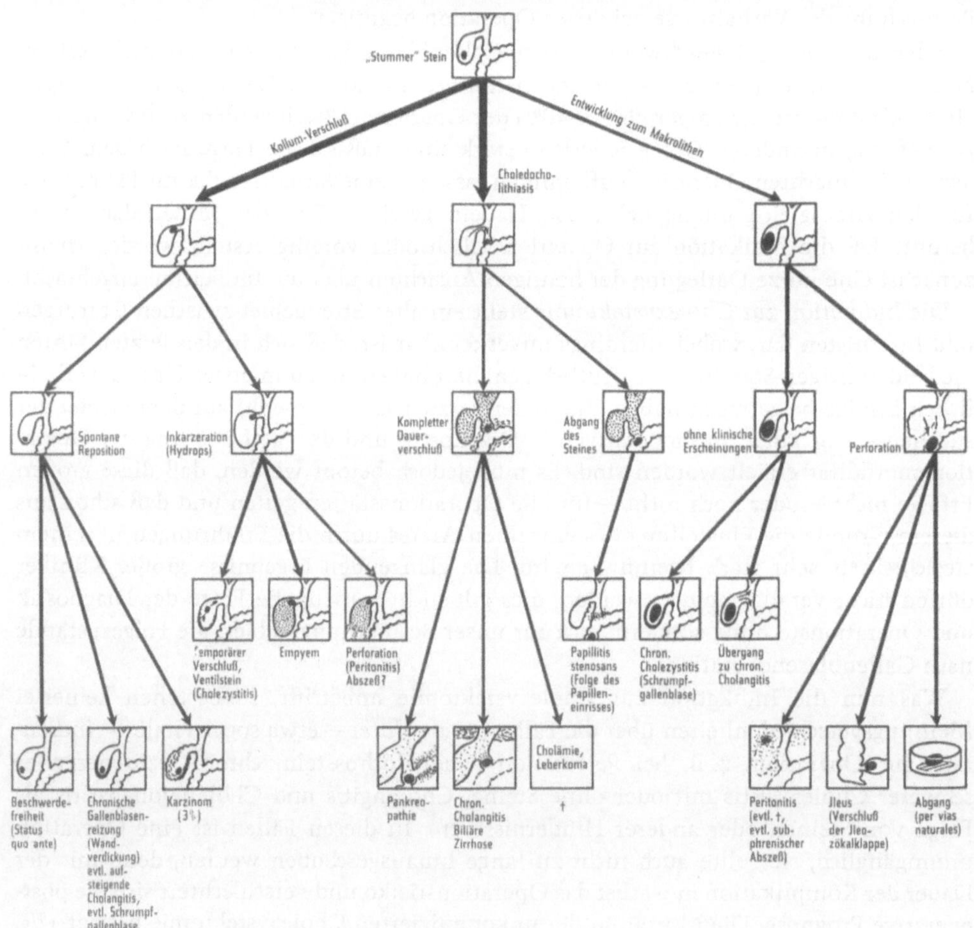

Abb. 1 Die wichtigsten Komplikationen der Cholelithiasis (Solitärstein); nach Brühl

diesem Alter Steine in sich, ohne es zu wissen. Auch ist nicht darüber hinwegzusehen, daß schon wegen der Folgen — auf die später genau eingegangen wird — eine unnütze Cholezystektomie unterbleiben sollte.

Von chirurgischer Seite wird hingegen vor allem auf die große Zahl der Komplikationen bei der Cholelithiasis (s. Abb. 1) hingewiesen.

Wägt man das Für und Wider sorgfältig gegeneinander ab, dann kommt man zur folgenden *Grundregel:*

1. Unbedingt operiert werden sollten Gallensteinträger, die an wiederholten schweren Koliken leiden. Ein internistischer Therapieversuch sollte auf keinen Fall länger als ein Jahr ausgedehnt werden.

2. Wird röntgenologisch — und bei der Duodenalsondierung — festgestellt, daß die Gallenblase bereits aus ihrer Funktion ausgeschaltet ist, dann sollte sie auch dann entfernt werden, wenn ihr Träger bisher nur geringere Beschwerden hatte (die Entstehung einer chronischen Cholezystitis mit allen ihren Folgen ist dann nämlich nur eine Frage der Zeit).

3. Abwartend kann man sich verhalten, wenn sich nach einer einzigen, ersten Gallenkolik eine Steingallenblase findet. Eine konservative Behandlung ist vor allem dann zu billigen, wenn es sich um Patienten im höheren Alter handelt.

4. Zufällig entdeckte Gallensteine bei Patienten, die keinerlei Beschwerden haben, sollten nicht operiert werden.

5. Reine Dyskinesien (ohne Steine) sind keine Indikation zur Operation.

Bei der *Analyse der Beschwerden* nach Gallenblasenoperation kommt man zu dem Ergebnis, daß sie in 3 Gruppen einzuordnen sind:

1. Fälle, die *trotz* der Cholezystektomie weiterbestehen, weil sie auch ursprünglich nicht von der Gallenblase ausgingen (Fehlindikation).

2. Fälle, bei denen die Operation nur einen Teilerfolg gezeitigt hat, weil bei ihr entweder das Hindernis nicht vollkommen beseitigt wurde oder weil sich später ein solches eingestellt hat, und

3. Fälle, die unter den Begriff »Postcholezystektomie-Syndrom« fallen.

Tabelle 1

Prozentsatz der Beschwerden nach Cholezystektomie bei den verschiedenen Autoren

	Fälle (Zahl)	Beschwerden
Hyden, 1950	307	30%
Caro, 1951	2300	30%
Ekdahl, 1953	920	47%
LeQuesne, 1957	71	25%
Block, 1953	604	27%
Hoffmann, 1955	370	27%
Burnett et al., 1958	141	25%
Andersen, 1960	1227	39%
Hess, 1961	1641	27%
Gylling, 1961	1826	40%
Bodvall, 1964	1930	40%

Gruppe 1:

Ein großer Teil der Beschwerden nach Cholezystektomie kann weder vor noch nach der Operation mit der Gallenblase überhaupt in Zusammenhang gebracht werden. Es sind in dieser Rubrik Fälle enthalten, deren Beschwerden von Organen herrühren, die außerhalb des Gallengangssystems liegen, bei denen also durch die Cholezystektomie von vornherein kein Heil zu erwarten war, also um Fälle einer *Fehlindikation.*

Durchaus nicht alle diese Fälle sind dem voruntersuchenden Arzt als Fehler anzulasten. So gibt es Zustände, die eine fast zwingend auf eine Gallenblasenaffektion hindeutende Symptomatik aufweisen, deren Ursprungsort jedoch ein anderes Organ ist, z. B. die Wirbelsäule. Wenn nun noch der eindeutige Röntgenbefund einer Cholelithiasis erhoben wird, ist der Irrtum verständlich. Daß es sich um eine stumme Steingallenblase gehandelt hat und daß die Cholezystektomie überflüssig war, stellt sich allenfalls später heraus, wenn nämlich nach der Operation die Beschwerden unverändert weiterbestehen. Manchmal wird dann durch erneutes diagnostisches Forschen der eigentliche Ursprungsort der Beschwerden ermittelt; manchmal wird die Diagnose auch erst durch einen erfolgreichen Behandlungsversuch der Wirbelsäule ex iuvantibus ermittelt.

Dies Beispiel mahnt, vor der Operation an extrabiliäre Ursachen zu denken und die späteren Beschwerden nicht etwa auf den bequemen Begriff »Postcholezystektomie-Syndrom« — auf den im einzelnen zurückzukommen sein wird — abzuwälzen. Viel häufiger wird bei intensivem Suchen eine chronische Pankreatitis als Ursache der schon vor der Operation vorliegenden Beschwerden ermittelt oder eine andere organische Veränderung im Oberbauch, auf die unten näher eingegangen wird.

Gruppe 2:

Die nächste Gruppe enthält Beschwerden, die auf den Operateur — indirekt oder direkt — zurückfallen: der vergessene Choledochusstein, die übersehene Sphinkterstenose durch Papillitis bzw. durch Hypertonie des Sphinkter oddi.

Hierher gehören auch die seltenen Fälle von Gallengangstenosen durch narbige postoperative Veränderungen.

Gruppe 2 verdient besondere diagnostische Beachtung, denn hier finden sich die Fälle, die nur durch eine zweite Operation korrigiert werden können.

3. Erst wenn man die beiden vorgenannten Herkunftsmöglichkeiten für postoperative Beschwerden mit Sicherheit ausschließen kann, darf man den vagen Begriff des *Postcholezystektomie-Syndroms* verwenden.

Dieser Ausdruck ist zu einer Art Schlagwort geworden; er stellt für manche Ärzte einen Sammeltopf dar, in den man aus Bequemlichkeit alle die Fälle hineinwirft, bei denen man sich die Mühe einer intensiveren diagnostischen Explorierung sparen will.

Jedes oberflächliche Schlagwort bringt Gefahren. Hier besteht die Gefahr darin, daß der mit diesem Syndrom abgestempelte Kranke nicht mehr mit der genügenden Sorgfalt untersucht wird, daß insbesondere die Möglichkeiten nicht ausgeschöpft werden, die zur Klärung der u. U. lebenswichtigen Frage herangezogen werden müssen, ob wirklich nur rein funktionell bedingte Folgezustände vorliegen oder ob nicht doch ein organischer Befund (etwa ein Hindernis) vorliegt, der das auslösende Moment für die Beschwerden darstellt.

Nur für funktionelle Störungen hat der Ausdruck Berechtigung, er ist in den zwanziger Jahren von der angelsächsischen Medizin geprägt worden und soll der Möglichkeit

Rechnung tragen, daß durch die Gallenblasenentfernung neue funktionelle Gegebenheiten — nach Art der Dyskinesie — im Gallengangsystem entstehen können. Man stellt sich vor, daß durch den operativen Eingriff eine neue physiologische Situation geschaffen wurde, die sich u. U. später in Beschwerden äußern könnte, etwa ähnlich den veränderten physiologischen Verhältnissen nach vielen anderen Operationen, z. B. nach Magenresektion, bei der naturgemäß eine völlig veränderte Motorik und eine stark eingeschränkte Funktion allein der HCL-Produktion zurückbleibt. — In Analogie hierzu kann man sich durchaus vorstellen, daß nach Cholezystektomie die funktionelle Leistung des Gallengangsystems eine einschneidende Veränderung erfahren hat. Für diese Auffassung gibt es aber nur in seltenen Fällen Beweise. So gesehen ist der Ausdruck »Postcholezystektomie-Syndrom« nur für die kleine Zahl jener Fälle anzuwenden, die nach der Operation Beschwerden zurückbehalten, für die sich keinerlei organische Veränderungen finden, bei denen also das funktionelle Austreibungsspiel der Gallenflüssigkeit nicht intakt ist, und daß dadurch Schmerzen verursacht werden. Es liegt auf der Hand, daß mit der weiteren Verfeinerung der modernen diagnostischen Methoden die Zahl dieser Fälle immer geringer werden wird. Pathophysiologisch ist zu vermerken, daß das Operationstrauma allein, trotz der mit ihm verbundenen ausgedehnten Durchschneidungen von vaskulären und nervösen Verbindungswegen, nur auffallend selten funktionelle Schäden setzt. Die durch das Operationstrauma gesetzten Unterbrechungen der Bahnen spielen sich relativ vollständig und schnell wieder ein.

Der Verlust der Gallenblase und ihrer Speicherungsfunktion z. B. ist nach HESS selbst dann kompensierbar, wenn sie vor dem Eingriff noch voll funktioniert hat; ein Postcholezystektomie-Syndrom in dem Sinne, daß der Verlust der Gallenblase an sich zu funktionellen Störungen führen könnte, die mit Beschwerden verbunden wären, erkennt er im wesentlichen nicht an.

Die Mahnungen auch vieler anderer Autoren (KÜHN, HAFTER, PRÉVOT, HERFORT und Mitarbeiter) sind zweifellos berechtigt, den Ausdruck P. C. nur auf *die* Fälle anzuwenden, bei denen auch nach Einsatz aller diagnostischer Hilfsmittel — wobei u. U. auch die Probelaparotomie nicht fehlen darf — kein anatomisches Substrat für die Beschwerden gefunden werden kann.

Wie oben angedeutet wurde, beruht ein großer Teil der Beschwerden nach Gallenblasenentfernung auf anatomischen Veränderungen, die entweder (Gruppe 1) durch eine Cholezystektomie nicht erfaßt werden konnten (Fehlindikation) oder auf inkompletter Durchführung des Eingriffs zurückzuführen sind.

HESS hat zu dieser Frage eine sehr aufschlußreiche Statistik zusammengestellt, die sich auf die Ergebnisse von Nachuntersuchungen an 1220 Operierten stützt. Er unterscheidet erstens die Gruppe, die die extrabiliären Ursachen zusammenfaßt und diejenige, bei der die Ursache auf biliären oder pankreatischen Gebiet liegt. Es ist bemerkenswert, daß bei ihm die überwiegende Anzahl der Ursachen (82%) auf extrabiliärem Gebiet liegt. Hier finden sich fehlgedeutete Colonstörungen, Hiatushernien, Ulcera duodeni, die chronische anazide Gastritis, die bereits erwähnten Wirbelsäulenstörungen und viele weitere mehr. Besondere Beachtung verdient die Hiatushernie, die häufiger, als bisher angenommen wurde, ein Gallenblasensyndrom vortäuschen kann. Eigentliche biliäre oder pankreatische Ursachen fand HESS dagegen nur in 8%. Darunter sind vergessene Choledochussteine, Stenosen im Bereich der Papille, aber auch — in seltenen Fällen — im Bereich des Hepaticus (Mirizzi-Syndrom), die als Folge einer chronischen fibrösen Gallengangentzündung angesehen wird, ferner die chronische Pankreatitis, u. U. mit Einengung des intrapankreatisch verlaufenden Choledochus.

Man kann sagen, daß die Verteilung der Fälle auf diese beiden Gruppen einen gewissen Hinweis auf das Maß der Zusammenarbeit zwischen dem Diagnostiker einerseits und dem Operateur andererseits darstellt, vor allem aber Rückschlüsse auf ihr jeweiliges Leistungsvermögen ziehen läßt. Treten die extrabiliären Ursachen häufiger auf, als es dem Durchschnitt entspricht, dann sind Diagnostik und Indikation schlecht gewesen; ist die zweite Gruppe relativ stärker, dann läßt dies Rückschlüsse auf den Leistungsstand des Operateurs bzw. darauf zu, ob sein Instrumentarium den modernen Anforderungen entspricht. Besonders bezieht sich dies auf übersehene Steine und Papillenstenosen. In diesen Fällen war wohl die Indikation richtig, die Operation aber inkomplett.

KALK spricht davon, daß früher in etwa 10% der Operationen *Choledochussteine übersehen* wurden, daß heute unter Einsatz intraoperativer Kontrollmethoden (Radiomanometrie, Choledochoskopie) dieser Prozentsatz ganz erheblich geschrumpft ist. In etwa 25% aller Cholezystektomien werden heute von *den* Operateuren, die mit der Radiomanometrie vertraut sind, Choledochussteine gefunden, während früher nur in 15% der Fälle Choledochuskonkremente festgestellt wurden.

Aus dieser Erfahrung ergibt sich, daß es fast als Kunstfehler gelten kann, wenn der Chirurg heute nicht wenigstens die intraoperative Röntgenkontrolle als Routinemethode anwendet.

Die nächsthäufige Ursache, die zu postoperativen Rezidivbeschwerden führen kann, ist das *Übersehen von organischen Veränderungen im Bereich der Papille*. Stenosen des Sphinkter oddi können entstehen durch Entzündung und Schrumpfung; sie kombinieren sich in 25% mit vergessenen Steinen. Auch für diese Papillenstenosen gilt, daß sie in ihrer Häufigkeit erst durch den systematischen Einsatz der modernen intraoperativen Diagnostik erkannt worden sind.

In der Mehrzahl sind diese Stenosen Folge eines suprapapillären Choledochussteines bzw. der Folge des Traumas, welches ein durchtretender Stein zu setzen pflegt. Neben dieser »sekundären Papillenstenose« gibt es aber auch eine primäre Erkrankung der Papille, die ohne Gallensteinleiden einhergeht und »primäre Papillitis« genannt wird. Sie ist zwar selten, die Kenntnis von ihrer Existenz hat jedoch eine große Bedeutung für die Verhütung von chirurgischen Fehlleistungen: Findet der Operateur eine steinfreie Gallenblase, beim Abtasten kein Konkrement im Choledochusbereich, so wird er entweder den bestehenden Ikterus als Hepatitis deuten oder annehmen, daß das Steinhindernis soeben abgegangen sei und evtl. »prophylaktisch« die — gesunde — Gallenblase entfernen. Die Ursache des Verschlusses bleibt also in beiden Fällen weiter bestehen. Bemerkenswerterweise konnte HESS unter 61 Papillenstenosen, die er bei Reoperationen fand, 19 retrospektiv als primäre Papillitiden eingruppieren: Weder beim Primäreingriff noch bei der Zweitoperation wurden je Steine entdeckt. — Im übrigen gibt es auch Stenosen des Hepaticus, die bei der Erstoperation übersehen und erst bei der Reoperation und gründlicher Inspektion der Gallenwege entdeckt werden.

Als seltenere Ursache der Beschwerden nach Cholezystektomie wird eine *chronische Pankreatitis* bei der Relaparotomie gefunden, die teils sekundär als Folge einer chronischen Gallengangerkrankung aufgefaßt werden kann, teils aber auch als primäres kalzifizierendes Geschehen, bei der der intrapankreatisch verlaufende Choledochus eingeengt werden kann. Es erübrigt sich zu bemerken, daß in diesen Fällen eine Gallenblasenentfernung — sei es mit oder ohne Steine — keinen Einfluß auf das Beschwerde-

bild haben kann. Wird bei der Erstoperation festgestellt, daß die chronische Kopf-
pankreatitis den intrapankreatisch verlaufenden D. choledochus in die Fibrose mitein-
bezogen hat und zu einer langgezogenen Striktur des Ganges geführt hat — die »pankreatische Röhrenstenose« — die auch präoperativ röntgenologisch festgestellt werden
kann, so ist die Cholezystoduodenostomie — und auf keinen Fall die Cholezystektomie
— die Methode der Wahl.

Von den bei der Reoperation gefundenen Stenosen stellen die drei Ursachen: Stein,
Papillitis und Pankreatitis den Hauptanteil; wesentlich seltener finden sich Strikturen
durch Verletzungen des Choledochus als Folge von Durchschneidungen, Quetschungen,
versehentlicher Ligatur etc. oder durch einen Stein im Zysticusstumpf. Auch an eine
Striktur des D. hepaticus (Mirizzi-Syndrom) muß gedacht werden (s. oben), die möglicherweise auf eine von der Gallenblase fortschreitende Fibrose zurückzuführen ist.

Abschließend sei besonders betont, daß postoperative *intraabdominelle Narben-
stränge allein*, nur in den seltensten Fällen die Ursache für eine Passagebehinderung des
verbleibenden Gallengangsystems darstellen. Es müssen schon besondere Umstände
vorliegen, wenn Verwachsungsstränge abdominelle Beschwerden machen. So haben wir
in zwei Fällen erlebt, daß eine echte Lebervergrößerung, als Folge einer chronischen
Hepatitis, auf vorher bestehende intraabdominelle Verwachsungsstränge einen derartigen Druck ausübte, daß starke ziehende Schmerzen im rechten Oberbauch resul-
tierten.

Hier war also eine Einengung des intraabdominellen Raums dadurch eingetreten,
daß das Lebervolumen zugenommen hatte. Im allgemeinen kann man jedoch sagen,
daß auch monströse Verwachsungen keine Beschwerden verursachen. Die vielen Patienten, die nach schweren Bauchoperationen tiefeinschneidende, breite Hautnarben vor-
weisen können und dabei keine Beschwerden haben, sprechen hier eine beredte Sprache.

Tabelle 2

Postoperative Beschwerden auf Grund von

1. *Fehlindikation:*

   Zwerchfellhernie
   Ulcus duodeni
   Pankreatitis chronica
   Wirbelsäulensyndrom
   Papillenstenose etc.

2. *Unvollkommenen Operationen:*

   Choledochusstein (nicht erkannt oder später aus dem
   Leberbereich herabgekommen)
   Papillenstenose
   Verwachsungen

3. *Funktionellen Störungen (Postcholezystektomie-Syndrom)*

Es ist bemerkenswert, daß Chirurgen, die mit der notwendigen Sorgfalt und Erfahrung die Zweitoperation durchführen, bei einem überaus großen Teil ein organisches Hindernis im obengenannten Sinne finden. Dies beweist, daß die Annahme »postoperative Gallenwegdyskinesie« in den meisten Fällen eine Verlegenheitsdiagnose darstellt. Rein funktionelle Störungen spielen als Ursache für postoperative Beschwerden jedenfalls eine völlig unbedeutende Rolle. Dies zu wissen ist wichtig, weil die einmal ausgesprochene Fehldiagnose »Dyskinesie« den Patienten zu leicht von der u. U. dringend notwendigen Reoperation abzuhalten imstande ist.

Auf die *Gefahren*, die eine organisch bedingte *Gallenabflußstörung* nach sich zieht, sei kurz eingegangen: In erster Linie ist es die Cholangitis, die von den großen Gallengängen aufsteigend bis in Ductuli interlobulares des periportalen Raumes vordringen und im Laufe der Zeit zu charakteristischen Veränderungen der gesamten Leberstruktur führen kann (s. Abb. 2 und 2a). Die morphologischen Veränderungen sind so typisch, daß bei Grenzfällen — bei denen also kein klar zu Tage liegendes Verschlußsyndrom mit Ikterus etc. festzustellen ist — die wahre Ursache der Beschwerden durch das Ergebnis einer Leberpunktion eindeutig erkannt werden kann. Man muß wissen, daß ein Teil der organisch bedingten Stenosefälle eine nur rudimentäre Gallenstauung-Symptomatologie aufweist, die Stenose ist entweder unvollkommen oder besteht nur zeitweilig, so kann der Verschluß durch einen Papillenstein u. U. deshalb intermittierend sein, weil das Konkrement in einer Art Gleitschiene liegt, auf der es hin und her rutschen kann. Das Ergebnis einer Leberpunktion kann für die Diagnose und das therapeutische Handeln hierbei von ausschlaggebender Bedeutung sein: Wenn man im

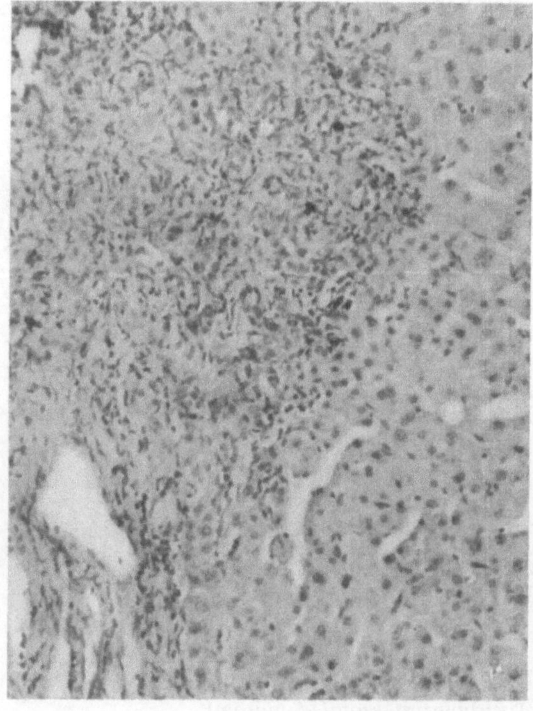

Abb. 2 Florides Stadium einer chronischen Cholangitis

Abb. 2a Fortgeschrittenes Stadium einer
chronischen Cholangitis. Auflockerung und
Verdickung der Gallengangswand mit
konzentrischer Schichtung. Einengung des
Lumens

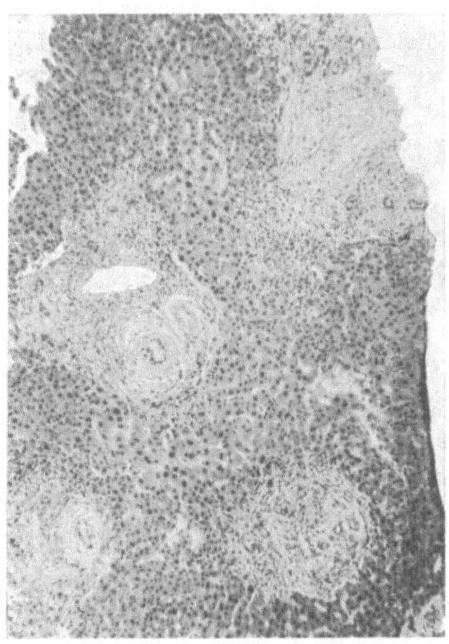

Punktat die typische konzentrische Schichtung des neugebildeten Bindegewebes in dem
periportalen Raum mit Infiltrationen von Rundzellen und Leukozyten, dazu Gallenstauung in den Canaliculi feststellt, dann ist auf jeden Fall die Indikation zu einer
Revision der Gallengänge gegeben; der Patient befindet sich dann bereits auf dem Wege
zur biliären Zirrhose.

Als Vorstufe dieser immerhin schon recht »handfesten« Veränderungen kann man
in früheren Stadien Zeichen von Gallenstauung im Lebergewebe sehen, und zwar nicht
nur in massiver Form, wie beim Dauerverschluß etwa beim Karzinom, sondern auch in
feinerer Art als Gallenfarbstoff in Tröpfchenform und Gallenzylinder in den Canaliculi.

Auch die Laparoskopie vermag einen Beitrag zur Diagnose der stauungsbedingten
Leberschädigung zu liefern: Beim intermittierenden bzw. nicht kompletten Verschluß
findet man häufig eine grüne Sprenkelung der Leber (beim kompletten Verschluß ist
sie gleichmäßig dunkelgrün).

Im allgemeinen reicht die heutige Laboratoriumsdiagnostik aus, um die Diagnose
Gallengangsverschluß weitgehend zu klären, so daß man auf eine Laparoskopie verzichten kann — die wegen der postoperativen Verwachsungen technische Schwierigkeit
bereitet und bei der im allgemeinen auch nur der linke Leberlappen zu sichten ist. Das
führende serologische Symptom des Verschlusses ist der Anstieg der alkalischen Phosphatase; sie ist bei bestehendem Ikterus immer beweisend für die Art des Krankheitsbildes. Eine Bilirubinerhöhung allein ist nicht eindeutig, sie kann — ebenso wie die
Steigerung der Transaminasen und des Bromthaleintestes — Ausdruck für das Bestehen
einer Hepatitis als einer Zweiterkrankung sein. Auch das Auftreten einer Serumhepatitis im Gefolge der Cholezystektomie liegt durchaus im Bereich der Möglichkeit. Wie
CREUTZFELD kürzlich nachwies, besteht in nicht weniger als 14% der Transfusionen die
Wahrscheinlichkeit, daß der Empfänger eine Serumhepatitis übertragen bekommt

(4% ikterisch, 10% anikterisch). Da Blutübertragungen im Zusammenhang mit der Cholezystektomie heute selbstverständlich sind, droht dem Kranken von dieser Seite her eine durchaus ernst zu nehmende Gefahr. Auf jeden Fall darf diese Möglichkeit bei den Erörterungen der Ursachen eines »Postcholezystektomie-Ikterus« nicht vergessen werden.

In groben Zügen hat sich für die *diagnostische Eingruppierung* der Postcholezystektomie-Beschwerden — und der einzuschlagenden therapeutischen Maßnahmen — folgendes Vorgehen bewährt:

1. Die wichtigste Frage ist, ob eine mehr oder weniger ausgeprägte Stauung des Gallenflusses vorliegt.

Zur Klärung dieser Frage dienen folgende diagnostische Maßnahmen:

Inspektion: Ikterus der Haut und der Skleren, auch wenn nur andeutungsweise vorhanden. Stuhl- und Urinverfärbung.

Palpation: Leicht vergrößerte und indurierte Leber (bei Ikterus oder Subikterus) spricht für biliäre Stauungsvorgänge.

Serologie: Bei Steigerung des Serumbilirubins über 1,5 mg%, bei Anstieg der alkalischen Phosphatase auf über 50 mU muß an eine Abflußbehinderung gedacht werden, sofern normale Transaminasewerte gefunden werden. Die Differentialdiagnose gegenüber der Hepatitis (Transfusionshepatitis?) darf dabei nicht außer acht gelassen werden, ebenso nicht die seltenen Fälle von intrahepatischer Cholestase.

Die Biopsie ist bei jedem Verdacht heranzuziehen. Vorsicht ist jedoch am Platz, wenn das Bilirubin im Serum über 2,5 mg% liegt (im Zweifel ist der Versuch einer Laparoskopie mit gezielter Punktion angebracht). Je stärker die histologischen Veränderungen (s. Seite 329) sind, desto dringlicher ist die Indikation zur Zweitoperation.

Bei Revision der Gallenwege ist nicht nur nach übersehenen Steinen und sekundärer oder primärer Papillenstenose zu fahnden, sondern auch der obere D. hepatico-choledochus auf tadellose Durchgängigkeit zu prüfen.

Bei fraglichen Fällen (bzw. Grenzfällen) kann vor der Operation der Versuch einer internistischen Behandlung mit einer intensiven choleretischen Kur gemacht werden.

2. Kann das Vorliegen einer Gallengangstauung ausgeschlossen werden, hat sich die Fahndung auf extrabiliäre Störungen zu erstrecken:

    a) Hiatushernie
    b) Ulcus duodeni
    c) Pankreasinsuffizienz
    d) Chronische Colonstörung
    c) Wirbelsäulensyndrom.

In erster Linie wird eine eingehende Röntgenuntersuchung anzusetzen sein, manchmal — z. B. bei Wirbelsäulensyndrom — kann das Ansprechen auf eine zielgerichtete Organtherapie (also ex iuvantibus) die Aufklärung erbringen.

3. Nur wenn alle diagnostischen Möglichkeiten gewissenhaft ausgeschöpft wurden, darf man den Begriff des funktionellen Postcholezystektomie-Syndroms gelten lassen.

Hier ist intensive Gallengangtherapie (Choleretika, Duodenalsondierung, Kurbehandlung) angebracht.

Unsere Ausführungen unterstreichen im wesentlichen die bekannte Tatsache, daß Folgezustände nach Operationen am Gallengangsystem nicht selten sind und häufig eine schwere Aufgabe für Diagnostiker und Therapeut darstellen. Es besteht auch kein

Zweifel darüber, daß durchaus nicht jede dieser postoperativen Beschwerden — selbst bei Einsatz aller modernen Mittel — zu beheben ist. Immer wird ein gewisser Prozentsatz von »Invaliden« den Siegeszug der Oberbauchchirurgie säumen, dies darf jedoch nicht Veranlassung zu einer resignierenden Haltung sein, wie sie von manchen älteren Ärzten (mit entsprechenden Erfahrungen) eingenommen wird. Im ganzen gesehen ist die Gefahr unvergleichlich größer, die der Masse der Gallenkranken (insbesondere der Gallensteinkranken) durch eine über Gebühr lang ausgedehnte konservative Behandlung droht, als das, was u. U. an Nachkrankheiten zu befürchten ist.

Nicht nur der eindeutige objektive Befund, den der Kranke bietet, sondern viele weitere Momente sind zu berücksichtigen, um den richtigen Zeitpunkt zur Operation zu bestimmen. Im übrigen liegt der wichtigste Weg, die Zahl der Mißerfolge möglichst klein zu halten, in einer optimalen Zusammenarbeit zwischen Diagnostiker und Operateur; wie auf wenigen anderen Gebieten ist hier nicht nur der Stand der Technik, sondern fast stärker noch das Maß der vertrauensvollen Zusammenarbeit für den Erfolg ausschlaggebend.

Literatur

1) Brühl, W.: Leber- und Gallenwegserkrankungen. Stuttgart 1967 (II. Auflage).
2) Block, W.: Mißerfolge und Beschwerden nach Gallensteinoperationen. Vortr. prakt. Chir. 44. Stuttgart 1956.
3) Demel, R.: Wien. med. Wschr. 101 (1951), 801.
4) Fischer, A. W.: Langenbecks Arch. klin. Chir. 282 (1955), 810.
5) Hafter, E.: Die Klinik der Gallenwegserkrankungen ohne Steine. Bericht 16. Ärztl. Fortbildungskursus Bad Kissingen, Berlin 1965.
6) Hess, W.: Das Postcholezystektomiesyndrom. Bericht 16. Ärztl. Fortbildungskursus Bad Kissingen, Berlin 1965.
7) Hess, W.: Die Erkrankungen der Gallenwege und des Pankreas. Stuttgart 1961.
8) Hess, W.: Arch. klin. Chir. 282 (1955), 856.
9) Herfort, K., Keclik, M.: Münchner Med. Wschr. 1966, 1.
10) Kalk, H.: Die operierte Gallenblase. Bericht 16. Ärztl. Fortbildungskursus Bad Kissingen, Berlin 1965.
11) Markoff, N., und E. Kaiser: Krankheiten der Leber und der Gallenwege in der Praxis. Stuttgart 1962.
12) Schöndube, W.: Die Erkrankungen der Gallenwege. Stuttgart 1956.
13) Kühn, H. A.: Das Postcholezystektomie-Syndrom. Aus: Almanach der Leber-, Galle-, Pankreaskrankheiten, München 1963.

Internistische Gesichtspunkte zur Leberchirurgie

Von M. Hüdepohl, Osnabrück

Die Erkenntnisse über die Leberanatomie, insbesondere den Gefäß- und Segmentaufbau der Leber, ferner die Verbesserung der Operations- und Narkosetechnik waren die Voraussetzung, daß die Leberchirurgie in den letzten Jahren einen großen Aufschwung erhielt. Heute sind typische operative Eingriffe an der Leber möglich. Dies ist vor allem für die in zunehmendem Maße anfallenden traumatischen Leberverletzungen von Bedeutung. Weitgehend zertrümmerte Leberbezirke machen eine primäre Resektion notwendig. Es sei auch an das Syndrom der sog. Hämobilie erinnert. Von Wichtigkeit ist die Leberchirurgie ferner für umschriebene Lebererkrankungen wie Leberabszeß, Leberechinokokkus, für benigne Lebertumoren wie Lymphangiome, Teratome, Fibrome, Hamartome, Adenome, Hämangiome, Kavernome, weniger für die malignen Tumoren der Leber. Besonders im süddeutschen Raum, wo die alveoläre Echinokokkose endemisch ist, sind häufig ausgedehnte Resektionen notwendig. Hemihepatektomien oder noch ausgedehntere Resektionen der Leber sind insbesondere deshalb möglich, weil die Leber eine große Regenerationskraft besitzt. Selbst nach Operationen, bei denen man 65—90% der Leber entfernte, wurde nach sechs Monaten eine Regeneration des Organs mit Wiederkehr der für eine normale Leber charakteristischen Funktionen beobachtet.

Je ausgedehnter die Resektion war, um so intensiver und länger ist die postoperative stationäre wie ambulante Behandlung erforderlich. Wenn größere Teile der Leber entfernt wurden, kommt es nicht selten zu vorübergehenden Hypoglykämien, die sich durch Traubenzuckerinfusionen beheben lassen. Von besonderer Bedeutung ist aber die erhebliche Verminderung des Albumingehaltes im Plasma, so daß über längere Zeit parenterale Albuminzuführungen erforderlich sind, ebenso die orale Gabe hochwertiger Eiweiße. Kontrollen des Gerinnungsstatus sowie der Leberfunktionen sollten über einen längeren Zeitraum durchgeführt werden.

Postoperativ kann es zur Ausbildung von Narbensträngen kommen, die sich laparoskopisch oft nachweisen lassen. Sie bedingen keine Funktionsstörungen, soweit sie nicht eine Galleabflußbehinderung bewirken.

Dem Ausmaß der Resektion entspricht auch die Heildauer sowie die Einschränkung der Arbeitsfähigkeit. Die Arbeitsunfähigkeit beträgt acht Wochen bis zu sechs Monaten. Die meisten Patienten können aber dann in ihren früheren Beruf zurückkehren, ggf. ist ein Arbeitsplatzwechsel für leichtere Arbeiten erforderlich.

Folgen nach Ösophagusvarizenoperationen

Durch eine prä-, intra- oder posthepatische Blockierung oder durch Kombination zweier dieser Blockarten kann es zur Strömungsbehinderung des Blutes im Bereich der Leber kommen. Hierdurch wird häufig eine portale Hypertension mit Ausbildung von Ösophagusvarizen bewirkt. Der Hauptanteil dieser hepatischen Blockformen entfällt auf die intrahepatische

Durchflußbehinderung, denen am häufigsten Leberzirrhosen zugrunde liegen. Die Träger dieser Ösophagusvarizen sind als potentielle Bluter anzusehen. In 50% der Fälle kommt es zu teilweise schwersten rezidivierenden Blutungen. Bei der prophylaktischen Operation der Ösophagusvarizen sollte sorgfältig das Operationsrisiko mit der Gefahr einer evtl. nachfolgenden Enzephalopathie gegenüber einer Blutung abgewogen werden. Bei guter Leberfunktion kann die erste Blutung abgewartet werden. Sonst sollte die Operation prophylaktisch durchgeführt werden, wenn das Operationsrisiko geringer ist als die Gefahren der Blutung.

Neben der konservativen Therapie der Ösophagusvarizenblutung (siehe unten) gibt es verschiedene chirurgische Verfahren, wobei die Unterbindung des venösen Zuflusses zu den Varizen durch operative Umstechung der Ösophagusvarizen, die Dissektionsligatur im Kardiabereich und die Magenquerresektion einerseits, die Shuntoperation zur Senkung des Pfortaderdruckes andererseits angewandt werden. Insbesondere die Umstechung der Ösophagusvarizen und die Dissektionsligatur im Kardiabereich bedingen häufig nur eine vorübergehende Blutstillung für mehrere Monate, sie bedeuten jedoch einen Zeitgewinn, um eine Besserung der Leberfunktion für eine Shuntoperation durchzuführen. Nur durch diese ist eine Senkung des Druckes im Pfortaderbereich möglich. Die portokavale Anastomose wird gewöhnlich gegenüber der splenorenalen bevorzugt. Letztere hat eine größere Rezidivhäufigkeit; sie wird deshalb vorwiegend beim prähepatischen Block, beim partiellen Pfortaderhochdruck oder beim kindlichen Pfortaderhochdruck angewandt. Um das Operationsrisiko möglichst gering zu halten, sind einige präoperative Bedingungen zu erfüllen: Guter Allgemeinzustand, Alter möglichst nicht über 60 Jahre, Serumalbumin nicht unter 3g%, Serumbilirubin nicht über 1,5 mg%, Prothrombingehalt nach Vitamin-K-Gabe nicht unter 50%, Bromsulphaleinretention nach 45 Minuten nicht über 25%, normale bis nur gering erhöhte Transaminasenwerte, leicht erniedrigte Serumcholinesterase-Aktivität, keine wesentlichen Aktivitätszeichen im Leberpunktat.

Die operative Behandlung der Ösophagusvarizen hat das eigentliche Grundleiden nicht behoben. Es muß also postoperativ zunächst stationär, dann ambulant weiterbehandelt werden. Vorübergehende Verschlechterungen, insbesondere bei den Patienten mit Leberzirrhose, werden immer wieder beobachtet. Es tritt oft eine Verminderung der Serumalbumine und ein Anstieg der Transaminasen auf. Das Ausmaß der Verschlechterung hängt weitgehend von dem präoperativen Funktionszustand der Leber ab. Die Kost soll vitamin- und kohlehydratreich und fettarm sein. Die Eiweißzufuhr ist sorgfältig abzuwägen. Die sonst gerade bei Zirrhotikern übliche eiweißreiche Diät wird nur von wenigen Patienten vertragen. Nicht selten findet sich eine erhebliche Herabsetzung der Eiweißtoleranz, so daß eine entsprechende Eiweißminderung auf 50 oder weniger Gramm täglich notwendig wird. Besonders nach Shuntoperationen wird eine sog. portokavale Enzephalopathie beobachtet. Sie entsteht im wesentlichen dadurch, daß es bei reichlicher Eiweißzufuhr zu vermehrten stickstoffhaltigen Abbauprodukten wie Ammoniak und Phenole kommt, die durch Umgehung der Leber in den großen Kreislauf und damit in das Gehirn gelangen. Eine Verbesserung der Eiweißtoleranz ist durch Gaben von Neomycin oder Humatin zu erreichen. Bei einigen Patienten kommt es nach portokavalen Anastomosen zu einem Hyperaldosteronismus mit Neigung zu Hirnödem. Die Gabe von *Aldosteron-Antagonisten verhindert in solchen Fällen das Auftreten eines postoperativen Stupors.*

Eine verantwortungsbewußte Nachbehandlung durch den Hausarzt ist erforderlich. Neben der diätetischen Führung unter besonderer Berücksichtigung der Eiweißtoleranz ist auch bei der Zuführung von Medikamenten Vorsicht geboten, insbesondere bei

Gabe von Saluretika, die die Gefahr einer Hypokaliämie mit sich bringen, sowie bei Schlafmitteln, da der Abbau in der Leber erheblich verzögert ist. Ebenso sollten, wie überhaupt bei Lebererkrankungen, alle lebertoxischen Medikamente vermieden werden. Die postoperative stationäre wie ambulante Behandlungsphase kann sich über einige Monate hinziehen, da es, wie oben angeführt, postoperativ nicht selten zu einer Verschlechterung der Leberfunktionen kommt. Bringt der Patient aber die notwendige Einsicht für die Schwere der Erkrankung und die lange Dauer der Behandlung mit, so verbessert sich seine Aussicht auf Wiederherstellung der Arbeitsfähigkeit erheblich. Ein *überwiegender Teil der Patienten wird wieder arbeitsfähig.* Eine Enzephalopathie mit mehr oder weniger starken Wesensveränderungen kann je nach dem Beruf eine erhebliche Einschränkung der Tätigkeit bedingen. Berufsfördernde Maßnahmen sind gerade in solchen Fällen häufig notwendig. *Patienten mit einer Enzephalopathie sollten wegen der Konzentrationsschwäche, der Reaktionsverzögerung und Komaanfälligkeit keine Motorfahrzeuge mehr steuern.*

Nach Shunt-Operationen kommt es in etwa 20% der Fälle zu Rezidivblutungen, insbesondere nach splenorenaler Anastomose. Eine sofortige Therapie der Blutung hat einzusetzen; sie besteht in Blutstillung, Blutersatz und Leberkomaprophylaxe. Die Blutstillung kann erfolgen durch Octapressininfusionen, wobei 20 Einheiten gelöst in 100 ml 5%iger Lävulose oder Glukose in 15—20 Minuten infundiert werden. Hierdurch ist eine Herabsetzung des Pfortaderdruckes durch Vasokonstriktion besonders im Splanchnikusgebiet zu erreichen. Der Wirkungseintritt ist etwa nach 2—5 Minuten zu erwarten und hält etwa 1—1^1/$_2$ Stunden an. Bei Nichtsistieren der Blutung kann die Medikation wiederholt werden. Als Nebenwirkungen können leichte Blutdruckerhöhungen, Hautblässe, Übelkeit, Stuhldrang sowie ein sinuaurikulärer Block oder AV-Block I. Grades auftreten. Wird durch diese Infusionstherapie kein Stillstand der Blutung erzielt, dann ist eine Komprimierung der Ösophagusvarizen durch die *Sengstaken-Blakemore*-Sonde möglich. Wir führen die Octapressin-Therapie zunächst durch, um Zeit zu gewinnen, bis alle Vorbereitungen für das Einlegen der Kompressionssonde abgeschlossen sind. Sie ist nicht länger als 48 Stunden im Ösophagus zu belassen; zwischendurch ist wiederholtes Ablassen der Luft aus dem Magen sowie dem Ösophagusballon notwendig, was am besten im Wechsel geschieht. Die Sonde sollte nur von geübter Hand eingeführt werden. Der Druck im Ösophagusballon darf nicht über 40 mm Hg steigen. Bei unsachgemäßer Sondenbehandlung kann es zu Aspirationspneumonien, Ösophagusulzerationen, -rupturen oder Asphyxie kommen. Selten ist eine akute Splenomegalie.

Der Blutersatz sollte möglichst durch Frischblut oder frische Konserven erfolgen, da alte Konserven viel Ammoniak enthalten und damit ein Leberkoma begünstigen; zum anderen ist Frischblut wegen der Gerinnungsfaktoren wertvoller. Werden die Transfusionen nur zur Korrektur des Hämoglobins durchgeführt, sollten Ery.-Konserven genommen werden. Da bei Leberzirrhosepatienten Gerinnungsstörungen sehr häufig sind, ist die Gabe von Hämostyptika angezeigt. Am günstigsten ist Konakion sowie Epsilonaminocapronsäure zur Hemmung der vermehrten Fibrinolyse. Häufig liegt ein Fibrinogenmangel vor. Es sollten deshalb mindestens 6 g, besser noch 8 g Human-Fibrinogen zugeführt werden.

Als *Leberkomaprophylaxe* ist die Entfernung des Blutes aus Magen- und Darmtrakt durchzuführen, um eine vermehrte Ammoniakbildung zu verhindern. Die Darmentleerung erfolgt durch Magnesiumsulfat und hohe Einläufe. Eine Darmsterilisierung mit Neomycin wird angeschlossen. Die Entfernung des Blutes aus dem Darm ist auch deswegen notwendig, weil 95⁰/o des Natriums aus dem Blut im Darm rückresorbiert werden und so die Gefahr einer Natriumüberflutung mit Aszitesbildung besteht.

Lebererkrankungen und Operationen

Bei der Beurteilung der Lebererkrankungen vor chirurgischen Eingriffen haben wir zu unterscheiden, ob es sich um vitalindizierte Operationen oder um aufschiebbare chirurgische Eingriffe handelt. Ganz allgemein kann gesagt werden, daß aufschiebbare Operationen erst dann durchgeführt werden sollten, wenn das Leberleiden durch entsprechende Therapie soweit gebessert ist, daß das Operationsrisiko möglichst klein gehalten wird. Die Zunahme der Leberschäden sowie die durch die Therapie verbesserte Prognose bedingen, daß immer häufiger bei Lebererkrankungen operative Eingriffe durchgeführt werden müssen.

Bei bestehender akuter Hepatitis sind operative Eingriffe möglichst zu vermeiden, insbesondere dann, wenn es sich um schwere Verlaufsformen mit stark erhöhten Transaminasen und Bilirubinerhöhung handelt, oder wenn gar ein Leberkoma droht. Vitalindizierte Operationen können aber durchgeführt werden. Hierbei ist eine gute Zusammenarbeit zwischen Chirurgen, Anästhesisten und Internisten erforderlich.

Die *akute Lebernekrose stellt eine absolute Kontraindikation* zur Operation dar. Es ist dann fast immer mit einem letalen Ausgang zu rechnen.

Für die chronische Hepatitis gilt das gleiche wie für die akute. Unaufschiebbare Eingriffe können durchgeführt werden, aufschiebbare Operationen dürfen erst dann vorgenommen werden, wenn längere Zeit keine wesentliche Aktivität des Prozesses mehr besteht.

Bei den Leberzirrhosen ist zu unterscheiden, ob es sich um eine leichte, beginnende, voll kompensierte oder stationäre Zirrhose sowie die Narbenleber im engeren Sinne oder um eine leicht oder schwer dekompensierte Leberzirrhose handelt. Günstige Bedingungen liegen vor, wenn wir Befunde erheben, die wir als präoperative Bedingungen für eine Ösophagusvarizenoperation mit günstiger Prognose genannt haben. Bei solchen Befunden können sowohl vitalindizierte wie auch aufschiebbare Operationen durchgeführt werden. Ist aber einer von den oben angeführten Befunden, abgesehen von dem Alter, abnorm, so schließt er die Operation nicht aus; er bedeutet aber ein erhöhtes Risiko. Zwei oder gar drei abnorme Teste bedeuten eine große Gefahr. Nicht vitalindizierte Operationen sollten erst nach entsprechender Überführung in eine weniger aktive Form der Leberzirrhose durchgeführt werden.

Die Fettleber im Stadium I und II bildet keinen wesentlichen Hinderungsgrund für Operationen. Jedoch auch hier müssen insbesondere Operation und Narkose auf das Leberleiden Rücksicht nehmen. Während des postoperativen Verlaufes sollten insbesondere Kontrollen der Leberbefunde durchgeführt werden. Für die Fettleber im Stadium III gilt das gleiche wie für die chronische Hepatitis bzw. Leberzirrhose.

Eine Cholangitis mit Leberbeteiligung ist nach der vorliegenden Leberschädigung zu beurteilen, ferner nach dem Allgemeinbefund, soweit er durch den Infekt beeinträchtigt wird. Nicht selten kann sowohl bei der Cholangitis als auch bei der chronischen

Hepatitis die Durchführung einer Gallenblasen- oder Gallengangsoperation sich günstig auswirken, etwa durch Beseitigung der Cholostase-Ursache, so daß postoperativ es zu einer schnelleren Besserung des Leberbefundes kommt.

Literatur

1) Beck, K., und Creutzfeldt, W.: Acta hepato-splenol. 10 (1963), 91.
2) Haemmerli, U. P.: Aktuelle Diagnostik und Therapie, 1965.
3) Markoff, N., und Kaiser, E.: Krankheiten der Leber und der Gallenwege in der Praxis, 1962.
4) Wildhirt, E.: Der Internist, 6 (1965), 439.
5) Zittel, R. X., und Theisen, K.: MMW, 109 (1967), 2072.

Operationen am Pankreas

Von R. Kühlmayer, Wien

Das Pankreas gilt heute nicht mehr als operationsfeindliches Organ, als das es bis vor etwa zwei Jahrzehnten den Chirurgen erschien. Im Gegenteil, es ist in den Mittelpunkt des chirurgischen Interesses gerückt; hat sich doch eine Reihe von Erkrankungen dieses Organes als einer chirurgischen Therapie zugänglich erwiesen.

So können heute

  a) die Neubildungen des Pankreas (Pankreaskarzinom, Papillenkarzinom, das Zystadenom und die Inselzelltumoren)
  b) die chronische Pankreatitis
  c) die Pseudozysten des Pankreas
  d) die Folgezustände nach akuter Pankreatitis

einer aussichtsreichen chirurgischen Behandlung zugeführt werden.

Im folgenden werden nun im Rahmen der aufgezeigten Erkrankungen die entsprechenden Eingriffe am Pankreas kurz umrissen und die Früh- und Spätkomplikationen erörtert, um dann daraus die Grundsätze für die Nachsorge ableiten zu können.

Die Neubildungen des Pankreas

Wir kennen drei typische Eingriffe:

  1. Die Duodenopankreatektomie (Papillenkarzinom, Pankreaskopfkarzinom, gewisse Formen der Inselzelltumoren und das Zystadenom)
  2. Die totale Pankreatektomie (Pankreaskopfkarzinom, Zystadenom)
  3. Die Resektion von Pankreaskörper bzw. -cauda (Karzinom des Pankreaskörpers bzw. Pankreasschwanzes, Zystadenom und Inselzelltumoren).

Die Duodenopankreatektomie

Die Duodenopankreatektomie, die meist einzeitig ausgeführt wird, besteht in einer Entfernung des Pankreaskopfes mit dem gesamten Duodenum, des obersten Jejunums, von zwei Dritteln des Magens und des distalen Choledochusabschnittes [1, 4]. Auf die Begründung der Notwendigkeit bzw. Zweckmäßigkeit der Mitentfernung der Nachbarorgane kann hier nicht näher eingegangen werden.

Zur Rekonstruktion des Digestionstraktes muß eine Anastomose zwischen dem Choledochusstumpf und dem Jejunum, dem Magenquerschnitt und dem Jejunum sowie dem Pankreasquerschnitt und dem Jejunum hergestellt werden. Abb. 1 orientiert über die Möglichkeiten, die sich hier anbieten. Mir hat es sich am besten bewährt, die oberste Jejunumschlinge zunächst mit dem Choledochus, dann mit dem Pankreas und schließlich mit dem Magen zu anastomosieren [4]. Die Technik der Choledochojejunostomie und der Gastrojejunostomie ist klar. Bei der Anastomose zwischen dem Jejunum und dem Pankreasquerschnitt ziehe ich eine zweischichtige Implantation des gesamten Pankreasquerschnitts in den Dünndarm vor.

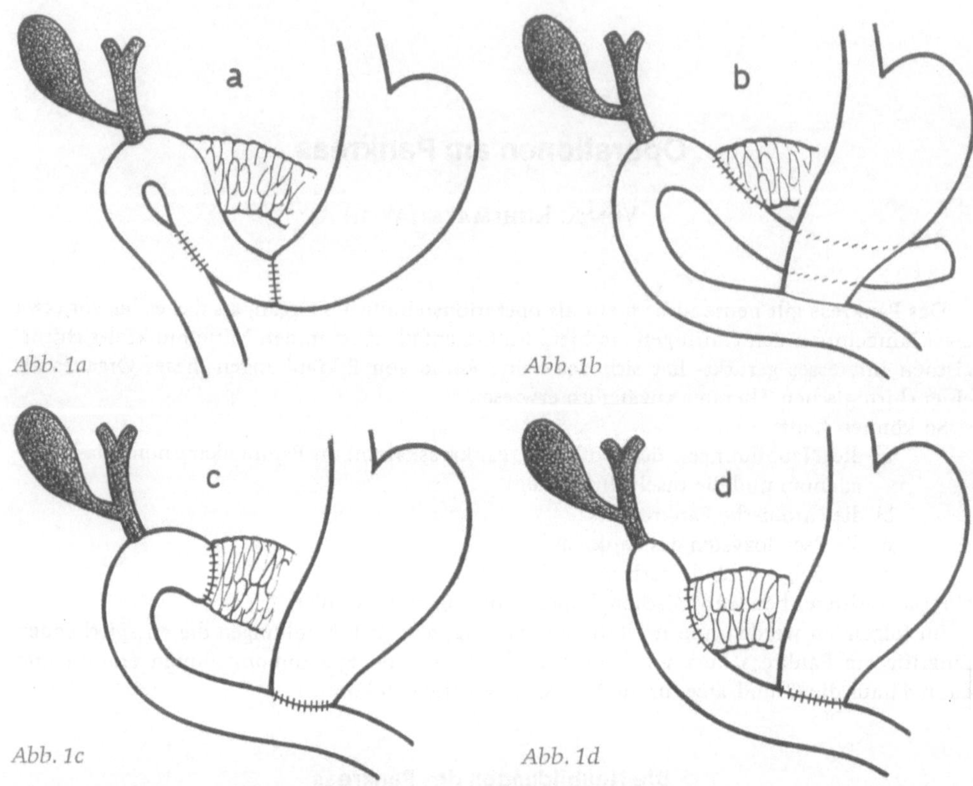

Abb. 1 Die gebräuchlichsten Methoden der Rekonstruktion nach Duodeno-Pankreatektomie
(Entnommen aus »Surgery of the Pancreas«, R. B. Cattell und K. W. Warren)

Die *typischen postoperativen Komplikationen* sind die *akute Pankreatitis* des Pankreasrestes und die *Nahtdehiszenz* an den Anastomosen, wobei die Verbindung zwischen Pankreasquerschnitt und Dünndarm am meisten gefährdet erscheint. Diese Nahtinsuffizienzen führen in ungünstigen Fällen zur Entwicklung einer diffusen Peritonitis,
in günstig gelagerten Fällen dagegen, wenn sich die Nahtinsuffizienz etwas später
etabliert, zur Ausbildung von Darm- bzw. Galle- bzw. Pankreasfisteln. Beim Auftreten
von Pankreasfisteln kommt es nicht selten zur Andauung der Umgebung und zu Arrosionsblutungen aus den großen Gefäßen.

Die Dauer des Krankenhausaufenthaltes nach der Duodenopankreatektomie beträgt
in unkomplizierten Fällen zwischen 3 und 4 Wochen. Nach einem Erholungsurlaub von
6–8 Wochen können die Patienten wieder in das Berufsleben eingeschaltet werden.

Die Spätkomplikationen

a) Die Spätpankreatitis.
b) Die Magenblutung.
c) Die Anastomosenstenosen.
d) Die exkretorische und inkretorische Insuffizienz.
e) Das Rezidiv.

Die *Spätpankreatitis* kann zwischen zwei und sechs Wochen nach der Operation auftreten. Sie verläuft in der Regel nicht foudroyant und manifestiert sich gewöhnlich mit Schmerzen unbestimmten Charakters, Fieber und dyspeptischen Beschwerden. Akute peritoneale Erscheinungen sind selten. Meist klärt erst die Untersuchung von Diastase bzw. Lipase die Ursachen der genannten Beschwerden auf. Die Therapie ist rein konservativ, sie wird unten noch genauer erörtert.

Magenblutungen resultieren in der Regel aus peptischen Ulzera, die sich gelegentlich dann entwickeln können, wenn bei der Duodenopankreatektomie die Magenresektion zu wenig ausgedehnt war, so daß die peptische Aktivität des Magensaftes erhalten geblieben ist (2). Die Symptomatik entspricht der der gewöhnlichen Magenblutung. Nach Abklingen der Blutung wird ein Magenröntgen die Situation klären. Die Therapie soll zunächst rein konservativ sein, in Fällen schwerer Blutung wird sich allerdings ein chirurgischer Eingriff nicht umgehen lassen.

Bei entsprechenden Beschwerden im Oberbauch wird man auch ohne Blutung an ein peptisches Ulkus denken müssen und die entsprechenden diagnostischen Maßnahmen ergreifen.

Die *Anastomosenstenosen.* Die Stenose der Choledochojejunostomie bietet die Symptomatik des Gallengangverschlusses mit zunehmenden Ikterus, Fieber und mehr oder minder ausgeprägten Schmerzen im Oberbauch. Die Erhöhung von Serum-Bilirubin und der alkalischen Phosphatase, weiters die Leukozytose, die Erhöhung der LAP bei normalen Transaminasen sichern die Diagnose. Eine i. v.-Cholangiographie wird nur solange mit Aussicht auf einen brauchbaren diagnostischen Hinweis ausgeführt werden können, als die Serum-Bilirubin-Werte nicht mehr als 2—3 mg% betragen. Nur selten verursacht die Keimaszension aus dem Darm bei normal weiter Anastomose eine Cholangitis, die dann ähnliche klinische Erscheinungen und identische Laborbefunde wie die Anastomosenstenose bietet.

Die konservative Therapie, die sich im wesentlichen auf eine Unterdrückung des Infekts durch Anwendung von Antibiotika beschränken muß, wird kaum zielführend sein; die Stenose muß chirurgisch beseitigt werden. Die Cholangitis bei Keimaszension ohne Anastomosenstenose kann nur durch Antibiotika beherrscht werden.

Die Stenose der Pankreatojejunostomie führt in der Regel zur Entwicklung einer chronischen Pankreatitis, wobei drückende, bohrende Schmerzen im Rücken mit Ausstrahlung in die linke Schulter und dyspeptische Erscheinungen im Vordergrund stehen. Die Diagnose ist nicht immer einfach, da in einer Reihe von Fällen die Fermententgleisungen — praktisch der einzig verläßliche Hinweis auf die chronische Pankreatitis des Pankreasrestes — fehlen.

Die Therapie kann nur konservativ sein.

Die Stenose der Gastrojejunostomie führt zur Passagebehinderung aus dem Magenrest und damit zur Symptomatik der Magenausgangstenose. Häufiges Erbrechen steht im Vordergrund der Erscheinungen. Die Diagnose kann bei der Röntgenuntersuchung des Magenrestes gestellt werden.

Die Therapie muß in einer chirurgischen Beseitigung der Stenose bestehen.

Die *exkretorische* bzw. *inkretorische Insuffizienz* entwickelt sich in der Regel nur dann, wenn im Rahmen einer Stenosierung der Pankreatojejunostomie eine schwere chronische Pankreatitis des Pankreasrestes auftritt, wobei das gesamte noch funktionsfähige Pankreasgewebe zugrunde geht. Derartige Zustandsbilder entwickeln sich jedoch nur selten, da 10% des Drüsenparenchyms für die Beibehaltung der normalen Stoffwechselfunktion genügen. Die Insuffizienz des inkretorischen Systems führt zum Diabetes, die des exkretorischen Systems zur Störung der Fett- bzw. Eiweißverdauung mit beträchtlicher Beeinträchtigung des Allgemeinzustandes und zum Gewichtsverlust. Die in solcher Situation notwendige Substitutionstherapie wird im internistischen Referat genauer erörtert.

Das *Rezidiv.* Die Symptomatik kann vielfältig sein. Das Karzinomrezidiv im Digestionstrakt selbst, also im Choledochus, am Pankreasstumpf bzw. am Magenrest ist selten. In der Regel nimmt das Rezidiv von den regionären Lymphknoten seinen Ausgang oder es kommt zur Entwicklung von Lebermetastasen oder einer Carcinosis peritonei. Damit sind schon die Schwierigkeiten der Diagnostik angedeutet. Negative Röntgenuntersuchungen (Magenröntgen, i.v.-Cholangiographie) vermögen *nichts gegen ein Rezidiv* auszusagen. Es sei in diesem Zusammenhang übrigens vermerkt, daß sich auch unter normalen Bedingungen bei der Röntgenuntersuchung des Magens die Choledochojejunostomie nicht zur Darstellung bringen läßt. Länger bestehende unklare Oberbauchbeschwerden sind im Zusammenhang mit einem positiven Palpationsbefund, einer erhöhten Senkung und einem Gewichtsverlust immer suspekt auf ein Lokalrezidiv.

Ein Aszites dagegen ist nicht unbedingt beweisend für eine Carcinosis peritonei. Wir haben eine Patientin beobachtet, bei der die Aszitesentwicklung nach einer Duodenopankreatektomie auf eine Narbenstenose der Pfortader im Operationsgebiet zurückzuführen war.

Patienten, bei denen der Verdacht auf ein Karzinomrezidiv besteht, sollten dem Chirurgen vorgestellt werden. Nur er kann die Frage der Zweckmäßigkeit einer Probelaparatomie entscheiden.

Aus den bisherigen Ausführungen ergibt sich bereits das Konzept für die *Nachsorge.* Die Kontrolle solcher Patienten muß sich über 5 Jahre erstrecken, die Kontrollintervalle sollen in den beiden ersten Jahren 3 Monate, weiters dann 6 Monate betragen.

> Bei den Untersuchungen sollen
> Gewicht,
> Blutbild und Senkung,
> Serum-Bilirubin, alkalische Phosphatase, Diastase, Lipase und Blutzucker
> kontrolliert werden.
> Eine Röntgenuntersuchung des Magens und eine i.v.-Cholangiographie vervollständigen die Untersuchung.

Die Interpretation der Befunde ergibt sich aus den obigen Ausführungen.

Sozialmedizinische Gesichtspunkte

Patienten nach Duodenopankreatektomien mit glattem postoperativem Verlauf können nach einem Erholungsurlaub von 2 Monaten wieder in den Arbeitsprozeß eingegliedert werden. Beim Auftreten von Spätkomplikationen lassen sich keine allgemein gültigen Richtlinien für die Arbeitsfähigkeit aufstellen, doch wird sich vor allem beim Karzinomrezidiv die Invalidisierung nicht umgehen lassen.

Die totale Pankreatektomie

Die totale Pankreatektomie wird gewöhnlich nur beim Pankreaskarzinom ausgeführt. Aus der Weltliteratur wissen wir, daß bisher etwa 150 derartige Eingriffe vorgenommen worden sind, wobei die Fünfjahresheilungsquote nicht gerade ermutigend ist (3, 5). Trotzdem glauben wir, daß wir in jedem Fall von Pankreaskarzinom zum Versuch der Radikaloperation verpflichtet sind. Inwieweit bei der chirurgischen Behandlung des Papillenkarzinoms mit diesem Eingriff noch eine Verbesserung der Dauerheilungsergebnisse zu erzielen ist, bleibt abzuwarten.

Die totale Pankreatektomie unterscheidet sich von der Duodenopankreatektomie dadurch, daß zusätzlich noch Pankreaskörper, Pankreascauda und die Milz entfernt werden. Die Rekonstruktion des Verdauungswegs erfolgt so, daß die oberste Jejunumschlinge zunächst mit dem Ductus choledochus und sodann mit dem Magen anastomosiert wird.

Die *typischen postoperativen Komplikationen* nach diesem großen Eingriff sind wider Erwarten seltener als nach der Duodenopankreatektomie. Da der Pankreasrest entfernt wird und die heikle Anastomose mit dem Pankreasrest unterbleibt, kommen als Komplikationsmöglichkeiten nur die Nahtdehiszenz der Choledochojejunostomie und der Gastrojejunostomie in Frage, die zur diffusen Peritonitis bzw. in günstiger gelagerten Fällen zur Entwicklung von Magen- oder Darmfisteln führen.

Die Dauer des Krankenhausaufenthalts beträgt in unkomplizierten Fällen 4—6 Wochen.

Die Spätkomplikationen

a) Die exkretorische und inkretorische Insuffizienz.
b) Die Magenblutung.
c) Die Anastomosenstenosen.
d) Das Rezidiv.

Die *exkretorische* und *inkretorische Insuffizienz* als Folge der Entfernung des gesamten Pankreas erfordert eine gezielte Substitutionstherapie, die nur ein erfahrener Internist vornehmen kann. Ein Diabetes, der nach einer totalen Pankreatektomie resultiert, ist übrigens ein eher milder; eine von uns vor einem Jahr total pankreatektomierte 74jährige Patientin läßt sich mit 36 bis 40 E Insulin und 3×3 Tabletten Pancreon stoffwechselmäßig befriedigend einstellen.

Bezüglich der *Magenblutung,* der *Anastomosenstenosen* und des *Rezidivs* verweise ich auf die Ausführungen bei der Duodenopankreatektomie.

Bei der Nachsorge gelten ähnliche Grundsätze wie bei der Duodenopankreatektomie.

Sozialmedizinische Gesichtspunkte

Arbeitsfähigkeit bzw. Invalidisierung hängen in erster Linie von den Erfolgen der Substitutionstherapie ab. In diesem Zusammenhang sei speziell auf das internistische Referat verwiesen. Das Karzinomrezidiv zwingt natürlich zur Invalidisierung.

Die Resektion von Pankreaskorpus bzw. Pankreaskauda

Die Resektion des Pankreaskörpers bzw. des Pankreasschwanzes, die mit oder ohne Milzexstirpation ausgeführt werden kann, ist technisch einfacher als die vorhin dargelegten Eingriffe. Nach Mobilisation der entsprechenden Pankreasabschnitte bzw. der Milz wird das

Pankreas in der Regel im Bereich des Pankreaskorpus nahe der Mittellinie abgetragen. Da der Verschluß des verbleibenden Pankreasquerschnitts trotz zahlreicher Modifikationen mit einer hohen Frequenz von recht unangenehmen Pankreasfisteln kompliziert war, pflanzt man heute den Pankreasquerschnitt häufig in eine ausgeschaltete Dünndarmschlinge ein.

Die typischen *postoperativen Komplikationen* nach diesem Eingriff sind die *Nahtdeshiszenz* der Anastomose zwischen Pankreasquerschnitt und Dünndarm mit Entwicklung einer diffusen Peritonitis, in günstiger gelagerten Fällen mit Entwicklung einer Pankreasfistel sowie die *akute Pankreatitis* des verbleibenden Pankreaskopfes.

Die Dauer des Krankenhausaufenthaltes beträgt in unkomplizierten Fällen 3—4 Wochen.

Die Spätkomplikationen

Für die Spätkomplikationen gilt sinngemäß dasselbe, wie dies bei der Duodenopankreatektomie ausgeführt worden ist. Eine exkretorische oder inkretorische Insuffizienz kommt fast niemals zur Beobachtung.

Die *Nachsorge* muß sich über 5 Jahre erstrecken, wobei zunächst in Intervallen von je 3 Monaten, 2 Jahre nach der Operation in Intervallen von 6 Monaten, Gewicht, Blutsenkung und Blutbild, Diastase, Lipase und Blutzucker kontrolliert werden sollen.

Bezüglich des sozialen Aspektes gelten dieselben Grundsätze wie nach der Duodenopankreatektomie.

Die chronische Pankreatitis

Bei der Erörterung der chirurgischen Behandlung der chronischen Pankreatitis läßt es sich wohl nicht vermeiden, kurz auf die Ätiologie dieses Leidens einzugehen.

Das wesentliche ätiologische Moment stellt wohl die Retention des Bauchspeichels dar, wie wir dies bei sämtlichen obstruktiven oder stenosierenden Prozessen im Bereich des Pankreasausführganges beobachten können. Nach unserer Erfahrung macht die sogenannte »Retentionspankreatitis« etwa 90% derjenigen Pankreatitiden aus, denen der Chirurg begegnet.

Das Übergreifen bzw. die Fortleitung von entzündlichen Prozessen der Umgebung auf das Pankreas stellt ein weiteres ätiologisches Moment für die chronische Pankreatitis dar. Es sei hier an die Cholezystopankreatitis, die auf eine lymphogene Kollateralentzündung bei der Cholezystitis zurückzuführen ist, und an die Pankreatitiden mehr umschriebenen Charakters beim penetrierenden Duodenalulkus, beim Duodenaldivertikel, beim penetrierenden Magenulkus usw. erinnert (2).

Aber auch vaskuläre Schäden, Lebererkrankungen, Virusinfekte, Traumen und der chronische Alkoholismus können zu entzündlichen Reaktionen des Pankreas führen (2).

Der Chirurg wird nun im wesentlichen mit der Retentionspankreatitis konfrontiert. Wir beobachten diese Form der Pankreatitis in erster Linie beim Gallenleiden, bei dem es im Rahmen von mehrfachen Steinpassagen durch die Papille zur wiederholten Rückstauung des Pankreassekretes gekommen ist. Als weitere Ursache der chronischen Pankreatitis kommt die Papillenstenose bzw. die stenosierende Papillitis in Frage, die entweder als Folge eines Gallensteinleidens oder als primäre Erkrankung auftreten kann. Schließlich können auch Steine, Neoplasmen und Narbenstenosen im Pankreasgangsystem zur Entwicklung einer Retentionspankreatitis führen.

Die chirurgische Behandlung der Retentionspankreatitis hat die Aufgabe, das Abflußhindernis aus dem Pankreasgangsystem zu beseitigen oder die Rückstauung durch Drainage zu beheben, wobei sich die Art des Eingriffs in erster Linie nach der Lokalisation der Stenose richtet.

Abflußhindernisse im Bereich der Papille werden durch transduodenale Papillotomie beseitigt. Stenosen im intrapankreatischen Gangsystem erfordern schwierigere Eingriffe. Man erzielt eine Drainage, indem man den Prankreasschwanz reseziert und den zentralen Resektionsstumpf mit dem Dünndarm anastomosiert. Selbstverständlich wird man ein gelegentlich der Resektion sich bietendes Hindernis entfernen. Bei mehrfachen Narbenstenosen wird eine Seit-zu-Seit-Anastomose zwischen dem längs eröffneten Pankreasgang und dem Jejunum empfohlen. Bei multiplen Hindernissen im Pankreasgangsystem kann man auch so vorgehen, daß man das Pankreas im Korpusbereich durchtrennt und sowohl den zentralen als auch den peripheren Querschnitt mit dem Dünndarm anastomosiert. Die Duodenopankreatektomie bzw. die totale Pankreatektomie wird wohl nur in Ausnahmefällen zur Anwendung kommen.

Die biliodigestiven Anastomosen sind zur Behandlung der chronischen Pankreatitis ziemlich verlassen; über die Zweckmäßigkeit von Eingriffen am vegetativen Nervensystem sind die Meinungen geteilt.

Die typischen *postoperativen Komplikationen* der Drainageoperationen (Pankreato-jejunostomien mit oder ohne Pankreasresektion) bestehen in der *akuten Pankreatitis* und in der *Nahtinsuffizienz* der Anastomose, die im ungünstigen Falle zur diffusen Peritonitis, im günstigen Falle zur Entwicklung einer Darm- bzw. Pankreasfistel führt. Die postoperativen Komplikationen nach Eingriffen an der Papille finden sich im entsprechenden Kapitel abgehandelt.

Die Dauer des Krankenhausaufenthalts beträgt bei einem komplikationslosen Verlauf 3—4 Wochen.

Die Spätkomplikationen

a) Die akute Spätpankreatitis.
b) Die Anastomosen-Stenosen bzw. die Restenosierung der Papille.
c) Die exkretorische und inkretorische Insuffizienz.

Die *akute Spätpankreatitis* verläuft in Fällen von Anastomosen ohne Resektion des Pankreas und in Fällen von Papillenspaltung infolge Befalls des gesamten Pankreas stürmischer. Man beobachtet peritoneale Erscheinungen, Fieber, Schmerzen im Oberbauch und Meteorismus. Diastase und Lipase sind regelmäßig erhöht, auch das Serum-Bilirubin steigt leicht an. Gelegentlich ist auch die alkalische Phosphatase erhöht.

In Fällen von akuter Spätpankreatitis nach Anastomosen gleichzeitig mit Pankreasresektion sind die Erscheinungen gewöhnlich weniger deutlich ausgeprägt, die obengenannten Laboratoriumsbefunde sind wohl positiv, jedoch nicht so gravierend wie in den Fällen ohne Resektion. Die Therapie ist konservativ.

Die *Anastomosen-Stenosen* bedeuten praktisch den Mißerfolg der chirurgischen Behandlung, da das Behandlungsziel nicht oder nur vorübergehend erreicht worden ist. Bei diesen Patienten stellen sich infolge der neuerlichen Rückstauung des Bauchspeichels die ursprünglichen Beschwerden der chronischen Pankreatitis — heftige Schmerzen im Oberbauch und im Rücken mit Ausstrahlung in die linke Schulter, Inappetenz, Gewichtsverlust — wieder ein. Die Erhöhung von Diastase, Lipase, evtl. auch von Serum-Bilirubin und alkalischer Phosphatase bestätigen die Diagnose. Ähnlich ist auch die Symptomatik beim neuerlichen Auftreten von Hindernissen an der Papille.

Die Therapie soll zunächst eine konservative sein, da eine neuerliche Anastomosierung ein heikles chirurgisches Problem darstellt. In solchen Fällen könnte man noch an die Splanchnikusresektion denken. Beim Rezidivieren von Abflußhindernissen an der Papille ist eine chirurgische Reintervention aussichtsreich.

Eine *exkretorische* oder *inkretorische Insuffizienz* entwickelt sich nur beim kompletten Funktionsausfall des Pankreasgewebes im Rahmen einer chronischen Pankreatitis. Diesbezüglich sei auf die entsprechenden früheren Kapitel verwiesen.

Die *Nachsorge* nach Eingriffen wegen chronischer Pankreatitis erfordert eine Kontrolle durch mindestens drei Jahre in Intervallen von drei Monaten. Aus den dargelegten Komplikationsmöglichkeiten ergibt sich das Konzept bei den Nachuntersuchungen. Eine Kontrolle von

Gewicht,

Senkung und Blutbild,

Serum-Bilirubin, alk. Phosphatase, Lipase, Diastase, Blutzucker

und der i.v.-Cholangiographie

sind erforderlich. Die Interpretation der Befunde ergibt sich aus den obigen Ausführungen.

Sozialmedizinische Gesichtspunkte

Bei erfolgreicher chirurgischer Behandlung der chronischen Pankreatitis werden die Patienten voll arbeitsfähig. Treten dagegen Spätkomplikationen ein, so ist mit einer teilweisen oder kompletten Invalidisierung der Patienten zu rechnen. Es wird jeder Fall individuell zu beurteilen sein.

Die Pseudozysten des Pankreas

Die Pseudozysten des Pankreas sind nicht selten mit einer chronischen Pankreatitis bzw. einem Gallenleiden vergesellschaftet. Die Ursache der Zystenbildung liegt in der Regel in einem Abflußhindernis im Bereich des pankreatischen Kanalsystems, hinter dem sich der Pankreassaft aufstaut. So ist es verständlich, daß die Lokalisation der Pseudozyste vom Sitz des Abflußhindernisses abhängt. Über die Häufigkeit der Kommunikation dieser Zysten mit dem D. wirsungianus gehen die Meinungen stark auseinander.

Aufgabe der chirurgischen Behandlung ist die *Drainage der Zysten.* Als solche Drainagemaßnahmen kommen die einfache Drainage nach außen, die Marsupialisation, die Kysto-enterostomie und die Beseitigung von Hindernissen an der Papille in Frage. In letzter Zeit plädieren speziell französische Autoren bei der Behandlung der Pseudozysten mit Abflußhindernis im Pankreaskörper bzw. Pankreasschwanz für die Entfernung der Zyste im Zusammenhang mit dem Pankreasanteil peripher vom Abflußhindernis. Der heute noch am häufigsten geübte Eingriff ist die Kystoenterostomie.

Die unmittelbaren *postoperativen Komplikationen* bei der Kystoenterostomie sind das Aufflackern einer chronischen *Pankreatitis* und die *Nahtinsuffizienz* an der Anastomose zwischen Zyste und Magen-Darm-Trakt, die im günstigen Fall zur Pankreas- bzw. zur Darmfistel, im ungünstigen Fall zur diffusen Peritonitis führt.

Die Spätkomplikationen

a) Das Pankreatitisrezidiv.
b) Die Magen-Darm-Blutung.
c) Die Obliteration der Anastomose.
d) Exkretorische oder inkretorische Insuffizienz.

Das *Pankreatitisrezidiv*. Die Symptomatik entspricht der der gewöhnlichen Pankreatitis, wobei sowohl die akute Form als auch die mehr chronisch verlaufende Form zur Beobachtung gelangen. Die Behandlung dieser Spätkomplikationen ist eine rein konservative.

Die *Magen-Darm-Blutung* resultiert aus dem Andauen der Anastomose. Zunächst soll unbedingt ein konservativer Behandlungsversuch unternommen werden. Kommt jedoch die Blutung nicht zum Stehen, so muß der Patient dem Chirurgen überantwortet werden.

Die *Obliteration der Kystoenterostomie* führt zum Aufleben der ursprünglichen Beschwerden wie Druckschmerz im Oberbauch und Gewichtsverlust. Bei der Untersuchung solcher Patienten fällt wieder die Entwicklung eines Tumors im Oberbauch auf, der der gefüllten Zyste entspricht. Diastase und Lipase, aber auch Serum-Bilirubin und alkalische Phosphatase können erhöht sein.

Bei der Obliteration der Kystoenterostomie führt eine konservative Therapie nicht zum Ziel. Die chirurgische Behandlung kann entweder in einer Drainage durch den D. wirsungianus oder in der Exstirpation der Zyste bestehen.

Die *exkretorische* bzw. *inkretorische Insuffizienz*. Diesbezüglich sei auf S. 349 verwiesen.

Die *Nachsorge* bei Patienten nach Eingriffen wegen Pseudozysten des Pankreas erfordert eine Kontrolle durch mindestens 2 Jahre. Die Untersuchungen sollen in Intervallen von 3 Monaten stattfinden, wobei

    Senkung und Blutbild,

    Lipase, Diastase, Blutzucker,

    Serum-Bilirubin und alkalische Phosphatase,

    i.v.-Cholangiographie

zu kontrollieren sind.

Eine Röntgenuntersuchung des Magen-Darm-Traktes ist überflüssig, da sich erfahrungsgemäß auch bei normal funktionierenden Kystoenterostomien die Zysten nicht füllen. Bezüglich der Interpretation der Untersuchungsbefunde verweise ich auf die vorhergehenden Kapitel.

Sozialmedizinische Gesichtspunkte

Bei glattem postoperativem Verlauf können die Patienten nach einem Erholungsurlaub von 6—8 Wochen wieder als arbeitsfähig betrachtet werden. Treten Spätkomplikationen auf, so wird man wohl mit einer teilweisen oder kompletten Invalidisierung rechnen müssen.

Die akute Pankreatitis

Die akute Pankreatitis wird konservativ behandelt. Eine Laparatomie erfolgt lediglich im Rahmen einer Fehldiagnose, und zwar dann, wenn foudroyante peritoneale Erscheinungen bestehen und die Fermentuntersuchungen im Stich lassen. In solcher Situation begnügt man sich heute aber grundsätzlich mit einer Drainage der Bauchhöhle. Druckentlastende Maßnahmen am Gallensystem werden nicht mehr ausgeführt.

Im Verlauf der konservativen Behandlung einer akuten Pankreatitis kann sich allerdings die Indikation zur sogenannten verzögerten Operation dann ergeben, wenn es im Pankreasbereich zur *Abszeßbildung,* zur *Sequesterbildung* und zur Ausbildung einer *Pseudozyste* kommt. Die chirurgischen Maßnahmen bei der Entwicklung von Abszessen und Sequestern bestehen in einer Inzision, Sequesterentfernung und der Drainage nach außen. Als *Frühkomplikation* kommen die diffuse *Peritonitis* bzw. die Ausbildung einer *Pankreasfistel* in Frage.

Die Spätkomplikationen

Die *Pankreasfistel* wird in der Regel zunächst konservativ behandelt, wobei sich die Dauersaugdrainage der Fistel am besten bewährt hat. Schließt sich dabei die Fistel nicht, so muß sie operativ beseitigt werden. Das *Pankreatitisrezidiv* soll konservativ behandelt werden.

Die *Nachsorge* bei Patienten nach Pankreatitiden besteht in einer Prophylaxe des Rezidivs. Dies kann nur durch die Sanierung eines Gallensteinleidens bzw. die Beseitigung von Hindernissen an der Papille oder von Stenosen der Einmündungsstelle des D. wirsungianus in die Papille erzielt werden.

Man kann die Besprechung der Nachsorge nach Eingriffen am Pankreas nicht beschließen, ohne auf die konservative Behandlung der *akuten Pankreatitis* einzugehen. Besonders die Erfahrungstatsache, daß die akute Pankreatitis auch relativ spät nach dem Eingriff — bis zu 4 Wochen nach der Operation — auftreten kann und damit schon zu einem Problem der Nachsorge wird, macht die Therapie für den praktischen Arzt interessant. Dies um so mehr, als ein Teil der Spätpankreatitiden keinen besonders foudroyanten Verlauf nimmt und eine Hospitalisierung nicht unbedingt erforderlich macht.

Die wesentlichen Punkte bei der Behandlung der akuten Pankreatitis sind nun die *Ruhigstellung* des Pankreas, die *Schmerz- und Schockbekämpfung,* die *entzündungshemmenden* und *antibiotischen Maßnahmen* und die *Dämpfung des Vegetativums* zwecks Steuerung von vegetativen Dysregulationen.

Diesen Forderungen entsprechen wir mit unserer Standardtherapie. Sie besteht in einer Nahrungskarenz, einer endoduodenalen Absaugung und der Applikation von Atropin. Weitere wesentliche Maßnahmen sind die tägliche Applikation von 2 Ampullen Dexa-Scheroson (Schockbekämpfung, Entzündungshemmung) und 2 Ampullen Panthesin-Hydergin (vegetative Dämpfung, Schmerzausschaltung) sowie einer antibiotischen Abschirmung mit Chloromycetin und Erycin. Fallweise wird sich eine parenterale Ernährung nicht umgehen lassen. Die Trasyloltherapie hat uns nicht überzeugt.

Mit der dargelegten Therapie haben wir bei der konservativen Behandlung der akuten Pankreatitis gute Erfolge erzielt.

Literatur

1) Cattell, R. B., and K. W. Warren: Surgery of the Pancreas. Philadelphia 1954.
2) Hess, W.: Die Erkrankungen der Gallenwege und des Pankreas. Stuttgart 1961.
3) Koch, E., u. F. X. Sailer: Dtsch. Med. Wschr. 88 (1963), 2499.
4) Kühlmayer, R.: Wien. klin. Wschr. 72 (1960), 829.
5) Whitefeld, A. G. W., C. W. Crane, J. M. French and T. J. Bayley: Lancet (1965), 675.

Interne Nachbehandlung bei Pankreatektomierten

Von B. Sachsse, Hösel

Im Tierversuch müssen mindestens 90% des Pankreas zerstört oder operativ entfernt werden, damit sich ein pankreatopriver Diabetes entwickelt. Auch beim Menschen muß weitgehend funktionstüchtiges Pankreasgewebe verlorengegangen sein, bevor endokrine oder exokrine Insuffizienzerscheinungen auftreten.

Häufigste Indikation für die Pankreatektomie ist das primäre Pankreas- oder das Papillenkarzinom, zu den wichtigsten benignen Indikationen gehören organischer Hyperinsulinismus und schwere therapieresistente Formen der chronischen Pankreatitis. Im Lauf der letzten beiden Jahrzehnte wurde eine Vielzahl von operativen Modifikationen angegeben. Für die internistische Nachbehandlung ist im wesentlichen von Bedeutung, ob es sich um eine Duodenopankreatektomie mit Belassung eines distalen Drüsenteils oder um eine (technisch etwas weniger komplizierte) totale Pankreatektomie handelt. 1961 konnten Creutzfeld u. Mitarbeiter aus der Literatur 85 Fälle zusammenstellen, welche die Duodenopankreatektomie fünf Jahre überlebt hatten (2). Demgegenüber sind die Spätergebnisse nach totaler Pankreatektomie bisher äußerst entmutigend. Seit dem ersten derartigen Eingriff im Jahre 1943 wurde etwa über 150 totale Pankreatektomien berichtet; Überlebenszeiten von fünf oder mehr Jahren sind bisher aber nur von sieben Patienten erreicht worden (2, 5, 8). Wegen der ungünstigen Prognose wird diese Operation von einigen Chirurgen auch bei Vorliegen eines Karzinoms nicht mehr vorgenommen (6).

Nach der (partiellen) Duodenopankreatektomie kommt es nur selten zu einem behandlungsbedürftigen Diabetes mellitus, etwas häufiger zu den Zeichen der exkretorischen Insuffizienz.

Behandlung des pankreatopriven Diabetes

Der echte pankreatoprive Diabetes zeichnet sich vor allem durch zwei Besonderheiten aus: relativ geringer Insulinverbrauch und hohe Empfindlichkeit gegenüber Fremdinsulin.

Der geringe Insulinbedarf wird mit dem Wegfall der A-Zellen als Glukagonproduzenten erklärt. Besonders unmittelbar postoperativ, wenn die Ernährung ausschließlich oder vorwiegend parenteral erfolgt, ist das Insulin äußerst vorsichtig zu dosieren. Wiederholte Gaben von 4—6 Einheiten Altinsulin mehrfach über den Tag verteilt, werden von Creutzfeld (2) empfohlen, wobei gleichzeitig laufende Blutzuckerkontrollen notwendig sind. 150 bis 200 g Kohlenhydrate werden zunächst in Form von Glukoseinfusionen zugeführt, vom 2. postoperativen Tag an wird gesüßter Tee, vom 4. Tag an Haferschleim gegeben. Etwa eine Woche nach der Operation kann auf ein Verzögerungsinsulin umgesetzt werden. Die erforderliche Menge liegt gewöhnlich zwischen 20 und 40 Einheiten täglich. Sehr viel geringerer Bedarf läßt die Vermutung an verbliebenes Pankreasgewebe zu.

Wegen der Hypoglykämiegefahr soll die Einstellung nicht zu »scharf« erfolgen, man achte auf das Vorhandensein einer Sicherheitsglykosurie. Die Insulinreaktionen sind wegen ihres blitzartigen Auftretens oft nicht vorherzusehen, schwere Hypoglykämien mit tödlichem Ausgang wurden wiederholt bekannt. Bei fieberhaften Infekten steigt der Insulinbedarf an, in seltenen Fällen kommt sogar eine Insulinresistenz vor. Die höchste bisher bekannt gewordene Insulindosis eines pankreatopriven Diabetes betrug 180 E täglich, dabei waren Insulin-Antikörper nachweisbar (3).

Die ausgeprägte Insulinsensibilität darf nicht darüber hinwegtäuschen, daß dessen ungeachtet ein dringender Insulinbedarf besteht. Jedenfalls zeigten Insulinauslaßversuche bei Patienten mit totaler Pankreatektomie eine sehr schnell einsetzende Stoffwechseldekompensation mit Abgleiten in die Azidose.

Der Nutzen der oralen Antidiabetika ist bekanntlich bei allen Formen des Insulinmangeldiabetes äußerst begrenzt. Sulfonylharnstoffe und Glycodiazin wirken nur, wenn noch funktionsfähige B-Zellen im Pankreas zur Verfügung stehen; sie sind daher bei diesen Patienten ohne Effekt. Bei den Verbindungen der Biguanidgruppe liegen die Voraussetzungen anders, so daß sie in Kombination mit Insulin versucht werden können. Eine Wirkung ist weniger in einer Insulineinsparung als vielmehr in einer Stoffwechselstabilisierung zu erwarten.

Diabetesspezifische Spätkomplikationen im Sinne der Mikroangiopathie gehören zu den großen Seltenheiten, kommen aber zweifellos vor. Zuletzt wurde vom Auftreten einer diabetischen Retinopathie und Nephropathie 11 Jahre nach Entfernung der Bauchspeicheldrüse berichtet, der Tod trat drei Jahre später an den Folgen einer diabetischen Glomerulosklerose ein (4).

Diätetische Maßnahmen

Die nach der Entfernung des Pankreas zu erwartende Verdauungsinsuffizienz äußert sich in typischen breiigen und voluminösen Fettstühlen, die gehäuft entleert werden. Bemerkenswert ist, daß in einzelnen Fällen der Fermentverlust nur zu einer recht geringen Beeinträchtigung der Verdauungstätigkeit führt und eine Enzymsubstitution nicht erforderlich wird. In der Regel ist das jedoch nicht der Fall, vielmehr sind diätetische und medikamentöse Behandlung notwendig.

Wegen der auch mittels Substitutionstherapie nicht vollständig zu behebenden Steatorrhoe soll die Kost streng fettarm sein. Eine gewisse Fettmenge muß man allerdings bei jeder Dauerdiät zugestehen, wenn sie geschmacklich einigermaßen befriedigen soll. Unter Alltagsbedingungen wird man mit Einbeziehung des »verborgenen« Fettes in Fleisch, Wurst, Käse usw. 70 g täglich nicht unterschreiten können.

Die Eiweißverwertung läßt sich therapeutisch gewöhnlich besser beeinflussen, so daß hier die Einstellung etwas liberaler sein darf.

Grundlage der Kost sind etwa 200—250 g Kohlenhydrate, die in leicht verdaulicher Form zugeführt und auf sechs Mahlzeiten aufgeteilt werden. Schwachgesüßte Breie und Schleimsuppen können als Anfangskost gegeben werden. Obst in roher und gekochter Form wird nicht immer vertragen, ebenso Hefeteig. Dagegen sind Kartoffelbrei, Zwieback und magerer Quark zu weiterem Kostaufbau geeignet. Später dürfen mageres Hühner- oder Kalbfleisch, Bananen und leichtes Gemüse in passierter Form zugelegt werden. Vollmilch und Sahne sind ihres Fettgehaltes wegen zu vermeiden. Zucker und Süßigkeiten (einschließlich Honig!) sind wegen des bestehenden Diabetes strikt verboten, Süßstoffe können gegeben werden.

Fermentsubstitution

Die Substitutionen mit Fermentpräparaten ist nur erfolgreich, wenn man sie regelmäßig und in ausreichender Dosierung nehmen läßt.

In vitro-Untersuchungen solcher Präparate zeigen, daß sie stark unterschiedliche und zum Teil bemerkenswert niedrige proteolytische Aktivitäten aufweisen und darüber hinaus zu wenig Lipase enthalten (7); dennoch zeigen zumindest einige von ihnen in vivo einen ausreichenden Effekt. Es hat sich herausgestellt, daß Präparate auf tierischer Basis deutlich wirkungsvoller sind als solche auf pflanzlicher Grundlage.

Von verschiedenen Autoren wird die gute Verträglichkeit von Festal erwähnt (1, 2), von dem etwa 30 bis 40 Dragées am Tage ausreichen, um die Steatorrhoe zu kompensieren, in anderen Fällen wurde von 20 bis 25 Tbl. Pankreon täglich gleich Gutes gesehen (5). Noch wirkungsvoller kann damit fast immer die Eiweißverdauung beeinflußt und normalisiert werden. Daß dies mit theoretisch unzureichenden Fermentmengen gelingt, ist wahrscheinlich damit zu erklären, daß physiologisch eine Überproduktion von Pankreasfermenten stattfindet. Zur Substitution können auch 6 bis 12 g Pankreatin gegeben werden. Zu hohe Dosierung führt wegen der großen Tablettenzahl zu Unverträglichkeitserscheinungen in Form von Leibschmerzen. Manchmal ist die Substitution in Pulverform angenehmer und wirksamer (z. B. mit Panzynorm) durchzuführen.

Ist die Behandlung erfolgreich, werden die Stuhlentleerungen seltener, Volumen und Fettgehalt der Faeces gehen zurück, die Konsistenz nimmt zu. Das Körpergewicht steigt wieder an, erreicht allerdings nur selten den Ausgangswert. Gelegentlich ist es möglich oder sogar notwendig, die Kost entsprechend den Wünschen des Kranken etwas zu liberalisieren, um weiteren Gewichtsverlust zu vermeiden.

Auffälligerweise sind Spätschäden infolge der gestörten Resorption kaum festzustellen. Weder ein Eiweißmangelsyndrom noch Hypovitaminosen sind bekannt geworden. Ebenso scheint die Eisenresorption nicht wesentlich beeinträchtigt zu sein. Lediglich gelegentlich wurden Kalziummangelzeichen in Form von Tetanie, Wadenkrämpfen und Osteoporose beschrieben, während andererseits auch normale Verhältnisse des Kalziumstoffwechsels festgestellt wurden (8). KOCH u. Mitarbeiter empfehlen die parenterale Zufuhr insbesondere der fettlöslichen Vitamine, um Tetanie, Osteoporose und Hemeralopie vorzubeugen (5).

Therapieschema nach Pankreatektomie

1. Insulinbehandlung

a) Unmittelbar postoperativ

4–6 E Alt-Insulin unter laufender Blutzuckerkontrolle mehrfach über den Tag verteilt, gleichzeitig 150–200 g Glukose als Infusion.

Am 2. Tag postop. gesüßter Tee mit Alt-Insulin.

Am 4. Tag postop. Haferschleim mit Alt-Insulin.

b) Dauerbehandlung

Etwa 1 Woche nach der Operation Umstellung auf Verzögerungs-Insulin (20–40 E/die).
Cave Insulinhypoglykämie!
Cave Insulinmangel-Azidose!
Biguanide nur als Zusatztherapie möglich; andere orale Antidiabetica sinnlos.

2. Diätetische Maßnahmen

Häufige kleine Mahlzeiten.
Fettarme Kost (70 g/die incl. »verborgenem« Fett) mit 200–250 g leichtverdaulicher Kohlenhydrate (Breie, Schleimsuppen, Zwieback, Bananen, leichte Gemüse passiert). Eiweiß als mageres Geflügel- und Kalbfleisch.
Keine Süßigkeiten. Kein rohes Obst.

3. Substitutionstherapie

Tierische Ferment-Präparate ausreichend dosieren (20–40 Dragées/die), evtl. als Pulver. Bei Bedarf parenterale Zufuhr fettlöslicher Vitamine (A, D, E, K).
Gewichtskontrollen.

Sozialmedizinische und gutachtliche Fragen

Die totale Pankreatektomie ist ein schwerer Eingriff, der nach Krankenhausentlassung noch für weitere 2 bis 3 Monate Arbeitsunfähigkeit bedingt. Ob Berufs- oder Erwerbsfähigkeit überhaupt wieder erreichbar sind, muß individuell beurteilt werden. Die partielle Duodenopankreatektomie bietet hierfür im allgemeinen die besseren Voraussetzungen. Der totale Verlust der Bauchspeicheldrüse wird in jedem Fall eine erhebliche Minderung der Erwerbsfähigkeit zur Folge haben.

Gutachtlich ist von Bedeutung, daß der echte traumatische Pankreasdiabetes zu den Raritäten zählt, da schwere Zerstörungen des Organs wegen seiner geschützten Lage sehr selten sind. Stumpfe Bauchtraumen (Schlag, Prellung, Quetschung), die das Pankreas nachhaltig in Mitleidenschaft ziehen, sind in der Regel überaus schwer und bedürfen meist operativer Revision. Nur wenn ein entschädigungspflichtiges Ereignis nachweislich zum Totalausfall des Pankreas führt und die zeitlichen Zusammenhänge gewahrt bleiben, sind die gutachtlichen Voraussetzungen für die Anerkennung eines traumatischen Pankreasdiabetes gegeben.

Literatur

1) Beck, K.: Dtsch. Med. Wschr. 87 (1962), 1721.
2) Creutzfeld, W., E. Kern, F. Kümmerle u. J. Schuhmacher: Ergebn. inn. Med. Kinderheilk. 16 (1961), 79 (mit umfassender Literaturübersicht).
3) Dituri, B.: New England J. Med. 251 (1954), 13.
4) Doyle, A. P., S. P. Balcerzak and W. L. Jeffrey: New Engl. J. Med. 270 (1964), 623.
5) Koch, E., u. F.-X. Sailer: Dtsch. Med. Wschr. 88 (1963), 2499.
6) McCullagh, E. P., J. R. Cook and E. K. Shirey: Diabetes 7 (1958), 298.
7) Schön, H., B. Pässler, J. Rico-Iples u. N. Henning: Dtsch. Med. Wschr. 87 (1962), 304.
8) Whitefeld, A. G. W., C. W. Crane, J. M. French and T. J. Bayley: Lancet 1965, 675.

Folgen des Milzverlustes

Von H. Brüster, Düsseldorf

Im embryonalen Leben stellt die Milz die wichtigste Bildungsstätte der Erythrozyten dar. Im postfötalen Leben geht diese Funktion ans Knochenmark über, während die Milz u. a. mit Hilfe der großen Endothelzellen der Pulpa mehr die Aufgaben der Blutmauserung übernimmt, wobei überalterte Erythrozyten, Granulozyten, Lymphozyten und Blutplättchen nach Verlangsamung des Blutstroms in den Milzsinus sequestiert und phagozitiert werden.

Die aus den gemauserten Zellen entstehenden Abbauprodukte wie Eisen und Hämoglobin werden dem Organismus wieder zur Verfügung gestellt. Als wesentlichem Organ des RES gehören zu den weiteren Funktionen der Milz die Elimination von Bakterien aus der Blutbahn, die Produktion von Antikörpern und, zusammen mit anderen Organen, die Steuerung der immunologischen Abwehrsysteme des Organismus.

Unter pathologischen Bedingungen wie bei schweren Blutverlusten, bei chronischen Infektionskrankheiten, bei Myelosen und Anämien wird die Milz oft wieder eine Bildungsstätte für Erythrozyten und Myelozyten.

Während die operative Entfernung der Milz heute risikoarm überstanden wird, ist zur Beurteilung ihrer Folgen für den Organismus zwischen der Exstirpation einer gesunden Milz nach traumatischer Milzruptur und der Entfernung einer kranken oder geschädigten Milz bei primärer Organerkrankung zu unterscheiden. Des weiteren ist die Auswirkung der Splenektomie bei Beteiligung der Milz an anderen Krankheiten bedeutsam.

Entsprechend der unterschiedlichen Indikation zur Milzexstirpation (Trauma, hämolytischer Ikterus, Morbus *Werlhof*, *Banti*-Syndrom, Milzvenenstenose) ist der postoperative Verlauf unterschiedlich.

Durch die *fehlende Fernwirkung* der Milz auf das Knochenmark und die mangelnde Blutmauserung steigen die korpuskulären Elemente des Blutes an. Es kommt zur Thrombozytose und Leukozytose bei gleichzeitiger Zunahme von morphologisch veränderten und funktionell minderwertigen Zellformen. Die Erythropoese nimmt weniger zu. Hier fällt jedoch die Störung der Kernplasmareifung auf; die mangelnde Entkernung führt zum Auftreten von *Jolly*-Körperchen, die fehlerhafte Hämoglobinsynthese läßt *Target*-Zellformen, die ungleichmäßige Eiseneinlagerung Siderozyten entstehen. Die Veränderung der Erythrozytenmembran erhöht die osmotische Resistenz (7).

Traumatische Milzruptur

Sie stellt mit 40% die häufigste Indikation zur Milzexstirpation dar. Unter 8500 Operationen der Mayo-Klinik zeigt sie die höchste postoperative Thromboembolie-Belastung (1), hauptsächlich in den Mesenterialvenen und in der Pfortader (2—4).

Auch über Jahre hinaus besteht eine Thrombosebereitschaft nach Splenektomie auf Grund einer Ruptur. Andererseits wurde eine erhebliche Blutungsneigung beobachtet (5). Diese Diskrepanz der Ergebnisse ist erst in jüngster Zeit durch eingehende Gerinnungsstudien verständlich geworden (6).

Normalerweise befinden sich im Organismus Blutgerinnung und Fibrinolyse im Gleichgewicht (Abb. 1). Werden diese durch die postoperative Thrombozytose gestört, wird durch Freisetzung gerinnungsaktiven Plättchenthromboplastins die Umsatzrate der Plasmafaktoren beschleunigt. Die Folgen sind Neigung zu Thrombose und Embolie. In besonders ausgeprägten Fällen führt die Erschöpfung der Plasmafaktoren zur sogenannten *Verbrauchskoagulopathie* mit überschießender Fibrinolyse, so daß es paradoxerweise trotz hoher Plättchenzahl nach vorhergehender extremer intravasaler Gerinnung infolge des gesteigerten Verbrauchs an Gerinnungsfaktoren zur sekundären Auslösung einer hämorrhagischen Diathese kommt. (Therapie der Verbrauchskoagulopathien s. d.)

Um postoperativ eine drohende Störung der Blutgerinnungsverhältnisse erkennen zu können, bietet sich die *tägliche Durchführung der Globalteste an:* Blutungszeit, Gerinnungszeit, Plättchenzählung, Thrombelastogramm; wo möglich, ist die Bestimmung der Faktoren Prothrombin, Thromboplastin, F. V, F. VIII angebracht. Kontrolliert wird die Fibrinolyse-Aktivität durch die Messung der Profibrinolysinzeit. Im Falle einer

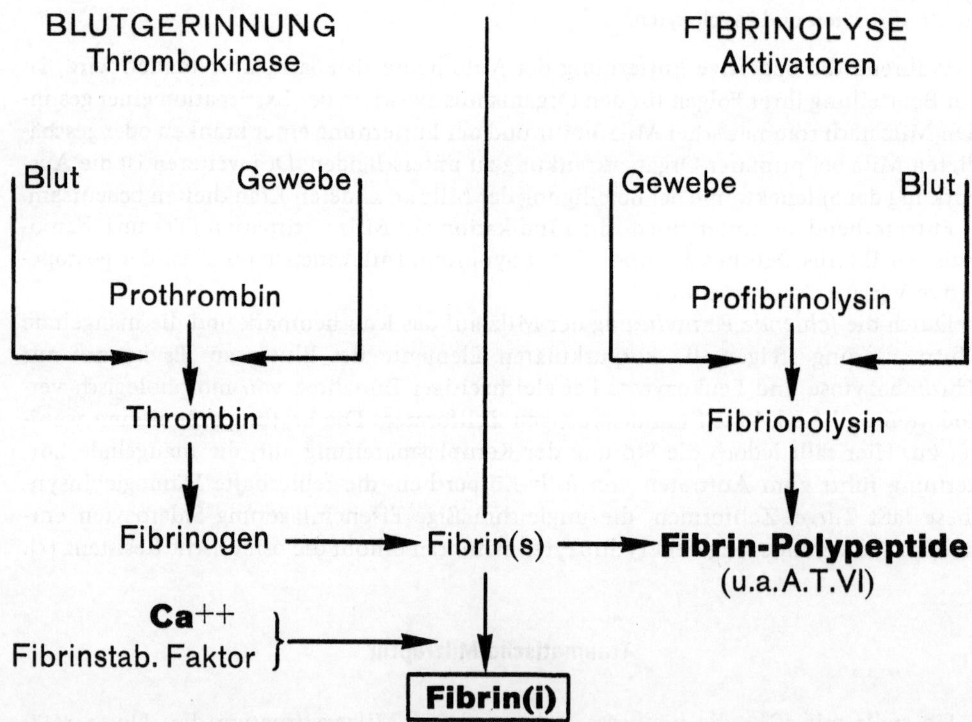

Abb. 1 Normalerweise stehen Blutgerinnung und Fibrinolyse im Gleichgewicht. Im Organismus haben sie die Aufgabe, die Blutgefäße abzudichten. Durch zahlreiche Ereignisse kann das Gleichgewicht sowohl in Richtung der Hyperkoagulation-Thrombosegefährdung wie auch der Hypokoagulation-hämorrhagische Diathese gestört werden

Hyperkoagulabilität — Thrombozytenzahl zwischen 300 000 und einer Million — ist die Einleitung einer Antikoagulations-Prophylaxe mit Heparin oder Marcumar (s. d.) indiziert. Bei drohenden Blutungen — Plättchenzahl ebenfalls meist über 1 Mill./cmm — ist eine gerinnungsfördernde Therapie einzuleiten (s. d.). Bei Fällen mit nachgewiesener Thrombozytose — bis 1 Mill./cmm — ist wegen der häufigen Thromboseneigung der Patienten eine Langzeitantikoagulantienbehandlung mit Marcumar über ein bis zwei Jahre indiziert.

Thrombozytopenie

Wenn bei der *idiopathischen* oder *symptomatisch-splenogenen Thrombozytopenie* Frischblutübertragungen und Plättchenkonzentrate aus Frischblut nicht mehr zum gewünschten Erfolg führen, gibt besonders bei den subchronisch verlaufenden Fällen die Milzexstirpation ausgezeichnete Erfolge. Es sollte jedoch unbedingt die postoperative Plättchenkrise durch Gabe von Antikoagulantien abgedeckt werden, da die Kranken mit ihrer Anämie, ihrer einsetzenden Thrombozytose, dem reduzierten Allgemeinzustand und dem mittelschweren Eingriff im Abdomen ein Schulbeispiel für das Zusammentreffen thromboemboliebegünstigender Faktoren sind (3). Führt in seltenen Fällen die reaktive Thrombozytose nach ein bis zwei Wochen zur Vermehrung der Plättchenzahlen über 1—4 Mill./cmm, ist die Antikoagulantientherapie abzubrechen, da die sog. *Thrombocythaemia haemorrhagica* mit Blutungen in verschiedene Organe wie Haut, Lunge, Gehirn entsteht.

Als Ursache kommen mehrere Faktoren in Frage:

a) Primäre intravasale Gerinnung mit vermehrter Umsatzrate plasmatischer Gerinnungsproteine und sekundäre Blutungsneigung.
b) Funktionelle Fehlleistung der Plättchen durch mangelnde Aktivität von *Protein-S* und *Serotonin*, was eine verminderte vaskuläre Blutstillung bewirkt.
c) Vermehrter Anfall plättcheneigener Lipoproteine, die in geringer Konzentration die Blutthrombokinase aktivieren und bei höherem Anfall die Entstehung der Blutthrombokinase hemmen.

Sind Blutungs- und Gerinnungszeit verlängert und die Kapillarfragilität erhöht, ist hier die Gabe von Heparin-Frischplasma indiziert. Hierdurch werden die bestehende Blutungsneigung reduziert, der oft erhöhte Hämatokritwert herabgesetzt und durch den Heparinzusatz die Gerinnungsverhältnisse normalisiert.

Milzinfarkt (Milzarterienverschluß)

Ätiologisch kommen für den Milzinfarkt u. a. die Endocarditis lenta und die Mitralstenose, für den thrombotischen Verschluß der Milzarterie die Arteriosklerose in Frage (8).

Da nach größeren Infarkten *Nekrosen* auch durch rechtzeitige Antikoagulantiengaben *selten zu vermeiden* sind, ist die Milzexstirpation indiziert. Nach dem Eingriff ist eine konsequente Antikoagulantienbehandlung aus oben schon erwähnten Gründen indiziert. Dies gilt besonders für ältere Patienten mit beginnender Sklerosierung. Sie sollten in höherem Alter zeitlebens mit Antikoagulantien betreut werden. (Mittlerer Thromboplastinwert zwischen 15—25%.)

Milzvenenthrombose

Die seltene Milzvenenthrombose tritt bei Säuglingen und Kindern nach Nabelsepsis, bei Erwachsenen nach Infektionen des Bauchraumes wie Appendizitis, Peritonitis, Adnexitis, Cholezystitis, Cholangitis und Pankreatitis auf und führt zum typischen Krankheitsbild des Hypersplenismus. Komplizierend wirken hierbei blutende Magen- und Ösophagusvarizen. Die Operation verläuft unter dreiwöchiger Antikoagulantienbildung komplikationslos.

Gefährlicher sind die mehr proximal lokalisierten Milzvenenverschlüsse, da hier die Vena coronaria ventriculi in das gestaute Milzgefäß einmündet. Hier führt die Milzexstirpation, falls nicht gleichzeitig eine spleno-renale Anastomose vorgenommen wird, die den erhöhten Druck der Milz-, Magen- und Ösophagusvenen senkt, zum Krankheitsbild der *Postsplenektomiebluter*. Das akute Bluterbrechen setzt oft erst nach der Entlassung der Patienten aus der Klinik ein und tritt bei 37,5% der Splenektomierten auf (9). Die Blutstillung des Postsplenektomiebluters ist problematisch und kaum zu erreichen, wenn es sich um einen prähepatischen Pfortaderverschluß handelt. Entscheidende Hilfe kann nur eine postoperative Antikoagulantienprophylaxe bringen, die einsetzen muß, bevor nach alleiniger Milzexstirpation ohne Gefäßanastomose ein Pfortaderhochdruck entsteht. Diese Prophylaxe allein verhindert eine Thrombosierung des Milzvenenstumpfes und eine Ausbreitung auf das übrige Pfortadergebiet mit späterer Ausbildung einer infausten *Lebervenenthrombose* (Budd-Chiari-Syndrom).

Die splenopathische Markhemmung

Sie ist 1882 von BANTI als *Anaemia splenia* beschrieben worden. Die befallenen Patienten erkranken unter Ausbildung eines Milztumors, der die gesamte Erythro-, Granulo- und Thrombopoese des Markes hemmt, an einer *Panmyelopathie*. Im Frühstadium der als Morbus *Banti* geläufigen Erkrankung, die im Gegensatz zum *Banti*-Syndrom noch ohne Leberzirrhose und Aszites einhergeht, führt die Milzexstirpation meist zum Verschwinden der Anämie und Thrombopenie. Gefährlich ist die Reaktion des Markes, das, nach Fortfall der hemmenden Substanzen aus der Milz, überschießend die zellulären Blutbestandteile freisetzt, was zu thromboembolischen Komplikationen führt. Eine längere Nachkontrolle des Blutbildes, des Hämatokrits, der Retikulozyten und der Thrombozyten wie auch die Durchführung einer Antikoagulantienprophylaxe über drei bis sechs Monate ist nach dem oben Geschilderten zwingend.

Familiäre hämolytische Anämie

Bei der familiären hämolytischen Anämie ist die mechanische wie osmotische Resistenz der Erythrozyten vermindert und deren Lebenszeit verkürzt. Hierdurch kommt es zur verstärkten Hämolyse mit nachfolgendem Ikterus. Mit zunehmendem Alter der Patienten entsteht infolge hochgradiger Funktionssteigerung der Milz bei Elimination der minderwertigen und fehlgebildeten Erythrozyten ein Milztumor. Die operative Entfernung der Milz bessert die klinische Symptomatologie für Jahre; Ikterus und Anämie schwinden. Die osmotische Resistenz der Erythrozyten wird in den meisten Fällen gebessert, die Sphärozyten bleiben jedoch nach wie vor nachweisbar. Weiterhin führen mangelnde Blutmauserung und fehlende Regulierung des Knochenmarks zur Zunahme funktionell minderwertiger Zellformen, Störung der Kernplasmareifung, Auftreten von *Target*-Zellen und Siderozyten. Regelmäßige Blutbildkontrollen sind daher zeitlebens indiziert.

Sind Transfusionen notwendig, ist durch Bestimmung des Eisenspiegels und der Eisenbindungskapazität der Grad der Hämosiderose zu erfassen. Eine Eisensubstitution ist kontraindiziert.

Während der Abbauvorgänge der Erythrozyten vor der Splenektomie war der Organismus u. a. gezwungen, die ständig anfallenden gerinnungsbeschleunigenden, chloroformlöslichen Lipoproteine aus dem Erythrozytenstroma zu neutralisieren. Darüber hinaus führt die reaktive Polyzythämie zur Thrombosebereitschaft, der durch eine Antikoagulantientherapie von ca. drei Monaten vorgebeugt werden sollte.

Die nach reaktiven Polyzythämien häufig gefundenen Lungenverdichtungen infolge Übernahme der RES-Funktionen der Milz durch die Lunge bilden sich unter der Antikoagulantientherapie schnell zurück.

Sozialmedizinische Fragen

Die Milzexstirpation ist ein mittelschwerer operativer Eingriff, der mit einer relativ hohen Komplikationsrate verbunden ist. Nach dem Krankenhausaufenthalt ist der Patient für weitere ein bis zwei Monate arbeitsunfähig. Eine mäßige Erwerbsminderung tritt nur bei schwer körperlich arbeitenden Rekonvaleszenten ein. Hochleistungssport und Intervalltraining ist zu verbieten, dosierte körperliche und sportliche Betätigung jedoch stets anzuraten.

Gutachtlich ist die Entstehung von Thrombosen im Pfortadergebiet nach traumatischen Milzrupturen zu berücksichtigen. Die Beurteilung der Erwerbsfähigkeit ist vom Grade der Leberbeteiligung (Aszites) und der Entstehung von Ösophagusvarizen abhängig zu machen.

Literatur

1) Domanig, E.: Wien. Klin. Wochenschrift 63 (1951), 748.
2) Derra, E.: Langenbechs Archiv klin. Chir. 260 (1948), 426.
3) Murray, G. D. W.: Brit. J. Surg. 27 (1939/40), 567.
4) Murray, G. D. W.: Surg. Gynec. Obstet. 72 (1941), 340.
5) Marggraf, W.: Langenbechs Archiv, klin. Chir. 295 (1960), 373.
6) Plüker, K.: Med. Diss., Düsseldorf 1967.
7) Heilmeyer, L., u. H. Begemann: Handbuch Inn. Med. Bd. II. Berlin-Göttingen-Heidelberg 1951.
8) Gross, R.: In: Die Thromboembolischen Erkrankungen, 529 u. 781. Stuttgart 1960.
9) Da Cunha, F. A.: J. Obstr. 59 (1952), 521.

Therapeutische Aspekte bei Ausfallserscheinungen nach Entfernung endokriner Drüsen

Von J.-G. Rausch-Stroomann, Essen

Hypophyse

Die totale Hypophysektomie bei Menschen ist zu einem praktischen therapeutischen Eingriff für die Behandlung bestimmter endokriner Störungen, so beim metastasierenden Mamma- und Prostata-Karzinom und beim Diabetes mellitus mit schweren Gefäßveränderungen geworden. Die erfolgreiche Anwendung dieser Operation ist ermöglicht worden durch die Substitutionstherapie mit Nebennierenrindensteroiden, Schilddrüsenhormonen und Keimdrüsenhormonen.

Folgende operative Techniken bieten sich an:
der transfrontale Eingriff,
ferner transantral-transphenoidal,
transnasal-transphenoidal,
transethmoid-transphenoidal.

Außerdem werden auch Isotope (Yttrium 90, radioaktives Gold) implantiert. Diese Methode hat den Vorteil, daß die hormonale Umstellung nicht so plötzlich erfolgt. Der Zweck der Hypophysektomie bei metastasierenden Mamma- und Prostata-Karzinomen ist, die Produktion von körpereigenen Steroidhormonen auszuschalten. Als Kontraindikation muß das Vorliegen von Hirn- und Lebermetastasen angesehen werden. Auch beim malignen Exophthalmus hat man diese Operation durchgeführt. Bei schwersten Formen des Diabetes mellitus mit Retinitis, Albuminurie und Hypertonie hat man die Hypophyse ebenfalls ausgeschaltet, um auf diese Weise mögliche diabetogene Faktoren (ACTH und Wachstumshormon) auszuschließen.

Der Insulinbedarf der Diabetiker wurde nach diesem Eingriff geringer, und zwar trotz einer Substitution mit Glukokortikoiden.

Eine Besserung der Nierenfunktion nach Hypophysektomie bei Diabetikern ist schwer zu überprüfen, da sich nach dem Eingriff hämodynamische Änderungen ergeben.

Bei den endokrinen Erkrankungen wird die Hypophysektomie hauptsächlich wegen des basophilen Adenoms, dem Morbus Cushing, durchgeführt und beim eosinophilen Adenom, das entweder zum Riesenwuchs oder zur Akromegalie führen kann. Schließlich hat man noch Hypophysektomien wegen schwerer arterieller Hypertonie durchgeführt in der Annahme, daß Hormone des Hypophysenhinterlappens (Oxytocin, Vasopressin) für gewisse Formen von Hypertonus verantwortlich wären. Jedoch ist diese Indikation bisher kaum zu empfehlen.

Nach Entfernung der Hypophyse ergeben sich mehr oder weniger schnell Ausfallserscheinungen an den abhängigen Drüsen (1. Nebennieren, 2. Wasserhaushalt, 3. Kohlenhydratstoffwechsel, 4. Schilddrüsenfunktion, 5. Gonadenfunktion). Im folgenden wird die Therapie dieser Ausfallserscheinungen im einzelnen besprochen.

1. Nebennierenfunktion

Nach Hypophysektomie ist die Produktion von Hydrokortison, Androgenen und Östrogenen deutlich reduziert, die Aldosteronproduktion jedoch relativ wenig betroffen. Die notwendige Erhaltungsdosis für Glukokortikoide beträgt 37,5 mg Kortisonazetat oral (25 mg morgens und 12,5 mg abends). Bei Stress-Situationen muß mehr Kortisonazetat gegeben werden, etwa die doppelte Dosis. Bei einem großen Stress (Infektion, Operation) sollen 200—300 mg Kortisonazetat auf den Tag verteilt gegeben werden. Wenn die orale Medikation nicht möglich ist, muß das Hormon evtl. parenteral zugeführt werden (i. v. Tropf von Hydrokortison-hemisuccinat). Die Zeichen des Steroidmangels machen sich etwa 2—3 Tage nach der Operation bemerkbar und bestehen in Anorexie, Nausea, Erbrechen, Schwäche, Lethargie, Hinfälligkeit, Fieber, Hypotonie. Der Blutspiegel an Kortisol und die Ausscheidung von Ketosteroiden und Kortikoiden im Urin sind sehr niedrig. Die Wasser- und Elektrolytbilanz ändert sich dagegen nicht, da die Aldosteronsekretion und -regulation ungestört verläuft. Eine Substitution mit natriumretinierenden Steroiden erscheint daher nicht notwendig.

Vor der Operation sollten 300 mg Kortisonazetat in 6 verteilten Dosen i. m. am vorhergehenden Abend vor der Operation gegeben werden, kurz vor der Operation weitere 100 mg Kortisonazetat oral.

Postoperativ gibt man 50 mg Kortisonazetat i. m. alle 4 Stunden, bis der Patient in der Lage ist, die Steroide wieder oral zu sich zu nehmen. Man baut die Dosis dann ab, so daß man nach etwa einer Woche die Erhaltungsdosis erreicht. Bei einem postoperativen Stress gibt man Hydrokortison-hemisuccinat kontinuierlich 100 mg alle 8 Stunden.

2. Diabetes insipidus

Die Entwicklung eines Diabetes insipidus bei Hypophysektomie hängt von dem Ausmaß der Läsion des Hypothalamo-neurohypophysären Systems ab. Bei der Durchtrennung des Hypophysenstiels bildet sich fast immer ein permanenter Diabetes insipidus aus. Bei Durchtrennung nahe am Diaphragma sellae tritt nur eine geringe Störung und keine deutliche Polyurie oder Polydipsie auf. Ca. 50% der Hypophysektomierten entwickeln einen Diabetes insipidus. Als Maßstab für das Ausmaß der Störung gilt die Flüssigkeitsbilanz. Wenn der Patient mehr als 4 l pro Tag ausscheidet, gibt man 40 mg Hypophysenhinterlappenschnupfpulver. In seltenen Fällen wird die Anwendung von Pitressin in Öl (5 E. i. m. in 1—3tägigem Intervall) notwendig. Oft kommt es nach 2—3 Monaten zu einer spontanen Besserung, so daß keine Therapie mehr notwendig ist. Die Ursache hierfür ist vielleicht in einer Verbesserung der Blutversorgung zu den Neuronen zu sehen, die in der Eminentia mediana oder dem Hypophysenstiel enden.

Während der Operation muß eine schwere Dehydratation vermieden werden. Es empfiehlt sich, einen Blasenkatheter zu legen und den Urinfluß über 1—2 Stunden zu messen. Bei laufender Infusion mit 5%iger Glukoselösung soll der Urinfluß 100 ml/Std. betragen. Wenn der Urinfluß 200 ml/Std. über einen Zeitraum von mehr als 2 Std. übersteigt, gibt man 5 E. Pitressin-tanat in Öl i. m. Die Wirkung dieser Injektion hält für 24—72 Stunden an, jedoch muß man sich davor hüten, zuviel Flüssigkeit zu geben, da durch Pitressin übermäßig viel Wasser retiniert wird. Nach 24 Stunden kann man den Katheter entfernen und sich nach der spontanen Urinentleerung richten.

3. Kohlehydratstoffwechsel

Bei nichtdiabetischen Patienten treten nur geringe Änderungen nach Hypophysektomie ein. Der Nüchternblutzucker fällt meistens um 10—15 mg%. Bei Diabetikern verringert sowohl beim Jugendlichen als auch beim Altersdiabetiker die Hypophysektomie deutlich den Insulinbedarf. Bei Altersdiabetes wird oft überhaupt kein Insulin mehr nach der Operation benötigt und bei Jugendlichen nur ca. ¹/₃ der vorhergehenden Menge. Eine Hypoglykämie ist zu vermeiden. Bei Altersdiabetikern sollte man das Insulin am Operationstage weglassen und später den neuen Bedarf ermitteln und niedrige Dosen geben. Beim jugendlichen Diabetes sollte man ¹/₃ der bisherigen Tagesdosis am Morgen geben und postoperativ kleine Dosen Alt-Insulin je nach dem Ausfall der Blutzucker- und Urinwerte. Nach Yttrium-Implantation machen sich die Stoffwechselveränderungen oft erst 6 oder 7 Tage postoperativ bemerkbar.

4. Schilddrüsenfunktion

Nach Hypophysektomie kommt es zu einer prompten und deutlichen Reduktion der Funktion der Schilddrüse. Eine Schilddrüsenunterfunktion entwickelt sich innerhalb wechselnder Zeiten, meist im 1.—2. Monat, manchmal im 4.—6. Monat. Zuerst zeigt sich eine Trockenheit der Haut, dann eine Kälteempfindlichkeit, Obstipation, Apathie und eine Abschwächung des Achillessehnenreflexes.

Die Therapie besteht in der Gabe von 120—180 mg Thyroxin pro die. Das PBJ fällt nach einer Woche und die Jod-131-Aufnahme der Schilddrüse ebenfalls nach einer Woche ab. Histologisch zeigt sich eine Atrophie und Fibrose der Drüse.

Während der Operation ist eine Substitution nicht notwendig. Ebenfalls nicht in der ersten Woche postoperativ.

5. Gonadenfunktion

Bei menstruierenden Frauen hört die Regelblutung sofort nach der Hypophysektomie auf. Der Vaginalsmear zeigt etwa eine Woche nach der Operation ein postmenopausisches und in wenigen Wochen ein atrophisches Bild. Die Östrogene im Urin sind sehr niedrig oder nicht meßbar, desgleichen nach etwa einer Woche die Gonadotropine. Es stellen sich ferner ein Rückgang der axillären Behaarung und der Schambehaarung ein sowie ein Rückgang der Libido (letztere Symptome können durch niedrige Testosterondosen aufgehoben werden).

Bei den Männern verkleinern sich etwa 4—6 Wochen nach der Operation die Testes und werden weich. Es kommt zu einer Atrophie der Sexualorgane und zu einer Impotenz. Auch der Bartwuchs läßt nach. Die Therapie besteht in einer Substitution mit 200 mg Testosteronönanthat alle 2 Wochen. Bei Männern und Frauen besteht eine Sterilität. Bei Frauen ist eine Therapie mit Gonadotropinen möglich.

Während der Operation erfolgt keine Therapie.

Ausreichend substituierte Patienten zeigen nach Hypophysektomie äußerlich keine Änderung. Auch findet sich keine Anämie. Die Patienten können für unbestimmte Zeit bei guter Gesundheit gehalten werden.

Nebenschilddrüse

Ein primärer Hyperparathyreoidismus auf dem Boden einer Hyperplasie, eines Adenoms oder eines Karzinoms ist immer eine Indikation zur operativen Entfernung.

Ein sekundärer Hyperparathyreoidismus jedoch, der sich bei einer renalen Azidose oder Sprue oder Osteomalazie einstellt, muß mit Vitamin D und Kalzium-Laktat behandelt werden.

Die Symptome des Hyperparathyreoidismus sind eine Hyperkalzämie, eine Hypophosphatämie und eine erhöhte Kalzium- und Phosphatausscheidung im Urin. Subjektiv wird häufig ein vermehrtes Durstgefühl angegeben, ferner Müdigkeit, Kraftlosigkeit, Polyurie. Häufig besteht eine Nephrokalzinose oder eine Nephrolithiasis. In einem gewissen Prozentsatz der Fälle sind Ulzera des Magens beschrieben. Bis zu 12 Epithelkörperchen sind bei einem Patienten gefunden worden (BREITNER). Besonders gefürchtet ist der *akute* Hyperparathyreoidismus. Hierbei weist das Serum-Kalzium Werte über 17 mg% auf. Voraus geht eine Polyurie und Erbrechen, manchmal unter dem Bild des »akuten Abdomens«, dann kommt es zu einer Exsikkose mit Bluteindickung, Kreislaufkollaps, Niereninsuffizienz mit Oligurie und Hyperpyrexie und zur Kalkausscheidung in allen Organen. Bei letalem Ausgang spricht man auch von »chemischem Tod«.

Besonders zu beachten ist die Gefahr der postoperativen Tetanie. Sie besteht besonders

1. bei starker Dekalzifizierung des Skeletts mit sehr hohen Phosphatasewerten als Zeichen der gesteigerten Osteoblastentätigkeit,
2. bei Bestehen von schweren Nierenschädigungen, da entsprechend der Azidose die Tetanien äußerst schwer und therapeutisch kaum zu beeinflussen sind,
3. bei sekundärer Operation, wenn die Zahl der noch vorhandenen Epithelkörperchen nicht feststeht,
4. bei unbekannter Zahl der übrigen Epithelkörperchen, wenn 2 Adenome vorliegen.

Postoperativ sinkt bei ausschließlichem Bestehen einer Nierenschädigung der Kalziumgehalt im Blut innerhalb von 1—4 Tagen zur Norm (aber nicht unter diese). Der Serum-Phosphor-Spiegel steigt prompt an und erreicht die normalen Werte früher als das Kalzium. Dagegen sinkt beim Bestehen von Knochenveränderungen, zumal bei schweren Formen, der Serum-Phosphor-Wert weiter ab und steigt erst spät wieder zu normalen Werten an. Der Serum-Kalzium-Gehalt fällt sofort zur Norm, ja sogar darunter ab.

Dieser Abfall löst nicht selten eine Tetanie aus. Die Höhe des Blutkalziumspiegels, bei dem eine Tetanie auftritt, variiert stark. Auch die Schwere der Krämpfe steht in keinem direkten Verhältnis zum Blutkalziumspiegel. Neben der Tetanie beobachtet man eine zweite bedrohliche, jedoch seltene Komplikation: das Versagen der Nierenfunktion. Postoperativ geht die Polyurie in eine Oligurie, sogar in eine Anurie über. Diese Anurie, die manchmal schon am ersten postoperativen Tag auftritt, kann bei Ansteigen des Rest-N zu ernsten Zuständen führen.

Präoperative und postoperative Maßnahmen: Präoperativ sorgfältige Ergänzung der Verluste an Wasser, Natrium und Kalium. Im Falle eines akuten Hyperparathyreoidismus (Krise) reichliche parenterale Flüssigkeitszufuhr, Kalzium- und Phosphorzufuhr radikal beschränken. Aluminiumhydroxyd 5—10 g täglich vermindert die Phosphatresorption, Natriumphytat (9,0 g Phytin Ciba täglich) die Kalziumresorption. Die Behandlung mit Chelatbildnern oder mit einer Dialyse hat nur vorübergehend Effekt, da der Kalziumspiegel schon nach einer Stunde wieder den Ausgangswert erreicht. Daher im Falle einer Krise sofortige Operation angezeigt! Ein Patient mit Hyperkalzämie darf nicht digitalisiert werden!

Postoperative Behandlung: Auftreten einer Tetanie 12–24 Stunden postoperativ (manchmal 6 Stunden). Therapie 2–3 Tage lang 10 ml 10–20prozentigem Kalzium-Glukonat i. v. Im akuten tetanischen Anfall 10 ml 10–20prozentiges Kalzium-Glukonat i. v. Treten wieder Erscheinungen auf, Infusion mit 100–200 ml 2prozentigem Kalzium glukonicum über mehrere Stunden oder Tage. Vitamin D$_3$ i. v. (z. B. Vigantol forte 15 mg = 600000 i. E.). Bei leichteren Anfällen ein- bis mehrmals i. v. Kalzium und Vitamin D$_3$ (5,0–0,5 mg täglich absteigend) oder Dihydrotachysterin (AT 10 2,0–0,2 mg) täglich. Das Symptom des »hungry bone« (ALBRIGHT) kann bis zu einem Jahr andauern.

Dauertherapie: Wöchentliche Kontrollen von Kalzium (später 14tägig, Vitamin D$_3$ 0,5–10 mg täglich = 20000–400000 i. E.) oder Dihydrotachysterin (0,2–4 mg täglich = 6–120 Tropfen 0,1prozentiger Lösung AT 10 »Bayer«, »Merck«). Im Winter sind höhere Dosen notwendig.

Kalzium (Kalzium glukonikum, Granulat 3mal täglich 1 Teelöffel oder 3mal 2 Tabletten täglich). Die Diät soll reich an Kalzium und arm an Phosphor sein. Sie muß mindestens 1–2 Jahre lang durchgeführt werden, da große Kalkverluste im Skelett auszugleichen sind. Nach gelungenem operativen Eingriff und entsprechender Nachbehandlung ist die Prognose hinsichtlich der Arbeitsfähigkeit als günstig zu bezeichnen.

Nebennierenrinde

Indikation zur Adrenalektomie

1. Tumoren. Beim Cushing-Syndrom, beim adrenogenitalen Syndrom, beim feminisierenden Syndrom und beim Pseudohermaphroditismus.
2. Chirurgisch-hormonale Behandlung von Mamma- und Prostata-Karzinom.
3. Behandlung von gewissen Formen der Hypertonie und Endangiitis obliterans bei jugendlichen Patienten.

Beim Cushing-Syndrom, hervorgerufen durch bilaterale Hyperplasie der Nebennieren, ist zur Zeit noch die beidseitige totale Adrenalektomie die Therapie der Wahl.

Für den Erfolg der Therapie ist die richtige Vor- und Nachbehandlung von entscheidender Bedeutung. Bei einem Nebennierentumor führt der postoperative Ausfall der Hormonsekretion infolge der kompensatorischen Atrophie der gesunden Nebenniere zum Kreislaufkollaps.

Die Diagnosestellung zur Adrenalektomie und die prä- und postoperative Betreuung der Patienten sollte immer in Zusammenarbeit mit einem Endokrinologen und nur bei gegebener Möglichkeit der Steroidhormonbestimmungen durchgeführt werden.

Prä- und postoperative Behandlung: Vor einem Eingriff sollten zunächst alle metabolischen Komplikationen behoben werden. Zum Ausgleich eines Kaliumdefizits gibt man 3–5mal 1 Tablette Kalinor oder Rekawan. Außerdem kann man alle 2–3 Tage Anabolika, etwa 25 mg Durabolin oder 20 mg Primobolan i. m. geben. Ein bestehender Steroid-Diabetes muß behandelt werden. Bei Vorliegen einer Hypertonie empfiehlt sich eine Glykosid-Therapie, möglicherweise auch eine Behandlung mit Antihypertensiva. Die wichtigste Maßnahme ist die prä-, intra- und postoperative Behandlung mit Nebennierenrindensteroiden. Das Vorgehen hierbei bitten wir der Tabelle I zu entnehmen. Ein Ersatz der Substitution durch neuere synthetische Steroide, etwa Dexamethason, hat sich wegen des Auftretens von Nebenwirkungen nicht bewährt. Grundsätzlich gilt, daß man die Steroide im Überschuß verordnen muß. Man kann lieber einmal überdosieren, als Gefahr laufen, in eine Mangelsituation zu geraten, die zum Schock und zum Tode führen kann.

Schon während der Operation — besonders aber in der postoperativen Phase — sollte man zur Vermeidung eines stärkeren Blutdruckabfalles Arterenol oder Hypertensin bereithalten. Es empfehlen sich 2—3 Ampullen zur laufenden Infusion.

In der unmittelbaren postoperativen Periode gibt man 10—20 mg Hydrokortison pro Stunde i. v., außerdem zusätzlich 50 mg Kortisonazetat i. m. alle 2 Stunden, beginnend am Abend nach der Operation und fortlaufend, bis die orale Gabe von Steroiden beginnen kann. Am 1. postoperativen Tag ca. 200—250 mg Hydrokortison i. v. durch Dauertropf in $1^1/_2$ bis 2 l Glukoselösung, evtl. mit zusätzlich 250 ml 0,154 molarer NACL-Lösung; etwa 40—80 mg KCL täglich.

Nach Beginn der oralen Therapie noch 2 Tage lang Kortisonazetat i. m., weil möglicherweise nicht genügend resorbiert wird. Normalerweise genügen als Erhaltungsdosis 100 mg/24 Std. Kortison oder Hydrokortison + 0,1 mg 9-alpha-Fluorhydrokortison pro Tag. Alle Tabletten zu den Mahlzeiten einnehmen, evtl. mit einem Antacidum, niemals auf leeren Magen! Endgültige Erhaltungsdosis für total Adrenalektomierte: 37,5 mg Kortisonazetat (25 mg morgens und 12,5 mg nachmittags) + 0,1 mg 9-alpha-Fluorhydrokortison morgens.

Während eines Stress (z. B. Zahnextraktion) Dosis auf 75 mg steigern und am nächsten Tag 50 mg. Bei sehr heißem Wetter oder starker körperlicher Belastung zusätzlich 0,1 mg 9-alpha-Fluorhydrokortison.

Bei subtotaler oder einseitiger Adrenalektomie darf man die Steroiddosis auf 0 zurücksetzen. Es empfiehlt sich dabei, die verbliebene NNR-Reserve mit einem ACTH-Test zu untersuchen. Im Falle einer Stress-Situation sollte aber auf jeden Fall Steroid gegeben werden.

Bei adrenalektomierten Frauen kann durch Fehlen der Androgene eine gewisse Schwäche, Müdigkeit und Libidoverlust eintreten. Es empfiehlt sich daher eine 2monatliche Injektion von 25—50 mg eines langwirkenden Testosteron-Präparates (z. B. des Önanthates).

Operation eines Conn-Syndroms

Präoperativ Hypokaliämie ausgleichen, Hypertonie behandeln. Intraoperativ Hydrokortison mit 2 Ampullen Aldocorten. Im übrigen gleiche Richtsätze wie bei Adrenalektomie (s. oben).

Nebennierenmark

Die Symptome des Phäochromozytoms sind ein paroxysmaler Hochdruck mit Tachykardie oder auch ein Dauerhypertonus, Angstgefühl, Atemnot, Blutzuckeranstieg, Diabetes und Retinitis angiospastica. Das Phäochromozytom wird häufig nicht diagnosti-

Tabelle 1

Typischer Behandlungsplan für Patienten mit Cushing-Syndrom nach Adrenalektomie

	Kortisonazetat (i. m.)		Kortisonazetat (per os)				9α-Fluor-hydrokortison (per os)	Dauertropf mit Hydrokortison
	7.00	19.00	8.00	12.00	16.00	20.00	8.00	
Tag vor der Operation	–	100 mg	–	–	–	–	–	–
Tag der Operation	100 mg	50 mg	–	–	–	–	–	300 mg
Postoperativ 1. Tag	50 mg	50 mg	–	–	–	–	–	200 mg
Postoperativ 2. Tag	50 mg	50 mg	–	–	–	–	–	150 mg
Postoperativ 3. Tag	50 mg	50 mg	–	–	–	–	–	100 mg
Postoperativ 4. Tag	50 mg	25 mg	25 mg	25 mg	25 mg	25 mg	–	–
Postoperativ 5. Tag	50 mg	–	25 mg	25 mg	25 mg	25 mg	0,1 mg	–
Postoperativ 6. Tag	–	–	50 mg	25 mg	25 mg	25 mg	0,2 mg	–
Postoperativ 7. Tag	–	–	25 mg	25 mg	25 mg	25 mg	0,2 mg	–
Postoperativ 8. Tag	–	–	25 mg	12,5 mg	25 mg	12,5 mg	0,2 mg	–
Postoperativ 9.-14. Tag	–	–	25 mg	12,5 mg	25 mg	–	0,1 mg	–
Postoperativ 15.-21. Tag	–	–	25 mg	12,5 mg	12,5 mg		0,1 mg	–
Postoperativ 22.- Tag	–	–	25 mg	–	12,5 mg		0,1 mg	–

ziert. Nach einer amerikanischen Statistik wurden 70% der Fälle erst bei der Autopsie gefunden. Nicht bei allen Hypertonikern muß man Verdacht auf ein Phäochromozytom schöpfen; doch sollte besonders bei Patienten unter 30 Jahren daran gedacht werden, die über Hitzeintoleranz, Schwitzen oder Gewichtsabnahme klagen, ferner bei solchen, die einen Diabetes aufweisen, einen Morbus *Recklinghausen* oder die *Hippel-Lindau*sche Krankheit.

Die bisher durchgeführten Tests sind nicht sehr zuverlässig; besser ist die Bestimmung der Katecholamine im Blut und im Urin.

Die Operation des Phäochromozytoms stellt große Anforderungen an den Operateur und an den Anästhesisten. Das Phäochromozytom muß auf jeden Fall operativ angegangen werden, da eine konservative Therapie auf die Dauer gesehen keinen Effekt hat.

Empfehlenswert ist eine präoperative Behandlung des Hypertonus durch Sympathikolytika (Regitin, Benzodioxan, Dibenamin). Beim Regitin empfiehlt sich eine perorale Medikation mit zunächst 40 mg, wobei man die Tabletten über den ganzen Tag gleichmäßig verteilen sollte. Bei der Intubation muß mit dem Auftreten einer Blutdruckkrise gerechnet werden, die aber medikamentös vermieden werden kann.

Während der Operation sollten größere Blutdruckschwankungen nach Möglichkeit vermieden werden. Routinemäßig wird eine Tropfinfusion angelegt, der Nebennierenrindenpräparate zugefügt werden. Regitin wird spritzfertig bereitgelegt und bei Bedarf injiziert. Sind bei der Operation die Tumorvenen unterbunden und die Geschwulst entfernt, so tritt ein schlagartiger Blutdruckabfall ein, wobei der Kreislauf sofort durch i. v. Gabe von Noradrenalin (Arterenol, Aktamin, Novadral) oder Hypertensin gestützt werden muß. Im allgemeinen werden 4 Ampullen Arterenol auf 500 ml physiologische Kochsalzlösung gegeben und die Tropfenzahl so reguliert, daß ein normaler Blutdruck resultiert.

In den ersten Tagen nach der Operation ist die Neigung zu Kreislaufkollapsen sehr ausgeprägt. Manchmal werden außerordentlich hohe Dosen von Noradrenalinpräparaten benötigt, offenbar, da der Organismus bisher an extreme, geradezu toxische Hormondosen gewöhnt war. Allerdings muß man mit der hochdosierten Gabe von Arterenol vorsichtig sein und diese nicht länger als 36–38 Stunden postoperativ durchführen, da sich lokale Gefäßspasmen und eine medikamentös ausgelöste Anurie einstellen können.

Manchmal kommt es zu einer Erhöhung des Blutdrucks im Verlaufe der ersten 14 Tage nach der Operation. Dann muß man mit Hilfe der bekannten Tests erneut auf das Vorliegen eines zweiten Phäochromozytoms testen. Es kommt aber auch vor, daß Phäochromozytom-Patienten ihren Hochdruck bis maximal 3 Jahre behalten und erst dann wieder normale Blutdruckwerte aufweisen.

Literatur

1) Breitner, B.: Chirurgische Operationslehre, IV. Band, 4, Wien 1958.
2) Karcher, H.: Der Hyperparathyreoidismus unter besonderer Berücksichtigung der Ostitis fibrosa generalisata (Recklinghausen). Ergeb. Chirurgie u. Orthopädie, 41. Bd., 1958.
3) Lindenschmidt, Th.-O., und E. Carstensen: Kompendium der prä- und postoperativen Therapie, Stuttgart 1966.
4) Sack, H., und J. F. Koll: Das Phäochromozytom. Ergeb. Inn. Med. u. Kinderheilk., Bd. 19, 1963.
5) Sack, H., und J. F. Koll: Der symptomatische Hochdruck. Stuttgart 1959.
6) Symposium: Anesthetics and Endocrine Function. Anesthesiology, Vol. 24, No. 4, 1963.
7) Zenker, R., und R. Pichlmayr: Zur Chirurgischen Behandlung innersekretorischer Erkrankungen. CIBA-Symposium, Band 12, Heft 2, 1964.

Gynäkologische und geburtshilfliche Operationen

Von H. G. Müller, Düsseldorf-Kaiserswerth

Gynäkologischer Teil

Die operativen Eingriffe im weiblichen Genitalbereich reichen von der kleinsten Probeentnahme vom äußeren Genitale, von der Scheide bzw. von der Portio uteri bis zur ultraradikalen Krebsoperation. Entsprechend der Entfernung verschiedener Genitalorgane, der Größe des Wundbereichs und der Ausdehnung des Eingriffes auf die Nachbarorgane wie Rektum, Blase, Ureter, großes Netz, Lymphabflußbereiche, verschiedene Darmabschnitte und Nervengebiete treten mehr oder weniger starke Früh- und Spätkomplikationen ein.

Krebsdiagnostik im weiblichen Genitalbereich

Zur Krebsdiagnostik wird neben dem komplikationslosen zytologischen Abstrichverfahren die Probeentnahme aus dem Vulvabereich, aus der Scheide und von der Portio vorgenommen, wenn man sich nicht zweckmäßiger bei verdächtigen Portiobefunden der Konisation bedient.

Frühkomplikationen stellen Blutungen dar, die durch Elektrokoagulation oder Nahtversorgung beherrscht werden.

Spätkomplikationen treten in der Regel nicht auf. Aus einer Konisationswunde kann jedoch auch nach 7—9 Tagen bei der Abstoßung des Schorfes nochmals eine stärkere Blutung eintreten, die entweder durch Tamponade — evtl. mit lokaler Supratreninanwendung — oder aber durch Elektrokoagulation zum Stehen gebracht werden kann.

Eine Nachuntersuchung (wenn kein Karzinomgewebe gefunden wurde) ist nach 4—6 Wochen angezeigt. Bestand primär ein verdächtiger zytologischer Befund, so sind regelmäßige Abstrichkontrollen in 2—3monatigen Abständen vorzunehmen.

Bei histologischer Karzinombestätigung hat dagegen die große Krebstherapie einzusetzen und die Klinikeinweisung zu erfolgen.

Im Krebsgewebe durchgeführte Probeentnahmen heilen im allgemeinen nicht ab. Tumorgewebszerfall und Blutungen können danach weiter bestehen bleiben.

Sozialmedizinische Gesichtspunkte: Nach der Gewebsentnahme von Vulva, Scheide und Portio kann eine Arbeits- und Erwerbsunfähigkeit bis zu einer Woche nach der Klinikentlassung bestehen.

Bartholinischer Abszeß bzw. Zyste

Abszeßbildungen im Bereich der *Bartholinischen* Drüse bedürfen der Spaltung. Sekundärheilungen sind nicht selten. Oft bilden sich Narben oder eine Zyste aus, die Kohabitationsbeschwerden verursachen können. Derartige Zysten sollten, wenn sie zu

Beschwerden führen, im entzündungsfreien Intervall operativ entfernt werden. Auch danach kann eine Narbenbildung eintreten, wenn der Schnitt in den Introitusbereich und nicht lateral von der kleinen Labie oder im Bereich der großen Labie gesetzt wurde. Eine Impletol-Injektionsbehandlung dürfte Besserung erbringen. Tastbare Fadengranulome sind operativ zu entfernen.

Sozialmedizinische Gesichtspunkte: Die Dauer der Arbeitsunfähigkeit hat sich nach dem postoperativen Verlauf und nach dem jeweiligen Befinden zu richten. Sie dürfte im Höchstfalle 8—14 Tage betragen.

Pruritus bei Craurosis vulvae

Wenn alle konservativen Maßnahmen versagen, kann die operative Vulvaentfernung bzw. flächenhafte Elektrokoagulation eine Beseitigung der sehr heftigen Erscheinungen erreichen.

Die Nachbehandlung ist langwierig und dauert über mehrere Wochen. Eine lokale Wundbehandlung mit Actihaemyl, Cenatpuder u. a. ist zweckmäßig. Auch eine Anästhesinsalbe kann Linderung erbringen. Eine lokale Östrogenbehandlung der sich frisch überhäutenden Vulva wirkt sich günstig aus.

Sozialmedizinische Gesichtspunkte: Ein nicht beeinflußbarer Pruritus vulvae kann eine Einschränkung der Arbeits- und auch Erwerbsfähigkeit bedingen. Die Dauer hat sich nach der Heilungstendenz und nach den bestehenden Narbenbeschwerden zu richten.

Vulva-Karzinom

Das Vulva-Karzinom wird im allgemeinen strahlentherapeutisch angegangen. Nur selten noch erfolgt eine Vulvektomie mit Ausräumung der Leistenlymphknoten oder eine Elektrokoagulation nach BERVEN. Als Folge eines derartigen operativen oder koagulatorischen Eingriffes treten Vernarbungen und Gewebsverziehungen sowie starke Verunstaltungen des Vulvagebietes auf. Bis zur Abheilung, die erst nach einigen Wochen bzw. Monaten einzutreten pflegt, bleibt die Patientin in klinischer Behandlung.

Frühkomplikationen sind Blutungen, Infektionen und schlechte Heilungstendenz.

An *Spätkomplikationen* treten auf: Narbenschmerzen und Spannungsgefühl, Miktionsbeschwerden (durch Verziehung des Orificium urethrae externum) sowie Schmerzen und Fluor durch ein lokales oder weiter entferntes Karzinomrezidiv. Nachuntersuchungen sind deshalb zuerst in 3monatigen, später in 6monatigen Abständen vorzunehmen, um ein Rezidiv mit seinen Folgen frühzeitig zu erfassen. (Die Betreuung hat wie beim Uterus-Karzinom zu erfolgen, siehe S. 379.)

Sozialmedizinische Gesichtspunkte: Es besteht für längere Zeit eine Arbeitsunfähigkeit, die in eine zweijährige Invalidität übergeht. Die zweijährige Invalidität, die der Hausarzt zu beantragen hat, wird in der Regel allen Patientinnen mit einem gynäkologischen Karzinom zuerkannt. Patientinnen, die nach vollkommener Abheilung einer Arbeit nachzugehen wünschen, um beschäftigt zu sein und sich ablenken zu können, sollte dies nicht verwehrt werden.

Bei Auftreten eines Rezidivs ist die Invalidität zu verlängern bzw. wieder neu zu beantragen (siehe auch bei Uterus-Karzinom, S. 379).

Hymenalatresie

Der vollkommene Hymenalverschluß bedarf der Inzision, und zwar so frühzeitig wie möglich, damit nicht erst eine starke Hämatokolpos, Hämatometra und Hämatosalpinx entstehen, die zu Schleimhautatrophie im Uterus- und Tubenbereich mit nachfolgender uterinbedingter Amenorrhoe bzw. Sterilität führen können. Nach der Inzision kommt es im allgemeinen zu normalen Menstruationsblutungen. Bei vorausgegangener Beeinträchtigung des Endometriums sollten Zykluskontrollen in monatlichen Abständen erfolgen und gegebenenfalls eine der Endometriumproliferation dienende Östrogentherapie oder aber eine zyklusgerechte kombinierte Östrogen-Progesteron-Behandlung durch den Facharzt vorgenommen werden.

Sozialmedizinische Gesichtspunkte: Eine Einschränkung der Arbeits- oder Erwerbsfähigkeit tritt nach der Krankenhausentlassung nicht ein.

Fibrome, Zysten, Doppelmißbildungen der Scheide

Derartige Veränderungen werden chirurgisch angegangen. Postoperative Komplikationen treten praktisch nicht auf. Ein Kohabitationsverbot sollte für die Dauer von 4—6 Wochen ausgesprochen werden.

Sozialmedizinische Gesichtspunkte: Eine Minderung der Arbeits- oder Erwerbsfähigkeit tritt nicht ein.

Scheidenatresie

Bei Vorliegen einer Scheidenatresie kann durch Bildung einer Rektum-Scheide nach SCHUBERT oder mit Hilfe eines Kutis-Lappens eine neue Scheide gebildet und damit Kohabitationsfähigkeit erzielt werden.

Die *Früh- und Spätkomplikationen* nach Übertragung eines Kutis-Lappens bestehen in einer ständigen Schrumpfungsneigung. Eine Dilatation mittels eines künstlichen Phallus aus Glas oder Kunststoff sowie häufige Kohabitationen können dieser Schrumpfungstendenz entgegenwirken.

Sehr oft entsteht bei den an sich schon psychisch labilen und konstitutionell hypoplastischen Mädchen oder jungen Frauen durch eine solche Operation und langanhaltende Nachbehandlung eine zunehmende Kohabitations- und Berührungsabneigung, die sich zu einer echten Neurose entwickeln kann. Eine psychoanalytische und -therapeutische Behandlung ist in derartigen Fällen angezeigt.

Sozialmedizinische Gesichtspunkte: Es besteht keine Einschränkung der Erwerbsfähigkeit. Die postoperative Arbeitsunfähigkeit ist nicht zu weit auszudehnen. Ein zu langes Fernbleiben von der Gemeinschaft könnte zu einer Verstärkung des Krankheitswertes bzw. zur Entstehung einer Neurose beitragen.

Scheidensenkung und Genitalprolaps

Ein Descensus — entweder nur der vorderen oder der hinteren Vaginalwand bzw. beider Vaginalwände, zum Teil mit relativer oder absoluter Harninkontinenz — hat oft eine Mitbeteiligung der Nachbarorgane in Form einer Zystozele, Rektozele und *Douglasozele* zur Folge. Beim Subtotal- bzw. beim Totalprolaps tritt auch noch der Uterus bis in oder vor den Introitus vaginae.

Zur Beseitigung derartiger Erscheinungen werden die verschiedensten Operationen in Form von Blasen- und Blasenhalsraffungen, Scheidenresektionen, Damm- und Levator-, Zügel- und Rollappenplastiken sowie eine Colpocleisis subtotalis oder eine Kolpektomie u. a. vorgenommen. Diese Methoden sollen im einzelnen nicht näher besprochen werden, da die jeweiligen Verfahren bezüglich der Komplikationen und Nachbehandlungen keine größeren Unterschiede aufweisen.

Frühkomplikationen: Sieht man von Operationsverletzungen ab, so können folgende Frühkomplikationen auftreten:

1. Nachblutungen.
2. Wunddehiszenzen und dadurch ungenügender plastischer Erfolg.
3. Harnverhaltung durch Ligatur oder Verziehung der Harnröhre. Derartige Veränderungen treten gelegentlich nach Zügelplastiken auf.
4. Blasenscheiden- oder Urethrascheidenfisteln bis zum 21. postoperativen Tage.
5. Ureterale Abflußstauung oder Harnstauungsniere durch Ödembildung, Ligierung oder narbige Verziehung eines oder beider Ureteren, eventuell mit nachfolgender Ureterscheidenfistel bis zum 21. postoperativen Tage.
6. Rektumscheidenfisteln bis zum 21. Tage.
7. Oberflächliche oder tiefe Thrombophlebitis bzw. Thrombose. Während die Patientinnen bei oberflächlicher Thrombose aufstehen dürfen und nur antiphlogistisch mit Butazolidin (3 × täglich 1 Dragée) und Hirudoidsalbe behandelt werden, müssen Frauen mit einer tiefen Thrombose 21 Tage unter antithrombotischer Behandlung zur Vermeidung einer Embolie vollkommene Bettruhe einhalten (Klinikbehandlung ist dringend anzuraten).
8. Postoperative Lungenembolie sowie postoperative Pneumonie bedürfen der gezielten Behandlung, auf die in diesem Rahmen nicht näher eingegangen werden kann.
9. Zystitis mit aufsteigender Infektion in den Bereich der oberen ableitenden Harnwege.

Die genannten Komplikationen werden in der Klinik behandelt und die Patientinnen nicht vor Ausheilung entlassen. Aufgetretene Fisteln können erst nach Ablauf einiger Wochen (2—8 Wochen), wenn die Wundreinigung bzw. der Wundverschluß eingetreten ist, operativ angegangen werden. In dieser Zeit hat die Betreuung durch den Hausarzt zu erfolgen. Sie besteht darin, eine aufsteigende Harnwegsinfektion zu erkennen und zu behandeln.

Gelegentlich heilen trophisch entstandene Rektumscheidenfisteln sowie auch randständige Ureterscheidenfisteln spontan. Im letzteren Falle ist bei Sistieren des unwillkürlichen Urinabflusses aus der Scheide aber nicht nur eine Spontanheilung der Fistel anzunehmen, sondern auch an eine Harnabflußstauung durch Stenosierung der Fistelgegend zu denken. Urographische Untersuchungen geben darüber nähere Auskunft. Eine Zystoskopie bzw. Chromozystoskopie sollte, wenn möglich, vermieden werden, um keine zusätzliche Harnwegsinfektion zu setzen.

Folgende *Spätkomplikationen* können nach Krankenhausentlassung in Erscheinung treten:

1. Ein ungenügender operativer Erfolg nach einer Plastikoperation. Eine Replastik sollte, wenn angezeigt, frühestens nach $^1/_2$—1 Jahr durchgeführt werden.
2. Eine unverändert bestehende oder allmählich wieder auftretende Harninkontinenz. Konservative Maßnahmen wie gymnastische Übungen, Becken-Boden-Training, Badetherapie sowie Vermeidung schweren Hebens und psychische Führung der Patientin können eine eventuell notwendig werdende zweite Operation hinausschieben.

3. Sehr oft ist auch eine subakute oder chronische Zystitis Ursache für eine erneut aufgetretene Harninkontinenz. Eine Instillationsbehandlung mit Sulfonamiden oder Antibiotika ist oft günstiger und länger durchführbar als eine perorale Verabreichung derartiger Medikamente. Die Trigonumzystitis kann durch eine *Knorr*sche Ätzung erfolgreich angegangen werden. Die postoperative Reizblase reagiert günstig auf Spasmo-Euvernil (3× 1 Dragée täglich). Zur Klärung der Frage, ob eine postoperativ wieder aufgetretene Harninkontinenz auf einer Blasenverschlußinsuffizienz oder aber auf anderen Ursachen beruht, sollten Sphinkterometrie, Blasendruckmessung und Urethrozystographie herangezogen werden (HARTL, KREMLING, H. G. MÜLLER).

4. Eine späte narbige Schrumpfung vorwiegend im untersten bzw. intramuralen Ureterbereich kann auch nach einigen Wochen noch zur Harnabflußstauung und zur Harnstauungsniere führen. Eine urographische Kontrolluntersuchung ein Vierteljahr nach einer Plastikoperation ist angezeigt.

5. Blasenscheiden-, Rektumscheiden- oder Ureterscheidenfisteln treten nach dem 21. postoperativen Tage nur noch ganz selten auf. Sie bedürfen der operativen Behandlung.

6. Zügelplastiken können zu einer stärkeren Einengung der Urethra mit Stenoseerscheinungen, gelegentlich auch zu einer Urethrascheidenfistel führen. Eine urologische Korrektur ist in solchen Fällen erforderlich.

7. Oberflächliche oder tiefe Thrombophlebitiden bzw. Thrombosen können auch als Spätkomplikation noch auftreten.

8. Ein Kohabitationsverbot sollte nach plastischen Operationen für die Dauer von mindestens 6 Wochen ausgesprochen werden, damit nicht Nahtdehiszenzen auftreten.

9. Ein anläßlich einer Plastikoperation zu eng gestalteter oder sekundär geschrumpfter Introitus vaginae kann zu Kohabitationsschwierigkeiten Anlaß geben. Da die Patientinnen hierdurch seelisch stark belastet werden und zudem noch eine Scheu besteht, den Arzt davon rechtzeitig in Kenntnis zu setzen, sollte jede Patientin nach Plastikoperationen von seiten des Hausarztes bezüglich der Kohabitationsfähigkeit mehrfach befragt werden. Der zu enge Scheideneingang läßt sich durch Längsinzision und Quervernähung im allgemeinen wieder erweitern. Bei neurotischem Verhalten ohne organischen Befund einer zu engen Vagina ist eine Psychotherapie angezeigt. Auch die Demonstration der Weite des Introitus mittels eines Kunststoffphallus kann versucht werden, um die Patientin von der Irrigkeit ihrer Annahme zu überzeugen.

10. Sekundärheilungen können durch Kaliumpermanganat- und Kamillesitzbäder günstig beeinflußt werden.

11. Nach einer Colpocleisis subtotalis, die bei alten Frauen zur Behandlung eines starken Descensus oder Genitalprolapses bevorzugt wird (nach KAHR oder LABHARDT), kann durch erneute Dehnung des stark verengten Introitus wiederum ein Descensus vaginae bzw. ein Genitalprolaps auftreten. In solchen Fällen führt — eine allgemeine Operationsfähigkeit vorausgesetzt — nur noch eine Kolpektomie zum Erfolg.

Eine über Jahrzehnte vorherrschende vaginale Operationsmethode zur Behebung eines ausgedehnten Descensus vaginae stellt die *Interpositio uteri vesico-vaginalis* dar, die erfreulicherweise nur noch selten durchgeführt wird. Eine solche Operation kann im gebärfähigen Alter nur in Verbindung mit einer Sterilisierung vorgenommen werden, da durch Eintritt einer Gravidität Wachstumsstörungen des Uterus auftreten.

An *Früh- und Spätkomplikationen* treten gelegentlich nach einer derartigen Operation auf:

1. Blutungen aus dem Nahtbereich.
2. Blasenverletzungen mit Fistelbildungen.
3. Erneuter Descensus vaginae zum Teil mit Prolaps des Uterus bis vor die Vulva (besonders bei konstitutionell bedingter Bindegewebsschwäche).

4. Diagnostische und therapeutische Schwierigkeiten bei Auftreten eines Gebärmutterkrebses insbesondere im Bereich der Zervix oder des Corpus uteri. Eine diagnostische fraktionierte Abrasio ist auf Grund der Lageveränderung oft nur schwer oder überhaupt nicht möglich. Ebenso kann die operative Entfernung des Organs auf Schwierigkeiten stoßen.
5. Sonstige Komplikationen, wie sie auch nach anderen plastischen Operationen im Vaginalbereich auftreten können (s. plastische Operationen).

Antefixierende Operationen zur Behebung eines Descensus vaginae et uteri bzw. eines Genitalprolapses oder einer Retroflexio uteri

Derartige Maßnahmen, die als Ventrosuspensions- bzw. Antefixationsoperationen (KOCHER, SCHAUTA-DOLERI, GILLIAM-SCHAUTA, MENGE, WEBSTER-BALDY, ALEXANDER-ADAMS u. a.) noch immer von einigen Gynäkologen vorgenommen werden, führen, wenn die Fixation an die vordere Bauchwand erfolgt, zu ganz charakteristischen Beschwerden in Form von Schmerzen bei Betätigung der Bauchdeckenmuskulatur beim Heben, Husten, Niesen und Überstreckung des Leibes sowie gelegentlich bei sehr starker Blasenfüllung. Derartige Operationen sollten deshalb unterbleiben bzw. nur in wirklich begründeten Ausnahmefällen zur Anwendung gelangen.

An *Spätkomplikationen* treten auf:

1. Schmerzen im Bereich der Bauchdecken an der Anheftungsstelle der Ligamenta rotunda oder des Corpus uteri an der Bauchwand durch Zug am parietalen Peritoneum besonders bei Streckbewegungen und intraabdominaler Druckerhöhung. Impletol-Infiltrationen können Linderung bringen. Endgültige Befreiung von diesen Beschwerden wird jedoch nur durch Rückgängigmachen der Antefixation des Uterus erzielt.
2. Durch die Fixation des Uterus an der vorderen Bauchwand als alleinige descensusbehebende Maßnahme kann es — da der Beckenboden insuffizient bleibt — zu einem Fortschreiten des Descensus vaginae mit Auftreten einer immer stärker werdenden Elongatio colli uteri kommen, die zu Sitzbeschwerden, zur Harninkontinenz und Defäkationsbehinderung führt. Eine plastische Operation, wenn möglich mit der Entfernung des Uterus, ist dann nicht zu umgehen (H. G. MÜLLER).
3. Tritt erneut ein starker Descensus vaginae mit ausgeprägter Zystozelenbildung oder ein Subtotalprolaps des Uterus auf, evtl. mit starker Elongatio colli uteri, so ist eine urographische Darstellung der ableitenden Harnwege angezeigt, da derartige Veränderungen sehr häufig eine Harnabflußstauung mit sekundärer Harnwegsinfektion nach sich ziehen (KREMLING, H. G. MÜLLER).

Sozialmedizinische Gesichtspunkte: Nach der Krankenhausentlassung besteht im allgemeinen eine Arbeitsunfähigkeit für die Dauer von 4 Wochen. Eine schwere körperliche Arbeit sollte nach einer plastischen Operation wegen eines Descensus vaginae et uteri oder eines Genitalprolapses nicht mehr ausgeübt werden. Treten o. a. Komplikationen auf, dann muß über eine Verlängerung der Arbeitsunfähigkeit von Fall zu Fall neu entschieden werden.

Die Beurteilung der Erwerbs- bzw. Berufsfähigkeit hat sich weniger nach dem subjektiven Befinden als nach den objektiven Untersuchungsergebnissen zu richten. Prozentuale Angaben lassen sich deshalb nicht anführen. Viele Frauen glauben, infolge einer erneuten Scheidensenkung bzw. eines Prolapses Invalidität beanspruchen zu können. Man sollte bei der Beurteilung sehr kritisch und zurückhaltend sein und schwierige Entscheidungen bezüglich einer Begutachtung durch eine große Klinik, die über die Möglichkeiten einer Objektivierung durch Spezialuntersuchungsmethoden wie Sphinkterometrie, Urethrozystographie, Blasendruckmessung und andere Verfahren verfügt, treffen lassen.

Bei erneutem Auftreten einer Harninkontinenz spielen Arbeitsplatz sowie Beschäftigungsart eine nicht unerhebliche Rolle bezüglich der Beurteilung der Berufs- und Arbeitsfähigkeit. Die Arbeit in einem Lebensmittelbetrieb, einer Gemeinschaftsküche u. ä. sollte in solchen Fällen unterbleiben. Eine Replastik nach Art der Bulbocavernosus-Fettlappenplastik (MARTIUS), einer Zügelplastik oder *Marschall-Marchetti*-Operation ist anzustreben.

Zustand nach Dammriß III. Grades

Der Dammriß III° tritt durch Geburten ein, bei denen ein oft sehr rigider Damm während des Kopfdurchtrittes einreißt, wobei der Sphinkter ani und zum Teil auch noch die Rektumvorderwand mit einbezogen werden. Gelingt die Vereinigung des Sphinkter ani und des Levatorspaltes, so tritt vollkommene Restitution auf. Gelegentlich kommt es jedoch durch ungenügende operative Versorgung eines solchen Dammrisses zu einer Sphinkterdehiszenz mit nachfolgender Verschlußinsuffizienz. Oftmals kommen Patientinnen erst nach Jahren, zum Teil erst im Senium, mit dem Wunsch in die Klinik, einen alten, schon lange zurückliegenden Dammriß III°, der zunehmende Inkontinenzerscheinungen verursacht, beseitigen zu lassen. Je weiter ein solches Geschehen zurückliegt, um so geringer werden die Erfolgschancen bezüglich einer Normalisierung der Sphinktertätigkeit. Wenn auch das operationstechnische Vorgehen im allgemeinen keine besonderen Schwierigkeiten bereitet, so bietet doch gelegentlich eine fast völlige Sphinkteratrophie keine Möglichkeit mehr, eine der Willkür unterworfene Sphinktertätigkeit zu erzielen. Die Verwendung des Musculus bulbocavernosus, eines Faszienstreifens oder Perlonbandes stellen dann nur letzte Auswege dar, ein solches Ziel doch noch zu erreichen. Gelingt dies nicht, so ist bei absoluter Stuhlinkontinenz ein Anus praeternaturalis in Erwägung zu ziehen.

An postoperativen *Früh- und Spätkomplikationen* treten auf:

1. Sekundärheilung mit erneuter Sphinkter- oder Verschlußinsuffizienz. Eine Replastik führt in den meisten Fällen kaum noch zu einem guten Resultat. Eine Faszien- oder Kunststoffbandplastik kann dagegen noch einmal versucht werden und führt gelegentlich zum Ziel.
2. Starke Vernarbungen im Analgebiet mit Defäkationsbeschwerden. Sie bedürfen der Bougierbehandlung in Lokalanästhesie.
3. Sitzbeschwerden durch länger anhaltende Infiltrationen im Operationsbereich. Eine antiphlogistische Behandlung mit Glukokortikoiden führt nach Abklingen der Reaktionen in der Regel zur Beschwerdefreiheit. Auch Impletol-Injektionen können eine Schmerzlinderung bewirken.

Kohabitationen sind nach derartigen plastischen Operationen für die Dauer von 6—8 Wochen zu unterlassen.

Sozialmedizinische Gesichtspunkte: Eine Arbeitsunfähigkeit besteht einmal für die Zeit der Wundheilung und reicht bis zu 4 Wochen nach der Klinikentlassung. Die Wiederherstellung der Berufsfähigkeit dürfte sich nach dem Operationserfolg richten. Dabei muß besonders die Art der Beschäftigung der Patientin berücksichtigt werden. Bei bestehender Sphinkterinsuffizienz dürfte eine Tätigkeit in der Lebensmittelindustrie, in Großküchen, Kantinen u. ä. nicht vertretbar sein. Die Vermittlung eines anderen Arbeitsplatzes wäre angebracht und könnte die Patientin wieder zur vollen Erwerbsfähigkeit führen.

Ektopien oder Emmetrisse an der Portio uteri

Derartige Veränderungen werden im allgemeinen durch ausgedehnte Elektrokoagulationen oder eine plastische Operation *(Sturmdorff-* bzw. *Emmet*-Plastik) behoben. Als *Komplikationen* können bis zum 14. postoperativen Tage starke Blutungen aus dem Wundbereich, bedingt durch die Nähe der Uteringefäße, auftreten. Die elektrokoagulierte Portioektopiewunde heilt in einem Zeitraum von 4—5 Wochen spontan ab. Reicht der Koagulationseffekt nicht tief genug, so können sich erneut kleine ektopische Inseln von Zervixschleimhaut bilden, die der nochmaligen Behandlung bedürfen.

Die *Emmet-* bzw. die *Sturmdorff*-Plastik führen dagegen nicht immer zu einer Normalisierung der Portio. Gelegentlich platzt die Wunde wieder auf, so daß eine erneute Nahtversorgung erfolgen muß.

Sozialmedizinische Gesichtspunkte: Eine längere Arbeitsunfähigkeit oder Einschränkung der Erwerbsfähigkeit besteht nach diesen Eingriffen nicht.

Dysfunktionelle Blutungen bzw. Blutungen in der Menopause oder Blutungen infolge anderer nicht karzinomatöser Ursachen

Derartige Blutungen treten durch Ovarialveränderungen in Form von dysfunktionellen Zuständen, Corpus-luteum-Insuffizienzen, chronischen Endometritiden oder aber im Senium durch hormonbildende Ovarialtumoren, Polypen u. a. in Erscheinung. Zur diagnostischen Klärung hat die *fraktionierte Abrasio* von Zervix und Corpus uteri zu erfolgen. Wenn erforderlich, muß eine entsprechende Hormonbehandlung angeschlossen werden.

An *Komplikationen* können eine Endomyometritis, eine Salpingitis, eine Parametritis und auch einmal eine Peritonitis auftreten. An Symptomen stellen sich ein: subfebrile oder hohe Temperaturen, erhöhte BSG, Kopfschmerz, Krankheitsgefühl, Unterleibsschmerzen, Subileuserscheinungen, Schmierblutungen, Ausfluß u. a.

Eine Zykluskontrolle durch Messung der Basaltemperatur zur Überwachung der Ovarialfunktion ist angezeigt.

Nach einer Abrasio mit Zervixdilatation kann bei Eintritt einer Gravidität eine Zervixverschlußinsuffizienz resultieren (nähere Angaben siehe unter Abort-Abrasio und Interruptio!).

Ergibt die histologische Untersuchung des Abrasionsmaterials Verdacht auf einen hormonbildenden Tumor oder ein Karzinomgeschehen, so hat die entsprechende Therapie einzusetzen. Eine Klinikeinweisung ist dann unbedingt erforderlich.

Sozialmedizinische Gesichtspunkte: Nach der Krankenhausentlassung kann eine Arbeitsunfähigkeit bis zu einer Woche vertreten werden. Bei Vorliegen eines karzinomatösen Prozesses hat die Invalidisierung für die Dauer von zwei Jahren zu erfolgen (siehe unter Karzinombehandlung).

Hysterosalpingographie, Pertubation

Eine zur Klärung der Uterus- und Tubendurchgängigkeit durchgeführte Hysterosalpingographie oder Pertubation kann zu folgenden Komplikationen führen:

1. Endometritis.
2. Salpingitis bzw. Pyosalpinx.

3. Peritoneale Reizzustände bis zur echten Peritonitis.
4. Nach abgelaufenem Entzündungsprozeß Auftreten einer Sterilität.
5. Endometriose.

Kommt es zu entzündlichen Veränderungen nach Durchführung einer Hysterosalpingographie bzw. Pertubation, so ist eine antiphlogistisch-antibiotische Therapie angezeigt (ausführliche Beschreibung siehe unter entzündlichen Adnex-Veränderungen). Vor einem solchen Eingriff sollten Abstriche aus dem Zervikalbereich und vom Vaginalsekret vorgenommen werden, um eine Infektion dieses Gebietes durch Gonokokken, Trichomonaden, Pilze und andere Erreger einer spezifischen Behandlung zuzuführen.

Sozialmedizinische Gesichtspunkte: Die Dauer der Arbeitsunfähigkeit richtet sich nach der Kompliziertheit des Verlaufs. Ohne Auftreten von Komplikationen ist die Patientin 3 Tage nach der Klinikentlassung wieder arbeitsfähig.

Hysterektomie bzw. Totalexstirpation

Nachfolgende nicht karzinomatöse Genitalerkrankungen haben eine Hysterektomie bzw. eine Totalexstirpation (Entfernung von Uterus und Adnexen) zur Folge. Die Erkrankungen sollen einzeln angeführt werden, während die Besprechung der Komplikationen im Zusammenhang erfolgt. Die Abhandlung nach einzelnen Krankheitsbildern wäre unzweckmäßig und würde zu ständigen Wiederholungen führen.

Eine *Hysterektomie bzw. Totalexstirpation* des inneren Genitales wird erforderlich bei folgenden Erkrankungen:

1. Uterus myomatosus mit myombedingten Blutungen bzw. starken Verdrängungserscheinungen der Nachbarorgane. (Es handelt sich dabei um myomkranke Frauen im Gegensatz zu Myomträgerinnen, die keine Beschwerden seitens des Uterus myomatosus verspüren und demzufolge auch keiner Behandlung bedürfen.)
2. Rezidivierende, dysfunktionelle Blutungen im Klimakterium.
3. Zystische Ovarialtumoren, ein- oder beidseitig, bei älteren Patientinnen.
4. Hormonbildende Ovarialtumoren bei älteren Frauen.
5. Endometriosis stärkeren Ausmaßes, insbesondere wenn beide Ovarien befallen sind.
6. Ständig rezidivierende Salpingitiden mit mehr oder weniger ausgeprägten Adhäsionen bei älteren Patientinnen u. a.

In Fällen mit starken, myombedingten oder rezidivierenden dysfunktionellen Blutungen ist die operative Entfernung des blutenden Organs, des Uterus, angezeigt. Befindet sich die Frau bereits im Senium oder zeigen sich bei der Operation zystische, endometriotische bzw. andere pathologische Veränderungen an den Ovarien oder ausgedehnte Adhäsionen im Adnexbereich nach abgelaufenen Adnexprozessen, so sollte eine Totalexstirpation durchgeführt werden.

Da in unserer Schule im allgemeinen auch die plastischen Scheidenoperationen mit einer vaginalen Hysterektomie bzw. Totalexstirpation kombiniert werden (H. G. MÜLLER), treten die nachfolgend benannten Komplikationen zu denen bei den plastischen Operationen bereits erwähnten noch hinzu.

Die Hysterektomie und Totalexstirpation (= Entfernung des Uterus und der Adnexe) können vaginal, aber auch abdominal durchgeführt werden. Das Operationsverfahren richtet sich dabei nach Größe und Beweglichkeit des Tumors bzw. nach vorangegangenen Operationen mit Verwachsungsfolge bzw. Antefixation des Uterus sowie nach der Weite des vaginalen Zugangsweges. Der postoperative Verlauf ist beim vaginalen Vorgehen unkomplizierter als bei abdominalen Operationen.

An *Frühkomplikationen* können auftreten:

1. Blutungen, hervorgerufen durch Abrutschen einer Umstechung, entweder vom Ligamentum infundibulo-pelvicum oder vom seitlichen Parametrium. Sie bedürfen der erneuten Umstechung, was mühelos gelingt.
2. Bis zum 21. postoperativen Tage können Blasenscheiden-, Ureterscheiden- oder Rektumscheidenfisteln auftreten. Die laterale Ureterscheidenfistel sowie die trophisch entstandene Rektumscheidenfistel heilen oftmals spontan. Urogrammkontrollen in kurzen Abständen von 4–6 Wochen sind danach erforderlich, um Harnabflußstauungen rechtzeitig feststellen und einer urologischen Behandlung zuführen zu können. Bei nicht spontanem Fistelverschluß hat frühestens nach 2–8 Wochen eine Fisteloperation zu erfolgen.
3. Gelegentlich zeigt sich eine mehrere Tage anhaltende Restharnmenge. Blasentonisierende Medikamente wie Doryl, Movellan, DHE u. a. bzw. längeres Belassen eines Dauerkatheters können viel zur Beseitigung dieser Komplikation beitragen. Die Patientin ist bis zur Restharnfreiheit mindestens jeden Tag einmal zu katheterisieren (cave: Infektionsgefahr!).
4. Nach der Hysterektomie bzw. Totalexstirpation treten, wenn auch seltener als nach plastischen Operationen, oberflächliche bzw. tiefe Thrombophlebitiden bzw. Thrombosen auf. Erkennbar ist die tiefe Thrombose am Waden- und Fußsohlendruckschmerz sowie an einer mehr oder weniger ausgeprägten Ödembildung bzw. Stauungserscheinung. Es ist ratsam, vergleichende Messung des Ober- und Unterschenkelumfanges vorzunehmen.

   Die Behandlung hat in einer 21tägigen vollkommenen Bettruhe und in antithrombotischen Maßnahmen zu bestehen. Erfolgt eine Therapie mit Antikoagulantien, so ist eine stationäre Aufnahme von Vorteil, um die Prothrombinzeit genau kontrollieren und die Therapie davon abhängig machen zu können.

   Die oberflächliche Thrombophlebitis wird am günstigsten antiphlogistisch mit Butazolidin, Hirudoid und anderen Präparaten durchgeführt. Eine strenge Bettruhe ist dabei nicht angezeigt.
5. Plötzliche Lungenembolie sowie Pneumonie bilden sehr ernste Frühkomplikationen und bedürfen der gezielten Behandlung.
6. Im postoperativen Verlauf können Darmatonien oder mechanische Ileuserscheinungen durch Verwachsungen auftreten, die der entsprechenden röntgenologischen Kontrolle und entweder der konservativen oder operativen Behandlung zuzuführen sind.
7. Eine Elektrolytverschiebung muß durch die Zufuhr des verminderten Mineralstoffes ausgeglichen werden, um Darmatonien und andere Komplikationen zu vermeiden.
8. Ein akutes Kreislaufversagen stellt eine schwere postoperative Komplikation dar. Zu unterscheiden ist der periphere Kreislaufkollaps von der Zentralisation bzw. der inneren Verblutung. Eine entsprechende Therapie ist umgehend einzuleiten. (Peripherer Kreislaufkollaps: Kreislaufmittel; zentraler Kreislaufkollaps bzw. Blutung: Infusionstherapie mit Blut oder Plasmaexpander; Blutstillung ist erforderlich).
9. Eine Peritonitis bzw. Pelveoperitonitis tritt selten auf. Kann sie nicht durch Antibiotikagaben beherrscht werden, so muß rechtzeitig die entlastende Laparotomie und ausgiebige Drainage des Bauchraumes erfolgen.
10. Ein akutes Nierenversagen ist noch seltener und bedarf der nephrologischen Behandlung.

Spätkomplikationen bestehen:

1. im Auftreten eines Ausflusses aus Granulationen, die sich an der Absetzungsstelle des Uterus im Scheidenblindsack bilden. Die Granulationen bedürfen der mehrfachen Argentum-nitricum-Ätzung oder der einmaligen vorsichtigen Elektrokoagulation. Die Patientinnen sind aufmerksam zu machen auf einen eintretenden Ausfluß sowie auf Kohabitationsverbot für die Dauer von 4–6 Wochen.

2. Auch Spätblutungen aus dem Scheidenblindsack, z. B. nach zu früh wieder ausgeführten Kohabitationen, sind möglich. Eine Tamponade oder Umstechung führt sicher zur Blutstillung.

3. Durch Ligierung oder Verziehung der Ureteren können Harnabflußstauungen mit den Folgen der Harnstauungsniere auftreten. Sie bedürfen der fachurologischen Behandlung. Das Urogramm gibt sichere Auskunft über derartige Komplikationen.

4. Spät auftretende oberflächliche oder tiefe Thrombophlebitiden bzw. Thrombosen sind selten, kommen jedoch gelegentlich vor und bedürfen der entsprechenden Therapie.

5. Auch noch 1–2 Wochen nach der Entlassung können geringe Restharnmengen vorhanden sein, die durch Katheterisierung und blasentonisierende Medikamente (Movellan, Doryl, DHE u. a.) beseitigt werden müssen, damit keine stärkere Harnwegsinfektion auftritt. Sitzbäder, Milieuwechsel, psychische Betreuung und Bekämpfung einer Harnwegsinfektion wirken sich auch auf eine bestehende Restharnbildung günstig aus.

6. Nach einer Hysterektomie bzw. Totalexstirpation kann gelegentlich auch eine Harninkontinenz auftreten. Zumeist ist sie ausgelöst durch eine Zystitis, die der gezielten Instillationsbehandlung mit Antibiotika oder Sulfonamiden zugänglich ist. Sollte sich jedoch eine echte funktionelle Harninkontinenz ausbilden, so liegt der Grund dafür oftmals darin, daß eine solche bereits vor der Operation in einem geringen Umfang bestand und jetzt durch Verziehungen des Blasenausgangsbereichs stärker hervortritt oder daß die Vernarbungen und Verziehungen des Blasenauslasses eine Harninkontinenz primär hervorrufen.

   Wenn alle konservativen Maßnahmen wie Beckenbodengymnastik, Sitzbäder, Levatorinnervationsübungen u. a. m. nicht zum Ziele führen, so ist eine Blasenhalsraffung bzw. eine andere plastische Operation zur Beseitigung einer derartigen Harninkontinenz vorzunehmen.

7. Nach einer Hysterektomie bzw. Totalexstirpation kann bei ausgesprochener Bindegewebsschwäche und vielleicht auch nicht immer optimaler Operationstechnik gelegentlich einmal ein Totalprolaps der Vagina auftreten. Zur Bekämpfung derartig seltener Ereignisse kann entweder die vaginale Plastik bzw. Replastik mit Aufhängung des Scheidenblindsackes an die Ligamenta rotunda, Ligamenta cardinalia oder Ligamenta sacrouterina (wenn diese noch in genügendem Umfang vorhanden sein sollten) erfolgen. Bewährt hat sich auch das abdominale Vorgehen nach FLETCHER, bei dem die fehlenden Ligamenta rotunda durch Faszienstreifen der Faszie des Musculus obliquus abdominis externus ersetzt werden und der Scheidenblindsack extraperitoneal daran befestigt wird. Besteht außerdem noch eine Zysto- oder Rektozele, so sollte eine vaginale plastische Operation zusätzlich erfolgen.

8. Auch Subileus-Beschwerden kommen gelegentlich vor. Bildet sich ein echter mechanischer Ileus aus – ein Ereignis, das sehr plötzlich auftreten kann –, so ist die sofortige Klinikeinweisung zur Vornahme der Laparotomie erforderlich.

9. Ausfallserscheinungen treten in der Regel nach einer Totalexstirpation auf, wenn vorher noch eine Ovarialfunktion bestand. Je jünger die Patientin z. Z. der Operation ist, um so stärker ausgeprägt sind diese Beschwerden. Eine ausreichende hormonelle Behandlung mit möglichst niedrigen Dosen von Östrogenen bzw. einem Östrogen-Androgen-Gemisch beheben diese Störungen. Unterstützend wirken Sedativa und Psychopharmaka. Da der Uterus mitentfernt wurde, sind Blutungen durch Östrogengaben nicht zu befürchten.

10. Auf die *Brustdrüse sollte jedoch weiterhin geachtet* werden, da Östrogene auf ein vielleicht im Entstehen begriffenes Mamma-Karzinom wachstumsfördernd wirken können.

11. Verblieb der Uterus nach Entfernung der Ovarien – eine an sich sinnwidrige Handlung, da der Uterus in diesem Falle keine Aufgaben mehr zu erfüllen hat, sondern nur noch zum Träger eines Karzinoms werden kann – so ist eine ausschließliche Östrogenbehandlung zu unterlassen. Dagegen kann eine niedrig dosierte kombinierte Androgen-Östrogen-

Therapie (Klimanosid-R u. a.) zur Behebung der Ausfallserscheinungen empfohlen werden. Sedativa können ebenfalls unterstützend zur Anwendung gelangen.

Bei jungen Frauen kann auf besonderen Wunsch ein Zyklus durch in gleichbleibenden Abständen erfolgende kombinierte Östrogen-Progesteron-Behandlung ausgelöst werden (Präparate: Lyndisol, Noracyklin, Aconcen, Eugynon, Sistometril, Estirona u. v. a.). Sinnvoll ist eine solche Therapie jedoch nicht und sollte nach Möglichkeit unterbleiben.

Beim abdominalen Vorgehen stellen sich die gleichen Früh- und Spätkomplikationen ein. Zusätzlich treten Bauchdeckendehiszenzen auf bzw. der vollkommene Platzbauch auf Grund einer vorwiegend streßbedingten Glukokortikoid-Überproduktion in den ersten postoperativen Tagen und eine dadurch bedingte Verzögerung der Wundheilung. Derartige postoperative Wundheilungsverzögerungen zeigen sich auch nach hochdosierter Antibiotikaverabreichung. Eine Sekundärnaht wird dadurch erforderlich.

Postoperative Darmkomplikationen und später auftretende Verwachsungsbeschwerden finden sich nach abdominalen Eingriffen häufiger als nach vaginalem Vorgehen. Sie bedürfen der entsprechenden konservativen Behandlung mit Dunstwickel, Kaliumsubstitutionen und Infusionsbehandlung mit tonisierenden Medikamenten u. a. Bei mechanisch bedingtem Ileus ist eine sofortige Klinikeinweisung angezeigt.

Endometriosis

Sollte eine Endometriosis Anlaß zu einer Totalexstirpation sein, da möglicherweise eine konservative Dauerbehandlung mit Orgametril (= Gestagenbehandlung) nicht zum erwünschten Rückgang der Endometrioseherde führte, so ist postoperativ eine Östrogenbehandlung — besonders wenn die Endometrioseherde nicht gänzlich entfernt werden konnten (z. B. im Septum rectovaginale, in der Rektumwand, in den Bauchdecken oder an noch entfernter liegenden Körperorganen) — zu vermeiden. Eine Gonadotropinbremsung zur Behebung der Ausfallserscheinungen kann dann besser ausschließlich mit Gestagenen oder Androgenen in möglichst niedriger Dosierung erfolgen.

Wurde dagegen eine organerhaltende operative Therapie der Endometriose durchgeführt (z. B. bei jungen Frauen mit Kinderwunsch), so ist der Rat zu erteilen, der Operation recht bald eine Schwangerschaft folgen zu lassen, damit nicht inzwischen neu auftretende Endometrioseherde (bei der ausgeprägten Rezidivneigung dieser Erkrankung) eine Infertilität bewirken. Das Wiederauftreten einer ovariellen oder uterinen bzw. retrouterinen Endometriose macht sich durch zunehmende Schmerzen vor bzw. während der Menstruation sowie bei Kohabitationen bemerkbar.

Sozialmedizinische Gesichtspunkte: Unbedenklich kann — je nach dem Ausmaß der Operation und nach dem postoperativen Zustand der Patienten — eine Arbeitsunfähigkeitsdauer zwischen 4 und 6 Wochen post operationem gewährt werden. Eine abgelaufene tiefe Thrombose, ein Zustand nach starkem Blutverlust oder nach Lungenembolie bzw. postoperativ aufgetretener Pneumonie u. a. können die Dauer der Arbeitsunfähigkeit im Einzelfall verlängern. Eine Minderung der Erwerbsfähigkeit tritt nach derartigen Operationen nicht ein.

Uterus myomatosus bei jungen Frauen

Tritt bei jungen Frauen, die noch Kinderwunsch äußern, ein Uterus myomatosus mit Blutungsanomalien, Verdrängungserscheinungen oder Infertilität auf, so sollte, wenn irgend möglich, organerhaltend operiert werden. Im allgemeinen wird die Myomenukleation vorgenommen.

An *Frühkomplikationen* treten geringe Infiltrationen im Uteruswundbereich, länger anhaltende postoperative Temperaturen oder, bei tiefem Sitz des Myoms, Blasen- und Ureterkomplikationen in Form von Miktionsbeschwerden, Restharnbildung, Blasenzervix- und Blasenscheidenfisteln oder Harnabflußstauungen auf. Postoperative Blutungen sind selten.

Die Behandlung der Komplikationen wurde bereits im Kapitel der Hysterektomie bzw. Totalexstirpation angeführt. Nach einer konservativen Myomenukleation sollte bei Kinderwunsch möglichst bald, frühestens jedoch nach 3—6 Monaten, eine Schwangerschaft folgen, damit nicht durch erneutes Myomwachstum wiederum eine Infertilität eintritt. Eine nachfolgende Gravidität ist wegen der Uterusnaht exakt zu überwachen und evtl. durch Sectio zu beenden.

Sozialmedizinische Gesichtspunkte: Arbeitsunfähigkeit nach Entlassung aus dem Krankenhaus kann für die Dauer von 4 Wochen gewährt werden. Eine Minderung der Erwerbsfähigkeit tritt nach derartigen Eingriffen nicht ein.

Adnexerkrankungen

Eine weitere Übersicht soll die wesentlichen Adnexerkrankungen behandeln. Alleinige Operationen an Eileiter und Eierstock werden bei folgenden Erkrankungen vorgenommen:

1. Ovarialzyste, großes Ovarialzystom, Parovarialzyste.
2. Tubargravidität.
3. Hydrosalpinx bzw. Tuboovarialzysten.
4. Ovarialabszeß.
5. *Stein-Leventhal*-Syndrom.
6. Isoliert bestehende ovarielle Endometriose.
7. Einseitig vorhandene, gutartige, hormonbildende Tumoren bei jüngeren Patientinnen.
8. Eingriffe zur Vornahme einer Tubensterilisation.

Die Operationen an den Adnexen werden im allgemeinen per laparotomiam durchgeführt. Die vaginalen Schulen bevorzugen den Weg durch das hintere Scheidengewölbe und durch die Excavatio rectouterina (*Douglas*scher Raum), um Zutritt zum kleinen Becken zu erhalten (Colpocoeliotomia posterior; R. ELERT sowie H. G. MÜLLER und J. HERMANN). Dieser Eingriff gestattet sowohl eine diagnostische Abklärung der Erkrankung als auch den unmittelbar anschließenden therapeutischen Eingriff.

Große Ovarialzysten werden punktiert und anschließend exstirpiert. Bei Vorliegen einer Tubargravidität oder Hydrosalpinx erfolgt die Entfernung der befallenen Tube. Tuboovarialzysten werden ebenfalls exstirpiert. Bei Ovarialabszessen erfolgt die Entfernung der jeweiligen Adnexe. Das *Stein-Leventhal*-Syndrom gibt Anlaß zur Keilexzision aus beiden Ovarien. Ein isolierter ovarieller Endometrioseherd wird bei jungen Frauen, wenn möglich, organerhaltend operiert, während gutartige hormonbildende Ovarialtumoren total entfernt werden. Die Tubensterilisierung kann ebenfalls vom Kolpoköliotomieschnitt aus vorgenommen werden.

Besteht die Notwendigkeit zur Erweiterung der Operation, so läßt sich von diesem Schnitt aus sofort die vaginale Hysterektomie bzw. vaginale Totalexstirpation anschließen. Sollte der

Eingriff von der Vagina aus (z. B. wegen multipler Verwachsungen) nicht durchzuführen sein, so kann nach Umlagerung sofort die Laparotomie angeschlossen werden.

Folgende *Frühkomplikationen* nach einer Kolpoköliotomie treten gelegentlich auf, wenn nicht eine strenge Indikationsstellung bzw. eine subtile Operationstechnik und Vorbereitung vorgenommen wird:

1. Nachblutungen.
2. *Douglas*exsudate.
3. Stumpfinfiltrate.
4. Ganz selten einmal Darmadhäsionen im Wundbereich.

Spätkomplikationen wurden bei 503 eigenen Fällen bisher nicht beobachtet (H. G. MÜLLER). Die Patientin ist lediglich auf ein 6wöchiges postoperatives Kohabitationsverbot aufmerksam zu machen, damit keine Zerreißung der Kolpoköliotomiewunde und damit auch Eröffnung der Bauchhöhle eintreten kann. Kohabitationsbeschwerden durch Narbenbildungen wurden bisher ebenfalls nicht bekannt.

Sozialmedizinische Gesichtspunkte: Arbeitsunfähigkeit nach der Klinikentlassung besteht je nach Ausdehnung des Eingriffs an den Adnexen etwa für die Dauer von 2 bis 3 Wochen. Die Erwerbsfähigkeit wird durch diesen Eingriff nicht eingeschränkt.

Die postoperative oder nach schweren Geburten bzw. instrumentell beendeten Geburten aufgetretene Blasenscheidenfistel

Die Blasenscheidenfistel bedarf der sofortigen oder einer erst nach 6—8 Wochen durchzuführenden operativen Versorgung, entweder als alleinige Fistelplastik oder in Verbindung mit der Bulbocavernosus-Fettlappenplastik nach MARTIUS. Treten derartige Fisteln nach einer Strahlentherapie bei Karzinomerkrankungen der Portio uteri auf, so sind sie entweder durch Fortschreiten des Tumorwachstums oder aber durch Strahlenatrophie des Gewebes bedingt. Ein Fistelverschluß sollte in diesen Fällen erst sehr spät, nach Abklingen der Strahlenreaktion, und mit der Gewißheit vorgenommen werden, daß der Primärtumor nicht erneut aufflackert bzw. weiterwächst.

Typische Frühkomplikationen stellen dar:

1. Die Wunddehiszenz mit starkem, z. T. eitrigem Ausfluß.
2. Die erneut sich bildende Fistel. Ein zweiter plastischer Fistelverschluß gestaltet sich sehr viel schwieriger. Deshalb sollte die primäre Fisteloperation nur von einem besonders erfahrenen Operateur ausgeführt werden.

An *Spätkomplikationen* können eintreten:

1. Eine länger anhaltende Zystitis.
2. Verengungen und Verkürzungen der Scheide mit nachfolgenden Kohabitationsschwierigkeiten.
3. Eine Harninkontinenz durch Verziehung des Blasenauslasses und der Harnröhre.
4. Eine ureterale Harnabflußstauung mit zunehmender Ausbildung einer Harnstauungsniere.

Bis auf eine Zystitisbehandlung sollten derartige Komplikationen von fachurologischer oder gynäkologischer Seite am besten in der Klinik behoben werden.

Ureterscheidenfistel

Die Ureterscheidenfistel kann selten vaginal angegangen werden. Je nach Sitz dieser Fistel kommt entweder die Neueinpflanzung des Ureters in die Blase oder, bei höhergelegenen Fisteln, die *Boari*-Plastik (DETTMAR u. SCHMANDT u. a.) bzw. bei sehr hohen Fisteln der Versuch der End-zu-End-Vereinigung in Betracht.

Bezüglich der näheren Einzelheiten und Komplikationen und der sich daraus ergebenden sozialmedizinischen Gesichtspunkte wird auf den urologischen Teil dieses Buches verwiesen.

Rektumscheidenfistel

Die nach vaginalen und abdominalen Operationen sowie auch nach strahlentherapeutischen Maßnahmen auftretenden Rektumscheidenfisteln bedürfen des operativen Fistelverschlusses. Nicht selten tritt bei trophisch entstandenen Rektumscheidenfisteln eine Spontanheilung ein. Aus diesem Grunde ist eine Fistelplastik im allgemeinen nicht vor der endgültigen Wundabheilung mit Rückgang der postoperativen Infiltration auszuführen.

Ist ein Spontanverschluß der Rektumscheidenfistel nach spätestens 4—6 Wochen nicht erfolgt, so dürfte die operative Behandlung nicht zu umgehen sein. Von NISSEN u. a. wird zur besseren Fistelheilung das vorherige Anlegen einer zeitlich begrenzten Sigmafistel vorgeschlagen, ein Vorgehen, das sich allgemein sehr bewährt hat.

Nach strahlentherapeutischen Maßnahmen können ebenfalls Rektumscheidenfisteln entweder durch Tumorzerfall bzw. Weiterwachsen eines Kollum- oder Scheiden-Karzinoms oder aber auch noch nach Jahren durch Strahlenatrophie des Septum rectovaginale entstehen. Ein Fistelverschluß sollte — wenn er überhaupt durchführbar erscheint, was bei einem weiterwachsenden Tumor nicht gegeben ist — erst nach Abklingen der Strahlenreaktion vorgenommen werden. Zur Säuberung des Wundgebietes im Fistelbereich und Rückgang der Infiltration im noch verbliebenen Teil des Septum recto-vaginale und angrenzenden Parametrium sollte nach Auftreten einer Rektumscheidenfistel umgehend ein doppelläufiger Anus praeternaturalis oder eine Sigmafistel angelegt werden. Besteht überhaupt keine Hoffnung mehr bezüglich einer Rückverlegung, so kann man sich zu einem endständigen Anus praeternaturalis entschließen.

Sehr selten tritt ein Rektumprolaps aus der Fistelöffnung in Erscheinung. Der erneute Versuch eines Fistelverschlusses oder einer totalen Kolpokleisis (nur bei sehr alten Frauen!) kann zur Beseitigung einer derartigen, für diese Patientin sehr unangenehmen Situation führen.

Sozialmedizinische Gesichtspunkte: Im Hinblick auf den Zustand nach Blasen-, Ureter-, Rektumscheidenfistel-Operationen besteht eine Arbeitsunfähigkeit einmal für die Dauer der Wundheilung und reicht bis zu 4 Wochen nach der Klinikentlassung. Auf Grund der unterschiedlichen postoperativen Verläufe sollte sowohl im Hinblick auf die Beurteilung der Arbeitsfähigkeit als auch der Erwerbs- und Berufsfähigkeit sehr individuell entschieden werden. Strenge Richtlinien lassen sich hierbei nicht festlegen. Eine enge Zusammenarbeit zwischen dem behandelnden Facharzt, der Klinik sowie der Gutachterstelle dürfte aber auch in solchen Fällen zu einer objektiven und gerechten Beurteilung führen.

Berufsunfähigkeit besteht bei nicht erreichtem Fistelverschluß generell für die Beschäftigung in der Lebensmittelbranche bzw. auch bei besonders exponierten Berufen.

Das Karzinom und Sarkom des Uterus und der Adnexe

Die malignen Erkrankungen der inneren Genitalorgane sollen zusammenhängend abgehandelt werden, da die Therapie und postoperative Betreuung viele Gemeinsamkeiten aufweist. Lediglich das Vulva- und das Scheidenkarzinom fallen aus dem Rahmen. Sie werden im allgemeinen nicht operativ, sondern strahlentherapeutisch angegangen und sollen deshalb an dieser Stelle, wie auch die weiter fortgeschrittenen übrigen Karzinome des inneren Genitale, die ebenfalls einer Strahlenbehandlung zuzuführen sind, nur der Vollständigkeit halber erwähnt werden.

Eine Ausnahme bilden bei diesen ausgedehnten Karzinomen die ultraradikalen Eingriffe. Sie sollen am Ende dieses Kapitels besprochen werden.

Das Kollum-Karzinom wird nach WERTHEIM oder SCHAUTA operiert. Die noch nicht weit fortgeschrittenen Karzinome des Corpus uteri, der Tube sowie des Ovars werden dagegen durch eine abdominale Totalexstirpation entfernt. Beim beginnenden Korpus-Karzinom kann auch einmal unter besonders günstigen lokalen Operationsbedingungen und einer schlechten allgemeinen Operabilität eine vaginale Totalexstirpation durchgeführt werden.

Das Sarkom des Uterus wird in gleicher Weise operativ angegangen.

Postoperative Komplikationen

Die auftretenden Früh- und Spätkomplikationen sind die gleichen wie nach einer Totalexstirpation zur Beseitigung anderer Erkrankungen (s. o.). Bezüglich der Karzinom-Nachfürsorge und der sozialmedizinischen Gesichtspunkte wird auf den zusammenfassenden Überblick am Schluß dieses Kapitels verwiesen.

Zeigt sich ein Übergreifen des Korpus-Karzinoms auf das Collum uteri bzw. bereits in die Parametrien oder hat auch das Ovarial-Karzinom auf die *Douglas*serosa und auf das Parametrium übergegriffen und sind vielleicht auch schon Lymphknoten im Becken- oder Paraaortalbereich lymphographisch (GERTEIS, FRISCHBIER u. a.) oder urographisch (H. G. MÜLLER) festzustellen, so hat die Therapie wie beim Kollum-Karzinom I° und bedingt auch II° zu erfolgen, wenn eine radikale Tumorentfernung noch möglich erscheint. In solchen Fällen wird die *Wertheim*sche Radikaloperation bzw. ihre Modifikation nach MEIGS vorgenommen. Dabei werden Uterus, Adnexe, Parametrien, eine etwa 4 cm lange Scheidenmanschette (je nach vaginaler Ausdehnung des Karzinoms) und sämtliche Lymphknoten des Beckenbereichs sowie der paraaortalen und paracavalen Gebiete entfernt.

Sind beim Ca colli uteri I° lymphographisch einwandfrei keine Lymphknoten befallen, so wird besonders in den vaginalen Schulen die *Schauta*sche Operationstechnik, z. T. in der Modifikation nach AMREICH, STOECKEL, HÖGLER u. a. durchgeführt.

Die Entscheidung, welcher Weg beschritten und wie ausgedehnt das operative Vorgehen durchgeführt werden soll, ist allein vom Lokal- und Allgemeinbefund abhängig und bedarf, wie auch das eventuelle Einbeziehen einer Strahlennachbehandlung bzw. der alleinigen Strahlentherapie, der individuellen Beurteilung.

Noch relativ selten werden ultraradikale Operationen nach BRUNSCHWIG sowie BRICKER bei fortgeschrittenen und z. T. die Nachbarorgane befallenen oder bei rezidivierenden, nicht strahlensensiblen Genitalkarzinomen vorgenommen. Die primäre Letalität sowie die Rezidivneigung sind verständlicherweise sehr hoch. Auch treten für die Patientinnen unangenehme Begleitumstände auf: z. B. Stuhl- und Urinableitung über einen Anus praeternaturalis bzw. mittels einer Dünndarmblase mit bauchwandständigem Ausgang (BRICKER), eine Ureterhautfistel oder die Entleerung des Urins in den Dickdarm (*Coffey*sche Operation).

Bei diesen Operationen werden mit dem inneren Genitale entweder die Harnblase sowie die unteren Ureterabschnitte oder aber das untere Sigma und Rektum bzw. beide Organbereiche entfernt.

Die während und nach einer solchen ultraradikalen Operation auftretenden Frühkomplikationen sind entsprechend umfangreich. Sie unterscheiden sich sowohl in der Art als auch vorwiegend in der Frequenz von den Komplikationen, die nach Radikaloperationen aufzutreten pflegen.

Der postoperative Verlauf ist langwierig, er stellt an Patientin und Pflegepersonal große Aufgaben und fordert viel Geduld und Mut.

Die möglichen postoperativen Komplikationen nach Total- und Radikaloperationen sind verständlicherweise umfangreicher als nach den bisher angeführten Operationen. Einmal handelt es sich um Tumorkranke, die ganz andere prä- und postoperative Stoffwechselbedingungen aufweisen. Zum anderen werden durch das viel radikalere Vorgehen Blase, Ureteren, Rektum, Blut- und Lymphgefäße sowie Nerven stärker in Mitleidenschaft gezogen, besonders dann, wenn das operierte Karzinom doch bereits auf parametrane und Lymphabflußbereiche übergegriffen hatte.

Postoperative Frühkomplikationen

1. Relativ häufig sind Blasen-, Ureter-, Darm- und Gefäßverletzungen. Sie bedürfen der sofortigen Versorgung während der Operation.
2. Im postoperativen Verlauf können bis zum 21. Tage trophische Fisteln zwischen Blase, Ureteren bzw. Rektum und dem Scheidenblindsack auftreten. Wenn kein spontaner Fistelverschluß eintritt, so hat eine Fisteloperation zu erfolgen (siehe dort), die nicht vor Ablauf von 2—8 Wochen vorgenommen werden sollte.
3. Restharnbildung durch Blasentonusschwäche, evtl. mit Auftreten einer Zystitis und einer aufsteigenden Harnwegsinfektion, ist nicht allzu selten. Tonisierende Maßnahmen bzw. eine antibiotische Instillationsbehandlung hat zur Vermeidung von Nierenparenchymschäden durch aufsteigende Infektionen frühzeitig einzusetzen. Wenn erforderlich, ist eine Dauerkatheterbehandlung durchzuführen.
4. Ureterale Abflußstauung bzw. eine ein- oder beidseitige Harnstauungsniere können als Folge einer nicht erkannten Ureterumstechung oder auch sekundär durch Ureterverziehung bzw. Kompression infolge von Narbenschrumpfungen oder ödematös-infiltrativen Prozessen im verbliebenen Beckenzellgewebsbereich auftreten. Ligaturen sind, wenn noch möglich, sofort zu lösen. Gelingt dies nicht, so hat eine baldige Ureterimplantation in die Blase oder aber eine *Boari*-Plastik zu erfolgen, bevor die Niere zu stark geschädigt wird.
   Infiltrativ-ödematöse Ureterkompressionen sollten sofort nach Erkennung antiphlogistisch-antibiotisch mit hohen Glukokortikoidgaben (z. B. 60—80 mg Prednisolon täglich mit allmählich abnehmender Dosierung in Kombination mit einem Breitbandantibiotikum, wenn eine infektiöse Komponente vorhanden ist) behandelt werden. Ein schmerzhaftes Nierenlager sowie die Urographie, Chromozystoskopie und evtl. — aber nur, wenn nicht zu umgehen — eine retrograde Ureterdarstellung geben den diagnostischen Hinweis und ermöglichen die Beurteilung des Verlaufes.
5. Stärkere Blutungen aus der Arteria und Vena ovarica oder uterina nach Abgang einer Ligatur oder aus Beckenwandvenen. Die Umstechung bzw. Tamponade beseitigt diese Gefahr.
6. Oberflächliche und tiefe Thrombophlebitis bzw. Thrombose.
7. Lungenembolie.
8. Postoperative Pneumonie.
9. Starke Stoffwechselstörungen mit mehr oder weniger ausgeprägter Azidose und verstärk-

tem Eiweißabbau (HELLER). Infusionen mit Natriumbikarbonat, Glukose und Aminosäuren sind erforderlich.

10. Elektrolytverschiebung, insbesondere Abfall des Kalium- oder Natriumspiegels. Auch hierbei ist die Infusionstherapie mit Ersatz von Kalium bzw. Natrium zur Aufrechterhaltung des Elektrolytgleichgewichts dringend erforderlich.

11. Akutes Kreislaufversagen. Zu unterscheiden ist der periphere Kreislaufkollaps von der Zentralisation bzw. der inneren Verblutung. Die Therapie — hier periphere Kreislaufmittel, dort Infusionstherapie mit Blut bzw. Plasma-Expander und Blutstillung — hat nur nach exakter Klärung des Kreislaufversagens zu erfolgen.

12. Akutes Nierenversagen mit Anurie (siehe dort).

13. Subileuserscheinungen bzw. ausgeprägter Ileus durch Darmatonie oder mechanische Darmbehinderung als Folge von Adhäsionen lassen sich auf Grund des klinischen Bildes sowie der zusätzlichen Röntgendiagnostik erkennen. Eine entsprechende Therapie entweder in Form der Atoniebekämpfung oder der Relaparotomie hat zu erfolgen.

14. Die Pelveoperitonitis bzw. diffuse Peritonitis tritt selten auf. Kann sie nicht antibiotisch beherrscht werden, so muß rechtzeitig die Entlastungslaparotomie und ausgiebige Drainage der Bauchhöhle vorgenommen werden.

15. Die Mesenterialgefäßthrombose ist ebenfalls selten. Akuter Schmerz im Abdomen, absolute Arrhythmie, Vorhofflimmern, paralytischer Ileus mit nachfolgender Peritonitis sind die Symptome dieser bedrohlichen Komplikation. Die sofortige Operation ist angezeigt.

16. Streßbedingte Gastritis bzw. Ulcusbildung mit Bluterbrechen.

Spätkomplikationen

1. Restharnbildung durch Innervationsstörung der Blase nach ihrer teilweisen Isolierung von der Cervix uteri, der Vagina und vom paravesikalen Zellgewebe (Therapie: siehe oben). Gelegentlich muß in der Praxis eine tägliche Katheterisierung der Blase unter aseptischen Bedingungen zur Entfernung des Restharns erfolgen. Notfalls, wenn keine Besserung durch derartige Maßnahmen auftritt, ist fachurologische Behandlung angezeigt.

2. Die Zystitis wird an einem positiven Urinbefund sowie an schmerzhaften Miktionen erkannt und bedarf der antibiotischen Instillationsbehandlung bzw. der zusätzlichen peroralen Verabreichung von Antiseptika.

3. Stärkerer Fluor, ausgehend von Granulationen im Scheidenblindsackbereich mit sekundärer Kolpitis, wird durch Ätzbehandlung oder Elektrokoagulation dieser Granulation beseitigt. Eine Nachbehandlung zur Normalisierung der Scheidenflora ist angezeigt. (Nach antibiotischer oder Sulfonamid-Lokalbehandlung ist mit zuckerhaltigen Präparaten und Milchsäure-Styli das normale Scheidenmilieu wiederherzustellen.)

4. Spätblutungen aus den Granulationen im Scheidenblindsackbereich durch zu früh ausgeführte Kohabitationen. Auch hier ist die Elektrokoagulation der Granulationen erforderlich und führt zur Beseitigung der Blutungen bzw. Beschwerden.

5. Spätthrombophlebitis bzw. Thrombose.

6. Späte Subileus- bzw. Ileuserscheinungen können durch plötzliche Darmverschlingungen oder durch Adhäsionen auftreten. Hierbei gilt es rasch zu handeln und, wenn kurzfristige konservative Maßnahmen nicht zum Ziele führen, rechtzeitig die Laparotomie vorzunehmen, um eine Darmresektion zu vermeiden. Es besteht akute Lebensgefahr! Sofortige Klinikeinweisung ist angezeigt!

7. Ureterale Harnabflußstauung bzw. eine Harnstauungsniere kann noch Wochen nach der Klinikentlassung durch Narbenzug und Ureterkompression auftreten.

Symptome: Kopfschmerz, Benommensein, Schmerzen im Bereich der Nierenlager und Temperaturen. Das Urogramm gibt Auskunft über das Ausmaß der Störung und sollte in den ersten zwei Jahren in halbjährlichen Abständen durchgeführt werden. Eine klinische Behandlung ist in derartigen Fällen angezeigt.

8. Harninkontinenzerscheinungen durch Verziehung des Blasenauslaßbereiches treten gelegentlich auf. Führen konservative Maßnahmen wie Beckenbodenmuskelübungen, eine Badetherapie oder Hormonanwendung zur besseren Durchblutung (Östrogene können nach Kollum-Karzinom, jedoch nur Androgene dürfen nach Korpus- oder Ovarial-Karzinom Verwendung finden) nicht zum Ziele, so sollte eine Blasenhalsraffung evtl. in Kombination mit einer Bulbocavernosus-Fettlappen-Plastik in Verbindung mit einer zusätzlichen Beckenbodenplastik oder eine Zügelplastik durchgeführt werden. Sinnvoll ist es, vor Durchführung einer derartigen Operation mindestens die 3-Jahres-Heilungsgrenze abzuwarten, um nicht bei Vorhandensein eines schwer feststellbaren Rezidivs plastisch zu operieren und die Patientin damit zu gefährden.

9. Allgemeine Körperschwäche und Abgeschlagenheit sowie Kopfschmerz und Kreislauflabilität sprechen für eine verzögerte Rekonvaleszenz, eine Anämie stärkeren Ausmaßes oder für Organstörungen, die eine ausgedehnte klinische Diagnostik erforderlich machen. Eine weitere Karzinom-Ausbreitung muß ausgeschlossen werden!

10. Je nach Ausdehnung des Primärtumors ist trotz durchgeführter Therapie mit einem Weiterwachsen des Karzinoms im Beckenbereich oder aber in Form von Fernmetastasen zu rechnen. Ein derartiges Geschehen äußert sich in ischialgiformen Schmerzen, allgemeiner Körperschwäche, rascher Ermüdbarkeit, Hinfälligkeit, Gewichtsabnahme sowie in einer pathologischen Veränderung des lokalen Untersuchungsbefundes und der Laborwerte. Die Klinikeinweisung zur genauen Diagnostik und Einleitung einer gezielten Therapie ist umgehend vorzunehmen.

Sozialmedizinische Gesichtspunkte: Nach einer Radikaloperation wegen eines Kollum-Karzinoms oder nach einer Totalexstirpation wegen eines Korpus-, Ovarial- oder Tuben-Karzinoms muß zur Frage der Arbeits- und Erwerbsunfähigkeit besonders Stellung genommen werden. Handelt es sich um ein beginnendes Unterleibskarzinom, so besteht eine Erwerbsunfähigkeit für die Dauer von zwei Jahren. Handelt es sich jedoch primär um ein weiter fortgeschrittenes Karzinom, bei dem die Heilungsaussichten wesentlich geringer sind, so ist angesichts der schlechteren Prognose mit einer Rentenentziehung nach zwei Jahren nicht zu rechnen. Nachuntersuchungen geben dann weitere Auskunft über eine evtl. notwendig werdende Verlängerung der Invalidität.

Bestand primär ein Karzinom IV. Grades, das im allgemeinen nicht mehr operativ, sondern strahlentherapeutisch angegangen wird, so ist mit einer dauernden Erwerbsminderung zu rechnen und eine Begutachtung nicht vor Ablauf von 4—5 Jahren erforderlich.

Was die Begutachtung der Krebskranken anbetrifft, so nimmt nicht nur die Beurteilung des weiteren Verlaufs der Karzinomerkrankung, sondern auch die Beachtung der Folgezustände nach Operationen bzw. Bestrahlung einen wesentlichen Platz ein. Operative Eingriffe wie z. B. die *Wertheim-Meigs*sche Operation oder *Schauta-Amreich*-Operation sowie auch die zusätzlich oder ausschließlich durchgeführte Radium-Röntgen-Bestrahlung zur Behandlung eines Karzinoms können Schäden hinterlassen, die leider in Kauf genommen werden müssen. Derartige Komplikationen beeinflussen die Leistungsfähigkeit des Kranken ganz wesentlich. Insbesondere sind es Veränderungen im Harntrakt (schwere Zystitis, Ureterstenosierung, Fistelentstehung, ureterale Abflußstauung, Harnstauungsniere, Hydronephrose, Pyonephrose und Pyelonephritis), Schädigungen des Darmes in Form einer schweren Proktitis oder Stenosierung des oberen Rektumabschnittes mit Passageerschwernis und auch das Auftreten von Lymphödemen im Bereich der unteren Extremitäten nach Exstirpation aller Lymphknoten sowie venöse Einflußstauungen, die die Leistungen des Patienten und damit die Erwerbsfähigkeit wesentlich einschränken können. Aber auch höheres Alter, schlechter Allgemeinzustand, erhebliche Funktionsausfälle an einzelnen Organen oder ganzen Organsystemen sowie spezielle Berufsanforderungen sind in der Lage, zu einer anderen Beurteilung der Leistungsfähigkeit des Erkrankten beizutragen.

In erster Linie kommt es jedoch darauf an, den Gesundungswillen des Erkrankten zu stärken. Fühlt sich ein Patient postoperativ wohl und äußert den Wunsch, die Arbeit nach 2—3 Monaten wieder aufzunehmen, so ist dagegen nichts einzuwenden, wenn von organischer Seite keine Kontraindikation besteht. Aus psychologischen Gründen sollte besonders bei neurotischen Patientinnen der Arbeitswille gefördert werden, da dieser Personenkreis oftmals nach einer zweijährigen Rentengewährung unter allen Umständen eine Dauerinvalidität anstrebt. Auch an die Gefahr der Kündigung eines bestehenden Arbeitsverhältnisses, das der Patientin Aufgabe, Erfüllung, angenehmes Arbeitsklima und Ablenkung von ihrem Leiden bietet, sollte gedacht werden. Die Krebskranke könnte dadurch zusätzlich psychisch belastet werden. Man sollte bei einer Beratung einer Patientin stets daran denken, inwieweit man mit einem Vorschlag z. B. der Stellung eines Rentenantrages der Erkrankten wirklich hilft.

Im Rahmen der Sozialgesetze ist es auch möglich, den Erkrankten anderweitig wirtschaftlich sicherzustellen. Der Versicherte hat z. B. Anspruch auf Kranken- bzw. Hausgeld aus der gesetzlichen Krankenversicherung für die Dauer von 78 Wochen. Voraussetzung ist jedoch für die Zahlung von Krankengeld eine vollkommene Arbeitsunfähigkeit. Auch kann die Rentenversicherung, wenn die gesetzlichen Voraussetzungen dafür gegeben sind, Heilbehandlung und andere Maßnahmen zur Sicherung eines operativen Therapieerfolges gewähren. Auch sog. Übergangsgelder, die in der Regel höher als die Renten sind, können zu einer Unterstützung der Erkrankten herangezogen werden.

Wünschenswert ist vor einer Rentenentziehung die Durchführung eines Kuraufenthalts von 4—6wöchiger Dauer. In Nordrhein-Westfalen wird ein solcher Aufenthalt von der Gemeinschaft für Krebsbekämpfung zur Erhaltung der Arbeitsfähigkeit z. Z. dreimal in aufeinanderfolgenden Jahren gewährt.

Beim Nachweis von regionalen oder Fernmetastasen bzw. eines Lokalrezidivs ist eine weitere Invalidisierung zu beantragen. Die Patienten mit einem behandelten Vulva- oder Scheidenkarzinom bedürfen der gleichen Einstufung.

Nach ultraradikalen Operationen mit künstlichem Darmausgang und einer ebenfalls in die Bauchwand mündenden Dünndarmblase nach BRICKER ist eine Dauerinvalidisierung angezeigt. Empfehlenswert ist für den Begutachter karzinomkranker Patienten, sich mit den »*Empfehlungen zur sozialmedizinischen Beurteilung von Versicherten mit bösartigen Geschwulsterkrankungen*«, die vom Deutschen Zentralausschuß für Krebsbekämpfung und Krebsforschung e. V. in Übereinstimmung mit dem Verband Deutscher Rentenversicherungsträger herausgegeben wurden, auseinanderzusetzen. Diese Empfehlungen sind erhältlich über die Bundesversicherungsanstalt für Angestellte, 1 Berlin-Wilmersdorf 31, Ruhrstr. 2. Zusätzlich kann die Neuauflage des Buches »*Die medizinische Begutachtung in der Rentenversicherung der Arbeiter und der Angestellten*«, herausgegeben vom Verband Deutscher Rentenversicherungsträger, 1966, herangezogen werden.

Geburtshilflicher Teil

Abortabrasio

Der *Abortus incompletus* bis zum 6. Monat bedarf der instrumentellen oder kombinierten digitalen und instrumentellen Nachräumung, um das Cavum uteri von Plazentaresten zu befreien.

Bei *missed abortion* bzw. bei verhaltener Fehlgeburt wird die Frucht oft erst spät oder überhaupt nicht spontan ausgestoßen, insbesondere dann nicht, wenn die Rückbildung der Uterusmuskulatur schon weit fortgeschritten ist und eine Wehentätigkeit dadurch nicht mehr auftritt. Eine Curettage kann auch in einem solchen Falle erforderlich werden.

Bei der *Interruptio,* die nur streng nach medizinischen Gesichtspunkten vorzunehmen ist, erfolgt nach der instrumentellen Zervixdilatation und Entfernung der Frucht ebenfalls die Beseitigung der Plazenta oder ihrer Reste mittels der stumpfen Curette.

Handelt es sich um einen *Abortus febrilis ohne entzündlichen Adnexbefund,* so sollte man sich exspektativ verhalten. Unter Antibiotikaschutz kann nach 3tägiger Fieberfreiheit die Curettage erfolgen.

Beim *Abortus febrilis complicatus mit einem entzündlichen Adnexbefund* sollte streng konservativ verfahren werden. Eine Curettage ist erst nach 4—6 Wochen sowie nach Abklingen aller Entzündungserscheinungen unter erneuter Antibiotikatherapie vorzunehmen. Besteht jedoch nur eine sogenannte »Ausstoßungstemperatur«, dann kann unter Antibiotikaschutz auch sofort curettiert werden.

Eine Abortcurettage sollte aus den nachfolgenden Gründen zum Schutze von Patientin und Arzt in der Klinik erfolgen:

1. Narkosezwischenfall mit Todesfolge.
2. Uterusperforation mit starker intraabdominaler Blutung und evtl. Verletzung von Bauchorganen (Dünndarm, Blase oder Rektum).
3. Das Ansehen des Arztes kann durch falsche Patientenaussagen geschädigt werden (Abtreibungsverdacht!).

Spätkomplikationen

1. Uterinbedingte Amenorrhoe.
   Durch eine Abrasio, die nicht mit der nötigen Vorsicht vorgenommen wurde, zumal wenn fälschlicherweise die scharfe Curette insbesondere beim Abortus febrilis zur Anwendung gelangte, kann ein Endometriumverlust und dadurch eine uterinbedingte Amenorrhoe auftreten. Sie wird erkannt am Sistieren der Menstruation bei erhaltengebliebener Ovarialfunktion, die am biphasischen Verlauf der Basaltemperaturkurve erkennbar ist. Nach einer intensiven Östrogenbehandlung findet in derartigen Fällen kein Schleimhautaufbau statt. Demzufolge tritt auch keine Entzugsblutung mehr auf. Wenn eine über 2–3 Monate durchgeführte hochdosierte Östrogenbehandlung (40 mg Depot-Progynon anfangs 2×, später 1× wöchentlich) nicht zu einer Regeneration und Proliferation von basalen Endometriumresten führt, so ist jede weitere Hormonbehandlung zwecklos.
   Die Patientinnen sind über die eingetretene Infertilität aufzuklären, aber auch darüber, daß kein vorzeitiges Klimakterium besteht (Patientinnen haben vor diesem Ereignis besonders Angst!).
2. Akute Endo- bzw. Endomyometritis oft in Begleitung einer Salpingitis oder Pyosalpinx.
   Die Endometritis und Salpingitis bzw. Pyosalpinx können durch eine vorgenommene

Abrasio bei febrilem Abortus, besonders wenn artefizielle Eingriffe vorausgegangen sind, ausgelöst werden.

Folgende Symptome treten auf: hohe Temperaturen, stark erhöhte BSG, Leukozytose, Schmierblutungen, eitriger Fluor, starke Unterleibsschmerzen mit Abwehrspannung der Bauchdecken, besonders bei Ausweitung des Prozesses zu einer Pelveoperitonitis. Ausgelöst werden derartige Infektionen durch die verschiedensten Keime, vorwiegend jedoch durch Gonokokken (die Gonorrhoe nimmt wieder stark zu!), Staphylokokken, Bacterium coli und Pseudomonas pyocyanea. Abstriche vom Zervikalkanal, der Harnröhre sowie vom eitrigen Fluor aus dem Vaginalbereich mit Durchführung einer Resistenzbestimmung müssen erfolgen, um eine spezifische Behandlung einleiten zu können.

Die Therapie besteht in Bettruhe, Eisbeutel, antiphlogistisch-antibiotischen Maßnahmen mit Glukokortikoiden in absteigender Dosierung (Beginn mit 60 mg/die) und täglich anfangs 2 g, später 1 g eines Breitbandantibiotikums. Diese Behandlung muß über einen Zeitraum von 2–3 Wochen durchgeführt werden.

Besteht Verdacht auf eine Genital- oder Lungentuberkulose oder leiden die Patienten an Diabetes mellitus oder an einem Magen- bzw. Duodenalulkus, so hat eine Glukokortikoid-Therapie zu unterbleiben.

3. Pelveoperitonitis bzw. diffuse Peritonitis, evtl. mit *Douglas*exsudatbildung.

Sie ist zu erkennen an der Abwehrspannung, Darmatonie, an hohen Temperaturen, z. T. mit Schüttelfrösten, und am schweren Krankheitsgefühl. Bei der gynäkologischen Untersuchung finden sich ein eitriger Fluor, oftmals ein vorgewölbter *Douglas*scher Raum auf Grund eines darin sich befindenden Exsudates sowie zusätzlich entzündlich bedingte, sehr druckschmerzhafte Adnextumoren.

Therapeutisch sind neben einer hochdosierten antiphlogistisch-antibiotischen Therapie folgende zusätzliche Maßnahmen durchzuführen: Das *Douglas*exsudat ist durch Punktion mit anschließender Drainage zu entleeren. Eine Pyosalpinx ist ebenfalls vom hinteren Scheidengewölbe aus zu punktieren. Eine Drainage hat dagegen, um die Ausbildung einer Tuben-Scheiden-Fistel zu vermeiden, zu unterbleiben. Im Anschluß an die Eiterentleerung ist eine lokale Antibiotikum-Instillation in die entleerten Eileiter vorzunehmen.

Eine ausgedehnte Salpingitis bilateralis hat zumeist eine Sterilität zur Folge. Man sollte dies der Patientin gegenüber jedoch nicht äußern, da nach guter Rückbildung Graviditäten gelegentlich doch eintreten können.

4. *Parametritis.*

Die Parametritis kann nach einer Uterusperforation, aber auch durch forciertes oder zu weites Aufdehnen des Zervikalkanals und insbesondere nach mißglückten, artefiziellen, kriminellen Eingriffen auftreten.

Das parametrane Infiltrat läßt sich per vaginam, besonders gut jedoch per rectum tasten.

Die Behandlung hat, wie bereits unter Punkt 3 beschrieben, ebenfalls antiphlogistisch-antibiotisch zu erfolgen. Tritt eine Abszedierung im vorderen, seitlichen oder hinteren Parametriumanteil ein oder kommt es zur Abszeßbildung im Septum recto-vaginale, so ist zu punktieren. Ausgedehnte Prozesse sollten drainiert werden. Eine Antibiotikum-Instillation ist angezeigt.

5. *Chronische Endometritis.*

Sie tritt nach febrilem Abortus auf. Bei der chronischen Endometritis finden sich ausgedehnte Rundzellinfiltrationen im Endometrium mit einer Regenerations- und Proliferationsstörung. Sie weist folgende Symptome auf: Postmenstruelle Schmierblutungen von 5–8tägiger Dauer, gelegentliche subfebrile Temperaturen, leicht erhöhte BSG, Kopfschmerzen und Mattigkeits- bzw. Krankheits- und Unlustgefühl.

Therapie: Unter Antibiotikumschutz ist eine Abrasio vorzunehmen. Im Anschluß daran sind 5 mg Progynon B oleosum forte und 10 mg Depot-Progynon zur besseren Endometriumregeneration und -proliferation zu verabfolgen.

Interruptio (vorzeitige Schwangerschaftsbeendigung)

Durch eine Interruptio, aber auch bereits als Folge einer diagnostischen Abrasio können Zerreißungen des Zervixbindegewebes eintreten, die nicht selten später nach Eintritt einer Gravidität eine Zervixverschlußinsuffizienz mit dadurch bedingter Fehl- oder Frühgeburtsneigung nach sich ziehen. Bei derartigen Spätfolgen ist eine genaue Schwangerschaftsüberwachung zur möglichst frühen Erkennung einer vorzeitigen Zervixverkürzung, Muttermundserweiterung und Wehentätigkeit erforderlich. Tritt ein derartiges Geschehen ein, so ist umgehend die Klinikeinweisung zur Vornahme einer *Shirodkar*-Operation (Zervixverschluß mittels eines Perlonbandes) zu veranlassen.

Sozialmedizinische Gesichtspunkte: Nach einer komplikationslos verlaufenen Abortabrasio oder Interruptio kann eine Patientin nach der Klinikentlassung noch für eine Woche arbeitsunfähig geschrieben werden. Eine Einschränkung der Erwerbsfähigkeit besteht nicht.

Anders ist es dagegen nach Auftreten von Komplikationen. Bei entzündlichen Veränderungen der Genitalorgane im Anschluß an eine Abrasio kann die Arbeitsunfähigkeit auf 4–6 Wochen und evtl. noch länger ausgedehnt werden müssen, bis eine endgültige Heilung erfolgt ist.

Plazentarpolyp

Ein post partum oder post abortum aufgetretener Plazentarpolyp ist nur durch eine Curettage zu beseitigen. Meistens geht ein solcher Eingriff mit einer starken Blutung einher.

An Spätkomplikationen können längere Zeit anhaltende Schmierblutungen auftreten. Angezeigt ist nach der Abrasio eine Östrogenbehandlung mit 5 mg Progynon B oleosum und 10 mg Depot-Progynon zu rascheren Schleimhautregeneration und -proliferation.

Entzündliche Reaktionen können — wie nach jeder Abrasio — ebenfalls gelegentlich nach der Curettage eines Plazentarpolyps auftreten.

Sozialmedizinische Gesichtspunkte: Die Dauer der Arbeitsunfähigkeit richtet sich nach dem Allgemeinzustand der Patientin. Im Normalfalle beträgt sie eine Woche; nach starken und nicht genügend ersetzten Blutverlusten bis zu einem Monat. Eine Erwerbsminderung tritt nicht auf.

Rißverletzungen bei Geburten oder geburtshilflichen Operationen

Nach Normalgeburten, in stärkerem Ausmaße jedoch nach vaginalen geburtshilflichen Operationen wie Zangenentbindungen, Vakuumextraktionen, Wendungsoperationen und Bekkenendlagenentwicklungen treten nicht selten Rißverletzungen im Zervixgebiet, entlang der Scheide bzw. im Scheidengewölbe oder im Vulva- und Dammbereich auf. Einbezogen werden die medianen und lateralen Episiotomien.

Besonders Dammrisse können große Ausmaße erreichen. Dabei werden gelegentlich der Sphinkter ani sowie der untere Rektumabschnitt mit einbezogen. Auch Harnröhren- und Blasenverletzungen mit Infektions- und Fistelfolge werden beobachtet. Die Gewebszerreißungen, die eine unterschiedlich starke Blutung zur Folge haben können, bedürfen der chirurgischen Versorgung. Schwere sekundäre Anämien sind entsprechend zu behandeln. Postoperativ können Nahtdehiszenzen, Sekundärheilungen und Infiltrationen im Dammbereich auftreten.

Eine Sekundärnaht, insbesondere nach Dammriß III°, sollte immer in einer Klinik durchgeführt werden. Entzündliche Infiltrationen sind antiphlogistisch-antibiotisch zu behandeln. Schmerzen im Dammnahtbereich, die naht- oder ödembedingt sind, lassen sich durch Impletolinjektionen evtl. mit Hyaluronidasezusatz günstig beeinflussen.

Zu beachten sind weiterhin kleine Fadengranulome, die der Exstirpation bedürfen. Sie treten auf, wenn Dammrisse bzw. Dammschnitte mit zuviel Catgutnähten versorgt werden.

Schwere *Spätkomplikationen* wie Blasen-, Urethra- oder Rektumscheidenfisteln, Urethraabrisse, Ureterläsionen oder Ureterunterbindung (z. B. bei Nahtversorgung eines ausgedehnten Zervixrisses) u. a. bedürfen ebenfalls der klinischen Behandlung.

Geringfügigere urologische Spätkomplikationen wie eine post partum auftretende Zystitis bzw. Blasenentleerungsstörung mit Restharnbildung können mit Hilfe von lokalen Antibiotikainstillationen (Nebacetin) oder tonussteigernden Mitteln wie Movellan, Doryl oder DHE auch in der Praxis behandelt werden.

Bleiben trotz einer Nahtversorgung Emmetrisse an der Zervix zurück, so sollte die Patientin zur Vermeidung eines zervikalen Fluors und einer später evtl. auftretenden Zervixverschlußinsuffizienz möglichst bald erneut in die Klinik zur plastischen Operation eingewiesen werden.

Ein nach Dammriß oder Dammschnitt zu eng genähter Introitus vaginae verursacht Kohabitationsbeschwerden und bedarf der Längsspaltung und Quervernähung (sogenannte scharfe Dehnung) als introituserweiternden Eingriff.

Sozialmedizinische Gesichtspunkte: Eine Arbeitsunfähigkeit besteht auf Grund des Mutterschutzgesetzes ohnehin für die Dauer von 8 Wochen. In dieser Zeit sollten nahtversorgte Riß- oder Schnittwunden abgeheilt sein. Im Ausnahmefall kann die Dauer der Arbeitsunfähigkeit verlängert werden. Eine Einschränkung der Berufsfähigkeit besteht nach derartigen Eingriffen nicht; es sei denn, es treten Blasen- oder Rektumscheidenfisteln oder eine Sphinkter-ani-Insuffizienz und damit Harn- und Stuhlinkontinenz auf.

Bis zur Durchführung einer plastischen Operation, die wegen der erforderlichen Wundsäuberung und der Möglichkeit eines spontanen Fistelverschlusses nicht vor Ablauf von 4—6 Wochen erfolgen sollte, besteht Arbeits- und Erwerbsunfähigkeit.

Uterusrupturen

Uterusrupturen können bei Wendungsoperationen oder stark protrahierten Geburten auftreten. Im allgemeinen werden sie sofort erkannt und operativ angegangen. Wenn möglich, erfolgt die Nahtversorgung der Rupturstelle.

Im ungünstigen Falle muß die Hysterektomie vorgenommen werden. Die Ovarialfunktion wird jedoch dadurch nicht beeinträchtigt. Demzufolge ist auch eine Hormonbehandlung nicht erforderlich. Es ist wichtig, die Frauen über ihren Zustand exakt aufzuklären! Weitere postoperative Komplikationen, ihre Erkennung und Behandlung sind im Kapitel über die Hysterektomie angeführt.

Sozialmedizinische Gesichtspunkte: Nach Ablauf der 8wöchigen arbeitsfreien Zeit (Mutterschutzgesetz) ist die Patientin, wenn nicht besondere Umstände vorliegen, wieder arbeits- und erwerbsfähig.

Blasenmole, Chorionepitheliosis bzw. Chorionepitheliom

Die Blasenmole beruht auf einer Fehlbildung der Chorionzotten, die Chorionepitheliosis bzw. das Chorionepitheliom auf einer echten tumorartigen Entartung des Chorionepithels mit infiltrativem und metastatischem Wachstum. Der Choriongonadotropinspiegel, kontrollierbar durch den quantitativen Schwangerschaftstest, ist im allgemeinen erhöht bzw. sogar in starker Verdünnung noch positiv.

Ist eine Blasenmole diagnostisch gesichert, so erfolgt die digitale und anschließend die instrumentelle Entleerung des Uterus, um möglichst alle chorialen Elemente zu entfernen, was nicht immer restlos gelingt. Bleibt Gewebe zurück, so kann sich daraus in etwa 5% der Fälle ein Chorionepitheliom entwickeln.

Komplikationen: Zur Feststellung eines erneuten chorialen Wachstums sollten anfangs in 4wöchentlichen Abständen, nach 6 Monaten in 2—3monatlichen Intervallen eine gynäkologische Untersuchung sowie ein Schwangerschaftstest angestellt werden, um einmal Luteinzysten (stark vergrößerte Ovarien), zum anderen eine erneute starke Choriongonadotropinbildung feststellen zu können. Bei Verdacht auf eine Chorionepitheliosis oder ein echtes Chorionepitheliom ist der Schwangerschaftstest auch in Verdünnung (1 : 10, 1 : 50, 1 : 100 u. m.) auszuführen, um die Höhe der Ausschüttung an Choriongonadotropin zu erfassen und damit gewisse Anhaltspunkte über Ausdehnung und Malignitätsgrad der fetalen Geschwulst zu erhalten.

Besteht auf Grund erhöhter Hormonausschüttung der Verdacht auf ein Chorionepitheliom, das auch ohne vorher bestandene Blasenmole auftreten kann, so ist zuerst eine Abrasio vorzunehmen, um eine histologische Bestätigung zu erhalten. Histologisch ist der Unterschied zwischen einer Chorionepitheliosis und einem Chorionepitheliom nur schwer oder gar nicht festzustellen.

Hat sich eine derartige Geschwulst gebildet, so ist die Totalexstirpation nicht zu umgehen. Eine Röntgenkontrolle der Lunge gibt Auskunft über pulmonale Metastasen.

Weniger bei Ausräumung einer Blasenmole als vielmehr während der Abrasio bei Vorliegen eines im Uterus befindlichen Chorionepithelioms besteht wegen der gesteigerten Zerreißlichkeit der Uteruswand erhöht Blutungs- und Infektionsgefahr (eigene Erfahrung). Derartige Eingriffe sind demzufolge nur in der Klinik und nach Bereitstellung von Blutkonserven zu verantworten. Eine antibiotische Behandlung ist — wenn erforderlich — frühzeitig vorzunehmen.

Sozialmedizinische Gesichtspunkte: Erfolgt wegen eines Chorionepithelioms eine Totalexstirpation, so ist die Patientin im Anschluß daran für die Dauer von zwei Jahren zu invalidisieren. Die Beurteilung der Arbeits- und Erwerbsfähigkeit über diese Zeit hinaus hat wie bei jedem anderen weiblichen Genitalkarzinom durch Nachuntersuchungen zu erfolgen.

Beckenringlockerung, Symphysenruptur

Die Lockerung des Beckenringes, der Symphyse und beider Articulationes sacroiliacae geschieht hormonell und tritt mehr oder weniger stark ausgeprägt schon am Ende der Gravidität auf. Durch schwere Spontangeburten, aber auch nach Zangenentbindungen kann eine verstärkte Dehnung oder Zerreißung der Symphyse eintreten. Sie ist erkennbar an Symphysen- und Kreuzschmerzen besonders während des Umdrehens im Bett sowie am Auftreten eines Schonganges mit bestehendem Symphysen- und Kreuzschmerz. Eine Röntgenkontrolle bei wechselseitiger Belastung eines Beines gibt über das Ausmaß der Dehnung bzw. Ruptur Auskunft.

Die Therapie besteht in einer Hängelagerung im Bett für die Dauer von 3—6 Wochen, bis fast keine Verschieblichkeit der Schambeinäste röntgenologisch mehr zu erkennen ist und keine Schmerzhaftigkeit mehr besteht. Für die Behandlung von leichteren Fällen, insbesondere für die während der Schwangerschaft auftretenden Erscheinungen, ist die orthopädische Versorgung mit dem Beckengurt nach HOHMANN zu erwägen. Ist die Konsolidierung auch durch eine längere Behandlung noch nicht eingetreten, so hat eine Drahtung oder Knochenspanverpflanzung zu erfolgen.

Sozialmedizinische Gesichtspunkte: Bei Bestehen eines typischen Schonganges ist die Erwerbsfähigkeit stark eingeschränkt. Eine sitzende Halbtagsarbeit könnte u. U. zugemutet werden. Ist die Festigkeit des Beckenringes eingetreten, so besteht wieder volle Arbeits- und Erwerbsfähigkeit.

Schnittentbindung

Die Schnittentbindung wird bei Bestehen eines Mißverhältnisses zwischen Kopf und Becken, bei Querlage, vorzeitiger Plazentalösung oder Placenta praevia, bei drohender oder bereits eingetretener Uterusruptur, bei uteroplazentarer Apoplexie, bei mißgebildetem Uterus, bei Vorliegen einer Vaginalatresie oder aus rein kindlicher Indikation durchgeführt.

An *Frühkomplikationen*, die in die klinische Zeit fallen, treten auf:

1. Nachblutungen aus dem Nahtbereich.
2. Atonieblutungen.
3. Blutungen aus dem unteren Uterinsegment bei vorausgegangener Placenta praevia.
4. Afibrinogenämie.
5. Blasenverletzungen mit Ausbildung einer Blasen-Scheiden- oder Blasen-Zervix-Fistel.
6. Ureterläsion oder Ligierung mit nachfolgender Harnstauungsniere oder Ureter-Scheiden- oder Ureter-Zervix-Fistel.
7. Salpingitis.
8. *Douglas*exsudat.
9. Peritonitis (sie ist im Wochenbett wegen fast fehlender Abwehrspannung schwer zu erkennen!).
10. Parametrane Infiltration mit evtl. eintretender Abszedierung.
11. Bauchdeckendehiszenz.
12. Endometritis, Endomyometritis, Puerperalsepsis.
13. Paralytischer oder mechanischer Ileus.
14. Tiefe Thrombose, Embolie, oberflächliche Thrombophlebitis.

An *Spätkomplikationen* finden sich gelegentlich:

1. Eine Spätsalpingitis evtl. mit Ausbildung eines *Douglas*exsudats.
2. Eine Spätparametritis. Beide Erkrankungen gehen mit Temperaturerhöhung und beschleunigter BSG einher. Durch eine gynäkologische Exploration läßt sich eine eindeutige Klärung herbeiführen. Die Klinikeinweisung ist erforderlich zur gezielten antiphlogistisch-antibiotischen Behandlung und, wenn möglich, zur Pyosalpinx-Punktion mit Antibiotikum-Instillation (ohne Drainage wegen der Fistelgefahr) oder der *Douglas*punktion bzw. Punktion eines parametranen Abszesses mit evtl. anschließender Drainage für kurze Zeit (hier besteht keine Gefahr einer Fistelausbildung!).

3. Adhäsionsbeschwerden sowie Subileus- oder Ileuserscheinungen. Im letzteren Fall ist die Krankenhauseinweisung zur Vornahme der Laparotomie dringend angezeigt.

4. Schmerzen an der vorderen Bauchwand. Sie sind durch Adhäsionen im Sektionarbenbereich bedingt.

5. Tiefe Thrombose oder oberflächliche Thrombophlebitis.

6. *Sheehan*-Syndrom. Dieses Krankheitsbild kann auftreten nach sehr starkem Blutverlust, bedingt durch eine Sektio bei Placenta praevia, eine schwere Atonie oder eine Rißverletzung. Als wichtigstes Symptom dieser Erkrankung findet sich eine unregelmäßige Menstruationsblutung oder sogar eine Amenorrhoe, da durch völlige oder teilweise Zerstörung des Hypophysenvorderlappens keine oder nur noch eine geringe Beeinflussung bzw. Steuerung der Ovarialfunktion besteht. In ausgeprägten Fällen treten Abmagerung sowie noch weitere Symptome hinzu, die in diesem Rahmen nicht abgehandelt werden sollen.

Es ist sinnvoll, die Patientin bei Verdacht auf *Sheehan*-Syndrom einer Fachklinik zur Untersuchung und Erstellung eines Hormonstatus zu überweisen. Es soll betont werden, daß ausgeprägte Erkrankungen dieser Art sehr selten sind.

7. Bei Eintreten einer erneuten Schwangerschaft nach bereits vorausgegangener Schnittentbindung ist an eine stille Uterusruptur im Sektionarbenbereich zu denken.

Sozialmedizinische Gesichtspunkte: Arbeitsunfähigkeit besteht für die Dauer von 8 Wochen (Mutterschutzgesetz). Ist der Verlauf sehr kompliziert, so kann die Dauer der Arbeitsunfähigkeit verlängert werden. Exakte Richtlinien lassen sich nicht aufzeichnen. Eine Erwerbsunfähigkeit tritt im allgemeinen nach einer Kaiserschnittoperation nicht auf.

Mastitis puerperalis

Post partum kann durch virulente Keime (Hospitalismus!) über die Rhagaden der Brustwarzen eine Mastitis entstehen. Sie tritt oft erst Wochen nach der Klinikentlassung auf und wird dann als Spätmastitis bezeichnet, obwohl die Infektion noch in der Klinik durch klinikeigene Bakterienstämme erfolgte. Eine sofort einsetzende Antibiotikumbehandlung (hoch dosieren mit 2—3 g/die) und Ruhigstellung beider Brüste kann zur Spontanheilung führen.

Bei Abszedierung ist die Klinikeinweisung zur Inzision und Drainage angezeigt. Je nach Ausdehnung der Mastitis bzw. der narbigen Schrumpfung sollte im Anschluß an eine erneute Geburt zur Frage des Abstillens Stellung genommen werden.

Sozialmedizinische Gesichtspunkte: Arbeitsunfähigkeit kann bis zu 4 Wochen nach der Klinikentlassung gewährt werden. Eine Einschränkung der Erwerbsfähigkeit besteht danach nicht.

Literatur

1) Boari, A.: Policlinico sez. chir. 6 (1899), 237, 289.
2) Boari, A.: Z. Urolog. 2 (1908), 828.
3) Brandt, G., H. Kunz u. R. Nissen: Intra- und postoperative Zwischenfälle. Stuttgart 1965.
4) Bricker, E.: Die Ultrachirurgie des Kollumkarzinoms. Dtsch. Gynäk. Kongr. Hannover 20.—24. Sept. 1966.
5) Brunschwig, A., and W. Daniel: Amer. J. Obstetr. Gynec. 75 (1958), 875.
6) Dettmar, H., u. W. Schmandt: Zbl. Chir. 91 (1966), 370.
7) Elert, R.: Kolpocöliotomie. Internat. Kongr. f. Gynäk. u. Geburtsh. Wien, Sept. 1961.

8) Fletcher, P. F.: Amer. J. Obstetr. Gynec. 56 (1948), 41.

9) Frischbier, H.-J.: Geburtsh. u. Frauenhk. 26 (1966), 1255.

10) Gerteis, W.: Lymphographie und topographische Anatomie des Becken-Lymphsystems. Stuttgart 1966.

11) Hartl, H.: Die funktionelle Harninkontinenz der Frau mit besonderer Berücksichtigung neuer diagnostischer Verfahren. Stuttgart 1953.

12) Hartl, H.: Arch. Gyn. 193 (1959), 449.

13) Heller, L.: Stoffwechseluntersuchungen bei ultraradikalen Operationen. Dtsch. Gynäk. Kongr. Hannover 20.–24. Sept. 1966.

14) Käser, O., u. F. Ikle: Atlas der gynäkologischen Operationen. Stuttgart 1964.

15) Kremling, H.: Zschr. Urol. 40 (1952), 304.

16) Kremling, H.: Zbl. Gynäk. 74 (1952), 1761.

17) Kremling, H.: Geburtsh. u. Frauenhk. 20 (1960), 633.

18) Kunz, H.: Das akute Abdomen. 2. Auflage. München – Berlin 1960.

19) Marshall, V. F., A. A. Marchetti and K. E. Krantz: Surg. Gynec. Obstetr. 88 (1949), 509.

20) Martius, H.: Die gynäkolog. Operationen. Stuttgart 1960.

21) Müller, H. G.: Geburtsh. u. Frauenhk. 18 (1958), 1408.

22) Müller, H. G.: Geburtsh. u. Frauenhk. 21 (1961), 1055.

23) Müller, H. G.: Über den urographischen Nachweis paraaortaler Lymphknotenmetastasen bei gynäkologischem Karzinom. Verh. Ber. d. Dtsch. Ges. f. Urol., 20. Tag., Wien 1963, S. 311.

24) Müller, H. G.: Geburtsh. u. Frauenhk. 26 (1966), 1598.

25) Müller, H. G., u. J. Herrmann: Z. f. Gebh. u. Gyn. 168 (1967), 94.

26) Ober, K. G., u. H. Meinrenken: Allgemeine und spezielle chirurgische Operationen. II. Aufl. Bd. IX. Berlin – Göttingen – Heidelberg 1964.

Urologische Eingriffe

Von H. Lurz, Mannheim

Operationen an der Niere und am Harnleiter

Der postoperative Krankenhausaufenthalt nach Nieren- und Harnleiteroperationen dauert im Durchschnitt 14 Tage. 3—4 Wochen nach der Entlassung ist der Patient arbeitsfähig, jedoch sind wegen der Gefahr einer Narbenhernie für weitere 2—3 Monate stärkere Belastungen der Rücken- und Bauchmuskulatur zu vermeiden.

Nach Eingriffen wegen Tuberkulose oder Tumoren gelten für die Dauer der Arbeitsunfähigkeit besondere Gesichtspunkte (s. dort).

Nach fast allen anderen Operationen an den oberen Harnwegen hängt die Wiedereingliederung des Patienten in den Arbeitsprozeß oft entscheidend von der Begleitinfektion und von dem Vorliegen einer Pyelonephritis ab.

Als unmittelbare Operationsfolge beobachtet man gelegentlich hartnäckige Neuralgien im Bereich der Flanke und des Unterbauches, die nach Schädigungen der im Operationsgebiet verlaufenden Nerven (N.subcostalis, N.iliohypogastricus, N.ilioinguinalis) auftreten. Die Behandlung besteht in hohen Dosen von Neurobion und Neurotrat.

1. Steinoperationen

Eine der häufigsten und verantwortungsvollsten urologischen Aufgaben des Hausarztes ist die Nachsorge bei steinoperierten Patienten. Die diätetische und medikamentöse Steinprophylaxe sowie die Verhütung bzw. Behandlung von Harninfektionen stehen dabei im Vordergrund. Die Rezidivhäufigkeit wird in der Literatur unterschiedlich mit 10—35% angegeben!

Die Prophylaxe hat sofort nach der Operation einzusetzen und folgt individuellen, nach der chemischen Analyse des Konkrementes ausgerichteten Gesichtspunkten. Daneben ist reichliche Flüssigkeitszufuhr besonders wichtig. Die tägliche, möglichst gleichmäßig verteilte Trinkmenge soll bei Kreislaufgesunden 2—3 l betragen. Wir empfehlen vor allem Hagebuttentee, gestatten aber auch in geringerer Menge Schwarztee und Bohnenkaffee.

Steinprophylaxe und Ernährung

Diätetische Maßnahmen sind nach wie vor problematisch. Es ist wenig sinnvoll, einen bis ins letzte detaillierten Diätplan aufzustellen, der alle in Frage kommenden Steinbildner berücksichtigt. Man würde Gefahr laufen, dem Patienten eine zu einseitige Kost anzuraten, was eine neue Steinbildung nur begünstigen würde. Richtig ist eine stets abwechslungsreiche Kost, die die Hauptsteinbildner meidet bzw. soweit wie möglich einschränkt. Jede Überernährung ist von Nachteil! Die Nahrungsaufnahme sollte zeitlich geregelt sein, auf eine Regulierung des Stuhles ist zu achten, jegliche Überarbeitung sollte steingefährdeten Patienten erspart bleiben.

Die gemischte Grundkost soll je Tag 2500—3000 Kalorien enthalten: ca. 100 g Fett, 80 g Protein und 400 g Kohlehydrate.

Etwa 85% aller Harnkonkremente bestehen aus Kalkverbindungen. Der größte Teil davon sind Mischsteine aus Bestandteilen von Kalzium, Oxalat und Phosphat. Die restlichen 15% setzen sich aus Uratsteinen und zu einem nur kleinen Teil aus den seltenen Zystinsteinen sowie den ganz vereinzelt auftretenden Xanthinsteinen zusammen.

Die Steinprophylaxe hat somit bei den häufigsten Steinsorten — den Kalzium-Oxalat- und Kalzium-Phosphatsteinen — auf eine Reduzierung der Kalziumausscheidung durch die Nieren abzuzielen, was wirkungsvoll durch das Verbot von purer Milch und eine weitgehende Einschränkung von Milchpräparaten geschehen kann. Bei Oxalatsteinen kommt das Verbot von Rhabarber, Sellerie, Spinat und Kakao hinzu, die einen besonders hohen Oxalatgehalt aufweisen.

Medikamentös verspricht man sich bei Oxalat- und Phosphatsteindiathese von der neu aufgekommenen Orthophosphat-Therapie mit *Reducto (Temmler)* eine wirksame Prophylaxe; doch ist die Zeit der klinischen Erprobung noch relativ kurz.

Folgende Dosierung wird empfohlen:

1. Tag 3mal 1 Tablette
2. Tag 3mal 2 Tabletten
ab 3. Tag 3—4mal 2 Tabletten täglich

über einen Zeitraum von 6—12 Monaten. Patienten mit nur einer Niere und Kinder nehmen die halbe Dosis. Treten unter der Reducto-Behandlung Durchfälle auf, so ist die Flüssigkeitszufuhr etwas herabzusetzen. Bei Hypertonikern muß der Blutdruck überwacht werden, da das Präparat Natrium enthält.

Bei Uratsteinen müssen Fett, Fleisch, Wurst und Fisch reduziert werden. Innereien (Leber, Nieren, Hirn, Bries) sowie scharfe Fische (Heringe, Sardinen, Kaviar) sind ganz zu meiden. Als Getränke sind Zitronensaft, Orangensaft, Hagebuttentee und Malzkaffee zu empfehlen, dagegen sollen alkoholische Getränke und Bohnenkaffee eingeschränkt werden.

Für Zystinsteine gilt im wesentlichen das gleiche.

Eine konsequent durchgeführte Alkalisierung des Urins ist heute die wirksamste prophylaktische Maßnahme bei Uratsteindiathese und führt darüber hinaus in den meisten Fällen zur Auflösung auch größerer Harnsäurekonkremente. Voraussetzung ist jedoch, daß stärkere Harninfektionen fehlen bzw. medikamentös beherrscht werden können und daß keine angeborenen oder erworbenen Harnabflußhindernisse vorliegen. Durch eine gezielte Alkalisierung gelingt es, die Löslichkeit der Harnsäure im Urin von normalerweise 20 mg auf 2000 mg je Liter zu erhöhen.

Verwendet werden kann — außer bei Diabetikern — die Eisenbergsche Lösung

Acidi citrici	40.00
Natrii citrici	60.00
Kalii citrici	66.00
Tinct. Aurantii	6.00
Sirup. simpl. ad	600.00
S.	Täglich 4mal 1 Eßlöffel

Einfacher und deshalb im allgemeinen vorzuziehen ist die Medikation mit *Uralyt-U* *(Madaus)* in der individuell etwas unterschiedlichen Dosierung von durchschnittlich

2,5 g morgens
2,5 g mittags
5,0 g abends

jeweils in einem halben Glas Wasser über mindestens 6—12 Monate.

Der angestrebte optimale pH-Wert des Urins liegt zwischen 6,4 und 7,0. Mit Hilfe eines der Packung beigegebenen Spezial-Indikatorpapiers ist der Patient leicht in der Lage, die Urinreaktion zu überprüfen und danach die richtige Dosierung einzuhalten.

Chirurgische Eingriffe sind bei Uratsteinen heute nur noch indiziert bei Verschlußsteinen, starken Harnstauungen, unbeeinflußbaren Begleitinfektionen und in den wenigen Fällen, bei denen die über einige Monate durchgeführten medikamentösen Lösungsversuche wirkungslos bleiben.

Bekanntlich leiden Uratsteinträger häufig an einer Arthritis urica oder geben zumindest auf gezielte Fragen Beschwerden im Sinne einer latenten Gicht an. Da während der Behandlung mit Butazolidin, Anturan, Benemid und ähnlich wirkenden Präparaten große Mengen von Harnsäure ausgeschwemmt werden, ist eine optimale Alkalisierung des Urins in dieser Zeit der erhöhten Steinbildungsgefahr besonders wichtig.

Trinkkuren haben ebenso wie diätetische Maßnahmen rein prophylaktische Bedeutung. Eine Steinauflösung kann davon nicht erwartet werden. Bei Kalzium-Oxalat- und Kalzium-Phosphat-Steindiathese ist die Bad Brückenauer Quelle geeignet, bei Uratsteindiathese die Mineralwässer von Fachingen und Vichy.

Ist es zu einem Steinrezidiv gekommen, so sollte zunächst das Konkrement auf konservativem (Steinschlinge) oder chirurgischem Weg entfernt werden, bevor man eine Kur in einem Heilbad erwägt.

Alle zur Harnsteinbildung neigenden Patienten müssen sich einer gründlichen Sanierung chronischer Entzündungsherde, insbesondere an Zähnen, Tonsillen und Nebenhöhlen, unterziehen.

Der Nachweis eines Hyperparathyreoidismus, der zu ausgedehnten doppelseitigen und häufig rezidivierenden Steinbildungen führen kann, verlangt zahlreiche Laboruntersuchungen, die nur unter klinischer Aufsicht und nach Verabreichung einer Kalzium-Standarddiät verwertbare Resultate ergeben.

Nach Steinoperationen ist die oft symptomarm fortbestehende Harninfektion die häufigste Ursache von Rezidivkonkrementen. Das Ausmaß der Entzündung hängt einmal von der bereits präoperativ vorhandenen Begleitinfektion ab, nicht unwesentlich aber auch von der Art des Eingriffes. So hat sich nach einer Pyelolithotomie in der Regel schon nach wenigen Tagen das Sediment normalisiert, so daß sich eine längere chemotherapeutische oder antibiotische Nachbehandlung erübrigt, während nach einer Nephrolithotomie bis zur Abheilung der Parenchymwunde oft längere Zeit verstreicht. Auch eine temporäre Nierenfistelung bringt zwangsläufig eine stärkere Infektion mit sich.

Röntgenologische Kontrolluntersuchungen sind nach Steinoperationen in den ersten 5 postoperativen Jahren in Abständen von 6—12 Monaten unerläßlich. Beschwerdefreiheit ist kein Beweis für das Ausbleiben eines Steinrezidivs!

2. Operationen wegen Urotuberkulose

Da die Tuberkulose als lokale Manifestation einer Allgemeinerkrankung anzusehen ist, müssen sich bei der postoperativen Überwachung Allgemeinbehandlung und Chemotherapie gegenseitig ergänzen.

Eine Nachkur von mindestens 3–4 Monaten in einem Sanatorium sollte in jedem Fall durchgeführt werden, unabhängig davon, ob eine Nephrektomie, eine Teilresektion der Niere oder eine sogenannte Kavernotomie vorgenommen wurde.

Für den Nachweis von Tuberkelbakterien durch Tierversuch und Kultur wird der konzentrierte Morgenurin verwendet, nachdem der Patient am Vorabend nach 18 Uhr nichts mehr getrunken hatte. Tierversuche und Kulturen müssen jeweils an drei verschiedenen Tagen, nach einer Medikamentenpause von 10–14 Tagen, angesetzt werden. Eine einmalige Untersuchung ist ungenügend!

Während der tuberkulostatischen Nachbehandlung sind regelmäßige Röntgenkontrolluntersuchungen, oft in kurzen Zeitabständen, erforderlich. Sie geben Hinweise für die Weiterführung der Chemotherapie und lassen die nicht seltenen narbig bedingten Harnabflußstörungen, die schließlich zu sogenannten »Defektheilungen« führen können, rechtzeitig erkennen (s. S. 563).

Auch bei optimaler tuberkulostatischer Nachbehandlung ist mit einer Rezidivquote von 5% zu rechnen. Urologische Untersuchungen müssen nach Abschluß der tuberkulostatischen Behandlung deshalb für weitere 5 Jahre in jährlichen Abständen durchgeführt werden. Viele fordern heute eine Gesamtkontrollzeit von 10 Jahren.

Arbeitsfähig ist der Patient erst, wenn mehrere Tierversuche in größeren Abständen negativ ausgefallen sind.

Tuberkulose und unspezifische Pyelonephritis

Keineswegs selten geht eine Niere nach Abheilung der Tuberkulose an einer unspezifischen Pyelonephritis zugrunde. Mischinfektionen müssen deshalb rechtzeitig erkannt und mit einem testgerecht verabreichten Breitspektrum-Antibioticum behandelt werden.

3. Tumoroperationen

Das hypernephroide Karzinom stellt mit 77% den größten Anteil aller Nierentumoren. Seltener sind Nierenbeckenkarzinome (12%), Sarkome (5%), Adenokarzinome (3%) und benigne Nierenbeckenpapillome (3%).

Die Nephrektomie wegen eines hypernephroiden Karzinoms brachte bei unserem Krankengut eine 5-Jahres-Heilung von 48,5% (relative Heilziffer). Errechnet man jedoch die 5-Jahres-Heilung unter Einbeziehung auch derjenigen Fälle, die primär oder intra operationem als inoperabel erkannt wurden, so ergibt sich eine Überlebenszeit von nur 37,5% (absolute Heilziffer).

Noch wesentlich schlechter ist die Prognose bei Nierenbecken- und Harnleiterkarzinomen sowie bei Nierensarkomen. Nur wenige Patienten erreichen die 5-Jahres-Grenze.

Wenn auch nach der Entfernung maligner Nierentumoren Spätrezidive nach 10 und mehr Jahren nicht ausgeschlossen sind, so kann man doch eine Überlebenszeit von 5 Jahren in der Regel einer endgültigen Heilung gleichsetzen. Bei den prognostisch viel ungünstigeren, rasch metastasierenden Tumoren des Kindesalters ist bereits nach einem rezidivfreien Intervall von anderthalb bis 2 Jahren mit einem Dauererfolg zu rechnen.

Bei Nierenbecken- und Harnleiterkarzinomen wird üblicherweise mit der Nephrektomie die totale Ureterektomie mit Resektion der Ostiumgegend durchgeführt. Trotzdem beobachtet man in der Blase gelegentlich Spätrezidive. Kontrollzystoskopien sind deshalb unbedingt notwendig.

Nachbestrahlung und zystostatische Behandlung

Die postoperative Strahlentherapie ist eine unerläßliche Ergänzung der chirurgischen Behandlung maligner Nieren- und Harnleitertumoren. Sie wird bereits in der Klinik eingeleitet.

Im Kindesalter können als Spätfolgen der Bestrahlung Skoliosen auftreten.

Zur zytostatischen Nachbehandlung werden — unter laufender Kontrolle der Leukozytenwerte — vorwiegend Trenimon und Endoxan gegeben. Indikation, Dosierung und Dauer der Chemotherapie hängen vom histologischen Untersuchungsergebnis und vom Operationsbefund ab.

Nach Abschluß der postoperativen Radiotherapie, im allgemeinen nach 4—6 Monaten, ist der Patient wieder arbeitsfähig, sofern Metastasen ausgeschlossen werden können.

4. Operationen wegen Harnabflußstörungen an den ableitenden Harnwegen

Nach einem plastischen Eingriff an den ableitenden Harnwegen (Nierenbeckenplastik wegen Hydronephrose; Harnleiterplastik wegen Stenose, Megaloureter oder Verletzungen; Neueinpflanzung des Harnleiters in die Blase; Blasenlappenplastik zum Harnleiterersatz; Korrektur eines vesiko-ureteralen Refluxes) wird 2—3 Monate nach der Krankenhausentlassung eine Röntgenkontrolluntersuchung durchgeführt. Weitere Untersuchungen folgen in 6—12monatlichen Abständen in den nächsten 3—5 Jahren.

Technisch einwandfrei durchgeführten Nierenbecken- und Harnleiterplastiken bleibt der Erfolg versagt, wenn die fast regelmäßige postoperative Harninfektion ungenügend nachbehandelt wird (S. 398) oder Exazerbationen nicht rechtzeitig erkannt werden. Die Hauptgefahren drohen von der chronischen Pyelonephritis und von sekundären Nierensteinbildungen.

Die Dauer der Arbeitsunfähigkeit nach plastischen Operationen hängt hauptsächlich von der Ausheilung der Harnwegsentzündung ab.

Operationen an der Harnblase

Postoperative Zystitis

Blasenoperationen mit nachfolgender Dauerkatheterbehandlung folgt regelmäßig eine stärkere Zystitis.

In den ersten postoperativen Wochen hat die Therapie im wesentlichen die Aufgabe, die Nieren gegen die pyelonephritische Infektaszension zu schützen. Bis zur Epithelisierung des Wund- und Nahtgebietes ist die obligate Pyurie medikamentös oft nur wenig zu beeinflussen.

Bleibt der Patient fieberfrei, so entspricht die niedrig dosierte Medikation etwa der auf S. 400 erwähnten Langzeittherapie.

Erfahrungsgemäß ist mit einer Normalisierung des Harnsedimentes nach 6–8 Wochen, oft erst nach einem Vierteljahr zu rechnen. Besteht weiterhin eine schwere fibrinöse Zystitis, die auf die übliche Behandlung nicht anspricht, so kann durch Blasenspülungen mit proteolytischen Präparaten (Trypure, Varidase) oft rasch eine Besserung erzielt werden.

Bei Pseudomonas aeruginosa wird Neomycin (Cysto-Myacine, Nebacetin) instilliert.

Bei alkalischem Urin und starker Phosphaturie kann die antibiotische Behandlung durch Ansäuerung mit Hexamethylentetramin (Extin) oder Mandelamine unterstützt werden.

Während der gesamten Nachbehandlung ist reichliche Flüssigkeitszufuhr von großer Wichtigkeit, die auch in den folgenden Monaten eine wirksame Prophylaxe gegen Reinfektionen darstellt.

Fieberschübe sprechen für eine akute Pyelonephritis, die hochdosiert und ausreichend lange antibiotisch behandelt werden muß.

Länger anhaltende therapieresistente Infekte legen den Verdacht auf eine Spätkomplikation nahe. Durch eine Zystoskopie sind Blasensteine und Phosphatinkrustationen auszuschließen. Außerdem muß an eine Restharnbildung als Ursache der persistierenden Zystitis gedacht werden.

1. Steinoperationen

Blasensteine sind fast ausnahmslos die Folge einer Prostataerkrankung oder einer Harnröhrenstriktur. Nach Beseitigung des Grundleidens ist mit einer neuen Steinbildung nicht mehr zu rechnen.

2. Tumoroperationen

Blasentumoren neigen häufig zu Rezidiven! Wurde ein Blasenpapillom oder ein maligner Blasentumor transurethral abgetragen bzw. durch Sectio alta oder durch eine Teilresektion der Blase entfernt, so sind in den ersten 5 Jahren Kontrollzystoskopien in halbjährlichen, später in jährlichen Abständen durchzuführen. Spätrezidive nach 10 und mehr Jahren sind keine Seltenheit!

Die Behandlung der postoperativen Entzündung entspricht den üblichen Gesichtspunkten (S. 398).

Auch nach großen Teilresektionen wegen Karzinomen erlangt die Blase innerhalb weniger Monate wieder ein normales Fassungsvermögen.

Die Folgen nach totaler Zystektomie mit Einpflanzung der Harnleiter in den Darm sind auf S. 401 beschrieben.

3. Operationen wegen Blasenekstrophie, Epispadie und neurogener Inkontinenz

Bei totaler Inkontinenz infolge angeborener Defekte (Blasenekstrophie, Epispadie) oder bei ausgedehnten vesiko-vaginalen Fisteln mißlingen oft die Versuche einer Blasen- bzw. Sphinkterrekonstruktion, und es bleibt weiterhin eine zumindest partielle Inkontinenz zurück. Die Ableitung des Urins in den Darm bzw. in eine aus der Darmkontinuität ausgeschaltete Darmschlinge ist dann oft die einzige Möglichkeit, den Patienten von diesem unerträglichen Zustand zu befreien. Die Nachsorge entspricht den Ausführungen auf S. 401.

Die Behandlung der unspezifischen Harninfektion nach Operationen an den Harnwegen

Eine sinnvolle Antibiotika- und Chemotherapie setzt Kenntnisse über die pharmakodynamischen und antibakteriellen Eigenschaften der Medikamente sowie über die Art und Sensibilität der Erreger voraus.

Zur bakterioskopischen und kulturellen Urinuntersuchung, der grundsätzlich eine Behandlungspause von mindestens 24 Stunden vorausgehen muß, darf bei Männern nur der sogenannte Mittelstrahlurin, bei Frauen nur der unter streng aseptischen Kautelen entnommene Katheterurin verwendet werden.

Die Risiken des Katheterismus, der Wegbereiter einer schweren Harninfektion sein kann und dann nicht selten zur chronischen Pyelonephritis führt, werden immer noch unterschätzt.

Die Keim- und Resistenzbestimmung als Voraussetzung für eine gezielte Therapie ist in der Praxis mit vielen Fehlerquellen belastet. Verunreinigungen bei der Urinentnahme und während des Transportes, vor allem aber die zeitliche Verzögerung bis zur Aufarbeitung des Urins machen den Wert ambulanter Keimbestimmungen sehr problematisch.

Es ist deshalb unsinnig, allein nach dem Nachweis von Bakterien im eingeschickten Urin eine hochdosierte (und kostspielige) antibiotische Behandlung durchzuführen. Nur bei gleichzeitigem Nachweis von entzündlichen Zellelementen im Mittelstrahl- bzw. Katheterurin ist eine Antibiotika- oder Chemotherapie ausreichend begründet.

Bei urologischen Patienten wird die Wahl und Dosierung der Medikamente maßgeblich vom Funktionszustand der Nieren bestimmt.

Nach Steinoperationen und Eingriffen am Parenchym (Polresektionen, Nephrolithotomien) sowie nach plastischen Eingriffen an den ableitenden Harnwegen, die eine temporäre künstliche Harnableitung erforderten, sind Harnwegsinfekte am häufigsten.

In allen Fällen droht der verhängnisvolle Übergang der akuten Entzündung in die chronische Pyelonephritis, die auch heute noch zu den unheilbaren Krankheiten gezählt werden muß!

Antibiotika- und Chemotherapie

Grundsätzlich zu unterscheiden ist zwischen Medikamenten, die einen genügend hohen Serumspiegel garantieren und demzufolge vornehmlich zur Bekämpfung einer pyelonephritischen Affektion eingesetzt werden (Antibiotika und Sulfonamide), und Präparaten, die wegen ihrer ausgesprochenen Hohlraumwirkung vor allem zur Behandlung von Infektionen der ableitenden Harnwege geeignet sind (Furadantin, Nogram).

Bei Mischinfektionen der Harnwege sind die gramnegativen Erreger E. coli, Proteus und Pseudomonas aeruginosa (Bact. pyocyaneum) sowie grampositive Enterokokken und Staphylokokken am häufigsten beteiligt.

Die folgenden Angaben geben die durchschnittliche Dosierung der Medikamente wieder. Auf die Langzeitbehandlung mit niedrigen Dosen über Wochen und Monate wird weiter unten eingegangen.

Das säurestabile und penicillaselabile Ampicillin *(Amblosin, Binotal)* erfaßt die grampositiven Erreger mit Ausnahme der penicillasebildenden Staphylokokken, von den gramnegativen E. coli und Proteus. Pseudomonas aeruginosa ist als Penicillasebildner ebenfalls resistent gegen Ampicillin. Die tägliche Dosis liegt auch bei eingeschränkter Nierenfunktion bei 3—4mal 500—1000 mg. Kinder erhalten 50 mg/kg Körpergewicht. Gelegentlich treten Durchfälle auf. Allergische Reaktionen sind seltener als bei früheren Penicillinpräparaten. Die Toxizität bei Chloramphenicol und Tetracyclinen ist etwa 40mal größer als bei Penicillinen.

Bei Penicillinallergie können die neuen Cephalosporin-Antibiotika (*Cefalotin-Lilly, Cefaloridin-Glaxo*) gegeben werden, die ebenfalls bei Nierenfunktionsstörungen gut verträglich sind.

Chloramphenicol (*Leukomycin, Paraxin*) gehört wegen seiner guten Wirkung auf alle beteiligten Erreger nach wie vor zu den führenden Präparaten bei urologischen Infektionen. Resistenz tritt am häufigsten gegen Proteus und Pseudomonas aeruginosa auf. Die tägliche Dosis beträgt bei Erwachsenen 1—3 g, bei Kindern 25—50 mg/kg Körpergewicht.

Bei der Verordnung von Sulfonamiden sind die unterschiedlichen pharmakodynamischen Eigenschaften der Kurzzeit- (*Aristamid, Euvernil, Gantrisin*), Mittelzeit- (*Sulfuno*) und Langzeitsulfonamide (*Durenat, Lederkyn, Madribon* etc.) zu beachten.

Ein wirksamer Serum- und Urinspiegel wird durch die erwähnten Kurzzeitpräparate bei einer täglichen Dosis von 3—4mal 2 Tabletten erreicht. Die langwirkenden Sulfonamide (1 Tablette/die) gewährleisten im Rahmen der Langzeittherapie (s. unten) durch einen ausreichenden Serumspiegel eine günstige Wirkung auf entzündliche Parenchymprozesse.

Tetracycline (*Terramycin, Terravenös, Reverin, Ledermycin* etc.) wirken bakteriostatisch auf grampositive und gramnegative Bakterien; Proteus und Pseudomonas sind resistent. Die Tagesdosis liegt bei 1—2 g oral bzw. 250—1000 mg intravenös. Bei Leberschäden und Nierenfunktionsstörungen ist Vorsicht geboten.

Colimycin (*Colistin*) wird bei urologischen Infektionen gegen Pseudomonas aeruginosa, E. coli und Staphylokokken eingesetzt, hat jedoch ein kleines Indikationsgebiet. Die Tagesdosis beträgt 50 000 E/kg Körpergewicht i. m.

Erythromycin wirkt fast ausschließlich gegen gramnegative Erreger und hat somit ebenfalls nur ein schmales Wirkspektrum.

Neomycin, Polymycin, Kanamycin und *Viomycin* werden wegen ihrer Toxizität nur streng indiziert angewendet.

Die einzige urologische Indikation für *Streptomycin* ist heute die Tuberkulose.

Nitrofurantoin (*Furadantin*) ist wegen der ausgesprochenen Hohlraumwirkung durch eine entsprechend hohe Urinkonzentration vorwiegend zur Bekämpfung von Infektionen der ableitenden Harnwege geeignet. Bakteriostatisch wirksame Serumkonzentrationen, wie sie zur Behandlung von Parenchymherden erforderlich sind, werden nicht erreicht.

Das Wirkspektrum umfaßt, mit Ausnahme von Pseudomonas aeruginosa, alle an Harnwegsinfekten beteiligten Erreger. Die durchschnittliche Tagesdosis beträgt 3mal 1 Tablette zu je 100 mg, bei Kindern 5 mg/kg Körpergewicht.

Relativ häufig kommt es zu Appetitlosigkeit, Übelkeit und Erbrechen. Durch weitere Aufteilung der Tagesdosis bzw. langsam ansteigende Dosierung und durch gleichzeitige Gabe von Antacida lassen sich diese Nebenwirkungen einschränken.

Die Nalidixinsäure *(Nogram)* entfaltet bei hohem Urin-, aber niedrigem Gewebspiegel, ähnlich wie Furadantin, eine starke Hohlraumwirkung, wird also ebenfalls bei Entzündungen der ableitenden Harnwege eingesetzt. Nogram erfaßt fast ausschließlich gramnegative Keime. Dosierung: alle 6 Stunden 1 g = 2 Tabletten à 0,5 g. Gelegentlich tritt Übelkeit, selten Erbrechen und Durchfall unter der Behandlung auf.

Langzeitbehandlung mit Antibiotika und Chemotherapeutika

Es genügt keinesfalls, Medikamente nur bis zur Bereinigung des Harnsedimentes zu geben. Die heute übliche Langzeittherapie mit niedrig dosierten Chemotherapeutika und Antibiotika wird zweckmäßigerweise postoperativ für 3–6 Monate fortgesetzt. Sie unterhält ständig einen niedrigen antibakteriellen Blut- und Urinspiegel und ist besonders wichtig, wenn bereits präoperativ über längere Zeit eine Harninfektion bestanden hatte. Die Tagesdosis darf erst reduziert werden, wenn die Pyurie vollständig beseitigt ist.

Auch bei der Langzeittherapie ist die Medikation vom Zustand der Nierenfunktion abhängig. Bei stärkerer Einschränkung kann von Furadantin kein wirksamer Harnspiegel erwartet werden. Hier werden Breitbandantibiotika oder Langzeitsulfonamide notwendig, die auf die halbe Dosis herabgesetzt werden. Auch Ampicillin wird heute in den Langzeittherapieplan einbezogen. Folgende Tagesdosierungen werden empfohlen:

Langzeitsulfonamide	0,50–1,00 g
Chloramphenicol	0,25–0,75 g
Furadantin	2mal 0,50 g
Tetracycline	0,25 g
Ampicillin	0,25–0,75 g

Zur Kombinationsbehandlung sind Langzeit-Sulfonamide und Furadantin besonders geeignet.

Bei fieberhaften Exazerbationen darf nicht der Fehler einer zu kurzen und zu niedrig dosierten Behandlung gemacht werden.

Spätkomplikationen

Hartnäckige und über längere Zeit nicht genügend beeinflußbare Harnwegsinfekte sollten zu rechtzeitiger fachurologischer Kontrolluntersuchung veranlassen. Rezidivsteine, Strikturen am Blasenhals und nach plastischen Korrekturen an den ableitenden Harnwegen dürfen nicht übersehen werden.

Die Pflege künstlicher Harnfisteln
(Nierenfisteln, Harnleiterhautfisteln, suprapubischen Blasenfisteln)

Die heute zur Verfügung stehenden Kunststoffkatheter sind gewebsfreundlich und neigen — vor allem im Vergleich mit Gummikathetern — nur verhältnismäßig wenig zur Inkrustation. Die Pflege äußerer Urinfisteln ist dadurch wesentlich einfacher geworden. Problematisch ist jedoch nach wie vor die Herstellung völlig wasser- und geruchsdichter Urinale.

Da sich nach Anlegen einer Nieren-, Harnleiter- oder Blasenfistel schon einige Wochen später ein Kanal gebildet hat, läßt sich der Fistelschlauch leicht wechseln.

Fistelkatheter aus Kunststoff werden je nach Neigung zur Inkrustation alle 4—8 Wochen erneuert, während bei Gummischläuchen schon nach 10—14 Tagen das Lumen durch Ablagerung von Harnsalzen weitgehend eingeengt sein kann. Entsprechend ist bei Kunststoff die Gefahr einer sekundären Steinbildung viel geringer und die begleitende Harninfektion leichter zu beherrschen als bei den früher verwendeten Gummikathetern.

Für die Behandlung der üblichen Harnwegsentzündung ergeben sich keine besonderen Gesichtspunkte. Bei stärkeren Infekten sind Spülungen durch den Fistelkatheter mit Furadantinlösung, gegebenenfalls auch mit proteolytischen Substanzen von guter Wirkung.

Durch Ansäuerung des Urins mit Extin oder Mandelamine kann die entzündungshemmende Behandlung unterstützt und der Ausfall von inkrustierenden Harnsalzen eingeschränkt werden.

Da Nieren- und Blasensteine völlig symptomlos entstehen und rasch wachsen können, sind regelmäßige Röntgenkontrollen erforderlich.

Träger einer Nieren-, Harnleiter- oder Blasenfistel sind im allgemeinen arbeitsunfähig.

Harnleiter-Darmanastomosen und künstliche Darmblasen

Tumoren der ableitenden Harnwege und die verschiedenen Formen der angeborenen (Blasenekstrophie, Epispadie) oder erworbenen Inkontinenz (irreparable Vesiko-Vaginalfisteln und Sphinkterverletzungen) sind die häufigsten Anlässe zur Ableitung des Urins in den Darm. Hinsichtlich der Operationstechnik und der möglichen postoperativen Folgen sowie deren Behandlung stehen sich grundsätzlich zwei Verfahren gegenüber. Einmal kann der Urin durch Einpflanzung der Harnleiter in den kotführenden Dickdarm abgeleitet werden, zum anderen läßt sich durch Ausschaltung eines Dünn- oder Dickdarmsegmentes eine künstliche Darmblase bilden.

Nach Eingriffen dieser Art müssen durch regelmäßige Kontrollen die Nierenfunktion (Rest-N, Harnstoff, Kreatinin) und der Elektrolythaushalt des Patienten überwacht werden. Funktionsstörungen der Niere als Folge einer aszendierten Pyelonephritis und Elektrolytverschiebungen im Sinne einer hyperchlorämischen Azidose drohen vor allem nach der Einpflanzung der Harnleiter in den kotführenden Dickdarm.

Die üblichen Symptome wie starke Müdigkeit, Schwäche, starker Durst, Durchfälle und Übelkeit bzw. Erbrechen werden durch Rückresorption harnpflichtiger Stoffe aus dem Darm hervorgerufen. Der Harnstoff ist meistens erhöht, das Kreatinin im Serum oft normal.

Auch bei stärkeren Elektrolytstörungen braucht das Allgemeinbefinden über längere Zeit nur wenig gestört zu sein.

Sinkt die Alkalireserve ab und steigen die Chloride an, so ist bei größerem Ausmaß eine Substitutionstherapie mit Natriumbikarbonat- oder Natriumlaktatinfusionen notwendig. In leichteren Fällen genügt die orale Gabe von Natriumbikarbonat. Dauer der Behandlung und Dosierung richten sich nach den Kontrollwerten der Alkalireserve und der Elektrolyte. Wichtig ist außerdem eine kochsalzarme Kost.

Bei einer aus der Darmkontinuität ausgeschalteten Dickdarm- oder Dünndarmblase, deren Ausmündung im allgemeinen im Bereich des Unterbauches liegt, unterbleibt eine nennenswerte Resorption von Harnelektrolyten; es kommt nicht zur hyperchlorämischen Azidose.

Spätkomplikationen nach Ureter-Darmanastomosen — mit oder ohne Ausschaltung des zur Harnleiterimplantation verwendeten Darmsegmentes — sind die Pyelonephritis und die Nierensteinbildung, die oft durch Stenosen im Bereich der Anastomose begünstigt werden. Die rechtzeitige Erkennung dieser Komplikationen ist nur durch regelmäßige Röntgenkontrollen möglich, zunächst in halbjährlichen, später in jährlichen Abständen, wenn nicht schon vorher entsprechende Laborwerte eine klinische Nachkontrolle notwendig erscheinen lassen.

Eingriffe an Prostata, männlichen Genitalorganen und Harnröhre

Von W. Schmandt, Münster

Operationen an der Prostata

Die eigentliche Prostataoperation ist fast nie dringlich, ja sogar meistens erst nach einer unterschiedlich langen Zeit der Vorbereitung durchzuführen. So liegt die Nachsorge nach vorbeugenden Eingriffen (Vasoligatur) oder vorwegnehmenden Hilfsmaßnahmen (Dauerkatheter) auch vielfach in den Händen des Hausarztes und muß hier besprochen werden.

Vorbeugende Eingriffe und Hilfsmaßnahmen

Die Prostata liegt im »urogenitalen Grenzbereich« (2), und so müssen Auswirkungen auf die Samenwege wie auf den Harnweg beachtet werden.

Samenwege

Die häufigste Komplikation ist die unspezifische Epididymitis, die sicherste Prophylaxe dagegen die beidseitige *Vasoligatur* oder *Vasotomie,* die heute wohl allgemein spätestens bei der Prostatektomie, bei Dauerkathetervorbehandlung zweckmäßig zu Beginn derselben vorgenommen wird. Auch nach Vasotomie kann es noch zu einer Samenstrangentzündung kommen, die aber im allgemeinen am Ort der Vasoligatur endet und meistens blander verläuft als eine Epididymitis.

Jederzeit während einer Prostataerkrankung, nach einmaliger Katheterisierung oder besonders bei Dauerkatheterbehandlung kann es zu einer *Epididymitis* kommen, wenn keine Vasoligatur gemacht wurde. *Symptome:* Meistens akuter Beginn, Vergrößerung des Skrotalinhalts der betroffenen Seite, in typischen Fällen auf Enteneigröße, immer, besonders anfangs, sehr schmerzhaft, häufig mit Fieber; Hoden und Nebenhoden palpatorisch zunächst oft nicht zu differenzieren. Man hört dann oft »Orchitis«. Primäre Orchitis ist selten (Mumps, Lues), tritt im allgemeinen sekundär mit einer Epididymitis auf. *Verlauf:* Die unspezifische Epididymitis klingt typischerweise nach etwa einer Woche langsam ab. Zunächst läßt der Schmerz nach, die Schwellung geht dagegen langsamer zurück. Hoden und Nebenhoden lassen sich dann auch wieder palpatorisch differenzieren. Rezidive möglich. *Therapie:* Im Initialstadium sofort 10 ml Novocain (1%) ohne Adrenalinzusatz in den Samenstrang am Skrotalansatz infiltrieren (cave: Leistenhernie!) und diese Infiltration innerhalb der ersten 24—36 Stunden 2—3mal wiederholen (9). Hochlagern des Hodens, feuchte Umschläge, Bettruhe, bei Fieber immer Antibiotika oder Chemotherapeutika, bei eitriger Einschmelzung Inzision, bei rezidivierenden Formen Epididymektomie. Nach Abklingen der akuten Erscheinungen noch Suspensorium für 1—2 Monate. In der Hälfte der Fälle resultiert eine narbige Obliteration des Samenweges. *Differentialdiagnose:* Nebenhoden-Tbc (häufig chronischer

Beginn, chronisch »rezidivierend«), Hodentumor (mehr im jüngeren Mannesalter, oft Differenzierung in Hoden und Nebenhoden palpatorisch ebenfalls nicht möglich, meistens indolent, steinhart, keine Regression nach 1–2 Wochen), Hydrozele (Diaphanoskopie), Hernie (Bruchpforte).

Harnwege

Ohne Dauerkatheter: Wurde nur eine Vasoligatur vorgenommen und noch keine Dauerkatheterbehandlung begonnen, so gelten folgende Empfehlungen: Vermeiden: Kalte Getränke, Alkohol (insbesondere Bier), Sitzen auf kalten Flächen, Obstipation. Zu empfehlen: Nieren- und Blasentee, Urgenin und ähnliche Präparate, Wärme; dagegen Hormone (z. B. 3mal in 4wöchigen Abständen je 25 mg Cyren A) nur in besonderen Fällen und nur nach Absprache mit dem behandelnden Urologen oder Krankenhaus. Bei einmaliger Harnverhaltung Blasenkatheterisierung, bei rezidivierender Dauerkatheter.

Mit Dauerkatheter: Nicht nur zur Vorbereitung auf die Operation, sondern in einzelnen Fällen (z. B. bei noch bestehendem Restharn) auch nach einer Prostataoperation kann eine Behandlung mit Dauerkatheter für längere Zeit erforderlich sein. Die Dauerkatheterbehandlung der Überlaufblase (dauernder unwillkürlicher Harnabgang bei stark überdehnter Blase) darf allerdings nur unter aufmerksamer stationärer Beobachtung erfolgen.

Als Dauerkatheter eignen sich besonders die heute wohl allgemein benutzten *Foley*-Ballonkatheter aus weichem Material mit kurzer runder *Nélaton*-Spitze. Katheter mit *Tiemann*-Spitze sind für die einmalige Katheterisierung günstig, als Dauerkatheter aber ungeeignet, weil sie zur Läsion der Blasenwand führen. Bei optimaler Katheterpflege werden Katheter und Blase zweimal täglich mit körperwarmer Flüssigkeit durchgespült (physiologische Kochsalzlösung, abgekochtes Wasser). Die benutzte Blasenspritze (50 oder 100 ml) wird in einer desinfizierenden Lösung aufbewahrt. Der Zusatz eines Harndesinfiziens (z. B. Rivanol-, Merfen-Lösung)* bei der Blasenspülung oder die anschließende Instillation einer chemotherapeutischen oder antibiotischen Lösung (z. B. Furadantin pro instillatione, Nebacetin-, Aristasept-Lösung) ist im allgemeinen nicht erforderlich, aber wertvoll bei starken zystischen Erscheinungen (bei Schmerzen mit Zusatz von einigen ccm Novocain, Scandicain o. ä.)*. Nach Einfüllen der Instillationslösung sollte der Katheter wenigstens eine Stunde abgestöpselt bleiben. Die Dauerkatheterentleerung kann intermittierend oder kontinuierlich (Bettruhe, Urinal) sein, je nach Distension der Blase, Stauungserscheinungen an den oberen Harnwegen usw. Sofern in dieser Hinsicht nicht besondere Gründe gegeben sind, wird man bei längerer Dauerkatheterbehandlung die intermittierende Entleerung bevorzugen. In vielen Fällen ist bei hausärztlicher Betreuung die optimale Katheterpflege — etwa durch geschickte Angehörige — nicht zu erreichen. Dann sollte aber der Katheter wenigstens 1–2mal wöchentlich gespült und alle 4 Wochen gewechselt werden. Diese Ausführungen gelten analog auch für die Versorgung des suprapubischen Blasenfistelkatheters.

Typische Komplikationen

Blasentenesmen: Besonders im Anfang einer Dauerkatheterbehandlung entleert sich Urin zuweilen während eines Blasenkrampfes auch neben dem Katheter aus der Harnröhre. *Therapie:* Spasmolytika und -analgetika, Instillation von Oberflächenanästhetika*. Immer ist auch Durchgängigkeit des Katheters zu prüfen und bei schlechtem Abfluß der Katheter zu wechseln. Verstopfte Katheter sind auch eine der häufigsten Ursachen für

Fieber: Dann bringt ein Katheterwechsel oft rasche Besserung. Weitere Ursachen: Epididymitis, Pyelonephritis, Prostatitis usw.

Urethritis, Prostatitis: Leichter Sekretausfluß aus der Harnröhre neben dem Dauerkatheter ist normal, auch — besonders anfangs — geringer Juckreiz oder leichtes Wundgefühl. Bei stärkerer ausgesprochener Eiterung, entzündlichen Erscheinungen Katheterwechsel, u. U. anderes Fabrikat (allergische Reaktion?) oder dünnerer Katheter (besserer Sekretabfluß), Blasen- evtl. auch vorsichtige Harnröhrenspülungen mit Harnantiseptika. Bei erheblichen, abszedierenden oder phlegmonösen Harnröhren- bzw. Prostataentzündungen Einweisung ins Krankenhaus zur suprapubischen Blasenfistelung.

Arbeitsunfähigkeit wird durch die Vasotomie allein nur für wenige Tage bedingt, durch eine Epididymitis ohne anschließende Abszedierung im allgemeinen für 2—3 Wochen nach Abklingen der akuten Erscheinungen. Arbeitsbeginn mit Suspensorium. Beim Dauerkatheter oder bei suprapubischer Blasenfistel besteht nicht automatisch Arbeitsunfähigkeit für längere Zeit; doch muß hier sehr individuell und nach den Umständen am Arbeitsplatz entschieden werden.

Operationen wegen Prostata-Adenom

Allgemeines zur Nachbehandlung des Prostatikers

Für die Entfernung des Prostata-Adenoms sind heute vier Methoden gebräuchlich, jeweils mit kleineren Modifikationen (Abb. 1):
a) transvesikal (FREYER, HARRIS, HRYNTSCHAK),
b) retropubisch (MILLIN),
c) perineal (histor. älteste Methode),
d) transurethral (Elektroresektion).
Andere Operationsmethoden fallen zahlenmäßig im deutschsprachigen Raum nicht ins Gewicht. Am häufigsten dürften z. Z. — mit ausgeprägten regionalen Unterschieden — die Methoden a) und d), weniger b) und schließlich c) angewandt werden. Bei Sphinktersklerose und beim Prostatakarzinom kommt vorwiegend ebenfalls die Elektroresektion (d) in Frage, so daß in dieser Hinsicht die folgenden Ausführungen auch für diese Leiden gelten.

Roborierende Maßnahmen: Die Nachbehandlung nach Prostatektomie erfordert ebenso wie die Vorbehandlung bei den durchwegs alten Patienten eine gewisse Zeit, da sich neben der lokalen Wundheilung auch Schädigungen an den oberen Harnwegen und der Nierenfunktion zurückbilden müssen. Erhöhte Rest-N-Werte und gröbere Elektrolytabweichungen sollten noch während der klinischen Behandlung korrigiert werden. Gelegentlich sind aber bei stärkeren Tubulusschäden auch weiterhin Kontrollen erforderlich. Leichtere allgemein roborierende Maßnahmen und ausreichende Erholung sind für die postoperative Phase in jedem Falle wichtig. Hat der Patient die unmittelbaren Folgen der Operation überstanden und die verbesserte Funktion der harnbereitenden und -ableitenden Organe wiedergewonnen, so fühlt er sich häufig 2—3 Monate nach der Prostatektomie wesentlich leistungsfähiger als viele Monate vor der Operation.

---

* Bei bestimmten Zystitisformen, besonders bei hämorrhagisch-ulzerösen, muß mit Resorption von gelegentlich nicht unbedenklichen Mengen des Instillates durch die Blasenwand gerechnet werden.

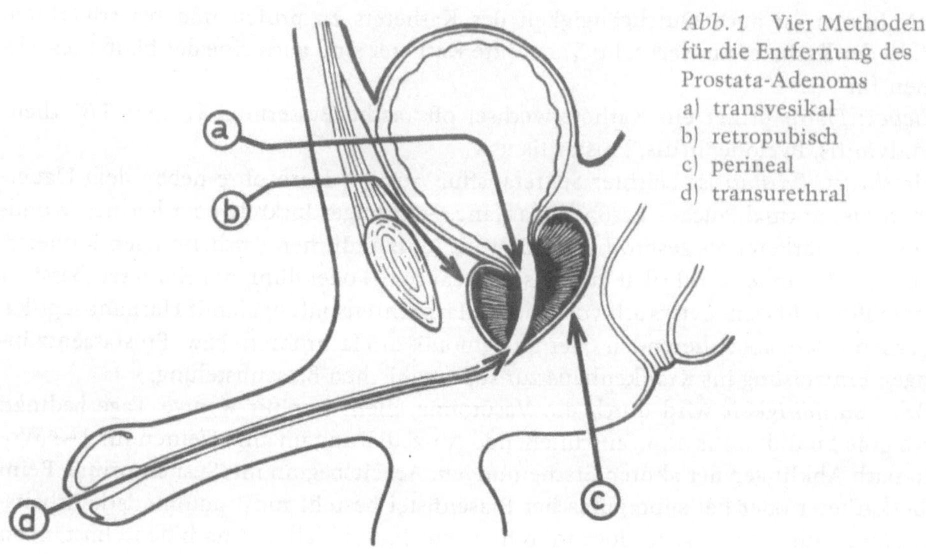

Abb. 1 Vier Methoden für die Entfernung des Prostata-Adenoms
a) transvesikal
b) retropubisch
c) perineal
d) transurethral

Arbeitsunfähigkeit sollte aus diesen Gründen auch bei unkompliziertem Verlauf wenigstens für 2 Monate nach der Operation eingeräumt werden.

Komplikationen

Außer diesen allgemeinen Gesichtspunkten zur Nachsorge müssen dem nachbehandelnden Hausarzt eine Reihe spezieller Komplikationen nach Prostatektomie bekannt sein, die — je nach Operationsverfahren mit verschiedener Frequenz — gelegentlich erst nach der Krankenhausentlassung auftreten. Sie lassen sich, wenn auch nicht allzu prägnant, in früh auftretende (Inkontinenz, Nachblutung, Fistelaufbruch, Temperaturen), mittelfristig (zystitische Beschwerden) und spät auftretende Komplikationen (»Rezidiv«, Narbenbrüche, Potenzstörungen, Ostitis pubis) gliedern.

Inkontinenz: Wird nach der Prostataoperation der für eine Reihe von Tagen angelegte Dauerkatheter entfernt, so kommt es in der Regel zu einer leichten Inkontinenz für die Dauer einiger Stunden bis Tage im Sinne einer sogenannten »Stress«-Inkontinenz. Im deutschen Sprachgebrauch würde »Preß«-Inkontinenz eine vollwertige Übersetzung, ja wegen der Festlegung des »Stress«-Begriffes durch SELYE sogar eine bessere Bezeichnung sein. Der Patient verliert dabei bei allen Gelegenheiten, in denen die Bauchpresse betätigt wird (Aufrichten, Lachen, Husten, Niesen) etwas Urin, weil die Kontinenz nach Prostatektomie nur noch von dem bei der Operation sorgfältig zu schonenden Sphinkter externus abhängt. Nicht ganz selten hält diese Art von Inkontinenz über die Krankenhausentlassung hinaus an. Der Patient ist anzuhalten, häufig die Beckenbodenmuskulatur willkürlich zu betätigen, den Anus kräftig zuzupressen und den Harnstrahl willkürlich zu unterbrechen. Medikamentös bietet sich hier als Mittel der Wahl das Movellan an, 3 × 1 Tablette (je 7,5 mg) täglich. Die Mehrzahl dieser postoperativen Preßinkontinenzen geht bei konsequent durchgeführter Therapie spätestens in wenigen Wochen völlig zurück.

Stärkere Grade von Inkontinenz, ständige Urinverluste auch ohne Bauchpresse sind auf Insuffizienz des Sphinkter externus verdächtig. Restharn prüfen! Fachurologische Untersuchung! Unter Umständen bleibt nur ein Urinal, das stunden- oder tageweise (aber nicht dauernd! Gefahr der Divertikelbildung!) durch eine Cunningham-Penisklemme ersetzt werden kann, als letzte Lösung dieses Problems übrig. Speziell nach Elektroresektionen kann auch einmal ein in der hinteren Harnröhre hängengebliebener Gewebsfetzen die Inkontinenz rein mechanisch verursachen und muß dann beseitigt werden.

Nachblutung: Speziell nach Elektroresektionen durch Abstoßung der Koagulationsschorfe, seltener nach den offenen Prostatektomien, kann es auch nach Krankenhausentlassung und nachdem der Urin schon tagelang völlig normale Farbe gehabt hat, zu Nachblutungen kommen (»Spätblutung«). In der Mehrzahl der Fälle ist der Urin nur deutlich rot bis braun verfärbt. Es gehen vielleicht auch einige Gerinnsel ab mit leichter Dysurie und Algurie. Besondere Maßnahmen sind aber für diese häufigeren leichten Fälle nicht nötig. Allerdings wäre eine Antikoagulantientherapie abzubrechen. Hämostyptika aller Gruppen können angewandt werden. Kontrolle des roten Blutbildes, der Blutungs- und Gerinnungszeit sind bei wiederholten Spätblutungen zu empfehlen.

Schwerere Nachblutungen führen meistens rasch zum Bild der *Blasentamponade:* Prallgefüllte, wie ein gravider Uterus tastbare Blase, starkes Harndranggefühl, gelegentlich Entleerung von blutigem Urin, auch Blutgerinnsel unter Tenesmen, nicht selten auch Präkollapssymptome. Die Behandlung dieser Komplikation übersteigt die Möglichkeiten der durchschnittlichen hausärztlichen Ausrüstung: Evakuierung der Blase, evtl. Kompressionskatheter, Dauerspülung, Nachkoagulation, Transfusion usw.

Fistelaufbruch: Bei allen offenen Operationsverfahren (Methoden a—c) kann — selten — besonders nach verzögerter Wundheilung und frühzeitiger Krankenhausentlassung an der Operationswunde eine Urinfistel wieder aufbrechen. *Therapie:* Dauerkatheter, wenn undurchführbar oder über längere Zeit erfolglos, erneute Krankenhauseinweisung.

Temperaturen: Abgesehen von umfassenden differentialdiagnostischen Erwägungen (Pneumonie usw.), ist in erster Linie an eine aszendierende Pyelonephritis, aber auch an eine Samenstrang- oder Nebenhodenentzündung zu denken. Bei schwerem akutem Verlauf der aszendierenden postoperativen Pyelonephritis sollte man frühzeitig den Operateur zuziehen, da ggf. eine temporäre Nierenfistelung frühzeitig vorgenommen werden muß.

Zystitische Beschwerden: Wichtig ist in erster Linie eine *bakteriologische Untersuchung* des steril aufgefangenen Mittelstrahlurins mit Resistenzbestimmung für eine dementsprechende gezielte antibiotische oder chemotherapeutische Nachbehandlung der meistens noch vorhandenen Harnwegsinfektion. *Harnsedimentuntersuchungen* besagen für mehrere Wochen nach der Operation noch wenig, da man anfangs als Ausdruck der fortschreitenden Wundheilung immer viel Leukozyten, auch Erythrozyten zu finden pflegt. Nach einigen Wochen sollte sich der Sedimentbefund aber langsam bessern. Geschieht dies trotz Infektionsbehandlung nicht und stellen sich zystische Beschwerden ein oder verstärken sich, so muß man an folgende Störungen denken: Restharn, Gewebsnekrosen, Blasenstein, Divertikel.

Der *Restharn* sollte in solchen Fällen immer überprüft werden. Er kann bedingt sein durch eine neuerliche Enge am Blasenausgang (operativ-mechanisch bedingt oder durch

Narbenbildung nach längerer Wundbetteiterung). Dann besteht die Therapie in einer Bougierung oder Elektroresektion. Der Restharn nach einer Prostataoperation kann aber auch auf einer Kontraktionsschwäche des M. detrusor vesicae beruhen (Blasendruckmessung). Dann kann zunächst Doryl (2—3 Tabletten täglich bis zu 2—3 Wochen) versucht werden. Läßt sich bei mehrfachen Kontrollen der Restharn damit nicht unter 80—100 ml bringen, so ist oft für einige Zeit, am besten nach Absprache mit dem vorbehandelnden Urologen, eine Dauerkatheterbehandlung, wie oben beschrieben, erforderlich. In anderen Fällen muß der Patient die Selbstkatheterisierung erlernen. Übersteigen die Blasendruckwerte nicht 30 mm Hg, so bleiben die Aussichten für eine ausreichende Destrusorfunktion schlecht (6).

Gewebsnekrosen, z. B. Fetzen aus der sog. Prostatakapsel, hängengebliebene Resektionsspäne nach Elektroresektion, können mit oder ohne Verlegung des Harnröhrenlumens erhebliche dysurische oder zystitisartige Beschwerden machen. Diagnose und Therapie auf endoskopischem Wege, eventuell Elektroresektion.

Blasensteinbildung, nicht selten ausgehend von inkrustierten Gewebsnekrosen, Nahtmaterial oder Inkrustationen am Katheter (also auch schon bei vorbereitender Dauerkatheterbehandlung), ist möglich. *Diagnose:* Röntgen (Blasenübersicht), Zystoskopie. *Therapie:* Lithotripsie o. ä. durch Facharzt oder Krankenhaus.

Blasendivertikel oder Pseudodivertikel, die vielleicht bei einer Operation übersehen wurden oder zu groß waren, um sich ausreichend zurückzubilden, können eine rezidivierende Zystitis unterhalten. Einweisung zur stationären, vielfach operativen Behandlung erforderlich.

Rezidiv: Die hier aufgeführten Beschwerden können, besonders wenn sie nach längerem beschwerdefreiem Intervall wieder auftreten, auch einmal durch ein »Rezidiv« bedingt sein, wenn ein Adenombezirk bei der Operation stehengeblieben und später weitergewachsen ist, was bei den offenen Operationen selten geschieht. Man muß auch daran denken, daß sich in der verbliebenen Prostata-»Kapsel«, die ja das eigentliche, vom Adenom zusammengedrückte prostatische Gewebe darstellt, ein Prostatakarzinom entwickeln kann, auch wenn histologisch in dem enukleierten Adenom kein Karzinom nachgewiesen wurde.

Narbenbrüche: Nach verzögerter Wundheilung werden beim suprapubischen Zugang, beim Unterbauchmittelschnitt häufiger als beim Faszienquerschnitt, gelegentlich Narbenbrüche beobachtet. Kleinere machen wenig Beschwerden und können meistens unbeachtet bleiben, bei größeren Narbenbrüchen ist bandagistische Versorgung angezeigt oder eine Operation, die jedoch nicht vor Ablauf eines Jahres vorgenommen werden soll.

Potenz: Alle Prostataoperationen haben mit einer Wahrscheinlichkeit, die praktisch an Sicherheit grenzt, eine *Impotentia generandi* zur Folge, weil der innere Blasenschließmuskel und damit der Verschluß der Harnröhre blasenwärts bei der Ejakulation entfällt. Über die postoperative Potentia coeundi läßt sich nichts Sicheres voraussagen. Nach perinealen Prostatektomien (Methode c) wird eine derartige Impotenz häufig gefunden, während sie bei den anderen Methoden, jedenfalls in absoluter Form, eher die Ausnahme ist. Eine Therapie ist praktisch immer erfolglos.

Ostitis pubis: Eine, wenn auch seltene Spätkomplikation nach Prostataoperationen, speziell nach der retropubischen Prostatektomie nach MILLIN, ist die Ostitis pubis. *Symptome:* Mehrere Wochen, oft erst Monate nach der Operation treten allmählich sich steigernde, oft intensive Schmerzen an der Symphyse auf mit Ausstrahlung in

Oberschenkel oder Dammgegend. Symphyse druckempfindlich, Schmerzen auch bei Rotation im Hüftgelenk und besonders bei Adduktion der gespreizten Oberschenkel gegen leichten Widerstand. Temperatur manchmal, BKS häufig erhöht. *Röntgenologisch:* Frühestens 2–3 Wochen nach Beginn dieser Symptome läßt sich eine Entkalkung des Os pubis beiderseits der Symphyse finden, später oft mit Übergang in verstärkte Sklerosierung. Für *eine frühe Diagnosestellung ist das Röntgenbild also ungeeignet.* *Verlauf:* Schleppend über Wochen, gelegentlich sogar vorübergehende völlige Bettlägerigkeit, aber meistens langsame Regredienz der subjektiven und objektiven Symptome und in der Regel völlige Ausheilung. *Therapie:* Es bleibt fraglich, ob die Dauer der Erscheinungen therapeutisch abgekürzt werden kann. Empfohlen werden örtliche Injektionen von Hydrokortison, Kurzwellen- oder Röntgenbestrahlungen. Diese Methoden scheinen zumindest die subjektiven Symptome in vielen Fällen zu bessern.

Operationen wegen Prostata-Karzinom

Allgemeines

Viele Gesichtspunkte aus dem vorangehenden Abschnitt gelten sinngemäß auch für die Nachbehandlung nach Prostatakarzinomoperationen. Als Operationsverfahren kommen bei Behinderung der Blasenentleerung (Restharnbildung) die Elektroresektion und im Sinne der Hormonbehandlung die Kastration (Orchidektomie beiderseits) in Betracht. Die radikale Prostatektomie, die bei den leider selten beobachteten Frühfällen bessere Spätergebnisse zeigt, andererseits aber relativ häufig zur totalen Inkontinenz, auch zu Strikturen und Fistelbildungen führt, wird neuerdings wieder diskutiert, aber im deutschsprachigen Raum offenbar z. Z. nicht in nennenswertem Umfang vorgenommen (3, 5, 8).

Hormonbehandlung

Es bleibt als Spezifikum der Nachbehandlung nach Prostatakarzinomoperation die Östrogenbehandlung. Einigkeit besteht darüber, daß sie auf alle Fälle durchgeführt werden sollte, während die Meinungen über die optimale Dosierung keineswegs einheitlich sind. Ein Teil bekannter, erfahrener Autoren hält eine angepaßte, von dem Verhalten der Werte der sauren Serumphosphatase oder des karyopyknotischen Index abhängige Dosierung für geeigneter, andere eine konstante Dosierung. Der nachbehandelnde Hausarzt wird im allgemeinen den Vorschlägen des Fachkollegen folgen wollen. Sollten keine genaueren Vorschläge gemacht werden, so gelten folgende Empfehlungen:

Die einmal begonnene Hormontherapie des Prostatakarzinoms muß in aller Regel bis zum Lebensende fortgesetzt werden, unabhängig davon, ob eine Kastration gleich zu Anfang vorgenommen wird, später erfolgt oder abgelehnt wird. Nach Kastration kann höchstens eine geringere Hormondosis gewählt werden.

Hormondosierung: Anfangs 50 mg Cyren-A-Kristalle subkutan implantiert alle 4–6 Wochen, später in gleichen Zeitabständen 25 mg.
oder 100 mg Depot-Progynon intramuskulär alle 3 Wochen, später alle 6 Wochen,
oder Honvan täglich 250–500 mg intravenös einen Monat lang, später Honvan-Tabletten.

Wegen der Wichtigkeit der kontinuierlichen Östrogenbehandlung sollte man nur bei zuverlässigen Patienten später auf orale Medikation übergehen: z. B. täglich $3 \times$ 1–2 Tabletten Honvan oder täglich 1 Tablette Merbentul.

Im allgemeinen kommt es zu einer Anschwellung der Brustdrüsen (selten einmal zu einem Mammakarzinom!), zu einer mehr oder weniger deutlichen Feminisierung mit Verlust von Libido und Potenz, gelegentlich auch mit psychischer Labilität.

Wegen der noch sehr unterschiedlichen Handhabung in der gleichzeitigen Behandlung der Nebennieren (»unblutige Adrenalektomie« durch Kortikosteroide) und der Hypophyse beim Prostatakarzinom soll hier auf eine Besprechung verzichtet werden.

Kontrollen: Auch bei relativ beschwerdefreien Patienten sollte wenigstens in halbjährlichen Abständen der rektale Befund, die Blasenentleerung, der Urin im Hinblick auf eine Harnwegsinfektion, bei Verdacht das Skelett auf Metastasen und die saure Serumphosphatase kontrolliert werden.

Arbeitsunfähigkeit: Sie muß individuell außerordentlich unterschiedlich beurteilt werden. Bei Metastasen ist im allgemeinen die Einleitung des Rentenverfahrens zu empfehlen.

Operationen an männlichen Genitalorganen und Harnröhre

Die Nachsorge nach Operationen wegen Verletzungen in diesem Gebiet wird nicht besonders besprochen, da es dafür keine Standardoperationen gibt, sondern die operative Versorgung sich dem jeweiligen Befund anpassen muß, die klinische und hausärztliche Nachbehandlung allgemein chirurgischen Grundsätzen der Wundbehandlung folgt und spezielle Gegebenheiten dieser Organe in den folgenden Ausführungen genügend mitberücksichtigt werden.

Operationen im Skrotalbereich
Operationen wegen Hydro-, Spermato-, Varikozelen oder am Ductus deferens und prophylaktische Kastration

Diesen verschiedenen Operationen ist gemeinsam, daß sie unter aseptischen, tumorfreien Voraussetzungen gemacht werden, so daß sich auch für die Nachsorge gemeinsame Gesichtspunkte ergeben.

Wundheilung: Der Zugang für diese Operation wird entweder durch Inguinalschnitt oder Skrotalschnitt gewonnen. Im allgemeinen ist die Wundheilung bei Krankenhausentlassung abgeschlossen. Es besteht jedoch bei ungenügender Blutstillung am Skrotum eine ausgesprochene Neigung zur Bildung großer Hämatome mit verzögerter Wundheilung, gelegentlich auch sekundärer Infektion.

Therapie: Bettruhe, Hochlagern, feuchte Umschläge, resorbierende Behandlung, u. U. auch Inzision und Drainage, später Sitzbäder, z. B. mit Kaliumpermanganat, und Aufstehen mit Suspensorium.

Suspensorium: Ein Suspensorium, eine eng anliegende Badehose oder Ähnliches, ist auch bei glatter Wundheilung für die erste Zeit, etwa 4 Wochen, nach der Krankenhausentlassung anzuraten. Wurde eine Varikozelenoperation oder eine Operation am Ductus deferens wegen Oligospermie bzw. Verschlußaspermie vorgenommen, so muß bei längerer Nachbehandlung bedacht werden, daß durch ein Suspensorium o. ä. der für eine Normospermie erforderliche Kühleffekt der Skrotalhaut weitgehend aufgehoben wird. Speziell nach Operationen am Vas deferens, z. B. auch zur Vesikulographie, muß mit aszendierenden Nebenhodenentzündungen gerechnet werden (vergleiche Seite 403).

Arbeitsunfähigkeit ist nach diagnostischer Vesikulographie für etwa eine Woche, nach den übrigen hier angeführten Operationen für etwa zwei Wochen nach Krankenhausentlassung anzunehmen.

Unter den »prophylaktischen« Kastrationen sollen hier solche verstanden werden, bei denen lokal keine organische Erkrankung vorliegt, also z. B. bei forensischer Indikation oder besonders beim Prostatakarzinom. Die Nachsorge stellt in diesen Fällen vom Lokalbefund her außerhalb des hier Besprochenen kein Problem dar und hat in erster Linie die übergeordneten, zur Indikation führenden Gesichtspunkte zu beachten.

Operation wegen Hodenretention

Die Operation — heute möglichst um das 6. Lebensjahr durchgeführt — kann einzeitig oder in zwei Sitzungen vorgenommen werden (1. Sitzung Vorverlagerung, z. B. nach KATZENSTEIN, 2. Sitzung 3 Wochen später). Bei zweizeitigen Operationsverfahren kann dem Hausarzt die vorübergehende Überwachung der Wundheilung übertragen werden. Abgesehen von der präoperativen Hormonbehandlung mit Gonadotropinen wird gelegentlich auch eine hormonale Nachbehandlung empfohlen (6)., deren Dosierung in diesen Fällen mit dem behandelnden Fachkollegen abgesprochen werden sollte. Bezüglich der Potentia generandi ist auch nach rechtzeitiger und voll gelungener Operation immer Skepsis angebracht. Nicht selten kommt es aber auch wieder zu einer Verkürzung des Samenstrangs, obwohl die Orchidopexie nach ausreichender Funikulolyse spannungslos möglich war. Hat die Gefäßversorgung des Hodens Schaden gelitten, kommt es zur Hodenatrophie, der gröbsten Form eines Mißerfolges. Ist der andere Hoden intakt, erübrigt sich eine besondere Therapie. Andernfalls ist u. U. eine Substitution mit männlichen Keimdrüsenhormonen erforderlich. Nicht deszendierte Hoden haben — auch nach operativer Verlagerung — vielleicht eine stärkere Neigung zu maligner Entartung als normal deszendierte. Deshalb werden solche Patienten bis zum 40. Lebensjahr zweckmäßig öfters kontrolliert oder noch besser zu regelmäßiger Beobachtung in dieser Hinsicht angehalten.

Arbeitsunfähigkeit ist in den seltenen Fällen, in denen diese Operation bei Erwachsenen vorgenommen wird, für zwei Wochen nach Krankenhausentlassung anzunehmen.

Operation wegen unspezifischer Entzündung

In Betracht kommen Inzision einer abszedierenden Entzündung, Epididymektomie bei rezidivierender oder chronischer Entzündung, bei Mitbeteiligung des Hodens auch Semikastration. Neben und nach der unersetzlichen chirurgischen Intervention in diesen Fällen ist die antibiotische oder chemotherapeutische Behandlung, am besten gezielt nach Antibiogramm vom Wundabstrich, wichtig. Es muß immer mit einer Beteiligung der übrigen Samenwege wie Prostata, Samenblase und proximalem Samenleiter gerechnet werden, von denen aus auch nach Krankenhausentlassung Rezidive in andere Abschnitte dieses Systems ausgehen können, u. U. mit schwerem septischem Bild. Nach abgeschlossener Wundheilung Suspensorium für etwa 4 Wochen, ferner Urinkontrollen auf pathogene Keime zum Ausschluß oder zur Behandlung einer Mitbeteiligung der Harnwege.

Arbeitsunfähigkeit: In der Regel 2—4 Wochen nach Krankenhausentlassung, je nach Dauer und Schwere des Verlaufes.«

Operation wegen tuberkulöser Entzündung

In Betracht kommen Epididymektomie oder Semikastration. Die Diagnose ist durch den histologischen Befund eindeutig geklärt. Auch hier ist mit einer Beteiligung des übrigen Genitalsystems, sehr häufig auch des Harnsystems, mit hoher Wahrscheinlichkeit zu rechnen. Falls noch keine tuberkulostatische Therapie eingeleitet wurde, sollte deshalb das Sediment des steril aufgefangenen Nachturins zu Kultur und Tierversuch eingesandt werden. Wichtig ist dann die tuberkulostatische und heilklimatische Nachbehandlung (1, 7).

Wenn keine gegenteiligen klinischen Befunde vorliegen, kann nach zwei Jahren konstanter Behandlung mit »stabiler Konversion« der Tuberkulose gerechnet werden. 6, 12 und 18 Wochen nach Absetzen der tuberkulostatischen Therapie sollte dann, besonders bei vorher positivem Befund, das Sediment des Nachtsammelurins, unter Umständen auch das Ejakulat auf Tuberkulose durch Kultur und Tierversuch untersucht werden. Auch bei negativem Ergebnis sind dann weitere Kontrollen in 6monatigen Abständen für etwa 5 Jahre dringend anzuraten. Selbstverständlich sollte auch der Lungenbefund mehrfach kontrolliert werden.

Arbeitsunfähigkeit muß weitgehend vom Befund und den Bedingungen am Arbeitsplatz abhängig gemacht werden. Da im allgemeinen Unsicherheit über die Dauer der Arbeitsunfähigkeit nach Urogenitaltuberkulose besteht, seien hier einige Hinweise als Regel gegeben, die von Fall zu Fall modifiziert werden können:

Ist die Genitaltuberkulose mit einer Harnwegstuberkulose kombiniert, dürfte in der Regel für das erste Jahr der Behandlung, einschließlich Heilstättenkuren, Arbeitsunfähigkeit angenommen werden. Handelt es sich lediglich um eine isolierte Nebenhodentuberkulose mit glatter postoperativer Wundheilung und komplikationslosem Verlauf, so ist Arbeitsunfähigkeit für etwa 2—3 Monate anzunehmen.

Bei ausgedehnterem, auf die Genitalorgane beschränkten tuberkulösen Befall dürfte die Arbeitsunfähigkeit zwischen einem halben und einem ganzen Jahr betragen.

Bei komplikationslosem weiterem Verlauf muß im allgemeinen für das zweite Jahr der notwendigen tuberkulostatischen Behandlung nicht ohne weiteres Arbeitsunfähigkeit angenommen werden.

Operationen wegen malignen Tumors

In Betracht kommt die Semikastration mit oder ohne Ausräumung der retroperitonealen Lymphknoten. Nach der Tumorentfernung besteht das Kardinalproblem der Nachsorge bei den meist relativ jungen Patienten in der Verhütung, ggf. Behandlung der Metastasierung: Metastasierung lymphogen, entlang der A. und V. spermatica und dann, zunächst etwas unterhalb und in Höhe von den Nierengefäßen in den paraaortalen Bereich, von dort weiter kranialwärts (*Virchowsche Drüse!*), nicht selten auch kaudalwärts in der paraaortalen Lymphknotenkette. Nur das Chorionkarzinom, die bei weitem bösartigste Form, zeigt hämatogene Metastasierung. Präoperativ sollte vor jeder Hodentumoroperation die Probe nach ASCHHEIM-ZONDEK aus dem Urin vorgenommen werden, da bei einem Teil der Tumoren eine erhöhte Prolanausscheidung im Urin gefunden wird, die dann postoperativ eine Beurteilung der Prognose erlaubt. Verschwindet ein präoperativ erhöhter Prolanspiegel postoperativ völlig, ist mit Heilung zu rechnen, bleibt er jedoch postoperativ bestehen oder steigt er wieder an, ist die Prognose schlecht.

Röntgennachbestrahlung, am besten in Form der Hochvolttherapie über den gesamten paraaortalen Raum einschließlich Mediastinum und Supraklavikulargrube links, ist zur Verhütung bzw. Behandlung von Metastasen bei Seminomen (30–50% der malignen Hodentumoren) besonders erfolgversprechend. Bei der zweiten Gruppe der germinalen Geschwülste mit oft vielfältigen Ausformungen der in ihnen enthaltenen Differenzierungspotenzen (Chorionkarzinom, Embryonalzellsarkom, Teratokarzinom, Teratom: (50–60% der Fälle) ist die Röntgennachbestrahlung leider sehr viel weniger erfolgversprechend.

Die Beurteilung der Zytostatika für die Nachbehandlung maligner Hodentumoren ist unterschiedlich. Sie kann keineswegs generell gefordert werden. Folgende Kontrolluntersuchungen sind erforderlich: Nach 3 Monaten: Thoraxaufnahme, i. v.-Urogramm, ggf. auch Aschheim-Zondek. Nach 6 Monaten: Untersuchungen wie vor, zusätzlich palpationsuntersuchung des kontralateralen Hodens (in 1–2% der Fälle wurde doppelseitiger Hodentumor beobachtet) (4).

Falls bis dahin keine Normabweichungen beobachtet wurden, werden diese Kontrolluntersuchungen für eineinhalb Jahre in 6monatigen Abständen wiederholt. Nach zwei rezidivfreien Jahren ist beim malignen Hodentumor schon Dauerheilung wahrscheinlich. Dennoch sollten die obigen Kontrolluntersuchungen für weitere 3–5 Jahre jährlich, die Untersuchung des kontralateralen Hodens sogar insgesamt 10 Jahre lang jährlich vorgenommen werden.

Arbeitsunfähigkeit ist für die Dauer der Bestrahlungsbehandlung immer, darüber hinaus je nach Verlauf anzunehmen.

Operationen an Penis und Harnröhre

Operationen wegen Phimose oder Hypospadie

Die Wundheilung ist bei diesen Operationen bei Krankenhausentlassung im allgemeinen abgeschlossen, so daß sich vom Lokalbefund her keine besonderen Probleme ergeben.

Bei Kindern sollte nach Phimoseoperationen bedacht werden, daß eventuelle zusätzliche Behinderungen der Harnentleerung, z. B. durch Urethralklappen, präoperativ vielleicht nicht erkennbar waren. Bei entsprechendem Verdacht sollte deshalb postoperativ der Harnstrahl bei einer kräftigen Miktion auf Projektionskraft, Kaliber und eventuelle Deviation kontrolliert werden. Erwachsene Patienten, bei denen lange eine Phimose mit entsprechend behinderter Hygiene im Bereich des Präputiums, vielleicht auch mit rezidivierenden Balanitiden bestanden hat, sind noch für mehrere Jahre nach der Phimoseoperation auf karzinomverdächtige Veränderungen an der Glans zu kontrollieren.

Hypospadieoperationen werden zweizeitig vorgenommen: 1. Aufrichtung des Penis, 2. Bildung einer neuen Harnröhre, heute nach dem überlegenen Verfahren von Denis-Browne. Nach der ersten Sitzung erscheint durch die Streckung und damit Verlängerung des Penis distal von der hypospadischen Harnröhrenöffnung diese noch weiter nach proximal verlagert, der Zustand also »verschlimmert« worden zu sein. Entsprechende Besorgnis der Eltern ist natürlich unbegründet. Bei der zweiten Sitzung ist eine temporäre Harnableitung durch perineale oder suprapubische Blasenfistel erforderlich. Diese Fisteln sind bei Krankenhausentlassung wieder geschlossen, doch können sich aus dieser zeitweiligen Dauerkatheterbehandlung manchmal noch spätere Komplikationen ergeben (vgl. Seite 404). Insbesondere sollte auf die Ausheilung der *konsekutiven Blaseninfektion* geachtet werden.

Anscheinend unvermeidlich bei der erforderlichen breiten Mobilisation der Haut kommt es auch bei ausgefeilter Technik in einem gewissen Prozentsatz zu Fisteln im Verlauf der neu gebildeten Harnröhre, besonders dann, wenn die neu gebildete Harnröhrenöffnung zu eng geraten ist. Das Bestreben, diese Fisteln zu vermeiden, findet seinen Ausdruck in den verschiedenen Modifikationen der Nahttechnik (z. B. Doppelstopdrahtnähte, Klammern, Laschennaht usw.). Oft sind diese Fisteln nur stecknadelkopfgroß und entsprechen einem einzigen Stichkanal einer Catgut- oder Drahtnaht. Bei der Miktion entleeren sich aber auch dann etliche Tropfen Urin aus der Fistel und beschmutzen die Wäsche, und in ausgeprägteren Fällen ist die Miktion im Stehen nicht möglich. Damit ist dann eines der wesentlichen Ziele der Operation nach DENIS-BROWNE nicht erreicht. Ein spontaner Schluß solcher Fisteln kann praktisch nie erwartet werden, da das neugebildete Harnröhrenendothel mit dem Epithel der Penishaut eine kontinuierliche epitheliale Auskleidung durch die Fistelöffnung hindurch hergestellt hat. Praktisch immer ist daher eine weitere Operation zum Fistelverschluß erforderlich, die aber frühestens 3, möglichst erst etwa 6 Monate nach dem letzten Eingriff erfolgen sollte. Der naheliegende und immer wieder unternommene Versuch, die Fistel noch während des stationären Aufenthaltes in Zusammenhang mit der Plastik zu verschließen, scheitert fast immer. Ja leider ist sogar in einigen besonders hartnäckigen Fällen ein zweiter und dritter Versuch zum Verschluß der Fistel notwendig, unter Umständen sogar mit einer kompletten Wiederholung der Plastik nach DENIS-BROWNE. Für die Intervalle zwischen solchen mehrfachen Sitzungen gilt wieder, daß sie im allgemeinen wenigstens 3, besser 6 Monate etwa betragen sollten. Das zeitliche Intervall zwischen der ersten Sitzung (Aufrichtung) und der zweiten Sitzung (Harnröhrenplastik) sollte in der Regel immer mindestens 6 Monate betragen.

Arbeitsunfähigkeit der erwachsenen Patienten ist für etwa 1—2 Wochen nach der Krankenhausentlassung anzunehmen.

Operationen wegen Harnröhrenstriktur

Neben der Bougierungsbehandlung, die eher bei den entzündlichen Strikturen Erfolg verspricht, verlangen besonders manche posttraumatische Strikturen auch eines der operativen Verfahren: Urethrotomie, Strikturresektion, Plastik nach JOHANSON, Durchzugsplastiken usw. Das wichtigste Problem für die Nachbehandlung ist die Neigung zu erneuter Strikturbildung, die auch postoperativ manchmal eine vieljährige Bougierung erfordert. Nach Plastiken nach JOHANSON erübrigt sich allerdings meistens eine weitere Bougierung. Eine ausgesprochene postoperative Bougierungsbehandlung schwieriger Strikturrezidive mit Stahlbougies, filiformen Bougies, Strikturkathetern o. ä. sollte man absolut dem Facharzt überlassen, auch wenn solche Nachbehandlung in der Hand des praktischen Arztes zunächst gut gelingt. Die Vermeidung, Erkennung, gegebenenfalls Behandlung der unter Umständen schweren Komplikationen erfordert Erfahrung und entsprechende instrumentelle Spezialausrüstung. Aber auch postoperativ beschwerdefreie Patienten sollten Durchgängigkeit und Weite der Harnröhre in regelmäßigen Abständen durch sehr schonende Katheterisierung mit einem weichen Katheter prüfen lassen. Der Hausarzt ist gut beraten, wenn er über diese Maßnahmen nicht hinausgeht oder sich sogar darauf beschränkt, seinen Patienten zu derartigen Kontrollen durch einen Urologen anzuhalten. Die Intervalle zwischen solchen Kontrollen können zwischen wenigen Tagen und mehreren Monaten variieren, je nach dem Befund bei der Operation und bei der letzten derartigen Kontrolle. Vielfach wissen die Patienten bei langer Dauer der Nachbehandlung, wann sich eine erneute Stenosierung durch Änderung des Harnstrahls ankündigt. Manchmal wiederum ist es zweckmäßig, dazu geeignete Patienten zu regelmäßiger Selbstbougierung anzuleiten. Darüber hinaus bleibt die Überwachung und nötigenfalls Behandlung einer Harninfektion die wichtigste Aufgabe des Hausarztes.

Arbeitsunfähigkeit bei unkompliziertem Verlauf nach Bougierung in Narkose 2 bis 7 Tage, nach operativer Strikturbehandlung 2—3 Wochen nach Krankenhausentlassung. Die glatte postoperative Bougierungsnachbehandlung bedingt keine Arbeitsunfähigkeit, bei durch Fieber, Blutung usw. komplizierten Nachbougierungen entsprechende unterschiedliche Dauer der Arbeitsunfähigkeit.

Operationen wegen Peniskarzinom

In Betracht kommt in erster Linie die Amputatio penis mit oder ohne Ausräumung der Leistenlymphdrüsen. Die vorwiegend lymphogene Metastasierung des Peniskarzinoms führt nämlich im Gegensatz zum Hodentumor zunächst über die regionalen Leistenlymphknoten und ist damit der Beobachtung besonders leicht zugänglich. Bei geschwürigem Zerfall des Tumors sind allerdings die Leistendrüsen oft auch ohne Metastasierung geschwollen. Wenn auch der Wert der Leistendrüsenausräumung unterschiedlich beurteilt wird, so ist doch der Wert der Röntgennachbestrahlung beim Peniskarzinom unbestriten und statistisch erwiesen. Bei rechtzeitiger, ausreichend radikaler Operation mit Nachbestrahlung kann in der guten Hälfte der Fälle Dauerheilung erwartet werden.

Die *Arbeitsunfähigkeit* sollte daher nicht unnötig lang bemessen werden. Für die Dauer der Nachbestrahlung wird man sie aber im allgemeinen mindestens zubilligen müssen. In bestimmten Berufen — ich erinnere mich z. B. an einen Fernlastfahrer — ist es aus mehreren, nicht zuletzt auch psychischen Gründen von Vorteil, daß der Patient im Stehen Wasser lassen kann. Auch bei kurzem Penisstumpf kann das durch einen kleinen Labortrichter aus Glas oder Plastik ermöglicht oder doch wesentlich erleichtert werden. Bei Metastasierung dürfte im allgemeinen die Einleitung des Rentenverfahrens zu empfehlen sein.

Literatur

1) Albrecht, K. F.: Der Urologe 1 (1962), 22; 2 (1963) 34; 3 (1964), 33.
2) Alken, C. E.: Leitfaden der Urologie, 3. Aufl. Stuttgart 1966.
3) Alken, C. E.: Der Urologe 1 (1962), 120.
4) Beach, P. D., u. P. Böttger: Der Urologe 1 (1962), 109.
5) Belt, E.: Urol. Internat. (Basel) 19 (1965), 58.
6) Boeminghaus, H.: Urologie, 3. Aufl. München 1960.
7) Busch, H. G.: Der Urologe 4 (1965), 43.
8) Couvelaire, R.: Urol. Internat. (Basel) 19 (1965), 63.
9) Dettmar, H.: in »Handbuch der Urologie«, Bd. IX, 1. Hrsg.: Alken, Dix, Weyrauch, Wildbolz. Berlin — Göttingen — Heidelberg 1964.
10) Wilhelmi, E.: Der Urologe 1 (1962), 30.

Urologische Eingriffe

(nephrologischer Teil)

Von E. Wetzels, Düsseldorf

Niereninsuffizienz als Folge der operativen Reduktion von Nierenparenchym

Die Funktionsreserve der Niere ist außerordentlich groß. Erst wenn der Ausfall an Parenchym 75—80% überschreitet und dementsprechend das Glomerulusfiltrat unter 25—30 ml/min absinkt, tritt eine Niereninsuffizienz auf. Sie ist charakterisiert durch eine bereits unter normalen Stoffwechsel- und Ernährungsbedingungen nachweisbare Azotämie, also eine Erhöhung der Konzentration der harnpflichtigen Substanzen im Serum über die obere Grenze der Norm. Die Einschränkung »unter normalen Stoffwechsel- und Ernährungsbedingungen« ist deshalb angebracht, weil auch bei völlig gesunder Niere infolge erhöhten Anfalls von Stoffwechselendprodukten, z. B. durch stark eiweißhaltige Kost, eine Azotämie auftreten kann (extrarenale Azotämie).

Obere Normgrenzen der am häufigsten bestimmten harnpflichtigen Substanzen im Serum:

Rest-N	40 mg%
Harnstoff	45 mg%
Harnstoff-N	20 mg%
Kreatinin	1,3 mg%
Harnsäure	6,5 mg%

Die Nephrektomie führt bei intaktem kontralateralem Organ nie zur Niereninsuffizienz. Sie tritt jedoch ein, wenn die verbleibende Niere bereits große Teile ihres funktionsfähigen Parenchyms, z. B. infolge einer chronischen Pyelonephritis oder einer Tuberkulose, eingebüßt hat. Eine Niereninsuffizienz droht auch, wenn Operationen an einer Einzelniere (z. B. Polresektion) zu einer weiteren Reduktion funktionsfähigen Gewebes führen. Im allgemeinen unterbleiben solche Eingriffe, wenn das Risiko der Niereninsuffizienz bekannt ist.

Praktische Bedeutung hat aber die operative Entfernung oder Verkleinerung von ausscheidungsfähigem Nierenparenchym insofern, als damit die renale Funktionsreserve reduziert werden kann. Vor allem im höheren Lebensalter kommt es nicht zu einer kompensatorischen Hypertrophie. Eine später hinzutretende Schädigung oder Funktionseinschränkung der Niere durch Infektion, Harnstauung, Arteriolosklerose oder dergleichen wird daher eher zur Niereninsuffizienz führen, als es bei beiderseits voll erhaltenem Organ der Fall wäre.

Mit zunehmendem Grad der Niereninsuffizienz treten zur Retention der harnpflichtigen Substanzen Störungen im Elektrolyt- und Wasserhaushalt hinzu. Der Harn wird isosthenurisch (spezifisches Gewicht konstant um 1011). Stets entwickelt sich eine *nephrogene Anämie.* Nicht obligat ist demgegenüber bei Niereninsuffizienz ein nephrogener Hochdruck.

Es lassen sich — im wesentlichen vom klinischen Aspekt her — verschiedene Stadien der Niereninsuffizienz unterscheiden, die fließend ineinander übergehen. Ihnen hat sich die Therapie anzupassen. Unabhängig davon gelten einige allgemeine Behandlungsprinzipien, die stets zu beachten sind.

Allgemeine Behandlungsrichtlinien bei chronischer Niereninsuffizienz

Eventuell zusätzlich bestehende Störungen des Harnabflusses müssen beseitigt werden.

Infekte sind frühzeitig und energisch zu bekämpfen. Dies gilt nicht nur für aufgepfropfte Pyelonephritiden, die die Nierenfunktion weiter verschlechtern, sondern auch für extrarenale Infektionen. Diese führen, erst recht, wenn sie mit Fieber verbunden sind, zu einer Steigerung des Eiweißkatabolismus, verstärken somit den Anfall von harnpflichtigen Substanzen und damit die Azotämie.

Streptomycin, Kanamycin, Colistin und Nitrofurantoin sind bei Niereninsuffizienz kontraindiziert, da sie rasch toxisch kumulieren. Zurückhaltung ist auch bei Präparaten der Tetrazyklingruppe und bei Sulfonamiden angebracht. Keine Bedenken bestehen gegen die Applikation von Penicillinen — auch den halbsynthetischen Ampicillin und Oxacillin —, Chloramphenikol und Cephalotin.

Besteht eine Hypertonie, so soll eine medikamentöse Behandlung nicht durchgeführt werden, wenn die Rest-N-Werte im Serum über 100 mg% betragen. Senkung des erhöhten Blutdrucks führt nämlich meist zu einer weiteren Zunahme der Azotämie. Bei niedrigeren Rest-N-Konzentrationen soll eine vorsichtige medikamentöse Drucksenkung versucht werden. Erreicht darunter der Rest-N den Wert von 100 mg%, ist von einer weiteren Senkung des Blutdrucks Abstand zu nehmen. Grundsätzlich können sämtliche Antihypertensiva benutzt werden mit Ausnahme der Saluretika (s. S. 424).

Eine begleitende Herzinsuffizienz ist nach den üblichen Regeln mit Glykosiden zu behandeln. Mit Abnehmen des Serumkaliumspiegels steigt die Glykosidempfindlichkeit des Herzmuskels. Auf eventuelle Überdosierungs- bzw. Intoxikationszeichen (Herzrhythmusstörungen) muß daher bei polyurischer Niereninsuffizienz mit möglicher Hypokaliämie besonders geachtet werden.

Bei *Kopfschmerzen dürfen keine phenacetinhaltigen Analgetika* verordnet werden.

Wichtig ist die ärztliche Führung der niereninsuffizienten Patienten. Es muß ihnen eindringlich klar gemacht werden, daß ihr Zustand entscheidend von der gewissenhaften Befolgung der ärztlichen Anweisungen in bezug auf Diät, Trinkmenge und Elektrolytzufuhr abhängt. Andererseits sollen den Patienten keine sinnlosen Einschränkungen auferlegt werden. So besteht kein Anlaß zu einem strengen Koffein- oder Rauchverbot. Auch kleine Mengen Alkohol sind im Rahmen des gebotenen Flüssigkeitsquantums durchaus erlaubt. Ein Cherry, Whisky oder »Klarer« bewähren sich als Appetitanreger, ein Glas oder eine halbe Flasche Bier am Abend als Sedativum.

Spezielle Behandlungsrichtlinien bei chronischer Niereninsuffizienz

1. Stadium: Azotämie ohne urämische Symptomatik
Befunde: Keine wesentlichen subjektiven Beschwerden.
Leistungsfähigkeit kaum eingeschränkt.
Rest-N 40–90 mg%.

Diurese noch flexibel.

Mäßige Anämie.

Keine wesentlichen Elektrolytabweichungen.

Diät: So lange Rest-N nicht über 70 mg%: Normalkost; wenn höher: Reduktion der Eiweißzufuhr auf 40 g/Tag. In jedem Fall ausreichende Kalorienzufuhr (2000–2500 Kal./Tag) durch Fett und Kohlehydrate. Dadurch wird der Abbau körpereigenen Eiweißes gehemmt.

Flüssigkeit: Wenigstens 2000 ml täglich trinken lassen.

Elektrolyte: Keine besonderen Maßnahmen, lediglich bei Hypertonie Einschränkung der tägl. Kochsalzzufuhr auf 3–5 g.

2. Stadium: Präurämie

Befunde: Brechreiz, Abgeschlagenheit, Schlafstörungen; Leistungsfähigkeit reduziert.

Rest-N 80–140 mg%.

Meist Polyurie.

Oft Exsikkose. Serumkalium, -natrium und -kalzium häufig vermindert, -phosphat erhöht; beginnende Azidose.

Anämie ausgeprägt.

Diät: Eiweißzufuhr streng auf ½ g je kg Körpergewicht und Tag begrenzen. Von der Tageseiweißmenge möglichst etwa 10 g in Form von eineinhalb Hühnereiern geben. Die Patienten müssen Tabellen über den Proteingehalt der wichtigsten Nahrungsmittel erhalten (Tab 1). Tritt keine klinische Besserung ein und gehen Rest-N-, Harnstoff- oder Harnstoffstickstoffwerte nicht zurück, soll strengste Nierendiät wie im 3. Stadium (Urämie) verabfolgt werden (s. S. 420). (Der Kreatininspiegel ist kein Indikator für die Wirksamkeit diätetischer Maßnahmen.)

Tabelle 1

Eiweißaustausch

10 g Protein sind enthalten in

130 g Weißbrot	54 g Aal
155 g Weizenmischbrot	59 g Schellfisch
105 g Schwarzbrot	54 g Heilbutt
123 g Pumpernickel	68 g Blutwurst
100 g Zwieback	50 g Mettwurst
91 g Roggenmehl	70 g Bratwurst
88 g Weizenvollmehl	82 g Zervelatwurst
74 g Haferflocken	70 g Schinkenwurst
122 g Reis (ungekocht)	295 g Erbsen (in Büchsen)
77 g Teigwaren (trocken)	250 g Champignons
78 g Ei (= 1½ Hühnereier)	213 g Rosenkohl
305 g Kuhmilch	1000 g Bohnen (grüne, in Büchsen)
286 g Buttermilch	166 g Bohnen (weiße, in Büchsen)
51 g Camembert	500 g Kartoffeln (frisch)
35 g Emmentaler	630 g Kohl (frisch)
142 g Rahmkäse	486 g Kohlrabi (Knollen)
67 g Quark (fett)	40 g Linsen (getrocknet)
52 g Kalbfleisch (roh)	480 g Spargel (frisch)
60 g Rindfleisch (roh)	33 g Erdnüssen
51 g Schweinefleisch (roh)	79 g Haselnüssen
50 g Huhn	67 g Walnüssen
52 g Forelle	

Flüssigkeit: Es ist die Maximaldiurese des Patienten anzustreben. Man beginnt nach der Faustregel »600 ml plus Ausscheidung vom Vortag« und gibt dann unter laufender Ausfuhr-

und Gewichtskontrolle täglich 200 ml mehr. Nimmt die Diurese nicht entsprechend zu oder steigt das Körpergewicht (Wassereinlagerung), so ist wieder um 200 ml pro Tag zurückzugehen, um Ein- und Ausfuhr wieder aufeinander abzustimmen. Wegen der extrarenalen Flüssigkeitsabgabe ist die Wasserbilanz des Körpers ausgeglichen, wenn die 24-Stunden-Harnmengen 500–700 ml unter der Flüssigkeitszufuhr liegen.

Bei exsikkotischen Patienten kann es einige Tage dauern, bis die Niere bei steigender Flüssigkeitszufuhr mit der Ausscheidung nachzieht; das Gewicht nimmt vorerst etwas zu, ohne daß dies Ausdruck einer pathologischen Retention ist, da zunächst ein Flüssigkeitsdefizit des Körpers aufgefüllt wird.

Diuretika sind nicht indiziert; sie steigern u. U. zwar den Harnfluß, nicht aber gleichzeitig die Ausfuhr von Schlackensubstanzen, was das eigentliche Ziel der Diureseförderung ist.

Elektrolyte: Bei Polyurie drohen Kochsalz- und Kaliumverluste; daher keine strenge NaCl- und K-Beschränkung. In der Regel ist eine Zufuhr von 8 g NaCl pro Tag adäquat. Liegen orthostatische Hypotonie, Adynamie, in Falten abhebbare Haut, schlecht gefüllte Halsvenen und eventuell ein rasch zunehmender Gewichtsverlust vor, so ist ein stärkerer Kochsalzmangel wahrscheinlich und die Zufuhr zu erhöhen. Bei Hypertonie ist demgegenüber eine Einschränkung auf 3–5 g NaCl pro Tag angezeigt. Zweckmäßig ist, nach Einstellung der Maximaldiurese zunächst wöchentlich, dann in Abständen von 14 Tagen und später von 4 Wochen den Serumnatriumspiegel und die 24-Stunden-Kochsalzausscheidung mit dem Harn zu bestimmen, um eine Kontrolle über die Angemessenheit der Kochsalzzufuhr zu haben. (Geringfügige Hyponatriämien sind übrigens belanglos, so lange keine Na-Mangelsymptome — s. o. — bestehen.)

Bei Überprüfung der Natriumverhältnisse soll auch der Serumkaliumspiegel kontrolliert werden. Bei Hypokaliämie (Werte unter 3,4 mval/l) ist Kalium per os zuzuführen. Die Dosierung richtet sich nach dem Effekt. Obstsäfte und vor allem Trockenobst sind kaliumreich; medikamentös empfehlen sich kaliumzitrathaltige Präparate. Kaliumchlorid enthaltende dünndarmlösliche Dragées sind abzulehnen. Sie können zu kleinen Ulzerationen des Darmes führen.

Eine Korrektur der meist nur mäßigen und klinisch nicht in Erscheinung tretenden Azidose ist im allgemeinen nicht notwendig.

Eine meist bestehende leichte Hypokalzämie bedarf ebenfalls keiner besonderen Behandlung; Steigerung der Zufuhr von Kalzium per os ist nicht sinnvoll, da bei Niereninsuffizienz dessen enterale Resorption gestört ist.

Anämiebehandlung: Medikamente (Eisen, Kobalt, Vitamine) sind nutzlos. Bluttransfusionen kommen in Betracht, wenn der Hämoglobinwert unter 8 g% absinkt. Um eine übermäßige Eiweißzufuhr zu vermeiden, kann man die im Transfusionsbeutel oder in der Transfusionsflasche absedimentierten Erythrozyten normaler Konserven einlaufen lassen und das überstehende Plasma verwerfen. Es ist nicht notwendig, spezielle Erythrozytenkonzentrate bzw. gewaschene Erythrozyten zu geben, die ohnehin nicht überall zur Verfügung stehen.

3. Stadium: Urämie

Befunde: Patient ist bettlägerig.
Erbrechen, Durchfälle, deutliche neurologische Erscheinungen (Agitiertheit, Schläfrigkeit, Muskelzuckungen, Polyneuritis).
Rest-N 120–200 mg%.
Meist Polyurie oder »Pseudonormalurie« (mengenmäßig normaler, aber unkonzentrierter Harn).
Vielfach Exsikkose. Serumnatrium- und -kalium meist vermindert; infolge Erbrechens oft deutlichere Hypochlorämie. Serumphosphat erheblich erhöht, -kalzium reduziert. Deutliche Azidose (Verschiebung des pH zur sauren Seite; reduziertes Standardbikarbonat), in Ausnahmefällen bei schwerem Erbrechen auch hypochlorämische Alkalose.
Anämie ausgeprägt.

Im allgemeinen Krankenhauseinweisung notwendig, da nur selten die Gewähr gegeben ist, daß die diätetischen und sonstigen Maßnahmen zu Hause streng durchgeführt werden.

Diät: Nach wie vor ausreichende Kohlehydrat- und Fettzufuhr. Die Gesamtkalorienzahl soll 2000 pro Tag nicht unterschreiten. Eiweißzufuhr auf 0,3 g je kg Körpergewicht und Tag (= rd. 20 g täglich) beschränken. Voraussetzung ist, daß biologisch hochwertiges Protein zugeführt wird. Dem entspricht die Diät nach GIOVANETTI-GIORDANO oder die den deutschen Eßgewohnheiten besser angepaßte Kartoffel-Ei-Diät (KLUTHE u. Mitarb.), bei der der Kranke pro Tag etwa 4 g Protein in Form von Eiereiweiß, etwa 6 g als Kartoffeleiweiß und den Rest durch sonstige Proteinträger erhält. Nach klinisch-diätetischer Einstellung kann von disziplinierten Patienten bei sorgfältiger Herstellung der Diät eine solche auch zu Hause beibehalten werden. Den Kranken müssen entsprechende Rezepte ausgehändigt werden. Es darf sich nicht auf Umwegen zusätzlich Eiweiß in die Nahrung einschleichen (z. B. durch normales Brot oder normale Teigwaren[1]).

Flüssigkeit: Es gelten die gleichen Grundsätze wie im Stadium der Präurämie. Gehen infolge fortschreitenden Parenchymausfalls die Harnmengen allmählich zurück, wird auch die Zufuhr entsprechend reduziert. Ist die Maximaldiurese infolge Erbrechens durch orale Flüssigkeitszufuhr nicht zu erzielen, muß infundiert werden. So lange die Elektrolytverhältnisse im Serum unbekannt oder annähernd normal sind, gibt man $^2/_3$ als normoional zusammengesetzte Elektrolyt-, den Rest als 5—10%ige Glukose- oder Lävuloselösung. Bei Elektrolytverschiebungen ist entsprechend zu variieren, insbesondere sind bei deutlicher Hyponatriämie bzw. -chlorämie elektrolytfreie Lösungen (Zucker) einzuschränken bzw. zu vermeiden. Unbedingt müssen Flüssigkeitsverluste durch Erbrechen oder auch durch Diarrhoen in der Tagesbilanz berücksichtigt und der renalen Ausscheidung bei der Berechnung der zuzuführenden Menge hinzugefügt werden.

Elektrolyte: Im wesentlichen entsprechen die notwendigen Maßnahmen denen im Stadium der Präurämie. Mit Rückbildung der Polyurie zur Pseudonormalurie gehen die renalen Kaliumverluste wieder zurück und der Serumkaliumspiegel hebt sich entsprechend spontan wieder an, so daß auf eine K-Substitution verzichtet werden kann. Auch eventuelle renale Natriumverluste gehen zurück. Läßt sich die notwendige Zufuhr von Elektrolyten per os nicht sicherstellen, erfolgt sie im Rahmen von Infusionen. So kann insbesondere bei Hypochlorämie beziehungsweise -natriämie infolge urämischen Erbrechens die intravenöse Applikation von Kochsalz notwendig werden.

Wegen der meist stark ausgeprägten Hyperphosphatämie empfiehlt es sich, 10 g Aluminiumhydroxyd (Aludrox) per os zu geben, das Phosphat im Darm bindet und somit der Resorption entzieht. Bei deutlicher Azidose (*Kußmaul*sche Atmung oder Standardbikarbonat unter 14 mval/l) gibt man 2—4× täglich 2 g Natriumbikarbonat per os oder intravenös. Bei gleichzeitiger ausgeprägter Hypokalzämie kann es als Folge der Alkalisierung zu tetaniformen Symptomen kommen, so daß intravenös Kalzium verabfolgt werden muß.

Anämiebehandlung: Wie im Stadium der Präurämie.

Dialysebehandlung: Läßt sich der Zustand des Patienten durch die erwähnten konservativen Maßnahmen nicht ausreichend bessern, kommt eventuell eine Dauerdialysetherapie mit der künstlichen Niere in Betracht. Eine solche Behandlung kann — auch ambulant — aber nur an speziell eingerichteten Kliniken durchgeführt werden. Der Kranke wird dabei zweimal wöchentlich je nach Erfordernis 8—16 Stunden an die künstliche Niere angeschlossen. Es müssen daher zunächst Möglichkeiten zum wiederholten Anschluß des Gerätes an den Blutkreislauf des Patienten operativ geschaffen werden (sog. *Scribner*-Shunt in seinen verschiedenen Modifikationen oder arteriovenöse Fistel nach CIMINO). Mit Hilfe der wiederholten Dialysen wer-

---

[1] Eiweißarmes Brot stellt die Bäckerei O. *Zimmer*, Freiburg i. Br., Stühlingerstr. 12, her; eiweißarme Teigwaren vertreibt die Firma *Rademanns Nährmittel*, Bad Homburg v. d. H., Hessenring 82.

den der Reststickstoffwert unter 100 mg% gehalten und Elektrolytverschiebungen korrigiert. Unbeeinflußt bleibt die nephrogene Anämie. Als Voraussetzungen für eine *Dauerdialyse-behandlung* sollen möglichst gegeben sein: Alter des Patienten 20–50 Jahre, keine sonstigen Erkrankungen außer der Niereninsuffizienz (z. B. Diabetes, Leberzirrhose, Herzinsuffizienz); psychische Stabilität; Fehlen eines extremen Hochdrucks oder extremer Anämie. Wegen der Indikationsstellung zur Dauerdialysebehandlung sollte frühzeitig mit einer entsprechenden Spezialabteilung Kontakt aufgenommen werden, zumal die Zahl der verfügbaren Behandlungsplätze beschränkt ist. Über die sogenannte Heimdialyse (künstliche Niere in der Wohnung des Patienten) fehlen in Deutschland noch ausreichende Erfahrungen. Sie ist aber prinzipiell praktikabel.

Auch bei der Dauerdialysebehandlung bleibt der Patient in bezug auf Diät, Flüssigkeits- und Elektrolytzufuhr Beschränkungen unterworfen, die von Fall zu Fall verschieden sind und vom Behandlungszentrum festgelegt werden.

4. Stadium: Urämisches Terminalstadium

Befunde: Patient ist bettlägerig bis moribund. Erbrechen, Durchfall; ausgeprägte Gastro-enterocolitis, Perikarditis; oft Pleuritis; Somnolenz bis Koma; zerebrale Krämpfe; Polyneuropathie; Hämorrhagien.

Hochgradige Anämie.

Rest-N: meist über 180 mg%.

Zunehmende Oligurie.

Hyperkaliämie, die mit Abnahme der Harnmengen zunimmt; sonst Elektrolytveränderungen wie im Stadium 3, allenfalls stärker ausgeprägt.

Hochgradige Anämie.

Behandlung: Es ist in Verbindung mit einer Spezialklinik zu prüfen, ob der Patient für eine Dauerdialysebehandlung geeignet und dieser zuzuführen ist (s. S. 420). Tatsächlich können damit in geeigneten Fällen Patienten selbst mit totalem Ausfall der Nierenfunktion noch über Jahre am Leben erhalten und in einen Zustand gebracht werden, der in seinem klinischen Erscheinungsbild dem ersten oder zweiten Stadium der Niereninsuffizienz entspricht. Besonders bei kompletter oder fast kompletter Anurie setzt dies eine erhebliche Mitarbeit des Patienten voraus, der in einem solchen Fall vor allem schärfsten Einschränkungen in der täglichen Kochsalz- (unter 1 g) und Flüssigkeitszufuhr (um 500 ml) unterworfen ist. Entwickelt sich bei dauerdialysierten Patienten mit Anurie oder hochgradiger Oligurie eine maligne nephrogene Hypertonie, ist die bilaterale Nephrektomie, gegebenenfalls die Entfernung einer Einzelniere, zu erwägen.

Mit der *Dauerdialysebehandlung* der terminalen Niereninsuffizienz tritt heute die *Nierentransplantation* in Konkurrenz. Sie kommt für ausgewählte Fälle mit kompletter oder nahezu kompletter Anurie in Betracht. Der Organverpflanzung hat außer einer intensiven Dialysebehandlung die Entfernung der Milz und der funktionslosen Nieren vorauszugehen. Als Spendernieren werden heute die Organe soeben Verstorbener bevorzugt. Technisch-operativ stellt die Nierentransplantation kein Problem dar. Dennoch ist mit einer länger währenden Funktion des Transplantats nur in 50% der Fälle zu rechnen, da Abstoßungsreaktionen auftreten. Sie können durch unmittelbar postoperative Bestrahlung des verpflanzten Organs und fortlaufende Medikation von immunsuppressiven Substanzen (Imurel) sowie Prednisolon zwar vielfach unterdrückt werden, eine dauernde Immuntoleranz läßt sich jedoch bis heute nicht erzielen. Nierentransplantationen werden nur an wenigen Zentren durchgeführt, die auch die weitere Therapieführung nach geglücktem Eingriff übernehmen. Die Nierentransplantation ist noch keine Routinemethode zur Behandlung der terminalen Niereninsuffizienz wie die Dauerdialyse, sondern muß als ein noch im Stadium des fortgeschrittenen Experiments befindliches Verfahren angesehen werden.

Eine Ausnahme bildet die Verpflanzung der Niere zwischen eineiigen Zwillingen, bei der keine Abstoßungsreaktion eintritt und volle Rehabilitation des Empfängers erzielt werden kann.

Kommen Dauerdialyse und Transplantation nicht in Betracht, so stehen bei der Behandlung des urämischen Terminalstadiums *symptomatische Maßnahmen* im Vordergrund: Bekämpfung von perikarditischen, arthritischen und polyneuritischen Schmerzen, Dämpfung von Juckreiz und Erbrechen, Ruhigstellung bei motorischer Unruhe und Krampfanfällen.

Hinsichtlich der Flüssigkeitszufuhr hat man sich der reduzierten Diurese anzupassen. Entsprechend muß auch die Kochsalzzufuhr auf 2–3 g eingeschränkt, bei schließlicher Anurie völlig eingestellt werden (Ausnahme: stärkere NaCl-Verluste durch Erbrechen). Bei Diuresen unter 1000 ml/24 Std. können Hyperkaliämien eintreten, die bei Oligurien unter 500 ml/24 Std. fast zur Regel werden. Die Kaliumzufuhr mit der Nahrung (Obst, die meisten Gemüse) ist weitgehend zu unterbinden. Übersteigt der Serumkaliumspiegel 6 mval/l, wird Resonium A per os oder rektal verabfolgt. Die Dosierung erfolgt nach der Wirkung auf die Serumkaliumkonzentration und schwankt zwischen ein bis vier Einzeldosen zu 15 g. Es handelt sich um einen Ionenaustauscher, der im Darm Kalium bindet und somit zur Ausscheidung bringt, während Natrium- und Wasserstoffionen abgegeben werden. Die Azidose kann daher etwas verstärkt werden.

Soweit als möglich sollten die diätetischen Prinzipien des Stadiums 3 beibehalten werden. Der Zustand des Patienten vereitelt meist aber die Zufuhr einer quantitativ adäquaten Kost.

Tatsächlich spielen im Finalstadium der Niereninsuffizienz Überlegungen zur optimalen Kalorienzufuhr und Elektrolytregulation nur noch eine untergeordnete Rolle gegenüber allen symptomatischen Maßnahmen, die das Ziel haben, die Beschwerden des Patienten in der letzten, qualvollen Phase seines meist langen Leidens zu lindern.

Sozialmedizinische Fragen

Im Stadium der Azotämie ohne urämische Symptomatik — weitgehend identisch mit dem Begriff der »*kompensierenden Retention*« (SARRE) —, das jahrelang bestehen kann, liegt im allgemeinen keine Erwerbsunfähigkeit vor. Wohl sind Erwerbs- und meist auch Berufsfähigkeit eingeschränkt. Die Beurteilung muß individuell erfolgen. Nicht zumutbar sind in jedem Fall schwere körperliche Arbeiten sowie Tätigkeiten in Wind und Wetter, zugigen, feuchten oder kalten Räumen. Bei höhergradiger Niereninsuffizienz (ab Stadium 2) bestehen in der Regel Berufs- und Erwerbsunfähigkeit. Das Ausmaß der Erwerbsminderung wird nicht nur vom Grad der Niereninsuffizienz als solcher, sondern auch vom ursächlichen Leiden (z. B. Nierentuberkulose) und bestehenden Komplikationen (z. B. Hochdruck mit Herzmuskelschaden) bestimmt.

Hochdruck als Folge urologischer Eingriffe

Einerseits dienen operative Eingriffe an der Niere oder am Nierengefäßsystem der Heilung eines nephrogenen Hochdrucks (z. B. Nephrektomie bei einseitiger Schrumpfniere, Polresektion bei umschriebener Durchblutungsstörung, Resektion einer Nierenarterienstenose), andererseits kann gelegentlich als Folge einer Operation an der Niere eine Hypertonie entstehen. So sind Hypertonien nach der Unterbindung von akzessorischen Nierengefäßen, nach Nephropexien wegen Ren mobilis und nach Nierenteilresektionen beobachtet worden. Unter Umständen kann ein solcher Hochdruck durch anschließende Nephrektomie beseitigt werden. Sie verbietet sich aber bei Einzelnieren, reduzierter Nierenparenchymreserve und progressivem oder drohendem Nierenparenchymschwund. In solchen Fällen muß der Hochdruck medikamentös-konservativ behandelt werden. Solange keine Niereninsuffizienz besteht, deckt sich die Therapie der nephrogenen mit der der essentiellen Hypertonie.

Auch der nephrogene Hochdruck reagiert in der Mehrzahl der Fälle auf eine drastische Beschränkung der Kochsalzzufuhr (unter 1 g/24 st) günstig. Die häusliche und berufliche Situation der meisten Patienten steht heute aber der Durchführung der streng kochsalzarmen Diät nach Martini entgegen. Eine Reduktion der Salzzufuhr auf etwa 3—5 g/Tag oder allein schon der Wegfall des Zusalzens bei Bereitung der Speisen unterstützen aber die medikamentöse Therapie. Sie richtet sich im wesentlichen nach dem Grad des Hochdruckleidens, der nicht von der absoluten Höhe des systolischen oder diastolischen Blutdrucks, sondern vom klinischen Gesamtbild bestimmt wird.

Schweregrad I:	leichte, nicht fixierte Hypertonie: Vornehmlich passagere Blutdrucksteigerungen; keine nennenswerten Beschwerden. Augenhintergrund o. B.
Schweregrad II:	mäßig schwere, nicht fixierte Hypertonie: Kopfschmerzen, Müdigkeit, Schwindel, gelegentlich pektanginöse Beschwerden und Dyspnoe; keine wesentlichen sekundären Organveränderungen. Fundus hypertonicus I—II nach Thiel.
Schweregrad III:	schwere, zum Teil fixierte Hypertonie: Beschwerden wie bei Schweregrad II, aber ausgeprägter. Organkomplikationen (Herzmuskelschaden, Gefäßsklerosen usw.). Fundus hypertonicus III.
Schweregrad IV:	schwere, progressive, maligne Hypertonie: Beschwerden und Organkomplikationen noch ausgeprägter als bei Schweregrad III; häufig Herzinsuffizienz. Niereninsuffizienz. Retinopathia angiospastica.

Für die Behandlung des nephrogenen Hochdrucks spielen die Schweregrade II bis IV eine Rolle.

Ebenso wie die salzarme Kost begünstigen auch Saluretika die Wirkung antihypertensiver Medikamente. Für alle Stadien des Hochdrucks empfiehlt es sich daher, unabhängig von der sonstigen Medikation ein Saluretikum zweimal wöchentlich zu verordnen. Als Nebenwirkung aller Saluretika — mit Ausnahme von Triamteren und Spirolactone, die aber hier nur selten in Betracht kommen — tritt bei längerer Applikation eine Kaliumverarmung des Organismus auf, der durch eine kaliumreiche Diät (Bohnen, Soja, Linsen, Kartoffeln, Gurken, Pilze, Erbsen, Tomaten, Obst) vorgebeugt werden kann. Eventuell ist Kaliumzitrat per os zuzugeben (Kalinor-Acid-Brausetabletten). Saluretika können einen latenten Diabetes mellitus auslösen oder einen bestehenden verschlimmern.

Der *Schweregrad II* der Hypertonie ist die Domäne für die Anwendung von Rauwolfia-Alkaloiden. Handelsnamen und mittlere Anfangsdosierung gehen aus Tabelle 2 hervor.

Häufigste Nebenwirkung (am geringsten beim Syrosingopin): zu starke Sedierung bis zur Depression. In solchen Fällen oder bei ungenügendem Effekt Kombination mit anderen Antihypertensiva, insbesondere dem Hydrazinophthalazin in Form des Kombinationspräparates Adelphan (= 0,1 mg Reserpin + 10 mg Nepresol pro Tablette). Mittlere Anfangsdosierung von Adelphan: 3 × 1 Tablette pro Tag. Hydrazinophthalazin steigert im übrigen als einziges Antihypertonikum die Nierendurchblutung. Mono-

Tabelle 2

Präparate bei Schweregrad II der Hypertonie

	Präparate	mittlere Anfangs-dosierung pro Tag
Rauwolfia-Gesamtalkaloide	Raupina	2–3 × 2,0 mg
	Rauserpol	
	Rautonin	
	Rivadescin	
Reserpin	Rivasin	3 × 0,1 bis 3 × 0,25 mg
	Sedaraupin	
	Serpasil	
Syrosingopin	Singoserp	2 × 2,0 mg

therapie des Hochdrucks mit Hydrazinophthalazin scheitert aber an den erheblichen Nebenwirkungen der dabei notwendigen höheren Dosen.

Schweregrad III der Hypertonie spricht oft noch auf die Reserpin-Hydrazinophthalazin-Kombination (Adelphan) an. Andernfalls kommen α-Methyl-Dopa, Cyclazenin, Guanoxansulfat, Imidozolabkömmlinge und vor allem das Guanethidin in Betracht. Die Präparatbezeichnungen, die mittleren Anfangsdosierungen und die möglichen Nebenwirkungen zeigt Tabelle 3:

Tabelle 3

Präparate bei Schweregrad III der Hypertonie

	Präparate-bezeichnung	Mittlere Anfangs-dosierung pro Tag	Nebenwirkungen
α-Methyl-Dopa	Aldometil	2–3 × 0,25 g	vereinzelt Leberzellschäden;
	Presinol		daher kontraindiziert bei
	Sembrina		Leberparenchymschäden
Cyclazenin	Leron	2–3 × 15 mg	orthostatische Regulations-störungen
Guanoxansulfat	Envacar	1–2 × 10 mg	orthostatische Regulations-störungen, Diarrhoeen
Imidazol-abkömmling	Catapresan	2–3 × 0,075 mg	
Guanethidin	Ismelin	1–2 × 10 mg	orthostatischer Kollaps, Durch-fälle, Adynamie

Bei Anwendung eines Einzelpräparates ist der Effekt oft ungenügend oder die Nebenwirkungen sind zu intensiv; dann Kombinationen: z. B.: Adelphan/α-Methyl-Dopa/Guanethidin; α-Methyl-Dopa/Cyclazenin oder Guanoxansulfat.

Schweregrad IV erfordert regelmäßig Zweier- oder Dreierkombinationen antihypertensiver Pharmaka, wobei in Einzelfällen auch Ganglienblocker (Camphidonium, Mevasine) benutzt werden müssen, deren alleinige Anwendung wegen der schweren Nebenerscheinungen abzulehnen ist (Kollaps, Obstipation, Akkommodations- und Miktionsstörungen). Die Einstellung der medikamentösen Therapie der Hypertonie des Schweregrades IV soll unter klinischen Bedingungen erfolgen.

Ein erhöhter Blutdruck muß behutsam, d. h. allmählich gesenkt werden. Zunächst sind tägliche, später wöchentliche, evtl. zweiwöchentliche Kontrollen und eventuelle Einstellungskorrekturen des Drucks vorzunehmen. Zu Beginn der Behandlung ist der Blutdruck im Stehen und Liegen zu messen, am besten des morgens, da dann eine Störung der orthostatischen Regulation am ehesten zu erfassen ist.

Eine abrupte Drucksenkung ist lediglich bei akuten hypertensiven Krisen mit Bewußtseinstrübung, Krampfanfällen, drohendem oder eingetretenem Lungenödem angezeigt: intravenöse Injektion von Ecolid (Ganglienblocker) 0,5—1,0 mg, Ismelin (Guanethidin) 5—10 mg oder Nepresol (Hydrazinophthalazin) 12,5—25 mg, die langsam und unter Blutdruckkontrolle zu erfolgen hat, um einem Kollaps vorzubeugen.

Kontraindikationen zu einer antihypertensiven Therapie können erhebliche Koronar- und Zerebralsklerosen sein, wenn sich entsprechende Erscheinungen unter der Behandlung verschlimmern.

Die *ausgeprägte Niereninsuffizienz* der Stadien II—IV verbietet eine medikamentöse Blutdrucksenkung, es sei denn, der Patient wird einer Dauerdialysebehandlung unterzogen, so daß eine durch die Drucksenkung bewirkte weitere Verschlechterung der Nierenfunktion in Kauf genommen werden kann. Bei leichter Niereninsuffizienz mit Rest-N-Werten zwischen 40 und 100 mg% sollen lediglich Saluretika vermieden werden, da ohnehin meist Natriumverluste infolge Polyurie bestehen (s. S. 419).

Sozialmedizinische Fragen

Inwieweit ein nephrogener Hochdruck die Leistungsfähigkeit im Erwerbsleben beeinträchtigt, ist stark abhängig vom Ausmaß eventueller sekundärer Organkomplikationen und von der Art des renalen Grundleidens. Als grobe Richtschnur mag gelten:

Der Patient mit Schweregrad IV der Hypertonie ist — auch bei guter medikamentöser Einstellung — erwerbsunfähig oder in seiner Erwerbsfähigkeit stark eingeschränkt, so daß ihm allenfalls 2—4stündige Tätigkeiten im Sitzen ohne körperliche Belastung und stärkere geistige Konzentration zuzumuten sind. Beim Schweregrad III liegt Berufsunfähigkeit für alle Tätigkeiten mit mittelschwerer und schwerer körperlicher Belastung sowie für Arbeiten auf Leitern, Gerüsten usw. vor; in der Regel besteht auch Berufsunfähigkeit als Kraftfahrer. Beim Schweregrad II sollen Tätigkeiten mit schwerer körperlicher Belastung vermieden werden; Schweregrad I schränkt die Erwerbs- und Berufsfähigkeit im allgemeinen nicht ein. Wichtig ist, daß der berufstätige Hypertoniker geregelte Arbeitszeiten einhält, seine Freizeit zu ausreichender Entspannung nützt und seinen Urlaub zusammenhängend und nicht verzettelt erhält. Ein 4—6wöchiger Kuraufenthalt alle 2—3 Jahre kann zur Erhaltung der Leistungsfähigkeit im Erwerbsleben zweckmäßig sein.

Die Pyelonephritis als Folge urologischer Eingriffe

Jede Infektion der Harnwege beinhaltet die Gefahr einer Mitbeteiligung des Nierenparenchyms im Sinne einer akuten oder chronischen Pyelonephritis. Damit muß besonders nach Anlage künstlicher Harnfisteln (Nephrostomie, Ureterostomie) gerechnet werden, weniger nach technisch einwandfrei angelegten Ureter-Darm-Anastomosen.

Akute Pyelonephritis

Sie wird wegen ihrer charakteristischen Symptome leicht erkannt:

Schmerz in der Lendengegend, Fieber, gelegentlich Schüttelfrost, Klopf- und Druckempfindlichkeit des Nierenlagers, vielfach Obstipation, Leukozytose, starke Beschleunigung der Blutkörperchensenkung, im Urin ausgeprägte Leukozyturie, geringere Erythrozyturie (in Einzelfällen kann die Erythrozyturie im Vordergrund stehen), Proteinurie (fast nie über 2⁰/₀₀), Bakteriurie; oft Polyurie, in Ausnahmefällen akutes Nierenversagen mit Oligurie/Anurie.

Jede akute Pyelonephritis muß intensiv behandelt und ihre Ausheilung kontrolliert werden. Die Gefahr des Übergangs in eine chronische Verlaufsform ist sonst groß.

Allgemeine Therapiemaßnahmen: Bettruhe, reichlich Trinken lassen (Ausnahme: akute Niereninsuffizienz), milde Laxantien, phenacetinfreie Analgetika (z. B. Novalgin).

Kausale Therapiemaßnahmen: Chemo- bzw. antibiotische Therapie. Wegen der Akuität der Erkrankung kann mit dem Beginn der Behandlung nicht gewartet werden, bis das Ergebnis einer Empfindlichkeitstestung der Erreger vorliegt. Es soll aber vor Einsetzen der Behandlung Urin zur bakteriologischen Untersuchung gewonnen werden. Die höchste Treffsicherheit bei der zunächst also ungezielten Behandlung versprechen Chloramphenikol (2,0 g pro Tag) und Ampicillin (2,0 g pro Tag). Zeigt das Antibiogramm Unempfindlichkeit gegenüber diesen Substanzen und stellt sich auch klinisch kein Erfolg ein, muß der Empfindlichkeitsprüfung entsprechend auf ein anderes Antibiotikum oder Chemotherapeutikum umgestellt werden. Therapiedauer wenigstens 14 Tage, sonst eine Woche über die Temperaturfreiheit hinaus (Dosierung s. S. 428).

Die Ausheilung soll durch Untersuchung des Harns 14 Tage und 4 Wochen nach Absetzen der Behandlung kontrolliert werden. Bei positivem Befund erneute Therapie über drei Wochen laut Antibiogramm.

Chronische Pyelonephritis

Sie wird vielfach nicht diagnostiziert, weil sie ohne charakteristische subjektive Beschwerden und mit nur diskreten objektiven Symptomen verlaufen kann. Bei allen Patienten mit Nieren-, Blasen- oder Harnleiterhautfisteln muß nach ihr gefahndet werden. Daher ist bei solchen Kranken wenigstens in Abständen von einem Vierteljahr eine Urinkontrolle notwendig. Leukozyturie, insbesondere Leukozytenzylinder und *Sternheimer-Malbin*-Zellen, Mikrohämaturie (selten Makrohämaturie), geringe Proteinurie (fast nie über 2⁰/₀₀), Bakteriurie und mangelnde Harnsäuerung sind die häufigsten Symptome. Negativer Befund bei einmaliger Harnuntersuchung schließt eine chronische Pyelonephritis keinesfalls aus; man sollte jeweils an 2 oder 3 aufeinanderfolgenden Tagen den Harn überprüfen. Klopfempfindlichkeit des Nierenlagers und spontaner Lendenschmerz sind bei chronischer Pyelonephritis wesentlich seltener als bei der akuten; stattdessen werden uncharakteristische, nicht unmittelbar auf die Niere hinweisende Erscheinungen mit zunehmender Erkrankungsdauer vordergründig: Müdigkeit, Rückenschmerzen, Abgeschlagenheit, Übelkeit, Erbrechen, Kopfschmerzen, Anämie, Hypertonie; Blutkörperchensenkung in der Mehrzahl der Fälle beschleunigt. Spezielle Untersuchungen ergeben mangelnde Harnkonzentrierung bei zunächst noch erhaltener Verdünnungsfähigkeit (»distales Tubulussyndrom«), herabgesetzte Phenol-

rotausscheidung, schließlich röntgenologisch nachweisbare Veränderungen des Nieren-
beckenkelchsystems (insbesondere keulenförmige und unscharf begrenzte Kelche). Bei
entsprechender Progredienz endet die Erkrankung in der Schrumpfniere mit allen
Erscheinungen der Niereninsuffizienz.

Diabetiker sind für einen pyelonephritischen Infekt besonders disponiert.

Allgemeine Therapiemaßnahmen: Flüssigkeitszufuhr wenigstens 2000 ml/Tag; keine
spezielle Diät; keine Kochsalzeinschränkung, solange keine Hypertonie besteht; bei
Fieber (akute Exazerbation) Bettruhe. Bei Kopf- und Lendenschmerz phenacetinfreie
Analgetika. Für regelmäßigen Stuhlgang sorgen. Bei Niereninsuffizienz oder Hochdruck
gelten besondere Behandlungsregeln (s. S. 417 und S. 422).

Kausale Therapiemaßnahmen: Chemo- bzw. antibiotische Therapie, gezielt anhand
der Sensibilitätsprüfung der Erreger. Die Frage, ob kontinuierliche oder diskontinuier-
liche Medikation, wird unterschiedlich beantwortet. Wir bevorzugen die diskontinuier-
liche Behandlung mit wiederholter bakteriologischer Urinkontrolle. Wir geben jeweils
4 Wochen lang eines der als wirksam getesteten Präparate. Zwischen den einzelnen
Behandlungsphasen wird fünf Tage pausiert und am fünften Tag Urin zur bakteriologischen Kontrolle und Empfindlichkeitsprüfung der Keime entnommen, deren Ergebnis
zwar nicht für die am nächsten Tag wieder einsetzende Medikationsperiode, wohl aber
für die spätere von Bedeutung ist. Erregerwechsel, Mischinfektionen und Änderungen
der Empfindlichkeit sind nicht selten.

Von Therapieerfolg kann gesprochen werden, wenn nach wenigstens drei vierwöchi-
gen Behandlungsphasen nicht nur Keimfreiheit des Harns vorliegt, sondern auch die
übrigen Urinbefunde normalisiert sind und gegebenenfalls die Blutkörperchensenkung
rückläufig ist. Ein bis zwei Monate später muß jedoch sicherheitshalber eine Kontrolluntersuchung des Harns erfolgen.

In der Mehrzahl der Fälle läßt sich eine endgültige Keimfreiheit und damit eine Ausheilung der chronischen Pyelonephritis kaum erreichen. Man muß schließlich die Behandlung über Monate, eventuell Jahre beibehalten. Als Schutz vor aszendierenden
Reinfekten des Nierenparenchyms ist bei Fistelträgern nach Abklingen der florid-ent-
zündlichen Erscheinungen eine Langzeit- bzw. Dauerprophylaxe mit Präparaten zu
erwägen, die eine besonders wirksame Urinkonzentration erreichen (Nitrofurantoin,
Nalidixinsäure). Grundsätzlich gilt: je kürzer der Weg von der Fistelöffnung zum
Nierenparenchym, um so größer die Infektionsgefahr (am höchsten bei der Nephrostomie).

Wichtig: Keimfreiheit des Harns während laufender antibakterieller Medikation oder
unmittelbar nach ihrem Absetzen beweist keinesfalls Heilungseffekt; der entzündliche
Prozeß kann dennoch im Parenchym weiterschwelen. Bakteriologische Harnuntersuchung daher frühestens 4 Tage nach Absetzen des Medikamentes.

Die für die Behandlung der chronischen Pyelonephritis in Betracht kommenden Präparate sind mit ihren mittleren Dosierungen und eventuellen Kontraindikationen in
Tabelle 4 aufgeführt.

Sozialmedizinische Fragen

Grundsätzlich besteht bei jeder akuten Pyelonephritis Arbeitsunfähigkeit. Das gleiche
gilt für akute Exazerbationen der chronischen Pyelonephritis. Inwieweit die Berufs- und
Erwerbsfähigkeit bei Trägern von Harnwegshautfisteln oder Harnleiter-Darm-Anasto-

Tabelle 4

Präparate für die Behandlung der chronischen Pyelonephritis

	mittlere Tagesdosierung	Bemerkungen
Penicillin G	2 × 400 000 bis 2 × 800 000 E	nur bei der seltenen Staphylokokkenpyelonephritis
Streptomycin	1 g	nur in Ausnahmefällen bei Resistenz der Erreger gegenüber allen anderen Medikamenten; Gesamtdosis nicht über 30 g; kontraindiziert bei Niereninsuffizienz
Depot-Sulfonamide	1 × 0,5 g	kontraindiziert bei Niereninsuffizienz
Chloramphenikol	1,0–2,0 g	Blutbildkontrolle in 14tägigen Abständen
Tetrazykline (Reverin)	1,5–2,0 g (Reverin 2 × 275 mg i. v.)	kontraindiziert bei Niereninsuffizienz
Ampicillin	3–5 × 0.5 g	
Oxacillin	4–6 × 0,5 g	
Dicloxacillin	2 × 0,5 bis 3 × 1,0 g	
Erythromycin	4 × 0,5 g	nur in Ausnahmefällen; rasche Resistenzentwicklung
Colistin	2–3 × 1 Mill. E i. m.	nur in Ausnahmefällen für eine Behandlungsperiode von 4 Wochen; kontraindiziert bei Niereninsuffizienz
Nitrofurantoin	3 × 0,05–0,1 g	kontraindiziert bei Niereninsuffizienz
Nalidixinsäure	3–4 × 1 g	
Cephalotin	4 × 0,5–1,0 g i. m.	
Cephaloridin	2–3 × 0,5–1,0 g i. m.	

mosen mit chronischer Pyelonephritis eingeschränkt wird, ist individuell zu entscheiden und hängt nicht zuletzt davon ab, welches Grundleiden Veranlassung zu dem entsprechenden Eingriff gab und inwieweit sekundäre Komplikationen (Hochdruck, Anämie, Niereninsuffizienz) bestehen.

Literatur

1) Giordano, D., u. Mitarb.: Min. Nephrol. 11 (1964), 153.
2) Giovanetti, S., u. Q. Maggiore: Lancet I (1964), 1000
3) Heintz, R.: Nierenfibel. 2. Aufl., 1968.
4) Kluthe, R., u. H. Quirin: Diätbuch für Nierenkranke, Stuttgart 1968.
5) Sarre, H.: Nierenkrankheiten, 3. Aufl., Stuttgart 1967.

Operationen und Verletzungen an den Weichteilen der Extremitäten

Von K. Pitzler und W. Koch, Jena

In erster Linie werden Operationen oder konservative chirurgische Maßnahmen an den Weichteilen der Extremitäten wegen Verletzungen, entzündlichen Prozessen und deren Komplikationen ausgeführt. Der größte Teil erfolgt ambulant, und der Kranke wird im Vergleich zu den Verletzungen und chirurgischen Erkrankungen des Stammes relativ frühzeitig an den praktischen Arzt zurücküberwiesen. Die Nachbehandlung in der Allgemeinpraxis ist also für die Erhaltung und Wiedererlangung der Funktionstüchtigkeit der Extremität von großer Bedeutung. Mehr als an anderen Körperstellen sind an den Extremitäten wichtige Weichteile auf engem Raum zusammengedrängt, so daß bei Verletzungen oder krankhaften Prozessen benachbarte Organe häufig gleichzeitig betroffen sind. Leicht greifen pathologische Prozesse von weniger wichtigen Weichteilbereichen auf funktionell wichtige Organe über, und es resultieren später größere Funktionsausfälle als anfänglich zu erwarten waren.

Verletzungs- und operationsbedingte Wunden

Die Nachbehandlung der Extremitätenwunden erfolgt nach den allgemeingültigen Grundsätzen der Wundbehandlung (S. 38). An speziellen Gesichtspunkten muß aber berücksichtigt werden: Die Bewegungen der Extremität schaden der Wundheilung, und es treten häufiger als am übrigen Körper durch Ödeme bedingte Gewebsanschwellungen, -spannungen und Wunddehiszenzen mit Sekundärheilung auf. Weiterhin führt die häufige Verschmutzung der Extremitäten leicht zu Sekundärheilungen. Letztere haben durch Narbenbildung größere funktionelle Schäden als an anderen Körperstellen zur Folge. Gasbrand- und Tetanusinfektion nehmen ihren Ausgang in der überwiegenden Mehrzahl der Fälle von Extremitätenwunden.

Wunden mit Primärheilung: Zur ungestörten Wundheilung ist vor allem bei ausgedehnten und tiefen Verletzungen eine exakte Ruhigstellung erforderlich. Diese erfolgt am besten durch einen die benachbarten Gelenke in Funktionsstellung fixierenden Gipsverband. So muß zum Beispiel eine schwere Weichteilverletzung des Oberschenkels durch einen Beckengips ruhiggestellt werden. Der praktische Arzt wird im allgemeinen von der chirurgischen Behandlungsstelle informiert, wie lange der Gipsverband belassen werden soll. Das Wechseln des Wundverbands kann beim ambulant behandelten Patienten durch eine der Größe der Wunde entsprechende Öffnung im Gips geschehen. Bei glattem Heilverlauf erfolgt der erste Verbandswechsel nach 8 Tagen, wobei in den meisten Fällen die Hautnähte entfernt werden können. Steht die Hautnaht unter Spannung, wie es oft an der Streckseite der Gelenke der Fall ist, so wird bis zum 10. oder 12. Tag mit dem Entfernen der Hautnähte gewartet und zunächst nur jede zweite Naht entfernt. Antibiotika werden nur unter strenger Indikation, bei Infektionsgefahr, Knochen-, Gelenk- oder Sehnenbeteiligung verabreicht.

Beim Auftreten von Schmerzen, Fieber, Pulsbeschleunigung oder einer stärkeren Anschwellung der Wundumgebung muß die Wunde sofort nachgesehen werden. Mit Heilungsstörungen ist bei Allgemeinschädigungen (Anämie, Hypalbuminämie, Avitaminosen, neurogenen und Durchblutungsstörungen, Diabetes), bei der Medikation von Phenothiazinen, Antikoagulantien und Kortikoiden, bei verschmutzten Wunden, Gewebsquetschungen, Schußverletzungen und in situ verbliebenen Fremdkörpern zu rechnen (3, 7).

Wunden mit Sekundärheilung: Nach Wundexzisionen ohne Naht (veraltete Wunden, Biß-, Quetsch- und Schußwunden), chirurgisch versorgten pyogenen Infektionen, tiefen Verbrennungen und Störungen der primären Wundheilung (Hämatome, Serome, Abszesse) erfolgt die Heilung per secundam. Auch in diesen Fällen ist ein Schienen- oder Gipsverband unerläßlich. Die Wundbehandlung trägt den Prinzipien der Granulations- und Epithelisationsförderung Rechnung; Heilungskomplikationen (Sekretverhaltung, Infektion, Blutung) müssen rechtzeitig erkannt werden (S. 38). Kleinere Wundtaschen können mit einem schnellen Scherenschlag ohne Narkose eröffnet werden, größere erfordern eine fachchirurgische Behandlung. Bei großen und sauberen Granulationsflächen sollte stets die Möglichkeit einer sekundären Wundnaht oder Hautplastik erwogen werden. Diese operativen Maßnahmen bei Sekundärheilungen sind an den Extremitäten viel häufiger erforderlich als am Stamm (3, 7).

Spezielle Wundinfektionen (Gasbrand, Tetanus): In der Nachbehandlung von Extremitätenwunden ist besonders auf die Gasbrand- und Tetanusinfektion zu achten. Bei starker Verschmutzung und Weichteilquetschung ist mit der Möglichkeit einer Gasbrandinfektion zu rechnen. Diese kann schon wenige Stunden, meist jedoch 1 bis 2 Tage, als Spätgasbrand auch 2 bis 3 Wochen nach der Verletzung oder operativen Wundversorgung, durch folgende Symptome in Erscheinung treten: Livide, marmorierte Haut in der Umgebung der Wunde, Anschwellung und Nekrosen. Beim Beklopfen tympanitischer Schall. Röntgenologisch zeigt sich eine durch Gasansammlung in den Gewebsspalten und Muskelsepten bedingte streifige und gefiederte Zeichnung. Puls- und Temperaturanstieg und schnell zunehmende Verschlechterung des Allgemeinzustands mit Somnolenz, motorischer Unruhe und Exsikkose kennzeichnen das schwere Krankheitsbild. Da Lebensgefahr besteht, erfolgt unter strenger Ruhigstellung der betroffenen Extremität die Einweisung in eine chirurgische Abteilung (3, 21).

Tetanusgefährdet ist jede Wunde. Meist geht die Tetanusinfektion von unbehandelten Bagatellverletzungen der Extremitäten aus. Die Inkubationszeit beträgt 1 bis 60 Tage, im Durchschnitt 8 bis 14 Tage. Absoluten Schutz gewährt nur die vollständig durchgeführte aktive Tetanusimmunisierung. Die exakte chirurgische Wundversorgung hat beim Nichtimmunisierten ebenfalls einen wesentlichen Anteil an den Maßnahmen der Tetanusprophylaxe. Die schriftliche Fixierung von Impfmaßnahmen oder deren Verweigerung darf in der Krankenkartei keinesfalls vergessen werden. Beim Auftreten von Tetanusfrühsymptomen wie Kau- und Schluckbeschwerden, leichtem Trismus, angedeutetem Risus und Reflexsteigerungen muß der Patient umgehend in klinische Behandlung überwiesen werden (3).

Sozialmedizinische Fragen: Einfache Weichteilwunden bedingen eine kurzfristige Arbeitsunfähigkeit: Haut-Subkutangewebswunden im allgemeinen 10 bis 14 Tage, tiefere Verletzungen 4 bis 6 Wochen. Komplikationen und Heilungsstörungen können eine mehrmonatige Behandlung mit Arbeitsunfähigkeit erforderlich machen.

Pyogene Infektionen

Schwere pyogene Weichteilinfektionen werden in der Regel stationär oder in fachchirurgischen Ambulanzen behandelt. Die postoperative Nachsorge weniger ausgedehnter Infektionen obliegt meist dem praktischen Arzt (Nagelwalleiterung, infizierter Unguis incarnatus, subkutanes Panaritium, Furunkel, Schwielenabszeß, oberflächliche Hohlhandphlegmone usw.).

Nach der operativen Versorgung erfolgt die Ruhigstellung der benachbarten Gelenke in Funktionsstellung durch einen Schienen- oder Gipsverband bis zum Abklingen der Entzündungserscheinungen. Der Patient hält Bettruhe ein, die erkrankte Extremität wird hochgelagert (Erleichterung des venösen Rückflusses und damit Verbesserung der Durchblutung und Verminderung der Ödembereitschaft). In den nichtfixierten Gelenken sind aktive Bewegungsübungen durchzuführen. Dies gilt besonders bei älteren Patienten für das Schultergelenk.

Der erste Verbandswechsel erfolgt unter aseptischen Kautelen nach 3 bis 4 Tagen, wobei die eingelegten Drainagen (Gummischläuche oder -laschen) meist entfernt werden können. Die weiteren Verbandswechsel werden je nach Stärke der Wundabsonderung in 2- bis 3tägigen Abständen durchgeführt und dabei bei peripher gelegenen Infektionen ein viertelstündiges Bad in körperwarmer physiologischer Kochsalzlösung zur Reinigung der Wunde und Förderung der Granulationen vorgenommen.

Das Abdecken der Wunde erfolgt mit mehreren sterilen Mullstreifen. Klingen die Entzündungserscheinungen nicht ab, so wird der Verband mittels steriler physiologischer Kochsalzlösung oder *Ringer*lösung ständig feucht gehalten. Geht die Infektion trotzdem nicht zurück, so muß an das Vorliegen einer Knochen-, Gelenk-, Sehnen- oder Sehnenscheidenbeteiligung sowie an eine Allgemeinerkrankung (Diabetes!) gedacht werden und eine erneute fachchirurgische Behandlung erfolgen. Außerdem müssen in diesen Fällen rechtzeitig und gezielt Antibiotika zur Anwendung kommen (7, 19).

Mit systematischen aktiven Bewegungsübungen der vorher ruhiggestellten Gelenke darf erst begonnen werden, wenn keine Entzündungserscheinungen mehr nachweisbar sind.

Sozialmedizinische Fragen: Einfache pyogene Weichteilinfektionen machen je nach ihrer Lokalisation eine Arbeitsunfähigkeit von 1 bis 3 Wochen erforderlich. Ausgedehnte und tiefe Panaritien oder Phlegmonen können jedoch eine mehrmonatige Arbeitsunfähigkeit mit bleibenden Funktionsausfällen und dauernder Erwerbsminderung bedingen. Pyogene Infektionen werden nur dann als Unfallfolge anerkannt, wenn der Unfallzusammenhang eindeutig bewiesen werden kann (5, 16).

Keloide, Kontrakturen, Fisteln und Ulzera

Es handelt sich bei diesen meist um Spätfolgen von Wundheilungsstörungen, pyogenen Infektionen und Verbrennungen. Sie erfordern in der Regel eine radikale Exzision und oft eine plastische Deckung des entstandenen Hautdefektes. Die Nachsorge trägt den Prinzipien der Wundbehandlung Rechnung und erfolgt vor allem nach plastischen Operationen nach den Maßgaben der chirurgischen Behandlungsstelle. Es ist besonders auf eine exakte Ruhigstellung der Extremität bis zum Abschluß der Wundheilung und auf Spätnekrosen oder -infektionen zu achten. Mit vorsichtigen aktiven Bewegungsübungen wird erst nach völligem Abschluß der Wundheilung begonnen. Zur konservativen Keloidbehandlung oder -rezidivprophylaxe werden lokal Fibrolysin- und Hyaluronidaseinjektionen, Gaben von Vitamin E, ACTH, Hydrokortison sowie strahlentherapeutische Maßnahmen empfohlen. Besonders bei Jugendlichen kann es noch nach 5 bis 10 Jahren zu spontanen Keloidrückbildungen kommen (3, 8, 12). *Sozialmedizinisch* gelten im wesentlichen die bei der Besprechung der Wunden und pyogenen Infektionen angegebenen Gesichtspunkte.

Maligne Tumoren

Nach operativer Entfernung maligner Weichteiltumoren (Karzinome, Sarkome, Melanoblastome, Narben- und Fistelkarzinome) erfolgen regelmäßige Kontrolluntersuchungen: Im ersten halben Jahr monatlich, für ein weiteres Jahr in vierteljährlichen und danach in halbjährlichen Intervallen. Diese Kontrolluntersuchungen dienen der rechtzeitigen Erfassung von Rezidiven oder Metastasen. Über die Durchführung einer Bestrahlungsbehandlung entscheidet im allgemeinen die chirurgische Behandlungsstelle in Zusammenarbeit mit dem Radiologen.

Sozialmedizinische Fragen: Die sozialmedizinischen Aspekte entsprechen denen anderer Geschwulstkranker. Bei Tumorleiden im Gefolge eines Unfalls (insbesondere bei Fistel- und Narbenkarzinomen) wird unter bestimmten, strengen Voraussetzungen ein Zusammenhang anerkannt (1, 2, 4). Die Einschätzung derart schwieriger Zusammenhangsfragen sollte zur Vermeidung von Fehlurteilen in Einrichtungen mit entsprechenden Erfahrungen erfolgen.

Subkutane Muskelquetschungen und -risse

Bei subkutanen Muskelquetschungen entstehen unterschiedlich große Hämatome, die sich infizieren oder zur lokalen Myositis ossificans führen können. Große Hämatome werden deshalb rechtzeitig operativ ausgeräumt, und es wird für die Dauer von einer Woche ein Druckverband angelegt. Die weitere Behandlung entspricht der einer Wunde mit Primärheilung. Kleinere Hämatome werden nur mit einem Druckverband (Schaumgummi oder elastische Binden) behandelt. Im Gegensatz zur Muskelzerrung, die nur eine 5- bis 10tägige Schonung der betreffenden Extremität erfordert, verlangt die Muskelzerreißung eine längere Ruhigstellung und Nachbehandlung. An der oberen Extremität tritt am häufigsten der Bizepsriß und seltener die Zerreißung des M. deltoides und des M. triceps auf. Die Indikation zur Muskelnaht ist begrenzt und von der Größe des Funktionsausfalles und dem Beruf des Verletzten abhängig. Die konservative Therapie und die Nachbehandlung nach einer Operation bestehen in 2- bis 3wöchiger Ruhigstellung durch einen Gipsverband mit anschließender Wärmeapplikation und vorsichtigen aktiven Bewegungsübungen. Die subkutane Muskelzerreißung am Bein betrifft hauptsächlich den M. gastrocnemius und den M. quadriceps, seltener den M. semimembranosus, semitendinosus, iliopsoas und die Adduktoren. Es wird meist konservativ mit 4- bis 6wöchiger elastischer Bandage und weitestgehender Schonung des Beines behandelt. Während der ersten 14 Tage ist Bettruhe angezeigt (3, 7).

Sozialmedizinische Fragen: Der Arbeitsausfall kann je nach Lokalisation und Ausmaß der Muskeltraumatisierung zwischen 2 bis 10 Wochen schwanken.

Myositis ossificans

Sie tritt hauptsächlich nach Frakturen und Luxationen als Folge brüsker Repositionsmanöver, ungenügender Ruhigstellung, zu frühzeitiger oder forcierter passiver Bewegungsübungen und Massagen auf. Am häufigsten ist die Umgebung des Ellenbogengelenks betroffen. Einige Wochen nach der Verletzung kommt es zu einer zunehmenden schmerzhaften Bewegungseinschränkung, und es ist in der betroffenen Muskulatur eine schmerzhafte Verhärtung zu tasten. Röntgenologisch läßt sich eine knochendichte Verschattung nachweisen, die oft auf benachbarte Gelenkanteile übergreifen kann. Die Behandlung besteht in einer sofortigen Ruhigstellung in Funktionsstellung durch einen Gipsverband. Frühestens nach 4 bis 5 Wochen wird mit vorsichtigen aktiven Bewegungsübungen begonnen, die auf keinen Fall schmerzhaft sein dürfen. Vorher muß jedoch eine Röntgenaufnahme die Rückbildung oder zumindest einen Stillstand der Verknöcherung gezeigt haben. Außerdem sind vegetative Blockaden und Wärmebehandlung (Kurzwellen) zur Förderung der Durchblutung angezeigt. Operative Eingriffe in Form von Neurolysen oder Gefäßfreilegungen machen sich bei entsprechenden Kompressionserscheinungen erforderlich.

Sehnenverletzungen und -operationen

Nach Verletzungen und Operationen an den Sehnen erfolgt eine Ruhigstellung der betreffenden Extremität durch einen Gipsverband, der bis zum Abschluß der Sehnenheilung belassen wird. Während dieser Zeit führt der Patient aktive Bewegungsübungen in den durch den Gipsverband nicht fixierten Gelenken aus, um einen Immobilisierungsschaden zu vermeiden. Besonders wichtig ist dies bei älteren Patienten an der oberen Extremität. Denn hierbei kann es leicht zu einem sogenannten *Schulter-Hand-Finger-Syndrom* (9, 10) kommen, das heißt, zu einer schmerzhaften Kontraktur der Schultermuskulatur mit Ödembildung im Bereich der Hand und Finger, nachfolgender bindegewebiger Organisation dieses Ödems und Versteifung der Fingergelenke.

Bei Sehnennähten, -verpflanzungen und -wiederbefestigungen beträgt die Dauer der Ruhigstellung an der oberen Extremität im allgemeinen 3 bis 4, an der unteren 5 bis 6 Wochen (3, 6, 17). Das in der modernen Sehnenchirurgie benutzte ausziehbare Nahtmaterial (vorwiegend Draht) wird meist eine Woche später als der Gipsverband ambulant entfernt. Bei Tenodesen und temporären Arthrodesen wegen Fingersehnenverletzungen erfolgt das Herausziehen der zur Gelenkfixation benutzten Metallstifte in der Regel zwei Wochen nach Abnahme des Gipsverbandes (14). Danach wird mit systematischen aktiven Bewegungsübungen der bisher ruhiggestellten Gelenke begonnen.

Im Bereich der *Hand sind passive Übungen kontraindiziert.* Hier beschränkt sich die heilgymnastische Arbeit darauf, dem Patienten die erforderlichen Bewegungen der einzelnen Gelenke vorzumachen und ihre richtige Ausführung zu kontrollieren. Die täglichen Übungen sollen nach einem festen Zeitplan erfolgen. In der ersten Woche sind nur vorsichtige aktive Übungen mit geringer Bewegungsamplitude erlaubt. Jedes Gelenk wird einzeln geübt. An den Fingerendgelenken gelingt dies dadurch, daß die proximalen Fingergelenke in Streckstellung fixiert werden. In der zweiten Woche wird das Bewegungsausmaß gesteigert. Danach erfolgen die aktiven Bewegungsübungen zunächst gegen leichten und später auch gegen stärkeren Widerstand.

Bei Sehnennähten und anderen reparativen Eingriffen (Tenotomien, Sehnenverlängerungen, Reinsertionen) an der Bizeps-, Quadrizeps- und Achillessehne stehen in der Nachbehandlung ebenfalls die systematischen aktiven Bewegungsübungen im Vordergrund. Hier kommt jedoch auch die vorsichtige, dosierte passive krankengymnastische Mobilisierung der Gelenke zu ihrem Recht. Sie soll gleichzeitig mit den aktiven Übungen vorgenommen werden.

Sehr beliebt sind bei den Patienten Bewegungsübungen im warmen Wasser. Sie haben zweifelsohne ihre Berechtigung, da die Auftriebskraft des Wassers die Muskelkraft unterstützt und damit die Gelenkbewegung passiv steigert. Vor sehr forcierten Bewegungen im warmen Wasser muß jedoch gewarnt werden, da dies sehr leicht zu einer starken ödematösen Anschwellung führen kann, die die weitere Beweglichkeit hemmt (9, 10).

Kommt es trotz intensiver Nachbehandlung zu keinem befriedigenden funktionellen Ergebnis, so muß man ausgedehnte Adhäsionen der Sehne gegenüber ihrer Umgebung annehmen und die Durchführung einer Tenolyse erwägen. Bei Sehnennähten, -reinsertionen und -verlängerungen sollte diese jedoch nicht vor Ablauf von 3 und bei Sehnentransplantationen nicht vor 6 Monaten vorgenommen werden (18, 20).

Sozialmedizinische Fragen: Die Dauer der Arbeitsunfähigkeit nach Sehnenverletzungen unterliegt einer großen Schwankungsbreite, die in der unterschiedlichen funktionellen Wertigkeit der Sehnen begründet und vom Beruf des Verletzten abhängig ist. An der oberen Extremität ist der Arbeitsausfall bei Fingerbeugesehnenverletzungen größer (im allgemeinen 6 bis 8 Wochen) als bei -streckensehnenverletzungen (4 bis 5 Wochen). Nach einer Verletzung der Bizepssehne muß man mit einem Arbeitsausfall von 4 bis 8 Wochen, nach einer Achillessehnenruptur von 8 bis 10 Wochen rechnen. Durch häufig erforderliche sekundäre Sehnenoperationen, insbesondere Plastiken, wird die Dauer der Arbeitsunfähigkeit nicht unerheblich verlängert. Sie kann dann mehrere Monate betragen.

Operationen an den Sehnenscheiden und Aponeurosen der Hand

Nach einem operativen Eingriff in Form einer Sehnenscheidenresektion, zum Beispiel wegen eines sogenannten schnellenden Fingers oder einer Tendovaginitis stenosans DE QUERVAIN (chronische stenosierende Sehnenscheidenentzündung des 1. dorsalen Sehnenfaches) macht sich eine 8tägige Ruhigstellung der Hand in einem Gipsverband notwendig. Danach werden aktive Bewegungsübungen durchgeführt (13).

Auch nach einer Aponeurektomie wegen *Dupuytren*scher Kontraktur wird der Gipsverband 8 bis 10 Tage belassen, sofern keine Temperaturerhöhung oder Schmerzen auftreten. Mit aktiven Bewegungsübungen wird nach 10 bis 12 Tagen begonnen. Auf keinen Fall dürfen Massagen durchgeführt werden.

Eine besonders intensive Nachbehandlung erfordert die *tuberkulöse Tendovaginitis* an der Hand. Nach der radikalen operativen Entfernung des tuberkulös erkrankten Sehnenscheidengewebes wird die gesamte Hand 3 bis 6 Monate durch einen Gipsverband ruhiggestellt, in besonders schweren Fällen sogar bis zu einem Jahr. Ebenso wichtig wie die exakte Ruhigstellung ist die Fortsetzung der postoperativen tuberkulostatischen Behandlung, die in der Regel von der chirurgischen Behandlungsstelle oder der Heilstätte angegeben wird (11, 19). Nach Abnahme des Gipsverbandes ist eine Röntgenaufnahme erforderlich. Im Falle eines Rezidivs ist neben einer erneuten, selten schmerzhaften Weichteilschwellung oft ein destruierender tuberkulöser Knochenprozeß (meist Handwurzelbereich) nachweisbar. Ein solcher Befund erfordert eine sofortige Reoperation. Ist kein Anhalt für ein Rezidiv vorhanden, so kann mit aktiven Bewegungsübungen begonnen werden. Durch diese läßt sich jedoch nur in leichten Fällen eine vollständige Beweglichkeit wiederherstellen, da bei ausgedehnten Prozessen oft eine Resektion von Sehnenanteilen unumgänglich ist und daraus irreparable Funktionsausfälle resultieren. Nach der Exstirpation unspezifischer Sehnenscheidenhygrome an der Hand wird eine volare Unterarmgipslonguette in Funktionsstellung der Hand angelegt und 3 Wochen belassen. Danach wird mit aktiven Bewegungsübungen begonnen, auch dann, wenn Sehnenanteile mit entfernt wurden (15).

Sozialmedizinische Fragen: Die Arbeitsunfähigkeit nach Operation eines schnellenden Fingers oder einer Tendovaginitis stenosans dauert in der Regel nicht länger als 3 Wochen. Nach einer schweren *Dupuytren*schen Kontraktur kann sie einige Monate betragen. Die langdauernde Behandlung der tuberkulösen Tendovaginitis macht meist eine vorübergehende Invalidisierung erforderlich.

Sudecksche Dystrophie (Sudeck-Syndrom)

Dieses vorwiegend auf neurovegetativen Störungen beruhende Krankheitsbild kann nach jeder Gliedmaßenverletzung, aber auch nach Entzündungen auftreten. Eine konstitutionelle Disposition, fortdauernde Traumatisierung durch unzureichend reponierte Frakturen oder Luxationen, schlechtsitzende Gipsverbände und andere fehlerhafte Maßnahmen können bei seiner Entstehung von Bedeutung sein. Die erste Phase des *Sudeck*syndroms ist durch starke Schmerzen, livide Hautverfärbung, Erwärmung, ödematöse Anschwellung und beginnende fleckige Knochenentkalkung der verletzten Extremität gekennzeichnet. Nach etwa einem Vierteljahr beginnt die zweite Phase, bei der die Zeichen der Dystrophie im Vordergrund stehen: Kalte, feuchte Haut mit Atrophie der Subkutis, Muskelschwund und Gelenkversteifungen durch Kapselschrumpfung. Das Röntgenbild zeigt neben der fleckigen Atrophie Knochenstrukturen, die aussehen, als wären sie mit einem feinen spitzen Bleistift nachgezogen. Die dritte Phase ist durch die Endatrophien (Haut, Knochen, Muskeln) mit zum Teil erheblicher Bewegungseinschränkung der Gelenke charakterisiert (3, 7).

Beim Beginn einer *Sudeck*schen Dystrophie sollte ein Übergang in das 2. und 3. Stadium auf jeden Fall verhindert werden. Es erfolgt eine exakte Ruhigstellung durch einen Gipsverband in Funktionsstellung der betreffenden Extremität. Sedativa, Sympathikolytika und durchblutungsfördernde Medikamente sind indiziert. Fachchirurgischerseits können diese Maßnahmen durch Stellatum- beziehungsweise paravertebrale (Novocain-)Blockaden ergänzt werden. Nach Rückgang der akuten Symptome sind vorsichtige, nichtschmerzende Bewegungsübungen unter Fortsetzung der durchblutungsfördernden Maßnahmen angezeigt. Bei Gelenkversteifungen in Fehlstellung sind korrigierende konservative oder operative Verfahren zu erwägen.

Solange die Zeichen einer *Sudeck*schen Dystrophie bestehen, liegt Arbeitsunfähigkeit vor.

Ischämische Muskelkontraktur (Volkmannsche Kontraktur)

Die *Volkmann*sche Kontraktur, die hauptsächlich die Beugemuskulatur am Unterarm betrifft und zu einer Beugekontraktur der Hand und Finger führt, stellt eine wenn auch seltene, so doch gefürchtete Spätkomplikation nach Extremitätenverletzungen dar. Zu enge Gipsverbände, die zu Blutzirkulationsstörungen im Bereich der A. cubitalis und Schädigungen der N. medianus und ulnaris führen, stehen unter den ursächlichen Faktoren an erster Stelle (3, 5). Die primäre Ruhigstellung eines verletzten Armes erfolgt deshalb zunächst durch einen bis auf die Haut gespaltenen und damit erweiterungsfähigen Gipsverband, der nach Ablauf eines Tages vom Arzt kontrolliert werden muß. Wird eine Anschwellung festgestellt, so muß der Gipsverband durch Spreizen des Spaltes erweitert werden. Bei starker Anschwellung, livider Hautverfärbung, motorischen (Bewegungsunfähigkeit der Endphalangen!) oder Sensibilitätsstörungen muß mit der Möglichkeit der Entstehung einer *Volkmann*schen Kontraktur gerechnet werden. In diesen Fällen sollte der Gips sofort entfernt und die weitere Behandlung von einer fachchirurgischen Einrichtung übernommen werden. Endzustände mit schweren fixierten Kontrakturen machen Korrekturoperationen erforderlich und bedingen einen monate- bis jahelangen Arbeitsausfall mit vorübergehender Invalidisierung.

Zusammenfassung sozialmedizinischer Fragen

Der Umfang des Arbeitsausfalls und der verbleibenden Erwerbsminderung nach Operationen oder Verletzungen der Extremitätenweichteile hängt von deren Lokalisation und Ausmaß sowie vom Beruf des Verletzten ab, kann also stark differieren. Die Arbeitsunfähigkeit kann von wenigen Tagen bei Bagatellverletzungen bis zu mehreren Monaten dauern, wenn schwere Schäden vorliegen, die eine langzeitige Nachbehandlung und eventuelle Korrekturoperationen erfordern.

Die gutachterliche Einschätzung erfolgt in der Regel erst nach Ablauf eines Jahres, weil Gewöhnung und Anpassung Einfluß auf das funktionelle Endergebnis haben. Unfallfolgen sind dann entschädigungspflichtig, wenn ein adäquates Unfallereignis nachgewiesen werden kann. Zur Festsetzung der Höhe der Erwerbsminderung kommen exakte Verfahren (Bewegungswinkel-, Gliedmaßenlängen- und -umfangsmessungen, Ergometrie, elektrische Erregbarkeitsprüfungen u. a.) zur Anwendung. Der funktionelle Zustand der verletzten Extremität wird prozentual mit einer normalen Extremität verglichen und die erhaltenen Werte für die Einschätzung einer Gesamterwerbsminderung in die bekannten Verlusttabellen eingesetzt (5, 16). Bei schweren Extremitätenverletzungen mit Funktionsschäden machen sich Rehabilitationsverfahren erforderlich, deren Art und Umfang vom Beruf des Verletzten abhängen.

Literatur

1) Bauer, K. H.: Das Krebsproblem. Berlin-Göttingen-Heidelberg 1963.
2) Becker, Th.: Krebs und Unfall. Leipzig 1966.
3) Bürkle de la Camp, H., u. M. Schwaiger: Handbuch der gesamten Unfallheilkunde, Bd. I. Stuttgart 1963.
4) Bürkle de la Camp, H., u. M. Schwaiger: Bd. II. Stuttgart 1966.
5) Bürkle de la Camp, H., u. M. Schwaiger: Bd. III. Stuttgart 1965.
6) Bunnell, St., u. J. Böhler: Die Chirurgie der Hand. Wien-Bonn-Bern 1958.
7) Hellner, H., R. Nissen u. K. Voßschulte: Lehrbuch der Chirurgie. Stuttgart 1962.
8) Jorns, G.: Nachsorge nach chirurgischen Eingriffen. Leipzig 1947.
9) Moberg, E.: Akute Handchirurgie. Lund 1953.
10) Moberg, E.: Surg. Clin. N. Amer. 40 (1960), 367.
11) Pitzler, K.: Zbl. Chir. 85 (1960), 529.
12) Pitzler, K.: Chirurg 32 (1961), 423.
13) Pitzler, K.: Zbl. Chir. 88 (1963), 186.
14) Pitzler, K.: Mschr. Unfallhk. 67 (1964), 257.
15) Pitzler, K., u. D. Zipfel: Chirurg 38 (1967), 19.
16) Schiller, G., u. H. Weigel: Taschenbuch der ärztlichen Begutachtungen. Berlin 1964.
17) Schink, W.: Handchirurgischer Ratgeber. Berlin-Göttingen-Heidelberg 1960.
18) Verdan, C.: Rev. Chir. orthop. 47 (1961), 425.
19) Walter, A., u. L. Heilmeyer: Antibiotika-Fibel. Stuttgart 1954.
20) Wilhelm, A.: Traumatologie in der chirurgischen Praxis. Berlin-Heidelberg-New York 1965.
21) Zeissler, J., C. Krauspe u. L. Rassfeld-Sternberg: Die Gasödeme des Menschen. Darmstadt 1958.

Verletzungen peripherer Nerven

Von F. Kazmeier, Wilhelmshaven

Ursachen der Läsionen peripherer Nerven sind nicht nur grobanatomische Kontinuitätsunterbrechungen durch Schnitt, Stich, Abriß, sondern auch einmaliger stärkerer länger anhaltender oder sich wiederholender Druck oder Zerrung.

Einteilung der Nervenschädigungen

Die moderne Einteilung der peripheren Nervenschädigungen nach anatomisch-pathophysiologischen Gesichtspunkten geht auf Seddon zurück. Er hat unterschieden:

1. Die *Neurapraxie* als den vollständig reversiblen Funktionsausfall des Nerven, der überwiegend die Motorik, kaum die Sensibilität betrifft, nicht mit elektrischen oder elektromyographischen Veränderungen einhergeht und meist nur wenige Tage anhält (sog. Commotio nervi). Ihm liegt eine umschriebene Schwellung des Nerven, meist durch Druck oder vorübergehende Blutsperre, zugrunde.

2. Die *Axonotmesis* als Kontinuitätsunterbrechung der leitenden Elemente (Achsenzylinder) bei erhaltenen Markscheiden, so daß zwar eine Wallersche (absteigende) Degeneration eintritt, für die Regeneration aber, da die Markscheiden gleichsam als Schienenmaterial erhalten sind, günstige Voraussetzungen bestehen. In der Regel wird daher eine völlige Wiederherstellung der ursprünglich ausgefallenen motorischen, sensiblen und vegetativen Funktionen erreicht. Ursachen dieser Schädigungsart sind einmalige stumpfe Gewalteinwirkung und anhaltender Druck (Bandscheibenvorfall!).

3. Die *Neurotmesis*, als häufigste Form einer Nervenläsion, sozusagen als Querschnittslähmung der peripheren Nerven mit vollständig unterbrochener oder noch teilweise erhaltener anatomischer Kontinuität. Hierher gehören die Nervendurchtrennung durch Schnitt oder Abriß, aber auch die chronische Zerrung durch Überdehnung, zum Beispiel bei der sog. arthrogenen Spätlähmung des Ulnaris. Eine spontane Regeneration ist unvollkommen oder bleibt ganz aus, je nach zu überbrückender Distanz zwischen proximalem und distalem Stumpf, da die Schienung wegen des Untergangs der Endoneuralrohre fehlt und das Auswachsen der regenerierenden Achsenzylinder irregulär erfolgt; Endzustand einer solchen »heteromorphen Neurotisation« ist die Fazialiskontraktur mit Mitbewegungen des Mundwinkels beim Augenschluß.

Funktionsstörungen bei Verletzung peripherer Nerven und Regeneration

Der periphere Nerv enthält als in der Regel gemischter Nerv motorische, sensible und vegetative Fasern. Dementsprechend sind bei einer peripheren Nervenschädigung Störungen der Motilität, der Sensibilität und der sogenannten Trophik zu erwarten; dabei sind motorische Reizerscheinungen in Form von sichtbaren Fibrillationen, Faszikulationen oder von Krämpfen praktisch nicht anzutreffen — gelegentlich werden sie bei Wurzelkompression durch vorgefallene Bandscheiben gesehen —, während im Verhalten der Sensibilität und der vegetativen Innervation neben Lähmungs- auch Reizerscheinungen vorkommen. Die letzteren können im klinischen Bild sogar dominieren und die Gebrauchsfähigkeit einer Gliedmaße erheblich stärker beeinträchtigen als der Ausfall der Motorik.

Je nach den betroffenen Nerven und dem Ausmaß der Nervenschädigung resultieren auf dem Gebiet der Motorik verschiedene Haltungs- und Stellungsanomalien, so die Fallhand der Radialislähmung oder der Steppergang der Peronaeus- oder Ischiadikusschädigung — um nur zwei Beispiele zu nennen. Der Muskeltonus ist deutlich vermindert, die Eigenreflexe sind abgeschwächt oder aufgehoben, der denervierte Muskel nimmt an Masse ab. Die atrophische Muskulatur zeigt bei elektrischer Reizung zunächst quantitative, später auch qualitative Veränderungen; d. h. zunächst wird die Reizschwelle für faradischen und galvanischen Strom heraufgesetzt, schließlich erlischt die Erregbarkeit für faradischen Strom völlig, und bei galvanischer Reizung tritt eine verlangsamte, in schweren Fällen ausgesprochen wurmförmige Zuckung ein (sog. Entartungsreaktion). Bei der elektromyographischen Untersuchung wird im denervierten Muskel im Gegensatz zur normalen Muskulatur eine spontane Aktivität festgestellt, und zwar Fibrillationspotentiale (nicht zu verwechseln mit dem klinischen Fibrillieren), kurze zwei- oder dreiphasige Wellen mit initialer steiler positiver Zacke (»Spike«), die von einer größeren negativen Zacke gefolgt wird. Darüber hinaus werden bei Insertion der Nadelelektrode in den denervierten Muskel positive Wellen festgestellt, wie sie in normalen Muskeln nicht auftreten.

Die *Sensibilität* verhält sich unterschiedlich. Es ist klar, daß bei völliger Kontinuitätsunterbrechung (Neurotmesis) eine totale Anästhesie besteht; alle Empfindungsqualitäten sind erloschen. Bei partieller Schädigung aber ist vor allem die Berührungsempfindung betroffen, und daneben bestehen oft sehr unangenehme Reizerscheinungen, die aber mehr der vegetativen Versorgung anzulasten sind. Die einzelnen Empfindungsqualitäten kehren auch bei der Regeneration nicht einheitlich wieder. Allgemein gibt das *Hoffmann-Tinel*sche Zeichen einen zuverlässigen Hinweis, wie weit die Regeneration der sensiblen Fasern von proximal her fortgeschritten ist. Beklopfen des Nervenstammes löst dann distal sich ausbreitende schmerzhafte Parästhesien aus, wenn jene Stelle mechanisch gereizt wird, bis zu der die regenerierenden Achsenzylinder bereits angewachsen sind. Interessanterweise kehren zuerst die nociceptiven Empfindungsqualitäten wieder, zunächst die Schmerzempfindung, und dann das Kälte-, später das Wärmegefühl, und erst zuletzt die diffuse Berührungsempfindung.

Häufigste Folge der Schädigung *vegetativer Anteile* des peripheren Nerven ist der Ausfall der Schweißsekretion (Anhidrosis); jedoch kehrt die Schweißbildung schon sehr frühzeitig mit der Regeneration der Schmerzempfindung wieder, meist sogar als Hyperhidrosis. Nach Totaldurchtrennung und gelungener Nervennaht beweist die Wiederkehr der Schweißsekretion, nachzuweisen im empfindlichen Ninhydrin-Test (SCHIFFTER und SCHLIACK), daß die Regeneration wenigstens der sensiblen Fasern gut in Gang ist. Im Versorgungsbereich lädierter Nerven werden aber noch andere trophische Störungen angetroffen: die Haut wird dünn, rosig, glatt (glossy skin), an den Fingerbeeren geht das Papillarmuster verloren, Behaarungsanomalien in Form einer Hyperhidrosis, am häufigsten im sensiblen Versorgungsbereich des Radialis an der Streckseite des Unterarmes, stellen sich ein, De- oder Hyperpigmentierungen treten auf oder eine Hyperkeratose, an der unter Umständen die Ausdehnung einer Sensibilitätsstörung gleichsam abgelesen werden kann. Eine subunguale Hyperkeratose (Nagelbettzeichen) ist meist bei Schädigungen des Ulnaris und Medianus deutlich zu sehen. Daneben kommen noch andere trophische Störungen an den Nägeln vor; sie werden brüchig, blättern auf, zeigen Querrillen oder gelegentlich auch Querstreifen ähnlich den Meesschen Streifen bei der Arsen- oder Thalliumpolyneuritis.

Weitere vegetative Veränderungen betreffen die Knochen. So kann im Bereich einer Nervenläsion der Kalkgehalt diffus herabgesetzt sein, in schweren Fällen entwickelt sich eine Sudecksche Atrophie.

Besondere Reizerscheinungen auf dem Gebiet der animalischen und vegetativen Sensibilität sind die *Hyperpathie*, die *Kausalgie* und der *Phantomschmerz*. Kennzeichen der *Hyperpathie* ist, daß die Reizschwelle deutlich erhöht ist, aber jeder überschwellige Reiz zu Sensationen führt, die erst mit einer gewissen Verzögerung auftreten, nach Sistieren des Reizes noch an- und abschwellen, wobei intensive, in die Umgebung ausstrahlende, schmerzhafte Empfindungen auftreten. Der Reiz selbst wird ungenau lokalisiert. Charakteristisch ist auch die Neigung zur Summation; Sukzessivreize, von denen jeder einzelne noch unterschwellig ist, lösen explosionsartige Schmerzen aus.

Relativ selten werden jene eigenartigen im Versorgungsbereich eines teillädierten Nerven auftretenden Schmerzen beobachtet, die wegen ihres heftigen brennenden Charakters als *Kausalgie* bezeichnet werden. Bei Verletzungen peripherer Nerven kommt eine Kausalgie nur bei Schädigung des Medianus oder Tibialis bzw. Ischiadikus vor. Ihr vegetativer Charakter wird deutlich, wenn man sich erinnert, daß sie auch bei Gefäßkrankheiten wie der Thrombangiitis obliterans oder der *Raynaud*schen Gangrän auftreten, und daß sie durch Resektion von Grenzstrangganglien günstig zu beeinflussen sind. Auslösend wirken affektive Erregung, besonders aber kurze Geräusche wie Kratzen oder Papierrascheln, Lärm und außerdem trockene Wärme, während kühle Feuchtigkeit ausgesprochen lindernd wirkt. Darum suchen die Kranken Linderung, indem sie Hand oder Fuß in kaltes Wasser eintauchen oder einen feuchten Lappen in die Hand nehmen. Übrigens sagt eine Kausalgie nichts aus über die Intensität der Nervenschädigung; sie kommt auch bei sonst leichten, d. h. ohne größere motorische oder sensible Störungen einhergehende Nervenschädigungen vor, gelegentlich auch bei Injektionsschäden des Ischiadikus.

Ähnlichen Charakter hat der *Phantomschmerz*, der von einem Amputations- oder Kontinuitätsneurom ausgeht. Er ist, wie Hyperpathie und Kausalgie, Zeichen einer unvollständigen bzw. behinderten Regeneration. Die Schmerzen können so intensiv werden, daß sie den Kranken zum Selbstmord treiben. Das Phantom wird in der Stellung gefühlt, in der die Gliedmaße oder der Gliedabschnitt sich im Augenblick der Absetzung oder Verletzung befand, im Laufe der Zeit wandert das virtuelle Glied rumpfwärts und verkleinert sich, manchmal schwindet es spontan, in anderen Fällen muß operativ vorgegangen werden. Dabei sind Neuamputation, Nervendurchtrennung proximal von der Narbe, Grenzstrangresektion ohne Effekt, während die Durchtrennung des schmerzleitenden Tractus spino-thalamicus im Vorderseitenstrang Erfolg verspricht.

Neurome als Ursachen behinderter Regeneration und damit von Hyperpathie, Kausalgie und Phantomschmerz bilden sich nach Totaldurchtrennung mit stärkerem Auseinanderweichen von proximalem und distalem Stumpf, aber auch bei erhaltener Kontinuität durch chronische Druckeinwirkung, zum Beispiel bei Metalldrückern, oder von perineuralen organisierten Hämatomen bzw. Narben aus.

Behandlung

Bei allen Weichteilverletzungen an den Gliedmaßen ist nach Zeichen einer Nervenschädigung zu suchen; in den ersten Tagen werden allerdings die zur Wundheilung notwendigen chirurgischen Maßnahmen (Schienen, Verband usw.) eine genaue neurologische Untersuchung erschweren oder unmöglich machen. Bei Einwirkung stumpfer Gewalt wird man zunächst abwarten, ob nicht eine nur leichte Druckschädigung vorliegt, die sich spontan innerhalb weniger Tage regeneriert (Neurapraxie). Wo aber Gewebsdurchtrennungen vorliegen, muß bereits bei der Wundrevision sorgfältig danach gesucht werden, ob nicht auch eine Kontinuitätsunterbrechung peripherer Nerven besteht.

Leider geben die ersten neurologischen Untersuchungen nach einer Nervenverletzung keinen sicheren Aufschluß darüber, ob die Regeneration des Nerven ungestört vor sich geht oder ob operativ eingegriffen werden muß. Erst Verlaufskontrollen mit Prüfung des *Hoffmann-Tinel*schen Zeichen, mit elektrischen und elektromyographischen Untersuchungen lassen eine Entscheidung zu, ob und wie rasch eine spontane Regeneration einsetzt bzw. ob und wie bei Totaldurchtrennung (Neurotmesis) die Lücke zwischen proximalem und distalem Stumpf überbrückt wird. Erst wenn dies geschehen ist, kann die motorische und sensible Funktion wiederhergestellt werden. Das Verhalten der Sensibilität, der Motilität, des Reflexstatus wird daher erst in einem späteren Regenerationsstadium Änderungen aufweisen.

Bei Durchtrennung größerer Nervenstämme ist ohne operative Behandlung eine auch nur annähernde Wiederherstellung der Funktion nicht zu erwarten. Die Indikation zur primären Nervennaht ist hier eindeutig gegeben. Eine Freilegung des Nerven mit Teilresektion und sekundärer Nervennaht ist bei Schädigungen durch stumpfe Gewalt mit Ausbildung eines Neuroms und schmerzhaften Sensationen zu überlegen. Aber selbst bei kunstgerecht ausgeführter Nervennaht ist mit mehr oder weniger großen Defekten zu rechnen. Von Fehleinsprossungen motorischer Axone abgesehen, bleiben in der Regel auch im günstigsten Falle feinste Sensibilitätsausfälle zurück, die glücklicherweise weniger die Schutzsensibilität betreffen; fast immer aber bleiben die epikritischen Qualitäten (genaue Lokalisation, Wahrnehmung örtlich und zeitlich abgestufter Reize, feine taktile Diskrimination) gestört (MOBERG). Wegen Einzelheiten zur operativen Behandlung sei auf die Beiträge von FRIEDEBOLD und HENSELL verwiesen (S. 486 u. 58).

Der Wert einer Elektrotherapie ist umstritten; möglicherweise läßt sich durch schon sehr frühzeitige Anwendung des elektrischen Stroms in verschiedenen Formen die Ausbildung einer stärkeren Muskelatrophie verzögern.

Wie die Totalausfälle einzelner oder mehrerer Nerven zu bewerten sind, zeigt die folgende der Monographie von MUMENTHALER entnommene Tabelle. Sie berücksichtigt nicht partielle Ausfälle, auch nicht die Funktionseinbußen durch Hyperpathie, Kausalgie oder Phantomschmerzen.

Invaliditätsgrade in Prozenten einer Totalinvalidität

	Ge- brauchs- hand	Gegen- hand
I. Obere Extremitäten		
Totale Armplexusparese (entsprechend dem Armverlust)	75	66²/₃
Obere Armplexusparese	40–50	35–45
Untere Armplexusparese	50–60	45–55
Axillarislähmung	35	30
N. thoracicus longus	25	20
N. suprascapularis	10	weniger als 10
Radialisparese, obere (ganzer Nerv)	30	25
Radialisparese, mittlere (vom M. brachioradialis an, diesen inbegriffen)	25	20
Radialisparese, distale (nur Fingerstecker und langer Daumenabduktor)	20	15
Muskulokutaneusparese	25	20
Ulnarislähmung (proximal und distal)	25	20
Medianuslähmung, proximale (ganzer Nerv)	35	30
Medianuslähmung, distale (Aussparung der Vorderarmmuskeln)	25	20
Medianuslähmung, vorwiegend sensibel	20	15
Radialis- plus Axillarislähmung	60	50
Radialis- plus Ulnarislähmung	60	50
Radialis- plus Medianuslähmung	60	50
Ulnaris- plus Medianuslähmung	60	50
Radialis-, Ulnaris- und Medianuslähmung in Schulterhöhe (wie totale Armplexusparese)	75	66²/₃
Radialis-, Ulnaris- und Medianuslähmung im Vorderarmbereich	60	50

II. Untere Extremitäten

Mehr oder weniger totale Lähmung des Plexus lumbosacralis (entsprechend Beinverlust)	75
Lähmung des ganzen N. ischiadicus (ohne Glutäi)	50
Femoralislähmung	35
Obturatoriuslähmung	weniger als 10
Lähmung des N. glutaeus cranialis	15
Lähmung des N. glutaeus caudalis	20
Lähmung des N. cutaneus femoris lateralis	bis zu 10
Lähmung des N. peronaeus communis	20
Lähmung des N. peronaeus superficialis	15
Lähmung des N. peronaeus profundus	15
Lähmung des N. tibialis	25
Lähmung des N. peronaeus und N. tibialis (= distale Ischiadikuslähmung)	45
Lähmung des ganzen Ischiadikus mit den Glutäi	60–70

Literatur

Monographien

1) Bodechtel, G., K. Krautzun, F. Kazmeier: Grundriß der traumatischen peripheren Nervenschädigungen. Stuttgart 1951.
2) Mumenthaler, M., H. Schliack: Läsion peripherer Nerven. Stuttgart 1965.

Einzelarbeiten

3) Moberg, E.: J. Bone Jt. Surg. 40 B (158) 454.
4) Schiffter, K., H. Schliack: Fortschr. Neur. 34/6 (1966) 331.
5) Seddon, H. J.: Brain 66 (143), 237.

Operationen wegen peripherer Durchblutungsstörungen

Von G. Carstensen, Mülheim/Ruhr

Eine periphere Durchblutungsstörung tritt auf, wenn die Schlagadern der Finger oder Zehen erkranken. In der Mehrzahl rührt aber die Mangeldurchblutung daher, daß der Sitz der Erkrankung nicht in der Peripherie, sondern zentraler gelegen ist. Sind etwa die Bauchschlagader oder die Beckenschlagadern durch eine Thrombose verschlossen, gelangt zu wenig Blut in die Unterschenkel und Füße. Dies macht sich bei körperlicher Belastung, also beim Gehen bemerkbar, auch wenn unterhalb des Verschlusses alle Schlagadern frei durchgängig sind. Der Ausdruck periphere Durchblutungsstörungen darf also nicht dazu verleiten, den Ort der Beschwerden als Sitz der Erkrankung anzusehen.

Arterielle Durchblutungsstörungen beruhen ganz überwiegend auf der Arteriosklerose. Ihr gegenüber treten alle anderen erworbenen oder angeborenen Gefäßerkrankungen als Grund für die Durchführung eines Gefäßeingriffes zurück. Ob die Endangiitis obliterans v. Winiwarter-Buerger als eigene Krankheit oder lediglich als Sonderform der Arteriosclerosis obliterans anzusehen ist, harrt noch einer Entscheidung.

Rekonstruktive Operationen zur Wiederherstellung der Blutstrombahn werden — abgesehen von der Arteriosklerose — notwendig bei angeborenen Verengungen der großen Körperschlagader oder wichtiger Eingeweideschlagadern (Coarctatio aortae thoracalis oder abdominalis, fibromuskuläre Dysplasie), bei arteriovenösen Fisteln, zur Embolektomie, im Rahmen radikaler Beseitigungen bösartiger Geschwülste und bei Schlagaderverletzungen. Nur in wenigen Fällen von Venenthrombosen sind sie angezeigt und technisch durchführbar.

95% der rekonstruktiven Gefäßoperationen entfallen auf das männliche Geschlecht.

Arteriosklerose

In den Statistiken der Todesursachen behauptet heute überall die Arteriosklerose mit ihren Komplikationen einen führenden Rang. Diese Verschleißerkrankung der Schlagadern ist offenbar als ein Tribut an die Zivilisation zu betrachten. Ihre Ursachen sind wahrscheinlich in den Änderungen der Lebensbedingungen, der Ernährung und der Lebensweise zu suchen. Es gibt keinen Anhalt dafür, daß die Arteriosklerose spontan an Häufigkeit und Bedeutung verlieren würde.

Sie kann sich in ungleichmäßiger Ausprägung auf alle Schlagadern des Körpers erstrecken, kann sich aber auch auf Einstrombahngebiete beschränken, etwa von der Aortenbifurkation an abwärts.

Die Arteriosklerose nimmt nicht nur überhaupt an Häufigkeit zu, sie tritt auch zunehmend in jüngeren Jahren auf. Die Annahme, die Arteriosklerose sei eine Erkrankung des vorgerückten Lebensalters, beruht auf einem Irrtum. Vielmehr ist eine deutliche Verschiebung in Richtung zu jüngeren Lebensjahren festzustellen. Durchblutungsstörungen junger Männer können sowohl Ausdruck einer Endangiitis wie auch einer Arteriosclerosis obliterans sein.

Ausschlaggebend ist das Wesen der Erkrankung. Manchmal setzt sie sich nur sehr langsam fort, nicht selten hat sie einen malignen Charakter. Immer mehr drängt sich bei der Arteriosclerosis obliterans der Vergleich mit einer Krebserkrankung auf. Dabei schneidet die Arteriosklerose sogar noch ungünstiger ab, da ein frühzeitig erkannter Krebs radikal ausgerottet werden kann. Es gibt jedoch *bisher keine kausale Behandlung der Arteriosklerose*.

Eine *rekonstruktive Gefäßoperation* beseitigt nur eine Komplikation der Arteriosklerose, nämlich einen Arterienverschluß oder ein Aneurysma, das Grundleiden bleibt unberührt. Hiervon muß man ausgehen, wenn man die Folgen von Gefäßoperationen und vor allem deren Erfolge beurteilt. Sie hängen einmal davon ab, wie lange die wiederhergestellte Blutstrombahn offen bleibt, vielmehr andererseits davon, in welchem Umfang und in welcher Geschwindigkeit sich das Grundleiden weiterentwickelt. Die allgemeine Prognose wird bestimmt durch die arteriosklerotischen Obliterationen in den koronaren, renalen und zerebralen Arterien. Es gilt die Regel, daß die Arteriosklerose unaufhaltsam fortschreitet.

Aus diesem Grunde bleiben die Patienten auch bei erfolgreichen Gefäßoperationen dauernd in der Überwachung ihres Hausarztes. Er muß nicht nur darauf achten, ob die wiederhergestellten Strombahnbereiche funktionstüchtig bleiben, sondern ob weitere arteriosklerotische Schübe in anderen Schlagaderabschnitten auftreten, die einer erneuten Gefäßoperation bedürfen. Als Beispiel sei ein Patient angeführt, bei dem zunächst der Verschluß an der Oberschenkelschlagader ausgeräumt wurde, später Bewußtseinstrübungen beobachtet werden, die von einer Einengung der Arteria carotis interna stammen.

Patienten mit einer Arteriosklerose stellen häufig — auch schon in jungen Jahren — auf Grund psychischer Veränderungen bei Befall der Hirnschlagadern ein ganz bestimmtes Krankengut dar. Berufliche oder häusliche Konflikte können diese Ursache haben. Die richtige Behandlung setzt die Erkennung der Zusammenhänge voraus. Der behandelnde Arzt muß auf die hierdurch bedingte psychische Eigenart seiner Patienten eingehen, will er ihnen gerecht werden.

In einem hohen Prozentsatz, der annähernd Dreiviertel aller Erkrankungen umfaßt, sind außer den Arterien auch die Venen der unteren Extremitäten erkrankt. Die venöse Mitbeteiligung äußert sich in einer Varikosis oder Phlebosklerose. Es liegt nahe, die *Arteriosklerose oder die Phlebosklerose als gemeinsame Angiosklerose aufzufassen.* Damit stellt sich die Arteriosklerose als ein noch umfassenderes und prognostisch ernster zu beurteilendes Gefäßleiden heraus. Venöse Komplikationen nach Arterienoperationen werden hiermit verständlicher. Nachuntersuchungen müssen sich also nicht nur auf den funktionellen Zustand der Arterien, sondern auch der Venen erstrecken.

Bei der Arteriosklerose sind zwei verschiedene Formen zu unterscheiden. Ihre degenerativen Veränderungen können vornehmlich die Intima oder die Media befallen. Die Erkrankung der Intima äußert sich in einer Polsterbildung, die eine Gefäßeinengung und schließlich einen Verschluß herbeiführt. Wird die Media von den degenerativen arteriosklerotischen Prozessen ergriffen, tritt ein Tonusverlust der Arterien auf. Die Folge ist eine Ausweitung der Schlagadern in Länge und Breite. Sie kann groteske Formen annehmen. Es leuchtet ein, daß sich die Pulswelle in einem derartig ausgeleierten Gefäßrohr nicht gleichermaßen fortpflanzen kann wie in einer gesunden Schlagader. Infolgedessen gelangt in die Peripherie weniger Blut, vor allem bei körperlicher Belastung. Die auf dem Boden einer solchen Elongation und Dilatation der Arterien hervorgerufenen Beschwerden sind denen des Gefäßverschlusses ähnlich. Dies erscheint zunächst bei tastbaren Fußpulsen paradox. Die Verlängerung der Schlagadern nimmt manchmal solche Ausmaße an, daß sie durch die Pulswelle abgeknickt werden (Kingking-Phänomen). Es bestehen fließende Übergänge von der Physiosklerose bis zum Aneurysma. Nebeneinander können sowohl Elongation und Dilatation einerseits wie auch Obliteration andererseits vorhanden sein. Die durch die Arteriosklerose der Media hervorgerufene Ausweitung der Schlagadern wurde früher mit der Bezeichnung einer dilatatorischen Durchblutungsstörung abgetan und als funktionelles Geschehen aufgefaßt. Klinisch ist die Unterscheidung dieser beiden Formen für die Therapie und Nachbehandlung unerläßlich.

Grundlage für die Beurteilung der Arteriosklerose ist die *Arteriographie.* Um sich ein wahres Bild zu verschaffen und sich auf den weiteren Verlauf in rechter Weise einstellen zu können, sollte nicht nur die Angiographie eines Organes oder Körperabschnittes vorgenommen, sondern tunlichst eine Darstellung aller Schlagadern des Körpers, eine *Panarteriographie angestrebt* werden. Diese Form der Röntgenuntersuchung läßt bereits erkrankte, aber noch symptomlose Gefäßabschnitte erkennen. Beim ersten Auftreten zu erwartender Krankheitszeichen kann unverzüglich die richtige Therapie eingeleitet werden.

Schon lange ist bekannt, daß bei einer Arteriosklerose des aortoiliakalen oder femoropoplitealen Abschnittes so gut wie immer die Koronarien im Sinne einer Koronarsklerose miterkrankt sind. Die Erfahrungen der Panarteriographie lassen keinen Zweifel an der Notwendigkeit dieser diagnostischen Maßnahmen aufkommen, da sie sowohl die Häufigkeit von Erkrankungen anderer Gefäßbereiche als auch die Möglichkeit der Früherkennung nachdrücklich unterstreichen. Angesichts dieser Tatsachen sollte der Hausarzt von der Angiographie großzügig Gebrauch machen.

Schlagaderverletzungen

Im Gegensatz zum langsam entstehenden arteriosklerotischen Schlagaderverschluß bedeutet die Verletzung ein plötzliches Ereignis, das der Entwicklung eines Umgehungskreislaufes keine Zeit läßt. Die sofort notwendige Operation hat insofern günstige Voraussetzungen, als sie in der Mehrzahl an gesunden Gefäßen vollzogen wird. Gelingt die Wiederherstellung der Blutstrombahn technisch befriedigend, sind *keine ungünstigen Spätfolgen* zu erwarten. Die glatte Durchtrennung der Gefäßkontinuität wird mit einer direkten Gefäßnaht versorgt. Der größere traumatische Gefäßschaden bedeutet in der Regel einen Gefäßersatz, meistens mit Kunststoffprothesen. In selteneren Fällen kann die Vena saphena magna als Flicken oder Gefäßersatz herangezogen werden. Betrifft die Gefäßverletzung eine durch eine Arteriosklerose vorgeschädigte Schlagader, hat die unmittelbare und spätere postoperative Nachsorge zu berücksichtigen, daß das Operationsergebnis durch das Fortschreiten der Arteriosklerose gefährdet werden kann. Tritt eine *Rethrombose* auf, empfiehlt es sich, möglichst frühzeitig die Frage einer operativen Revision zu beantworten.

Nicht alle Venenverletzungen verlangen eine Behandlung wie Arterienverletzungen. Meistens genügt die Unterbindung. Müßte diese Maßnahme aber an einer Stelle vorgenommen werden, die ungünstige Spätfolgen durch Entstehung einer Thrombose mit allen ihren Komplikationen erwarten läßt, ist die Rekonstruktion anzustreben. Sie wird schwierig, wenn ein Venenersatz eingefügt werden muß. Kunststoffprothesen bewähren sich nicht, sie thrombosieren wieder. Allenfalls kann man eine Eingliederung in dem Gedanken erwägen, dem Organismus zur Ausbildung eines Umgehungskreislaufes Zeit zu verschaffen.

Arteriovenöse Fisteln

Angeborene und erworbene arteriovenöse Kurzschlußverbindungen führen zu schweren lokalen und allgemeinen Kreislaufstörungen. Sie werden daher nach den Prinzipien der Gefäßchirurgie beseitigt. Die Nachbehandlung überwacht die Rückbildung der Herz- und Kreislaufbelastungen. Die Prognose ist im allgemeinen günstig. Auch erhebliche Herzvergrößerungen sind rückbildungsfähig. Die Nachbehandlung wird nicht auf einen Kardiologen verzichten.

Embolie

Das Problem der Embolie besteht in der *Reembolie*. Mit einem erneuten embolischen Schub muß in rund 50% der Fälle gerechnet werden. Wird nach erfolgreicher Embolektomie das erste Emboliereignis überstanden, ist tunlichst die Ausschaltung der Emboliequelle anzustreben. Dies ist wichtiger als eine Antikoagulantientherapie. Scheidet das Herz als Ausgangspunkt der Embolie aus, ist in erster Linie an arteriosklerotische Geschwüre der Aorta als Sitz des Embolus zu denken. Eine Embolie des unteren Körperabschnittes wird nicht selten von einer Mesenterialarterienembolie begleitet. Ein nach einer Embolektomie auftretendes akutes Abdomen läßt an eine Mesenterialreembolie denken.

Sympathektomie

Die Sympathektomie füllt im Buch der medizinischen Mystik ein großes Kapitel, weil sich die Folgen dieses Eingriffes einer exakten Beurteilung entziehen.

Die Sympathektomie ist keine Gefäßoperation und kann auch keine Gefäßoperation ersetzen. *Sie bewirkt eine Mehrdurchblutung der Haut, nicht der Muskulatur.* Die Patienten geben daher nach der Sympathektomie ein vermehrtes Wärmegefühl im Fuß an, wie wenn ihnen ein warmer Strumpf übergezogen worden sei.

Das entscheidende Kriterium zur Beurteilung des Erfolges ist aber ausschließlich die Gehstrecke. In der Mehrzahl vergrößert sich die Gehstrecke nicht. Hat die Gehstrecke zugenommen, bleibt die Frage offen, ob trotz oder wegen der Sympathektomie. Eine Verbesserung des Umgehungskreislaufes kann allein durch ein Gefäßtraining erzielt werden, der Effekt der Sympathektomie ist hiervon nicht abzugrenzen.

An den oberen Extremitäten sind die Anfangserfolge meist auffallender als an den Beinen. Sie sind aber nicht immer von Dauer. Oft ist nach einigen Monaten derselbe Zustand wie vor der thorakalen Sympathektomie vorhanden, auch wenn das Grundleiden nicht fortgeschritten ist. Trotzdem stellt die thorakale Sympathektomie die wirkungsvollste therapeutische Maßnahme beim Morbus Raynaud und der Arteriolosclerosis obliterans dar. In wenigen Fällen kommt es nach einem schmerzfreien Intervall zu sehr unangenehmen, hartnäckigen Neuralgien, wie sie auch von der lumbalen

Sympathektomie bekannt sind. WEESE führt sie auf eine Neurombildung an den durchgeschnittenen sympathischen Nerven zurück. Die Behandlung ist sehr undankbar. Röntgenbestrahlungen des Plexus brachialis und Novocain-Infiltrationen der schmerzhaften Partien führen nicht immer zu einer Linderung, auch nicht weitere Nervenentfernungen. Es gibt spontane Remissionen. Die Entfernung des Ganglion stellatum sollte wegen des lästigen Hornerschen Symptomenkomplexes vermieden werden.

Die lumbale Sympathektomie ist angezeigt beim peripheren Verschlußtyp, also bei Obliterationen distal der Arteria poplitea und bei trophischen Störungen der Akren. Eine relative Indikation besteht bei nicht zu rekonstruierenden Femoralisverschlüssen und Rethrombosen nach Rekonstruktionen. Kontraindiziert ist die Sympathektomie bei den Thrombosen der Aorta abdominalis und der Iliakalarterien sowie der Arteria femoralis communis.

Die lumbale Sympathektomie kann für den Patienten eine wesentlich belastendere Operation wegen der Eröffnung des Retroperitonealraumes sein als eine Rekonstruktion an der Arteria femoralis communis, superficialis oder Arteria poplitea.

Nahezu regelmäßig wird von den Patienten nach der Sympathektomie ein vermehrtes Wärmegefühl im Fuß angeben. Eine unerfreuliche Begleiterscheinung ist in etwa einem Drittel der Fälle die Neuralgie. Sie ist im engeren Sinne gemeint, wenn vom *Postsympathektomiesyndrom* gesprochen wird. Diese Neuralgien treten meist erst einige Tage nach dem Eingriff auf, bestehen in schmerzhaften Mißempfindungen an der Vorder- und Außenseite der Oberschenkel, erweisen sich nahezu immer als therapieresistent und pflegen nach 2—3 Monaten spontan aufzuhören. Nur selten erstrecken sich die quälenden Schmerzen bis zum Unterschenkel. Therapeutischen Bemühungen ist meistens kein Erfolg beschieden. Novocain-Infiltrationen können versuchsweise angewandt werden.

Nichts zu tun mit diesen Beschwerden haben *ischialgieforme Neuralgien* auf dem Boden eines Lumbalsyndromes. Ein lumbaler Bandscheibenvorfall ist in der Lage, funktionelle Durchblutungsstörungen am Bein auszulösen. Die differentialdiagnostische Abklärung ist bei genauer Erhebung der Anamnese, Untersuchung der Pulse sowie Erhebung eines neurologischen Befundes einschließlich Röntgenaufnahmen der Lendenwirbelsäule nicht schwierig.

Zu Unrecht wird die Sympathektomie angeschuldigt, sie führe zu *Störungen der Sexualfunktion*. Diese gründen sich vielmehr als Impotentia coeundi auf Verschlüsse der Arteria ilica interna. Die Erhebung einer gezielten Anamnese schützt vor späteren unliebsamen Auseinandersetzungen mit dem Patienten. Für die Richtigkeit der Annahme, die Impotenz sei darauf zurückzuführen, daß die Schwellkörper zu wenig Blut erhalten, spricht die Tatsache, daß die Sexualfunktion durch eine Rekonstruktion der Arteria ilica interna wiederhergestellt werden kann. Psychische Faktoren spielen sicher eine große Rolle. Eine Aufklärung ist vor der Operation nicht zuletzt aus juristischen Erwägungen ratsam. Klagt ein Patient in der Sprechstunde über eine Impotentia coeundi, kommt auch bei tastbaren Leistenpulsen ein durch ein Aortogramm nachweisbarer Verschluß an der Arteria ilica interna in Betracht. Unabhängig von dem durchgeführten Eingriff der lumbalen Grenzstrangresektion kann das fortschreitende Grundleiden zum Ilica-interna-Verschluß und damit zur Impotenz führen. Aortographische Kontrollen sind unerläßlich.

Ferner werden der lumbalen Sympathektomie ohne überzeugende Begründung die

sogenannten paradoxen Reaktionen zur Last gelegt. Die viel einfachere und einleuch-
tendere Erklärung dieser unerwünschten Folgen besteht darin, daß es im Zuge der
Operation infolge eines vorübergehenden Blutdruckabfalles oder Hakendruckes sowie
falscher Lagerung zu einem komplettierenden thrombotischen Verschluß — meistens
der Iliacalarterien — gekommen ist. Diese unzutreffend als paradoxe Reaktion bezeichnete Operationsfolge ist eine Frühkomplikation.

Man kann von der lumbalen Sympathektomie nicht verlangen, daß sie die Progredienz der Grunderkrankung aufhält. Sympathektomierte Patienten müssen regelmäßig
vom Hausarzt überwacht werden. Es empfiehlt sich, jedesmal die Gehstrecke zu notie-
ren. Hierdurch bekommt man ein anschauliches Bild über die Funktion und die Tendenz der Weiterentwicklung.

Rekonstruktive Gefäßoperationen, Gefäßersatz

Die Blutstrombahn wird dadurch wiederhergestellt, daß an die Stelle der erkrankten Schlagader ein Gefäßersatz eingepflanzt oder die verschlossene Arterie wieder durchgängig gemacht
wird.

Ein Gefäßersatz ist unumgänglich beim Aneurysma, beim größeren traumatischen
Gefäßschaden und bei Undurchführbarkeit einer Gefäßausräumung. Der Gefäßersatz
kann entweder direkt an die Stelle des kranken Gefäßes treten oder unter Belassung
dieses Abschnittes als Blutumleitung — Bypass — angelegt werden. Als aortoiliakaler
Gefäßersatz dienen Kunststoffprothesen, im femoropoplitealen Bereich die Vena
saphena magna.

Solange der Gefäßersatz seine Funktion erfüllt, bleiben keine Wünsche offen. Ursache
der Frühthrombose ist entweder ein technischer Fehler oder eine falsche Indikation.
Die Revision muß möglichst umgehend erfolgen. Mit zunehmender Erfahrung sind
jedoch technisch bedingte Frühthrombosen selten geworden. Die falsche Indikation
kommt meistens durch ein unzureichendes Angiogramm zustande. Wenn die Ausflußbahn, also der Gefäßabschnitt jenseits der Prothese, unzureichend dargestellt worden
ist, werden Verschlüsse leicht übersehen. Die Kapazität der Ausflußbahn ist dann eingeschränkt; das durch die Prothese herangeführte große Blutangebot kann nicht aufgenommen und weitergeleitet werden. Auf dem Grund einer Blutstauung tritt der
thrombotische Verschluß der Prothese ein. Hier ist natürlich eine Korrektur nicht
möglich.

Der im Prinzip gleiche Vorgang liegt der *Spätthrombose* zugrunde. Das Schicksal einer
Prothese wird davon bestimmt, an welchem Ort und in welchem Umfang das Grundleiden fortschreitet. Ist die geringe Kapazität der Ausflußbahn entweder zu Beginn nicht
beachtet worden oder später durch die Progredienz des Grundleidens entstanden, entfallen die Voraussetzungen für eine erfolgreiche Rekonstruktion.

Kunststoffprothesen haben sich an größeren Gefäßkalibern — nach distal bis zum
Leistenband — bewährt. Im femoropoplitealen Abschnitt werden sie nicht mehr benutzt,
da die Spätergebnisse enttäuschten. Muß in diesem Bereich ein Gefäßersatz vorgenommen werden, führt die Einpflanzung der Vena saphena magna zu günstigeren Resultaten.

Die schwerwiegendste Früh- und Spätkomplikation des Gefäßersatzes, speziell der
Kunststoffprothesen, besteht in der Infektion. Ein solcher Infekt kann noch nach Mona-

ten und Jahren auftreten. Er führt zu einer Nahtinsuffizienz der Anastomose, eine Blutung ist die Folge. Die Leistenbeugen sind Prädelektionsstellen, wahrscheinlich wegen ihrer reichlichen Lymphbahnen. Wenn sich im Narbenbereich, etwa in der Leistenbeuge, eine Anschwellung ausbildet, die womöglich pulsiert, liegt ein falsches Aneurysma vor. Diese Patienten müssen sofort in die Klinik eingewiesen werden. Jederzeit kann die katastrophale Blutung auftreten. Wird die Anastomose an der Aorta abdominalis insuffizient, droht ein Einbruch des Aneurysmas mit seiner Blutung in das Duodenum. Bei einer profusen Darmblutung eines Patienten mit einer Bifurkationsprothese kommt also eine aortoduodenale Fistel in Betracht. In seltenen Fällen kann eine sofortige Operation das Leben retten.

Eine weitere typische Spätkomplikation einer aortalen Bifurkationsprothese, bei deren Einpflanzung die Arteria mesenterica caudalis unterbunden wurde, tritt auf, wenn sich eine Abgangsstenose an der Arteria coeliaca und — vor allem — der Arteria mesenterica cranialis ausbildet. Ein Ersatzkreislauf über die Arteria mesenterica caudalis übernimmt die Ernährung des Dünn- und Dickdarmes nicht mehr. Eine *chronische intestinale Ischämie* ist die Folge (ROB und SNYDER). Nur eine neue gefäßchirurgische Intervention verhütet deletäre Folgen. Ein Gefäßersatz durch eine körpereigene Vene ist auffallend seltener von einem Infekt bedroht.

Einen idealen Gefäßersatz gibt es noch nicht. Sowohl die körpereigene Vene wie auch Kunststoffprothesen unterliegen degenerativen Veränderungen, die den anfangs guten Erfolg zunichte machen können. Beim Gefäßverschluß besteht das physiologischere Verfahren darin, die verschlossene Schlagader wieder durchgängig zu machen. Die körpereigene Arterie stellt noch immer die beste Gefäßprothese dar.

Endarteriektomie

Die Wiederherstellung der Blutstrombahn durch Ausräumung der verschlossenen Schlagaderabschnitte hat technisch große Fortschritte gemacht. Dies Verfahren verdient besonders bei kleineren Kalibern den Vorzug. Der Gefahr einer Gefäßeinengung an der Eröffnungsstelle der Schlagadern kann dadurch begegnet werden, daß ein Flicken aus einem Stück Kunststoff oder körpereigener Vena saphena magna bzw. eines Nebenastes dieser Vene eingenäht wird.

Für den frühen und späten thrombotischen Verschluß des ausgeräumten Arterienabschnittes gilt dasselbe, was beim Gefäßersatz ausgeführt wurde. Eine Besonderheit besteht darin, daß die arteriosklerotische Gefäßwand manchmal die Eigenart hat, in mehrere Lamellen aufzusplittern. Löst sich ein Teil der Media und rollt sich nach innen ein, ist der thrombotische Verschluß die unausbleibliche Folge. Gerade bei der Endarteriektomie muß sehr sorgfältig darauf geachtet werden, daß die Blutstrombahn nach distal unbehindert bleibt. Der Spätverschluß entwickelt sich wiederum in erster Linie durch das Fortschreiten der Grunderkrankung. Wenn die nach der rekonstruktiven Gefäßoperation vorhandenen Pulse verschwinden, die Gehstrecke sich verschlechtert, klärt ein Angiogramm die Situation und entscheidet die Frage, ob eine operative Korrektur technisch möglich ist. Die Erstoperation soll immer so geplant und ausgeführt werden, daß sie eine Zweitoperation zuläßt.

Bei Gefäßausräumungen der unteren Arteria femoralis superficialis oder oberen

Arteria poplitea werden gelegentlich postoperativ *Hypästhesien* an der Innenseite des Kniegelenkes und oberen Unterschenkels angegeben. Sie entstehen dadurch, daß im Zuge der Operation der N. saphenus accessorius beiseite gehalten wird. Sofern der Nerv nicht verletzt worden ist, verschwinden die Beschwerden in der Regel nach wenigen Monaten.

Eine erfolgreiche Wiederherstellung der Blutstrombahn an den unteren Gliedmaßen ist häufig daran zu erkennen, daß sich kurz nach der Operation ein Ödem des Fußes und unteren Unterschenkels entwickelt, das wenige Wochen anhält. Offenbar führt das plötzlich einsetzende hohe Blutangebot zu einer vermehrten Durchlässigkeit der Endstrombahn. VOLLMAR und Mitarbeiter halten eine ischämische Endothelschädigung im Endstrombahngebiet für den entscheidenden pathogenetischen Faktor. Diese Anschwellung, die nichts mit einer venösen Thrombose zu tun hat, bildet sich in wenigen Wochen von selbst zurück. Sie bedarf keiner Behandlung — abgesehen von einer Beruhigung des Patienten.

Eine gelegentlich zu beobachtende Operationsfolge besteht in einer *tiefen Beinvenenthrombose,* die zunächst nach Restaurierung der arteriellen Blutstrombahn mit darauffolgender Zunahme der Strömungsgeschwindigkeit im venösen Schenkel unverständlich bleibt. Der Grund liegt in einem alten phlebosklerotischen oder postphlebitischen Verschluß der Vena femoralis. Wird die offene Vena saphena magna zur rekonstruktiven Gefäßoperation als Ersatzmaterial herangezogen, ist der venöse Blutabfluß erst recht blockiert. Aus diesem Grunde sollten als Flickenmaterial nur Nebenäste der Vena saphena magna Verwendung finden. Diese Vene hat nämlich im Falle einer verschlossenen Vena femoralis den Blutabfluß zu gewährleisten. Solange der Arterienverschluß bestand, machte sich die venöse Abflußbehinderung nicht bemerkbar. Das arterielle Blutangebot war zu gering, um eine Rückstauung zu bewirken. Eine Behandlung einer derartigen Abflußstörung mit komprimierenden Verbänden oder Gummistrümpfen ist natürlich fehl am Platze. Der behinderte venöse Rückfluß wirkt sich ungünstig auf das Offenbleiben der ausgeräumten arteriellen Blutstrombahn aus, da der Blutdurchfluß verlangsamt wird. Eine Rethrombose wird die Folge sein.

Die Ausbildung von Aneurysmen nach Endarteriektomien ist, wie die Erfahrung lehrt, äußerst selten. Daraus wird die Forderung nach einem radikalen Vorgehen abgeleitet. Selbst wenn die zurückgebliebene Arterienwand sehr dünn ist, braucht man diese Komplikation nicht zu befürchten.

Ebenso wie in Kunststoffprothesen entsteht auch in einer ausgeräumten Arterie erneut eine Arteriosklerose. Über die Natur dieser Vorgänge ist noch nichts Sicheres bekannt. Somit gibt es auch keine zuverlässige Vorbeugung. Für die Rearteriosklerose ist das durchgeführte operativ-technische Vorgehen ohne Belang. Glücklicherweise ist es in vielen Fällen möglich, mit einem Zweiteingriff erneut die Blutstrombahn wiederherzustellen. Eine Resignation ist keineswegs angebracht; vielmehr sollte unverzüglich ein Angiogramm über die technischen Voraussetzungen eines neuen Eingriffes Aufschluß verschaffen. Die Rethrombose auf dem Boden der Arteriosklerose unterstreicht den malignen Charakter dieser Erkrankung. Das Operationsrisiko eines Zweiteingriffes ist erhöht. Diese Tatsache muß man bei der Abwägung der Operationsindikation berücksichtigen.

Solange distal der Operationsstelle tastbare Pulse die Funktionstüchtigkeit beweisen, ist eine Angiographie nicht angezeigt.

Rekonstruktion der Arteria carotis interna

Die Wiederherstellung dieser Schlagader unterscheidet sich von den Arterien des ilikofemoropoplitealen Abschnittes dadurch, daß das Schwergewicht der Indikation auf der Stenose liegt. Die besten Spätergebnisse werden bei einer rechtzeitigen Beseitigung einer Stenose und damit Verhütung eines Verschlusses der Arteria carotis interna mit resultierendem Schlaganfall erzielt. Die operative Belastung ist gering, die Indikation kann daher weit gestellt werden. Sicher sind Stenosen der Arteria carotis interna viel häufiger, als angenommen wird. Im Prinzip besteht die Forderung zu Recht, vor jeder Operation in einem anderen Strombahngebiet die Karotiden mit einer Angiographie zu untersuchen, um nicht Gefahr zu laufen, daß sich eine Karotisstenose infolge eines intraoperativen Blutdruckabfalles zu einem Verschluß komplettiert. Gerade bei diesem Verschlußtyp fällt dem Hausarzt eine große Verantwortung zu, da von seiner Frühdiagnose oft alles abhängt. Jeder flüchtigen Bewußtseinsstörung sollte nachgegangen werden. Die Karotis-Angiographie ist immer zu verantworten.

Besteht ein Karotis-Verschluß und keine Stenose, ergibt sich die große Frage, ob bei der rekonstruktiven Gefäßoperation eine distal offene Blutstrombahn erreicht wird. Diese Frage kann vor der Operation meistens nicht entschieden werden, auch nicht durch das Angiogramm. Der Rekonstruktion ist durch den topographisch-anatomischen Verlauf der Arteria carotis interna eine Grenze gesetzt. Der Circulus arteriosus *Willisii* kann von der Karotisgabel aus nicht erreicht werden, ein Totalverschluß widersetzt sich daher der Rekonstruktion. Trotzdem ist der Versuch immer gerechtfertigt. Die Erfahrung lehrt, daß sich der Zustand der Patienten postoperativ bessert. Dies liegt vielleicht an der mit der Operation verbundenen periarteriellen Sympathektomie.

Prinzipien der Nachbehandlung

Wichtigste Maßnahme der Nachbehandlung ist das ständige Gefäßtraining mit Rollübungen und Gehtraining. Dieser Grundsatz besteht für jede Operation, gleich ob eine Sympathektomie oder eine rekonstruktive Operation vorgenommen wurde oder sich der Befund als inoperabel erwies. Eingehende und wiederholte Aussprachen mit dem Patienten müssen in ihm selbst den Willen zur Mitarbeit und damit zu seiner Gesundung aktivieren und ihm klarmachen, daß er sein weiteres Schicksal weitgehend selbst gestaltet und es nicht irgendwelchen Medikamenten überlassen kann. Wer einen Beruf teilweise im Gehen ausübt, kann sein Gefäßtraining in seiner Arbeitszeit absolvieren. Schreibtischarbeiter müssen darauf hingewiesen werden, daß sie sich in regelmäßigen zeitlichen Abständen Bewegung verschaffen müssen. Wer mit dem Auto zur Arbeitsstätte fährt, sollte sich die Frage vorlegen, ob er diesen Weg nicht auch zu Fuß oder mit dem Fahrrad zurücklegen könnte. Frühzeitige Invalidisierungsanträge helfen den Patienten nicht, sie schaden ihnen eher, weil dann das Gehtraining unterbleibt. Die Versuchung, viel zu rauchen und zu essen, wird in der Untätigkeit noch größer. Bei Patienten mit arteriellen Durchblutungsstörungen an den unteren Extremitäten besteht die Regel, daß wegen des täglichen Gefäßtrainings Rentenanträge so spät wie möglich zu stellen sind. Immer wieder muß der Hausarzt den Gefäßpatienten sagen, daß dies in ihrem eigenen Interesse zur Erhaltung der Gesundheit liegt.

Ebenso wichtig ist die *Reduzierung des Körpergewichtes*. Es gilt die Formel, daß man soviel Kilogramm wiegen darf, wie man über 105 cm Körpergröße mißt. Körperliche Trainings- und Diätpläne müssen dieses Ziel erreichen. Fett und Kohlehydrate, besonders Zucker, sind zugunsten von Eiweiß, Obst und Gemüse einzuschränken. Häufigere kleine und leichte Mahlzeiten sind bekömmlicher als drei Hauptmahlzeiten.

Gefäßkranke unterliegen *striktem Nikotinverbot*. Nur die Einsicht des Patienten, sich mit jeder Zigarette gesundheitlich zu schaden und sein Leben zu verkürzen, kann eine Nikotinabstinenz auf die Dauer erreichen.

Körperliche Betätigung jeder Art ist wünschenswert. Wandern, Radfahren, Schwimmen, Gartenarbeit und Sport erhalten eine körperliche Leistungsfähigkeit.

Regelmäßige Untersuchungen durch den Hausarzt sind auch bei Wohlbefinden vonnöten.

Der Palpationsbefund muß umfassen: Die Arteria carotis communis und radialis an der oberen Körperhälfte, die Aorta abdominalis 2 Querfinger unterhalb und links lateral des Nabels, die Leisten-, Kniekehlen-, Fußrücken- und Innenknöchelpulse beiderseits. Gelegentlich ist auch die Arteria fibularis vor dem Außenknöchel zu tasten. Ferner sind bei jeder Untersuchung Blutdruck und Körpergewicht zu kontrollieren, ein Diabetes mellitus ist auszuschließen.

Die Ansichten über den Wert einer *postoperativen Antikoagulantienbehandlung* gehen diametral auseinander. Ob Antikoagulantien schädlich, überflüssig oder nützlich sind, steht noch dahin. Die erneute Ausbildung einer Arteriosklerose in einem ausgeräumten Gefäßabschnitt oder in einer Prothese können Antikoagulantien nicht verhindern, sie können auch nicht die Auswirkungen technischer Fehler ausgleichen. Auf das Fortschreiten der Grunderkrankung haben sie ebensowenig einen Einfluß wie auf die Ausbildung der Neointima in Gefäßprothesen. Vielleicht werden thrombotische Komplikationen in anderen Gefäßprovinzen gemindert. Einen Nutzen hat die Antikoagulantien-Therapie nur bei einem therapeutisch wirksamen Index zwischen 15% und 25%. Eine ständige und lückenlose Thromboseüberwachung ist erforderlich.

Sogenannte gefäßerweiternde Medikamente sind kontraindiziert, da sie sich nur an normalen Arterien auswirken können. Gesunde Gefäßgebiete werden also auf Kosten erkrankter Regionen vermehrt durchblutet. Kein Medikament kann das Gefäßtraining ersetzen. Vor Sauerstoffinsufflationen ist zu warnen.

Sozialmedizinische Fragen

Der Heilungsprozeß nach Einpflanzung einer Gefäßprothese oder nach einer Endarteriektomie ist 3 Wochen nach der Operation abgeschlossen. Spätestens zu diesem Zeitpunkt erfolgt nach ungestörter Wundheilung die Entlassung aus dem Krankenhaus. Es bestehen dann prinzipiell keine Bedenken gegen die Wiederaufnahme der Arbeit. Bei einer Rekonstruktion der Arteria femoralis superficialis oder der Arteria poplitea kann nach der Krankenhausentlassung eine Schonung von 1—2 Wochen, nach einem Eingriff an der Aorta eine Schonung von 2—3 Wochen vertreten werden. Wegen der Bedeutung des täglichen Gefäßtrainings ist eine baldige berufliche Eingliederung anzustreben. Kuraufenthalte sind nach erfolgter Wiederherstellung der Blutstrombahn überflüssig. Die technische Schwierigkeit einer Operation ist keineswegs proportional der Dauer der Arbeitsunfähigkeit. Die körperliche Betätigung setzt in Form von

Krankengymnastik bereits im Krankenhaus ein. Es ist manchmal nicht leicht, einen lange arbeitsunfähig gewesenen Patienten nach erfolgreicher Gefäßrekonstruktion wieder vom Wert der Arbeit zu überzeugen.

Die Minderung der Erwerbsfähigkeit als Folge einer rekonstruktiven Gefäßoperation beträgt auf dem allgemeinen Arbeitsmarkt bei einem Eingriff an der Aorta für die Dauer von 3–6 Monaten 30–40%, im aortoiliakalen Abschnitt für 3 Monate 30% und im femoropoplitealen Abschnitt für 3 Monate 20%.

Literatur

1) Rob, C., and M. Snyder: Surg. 60 (1966), 1141.
2) Vollmar, J., R. Hild und T. Brecht: Med. Welt 1967, 695.
3) Weese, K.: Zbl. Chir. 91 (1966), 1867.

Operationen venöser Durchblutungsstörungen und Lymphstauung

Von H. Schröder, Jena

Varizen

Primäre Varizen treten vorzugsweise an den unteren Gliedmaßen auf. Durch Einflüsse des Milieus und der Lebensgewohnheiten wird die vorhandene Disposition zur eigentlichen Erkrankung. Echte genuine Phlebektasien sind relativ selten. Varizen können zu trophischen Störungen in der Peripherie führen. Somit verfolgt die Behandlung der Krampfadern keineswegs nur kosmetische Ziele, sondern auch betont kurative.

Bei geringfügig ausgeprägten Varizen mag eine konservative Therapie hinreichend sein. Ausgedehntere Befunde können dagegen nur mit Hilfe operativer Verfahren erfolgreich angegangen werden. Vor einer operativen Beseitigung von Varizen ist der Nachweis zu erbringen, daß der Abfluß über die tiefen Beinvenen gesichert ist. Hierzu kann die Perthessche oder die Trendelenburgsche Probe dienen. Bei zweifelhaften Fällen empfiehlt sich die zuverlässigere röntgenologische Darstellung der tiefen venösen Blutleiter. Fortbestehende entzündliche Veränderungen, beispielsweise eine Phlebitis oder ein nicht gereinigtes Ulcus cruris, stellen eine Kontraindikation zur Operation dar.

Die postoperative Emboliegefährdung nach Eingriffen an Varizen wird mit 0,4—0,5% eingeschätzt (5). Die Operationsletalität nach Krampfadernausrottung geben Myers und Lowell (zit. n. Löhr) mit 0,037% an.

Bei kleineren, örtlich begrenzten, solitären Varizenpartien kann die lokale Verödung der Krampfadern durch perkutane Injektionen von Verödungsmitteln Anwendung finden. Die Verödungstherapie darf nicht bei bettlägerigen Patienten durchgeführt werden. Eine Insuffizienz der Vena saphena magna, der Vena saphena parva oder der Venae communicantes ist vorher tunlichst auszuschließen. Ausgedehntere Varizen verlangen wirkungsvollere Maßnahmen.

Hier konkurrieren im wesentlichen zwei prinzipiell unterschiedliche Verfahren:

a) Die Unterbindung des Venenstammes, wie wir sie in der Saphenaligatur kennen. Das Verfahren erbringt bei richtiger Technik und Auswahl des Krankengutes zufriedenstellende Ergebnisse. Unsachgemäße Ligatur läßt innerhalb von ½—2 Jahren Rezidive befürchten.
b) Die Venenausrottung oder Venenexhairese (Stripping).
Sie beruht auf der operativen Entfernung der erkrankten Venenabschnitte. Etwa bei 70% der Patienten soll dieses Vorgehen, allein angewandt, zum Erfolg führen.

Abhängig von der jeweils gegebenen Situation sind bei der operativen Beseitigung von Varizen gelegentlich gewisse Modifikationen der ursprünglichen oder auch Kombinationen der unterschiedlichen Behandlungsmethoden zweckmäßig.

Nachsorge: Patienten, bei denen Eingriffe wegen einer Varicosis durchgeführt wurden, können gewöhnlich kurz nach der Operation mit einem sachgemäß angelegten, gut sitzenden komprimierenden Verband (Zinkleim) aufstehen und laufen. Der Zinkleimverband bleibt zunächst für 2–3 Wochen liegen und wird dann durch einen anderen komprimierenden Verband (Idealbinde, Gummibinde) ersetzt. Ob und wie lange im Einzelfall komprimierende Verbände oder Gummistrümpfe getragen werden müssen, hängt von der unterschiedlichen Situation ab und läßt sich nicht allgemeingültig festlegen. Die Bandagen haben ihr Ziel erreicht, wenn auch bei Belastung keine Ödeme und keine Beschwerden mehr auftreten. Die Verordnung von Roßkastanien-Präparaten im Anschluß an Varizenoperationen erscheint zweckmäßig. Zu vermeiden ist übermäßig langes Stehen und Sitzen. Dagegen empfehlen sich angemessene tägliche Spaziergänge in bequemem, festem Schuhwerk sowie Schwimmen ein- bis zweimal wöchentlich. Auch nach sachgemäß und sorgfältig ausgeführten Varizenoperationen sind Rezidive nicht selten. Bei geringgradigem Befund genügen zu ihrer Behandlung konservative Maßnahmen. Kleinere isolierte Varixknoten lassen sich durch lokale perkutane Injektionstherapie veröden. Bestehen *ausgedehnte Rezidive mit stärkeren Beschwerden*, so muß erneut eine Operation erwogen werden. Das Auftreten einer Phlebitis kann durch aseptische oder auch bakterielle Insulte hervorgerufen werden. Die im Verlaufe einer Venenentzündung entstehenden Gefäßthromben neigen kaum zu Embolien. Eine Ruhigstellung der betroffenen Gliedmaßen ist gewöhnlich weder erforderlich noch indiziert. In den meisten Fällen ist das Anlegen eines gutsitzenden, fixierten Kompressionsverbandes, mit dem die Kranken laufen können, besser und wirkungsvoller, weil hierdurch einer tiefen Venenthrombose entgegengewirkt und auch der Lymphabfluß verbessert wird. Lokal angewandte heparinoidhaltige Salben können die Behandlung unterstützen. Schreitet die Phlebitis trotz Kompressionsverband fort, so wird Bettruhe mit Ruhigstellung des betroffenen Gliedes notwendig, wobei kurzfristig feuchte Umschläge als entzündungswidrige Maßnahme verordnet werden können. Einige Tage nach Entfieberung kann dann der Patient mit einem Kompressionsverband aufstehen. Bei bakteriellen Venenentzündungen ist die Verabreichung von Antibiotika indiziert. Das eitrige Einschmelzen eines phlebitischen Herdes verlangt chirurgische Behandlung mit Inzision. Entwickelt sich im Anschluß an eine Varizenoperation eine begrenzte oberflächliche Thrombose, so ist das Anlegen eines sachgemäßen Kompressionsverbandes ausreichend. Dagegen muß bei akuter tiefer Venenthrombose Bettruhe bis einige Tage nach Normalisierung von Puls und Temperatur eingehalten werden. Besser als die Hochlagerung des befallenen Gliedes ist hierbei die Horizontallagerung (1). Eine Hochlagerung erscheint nur angezeigt, wenn der schnelle Abfluß eines stärkeren Ödems gewünscht wird. Nach Abklingen der Thrombose darf der Patient zunächst nur unter Kontrolle und nach Anlegen eines sachgemäßen Kompressionsverbandes aufstehen. Die Häufigkeit der gefürchteten Embolie bei Thrombosen ist seit Einführung der Antikoagulantien offenbar etwas geringer geworden.

Als Antikoagulantien stehen zur Verfügung:

a) Heparine. Ihr therapeutischer Effekt tritt sofort nach der Injektion ein und kann sofort durch Protaminsulfat blockiert werden.

b) Cumarine und Indandione. Therapeutisch werden sie erst 24–48 Stunden nach ihrer Applikation wirksam. Als Antagonist dient Vitamin K.

Namentlich die Cumarine und Indandione sind auch für die ambulante Behandlung geeignet. Auf Dosierung und Indikation kann an dieser Stelle nicht eingegangen werden. Trophische Unterschenkelgeschwüre heilen fast ausnahmslos bei konsequenter und genügend langer Ruhigstellung aus, sie neigen jedoch ebenso regelmäßig zu Rezidiven. Zur Säuberung des Ulkus können kurzfristig feuchte Umschläge verordnet werden. Danach ist die Anwendung milder Salben, eventuell mit Lebertranzusatz, zweckmäßig. Nach Überhäutung des Ulkus sollte noch für 3 Wochen ein Zinkleimverband und für weitere 6—8 Wochen ein anderer komprimierender Verband getragen werden. Danach empfiehlt sich der Gebrauch eines Gummistrumpfes. Die Zirkumzision des Ulkusrandes vermag die Epithelisierung vom Wundrand her zu fördern. Bei hartnäckigen Geschwüren kann nach Reinigung des Geschwürgrundes der Versuch einer freien Hauttransplantation unternommen werden.

Blutungen eines Varixknotens können unter Umständen bedrohlich, ja tödlich sein. Nach Anlegen eines Kompressionsverbandes kommen sie meist zum Stehen. Gelingt dies nicht, so wird die perkutane Umstechung erforderlich.

Das postthrombotische Syndrom: Tritt im Gefolge einer tiefen Thrombose eine Passagebehinderung in den tiefen venösen Blutbahnen ein, so wird der venöse Rückfluß über die oberflächlichen Venen umgeleitet, wobei sich letztere varikös verbilden können. Auf diese Weise entstehen beim postthrombotischen Syndrom sogenannte sekundäre Varizen.

Diese sekundären Varizen dürfen nicht operativ beseitigt oder verödet werden, da sie den venösen Abfluß gewährleisten. Ihre Therapie ist vorzugsweise eine konservative. Allerdings läßt sich bei geeigneten Fällen die operative Unterbindung der Venae communicantes erwägen.

Sozialmedizinische Fragen: Im Anschluß an Varizenoperationen sind die Patienten in der Regel spätestens 14—21 Tage nach dem Eingriff arbeitsfähig. Im allgemeinen bedingen solche Eingriffe keine meßbare Erwerbsminderung. Nach Traumen ist die unfallbedingte Verschlimmerung eines vorbestehenden konstitutionellen Leidens dann vertretbar, wenn sich im Bereich der Gewalteinwirkung eindeutige Beeinträchtigungen der venösen Strombahn nachweisen lassen (8). Sekundäre Varizen beim postthrombotischen Syndrom sind nicht als anlagebedingt aufzufassen. Ist das postthrombotische Syndrom infolge eines unfallbedingten Krankenlagers aufgetreten, so gilt es im vollen Umfang als Unfallfolge. Die Festsetzung der Erwerbsminderung richtet sich nach dem Ausmaß des Befundes und kann bis nahe an den für die vollständige Gebrauchsunfähigkeit des Gliedes gültigen Satz heranreichen.

Hämorrhoiden

Schlaffe äußere Hämorrhoiden bedürfen gewöhnlich keiner chirurgischen Versorgung. Auch die Injektionsbehandlung ist bei ihnen nicht angezeigt, da sie häufig zu Nekrosen führt.

Kleinere innere Hämorrhoiden können durch Verödungsinjektionen (z. B. 5%ige Phenollösung) beseitigt werden; ausgedehnte Befunde machen eine operative Behandlung erforderlich.

Nachsorge: In den ersten 4 Wochen nach einer Operation empfiehlt sich die Verordnung von leichten Laxantien sowie Sitzbädern nach dem Stuhlgang. Ein postoperatives perianales Ödem ist harmlos und klingt unter heißen Sitzbädern und feuchten Kompressen schnell ab (9). Bei Stenoseneigung im Bereich des Analringes ist die digitale Dilatation mit Hilfe eines Salbenfingerlings in 3—4tägigen Abständen zweckmäßig. Sie kann vom Patienten selbst vorgenommen werden und läßt sich bis zu einer Dauer von 6 Wochen fortführen. Stärkere Stenosen verlangen eine instrumentelle Dilatation oder eine erneute Operation. Inkontinenzen des Sphincter ani nach Hämorrhoidenoperationen sind meist nur temporärer Natur und bilden sich spontan zurück (9). Tritt jedoch nicht spätestens innerhalb von 6 Monaten wieder eine vollständige normale Sphinkterfunktion ein, so ist eine organische Schädigung des Schließmuskels sehr wahrscheinlich und eine rekonstruktive Operation (11) zu erwägen. Auftretende Fissuren sind mit Salbenvorlagen und Suppositorien zu behandeln. Hierbei hat sich ein Zusatz von Anästhesin bewährt. Eventuell ist eine Sphinkterdehnung in Narkose angezeigt. Perianale und periproktitische Abszesse bedürfen einer chirurgischen Behandlung.

Sozialmedizinische Fragen: Nach Hämorrhoidenoperationen sind die Patienten im allgemeinen 2—3 Wochen nach Klinikentlassung arbeitsfähig. Eine meßbare Erwerbsminderung liegt dann in der Regel nicht mehr vor. Bei bestehender Inkontinentia alvi sind die Betroffenen jedoch arbeits- und gesellschaftsunfähig und als invalid zu betrachten.

Abflußstörungen der großen Venen im unteren Körperabschnitt

Die Operationsindikation bei pathologischen Prozessen in dieser Region ist bisher nicht eindeutig abgegrenzt, und sie wird auch relativ selten gestellt. Die Ligatur der Vena femoralis oder die tiefe Ligatur der Vena cava inferior werden bei der lebensbedrohlichen aufsteigenden Thrombose durchgeführt, insbesondere wenn embolische Schübe auftreten und eine Antikoagulantientherapie nicht möglich oder nicht wirksam ist. Auch bei dem Krankheitsbild der chronischen Beckenvenensperre können durch operative Maßnahmen extravasal gelegene Strömungshindernisse beseitigt werden. Ist die Vene selbst obliteriert, so erfolgt ihre Resektion. Vor dem Eingriff muß eine exakte Diagnostik mit phlebographischer Darstellung der venösen Strombahn betrieben werden.

Nachsorge: Die Folgeerscheinungen nach tiefer Ligatur der Vena cava sind im allgemeinen geringfügiger, als man schlechthin erwartet. Eine vorübergehende Schwellung der unteren Gliedmaßen läßt sich beobachten. Im Anschluß an Eingriffe an den großen Venen der unteren Körperregion ist für eine sorgfältige Bandagierung der Beine, baldige Bewegungsübungen und baldiges Aufstehen zu sorgen. Die Bandagen müssen 3 Monate lang getragen werden und, falls zu diesem Zeitpunkt noch Schwellungen nachweisbar sind, auch darüber hinaus.

Sozialmedizinische Fragen: Die Dauer der Arbeitsunfähigkeit und eine eventuelle Invalidität werden maßgeblich vom unterschiedlichen postoperativen Verlauf und den individuellen Arbeitsbedingungen beeinflußt. Sie lassen sich nicht verallgemeinernd festlegen. Bleiben Schwellungszustände oder trophische Störungen eines Beines zurück, so kann der Betreffende leichte Arbeiten ausführen. Die Erwerbsminderung ist dann etwa mit 40% festzulegen. Entsprechende Veränderungen an beiden Beinen werden dagegen in der Regel eine Invalidität bedingen.

Achselvenenstau (Paget-v.-Schroetter-Syndrom)

Der Achselvenenstau bezeichnet eine Abflußbehinderung im Bereich der Vena subclavia. Die Ätiologie ist uneinheitlich und teilweise ungeklärt (1, 5, 10). Die Einengung der Strombahn und damit die Symptomatik der Erkrankung kann durch Prozesse in Umgebung des Gefäßes, durch Thrombosierung oder auch funktionellen Spasmus der Vene hervorgerufen werden. Gelegentlich tritt das Leiden nach lokalen Traumen und nach Überlastung des betreffenden Armes durch schwere ungewohnte Arbeit auf. Die Behandlung erfolgt zunächst konservativ, mit Hochlagerung der Gliedmaße, elastischen Verbänden sowie der Verabreichung von Antikoagulantien und Spasmolytika. Bewährt haben sich ferner Novokainblockaden des Ganglion stellatum. Stellt sich nach spätestens 8 Wochen keine eindeutige Besserung ein, so ist ein operatives Vorgehen zu erwägen. Bei dem Eingriff können extravasal gelegene Strömungshindernisse behoben und Thromben in der Vena subclavia durch Thrombektomie entfernt werden. Daneben kommt die Segmentresektion der befallenen Venen als therapeutischer Eingriff in Frage.

Nachsorge: Erforderlich ist ein Schutz vor starken Überlastungen des betroffenen Armes, aber auch vor permanenten Arbeiten mit stark vibrierenden Werkzeugen. Eventuell ist ein Berufswechsel anzuraten. Postoperativ auftretende Abflußstauungen sowie Thrombosen werden mit Hochlagerung der Gliedmaße und Antikoagulantien behandelt. Insbesondere nach Thrombektomien stellen sich nicht selten Rezidive ein. Hier kann eine nochmalige Operation mit Segmentresektion der befallenen Vene versucht werden.

Sozialmedizinische Fragen: Die Dauer der Arbeitsunfähigkeit kann unterschiedlich sein und läßt sich nicht einheitlich festlegen. Bei unmittelbarem und eindeutigem Zusammenhang zwischen Symptomatik und lokaler Gewalteinwirkung oder Überlastung ist eine Unfallfolge gutachterlich anzuerkennen. Schwere Formen, auch infolge von Rezidiven nach Operationen, lassen einen Erwerbsminderungssatz vertretbar erscheinen, der bis dicht an den für den Verlust der Gliedmaße festgelegten heranreicht.

Ösophagusvarizen und portale Hypertension

Extra- und intrahepatische Strömungshindernisse im Pfortaderbereich führen zum portalen Hochdruck und in dessen Folge zu Ösophagusvarizen. Diese können Anlaß zu schwersten rezidivierenden Blutungen geben. Mehr als 20% der betroffenen Kranken sterben an der ersten Blutung, nur etwa 50% erleben das erste und nur etwa 25% das zweite Jahr vom Termin der ersten Blutung an gerechnet (3, 14). Die verschiedenen chirurgischen Verfahren zur Behandlung der Ösophagusvarizen beschreiten zwei prinzipiell unterschiedliche Wege:

a) Unterbindung des venösen Zuflusses zu den Varizen.
   Diesem Ziele dienen die operative Umstechung der Ösophagusvarizen, die Dissektionsligatur im Kardiabereich (15) und die Magenquerresektion (13).
b) Senkung des Druckes im Pfortaderbereich und somit in den abhängigen Varizengebieten durch operative Fertigstellung einer anastomosierenden Verbindung zwischen Pfortadersystem und dem Gebiet der unteren Hohlvene (Shuntoperationen). Hier wären insbesondere die portokavale Anastomose und die splenorenale Anastomose zu nennen.

Die Operationsletalität bei den Shuntoperationen ist abhängig von der Form der portalen Hypertension sowie vom Funktionszustand der Leber und wird im Durchschnitt mit etwa 11% (7) angegeben. Vor dem Eingriff soll das Serumalbumin nicht unter 3 g/%, der Prothrombinspiegel nicht unter 50% und das Serumbilirubin nicht über 1,5 mg/% betragen. Die Bromsulfaleinretention nach 45 Min. sollte 25% nicht überschreiten. Patienten, die älter sind als 60 Jahre, sind nur in Ausnahmefällen für Shuntoperationen geeignet. Stärkerer Aszites ist eine Kontraindikation zum Eingriff (3, 5, 14).

Nachsorge: Es ist zu beachten, daß durch die oben angeführten operativen Maßnahmen das Grundleiden — meist eine Leberzirrhose — kaum beeinflußt wird, sondern nur eine Behandlung des bedrohlichen Symptomes der Ösophagusvarizenblutung erfolgt.

Vor und nach der Shuntoperation ist eine stationäre interne Behandlung angezeigt. Die Kost soll kohlehydratreich und fettarm sein. Eiweiß ist in genügender, aber nicht übermäßiger Menge zuzuführen. In den ersten Wochen nach der Operation gelten 50 g Eiweiß als ausreichend, sofern keine besonderen Indikationen eine andere Dosierung notwendig machen (7). Zweckmäßig ist die Applikation von Vitamin B, C und K. Zur Reduktion der endogenen, bakteriellen Ammoniakbildung empfiehlt sich die perorale Antibiotikatherapie. Besonders bewährt hat sich hier Aureomycin, das sich in einer Dosis von 1 g täglich über Monate verabfolgen läßt, wodurch die Eiweißtoleranz verbessert wird.

Gegebenenfalls können auch Nebennierenkortikoide zur Anwendung kommen. Vorsicht geboten ist bei der Verabreichung von Saluretika und Schlafmitteln. Eine ambulante Kontrolle des Blutbildes, der Rest-N-Werte, der Serumtransaminasen (SGOT und SGPT) und des Serumbilirubins ist auch nach der Klinikentlassung des Patienten zweckmäßig. Spätestens nach 6 Monaten sollte eine stationäre Nachuntersuchung erfolgen.

Nach Shuntoperationen kommt es bei etwa 21,4% der Fälle zu Rezidivvarizenblutungen (14), häufig ausgelöst durch Thrombosierung der Anastomose. Bei einem solchen Ereignis ist der Patient sofort in die Klinik einzuweisen. Zur Tamponade der Blutung läßt sich eine Doppelballonsonde nach BLAKEMORE-SENGSTAKEN in den Ösophagus einlegen. Der notwendige Flüssigkeitsersatz kann vorläufig durch intravenöse Infusionen (z. B. Lävulose) erfolgen. Eine ausgiebige Entleerung des Darmes wirkt einer Intoxikation durch Stoffwechselprodukte entgegen, die im Darmtrakt gebildet werden. Die Verabreichung von Hämostyptika ist bei diesen massiven Blutungen gewöhnlich wirkungslos. Sofortige Klinikeinweisung ist ferner angezeigt beim Auftreten eines Coma hepaticum. Bei etwa 15—18% (7) der Operierten findet sich eine hepatoportale Enzephalopathie. Eine Besserung ist hier eventuell durch Einschränkung der Eiweißzufuhr und perorale Antibiotikatherapie zu erreichen. Stellt sich ein Aszites ein, so ist eine kochsalzarme, aber kalium- und eiweißreiche Kost zweckmäßig. Bei stärkerer Aszitesentwicklung wird die Punktion erforderlich.

Sozialmedizinische Fragen: Arbeitsfähigkeit und Erwerbsminderung nach Operationen wegen Ösophagusvarizen werden maßgeblich von Natur und Ausmaß des Grundleidens bestimmt. Patienten mit günstigem Verlauf können einer angemessenen, leichten Arbeit nachgehen (14), jedoch ist der Erwerbsminderungssatz kaum unter 50% anzusetzen. Ein nicht geringer Teil der Kranken ist aber als invalid zu betrachten. Liegt eine Enzephalopathie vor, so ist der Betreffende auf Grund der bestehenden Komaanfälligkeit nicht für die Führung eines Kraftfahrzeuges geeignet.

Milzvenenthrombose

Bei der mit Splenomegalie und splenomegaler Knochenmarkhemmung einhergehender Thrombosierung der Milzvene kommt als Therapie der Wahl die Splenektomie in Frage. Sie zeigt recht zufriedenstellende Ergebnisse. Postoperative Betreuung und Nachsorge entsprechen weitgehend denen beim Milzverlust aus anderer Ursache.

Mesenterialvenenthrombose

Die Thrombosierung der Mesenterialvenen stellt ein außerordentlich bedrohliches Krankheitsbild mit ungünstiger Prognose dar. Chirurgisch kann der Versuch unternommen werden, den infarzierten oder gangränösen Darmabschnitt zu resezieren. Gewöhnlich greift jedoch auch danach die Thrombosierung auf andere Darmanteile über und leitet so den letalen Ausgang ein. Durch die Antikoagulantientherapie konnte die Prognose und die postoperative Letalität etwas gebessert werden. Überlebt der Patient auf Grund der Mesenterialvenenthrombose notwendig gewordene Darmresektionen, so sind Folgen und Nachsorge im wesentlichen die gleichen wie bei Darmresektionen aus anderer Indikation.

Arteriovenöse Fistel

Arteriovenöse Fisteln treten angeboren und posttraumatisch auf. Der Gefäßkurzschluß bewirkt ein Absinken des peripheren Blutdruckes und zwingt das Herz zu einer stärkeren Förderleistung. Darüber hinaus findet sich eine schlechtere arterielle Versorgung peripher von der Fistel und eine Erschwerung des venösen Rückflusses. Die schlechte Blutversorgung in der Peripherie führt einerseits zu trophischen Störungen, andererseits leitet sie die Entwicklung eines Kollateralkreislaufes ein, der zu seiner Ausbildung etwa 4—6 Wochen benötigt (5). Im Gefolge arteriovenöser Fisteln treten arteriovenöse Aneurysmen auf, die unter massiver Blutung ins Gewebe rupturieren, ja sogar durch die trophisch geschädigte Haut nach außen perforieren können. Bei der operativen Versorgung arteriovenöser Fisteln kann in günstig gelagerten Fällen die Kontinuität der Arterie erhalten werden. Ist dies nicht möglich und erscheint auch eine Unterbindung des arteriellen Gefäßes nicht vertretbar, so muß die Gefäßkontinuität durch Arteriennaht oder Zwischenschaltung eines Transplantates oder einer Prothese wiederhergestellt werden.

Nachsorge: Nach operativer Versorgung einer arteriovenösen Fistel sind an der betroffenen Gliedmaße leicht komprimierende elastische Verbände bis zur Dauer von 3 Monaten zu tragen, bei noch fortbestehenden Ödemen und Abflußstörungen auch länger. Stellt sich ein Fistelrezidiv ein, so sollte eine erneute Operation erwogen werden, wenngleich derartige Rezidiveingriffe gewöhnlich mit größeren technischen Schwierigkeiten verbunden sind. Bei auftretenden Thrombosen ist die übliche Thrombosebehandlung, einschließlich der Antikoagulantientherapie, angezeigt.

Sozialmedizinische Fragen: Die Arbeitsfähigkeit tritt dann ein, wenn die Operationswunden reizlos abgeheilt sind und keine Abflußstörungen mehr bestehen. Gutachterlich ist natürlich eine Unfallfolge anzuerkennen, wenn die arteriovenöse Fistel traumatisch nach einer entsprechenden Gewalteinwirkung entstanden ist. Dabei ist zu beachten, daß zwischen Trauma und auftretenden Beschwerden ein längeres Intervall bestehen kann, dessen Dauer manchmal mehrere Jahre beträgt (8). Der auf den Lokalbefund bezogene Erwerbsminderungssatz für eine arteriovenöse Fistel am Oberschenkel beträgt etwa 30%. Etwaige durch das Leiden hervorgerufene Herzfolgen müssen dabei eine besondere Berücksichtigung finden. Liegt ein schwerer Befund mit erheblichen trophischen Störungen — auch nach operativen Eingriffen — vor, so kann die Erwerbsminderung an den Satz heranreichen, der für den Verlust des Gliedes gilt.

Lymphstauung

Die Ätiologie der Lymphstauung und der *Elephantiasis* ist nicht einheitlich. Das Krankheitsbild kann nach Kompression abführender Lymphwege durch Gebilde in deren Nachbarschaft, nach chronischen, obliterierenden Entzündungen sowie nach thrombotischen Venenverschlüssen und bei Filarien-Infektionen auftreten. Es findet sich ferner gelegentlich im Anschluß an operative Lymphknotenausräumungen und kommt auch angeboren vor. Da das Ergebnis einer operativen Therapie hier immer zweifelhaft ist, soll zunächst stets eine konservative Behandlung mit Hochlagerung des betroffenen Gliedes, elastischen Verbänden und physikalischen Maßnahmen versucht werden. Die Diagnostik muß bemüht sein, die Ätiologie möglichst weitgehend abzuklären, damit eventuell eine kausale Therapie des Grundleidens möglich wird. Wertvolle diagnostische Hilfsmittel sind hierbei die Lymphographie und die Venographie. In schweren Fällen von Elephantiasis ist ein chirurgisches Vorgehen zu erwägen. Vor Operationen soll die Lymphstauung soweit wie möglich durch konservative Maßnahmen verringert werden. Ferner ist eine wirksame Infektionsprophylaxe erforderlich. Die operativen Behandlungsmethoden basieren im wesentlichen auf der Vorstellung, daß bei der Elephantiasis der Lymphaustausch zwischen oberflächlichen und tiefen Lymphwegen gestört ist, wobei der sogenannten »Faszienschranke« eine wichtige Rolle zukommt. CONDOLEON (2) hat empfohlen, durch Exzision großer, breiter Faszienstreifen eine Faszienfensterung durchzuführen. Bei dem Verfahren nach MACEY (6) werden mit einer besonderen Technik und in mehreren Sitzungen die gesamte geschädigte Haut einschließlich Subkutangewebe und Faszie entfernt und Epidermislappen auf die freigelegte Muskeloberfläche transplantiert.

Nachsorge: Die Prognose nach operativen Eingriffen wegen Elephantiasis ist nicht übermäßig günstig. In der Regel treten früher oder später Rezidive auf. Allerdings soll bei dem Verfahren nach MACEY die Rezidivgefahr geringer sein. Die Operierten müssen mindestens einige Monate nach chirurgischer Behandlung elastische Bandagen oder Gummistrümpfe tragen. Darüber hinaus können physikalische Maßnahmen, wie Bäder und Massagen, zur Anwendung kommen.

Sozialmedizinische Fragen: Der Wiedereintritt der Arbeitsfähigkeit nach Eingriffen wegen Lymphstauung hängt maßgeblich von dem unterschiedlichen postoperativen Ergebnis und den Arbeitsbedingungen ab, so daß sich kein einheitlicher Termin festlegen läßt. Zu vermeiden sind Tätigkeiten, die eine statische oder mechanische Behinderung des Lymphabflusses, sowie eine anderweitige Überbeanspruchung der betroffenen Gliedmaße mit sich bringen. Die Elephantiasis eines Beines bedingt einen Erwerbsminderungssatz von 30—40%, bei schweren Befunden auch mehr. Eine unfallbedingte Erkrankung kann anerkannt werden, wenn sich das Leiden im Anschluß oder im Zusammenhang mit einem entsprechenden Trauma oder einen durch die Verletzung hervorgerufenen Entzündungsprozeß entwickelt hat.

Literatur

1) Block, W.: Die Durchblutungsstörungen der Gliedmaßen, Berlin 1951.
2) Condoleon: Arch. ital. Chir. 51 (1939) Ref. Z. org. Chir. 97 (1940), 488.
3) Gütgemann, A., und Schreiber, H. W.: Chirurg 33 (1962), 509.
4) Haid-Fischer, F., u. Haid, H.: Venen-Fibel, Stuttgart 1965.
5) Löhr, B.: In B. Breitner »Chirurgische Operationslehre«, Band IV/1, Wien—Innsbruck 1958.
6) Macey, H. B.: The Journal and Joint Surgery, April 1948.
7) Markoff, N., und E. Kaiser: Krankheiten der Leber und der Gallenwege in der Praxis, Stuttgart 1962.
8) Pässler, H. W., und H. Berghaus: Begutachtung peripherer Durchblutungsstörungen, Stuttgart 1958.
9) Plenk, A., und H. Hartl: In B. Breitner »Chirurgische Operationslehre«, Band IV/1, Wien—Innsbruck 1958.
10) Ratschow, M.: Die peripheren Durchblutungsstörungen; Medizinische Praxis, Band 27, Dresden und Leipzig 1953.
11) Stelzner, F.: In G. Brandt, H. Kunz und R. Nissen »Intra- und postoperative Zwischenfälle«, Band II, Stuttgart 1965.
12) Struppler, V.: In Breitner, B. »Chirurgische Operationslehre«, Band II, Wien—Innsbruck 1955.
13) Tanner, N. C.: Chirurgische Praxis 2 und 3 (1959), 163.
14) Uebermuth, H.: Bruns Beiträge klin. Chir. 208 (1964), 122.
15) Vossschulte, K.: Chirurg 28, (1957), 186.
16) Wachsmuth, W.: In M. Kirschner, N. Guleke und R. Zenker »Allgemeine und spezielle chirurgische Operationslehre«, Band X/1, Berlin—Göttingen—Heidelberg 1956.

Operative Knochenbruchbehandlung

Von W. Schramm, Bochum

Das Ziel jeder Knochenbruchbehandlung ist die völlige Wiederherstellung des verletzten Gliedes, d. h. die Knochen sollen in möglichst anatomischer Stellung heilen und Gelenke und Weichteile die Behandlung ohne Schaden überstehen. Dieses Ziel läßt sich u. a. mit entsprechender operativer Technik, insbesondere der *Küntscher*-Marknagelung nach Aufbohrung der Markhöhle, Osteosyntheseverfahren, wie sie von der Schweizer Arbeitsgemeinschaft für Osteosynthesefragen ausgearbeitet wurden, und anderen Methoden weitgehend verwirklichen. Der Vorteil übungsstabiler Osteosynthesen liegt darin, daß Gelenke und Weichteile der verletzten Gliedmaße vom ersten postoperativen Tage an funktionell behandelt werden können, so daß bei abgeschlossener Knochenheilung das verletzte Glied sofort wieder gebraucht werden kann. Es ist verständlich, daß so hochgesteckte Ziele nicht ohne besondere Anforderungen und Gefahren zu verwirklichen sind. Die Methoden der operativen Knochenbruchbehandlung unterscheiden sich von den konservativen Methoden im wesentlichen dadurch, daß die schützende Hautdecke über dem Knochen durchtrennt wird. Eine der wesentlichsten Komplikationen der operativen Knochenbruchbehandlung, die Knocheneiterung, kann hierin ihre Ursache haben. Daher zielen alle postoperativen Maßnahmen darauf ab, möglichst rasch nach der Operation wieder einwandfreie Weichteilverhältnisse zu schaffen.

Unmittelbare postoperative Folgen und ihre Behandlung

Die Wunde: Die Sorge um die Weichteile beginnt schon während der Operation. Insbesondere die Haut über dem Unterarm und dem Unterschenkel muß wegen des spärlichen Weichteilpolsters schonendst behandelt werden. Das Fassen der Hautränder mit Pinzetten oder Quetschen mit Haken kann zu schweren Nekrosen und Wundheilungsstörungen führen. Es ist sorgfältig darauf zu achten, daß keine Metallimplantate unmittelbar unter die Wunde zu liegen kommen und daß der Wundverschluß absolut spannungsfrei erfolgt. Die Blutstillung muß exakt mit feinsten Catgutunterbindungen durchgeführt werden. Bei der üblichen Nahttechnik besteht die Gefahr, daß Erreger auf dem Wege über den Stichkanal ins Subkutangewebe gelangen und zu Wundinfektionen führen. Durch die Verwendung von Rückstichnähten mit feinstem Nahtmaterial lassen sich diese Komplikationen weitgehend vermeiden. Die Nähte fassen nur den äußeren Hautrand und reichen nicht bis ins Subkutangewebe. Zur Entfernung solcher Nähte benötigt man feinste Pinzetten und ganz spitze Scheren, da sonst die Gefahr besteht, daß nur der Knoten abgeschnitten wird, die Fäden in der Wunde zurückbleiben und Anlaß zu hartnäckigen Fadenfisteln geben. Die Entfernung der Fäden erfolgt frühestens am 10. Tage.

Die Verbandtechnik: Der postoperative Verband hat einmal die Aufgabe, bis zur Verklebung der Wundränder Keime fernzuhalten, zum anderen soll er eine leichte Weichteilkompression ausüben. Salben- und luftdicht verschließende Heftpflasterverbände sind absolut fehl am Platze, da die Haut darunter durch Schweiß und Blut mazeriert werden kann und somit Infektionen leichter angehen. Niemals dürfen zirkuläre Verbände nur im Operationsgebiet angelegt werden, da peripher Stauungen auftreten können. Die operierte Gliedmaße wird daher von distal bis proximal mit elastischen Binden locker gewickelt. Nach Druckplattenosteosynthesen und Verschraubungen, insbesondere am Unterschenkel, muß das Gebiet über dem eingebrachten Metall vor der Schienbeinkante gut gepolstert werden, um Hautnekrosen zu verhüten. Aus diesem Grunde sollte der Verband auch am Abend des Operationstages in ganzer Länge bis auf die Haut aufgeschnitten und neu angelegt werden. Um die Wunde und ihre Umgebung möglichst keimfrei zu halten, empfiehlt sich das wiederholte Bestreichen mit Merkurochrom. Vom 4. bis 6. postoperativen Tage an kann die Wunde offen behandelt werden.

Das Wundhämatom: Da das Operations- und Bruchhämatom einen idealen Nährboden für Erreger darstellt und außerdem zu Wundheilungsstörungen führen kann, versucht man, es möglichst vollständig und laufend zu entfernen. Dies ist besonders wichtig, wenn die Operation in Blutsperre vorgenommen wurde. Zur Ableitung des Hämatoms eignen sich besonders gut *Redon*-Drainagen. Dabei ist es von Wichtigkeit, daß die Drains möglichst in weiter Entfernung von der Wunde herausgeleitet werden, um durch einen langen Schrägkanal das Aufsteigen einer Infektion zu verhüten.

Die Anzahl der Drains richtet sich nach der Art des Eingriffs. Im allgemeinen kommt ein Drain in die Nähe des versenkten Metalls, ein weiteres subfaszial oder subkutan. Nach Öffnen der Blutsperre vor dem Verschluß der Operationswunde muß sorgfältige Blutstillung durchgeführt werden. Um ein Verstopfen der Drains zu vermeiden, empfiehlt es sich, bis zum Anlegen der *Redon*-Flaschen die Drains vorübergehend an den Sauger anzuschließen. Dadurch läßt sich das Operationsgebiet trocken halten. Verstopfte Drains können durch vorsichtiges Herausziehen um einige Millimeter und leichtes Melken an den weichen Zwischenstücken wieder durchgängig gemacht werden, dürfen aber niemals weiter hineingeschoben werden. Die Drainage wird entfernt, wenn auch nach Anlegen einer frischen Saugflasche keine Flüssigkeit mehr abgesaugt werden kann, zumeist am 2. oder 3. postoperativen Tag. Bei Operationen in Blutsperre ist darauf zu achten, daß diese erst dann gelöst wird, wenn die *Redon*-Drainagen geöffnet sind und der Verband angelegt ist. Späthämatome, die nach der Entfernung der Drains auftreten können, werden unter strengster Meidung der Gegend über den Metallimplantaten punktiert oder notfalls durch eine kleine Inzision entleert.

Die Weichteilschwellung: Zur Vermeidung von posttraumatischen Ödemen und Weichteilschwellungen ist die Hochlagerung der operierten Extremität von nicht zu unterschätzender Bedeutung. Bei Operationen an den unteren Gliedmaßen haben sich Schaumgummischienen, wie sie von MÜLLER angegeben wurden, bewährt. Diese Schienen werden auf eine *Braunsche* Schiene gelegt. Wichtig ist dabei, daß der Fuß wirklich den höchsten Punkt der Lagerung bildet.

Der operierte Arm wird je nach Art des Eingriffs auf einem Keil oder einer Abduktionsschiene gelagert, in vielen Fällen aber auch an einer dorsalen Oberarmgipsschiene aufgehängt. Bei manchen Hüftgelenksoperationen empfiehlt sich die Verwendung einfacher Triangelschienen, um Adduktionskontrakturen zu vermeiden.

Medikamentös hat sich zur Entzündungshemmung und Ödemprophylaxe nach dem Vorschlag von ALLGÖWER Tanderil (3 × tgl. 2 Dragées für 6—8 Tage) bewährt. Nach Möglichkeit sollte schon am Tage vor der Operation mit der Verabreichung begonnen werden. Wenn es trotz sorgfältiger Beachtung aller angegebenen Maßnahmen zu Nahtdehiszenzen oder Hautnekrosen, insbesondere über den Implantaten kommt, wird sofortige plastische Deckung erforderlich. In der prophylaktischen Verabreichung von Antibiotika sind wir zurückhaltend und geben sie nur dann, wenn es sich um länger dauernde Operationen (länger als 1¹/₂ Std.) oder um Korrekturoperationen nach ehemals infizierten Brüchen handelt.

Nachbehandlung operierter Knochenbrüche

Das Ziel der operativen Bruchbehandlung ist dann als erreicht zu betrachten, wenn die Osteosynthese *übungsstabil,* also so fest ist, daß die verletzte Extremität selbsttätig in allen Gelenken wieder frei bewegt werden kann. Daraus folgt nicht, daß sie vorzeitig belastet werden darf. In manchen Fällen sind Kompromisse nötig, z. B. dann, wenn gleichzeitig bestehende Bänderverletzungen eine zusätzliche Fixierung im Gips erfordern. Nur *wenige Osteosynthesen* sind unmittelbar postoperativ *belastungsstabil,* wie z. B. Marknagelungen der langen Röhrenknochen nach Aufbohren der Markhöhle bei Querbrüchen im mittleren Schaftdrittel. Wir selbst lassen allerdings auch solche Frakturen erst nach 4 Wochen belasten, um Wundheilungsstörungen, Späthämatome im Bruchbereich und eventuelle Rotationsfehler zu vermeiden. Um die Funktion einer Gliedmaße intakt zu halten, genügen selbsttätige Bewegungsübungen. Diese beginnen schon am ersten postoperativen Tag, bei gelenknahen Brüchen entsprechend später in Form von Spannungsübungen; sie werden schrittweise vorsichtig gesteigert, bis die operierte Gliedmaße frei bewegt werden kann. Dabei ist täglich auf Alarmsymptome wie Schmerzen im Bruchbereich, Rötung oder Weichteilschwellung zu achten. Das Auftreten der angeführten Symptome spricht u. a. für eine Überforderung der Stabilität und macht eine Reduzierung der Übungsmaßnahmen, notfalls sogar eine zusätzliche äußere Fixierung erforderlich, da die Instabilität schwere Komplikationen hervorrufen kann (Abb. 1).

Eine große Gefahr der Osteosynthese liegt darin, daß die Verletzten schon wenige Tage nach dem Eingriff die operierte Gliedmaße wieder schmerzfrei bewegen können und daher nur schwer davon zu überzeugen sind, daß sie vor allem die unteren Extremitäten nicht belasten dürfen. Bei uneinsichtigen Patienten empfiehlt es sich daher

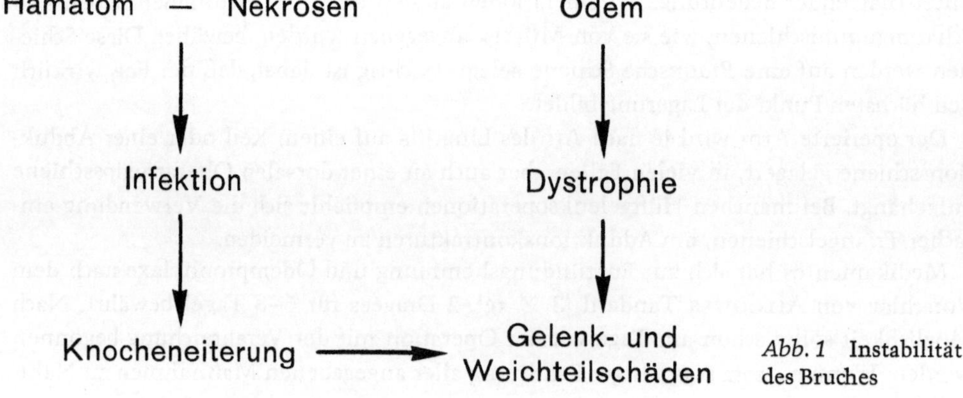

Abb. 1 Instabilität des Bruches

manchmal bei der Entlassung in ambulante Behandlung, einen gut gepolsterten, leichten Gipsverband anzulegen und die Verletzten nach 4 Wochen zur Gipsabnahme erneut stationär zur Übungsbehandlung wieder aufzunehmen. Wenn die Gelenkbeweglichkeit nach der Übungsbehandlung dann wieder frei ist, kann ggf. erneut ein Gipsverband für einige Wochen angelegt werden. Die kurze Ruhigstellung im Gips beeinträchtigt das funktionelle Ergebnis nicht wesentlich, schützt aber vor Komplikationen. Die zusätzliche äußere Fixierung sollte sich jedoch auf entsprechende Einzelfälle beschränken. Bei sachgemäßer Durchführung einer Osteosynthese und einsichtigen Patienten, die den Willen zur Mitarbeit erkennen lassen, sind die Vorzüge der selbsttätigen Übungsbehandlung nicht zu unterschätzen. Dabei muß die Übungsbehandlung vom Operateur selbst überwacht und geleitet werden. Nur dieser ist in der Lage, die erreichte Stabilität zu beurteilen. Nicht zuletzt aus rechtlichen Gründen sollte der Operierte bei der Entlassung in ambulante Behandlung genaue Anweisungen erhalten, wie er sich zu verhalten hat. So können z. B. bei Druckosteosynthesen am Unterarm Zug- und Drehbewegungen zur Schraubenlockerung führen. Das Tragen von Gegenständen, wie z. B. Aktentaschen, oder forcierte Drehbewegungen, wie sie beim Öffnen einer Türklinke erforderlich sind, müssen grundsätzlich unterbleiben. Als wesentliche Richtlinie für die Art der Übungsbehandlung gilt, daß nur *solche Übungen* selbständig durchgeführt werden, die *schmerzfrei und ohne Reizerscheinung* an der verletzten Gliedmaße möglich sind.

Fehler in der Nachbehandlung

Vorzeitige Belastung und fremdtätige, forcierte Bewegungsübungen können zur Instabilität mit allen ihren Folgen führen. Insbesondere an den zweiknochigen Gliedmaßenabschnitten, dem Unterarm und dem Unterschenkel mit ihrem mangelhaften Weichteilpolster, können Massagen durch Verschieben und Kromprimieren der Haut über dem darunterliegenden Metall zu erheblichen Weichteilschäden führen. Die Massagebehandlung einer operierten Gliedmaße ist daher grundsätzlich verboten, zumal die Häufigkeit der *Sudeck*schen Erkrankung nach Massagebehandlung deutlich ansteigt (L. Böhler). Da bei vielen Osteosynthesen erhebliche Metallmengen versenkt werden, ist es absolut falsch und höchst gefährlich, Wärmeanwendungen jeder Art, insbesondere Kurzwellenbehandlungen, durchzuführen, weil die Gefahr von Hautnekrosen über den Implantaten besteht. Es ist bekannt, daß durch Kurzwellenbestrahlung eine erhebliche Erhitzung von Metallen erzeugt werden kann. Das erhitzte Metall kann zu regelrechten Verbrennungsschäden der darüberliegenden Haut führen. Aus dem gleichen Grunde muß auch auf die Anwendung des elektrischen Stroms zur Reizbehandlung eines evtl. geschädigten Nerven bei liegendem Metall verzichtet werden. Gewaltsame passive Übungsbehandlung, Massagen und örtliche Wärmeanwendung können den Erfolg einer Operation noch nach Wochen in Frage stellen und müssen daher grundsätzlich unterbleiben.

Nach Operationen im Bereich der Knöchelgabel werden nicht selten sogenannte *Allgöwer*-Schienen verordnet. Diese Schienen finden ihre Abstützung am Schienbeinkopf und ermöglichen durch den Gehbügel eine Belastung des verletzten Beines ohne Belastung der Knöchelgabel. Die Schienen sind nicht für alle Patienten geeignet; sie sollen Hausfrauen vorübergehend für 1 bis 2 Stunden die Verrichtung von Hausarbeiten ohne Benutzung von Gehstöcken ermöglichen. Die Schienen sind jedoch nicht geeignet,

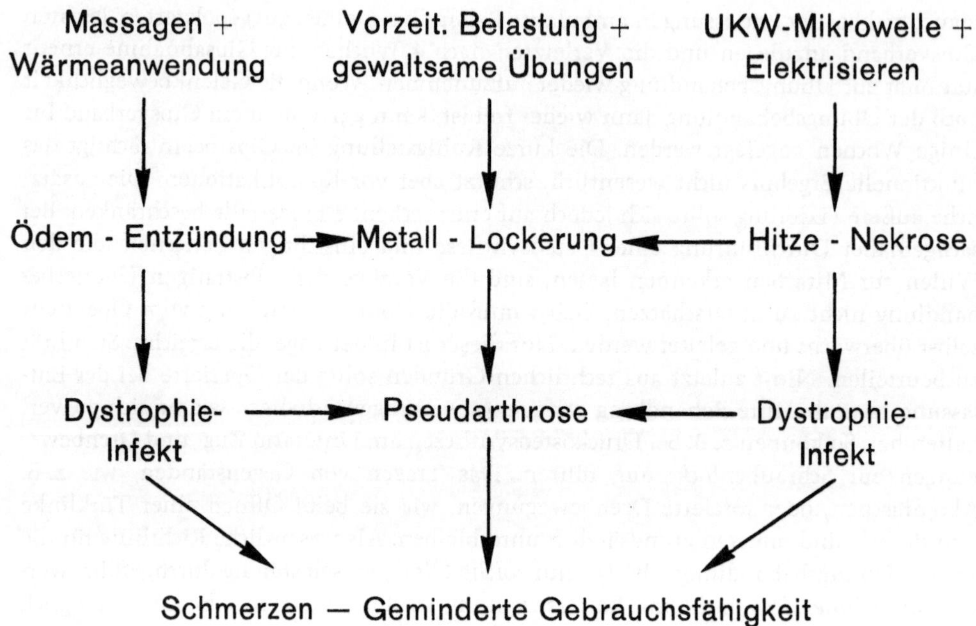

Abb. 2 Fehler in der Nachbehandlung

den ganzen Tag mit ihnen umherzulaufen. Um dem Bein den nötigen Halt zu geben, muß die *Allgöwer*-Schiene nach Wickeln der verletzten Gliedmaße von den Zehen-grundgelenken bis zum Schienbeinkopf relativ fest angeschnürt werden. Dadurch kann es nach längerer Benutzung zu einer Stauung im Bereich der Zehen und des Vorfußes kommen. Es ist daher von wesentlicher Bedeutung, daß die Schienen immer nur einige Stunden getragen und die verletzten Gliedmaßen dann wieder hoch gelagert werden, um einer Schwellung vorzubeugen.

Um der Vielzahl der zu beachtenden Maßnahmen gerecht zu werden, empfiehlt sich eine enge Zusammenarbeit des nachbehandelnden Arztes mit dem Operateur. Dabei sollte dem Operateur die Möglichkeit gegeben werden, sich durch ambulante Kontrol-len in etwa 4wöchigen Abständen von dem Zustand des Verletzten selbst zu über-zeugen. Neben der klinischen Untersuchung empfiehlt es sich hierbei, die Leukozyten zu zählen und die Blutsenkungsgeschwindigkeit zu bestimmen, um einen groben Hin-weis auf eine mögliche Entzündung zu bekommen und Röntgenaufnahmen in min-destens 2, besser in 4 Richtungen anfertigen zu lassen. Von dem Ergebnis der Unter-suchung und den weiteren Behandlungsmaßnahmen sollte der Operateur dem weiter-behandelnden Hausarzt schriftlich genaue Mitteilungen machen. Bei der Beurteilung von Röntgenaufnahmen nach Osteosynthesen ist darauf zu achten, daß die Knochen-heilung bei absoluter Ruhe im Bruchbereich ohne röntgenologisch sichtbare periostale Kallusbildung einhergeht. Das Auftreten von Reizkallus oder Aufhellungsherden um die Implantate oder Schrauben herum ist immer ein Warnsymptom und spricht für eine Instabilität mit drohender Pseudoarthrosenbildung oder Infektion. Klinisch läßt sich in solchen Fällen fast regelmäßig im Bruchbereich eine Überwärmung der Weichteile mit Rötung der Haut und Schwellung nachweisen.

Die Weichteilschwellung im Bereich der operierten Extremität ist daher immer als Alarmsymptom aufzufassen und macht entsprechende Untersuchungen erforderlich. Als Ursache für die Weichteilschwellung kommen u. a. folgende Faktoren in Frage:

1. Instabilität der Osteosynthese
    a) durch unzureichende Osteosynthese,
    b) durch fehlerhafte Nachbehandlung einer regelrechten Osteosynthese.
2. Beginnende Infektion.
3. *Sudeck*sche Dystrophie.
4. Reizerscheinungen durch das eingebrachte Metall.

Spätfolgen operativer Knochenbruchbehandlung

Zu den schwersten Komplikationen operativer Knochenbruchbehandlung gehören die Pseudarthrosenbildung und die Knocheneiterung. Beide können im Endstadium zu verstümmelnden Eingriffen an der verletzten Gliedmaße führen. Ein operativer Eingriff am Knochen ist daher, wie jeder andere operative Eingriff, nur dann indiziert, wenn das Endergebnis der operativen Behandlung eindeutig besser ist, als es mit rein konservativen Behandlungsmaßnahmen hätte erreicht werden können. Eine ganz wesentliche Ursache der Pseudarthrosenbildung liegt in der *Instabilität durch unzureichende Osteosynthesemaßnahmen.*

Zu diesen unzureichenden Maßnahmen gehört insbesondere die Drahtnaht und Drahtumschlingung der Frakturen von langen Röhrenknochen. Während die Draht-

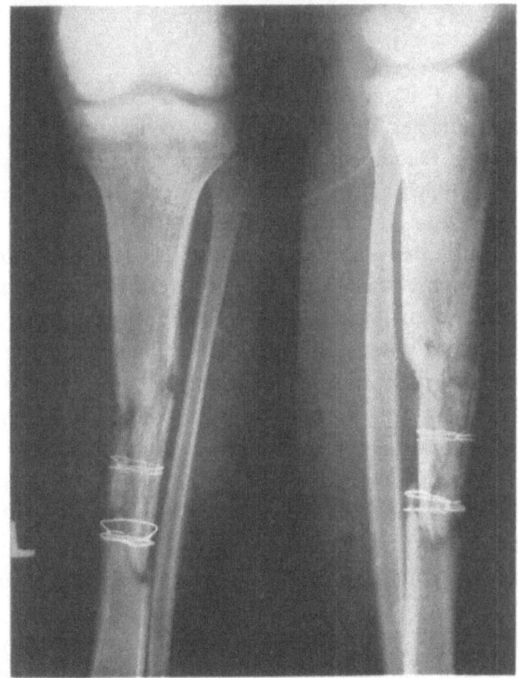

Abb. 3   Sequestrierende Osteomyelitis nach Drahtumschlingung eines langen Schrägbruches

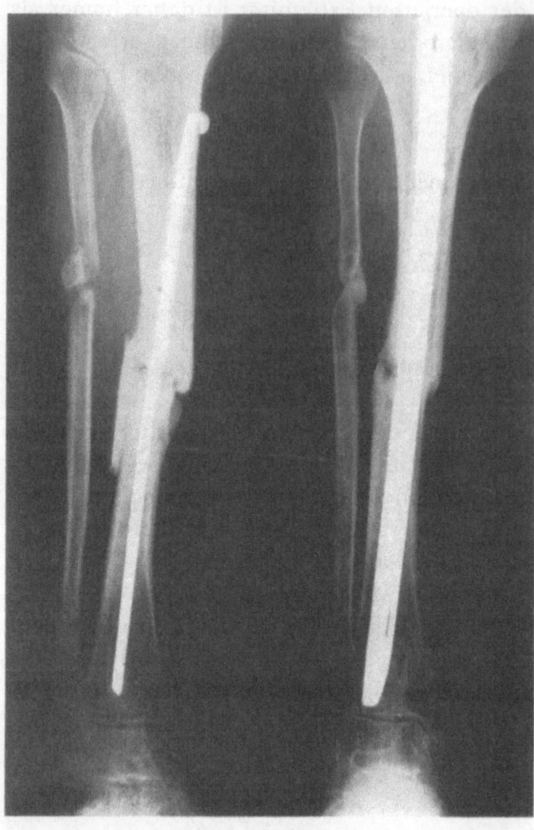

Abb. 4 Rush-Pin-Nagelung des Unterschenkels und Knochenspananlagerung. Der dünne Nagel konnte den Achsenknick nicht ausgleichen und den Bruch nicht stabilisieren. Der dicke Küntscher-Nagel hat den Achsenknick ausgeglichen

naht im allgemeinen heute verlassen ist, wird die Drahtumschlingung wegen der Einfachheit des Verfahrens bei Unterschenkelfrakturen in zunehmender Häufigkeit angewandt. Dabei sollte man aber berücksichtigen, daß eine Drahtcerclage, insbesondere bei kurzen Schrägbrüchen, zwar eine Seitenverschiebung der Bruchstücke verhindern kann, nicht aber eine Achsenknickbildung.

Außerdem kann die Tätigkeit der Osteoklasten zu einer Lockerung der Drahtschlinge mit vermehrter Instabilität führen. Hinzu kommt, daß das Periost geschädigt wird, vor allem dann, wenn die Drahtumschlingung fest angezogen wurde. Da die Drahtumschlingung keine übungsstabile Osteosynthese ergibt, wird eine zusätzliche Fixierung im Gipsverband erforderlich. Bei der operativen Knochenbruchbehandlung durch Drahtumschlingung summieren sich somit die Nachteile der konservativen und operativen Knochenbruchbehandlung:

Das Infektionsrisiko bei instabiler Fremdkörpereinbringung und die Folgen der Ruhigstellung im Gipsverband mit negativer Beeinflussung der Durchblutungsverhältnisse (TRUETA) und der Bewegungseinschränkung der benachbarten Gelenke. Auch bei der jetzt ausgeübten Technik mit Drahtumschlingung von Stichinzisionen aus wird eine geschlossene Fraktur letztlich genauso in eine offene verwandelt, wie bei breiter Freilegung. Es gibt wohl kaum eine andere Fixierungsmethode, die so viele Pseudoarthrosen erzeugt, wie die Drahtumschlingung von Frakturen.

Zu ähnlichen Mißerfolgen kann die Marknagelung der langen Röhrenknochen ohne Aufbohren der Markhöhle mit zu dünnen Nägeln führen. Da die dünnen Nägel die Markhöhle nicht völlig ausfüllen, gelingt die Adaptation der Bruchstücke bei der Operation nicht vollständig.

Bei frühzeitiger Belastung kann es dann zu überschießender Kallusbildung in Form eines Kugel- oder Reizkallus kommen. Diese überschießende Kallusbildung wird vom Unerfahrenen nicht selten sogar begrüßt, kann in Wirklichkeit aber das Zeichen einer beginnenden Pseudoarthrosenbildung sein. Durch ein völliges Belastungsverbot, notfalls sogar durch eine Fixierung im Gipsverband, läßt sich in diesem Stadium eine Pseudarthrose manchmal noch verhüten. Wenn die Verletzten aber weiterhin belasten, ist insbesondere bei Frakturen der unteren Extremitäten die Falschgelenkbildung fast mit Sicherheit zu erwarten. Die Verletzten geben nicht selten ziehende Schmerzen im Bruchbereich, aber auch in den benachbarten Gelenken, wie z. B. Hüft- oder Kniegelenk bei Oberschenkelfrakturen oder im Sprunggelenk bei Unterschenkelfrakturen an. Bei der klinischen Untersuchung läßt sich fast regelmäßig eine leichte Überwärmung im Bruchbereich nachweisen. Auch eine Weichteilschwellung ist insbesondere am Unterschenkel oft nicht zu übersehen. Das Auftreten dieser Beschwerden und Symptome sollte den praktischen Arzt immer veranlassen, den Patienten in fachchirurgische Behandlung zu überweisen. Bei instabiler Nagelung besteht weiterhin die *Gefahr des Nagelbruchs* durch Materialermüdung, da der Nagel unter falscher Belastung laufend auf Biegung beansprucht wird. Weiterhin kann es bei ungenügendem Nagelsitz noch nachträglich zu Rotationsfehlern kommen.

Ähnliche Mißerfolge kann man nach Marknagelungen gelenknaher Frakturen der langen Röhrenknochen sehen. Da die Markhöhle der langen Röhrenknochen in den

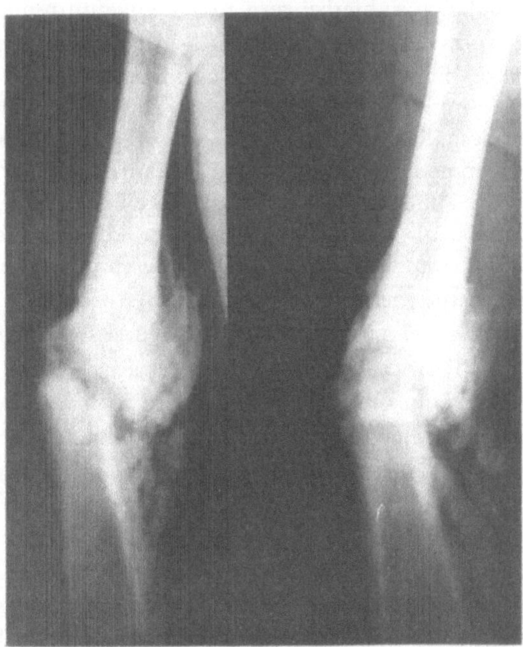

Abb. 5 Typische hypertrophe Pseudarthrose des Oberschenkels mit Reizkallusbildung. Es wurde fälschlich eine »gute Kallusbildung und Bruchheilung« angenommen

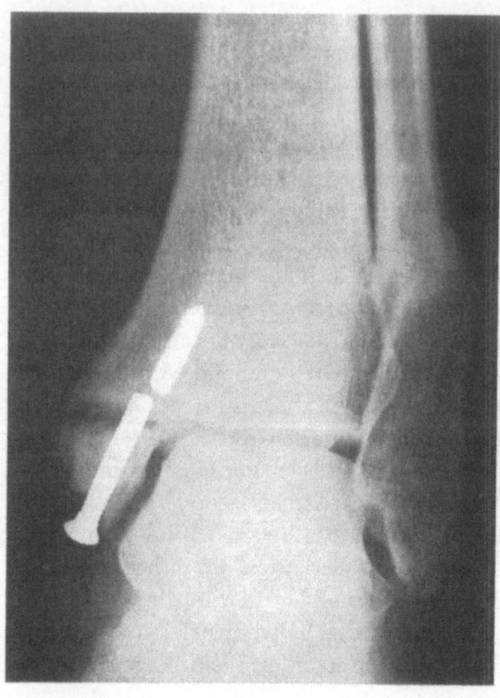

Abb. 6   Eine Vollgewindeschraube konnte den Bruch nicht fixieren, sie sperrt. Pseudarthrosenbildung und Bruch der Schraube

gelenknahen Abschnitten sehr weit ist, kann der Nagel keinen genügenden Halt geben, vor allem dann nicht, wenn zu frühzeitig belastet wird. Durch die Instabilität kommt es daher auch hierbei gern zu den angeführten Komplikationen.

Auch für den technisch nicht Versierten ist es ohne weiteres verständlich, daß ein Nagel niemals in der Einschlagrichtung auf Zug beansprucht werden kann, da er keinen Halt im Knochen findet. Seine Anwendung in Richtung der distrahierenden Kräfte ist deshalb sinnwidrig. Der Mißerfolg ist z. B. beim Annageln von Abrißfrakturen des Olekranons mit Rund- oder Dreikantnägeln vorherzusehen.

Die Fixierung zweier Bruchstücke bei einem Schrägbruch durch eine Schraube ist nur dann stabil, wenn das Gewinde der Schraube nicht in beiden Bruchstücken angreift. Bei der Verwendung einer Vollgewindeschraube kann die Schraube im schraubenkopfnahen Bruchstück beim Festdrehen nicht nachrücken. Die Bruchstücke werden daher nicht fest aufeinandergepreßt, es sind alle Voraussetzungen zur Entstehung einer Pseudarthrose durch Distraktion des Bruchspaltes gegeben. Bei Belastung kommt es dann nicht selten zum *Schraubenbruch*, insbesondere nach Knöchelfrakturen. Zu Unrecht wird der Mißerfolg der Behandlung dann häufig einem Materialfehler der Schraube angelastet.

Auch die Verwendung noch so *großer Metallplatten* kann bei unzureichender Technik eine ausreichende Stabilität vermissen lassen und somit zur Falschgelenkbildung führen. Durch Sperrwirkung fördert die Platte sogar eine Pseudarthrose. Eine ausreichende Stabilität wird nur dann erreicht, wenn die Fraktur während der Operation durch entsprechende Technik unter Druck gebracht werden kann. Auch die Verwendung entsprechender Schrauben zur Fixierung der Platte ist nicht ohne Bedeutung. So konnte in ausgedehnten Untersuchungen u. a. von WAGNER nachgewiesen werden, daß selbstschneidende Schrauben im Kortikalisknochen regelmäßig in den Gewindegängen nur Bindegewebe erkennen ließen, während nach Vorschneiden eines Gewindes mit einem entsprechenden scharfen Gewindeschneider sich Knochenbälkchen bis an den tiefsten Punkt der Gewindegänge bildeten. Bei Zugschrauben mit schaufelartigen Gewindegängen bildete sich auf der Seite der Zugwirkung spongiöser Knochen. Es ist verständlich, daß die Festigkeit des Schraubensitzes im Knochen wesentlich größer ist als im Bindegewebe. Die Zahl derartig unzureichender Osteosynthesemaßnahmen ließe sich beliebig vermehren. Fast alle haben gemeinsam, daß sie nicht zu einer genügenden Stabilisierung der Fraktur führen und somit der Pseudarthrosenentstehung Vorschub leisten.

Falschgelenkbildungen können nicht nur durch fehlerhafte Osteosynthesen, sondern auch durch *Instabilität infolge fehlerhafter Nachbehandlung regelrechter Osteosynthesen* entstehen.

Ein typisches Beispiel hierfür ist die lege artis genagelte mediale Schenkelhalsfraktur. Der eingebrachte Nagel gewährleistet fast immer eine schmerzfreie Übungsstabilität. In den *seltensten Fällen aber wird eine frühzeitige Belastungsstabilität erreicht*. Auch nach einwandfreier Nagelung benötigt die Fraktur insbesondere im osteoporotischen Knochen des alten Menschen mindestens 12 Wochen bis zur knöchernen Ausheilung. Eine vorzeitige Belastung kann durch die auftretenden Scherkräfte, die von PAUWELS näher untersucht wurden, zur Pseudarthrosenbildung führen. Die Patienten müssen daher immer wieder darauf hingewiesen werden, daß das operierte Bein nicht belastet werden darf und daß das Gehen nur mit Unterstützung durch Unterarmgehstützen erlaubt ist.

Besonders schwerwiegende Folgen hat das frühzeitige Belasten operativ versorgter Schienbeinkopffrakturen. Durch den Unfallmechanismus kommt es bei diesen Brüchen zu einer Kompression und Zerstörung des spongiösen Knochens im Schienbeinkopf. Auch nach sorgfältigster operativer Wiederherstellung der Gelenkfläche und Unterfütterung derselben mit spongiösem Knochen kann es schon durch kurzfristiges, vorzeitiges Belasten zu einem Zusammensintern des spongiösen Knochens mit Abkippung der Gelenkfläche kommen. Eine Belastung vor Ablauf der 12. Woche ist bei derartigen Brüchen in gar keinem Falle erlaubt. Da die Heilungstendenz der Fraktur von verschiedenen Faktoren, u. a. Lebensalter des Verletzten, Lokalisation und Durchblutungsverhältnisse der einzelnen Bruchstücke, abhängig ist, muß die Entlastung bei entsprechenden Fällen auch 4—6 Monate durchgeführt werden.

Ähnliches gilt für diejenigen Knöchelbrüche, die mit einer Zerreißung der Bandhaft zwischen Wadenbein und Schienbein am körperfernen Ende einhergehen. Die feste Ausheilung einer derartigen Syndesmosezerreißung dauert im bradytrophen Gewebe 8 bis 12 Wochen. Wenn die Belastung vor der Ausheilung erfolgt, kann die Sprungbeinrolle die Knöchelgabel auseinanderdrücken. Dadurch kommt es zu einer Fehlstellung und Fehlbelastung des Gelenks mit schwersten arthrotischen Veränderungen. In diesem Zusammenhang ist darauf hinzuweisen, daß auch der so beliebte *Gehgipsverband nicht verhüten kann, daß die Bandhaft bei Belastung auseinandergedrängt wird*. Auf die Gefahr von Wärmeanwendungen, insbesondere Kurzwellenbestrahlung und Massagen, wurde schon vorher hingewiesen. Gerade die Druckplattenosteosynthese am Unterarm und Unterschenkel, die bei einwandfreier Technik eine anatomische Wiederherstellung der verletzten Gliedmaße erlaubt, ist für Fehler in der Nachbehandlung besonders empfindlich. Die enge Zusammenarbeit des Hausarztes mit einem Chirurgen, der über entsprechende Erfahrungen mit diesen Operationsmethoden verfügt, ist daher zum Wohle der Verletzten von wesentlicher Bedeutung.

Die Knocheneiterung als Folge operativer Knochenbruchbehandlung

Auch bei einwandfreier Technik und Vorhandensein aller technischen Voraussetzungen, die als selbstverständlich zur Durchführung von Knochenoperationen gefordert werden sollten, beträgt die Osteomyelitishäufigkeit nach Knochenoperationen laut großen Statistiken 1 bis 3⁰/o. Das Auftreten von Reizerscheinungen wie Schmerzen im Bruchbereich, Rötung und Schwellung der Weichteile über der Fraktur ist immer ein ernst zu nehmendes Warnsymptom und kann das erste Zeichen einer beginnenden Osteomyelitis sein. In diesem Stadium kann durch Hochlagerung der operierten Gliedmaße und gezielte Verordnung von Antibiotika manchmal noch ein Rückgang der entzündlichen Veränderungen erzielt werden.

Eine stationäre Einweisung und Behandlung ist beim Auftreten derartiger Symptome unumgänglich. Nach Marknagelungen können sich die ersten Entzündungszeichen nicht nur im Bruchbereich, sondern auch an der Nageleinschlagstelle nachweisen lassen. Beim Auftreten von *Knocheneiterungen im Anschluß an Marknagelungen sollte der Marknagel, wenn er die Stabilität der Fraktur noch gewährleistet, nicht entfernt werden.* Es empfiehlt sich vielmehr, die von WILLENEGGER angegebene Spüldrainage durchzuführen. Bei einer Dauerspülung wird in den liegenden Marknagel ein Drain bis ins periphere Ende eingeführt, ein weiteres Drain kommt in den Nagelkopf. Während die Spülflüssigkeit, zumeist physiologische Kochsalzlösung, vom peripheren Ende her die Markhöhle durchspült, wird die Spülflüssigkeit zusammen mit dem Eiter über das Drain im Nagelkopf durch eine Motorpumpe abgesaugt. Dabei richtet sich die Menge der Spülflüssigkeit nach der Menge der Eiterabsonderung. Es muß so viel durchspült werden, daß die Spülflüssigkeit klar wird. Hierzu sind tägliche Flüssigkeitsmengen bis zu 10 Liter physiologischer Kochsalzlösung erforderlich. Da die Spüldrainage einen großen technischen Aufwand und auch entsprechende Erfahrungen voraussetzt, sollte die Behandlung einer postoperativen Osteomyelitis an solchen Stellen erfolgen, die über die Voraussetzungen zur technischen Durchführung einer Spüldrainage verfügen. Der Vorteil einer solchen Spülung mit liegendem Marknagel besteht darin, daß die verletzte Gliedmaße bei liegendem Marknagel weiterhin vorsichtig bewegt werden kann, so daß die Funktion der Gliedmaße erhalten bleibt. Unter der Spülung kann außerdem die Fraktur zur knöchernen Ausheilung kommen. Wenn eine Spüldrainage nicht erfolgversprechend erscheint — z. B. dann, wenn es nach der Nagelentfernung zu großen Sequesterbildungen, insbesondere am Unterschenkel, gekommen ist —, empfiehlt sich die operative Ausmuldung. Dabei hat sich uns nach restloser Entfernung allen toten Knochens und Anfrischung des gesunden Knochens die anschließende Spalthautdeckung der Knochenmulde bewährt. Es ist erstaunlich, wie bei richtiger Technik die frei verpflanzte Spalthaut auf dem gesunden Knochen angeht und einwandfreie Wundverhältnisse schafft. Wenn die Knochenmulde unter der Spalthaut mindestens ein halbes Jahr lang reizlos geblieben ist, führen wir die Auskleidung der Knochenmulde mit gestielten Vollhauttransplantaten durch. Dazu eignen sich am Unterschenkel große gestielte Lappen vom anderen Bein. Am Unterarm können mit Erfolg gestielte Lappen aus der Bauchhaut angewandt werden. Am Oberarm und Oberschenkel ist dieses Verfahren wegen der guten Weichteilverhältnisse meist nicht erforderlich.

Korrekturoperationen nach abgelaufener Osteomyelitis mit Fehlstellung der Knochen oder Pseudarthrosen sollten frühestens ein Jahr nach klinischer Ausheilung der Knocheneiterung durchgeführt werden. Dabei ist es von wesentlicher Bedeutung, bei der Korrekturoperation eine Freilegung des alten osteomyelitischen Herdes zu vermeiden. Die Korrekturen sollten möglichst weit ab vom ehemaligen Entzündungsherd durchgeführt werden. So läßt sich die Korrektur eines Achsen- oder Rotationsfehlers des Ober- oder Unterschenkels viel besser — je nach Sitz der Verletzung — im epiphysennahen Abschnitt des Knochens durchführen. Die spongiöse Knochenstruktur in diesen Abschnitten gewährleistet eine raschere Knochenbruchheilung als bei operativen Eingriffen am Kortikalisknochen. Das Einbringen von Metall im ehemaligen Entzündungsbereich sollte man auf jeden Fall vermeiden, da es fast mit Sicherheit zu einem Aufflackern der Entzündung führt. Da die postoperative Osteomyelitis bei entsprechender Behandlung durchaus zur Ausheilung gebracht werden kann, auf der anderen Seite aber der praktische Arzt nicht selten derjenige ist, der das Anfangsstadium einer Knocheneiterung zu Gesicht bekommt, ist es von wesentlicher Bedeutung, daß der Allgemeinpraktiker den Kranken so rasch als möglich in eine entsprechende stationäre Behandlung einweist und nicht erst versucht, durch Antibiotikagaben eine Besserung zu erzielen. Da die Antibiotika in dem durchblutungsgestörten und häufig abgestorbenen Knochengewebe der Sequester gar nicht an den Wirkungsort gelangen, ist ein solcher Versuch unnötiger Zeitverlust, der entscheidend für den weiteren Krankheitsverlauf sein kann und schlimmstenfalls sogar eine Amputation erforderlich macht.

Die Sudecksche Erkrankung

Bei dem sogenannten *Sudeck*schen Syndrom handelt es sich um eine Erkrankung der Extremitäten mit schmerzhaften trophischen Störungen, Ödembildung, ausgeprägtem Muskelschwund, Verminderung des Kalkgehaltes der Knochen und ausgeprägten Gelenksteifen. Die Ätiologie der Erkrankung ist bis heute nicht endgültig geklärt. Die Entstehung eines *Sudeck*schen Syndroms ist ein komplexer Vorgang, an dem zahlreiche Faktoren beteiligt sind. Bisher kennen wir nur Teilursachen. In jedem Fall kommt den endogenen Faktoren Disposition, Konstitution, vegetative und hormonale Reaktionslage (BLUMENSAAT) die entscheidende Bedeutung zu.

Das *Sudeck*sche Syndrom wird nach schweren Verletzungen 10- bis 15mal häufiger gesehen als nach leichten Verletzungen; andererseits kann es aber auch nach sogenannten Bagatellverletzungen beobachtet werden. Es ist daher verständlich, daß die *Sudeck*sche Erkrankung auch im Anschluß an operative Knochenbruchbehandlung auftreten kann. So hat KÜNTSCHER darauf hingewiesen, daß es auch nach Marknagelungen beobachtet werden kann. Nach den Erfahrungen zahlreicher Autoren ist es jedoch im Anschluß an Marknagelungen außerordentlich selten. Dies mag daran liegen, daß bei übungsstabiler Osteosynthese durch das aktive Muskelspiel Durchblutungsstörungen, die ja ein Charakteristikum der *Sudeck*schen Erkrankung sind, weitgehend verhütet werden.

Zu Beginn der Erkrankung zeigt die Haut der erkrankten Gliedmaße eine deutliche Überwärmung, Zyanose und vermehrte Schweißsekretion. Die Muskulatur wird atrophisch, die Gelenke sind schlaff und nur unter Schmerzen beweglich.

Im Röntgenbild finden sich im akuten Stadium Entkalkungsvorgänge, die im Gegensatz zur Osteoporose und Inaktivitätsatrophie fleckiger Natur sind. Im weiteren Verlauf kann es zu einem völligen Schwinden der Spongiosabälkchenzeichnung und einer starken Verdünnung der wie mit einem Bleistift gezeichneten Kortikalis kommen.

Therapeutisch empfiehlt sich im akuten Stadium zur Schmerzausschaltung die Ruhigstellung der verletzten Gliedmaße. Wenn der Patient schmerzfrei ist, kann mit vorsichtigen, ausschließlich selbsttätigen Bewegungsübungen begonnen werden. Passive örtliche Maßnahmen, insbesondere Massagen oder gewaltsame Bewegungsübungen, können verheerende Folgen haben und sind häufig Ursache des *Sudeck*. Sie sind daher kontraindiziert. Medikamentös werden in der exsudativen Phase zur Verringerung der Kapillardurchlässigkeit Kortisonpräparate und Butazolidin (Deltabutazolidin) empfohlen.

Zur Förderung der Durchblutung kommt die Verabreichung von durchblutungsfördernden Mitteln in Frage (Ronicol, Complamin, Niconazid oder Hydergin in steigernder Dosierung). Auch Sympathikusblockaden mit Novocain können angezeigt sein.

Da das *Sudeck*sche Syndrom eine ausgesprochen schwere Erkrankung ist, die nicht selten schwerste Funktionseinschränkungen der befallenen Gliedmaße hinterläßt und in Ausnahmefällen sogar zur Amputation zwingen kann, gehören *die Patienten im akuten Stadium grundsätzlich in klinische Behandlung.*

Wie bereits erwähnt, ist die röntgenologisch nachweisbare fleckige Entkalkung bei der *Sudeck*schen Erkrankung von der gleichmäßigen Kalksalzverarmung, insbesondere des distalen Bruchstücks, abzugrenzen. Diese allgemeine Osteoporose, besonders nach längerer Ruhigstellung beobachtet, tritt in unterschiedlicher Stärke nach operativer Knochenbruchbehandlung auf. Auf Grund der Experimente von BURDEAUX und HUTCHISON ist die Osteoporose des distalen Bruchstücks einer Stase zuzuschreiben. Auch Gefäßverletzungen im distalen Bruchstück könnten eine Rolle in der Entstehung stärkerer Entkalkungen in diesem Gliedmaßenabschnitt spielen.

Gleichzeitig besteht neben der Osteoporose über dem verletzten Gliedmaßenabschnitt manchmal eine Weichteilschwellung. Therapeutisch empfiehlt sich die Durchführung selbsttätiger Bewegungsübungen mit zwischenzeitlicher Hochlagerung der verletzten Gliedmaße und die Verordnung von durchblutungsfördernden Mitteln in Kombination mit Kalk-Vitamin-C-Präparaten und Anabolika.

Reizerscheinungen durch das eingebrachte Metall

Alle zur Korrosion neigenden Metalle haben das Bestreben, aus dem metallischen Zustand unter dem Einfluß der Elektrolytlösung der Körpersäfte wieder in den Zustand überzugehen, in dem sie in der Natur vorkommen, d. h. in Salze oder Oxyde. Dabei kommt es zu elektrochemischen Vorgängen, die zu einer Auflösung des Metalls führen können. Zur Osteosynthese dürfen daher nur solche Metalle verwendet werden, die eine hohe Korrosionsresistenz aufweisen. Nach den bisherigen Erfahrungen zeigt der V 4A-Stahl, der einen hohen Zusatz von Chrom, Nickel und Molybdän aufweist, die beste Gewebsverträglichkeit. Die ausgedehnten Untersuchungen der Schweizer Arbeitsgemeinschaft für Osteosynthesefragen haben gezeigt, daß auch der Metalloberfläche eine besondere Bedeutung zukommt. Die von der A. O. verwendeten Metallimplantate werden daher nicht nur mechanisch an der Oberfläche geglättet, sondern elektrolytisch poliert. Trotz allem läßt sich nicht verhindern, daß sich Metallspuren im umgebenden Bindegewebe, insbesondere nach der Versenkung größerer Metallplatten, nachweisen lassen. Auch der beste Stahl bleibt für den menschlichen Organismus ein Fremdkörper, der grundsätzlich wieder entfernt werden sollte. Lediglich bei alten Menschen mit geringer Lebenserwartung können Metallimplantate belassen werden.

Stärkere Reizerscheinungen können dann auftreten, wenn Metall-Legierungen verwendet werden. Zwischen den verschiedenen Metallen, die ja von der Elektrolytlösung des menschlichen Körpers umgeben sind, kann es zur Ausbildung elektrischer Ströme kommen, die das Metall zerstören, den Knochen schädigen und zu Aufhellungszonen führen.

Dies läßt sich dann beobachten, wenn z. B. ein abgebrochener Bohrer, der meist aus gehärtetem rostfreiem Chromstahl besteht, im Knochen zurückbleibt. Auch *Kirschner*-Drähte, die als sogenannte Spickdrähte in Kombination mit Schrauben verwendet werden, müssen aus dem gleichen Metall hergestellt sein wie die eingebrachten Schrauben. Bei der Operation ist darauf zu achten, daß die elektrolytisch polierte Oberfläche von Platten nicht durch das Fassen mit Pinzetten oder ähnlichen Gegenständen zerstört wird. Die Korrosion der Stahloberfläche kann sonst eine entzündliche Reaktion hervorrufen, bei der der schwindende Knochen durch Bindegewebe ersetzt wird. Klinisch lassen sich Reizerscheinungen durch eine Metallose kaum von einer beginnenden Entzündung infektiöser Art abgrenzen. Wie bei einer bakteriellen Infektion finden sich am Anfang auch bei der chemischen Entzündung — und um eine solche handelt es sich bei der Metallose —, Rötung, Überwärmung und Schwellung im Verletzungsbereich.

Blutverlust und Transfusionshepatitis

Jeder Knochenbruch führt zu einer mehr oder minder starken Blutung in die umgebenden Weichteile. Dabei wird der Blutverlust bei geschlossenen Brüchen nicht selten unterschätzt. Mit Hilfe des Volemetrons lassen sich Blutverluste heute relativ exakt bestimmen. So konnten wir in einer Untersuchungsreihe von Patienten mit geschlossenen Brüchen des Ober- und Unterschenkels feststellen, daß der durchschnittliche Blutverlust bei einem geschlossenen Unterschenkelbruch 610 ± 287 ml und bei einem geschlossenen Oberschenkelbruch 1276 ± 380 ml beträgt. Diese Zahlen mögen zunächst nicht besonders eindrucksvoll erscheinen. Berücksichtigt man aber die gerade nach Verkehrsunfällen häufigen Mehrfachfrakturen, so ergeben sich hierfür Blutverluste von 2 bis 3 Litern, die ohne jede sichtbare Blutung nach außen dem Kreislaufsystem entzogen werden und zum Volumenmangelschock führen können. Diese Verletzten bedürfen daher in entsprechenden Fällen der Transfusion gruppengleichen Blutes.

Noch wesentlich größer kann der Blutverlust nach operativer Knochenbruchbehandlung sein. So lassen sich nicht selten nach Marknagelungen mit Aufbohren der Markhöhle oder Druckplattenosteosynthesen bis 2 Liter Blut durch die *Redon*-Drainagen absaugen. Auch dieser Blutverlust muß u. U. ersetzt werden. Dabei taucht eine erhebliche Gefahr für die Verletzten auf, die *Transfusionshepatitis*. Die Diagnostik dieser Erkrankung wird nicht selten dem nachbehandelnden praktischen Arzt vorbehalten sein, da die Hepatitis im allgemeinen erst 1 bis 6 Monate nach der Transfusion auftritt. Dabei ist die Diagnostik manchmal sehr erschwert, da nach neueren Untersuchungen von 20 Hepatitiden bis zu 19 anikterisch verlaufen können.

Unklare Oberbauchbeschwerden, Druckgefühl, »Magenbeschwerden«, Abgeschlagenheit, vermehrte Müdigkeit und ähnliche Symptome im Anschluß an Blut- oder Plasmatransfusionen sollten daher den behandelnden Arzt immer an eine anikterisch verlaufende Hepatitis denken lassen und ihn zur Bestimmung der sogenannten Leberfermente, der heute sichersten Laboruntersuchungsmethode zur Erkennung der Hepatitis, veranlassen.

Sozialmedizinische Gesichtspunkte

Bei Traumen, die zu Knochenbrüchen führen, handelt es sich in großer Anzahl um Unfallereignisse, die in irgendeiner Form versicherungsrechtliche Folgen haben. Dabei ist die Grundlage für die Entscheidung der zuständigen Verwaltungsorgane in den meisten Fällen das Gutachten eines Sachverständigen. Es ist die Aufgabe des Gutachters, objektiv und nüchtern zu beurteilen, welche Unfallfolgen zurückgeblieben sind und in welchem Maße hierdurch Erwerbs- oder Arbeitsfähigkeit beeinträchtigt werden. In manchen Fällen geht es auch darum, den Zusammenhang von Krankheitserscheinungen mit dem angeschuldigten Unfallereignis abzuklären. Abgesehen von einem speziellen Fachwissen, das für die Begutachtung unerläßlich ist, tauchen für den Hausarzt bei der Begutachtung besondere Schwierigkeiten auf. Das Verhältnis Arzt–Patient ist gerade beim Hausarzt mit Erfolg subjektiv ausgerichtet und wirkt sicherlich unterstützend bei der eigentlichen ärztlichen Aufgabe, zu helfen und zu heilen. Andererseits soll aber der Gutachter, soweit überhaupt möglich, objektiv Tatbestände und Befunde würdigen. Persönliche und gar finanzielle Schwierigkeiten des Verletzten dürfen bei der Begutachtung nicht mit berücksichtigt werden und nicht dazu führen, daß dem Verletzten Gefälligkeitszeugnisse oder -gutachten ausgestellt werden, die langwierige Rechtsstreite zur Folge haben können. Die Patienten fühlen sich in diesen Fällen häufig in irgendeiner Form betrogen und werden verbittert.

Es erscheint daher ratsam, Begutachtungen nach Möglichkeit von vornherein durch einen neutralen Sachverständigen ausführen zu lassen, der in keiner Weise durch das subjektive Arzt-Patienten-Verhältnis gebunden ist.

Auch bei der *Ausstellung ärztlicher Bescheinigungen,* die mitunter der Beginn eines langwierigen Rechtsstreites sind, *ist vorsichtig zu verfahren. Keinesfalls sollten dabei bereits Zusammenhangsfragen entschieden oder die Höhe der Erwerbsminderung festgelegt werden.*

Literatur

1) Blumensaat, C.: H. Unfallheilkunde 51 (1956).
2) Chapchal, G.: Chirurg. Praxis. 8 (1964), 251.
3) Degen, C. E.: Arch. Orthop. Unfallchir. 55 (1963), 516.
4) Küntscher, G.: Praxis der Marknagelung. Stuttgart 1962.
5) Müller, M. E., M. Allgöwer, H. Willenegger: Technik der operativen Frakturenbehandlung. Berlin-Göttingen-Heidelberg 1963.

Operationen wegen entzündlicher Knochen- und Gelenkserkrankungen

Von G. Dahmen, Münster

Bei der Osteomyelitis handelt es sich um eine eitrige Knochen- oder Knochenmarksentzündung. Die akute Form tritt in der überwiegenden Zahl der Fälle bei Jugendlichen aus völliger Gesundheit plötzlich auf. Eine zweite akute Form kann auftreten nach komplizierten Knochenbrüchen und Gelenkverletzungen, bei denen die Eitererreger direkt bis an oder in den Knochen herangebracht worden sind. Als Erreger werden meistens Staphylokokken, manchmal auch Streptokokken, seltener Pyozyaneus, Koli, Typhus, Bang-Bazillen, Gonokokken oder Pilze gefunden. In einer weiteren Gruppe, der spezifischen Knochen- und Gelenksentzündung, lassen sich Tuberkelbazillen nachweisen.

Nach zunächst ödematöser Schwellung kommt es zu Entkalkungsreaktionen im Knochen unter Ausbildung von Sequestern und Abszessen, die nach außen aufbrechen können und so zu einer Fistel führen. Durch die Fistel wird der Sequester manchmal abgestoßen. Eine Entzündung im Röhrenknochen kann sich aber auch weiter ausbreiten, wobei neue Sequester an anderen Stellen entstehen. Dieser ganze Prozeß ist durch eine Behandlung zu unterbrechen, so daß die Osteomyelitis zur Ruhe kommt bzw. ausheilt. Beide akuten Formen können aber auch trotz Behandlung in die chronische Form übergehen. Bei der chronischen Osteomyelitis unterhält dann der nekrotisch gewordene Knochen oft über Jahre manchmal ohne größere äußere Beschwerden die osteoplastisch-osteolytische Entzündung. Jede Sequesterbildung führt zu einer Fistel und Eiterung, und jede Eiterung schädigt den Knochen weiter. So begleitet eine chronische Osteomyelitis den Menschen zuweilen ein ganzes Leben lang. In diesem circulus vitiosus können sich die vorhandenen Fisteln nach Abstoßung der Sequester vorübergehend von Zeit zu Zeit wieder schließen. Es sind dabei schon Ruhezeiten von 20 Jahren und mehr beobachtet worden. In manchen Fällen entsteht dieser Prozeß — und das gilt besonders für die Tuberkulose — an und im Gelenk oder bricht in das Gelenk ein.

Welche Therapiemöglichkeiten sind gegeben?

Man unterscheidet *allgemeine und lokale Behandlungsmöglichkeiten*. Als erstes ist die sofortige Ruhigstellung und Entlastung zu fordern, wobei bei einem Röhrenknochen die benachbarten Gelenke und bei einem Gelenk wiederum die beiden benachbarten Gelenke ruhiggestellt werden müssen, um auch minimale Bewegungen soweit wie möglich auszuschließen. Diese Ruhigstellung wird man in der günstigsten Gebrauchsstellung durchführen, um bei einer eventuellen Einsteifung oder sogar Versteifung des oder der betroffenen Gelenke keine zu große Funktionseinbuße zu erleiden. Daneben wird sofort eine intensive und ausreichend lange medikamentöse Behandlung beginnen müssen; denn durch die Einführung der Sulfonamide und Antibiotika in die Behandlung infektiöser Knochenprozesse ist es möglich geworden, eine weitgehende Restitutio, wenn auch nicht immer der Form, so doch der Funktion des befallenen Gelenkabschnittes zu erreichen. Mortalität und Dauer der Behandlung sind beträchtlich gesunken.

Dabei zeigt sich, daß das Ergebnis um so günstiger ist, je früher in genügend hoher Dosierung gezielt behandelt wird. Die Erfolgsaussichten sinken, wenn Behandlungsversuche mit Antibiotika in verzettelter Form gemacht worden sind.

Neben dieser Allgemeinbehandlung ist sowohl bei der unspezifischen Osteomyelitis als auch bei der Tuberkulose eine Lokalbehandlung fast immer notwendig. Dabei ist es gleichgültig, ob es sich um eine primär oder sekundär chronische Osteomyelitis, eine Tuberkulose oder einen *Brodie*-Abszeß handelt oder um eine Gelenkerkrankung. Die Schwierigkeit bei der medikamentösen Behandlung besteht in der Wahl der anzuwendenden Antibiotika und Sulfonamide, da die Patienten mit chronischer Osteomyelitis von verschiedenen Stellen oft lange vorbehandelt worden sind. Hier ist naturgemäß die Gefahr einer teilweisen oder völligen Resistenz gegen eine Reihe der gebräuchlichen Medikamente gegeben; man muß deshalb vor jeder Behandlung die Empfindlichkeit der Erreger entweder von einem Fistelabstrich oder vom Operationsmaterial austesten.

Die alte Forderung, jede Fistel und jeden osteomyelitischen Herd und jeden Sequester radikal auszuräumen, ist auch im Zeitalter der Sulfonamide und Antibiotika aufrechtzuerhalten. Die einfache Sequestrotomie, evtl. mit der täglichen Instillation von Antibiotika durch ein Drainrohr und die Allgemeinbehandlung, genügen nur bei kleineren Prozessen. Eine wesentliche Verbesserung der antibiotischen Lokalbehandlung ist die Dauerspülung nach WILLENEGGER, bei der das ausgetestete Medikament in einem Dauertropf unter leichtem Druck durch Kunststoffschläuche in die ausgeräumte Höhle eingebracht und die überschüssige Flüssigkeit, Eiter und das postoperative Hämatom abgesaugt werden. Schwierigkeiten entstehen, wenn nach der Ausräumung des osteomyelitischen Herdes ein größerer Defekt zurückbleibt. Hier können nach Glättung der Knochenränder Weichteile, insbesondere Muskeln, plastisch eingelegt werden. Ist schon mehrfach voroperiert worden, kein mobilisierbares Weichgewebe vorhanden oder die Stabilität des Knochens gefährdet, dann werden antibiotikagetränkte Spongiosaspäne, manchmal auch Eigenspäne eingelagert. Bei Gelenkprozessen insbesondere bei der Tuberkulose wird es häufig notwendig, das entzündliche Gelenk operativ zu versteifen.

Als allgemein unterstützende Maßnahmen bei diesen meist sehr konsumierenden Erkrankungen sind besondere diätetische Maßnahmen erforderlich, wobei ein ausreichendes Eiweiß- und Vitaminangebot im Vordergrund steht. Diese diätetischen Maßnahmen müssen oft unterstützt werden durch eine Eiweiß- bzw. Aminosäuren- und Vitaminsubstitution per os oder parenteral und weiter durch Gaben von Anabolika, um den Wiederaufbauprozeß günstig zu beeinflussen. Diese Behandlungsmaßnahmen sind durch Überwachung des klinischen Allgemein- und des örtlichen Befundes und durch Röntgenbilder zu kontrollieren. Gleichzeitig ist es notwendig, eine sog. Blutkörperchensenkungsgeschwindigkeitskurve anzulegen, aus der der Verlauf der Erkrankung sich leichter ablesen läßt (Abb. 1, gegenüber).

Welche Gefahren bestehen?

Die entzündlichen Knochen- und Gelenkserkrankungen erfordern eine *lange Ruhigstellung und Liegezeit*. Dadurch kann es, ungünstig beeinflußt durch die Störung des Eiweißhaushalts, zu Druckstellen bis zum Druckgeschwür kommen. Daneben ist auch an die Möglichkeit einer Resistenzänderung der vorhandenen Keime zu denken, weshalb immer wieder durch Austesten der Keime die Art der Antibiotika und ihre Dosierung gesteuert werden muß.

Weitere Gefahren stellen die Versteifungen der betroffenen oder benachbarten Gelenke in Fehlstellung dar, die u. U. später zu einer operativen Umstellung zwingen können. Derartige Zweitoperationen sollten aber wegen der Gefahr des Wiederaufflackerns nicht vor einem Jahr nach Abklingen der letzten entzündlichen Reaktionen durchgeführt werden. Exazerbationen oder Rezidive mit immer wieder erneut sich bildenden Sequestern und Fisteln sind eine weitere Komplikation der entzündlichen Knochen- und Gelenkerkrankungen, ebenso die Absiedelung in der Nähe oder auch an anderen Körperstellen im Verlauf eines solchen chronisch entzündlichen Prozesses und Einbrüche in Gelenke.

Eine ernste Komplikation sind *Spontanfrakturen,* die auch im Gipsverband durch Muskelzug im Bereich des operativ gesetzten Defektes oder an den durch die Entzündung in der Stabilität geminderten Stellen auftreten können.

Spätkomplikationen stellen bei einem solchen entzündlichen chronischen Prozeß einmal allgemein die *Amyloidose* dar und örtlich *die maligne Entartung* in einem chronischen Fistelbereich. Diese Gefahren, wie auch das immer wieder erneute Auftreten von Entzündungsschüben, die sich durch all diese Maßnahmen nicht beheben lassen, zwingen in einzelnen Fällen zur Amputation. Spätfolge im Lokalbereich kann noch eine Arthrosis deformans der betroffenen oder benachbarten Gelenke sein.

Ist es unter dieser Behandlung zur Beruhigung des entzündlichen Prozesses gekommen, dann sollte man besser von Inaktivierung und nicht von Ausheilung sprechen, da immer die Gefahr des Wiederaufflackerns besteht. Das gilt vor allen Dingen für die Tuberkulose, aber auch für die Osteomyelitis.

Forderungen für die außerklinische Nachbehandlung nach Operationen

Zunächst gilt es in vielen Fällen, Liegebehandlung und Ruhigstellung der erkrankten Körperregionen oder Gliedmaßen fortzusetzen, die in der Klinik eingeleitet worden sind. Hierbei ist einmal auf strikte Entlastung zu achten. Zum anderen ist, wenn kein Gipsverband mehr notwendig ist, Sorge zu tragen für die Lagerung in der günstigsten

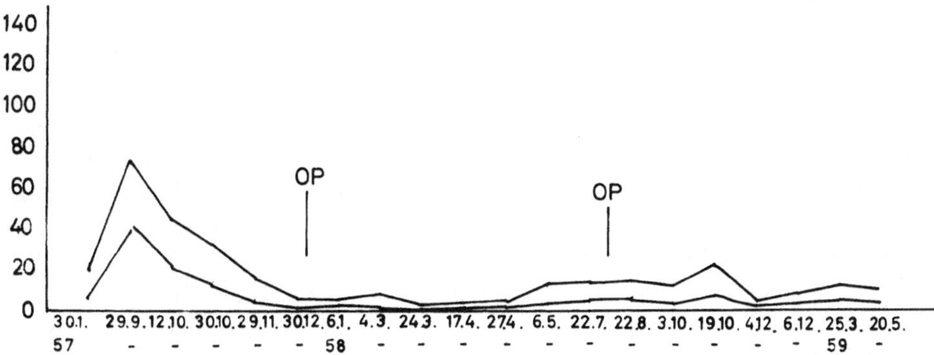

Abb. 1 Kurve der Blutkörperchensenkungsgeschwindigkeit, aus der sich der Verlauf der Erkrankung ablesen läßt

Gebrauchsstellung, damit Gelenkkontrakturen und Einsteifungen in Fehlstellung möglichst vermieden werden. Als Beispiel sei angeführt, daß der Bettdeckendruck allein genügt, um ein Sprunggelenk in Spitzfußstellung einsteifen zu lassen. Als günstigste Stellung haben sich erwiesen:

Schultergelenk: in 70 Grad Abduktion, 30 Grad Anteversion und 10 Grad Außenrotation.

Ellenbogengelenk: 90 Grad Beugung bei leichter Supination des Unterarms.

Handgelenk: leichte Dorsalflexion von 160 Grad und einige Grade ulnarer Abduktion.

Daumen: Oppositionsstellung bei leichter Beugung in Grund- und Endgelenk.

Finger: leichte Beugung in Grund-, Mittel- und Endgelenken von etwa 155 Grad.

Hüftgelenk: 165 Grad Beugung, 170 Grad Abduktion und 5—10 Grad Außenrotation.

Kniegelenk: 165 Grad Beugung.

Oberes Sprunggelenk: 90 Grad Beugung bei Mittelstellung zwischen Pro- und Supination im unteren Sprunggelenk.

Zehengrundgelenke: leichte Dorsalflexion von etwa 160 Grad.

Halswirbelsäule: in leichter Kyphosierung.

In jedem Falle der Liegebehandlung ist aber auf mögliche Druckstellen zu achten, damit einem entstehenden Dekubitus entgegengewirkt werden kann. Gefährdet sind am Rücken die Schulterblätter, die Dornfortsätze und die Kreuzbeinregion, an den Beinen die Fersen, die Trochanterbezirke und — seltener — an den Armen die Olekranonspitzen und die Bereiche der Griffelfortsätze von Radius und Ulna. Bei den Gipskontrollen muß deshalb der Patient immer wieder nach Druckstellen im Gips gefragt werden, ebenso auch nach einem Feuchtigkeitsgefühl, da dieses schon Hinweis auf eine Hautläsion sein kann. In solchen Fällen muß unverzüglich der schmerzhafte Bezirk weit genug revidiert oder, falls dies nicht möglich ist, der Patient dem behandelnden Facharzt oder der Fachabteilung zur Kontrolle überwiesen werden.

Bei der Fortführung der medikamentösen Behandlung, die durch die Klinik eingeleitet worden ist, muß mit dem dort ausgetesteten Sulfonamiden oder Antibiotika in ausreichender Höhe und lange genug weiter behandelt werden. Die Dauer der Behandlung darf nicht von äußeren klinischen Erscheinungen abhängig gemacht werden. Viel wichtiger ist die Beobachtung irgendwelcher Zeichen entzündlicher Reaktionen, insbesondere von Blutbild und Blutsenkung. Hier sollte, ähnlich wie in der Klinik, eine sog. Senkungskurve geführt werden, damit geringere Schwankungen oder Änderungen des Krankheitsbildes besser und schneller erfaßt werden können (Abb. 2).

Man muß sich bewußt sein, daß viele Erreger, insbesondere Staphylokokken, nach einem Ruhezustand wieder zum Wachstum und zur Entfaltung gefährlicher Wirkungen kommen können. Deshalb sollte man die Antibiotikabehandlung wenigstens bis zwei Monate nach Abklingen der klinischen Erscheinungen fortsetzen (MEYER, REPLOH). Das ist wichtig, weil die Allgemeininfektion in den meisten Fällen beherrscht werden kann, während gleich überzeugende Erfolge in der Sanierung der lokalen Prozesse auf konservativem Wege nur bedingt festzustellen sind. Der Grund mannigfacher Rückschläge liegt darin, daß das Antibiotikum infolge pathologisch-anatomischer Gegebenheiten an den Herd im Knochen oft nur in ungenügender Konzentration herankommt; das gilt vor allen Dingen für die chronische Osteomyelitis und die Tuberkulose. Durch nicht ausreichende Dosierung kann diese geringe Konzentration sich noch weiter verringern und dann die neue Verlaufsform der Krankheit sich ausbilden (nach WACHSMUTH als

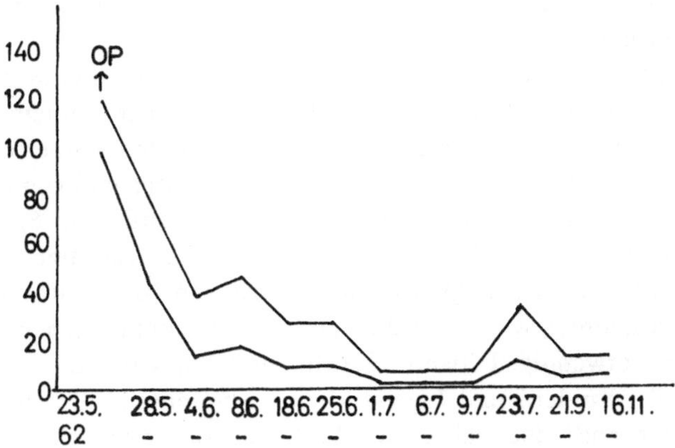

Abb. 2 Senkungskurve eines Osteomyelitispatienten. Sie zeigt deutlich den allgemeinen Rückgang der entzündlichen Reaktionen, aber auch das nochmalige kurze Aufflackern des Prozesses unter der Belastung

kalte Osteomyelitis bezeichnet); aber der lokale Prozeß, vom Antibiotikum nur ungenügend beeinflußt, schwelt wie das Feuer unter der Asche weiter. Der lokale Entzündungsprozeß ändert durch die antibakterielle Behandlung seinen Charakter. Durch die Hemmung des Bakterienwachstums — falls keine Bakterizidie erreicht wird — bildet sich eine vorwiegend granulierende Entzündung aus, die die zerstörende Wirkung der mechanischen Kraft des unter Druck stehenden Eiters durch die Tätigkeit der im Granulationsgewebe liegenden Osteoklasten verstärkt. Damit kommt es zu einer kontinuierlichen Ausbreitung des Prozesses mit zunehmendem Untergang auch primär gesunden Knochengewebes. Deshalb ist beim Wiederaufflackern, bei der Änderung der Senkung oder beim Auftreten einer Eitersekretion das wirksame Medikament erneut durch ein Resistogramm herauszutesten.

Wenn während der Ruhigstellung bzw. der Entlastungszeit eine medikamentöse Behandlung nicht mehr erforderlich gewesen ist und wennn es danach zum Aufflackern einer Entzündung kommt, dann empfiehlt sich, falls nichts über den Erreger und seine Resistenz bekannt ist, der Behandlungsversuch mit den halbsynthetischen Penicillinen, bevor andere Präparate angewandt werden (REPLOH). Das gilt selbstverständlich nicht für die Tuberkulose.

Wegen der *Gefahr einer Nierenbeteiligung* bei diesen chronischen Prozessen sind die Urinkontrolle, insbesondere auf Eiweiß, und die Untersuchungen auf Konkrementanteile im Abstand von einigen Wochen erforderlich.

Diese Behandlungsmaßnahmen müssen unterstützt werden durch diätetische Maßnahmen, da bei diesen konsumierenden Erkrankungen die über die Ernährung mögliche Regelung des Stoffwechsels von entscheidender Bedeutung ist. Im Vordergrund steht der Eiweißmangel, so daß auf eine eiweißreiche Ernährung geachtet werden muß. Falls diese nicht in gewünschtem Maße möglich ist, sollte das Eiweißdefizit durch Aminosäurenpräparate per os oder parenteral ausgeglichen werden. Das gleiche gilt für ein reichliches Vitaminangebot, da die Vitamine für die Steuerung des Stoffwechsels unumgänglich notwendig sind. Auch hier muß unter Umständen medikamentös substituiert werden; das gilt insbesondere für die Vitamine A und D. Bei einer Medikation mit Kalkpräparaten ist jedoch bei der Immobilisierung des Patienten im Liegegips Vorsicht geboten, da es sehr leicht zu Nierenkonkrementbildungen kommen kann. Der Allgemeinstoffwechsel muß u. U. mit Anabolika unterstützt werden, damit durch diese roborierenden Maßnahmen insgesamt die Abwehrkraft des Organismus gestärkt werden kann.

Ebenso wichtig wie die Entlastungskontrolle im Gipsverband und der Gipsliegeschale ist auch die Überwachung des Patienten, der mit einem Apparat oder Korsett versorgt werden mußte, um die entzündlich erkrankten Körperregionen oder den Gliedmaßenabschnitt ruhigzustellen. Hierbei ist es wichtig, daß von diesen Apparaten oder Korsetts in der richtigen Weise Gebrauch gemacht wird. Falls Schnür- oder Druckstellen auftreten, muß der Patient an den behandelnden Facharzt oder die Fachklinik überwiesen werden, damit entsprechende Änderungen an Apparat oder Korsett durchgeführt werden können, weil sonst die Patienten zu ihrem eigenen Nachteil ohne diese Änderung das notwendige Hilfsmittel nicht benutzen würden.

Bei Kindern und Jugendlichen ist bei entzündlichen Prozessen in Epiphysenfugennähe auch über Jahre auf Wachstumsstörungen zu achten, wobei eine Röntgenaufnahme meist weniger wichtig ist als eine klinische Untersuchung mit exakter Längenmessung. Wenn auch in vielen Fällen keine oder nur unwesentliche Längendifferenzen der Gliedmaßen festzustellen sind, so kann es doch bei entzündlichen Schädigungen der Wachstumsfugen zur Verkürzung kommen, häufig verbunden mit unsymmetrischem Wachstum, so daß zur Verkürzung noch Fehlstellungen, z. B. im Sinne von X- oder O-Beinen, hinzukommen. In manchen Fällen kann es durch die chronischen Entzündungen im Dia- und Metaphysenbereich zu einem Wachstumsreiz auf die Epiphysenfuge und damit zur Verlängerung kommen. Um bei den unteren Gliedmaßen eine Fehlbelastung zu vermeiden, sollte in diesen Fällen frühzeitig ein Längenausgleich erfolgen, die operative Korrektur einer Fehlstellung jedoch erst nach länger dauernder (wenigstens ein Jahr!) gesicherter Inaktivität.

Auch die Belastungskontrolle, die bei einer Osteomyelitis oder Tuberkulose meist klinisch eingeleitet wird, soll vom Hausarzt weiter durchgeführt werden, wobei wiederum die Senkungskurven im Vordergrund stehen. Während dieser zunehmenden Belastung nach einer meist länger dauernden, mehrmonatigen bis mehrjährigen Liegezeit sollte die krankengymnastische und beschäftigungstherapeutische Behandlung wenn irgend möglich ambulant fortgeführt werden. Diese Behandlungen stellen im Rahmen der Rehabilitation eine der Grundmaßnahmen dar, um die Wiedereingliederung in den alten Beruf oder die evtl. notwendige Umschulung zu ermöglichen, die in der klinischen Zeit bereits durch die Krankengymnastinnen und Beschäftigungstherapeutinnen vorbereitet ist, indem die Belastungs- und Leistungsfähigkeit des Patienten ausgetestet wurde. Der Gesamtbehandlungs- und Betreuungsplan ist zwar am Krankenbett entworfen worden, erstreckt sich aber auch auf alle Maßnahmen der nachgehenden Fürsorge und verlangt deshalb eine intensive Zusammenarbeit aller beteiligten Stellen. So sollten durch die Berufsberater und evtl. Berufspsychologen ausgetestete und von der Fürsorgerin eingeleitete Wiedereingliederung und Arbeitsplatzvermittlung gemeinsam von Hausarzt und Werksarzt überwacht werden, damit bei diesen chronischen Kranken nicht die gefürchtete Lücke zwischen der medizinischen und beruflichen Rehabilitation entsteht, die so oft die rein ärztlichen Maßnahmen nicht zum Tragen kommen läßt.

Dieser weitschauende Behandlungsplan und das ineinandergreifende Arbeiten der verschiedenen Stellen ist notwendig, um den Patienten mit chronischen Entzündungen und eventuellen Eiterungen, die dem Patienten das Dasein verbittern, das Leben zu erleichtern.

Sozialmedizinische Fragen

Wenn auch die Mortalität durch Einführung der Antibiotika und Sulfonamide beträchtlich gesunken ist und auch die Dauer der klinischen Behandlung bei der Osteomyelitis sich meist nur noch auf mehrere Monate beschränkt, so beträgt die Arbeitsunfähigkeit z. B. bei der exogenen Osteomyelitis noch immer durchschnittlich etwa zwei Jahre (G. Bauer, H. Mittelmair). Man wird sich deshalb, besonders bei den tuberkulösen Entzündungen, wegen der Länge der Krankheitsdauer zu einer Invalidisierung auf Zeit entschließen müssen, wobei es wichtig ist, den Patienten darauf hinzuweisen, daß diese Invalidisierung keine endgültige Maßnahme darstellt.

Der Grad der Minderung der Erwerbsfähigkeit, der erst nach Inaktivierung des entzündlichen Geschehens eingeschätzt werden kann, richtet sich nach Lokalisation und Größe des Prozesses und evtl. direkter oder indirekter Gelenkbeteiligungen mit Einsteifung oder gar Versteifung. Bei der Beurteilung müssen die Gelenkstellung und auch die Funktion der benachbarten Gelenke berücksichtigt werden. Eine schematische Einteilung ist nicht möglich, die Beurteilung muß sich nach den Gegebenheiten des Einzelfalles richten.

Wichtig ist von Beginn der Erkrankung an die psychische Führung des Patienten und die positive Beeinflussung des Patienten, besonders in der oft langandauernden ambulanten Behandlung und Betreuung, damit sich nicht, bedingt durch die lange Krankheitsdauer, eine psychische Fehlhaltung beim Patienten entwickelt. Vermieden werden muß unter allen Umständen jede abwertende oder gar negative Beeinflussung des Patienten und damit Herabsetzung des Gesundungs- und späteren Arbeitswillens.

Literatur

1) Bischofsberger, C.: in: G. Homann, M. Hackenbroch, K. Lindemann, Handbuch der Orthopädie. Band I. Stuttgart 1957.
2) Dahmen, G.: Chir. Praxis 9 (1965), 569.
3) Dahmen, G., u. O. Hepp: Rehabilitation 2/3 (1965), 67.
4) Erlacher, Ph. J.: Z. Orthop. 87 (1956).
5) Fischer, A. W.: in: Bürkle de la Camp u. B. Rostock, Handbuch der gesamten Unfallheilkunde. Stuttgart 1955.
6) Glogowski, G.: Stuttgart 1957.
7) Hellner, H.: Die hämatogene Osteomyelitis und ihre Behandlung. Stuttgart 1954.
8) Hellner, H.: Die Chirurgie der Knochen. In: Kirschner-Nordmann, Die Chirurgie. Berlin-Wien 1940.
9) Jantke, W.: in: G. Schöneberg, Die ärztliche Beurteilung Beschädigter, 2. Aufl. Darmstadt 1955.
10) Kastert, I.: Skelett-Tuberkulose, Lungentuberkulose im höheren Lebensalter, aktuelle Probleme. Stuttgart 1961.
11) Lange, M.: Knochen- und Gelenktuberkulose. In: Ergebnisse der gesamten Tuberkuloseforschung, Bd. VIII.
12) Lininger, H., u. Molineus, G.: Der Unfallmann, 8. Aufl. München 1964.
13) Otte, P.: Die lokale Osteomyelitis, Komplikationen nach Operationen. Verhandlg. dtsch. orthop. Ges., 51. Kongreß 22.–26. 9. 1964, Frankfurt/M.
14) Reploh, H.: Die Osteomyelitis aus der Sicht des Bakteriologen. Verhandlg. dtsch. orthop. Ges., 51. Kongreß 22.–26. 9. 1964, Frankfurt/M.

Beschwerden nach Amputationen

Von G. Friedebold, Berlin-Britz

Der Verlust einer Gliedmaße oder eines Gliedmaßenabschnitts stellt eine einschneidende Veränderung im Leben eines Menschen dar, die zunächst stets mit einer schweren psychischen Belastung einhergeht. Anpassung an die alltägliche Umwelt und ihre Bedingungen ist jedoch notwendig, da diese Umwelt sich in der Regel nicht ändert, ihrerseits der neuen Situation aber nicht oder nur in Kleinigkeiten angepaßt werden kann. Letzteres gilt für speziell gestaltete Arbeitsplätze, technische Hilfen beim Autofahren, zweckmäßige Konstruktionen von Gebrauchsgegenständen des täglichen Lebens (21) u. a. Der Vorgang der Anpassung des Amputierten vollzieht sich bei aktiven Persönlichkeiten, besonders aber bei Jugendlichen innerhalb von Monaten, in Einzelfällen sogar bereits innerhalb weniger Wochen; er kann bei inaktiven alten Menschen Jahre dauern oder gar nicht eintreten. Innerhalb dieser Entwicklung bedeutet die Entlassung aus stationärer Behandlung einen entscheidenden Schritt. Aus der Geborgenheit der Klinik, gekennzeichnet durch Vertrautheit mit den besonderen Problemen des Frischamputierten, wird dieser plötzlich mit seiner früheren Umwelt konfrontiert. Der Weg der rehabilitiven Eingliederung in Alltag und Arbeitsprozeß erleichtert diesen Übergang; er nimmt ihm seine Plötzlichkeit, ist jedoch nur an verhältnismäßig wenigen speziellen Krankenhäusern mit Rehabilitationseinrichtungen — vor allem im Rahmen des berufsgenossenschaftlichen Heilverfahrens — durchführbar. In jedem Fall werden die Beziehungen gerade zu den vertrauten Menschen der engeren Umgebung, der Familie, den Freunden und Arbeitskollegen oft einer besonderen Belastung ausgesetzt dadurch, daß übertriebene, allzu auffällige Rücksichtnahme oder gar Mitleid zur Quelle für Minderwertigkeitsgefühl, Reizbarkeit und damit Unfrieden wird. Der Amputierte will als vollwertiges Mitglied der Gesellschaft angesehen werden, in der er lebt und arbeitet. Der Gliedverlust soll keinem auffallen; er muß auch ihm selbst immer weniger bewußt werden. In der geschickten Beratung der Familie durch den Hausarzt, in der Wahl der richtigen Worte am Arbeitsplatz durch den Werk- oder Betriebsarzt liegen wertvolle Aufgaben ärztlicher Tätigkeit.

Es zeigt sich immer wieder, daß gerade Jugendliche mit dieser psychologischen Seite des Gliedmaßenverlustes besonders rasch fertig werden, selbst wenn es sich um so schwerwiegende Situationen handelt, wie sie bei einer Hemipelvektomie (Abb. 1a und b) oder einer interskapulo-thorakalen Amputation (Abb. 2a und b) wegen eines osteogenen Sarkoms gegeben sind. Die Radikalität des Eingriffs beim *bösartigen Tumor* ist äußerst unsicher. Die Statistik zeigt, daß die Amputation in der überwiegenden Zahl der Fälle zu spät kommt. Die Sarkome des Bewegungsapparates haben eine schlechte Prognose, zumal die Diagnose der osteogenen Tumoren erst gestellt wird, wenn wegen auftretender Schmerzen eine Röntgenuntersuchung durchgeführt wird oder eine Spontanfraktur entstanden ist. Im allgemeinen ist dann bereits mit einer Tumorinfiltration in Nachbargewebe zu rechnen, so daß ein Einbruch von Tumorzellen in die Lymphgefäße angenommen werden muß. Gerade Grenzsituationen, vor die sich der pathologische Anatom bei der Beurteilung sarkomverdächtigen Gewebes nicht selten gestellt sieht, zwingen den Operateur zu Entscheidungen von schicksalhafter Bedeutung. Bei

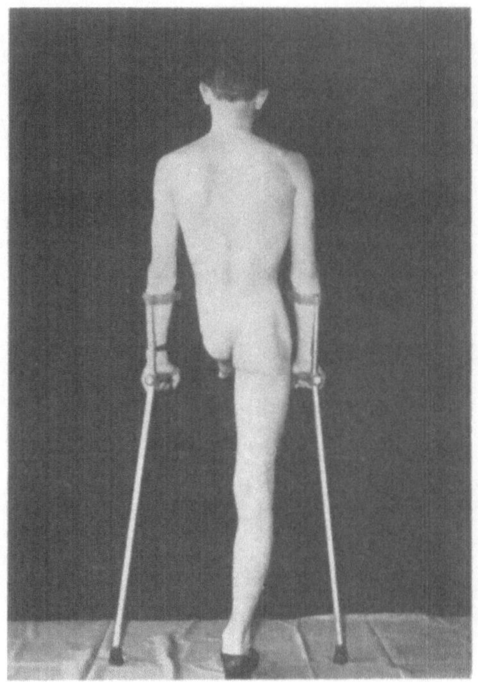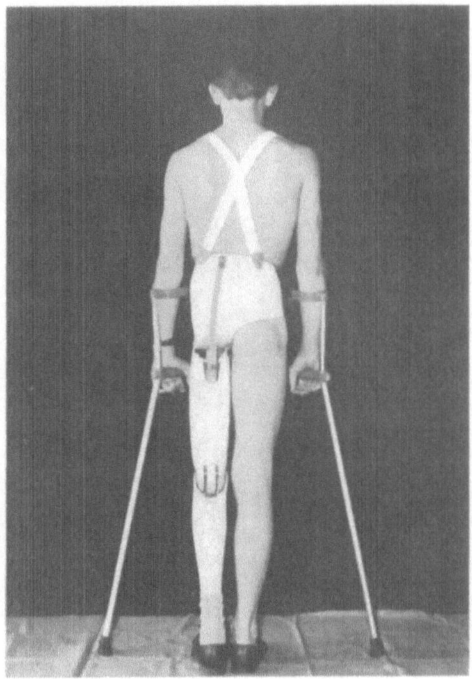

Abb. 1a   Hemipelvektomie wegen osteogenen Sarkoms des Schenkelhalses
Abb. 1b   Prothetische Versorgung des 16jährigen Patienten

Fehlen nachweisbarer Metastasen wird man sich nach unumgänglicher Aufklärung des Kranken zu einer Amputation entschließen, die so radikal wie *nötig*, nicht aber unbedingt so radikal wie *möglich* durchgeführt wird.

Aufgabe des nachbehandelnden Arztes ist es, das Auftreten von örtlichen Rezidiven und Metastasen früh zu erfassen, da eine Beeinflussung durch eine Strahlentherapie möglich ist. Diese ist gewiß nicht lebensrettend, kann aber lebensverlängernd sein und dieses Leben erträglicher gestalten helfen. Die alleinige oder zusätzliche Anwendung von Zytostatika ist gerade bei den hier in Frage kommenden Geschwulstformen heute noch umstritten. Eindeutige klinische Erfolge gibt es bisher nicht. Ist der Eingriff unter dem noch zweifelhaften Schutz derartiger Medikamente durchgeführt worden — ein Vorgehen, das manche Operateure bevorzugen —, so ist die Fortsetzung dieser Therapie von laufenden Kontrollen des Blutbildes abhängig zu machen und bei festgestellter Beeinträchtigung der Leukopoese abzusetzen. Metastasen sind in den regionären Lymphknoten und in der Lunge zu erwarten. Daher soll der örtlichen Inspektion und Palpation vom Amputationsstumpf und seiner Lymphregion eine Röntgenuntersuchung der Thoraxorgane folgen.

Eine spezielle Fragestellung ergibt sich auch bei Amputationen, die auf Grund einer *arteriellen Verschlußkrankheit* erfolgt sind. Die überwiegende Zahl betrifft hier ältere Menschen, vor allem Männer. Die Amputationen der unteren Extremität überwiegen bei weitem. Eine prothetische Versorgung findet hier meistens durch Alter sowie an die

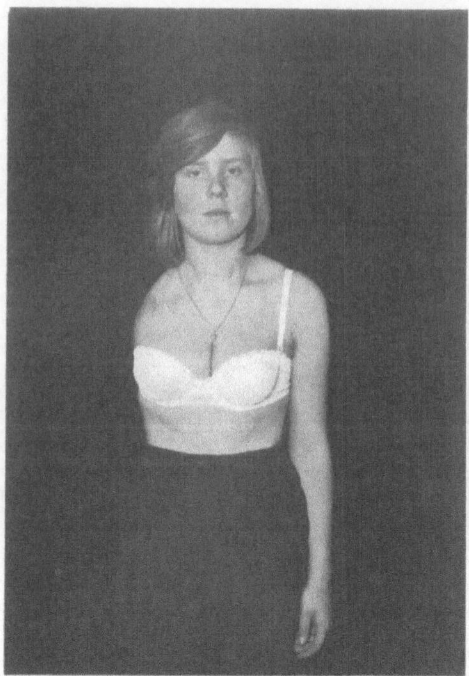 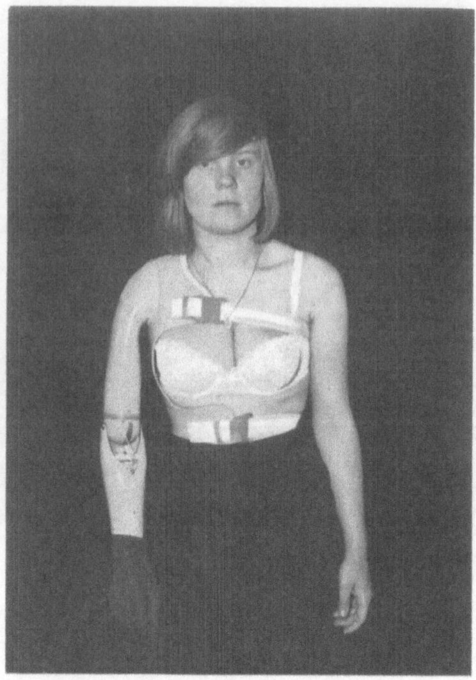

Abb. 2a Amputatio interscapulo-thoracalis wegen osteogenen Sarkoms des Humeruskopfes
Abb. 2b Versorgung der 16jährigen Schülerin mit Schmuckprothese

Grundkrankheit gebundene mangelnde Aktivität ihre Grenze. Kontrolliert werden muß die Durchblutung des Stumpfes, aber auch vor allem die der noch erhaltenen Extremität, da der obturierende Gefäßprozeß in der Regel die gesamte arterielle Strombahn, wenn auch in graduell unterschiedlichem Maße, erfaßt. Der Ablauf der Grundkrankheit ist wenig zu beeinflussen. Eine Steigerung der Durchblutungsgröße der Peripherie ist nur über den Kollateralkreislauf möglich, wenn nicht in geeigneten Fällen ein rekonstruktiver Gefäßersatz in Frage kommt. Die Entscheidung darüber ist jedoch bereits während des Klinikaufenthalts gefallen, wo durch spezielle Untersuchungsverfahren, vor allem die Angiographie, ein genaues Bild über das Ausmaß der Gefäßobturation und damit auch über die Höhe der Amputation (17) gewonnen wurde. Die kompensatorische Ausbildung des Kollateralkreislaufs benötigt etwa einen Zeitraum von 6 Wochen, ist daher bereits mit der Entlassung aus klinischer Behandlung abgeschlossen.

Eine Dauermedikation mit gefäßerweiternden Mitteln ist wenig sinnvoll.

Die Zahl der Amputationen, die auf Grund von *Verletzungsfolgen* erforderlich werden, nimmt durch die steigende Zahl von Verkehrsunfällen zu. Betroffen sind hier vorwiegend jüngere, im Arbeitsprozeß stehende Menschen, vor allem Männer. Fast immer kann eine prothetische Versorgung vorgenommen werden. Die hierdurch entstehenden speziellen Probleme sind im allgemeinen eine Angelegenheit des Facharztes, der sie gemeinsam mit dem Orthopädiemechaniker löst. Während jedoch für den prothetischen Ersatz an der unteren Extremität eine allgemeine Bereitschaft des Verletzten besteht, bereitet die Versorgung mit einer Armprothese oft erhebliche Schwierigkeiten. Die Gründe sind unterschiedlich (8). Sie erstrecken sich auf die Wahl des geeigneten Kunstgliedes, seine sachgemäße Fertigung sowie die Schulung im Gebrauch desselben. Hierbei ist der Beruf des Amputierten von wesentlicher Bedeutung. Voraussetzung für den Arzt sind Sachkenntnis und größere Erfahrung.

Neben diesen speziellen prothetischen Fragen gibt es jedoch eine Reihe anderer an die Amputationssituation gebundener Probleme, die Gegenstand ambulanter ärztlicher Betreuung sind.

Allgemeine Störungen des Amputierten (Fehlstatik und ihre Folgen)

Der *Verlust eines Armes* führt zu einem Hochstand der gleichseitigen Schultergürtelhälfte, da der nach kaudal gerichtete Zug der Extremität fortfällt. Die Folge ist die Entwicklung einer zur betroffenen Seite konvexen Skoliose der oberen BWS, der eine statisch bedingte Gegenkrümmung der HWS sowie des kaudalen WS-Abschnittes folgt, der in flachem Bogen gegensinnig ausschwingt. Die Skoliose wird um so stärker ausgeprägt sein, je schlaffer Bandapparat und Muskulatur sind. Neben der Konstitution spielt aber auch das Lebensalter, in dem die Amputation erfolgt, eine Rolle. Die mangelnde Kompensationsmöglichkeit der Wirbelsäule des älteren Menschen gibt der Skolioseentwicklung nicht mehr genügend Raum, während es beim Jugendlichen infolge der Thorakalskoliose zur schrägen Verformung des knöchernen Thorax kommen kann.

Die statische Skoliose ist bei frühzeitiger Versorgung mit einer Arbeitsprothese deutlich geringer ausgeprägt; sie wird bereits durch einfachen Gewichtsausgleich mit Hilfe einer Schmuckprothese ohne wesentliche Aktivierung der Schultergürtel- bzw. Stumpfmuskulatur in Grenzen gehalten. Hierauf hat sich die Beratung durch den Arzt zu erstrecken. Darüber hinaus leistet wiederholtes Training der von Inaktivitätsatrophie bedrohten Muskulatur mit Hilfe einer Krankengymnastin wertvolle Dienste. In diese Übungen sollen nicht nur die oberflächlichen Rückenmuskeln, sondern auch der M. erector trunci einbezogen werden.

Der *Verlust eines Beines* führt zu einem Absinken der gleichseitigen Beckenhälfte. Bei angeborener Aplasie besteht dagegen ein Hochstand der betroffenen Seite. Die Beckenneigung zur amputierten Seite führt zur Entwicklung einer statischen Skoliose, deren Charakteristikum die gleichseitige lumbale Konvexität ist. Eine gegensinnige Lumbalskoliose ist anderer Ursache, steht also nicht mit dem Verlust des Beines in Zusammenhang. Die statische Skoliose ist besonders ausgeprägt, wenn der Amputierte mit einer Prothese versorgt ist, die keinen vollen Längenausgleich herstellt, also — wie es häufig der Fall ist — zu kurz ist, oder das Tragen einer Prothese überhaupt ablehnt. Die alte Auffassung, daß ein kürzeres Kunstbein dessen Durchschwingen beim Gang erleichtert, muß heute abgelehnt werden. Der bessere Aufbau moderner Prothesen — die Verwendung des Haftschaftes, die Verlagerung der Kniegelenksachse, die Konstruktion des Kunstfußes — gestattet es, einwandfreie statische Verhältnisse zu schaffen. Es darf jedoch nicht verkannt werden, daß es eine große Zahl Oberschenkelamputierter gibt, die trotz Vernachlässigung dieser Grundsätze mit ihrer zu kurzen Prothese zufrieden sind. Ihnen darf keine Veränderung aufgezwungen werden, wenn sie das Kunstbein bereits seit Jahren tragen und daran gewöhnt sind (1).

Besteht eine statische Skoliose viele Jahre, so führt die Verkürzung von Muskeln und

Bändern auf der Konkavität zur Fixation der Lendenwirbelsäule. Diese bleibt zunächst nur noch zur Seite des erhaltenen Beines beweglich, bis mit zunehmender Entwicklung degenerativer Veränderungen eine immer stärkere allgemeine Bewegungseinschränkung dieses Wirbelsäulenabschnitts die Leistungsfähigkeit herabsetzt. Außer den Zwischenwirbelscheiben und den Grund- und Deckplatten der angrenzenden Wirbelkörper sind auch die Intervertebralgelenke, hier vor allem die der lumbosakralen Etage betroffen. König hat außerdem auf Veränderungen der Kreuz-Darmbein-Gelenke hingewiesen (10), von denen besonders dasjenige auf der Seite des erhaltenen Beines einer ungewöhnlichen Belastung durch den dauernden Beckenschiefstand ausgesetzt ist. Hier finden sich im Röntgenbild Sklerosierungen und knöcherne Ausziehungen an den Rändern als Zeichen der Iliosakralarthrose. Haben sich an der Lendenwirbelsäule Kantenausziehungen an den Grund- und Deckplatten entwickelt, so sind diese in charakteristischer Weise auf der Konkavität zu finden. Diese Verhältnisse gelten jedoch nur für den Oberschenkelamputierten; der Unterschenkelamputierte läßt keine Zeichen vorzeitiger degenerativer Veränderungen im Bereich der Wirbelsäule erkennen (4).

Die Erkennung und richtige Einschätzung der auf typischer Fehlstatik beruhenden Situation bereitet auch für den Nichtfacharzt im allgemeinen keine Schwierigkeit. Der Beckenschiefstand des Amputierten wird im Stand mit angelegtem Kunstbein durch Markierung der Beckenkämme von hinten leicht erkannt. Weist die Wirbelsäule besonders im Lendenabschnitt allseitig freie Beweglichkeit auf, so sollte eine fachärztliche Überprüfung veranlaßt werden, ob eine Veränderung des Prothesenaufbaus sinnvoll erscheint, da bei geeigneten Patienten die Entwicklung der Spondylose hierdurch abgefangen werden kann. Eine bereits fixierte Skoliose wird jedoch auf diese Weise nicht mehr beeinflußt. Sie erfordert vor allem aktive Maßnahmen, die eine muskuläre Kompensation zum Ziel haben sollen. Hier steht die *Krankengymnastik* im Vordergrund. Jüngere Amputierte können einem sinnvollen *Versehrtensport* zugeführt werden, wobei besonders Schwimmen von Vorteil ist. An die Möglichkeit einer Versorgung mit einer Badeprothese ist zu denken. Beim älteren Menschen, der aktiven gymnastischen Maßnahmen nicht mehr in gleicher Weise zugänglich ist, leisten muskuläre Massagen gute Dienste, um eine Auflockerung der verspannten paravertebralen Muskulatur herbeizuführen. Auch Unterwasserdruckstrahlmassagen werden mit Erfolg angewandt. Daneben können häufige warme Bäder verordnet werden, die der Amputierte mit verordneten Zusätzen selbst zubereitet. Sie fördern die periphere Durchblutung und wirken stimulierend auf den Gesamtkreislauf und damit auf die Aktivität. Derartige kompensatorische Maßnahmen sind um so wichtiger, je gleichförmiger der Alltag des Betroffenen, vor allem sein Arbeitsmodus, abläuft. Statische Insuffizienz wird durch statische Betätigung begünstigt, durch wohldosierte Dynamik jedoch immer wieder ausgeglichen.

In der Regel wird der Arzt erst aufgesucht, wenn die Situation zum Auftreten *statischer Beschwerden* führt (14). Hier ist der dumpfe Kreuzschmerz häufiger anzutreffen als die segmentäre Schmerzausstrahlung. Zunächst nur Ausdruck des gestörten muskulären Gleichgewichts, kann er den Beginn der Lumbosakralarthrose anzeigen, während der ausstrahlende Schmerz, wenn er radikulären Charakter annimmt, auf eine Bandscheibendegeneration schließen läßt. Letztere erfordert passive Maßnahmen: systematische Lagerungen, paravertebrale bzw. präsakrale Überflutungen mit Novocain, galvanische Durchströmungen, Kurzwellenbestrahlungen. Sie gehören in fachärztliche

Kontrolle, da bei Entwicklung eines echten Bandscheibensyndroms, dem eine Protrusion oder ein Prolaps zugrundeliegt, mit der stationären Behandlung nicht zu lange gezögert werden darf, wenn eine konservative Therapie noch erfolgreich sein soll.

Statische Beschwerden erstrecken sich beim Amputierten jedoch häufig auch auf die Gelenke der erhaltenen Extremität. Hier steht der Fuß im Vordergrund, weniger das Knie und selten das Hüftgelenk. Eine Häufung von arthrotischen Veränderungen gegenüber Nichtamputierten ist nicht nachweisbar. Nur in Ausnahmefällen ist ein Zusammenhang anzunehmen. Die Beschwerden sind jedoch durchaus glaubhaft. Die Versorgung mit einer Gewölbestütze im Schuh ist allein nicht ausreichend. Krankengymnastische Übungen sorgen für Koordinierung des Bewegungsablaufs; Massagen und Wechselbäder für eine Verbesserung der Durchblutung. Bei Vorliegen von Krampfadern können elastische Wicklungen, zeitweilig auch das Tragen von Zinkleimverbänden besonders in Zeiten stärkerer statischer Beanspruchung zweckmäßig sein. Längsdurchströmung des Beines mit konstantem galvanischem Strom verbessert ebenfalls die Durchblutungsverhältnisse und dämpft Beschwerden. Intraartikuläre Injektionen mit Hydrokortisonpräparaten sollten dem Facharzt vorbehalten bleiben, der unter Umständen auch das Vorliegen eines degenerativen Meniskusschadens berücksichtigen muß.

Der Amputierte neigt zur *Gewichtszunahme.* Sie begünstigt das Auftreten der statischen Beschwerden sowohl im erhaltenen Bein als auch im Kreuz. Reicht die Bekämpfung der Inaktivität durch Betonung einer dynamischen Lebensweise nicht aus, das Körpergewicht in Grenzen zu halten, muß eine sinnvolle Steuerung des Kalorienhaushalts erfolgen. Besteht erst einmal ein beträchtliches Übergewicht, unterliegt der Amputierte der Gefahr, die immer unbequemer werdende Prothese immer häufiger fortzulassen. Vermehrte Inaktivität, Verschlechterung der Statik und Zunahme der Beschwerden sind die Folgen. Hier muß der Hausarzt rechtzeitig zügelnd eingreifen, um den drohenden Circulus vitiosus zu verhindern.

Örtliche Probleme des Amputationsstumpfes

Die *Schmerzzustände* und Funktionsstörungen, die sich am Amputationsstumpf abspielen, sind mannigfaltig. Sie sind zum größten Teil Gegenstand ambulanter Therapie und betreffen alle Gewebsanteile des Stumpfes. Ihre Kenntnis ist notwendig, da von ihrer richtigen Einschätzung die Entscheidung abhängt, ob eine ambulante Behandlung durch den Hausarzt sinnvoll erscheint oder ein fachärztliches Urteil bzw. ein operatives Eingreifen erforderlich ist.

Eine fachärztliche Beurteilung erfordert in der Regel die Bewegungseinschränkung der den Stumpf bewegenden Gelenke. Hier ist primär die Länge des Stumpfes ausschlaggebend, da der Ansatz der verbliebenen Muskeln die Art der Kontraktur bestimmt. Charakteristisch sind die Beuge- und Abduktionskontraktur des Oberschenkelstumpfes sowie die Beugekontrakturen in Knie- bzw. Ellenbogengelenk bei Unterschenkel- bzw. Unterarmstümpfen, während Kontrakturen am Schultergelenk bei Oberarmstümpfen infolge des proximalen Ansatzes aller Antagonisten seltener sind. Derartige Kontrakturen erschweren die prothetische Versorgung erheblich, müssen daher durch operative Eingriffe — Tenotomien und Myotomien, gelegentlich auch achsenkorrigierende Osteotomien — beseitigt werden. Aufgabe des nachbehandelnden Arztes ist es, ihre Entstehung durch *Stumpfgymnastik* zu verhindern. Das ist um so leichter der Fall, wenn bei der Amputation eine Vereinigung der Antagonisten über dem Knochenstumpf erfolgt ist. Kontrakturen geringeren Ausmaßes können beim Bau der Prothese berücksichtigt werden (13).

Am *Stumpfknochen* finden sich nicht selten zackige exostosenartige Vorsprünge, sog. *Osteophyten.* Sie besitzen im allgemeinen keinen Krankheitswert und stellen nur in jenen Fällen eine Indikation zur operativen Entfernung dar, in denen sie durch Verwachsung mit den umgebenden Weichteilen Druckerscheinungen im Narbenbereich verursachen.

Druck auf die Weichteile ist auch für eine Resektion von Knochenstümpfen maßgebend. Sie soll nicht leichtfertig durchgeführt werden und kommt am ehesten bei paarigen Knochen, d. h. an Unterschenkel und Unterarm in Frage, wenn bei der Amputation die notwendige Kürzung des dünneren Knochens unterlassen wurde. Das betrifft am Unterschenkel die Fibula, am Unterarm im proximalen Bereich den Radius, im distalen die Ulna. Bei Amputationen kindlicher Knochen kommt es häufig zu einem Herauswachsen der Knochenstümpfe aus den sich retrahierenden Weichteilen, so daß eine spätere Nachamputation erforderlich wird.

Eine ernstere Situation ergibt sich bei einer *Osteomyelitis des Stumpfes.* Sie verläuft im allgemeinen schleichend, führt oft erst allmählich zur Demarkierung eines umschriebenen Abschnitts des Stumpfendes. Die Bildung eines derartigen Kronensequesters geht mit klopfenden Schmerzen, hochgradiger Empfindlichkeit der Stumpfkuppe bei Berührung, Hitze und Schwellungszuständen einher. Die Entwicklung einer Fistel führt zur subjektiven Erleichterung und sichert die Diagnose. Im Röntgenbild findet sich eine charakteristische, zirkuläre Aufhellungszone an der Stumpfspitze. Wenn nicht eine Abszeßbildung zum Eingreifen zwingt, wird die völlige Demarkierung des Sequesters abgewartet und seine Entfernung unter dem Schutz eines zuvor getesteten Antibiotikums vorgenommen.

Die *erhaltene Muskulatur* verleiht dem Stumpf seine Form und bestimmt wesentlich seinen funktionellen Gebrauchswert. Ist sie im Narbenbereich adhärent, kann eine Einschränkung des Bewegungsausmaßes des proximalen Gelenks resultieren. Der Anspannungseffekt und die koordinierte Betätigung der Antagonisten sind größer, wenn eine Vereinigung derselben über dem Knochenstumpf stattgefunden hat (5). Eine absolute Indikation zu operativer Korrektur ist gegeben, wenn der gesamte Weichteilmantel nach einer Seite des Knochenstumpfes verlagert ist. Der Knochen ist dann unmittelbar unter der Haut tastbar; die Kontraktion der Muskulatur führt nicht zu einem zielgerichteten Bewegungseffekt, sondern nur zu einem stärkeren Hervortreten des Knochens unter die Haut. Ein solcher Stumpf ist für eine prothetische Versorgung ungeeignet. Der moderne Haftschaft erfordert einen möglichst kräftigen, annähernd parallelen, wenig konischen Muskelmantel, der eine gleichmäßige Druckübertragung zwischen Stumpf und Prothesenschaft ermöglicht und die sog. »Pseudarthrose« zwischen beiden ausschaltet. Die Leistungsminderung liegt in der sich entwickelnden Inaktivitätsatrophie. Der Stumpf wird schlanker, der Muskeltonus schlaffer. Der Gebrauch der Prothese wird in Frage gestellt. Diese Entwicklung muß vom Arzt überwacht werden. Die Prüfung der Muskulatur soll alle Muskelgruppen einschließen, also alle Bewegungsausmaße des betroffenen Stumpfgelenkes berücksichtigen. Willkürkontraktionen gegen Widerstand geben rasch Aufschluß darüber, ob eine intensiv betriebene *Stumpfgym-*

nastik, von einer Krankengymnastin ausgeführt, am Platz ist. Dieser Weg sollte stets zuerst beschritten werden, ehe differente Maßnahmen in Erwägung gezogen werden (19). Die besondere Sorgfalt, die das Training kineplastischer Armstümpfe mit Hilfe von Muskelkanälen nach SAUERBRUCH (16) erfordert (20), bedarf fachärztlicher Beurteilung. Hier steht der M. biceps brachii im Vordergrund des Interesses. Bei Nachlassen der Leistungsfähigkeit dieser Stümpfe wird eine Einschaltung des Klinikers mit allen an der Rehabilitation beteiligten Mitarbeitern nicht zu umgehen sein.

Ein wenig dankbares Gebiet sind die *neurogenen Störungen* im Bereich des Amputationsstumpfes. Die im allgemeinen mehr diffus, aber auch gelegentlich lokalisiert auftretenden *Stumpfneuralgien* besitzen keine sichere organische Grundlage. Ist ein Ausschluß lokaler Veränderungen anderer Gewebe — Osteomyelitis, Osteophytendruck auf Narbengewebe u. a. — erfolgt, so sollten bei Auftreten unklarer Schmerzzustände zunächst *indifferente Maßnahmen* angewandt werden. Neben Verbesserung der peripheren Durchblutung mit Hilfe von Bädern, Stumpfgymnastik, auch Bindegewebsmassagen und konstantem galvanischem Strom kommen *Novocainapplikationen* in Form lokaler Überflutungen, die sich auf den gesamten Stumpfquerschnitt erstrecken können, oder paravertebraler Injektionen in Frage. Es darf nicht vergessen werden, daß das Bild stark subjektiv geprägt zu sein pflegt, also psychische Faktoren eine nicht unerhebliche Rolle spielen. Zurückhaltung mit operativen Maßnahmen ist daher am Platz. Die Entscheidung, ob im Einzelfall eine Vorderseitenstrangdurchtrennung im Rückenmark in Frage kommt, liegt letzten Endes beim Neurochirurgen.

Auch das *Endneurom* am durchtrennten Nerven ist keinesfalls, selbst wenn es von beträchtlicher Größe ist, unbedingt als Ursache lokaler Schmerzzustände anzusehen. Mechanischer Druck der Umgebung — benachbarte Osteophyten am Ischiadikusstumpf, prothetische Besonderheiten bei Saphenusneurom — kann eine erneute Resektion des Nervenstumpfes zweckmäßig erscheinen lassen. Allzu häufig entwickeln sich jedoch früher oder später ähnliche Zustände, und eine Operation folgt der anderen, ohne daß eine endgültige Beseitigung des Schmerzes erzielt wird.

Therapeutisch besonders schwer zu beeinflussen ist der »*Phantomschmerz*«. Ein Gefühl für die Existenz des amputierten Gliedmaßenabschnitts kann sich sehr bald nach der Amputation, jedoch bisweilen auch erst nach Jahren einstellen. Zum therapeutischen Problem wird es erst, wenn es mit mehr oder weniger starken Schmerzen verbunden ist, die sich zu quälenden Zuständen steigern können. Dabei entsteht die Empfindung, daß sich Zehen in die Fußsohle oder Fingernägel in die Hohlhand einkrallen; in anderen Fällen besteht das Phantom in bizarren Verrenkungen der Gliedmaße (18). Hier ist in ausgeprägten Fällen stets der Neurochirurg hinzuzuziehen, der die Entscheidung über ein operatives Vorgehen, etwa eine Hinterstrangdurchtrennung im Rückenmark, treffen muß (11).

Vielfach sind es ausschließlich *Schäden der Haut*, die eine ständige Betreuung durch den Hausarzt erfordern. Die Besonderheiten für den Amputierten ergeben sich nahezu ausschließlich durch das Tragen einer Prothese; sie betreffen den Stumpf. Mechanische Überbeanspruchung führt zu Druck- und Scheuerstellen (9). Das schließt nicht aus, daß auch hier Dermatosen allgemeiner Art auftreten können, die gegebenenfalls eine fachärztliche Behandlung notwendig machen. Häufig sind es *ungünstige Narbenverhältnisse*, die für das Auftreten nässender Ekzeme der Umgebung, vor allem aber von Spannungsulzera im Zentrum der meist strahligen Narben verantwortlich sind (Abb. 3).

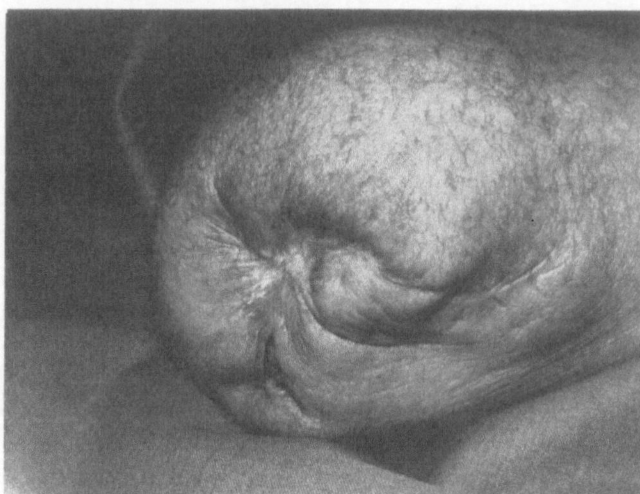

Abb. 3 Typisches Spannungsulkus bei strahlig eingezogener Oberschenkelstumpfnarbe

Die herabgesetzte Durchblutung in derartigen Narben führt bei ungünstiger Lage derselben zum Prothesenschaft oft sehr rasch zu Exkoriationen, aus denen sich Ulzera entwickeln. Sie schließen sich bei Fortlassen der Prothese unter Behandlung mit konventionellen granulations- und später epithelisierungsfördernden Salben im allgemeinen schnell. Muß die Prothese, vor allem ein Haftschaft, längere Zeit abgelegt werden, darf die notwendige Stumpfgymnastik nicht vergessen werden, da eine Inaktivitätsatrophie droht. Nach Abheilung des Geschwürs ist zu prüfen, ob mit einfachen Maßnahmen, einer kleinen Korrektur des Schaftinneren oder einer Schaumgummieinlage ein Rezidiv verhindert werden kann. Ist das nicht der Fall, muß stationäre Einweisung zur Narbenkorrektur erfolgen.

Die bei Saugprothesen am Oberschenkelstumpf auftretenden umschriebenen *Ekzeme* bedürfen einer orthopädischen Überprüfung, da hier in hartnäckigen Fällen eine grundsätzliche Änderung der Versorgung angestrebt werden muß (15). Alkalische Zersetzung der Talg- und Schweißrückstände werden von HEPP als wesentliche Ursache angesehen (9). Lokal sind sie in leichten Fällen nach den Regeln der allgemeinen Ekzemtherapie individuell zu behandeln. Häufiges Waschen des Stumpfes, aber auch des Protheseninnenraumes ist notwendig. Die sog. *»Prothesenrandknoten«* sind in den meisten Fällen Folge einer unzulänglichen prothetischen Versorgung. Sie entstehen in der Leistenbeuge bzw. im Sitzbeinbereich durch Druck des Prothesenrandes immer dann, wenn infolge von Rotationsbewegungen des Schaftes eine chronische Horizontalbeanspruchung in den Weichteilfalten zustandekommt. Hier muß zuerst die Achsenkonstruktion des Kunstbeins überprüft werden, ehe eine Exstirpation des Knotens vorgenommen werden soll. Einfache Puderbehandlung ist wirksamer als eine Aufweichung mit Salben. Das gilt auch für die allgemeine Hygiene des Stumpfes, der trocken gehalten werden muß, da die Bedingungen eines Prothesenköchers denen einer feuchten Kammer (2) entsprechen können, jedoch nicht müssen. Eine fachärztliche Beurteilung erfordert auch die Pflege der Muskelkanäle an der oberen Extremität. Hier muß sich der Arzt hüten, die Prothese bei Auftreten von Reizerscheinungen leichtfertig ablegen zu lassen, da gerade bei Entzündungszuständen die Kanäle rasch unbrauchbar werden können (12).

Sozialmedizinische Gesichtspunkte

Die Bewertung des Gliedmaßenverlustes erfolgt in den verschiedenen Versicherungszweigen nach unterschiedlichen Gesichtspunkten. Dieser Umstand stößt bei Amputierten oft auf mangelndes Verständnis. Hauptursache für diese Diskrepanz ist eine gleichartige Nomenklatur für verschiedene Begriffe. So wird der Verlust eines Beins im Oberschenkel durch Kriegseinwirkung bei guten Stumpfverhältnissen mit 70% »Minderung der Erwerbsfähigkeit« bewertet, eine Einschätzung des abstrakten Körperschadens, die von der Gesundheit = 100% ausgeht und mit »Erwerb« im eigentlichen Sinn nichts zu tun hat, da die Fähigkeit des Amputierten zum Erwerb in keiner Weise gestört zu sein braucht. Der gleiche Beinverlust wird im Rahmen der gesetzlichen Unfallversicherung mit 40% M. d. E. eingestuft. Der Beruf findet nur in seltenen Ausnahmefällen im Sinne einer »besonderen Betroffenheit« Berücksichtigung. In den Rentenversicherungen ist die prozentuale Einschätzung beseitigt und durch die Frage nach den verbliebenen Einsatzmöglichkeiten ersetzt.

Hier liegt die primär ärztliche Entscheidung: Was kann der Amputierte noch leisten? — Die Frage muß unterschiedlich beantwortet werden, ob es sich um Verluste der oberen oder solche der unteren Extremität handelt. Letztere stellen in vielen Berufen, besonders bei Geistesarbeitern, keine besondere Beeinträchtigung dar, können dagegen manche Tätigkeiten ausschließen, z. B. im Bergbau. Für die obere Extremität ergeben sich besonders für die Ohnhänder besondere Probleme (3). Auch hier gibt es jedoch Beispiele gelungener sozialer Rehabilitation. Letzten Endes hängt der Erfolg von der gemeinsamen Arbeit ab, die von Ärzten, Krankengymnastinnen, Beschäftigungstherapeuten, Fürsorgern und Berufsberatern geleistet wird (7 u. a.).

Literatur

1) Arens, W.: Langenbecks Arch. 282 (1955), 278.
2) Barnes, G. H.: Artificial Limbs 3 (1956), 4.
3) Boos, O.: Die Versorgung von Ohnhändern. Stuttgart 1960.
4) Borgmann, F.: Spätbefunde bei Beinamputierten. Verh. D.O.G. Köln 1957. Beil. H. Z. Orthop. 90, 346.
5) Dederich, R.: Die muskelplastische Stumpfkorrektur. Verh. D.O.G. Würzburg 1959. Beil. H. Z. Orthop. 93, 406.
6) Elle, R.: Amputierte und Prothesen. Jena 1950.
7) Faubel, W.: Die Rehabilitation der Amputierten. Verh. D.O.G. Würzburg 1959. Beil. H. Z. Orthop. 93, 426.
8) Hepp, O.: Prothesen der oberen Extremität. In: Hohmann-Hackenbroch-Lindemann, Handb. d. Orthop., Bd. I. Stuttgart 1957.
9) Hepp, O.: Biologie des Amputationsstumpfes. Verh. D.O.G. Würzburg 1959. Beil. H. Z. Orthop. 93, 391.
10) König, P.: Untersuchungsergebnisse über den Einfluß zu kurzer Beinprothesen auf die Wirbelsäule. Verh. D.O.G. Köln 1957. Beil. H. Z. Orthop. 90, 343.
11) Kuhlendahl, H.: Chirurgie der peripheren Nerven. In: Diebold-Junghans-Zukschwerdt, Klin. Chir. f. d. Praxis, Bd. IV, 1966.
12) Lodes, R.: Über Erfahrungen an Armamputierten mit *Sauerbruch*-Prothesen. Verh. D.O.G. Stuttgart 1965. Beil. H. Z. Orthop. 101, 329.

13) Marquardt, W.: Prothesen der unteren Extremität. In: Hohmann-Hackenbroch-Linde-mann, Handb. d. Orthop., Bd. I. Stuttgart 1957.

14) Meyeringh, H.: Zur Frage der Überlastungsschäden bei Oberschenkelamputierten. Verh. D.O.G. Köln 1957. Beil. H. Z. Orthop. 90, 341.

15) Rost, E.: Typische Fehler bei der Einbettung von Beinstümpfen in Prothesen. Verh. D.O.G. Köln 1957. Beil. H. Z. Orthop. 90, 321.

16) Sauerbruch, F.: Die willkürlich bewegbare künstliche Hand. Berlin 1916.

17) Slocum, D. B.: Amputations. In: Campbells Operative Orthopaedics, Vol. I. St. Louis 1963.

18) Solonen, K. A.: The Phantom Phenomenon in Amputated Finish War Veterans. Acta Orthop. Scand. Suppl. 54 (1962).

19) Wachsmuth, W.: Die Operationen an den Extremitäten, I. Teil. Berlin-Göttingen-Heidelberg 1956.

20) Witt, A. N.: Die Operationen am Oberarm, Ellenbogengelenk, Vorderarm, Handgelenk sowie an Hand und Fingern, Stumpfoperationen. In: Bier-Braun-Kümmell, Chirurgische Operationslehre, 7. Aufl., Bd. VI. Leipzig 1958.

21) Hilfsmittel für Körperbehinderte. Herausgegeben als Lose-Blatt-Sammlung vom Prüf- und Beschaffungsamt für Heil- und Hilfsmittel, Hannover.

Orthopädische Operationen an Extremitäten und Wirbelsäule

Von W. Mohing, Erlangen

Orthopädische Operationen an Wirbelsäule und Extremitäten, besonders aber an den Gelenken, werden heute weitaus häufiger als früher ausgeführt. Eine Reihe von Gründen macht diese Tatsache verständlich. Die zunehmende Lebenserwartung erfordert Eingriffe an den Extremitäten auch im höheren Alter; Fortschritte der Medizin, besonders aber der Anästhesiologie ermöglichen sie. Neuere Erkenntnisse der Grundlagenforschung lassen auch Eingriffe bei solchen Erkrankungen aussichtsreich erscheinen, die bisher nicht als beeinflußbar galten. So ist aus der früher sehr konservativen Orthopädie heute ein modernes operativ orientiertes Fach geworden.

Operationen an den oberen Gliedmaßen

Gegenüber den viel häufigeren Eingriffen an den unteren Gliedmaßen treten Operationen an der oberen Extremität zurück. In dieser Tatsache kommt die Bedeutung der Belastung der Gelenke der unteren Extremität durch das Körpergewicht zum Ausdruck. Das zeigt auch ganz klar die Aufstellung über die Häufigkeit der Arthrosis deformans an einzelnen Gelenken.

Abb. 1 Verteilung von 1900 Arthrosen
auf die einzelnen Extremitäten-
abschnitte

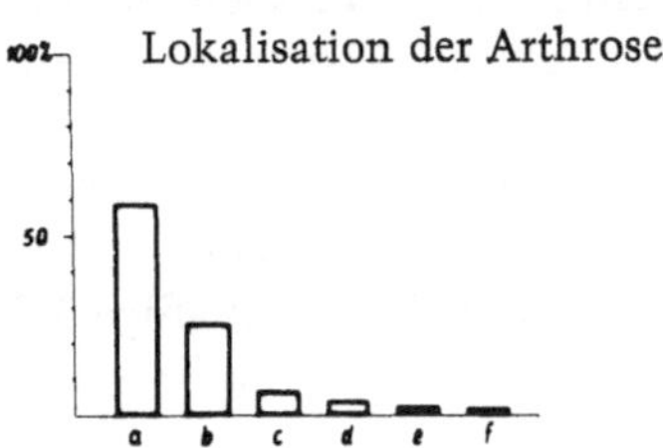

a = Wirbelsäule
b = Kniegelenke
c = Hüftgelenke

d = Sprunggelenke
e = Großzehengrundgelenke
f = Schulter-, Ellenbogen-, Hand-, Fingergelenke

(Aus Mohing: Die Arthrosis deformans des Kniegelenkes, Berlin-Heidelberg-New York 1966.)

Eingriffe am Schultergelenk

Von wenigen speziellen Eingriffen abgesehen (Arthrotomie bei Gelenkchondromatose, Serratuslähmung u. a.) sind Operationen der habituellen *Schultergelenksluxation* und *Arthrodesen* des Schultergelenkes die wichtigsten Eingriffe. Die habituelle Luxation des Humeruskopfes ist eine der häufigsten, deutlich zunehmenden gewohnheitsmäßigen Verrenkungen. Hierin zeigt sich der Einfluß der traumatischen Schulterverrenkung, während ein anderer nicht geringerer Teil aus innerer Veranlagung, durch Anomalien der Schultergelenkspfannen entsteht. Auch bei enchondralen Dysostosen und bei Epileptikern ist die habituelle Schulterluxation nicht selten. Die häufigste Verrenkung ist die nach vorn; andere Formen der Luxation sind weitaus seltener.

Die gebräuchlichsten Operationen zielen darauf ab, den vorderen unteren Pfannenrand zu verstärken und dadurch die Luxationen zu verhindern. Diese Forderung erfüllt u. E. am besten die Operation nach M. LANGE, bei der der untere Limbus durch einen Knochenspan angehoben und die Kapsel des Schultergelenkes durch Verpflanzung des M. subscapularis verstärkt und gespannt wird.

Nachbehandlung: Die operierte Schulter wird 3 Wochen im Thoraxgips ruhiggestellt. Die Mobilisierung beginnt danach zunächst aus der Gipsschale, allmählich ansteigend. Im allgemeinen ist nach 14 Tagen eine ausreichende Beweglichkeit erreicht. Lediglich die Wiederherstellung der Außenrotation kann gelegentlich längere Zeit erfordern. Eine besondere Behandlungsmaßnahme ist nicht mehr notwendig; die beste funktionelle Behandlung ist der Gebrauch des Armes unter Vermeidung extremer Bewegungen. Röntgenaufnahmen zur Kontrolle des Knochenspanes sind 3 Monate nach der Operation notwendig.

Komplikationen: Während die Funktion des operierten Armes meist sehr schnell zunimmt, treten in einzelnen Fällen schmerzhafte Reizzustände im Schultergelenk auf. Sie lassen sich durch lokale Antiphlogistika gut beeinflussen. Bei Therapieresistenz muß an ein Sudeck-Syndrom gedacht werden.

Sozialmedizinische Fragen: Die Dauer der Arbeitsfähigkeit hängt auch von der Art des auszuübenden Berufes ab. Verlangt dieser extreme Bewegungen, sollte die Arbeit erst drei Monate nach Abnahme des Gipsverbandes wieder aufgenommen werden. Bis dahin ist die Verstärkung des unteren vorderen Pfannenrandes abgeschlossen. Bei anderen Berufen ist mit Wiedereintritt der Arbeitsfähigkeit etwa 6 Wochen nach Beginn der Übungsbehandlung zu rechnen. Obwohl die Rezidivquote der operierten Luxation außerordentlich niedrig ist (etwa 1% VIERNSTEIN, WITT), sollten Patienten mit beseitigter Luxation möglichst nicht gefährdete Berufe wie Zimmermann, Dachdecker und ähnliche Tätigkeiten ausüben, welche ständig extreme Bewegungen im Schultergelenk erfordern.

Eine gewohnheitsmäßige Schulterverrenkung ist nur dann Unfallfolge, wenn die erste Luxation einwandfrei traumatisch entstanden ist.

Die *Arthrodese* des Schultergelenkes ist indiziert:
1. bei schweren deformierenden Arthrosen;
2. bei Lähmungen des Schulterkappenmuskels;
3. bei der Caries sicca (s. entsprechendes Kapitel).

Ziel der Operation ist die Beseitigung der Beschwerden oder bei Lähmungen des Schulterkappenmuskels die Bewegungsfähigkeit des Schultergürtels zu nutzen. Sie setzt aber die aktive Beweglichkeit des Ellenbogen- und Handgelenkes voraus. Die Versteifung des Schultergelenkes wird durch die Verschieblichkeit des Schultergürtels kompensiert. Bei deformierenden Arthrosen ist die Beweglichkeit vor der Operation ohnehin erheblich schmerzhaft eingeschränkt.

Die meisten Operationen unterscheiden sich nur in Nuancen. Humeruskopf und Schultergelenkspfanne werden entknorpelt und zur Förderung des knöchernen Durchbaues mit Schrauben in guter Gebrauchsstellung des Armes aufeinandergepreßt. Welche

Methode auch immer ausgeführt wird, das angestrebte Ziel, der knöcherne Durchbau, tritt im allgemeinen erst nach 3—4 Monaten ein. Während dieser Zeit wird das operierte Schultergelenk im Thoraxgips ruhiggestellt. Wenn keine Beschwerden mehr bestehen, der knöcherne Durchbau aber noch nicht völlig abgeschlossen ist, kann man bei zuverlässigen Patienten den Thoraxgips auch durch einen fixierenden Apparat ersetzen.

Nachbehandlung: Nach eingetretener knöcherner Ankylose muß der Schultergürtel durch aktive Bewegungsübungen gelockert werden. Diese Behandlung kann je nach den örtlichen Gegebenheiten auch ambulant durchgeführt werden. Treten bei der Übungsbehandlung anhaltende Beschwerden auf, ist röntgenologisch zu überprüfen, ob das Gelenk wirklich versteift ist. Bei Ausbleiben der knöchernen Ankylose muß reoperiert werden.

Sozialmedizinische Fragen: Nach Lockerung des Schultergürtels behindert die Versteifung des Schultergelenkes nur noch die extremen Bewegungen. Unter Umständen ist also Umschulung notwendig. Für die Bewertung der durch die Versteifung eingetretenen Erwerbsminderung geben die in Praxi meist angewandten Rententabellen nur einen Anhalt. Während die abstrakte Minderung der Erwerbsfähigkeit auf dem allgemeinen Arbeitsmarkt etwa 30% beträgt, kann sich in Einzelfällen für bestimmte Berufe eine höhere (konkrete) Minderung der Erwerbsfähigkeit ergeben. Diese Tatsache spielt in der reichsgesetzlichen Unfallversicherung keine, in der privaten Unfallversicherung und im Haftpflichtrecht (nach dem Bürgerlichen Gesetzbuch) aber eine erhebliche Rolle.

Neben diesen intraartikulären Eingriffen werden selten, aber doch gelegentlich auch *extra-paraartikuläre Eingriffe* bei Rissen der Rotatorenmanschette *(Supraspinatussyndrom)* notwendig. Verletzungen der Rotatorenplatte machen sich oft durch eine erhebliche Schmerzempfindlichkeit beim Seitwärtsheben des Armes bemerkbar. Das Krankheitsbild ist nicht immer leicht zu erkennen und macht zur Sicherung der Diagnose eine Arthrographie notwendig. Die postoperative Fixierung des Schultergelenkes bedingt oft eine hartnäckige Bewegungseinschränkung des Schultergelenkes, die der intensiven krankengymnastischen Behandlung bedarf. Tritt innerhalb von 4 Wochen keine meßbare Zunahme der Beweglichkeit ein, ist Rückverweisung an die Klinik zur Prüfung der Frage notwendig, ob das Schultergelenk in Narkose bewegt werden soll. Das ist meist schonender als eine lange wirkungslose Fortsetzung der Übungsbehandlung. Bei anhaltendem Schmerz ist lokale para- oder intraartikuläre Kortisonbehandlung oder Röntgenbestrahlung (Entzündungsbestrahlung) zweckmäßig.

Eingriffe am Ellenbogengelenk und in Ellenbogengelenksnähe

Sie sind am häufigsten notwendig:
    zur Beseitigung freier Gelenkkörper;
    zur Korrektur deform verheilter Frakturen;
    zur Versteifung schmerzhafter deformierter Gelenke
    als Arthroplastik bei polyarthritischen Ellenbogengelenken
    und bei Operationen therapieresistenter Epikondylitiden.

Freie Gelenkkörper entstehen im Ellenbogengelenk meist bei Gelenkchondromatosen in der Gelenkinnenhaut oder bei der Osteochondrosis dissecans aus der Gelenkfläche des Humerus. Neben Einklemmungserscheinungen und schmerzhaften Reizzuständen wird der

Gelenkknorpel durch die Corpora libera mechanisch geschädigt. Die Entfernung der Corpora libera beseitigt diese Reizzustände, sie verhindert die weitere mechanische Irritierung der Gelenkflächen, läßt aber die bereits bestehende Arthrose unbeeinflußt.

Die nach der Eröffnung des Gelenkes erforderliche Kapselnaht macht Ruhigstellung im Armgips für 14 Tage notwendig. Danach kann mit der vorsichtigen Mobilisierung des Ellenbogengelenkes durch aktive Bewegung begonnen werden. Dabei wird besonders die Beugefähigkeit trainiert, die Streckung etwas vernachlässigt. Sie ist funktionell nicht so wichtig. Passive Bewegungsübungen sind nur angebracht, wenn die Beweglichkeit keinerlei Fortschritte macht. Reizzustände treten am Gelenk meist nur bei Beginn der Übungsbehandlung auf. Durch örtlich wirkende, antiphlogistische Maßnahmen (Alkoholumschläge, Salben) lassen sie sich gut beeinflussen. Die Gefahr der *Myositis ossificans* ist bei schonender Übungsbehandlung gering.

Schreitet die Arthrosis deformans weiter fort, kann unter Umständen die Arthrodese angezeigt sein. Sie wird in knapp rechtwinkeliger Stellung durchgeführt. Es gibt eine Reihe von Operationsmethoden, die nach Resektion des Gelenkknorpels die Gelenkkörper in der gewünschten Stellung fixieren. Im allgemeinen tritt das angestrebte Ziel, die solide knöcherne Versteifung, erst nach etwa 3 Monaten ein.

Komplikationen: Abgesehen vom Ausbleiben der knöchernen Ankylose beobachteten wir einmal *Sensibilitätsstörungen* im Versorgungsbereich des Nervus ulnaris als Folge einer Einmauerung des Nerven. Nach Neurolyse klangen die Beschwerden ab.

Arthroplastiken des Ellenbogengelenkes, im allgemeinen als Interpositionsplastik ausgeführt (selten Alloplastik) haben ihr Hauptanwendungsgebiet bei der primär chronischen Polyarthritis. Ihr Erfolg hängt entscheidend von der frühen postoperativen Mobilisierung ab (Vainio, Gschwendt). Die Ergebnisse sind hervorragend (Vainio).

Komplikationen: Gelegentliche postoperative Gelenkschwellungen sind bis zur Normalisierung der Gelenkfunktion häufig und somit keine eigentliche Komplikation. Da bei der PcP allerdings Rezidive möglich sind, muß bei späteren Gelenkschwellungen auch daran gedacht werden, daß diese noch nach Jahren auftreten können.

Folgen korrigierender Osteotomien wegen deform verheilter Frakturen

Meist handelt es sich um die Korrektur deform verheilter suprakondylärer Frakturen. Nach der korrigierenden Osteotomie ist auch bei der Anwendung der Osteosynthese eine vorübergehende Immobilisierung nicht zu umgehen.

Nachbehandlung: Siehe unter Arthrotomien bei Corpora libera.

Komplikationen: Nervenläsionen durch Verletzung oder als Folge der Blutleere. Bei verspätetem Auftreten von Fisteln als Folge der Fixierung mit Nägeln, Schrauben o. ä. ist Klinikeinweisung zur Entfernung des Osteosynthesenmateriales zu prüfen.

Epicondylitis humeri lateralis

Die Epicondylitis humeri lateralis, wegen ihrer Therapieresistenz auch als »petit mal« bezeichnet, kann bei Therapieresistenz gelegentlich operative Maßnahmen erfordern. Bei einwandfrei lokaler Entstehung durch muskuläre Dauerbeanspruchung (andere Faktoren: Foxaltoxiskose, Halswirbelsäulensyndrom) können operative Maßnahmen notwendig sein. Sie bezwecken entweder die zeitweilige Unterbrechung des Muskelzuges durch Einkerbung der Extensorenplatte (Operation nach Hohmann), die

Desensibilisierung des Ellenbogengelenkes (nach BATEMAN) oder die Resektion des Ringbandes (nach BOSWORTH).

Nachbehandlung: Lokale Injektionen mit Glukokortikoiden, Plenosol und örtlich anzuwendende Antiphlogistika können die postoperativ auftretende Reizempfindlichkeit dämpfen; die Massage der Extensorenbäuche sollte nicht vergessen werden. Wenn alle Maßnahmen versagen, wird berufliche Umschulung nicht zu umgehen sein. In Zusammenarbeit von Arbeitsamt und Landesversicherungsanstalt müssen die notwendigen Maßnahmen eingeleitet werden.

Sieht man von der Korrektur deform verheilter Frakturen ab, werden Operationen an Hand und Fingern im wesentlichen ausgeführt:

> zur Behandlung der Syndaktylie;
> zur Behandlung der Navikularpseudarthrose;
> zur Behandlung der Lunatummalazie;
> zur Behandlung der Arthrosis deformans des Hand- und Daumensattelgelenkes;
> zur Behandlung rheumatischer Deformitäten.

Die *Syndaktylie* wird nur an den Fingern, nicht aber an den Zehen operiert. Während über die Technik weitgehende Übereinstimmung besteht, ist lediglich der Zeitpunkt des Eingriffes unklar, einige Autoren wählen das 5. bis 6. Lebensjahr (vor Schulbeginn), andere warten noch länger. Die Rezidivgefahr ist durch postoperative Narbenschrumpfung besonders groß. Sie läßt sich auch bei optimaler Schnittführung nicht ganz bannen. Die Nachsorge zielt daher darauf ab, durch Tragen einer korrigierenden Schiene und durch sorgfältige Beobachtung des operierten Kindes die Kontraktur zu verhüten. Bei beginnender Kontraktur mit fortschreitender Tendenz ist Reoperation notwendig.

Karpaltunnelsyndrom

Beim Karpaltunnelsyndrom entstehen unklare Beschwerden im Ausbreitungsgebiet des Nervus medianus durch Kompression des Nerven gegen das Lig. carpale. Diesem noch nicht genügend bekannten Syndrom liegt eine Reihe von Ursachen zugrunde, Knochenexostosen nach Navikularfrakturen und chronische entzündliche Prozesse wie Monarthritiden oder die primär chronische Polyarthritis, um nur einige zu nennen.

Die operative Behandlung, das Lig. carpale wird durchtrennt, richtet sich nach der Ursache. Durch das posttraumatische Ödem können auch noch längere Zeit Schmerzen auftreten. Das Abklingen der Beschwerden läßt sich durch Antiphlogistika (Oxyphenbutazon-Tanderil, am besten schon präoperativ angewandt, 4×250 my tgl.) und örtliche Anwendung von Antiphlogistika einschließlich Kortikoidinjektionen beschleunigen. Bereits bestehende motorische Ausfälle, am häufigsten ist der Daumenballen atrophisch, bilden sich dagegen nicht mehr zurück.

Schnellender Finger

Der sog. schnellende Finger oder schnellende Daumen beruht auf einer Verdickung der Beugesehnen, die sich bei der Streckung des betroffenen Fingers durch das Sehnenfach zwängen müssen und dabei das Phänomen des »Schnellens« hervorrufen.

Die Behandlung besteht in der Spaltung der Sehnenscheiden und ovalärer Exzision der Sehne im Bereich der Verdickung.

Eine besondere Nachbehandlung ist im allgemeinen nicht notwendig. Komplikationen sind bei sachgemäßer Operation nicht zu erwarten. Die Funktion des Fingers normalisiert sich durch den Gebrauch der Hand bald von selbst.

Navikularpseudarthrosen

Sie entsteht meist als Folge der nicht oder zu spät erkannten Fraktur des Os naviculare der Hand. Nicht selten wird erst die voll ausgeprägte Pseudarthrose mit sekundärer Handgelenksarthrose diagnostiziert.

Bei der Indikation zur Operation ist davon auszugehen, daß auch nach dem Eingriff die Ausheilung der Pseudarthrose sehr viel Zeit in Anspruch nimmt, die dabei erforderliche Ruhigstellung nicht ohne Nachteile ist, aber im arthrotischen Stadium die Ausheilung der Pseudarthrose unter Umständen die Beschwerden nicht beeinflußt, weil die Arthrose des Handgelenkes weiterbesteht.

Die Hand muß je nach Ausheilung der Pseudarthrose mehrere Monate im Gipsverband ruhiggestellt werden. Wir benutzen dazu den Faustgips. Die Mobilisierung der Fingergelenke und des Handgelenkes geht durch aktive Übungen, im Wasserbad, warmen Sand unter Verwendung von örtlich wirkenden Heilerde- und Salbenverbänden im allgemeinen sehr schnell. Die Beweglichkeit des Handgelenkes, meist ist sie schon vor der Operation eingeschränkt, erreicht dagegen nicht immer das normale Ausmaß. Daher muß besonders eine genügende Dorsalflektion angestrebt werden, während die Volarflektion vernachlässigt werden kann.

Die *Malazie des Mondbeines*, die sog. Kienböcksche Krankheit, führt durch den allmählichen Zerfall des Mondbeines zur Deformierung und damit zur Inkongruenz zwischen Radius und Os lunatum. Folge davon ist die Handgelenksarthrose. Versuche, den Mondbeintod durch Ausräumung der Spongiosa und Auffüllung mit frischer Spongiosa aus dem benachbarten Radius zu heilen, sind in Frühfällen meist erfolgreich. Auch hier läßt sich vorübergehende Ruhigstellung im Gipsverband für etwa 8 Wochen nicht umgehen.

Handgelenksarthrodese

Die Handgelenksarthrodese ist ein ausgezeichneter Eingriff bei schmerzhafter Arthrose (nach Entzündungen, Navikularpseudarthrosen und Mondbeintod). Durch die Versteifung in guter Funktionsstellung — bei körperlich Arbeitenden ist das leichte Dorsalflektion — werden die Schmerzen ausgeschaltet, während die Gebrauchsfähigkeit der Hand nicht beeinflußt wird, ja sich durch die Beschwerdefreiheit verbessert.

Die Arthrodese wird durch Verriegelung des Handgelenkes mit Knochenspan nach vorheriger Entknorpelung durchgeführt. Das angestrebte Ziel der Operation, die knöcherne Versteifung, tritt im allgemeinen nicht vor 3 Monaten, lediglich bei bereits schwer deformierten Handgelenken etwas eher ein.

Nach Abschluß der fixierenden Behandlung sind therapeutische Maßnahmen im allgemeinen nicht notwendig. Die Kraft der Hand normalisiert sich unter steigender Benutzung, auch die Geschmeidigkeit der Fingergelenke nimmt laufend zu. Treten dagegen Schmerzen im Handgelenk auf, ist neue Röntgenkontrolle mit der Fragestellung notwendig, ob das operierte Handgelenk wirklich fest ist. Bevor man sich zur Reoperation entschließt, sollte der Versuch mit einer genügend langen, das Handgelenk wirklich fixierenden Manschette gemacht werden.

Arthrodese des Daumensattelgelenkes

Die schmerzhafte Arthrose des Daumensattels ist nicht selten. Wenn, was nicht sehr häufig der Fall ist, die Schmerzen durch konservative Maßnahmen nicht beeinflußt werden, ist die Verriegelungsarthrodese angezeigt. Durch diesen kleinen Eingriff wird die Gebrauchsfähigkeit des Daumens wieder hergestellt, eine spezielle Nachbehandlung ist nicht nötig. Komplikationen sind nicht zu erwarten. Bestehende Schmerzen können darauf hinweisen, daß die erwünschte Ankylose nicht eingetreten ist, doch sind Reoperationen selten notwendig.

Allgemeine Anmerkungen

Die häufigste Komplikation nach Eingriffen an der oberen Extremität, besonders nach Eingriffen an der Hand, ist das Sudeck-Syndrom. Allerdings wird die Diagnose zu oft gestellt; nicht jede postoperative Schwellung ist ein *Sudeck*. Nach Abnahme von Gipsverbänden oder nach Aufnahme der Bewegungsübungen sind Schwellungen der betroffenen Gelenke nicht selten. Die daniederliegende Funktion bewirkt auch eine Herabsetzung des intraartikulären Stoffwechsels, insbesondere der Balance von Resorption und Produktion mit dadurch bedingtem Gelenkerguß und paraartikulärer Schwellung. Vorsichtig dosierte gesteigerte Funktion, möglichst ohne passive »Nachhilfe« trägt am ehesten zur Normalisierung der Gelenkfunktion bei. Von einem Sudeck-Syndrom sollte man nur sprechen, wenn deutliche trophische Störungen mit Zyanose, Hyperhydrosis und Zeichen des Knochenumbaues vorliegen. Durch ein Oszillogramm muß geklärt werden, ob gesteigerte oder verminderte Durchblutung vorliegt, weil die zu treffenden Maßnahmen hiervon abhängen. Vor Ruhigstellung ist dringend zu warnen, weil sonst die Versteifung der Fingergelenke droht.

Sozialmedizinische Fragen: Der alte Grundsatz, an den oberen Gliedmaßen Motilität, an den unteren Stabilität, hat nur noch beschränkte Bedeutung. Die Gebrauchsfähigkeit der Gelenke des Armes kann durch operative Maßnahmen, auch durch Arthrodesen in Funktionsstellung wesentlich verbessert werden. Entscheidend ist dabei, daß die Beweglichkeit der Fingergelenke und des Daumens erhalten bleibt. Bei allen Begutachtungen sollte man sich deshalb nicht mit der negativen Feststellung des Befundes begnügen, sondern auch die Möglichkeiten zur Rehabilitation prüfen.

Der Wiedereintritt der Arbeitsfähigkeit nach Operationen hängt von der Dauer der Immobilisierung, dem komplikationslosen Verlauf, aber auch von der Schnelligkeit ab, mit der sich die atrophisch gewordene Muskulatur wieder kräftigt. Im allgemeinen ist 8 Wochen nach Abschluß der Nachbehandlung mit Wiedereintritt der Arbeitsfähigkeit zu rechnen. Für die Einschätzung der unfallbedingten Erwerbsminderung gilt die schon erwähnte Tatsache, daß in günstiger Gebrauchsstellung versteifte Gelenke niedriger einzuschätzen sind als schmerzhafte Gelenke mit geringer Wackelbeweglichkeit.

Rheumatische Deformitäten

Die Tatsache, daß wegen der schlechten Behandlungsergebnisse in zunehmendem Maße Operationen an »rheumatischen« Gelenken durchgeführt werden, veranlaßt, kurz hierauf einzugehen. An der »rheumatischen Hand« werden als Frühoperation Synovektomien von Hand und Fingergelenken und Tendosynovektomien, ferner Arthrodesen des Handgelenkes und einzelner Fingergelenke, Arthroplastiken der Fingergrundgelenke und korrigierende Osteotomien zur Stellungsverbesserung durchgeführt. Die einzelnen Methoden können auch je nach Erfahrung und Befund miteinander kombiniert werden. Bei jeder Operation sollte man allerdings genau überlegen, ob der Eingriff für den Patienten auch von wirklichem Nutzen ist, da viele Polyarthritiker trotz schwerer Deformitäten eine erstaunliche Anpassung entwickelt haben, so daß sie sich mit ihrem Zustand abgefunden haben. In diesem Zusammenhang sei (siehe auch unter Kniegelenk) besonders auf die Frühsynovektomie des Handgelenkes und der Fingergelenke hingewiesen. Durch die Entfernung der serösen Innenhaut aus den Gelenken (Synovektomie) und des die Sehnen umhüllenden erkrankten Gleitgewebes (Tendosynovektomie) soll der Krankheitsherd eliminiert und das Fortschreiten des Prozesses verhindert werden.

Die vorläufigen Ergebnisse der Synovektomie der Hand- und Fingergelenke anderer Autoren wie auch die eigenen sind ausgezeichnet. Die vor der Operation auftretenden Dauerbeschwerden klingen ebenso wie die durch die chronische Entzündung bedingte Schwellung ab. Die Dauerergebnisse sind noch nicht zu übersehen, jedoch sind langanhaltende Besserungen durchaus nicht selten.

Nachbehandlung: Arthrodesen und Osteotomien an Händen und Fingern erfordern immer eine gewisse Immobilisierung im Gipsverband. Diese macht sich um so ungünstiger bemerkbar, als die erkrankten Gelenke meist schon vor der Operation nicht mehr oder nur vermindert benutzt worden sind. Der Effekt der Operation wird sich daher nur erst allmählich einstellen und verlangt eine gewisse Anpassung. Der Kranke muß daher zum Gebrauch der Hand und der Finger angehalten, am zweckmäßigsten in einer krankengymnastischen Abteilung mit Beschäftigungstherapie behandelt werden und lernen, sich an die verbesserte Funktion zu gewöhnen.

Nach Synovektomien hingegen setzt die aktive Übungsbehandlung bereits am Tage nach der Operation ein. Die Synovektomie ist, vom Organ »Gelenk« aus betrachtet, ein großer Eingriff, bei dem eines der wesentlichen für die Funktion des Gelenkes notwendigen Bestandteile entfernt wird. Das operierte Gelenk schwillt nach der Operation zunächst an, die Schwellung geht unter der allmählich gesteigerten Funktion langsam zurück. Die Entfernung der Synovialis, die sich erst im Laufe der Zeit wieder neu bilden muß, hinterläßt daher zunächst noch für eine gewisse, nicht genau festzulegende Zeit (bis zu einem Jahr), eine Resorptionsstörung. Lokal wirkende Antiphlogistika, Injektionen mit Glukokortikoiden und antiphlogistisch wirkende Pharmake können den physiologischen nicht als Komplikation zu bezeichnenden Anpassungsvorgang beschleunigen. Die bisherigen Erfahrungen lassen wünschen, daß die Möglichkeiten der Frühsynovektomie als Präventivoperation mehr ausgenutzt werden, damit die rekonstruktiven Operationen (s. o.) seltener ausgeführt werden müssen.

Operationen an der Wirbelsäule

Operationen an der Wirbelsäule werden, abgesehen von den Eingriffen wegen einer Nucleus pulposus-Hernie (siehe entsprechendes Kapitel), am häufigsten aus folgender Indikation ausgeführt:

Abb. 2 Übergangswirbel mit Nearthrose
(seltene Ursache von Lumbalgien)

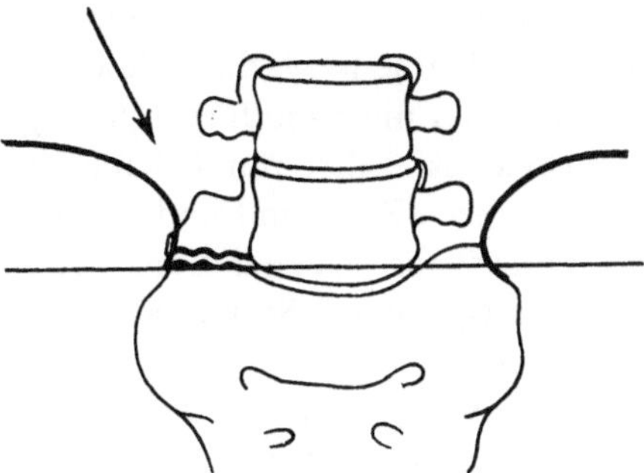

bei progredienter Skoliose;
seltener als Spondylodese bei schmerzhafter Nearthrose und Assimilationsstörungen
am Kreuz-Lenden-Übergang und Spondylolisthesis;
gelegentlich bei der Osteoarthrosis interspinosa (*Baastrup*-Syndrom) und als Verte-
brotomie beim Morbus *Bechterew*.

Die Operation der *idopathischen Torsionsskoliose* ist bei nicht zu beeinflussender
Progredienz erforderlich. Nach vorheriger Lockerung und Extension der Skoliose durch
klinische krankengymnastische Behandlung wird die Hauptkrümmung, Sitz der Progredienz, durch Spananlagerung, Resektion der kleinen Wirbelgelenke oder Kombination beider Methoden versteift. Die Nachbehandlung ist zeitraubend. Die Korrektur
muß im Gipskorsett, später durch redressierende aktive korrigierende Korsette, kombiniert mit krankengymnastischer Übungsbehandlung, gesichert werden. Der Patient
sollte in Abständen von drei Monaten der operierenden Klinik zur Kontrolle vorgestellt
werden, damit festgestellt werden kann, ob die erreichte Korrektur auch behauptet wird.
Gleichzeitig muß der Sitz des Korsettes überprüft werden. Die »kosmetische« Korrektur
kann der Patient durch gute Haltung selbst vornehmen. Bleibt die knöcherne Fusion
aus, ist Reoperation zu überlegen.

Komplikationen: Gelegentlich sind Kieferschäden durch die Extension des Korsettes
beobachtet worden.

Sozialmedizinische Fragen: Da die operative Behandlung der Skoliose auch an die
Geduld der Eltern große Anforderungen stellt, müssen diese genau aufgeklärt werden,
was sie erwartet und mit welcher Behandlungsdauer zu rechnen ist. Im allgemeinen
wird die klinische Behandlung etwa 3 Monate dauern, die ganze Behandlung aber,
einschließlich der Operationsvorbereitungen, ein Jahr beanspruchen.

Operationen wegen *therapieresistenter Kreuzschmerzen* durch Spondylodese werden
nur noch selten ausgeführt. Hierzu gehören auch die Operationen wegen schmerzhafter
Assimilationsstörungen mit Nearthrosen. Erst wenn eindeutig gesichert ist, daß die
Nearthrose kein Zufallsbefund, sondern Ursache der Kreuzschmerzen ist, kann man
die Arthrodese rechtfertigen. Sie erfordert mindestens 6wöchige Ruhigstellung im Gips-
bett und weitere Fixierung für 6 Wochen im Gipskorsett.

Ähnliche Erwägungen gelten auch für die Operation des *Wirbelgleitens, der Spondylolisthesis.* Sie beruht auf einer angeborenen Spaltbildung im sog. Zwischenwirbelstück,
meist in der unteren Lenden-, ausgesprochen selten in der Halswirbelsäule. Der Gleit-
vorgang geht immer mit einer Zermürbung der benachbarten Bandscheiben einher, er
kann auf jeder Stufe stehenbleiben, aber auch extreme Ausmaße erreichen. In vielen

Fällen heilt der Prozeß durch fibröse Fixierung des betroffenen Segmentes aus, ohne daß der Patient je wesentliche Beschwerden hat. Man sollte ihm daher die Tatsache des Gleitprozesses nicht eröffnen. Die Operation durch Stabilisierung des Kreuz-Lenden-Überganges ist daher nur bei nachgewiesener Progredienz (Röntgenkontrollen über einen längeren Zeitraum) und bei Wurzelreizung indiziert, wenn diese durch konservative physikalische Behandlungsmaßnahmen nicht beeinflußbar ist. Der lumbosakrale Abschnitt wird durch Spananlagerung von dorsal oder durch ventrale paraspinale Anlage fusioniert.

Auch diese Operation macht mehrmonatige Immobilisierung in Gipsschale und Korsett erforderlich. Dadurch entsteht zunächst eine erhebliche Inaktivitätsatrophie der Rückenmuskulatur, die gezielter Behandlung bedarf. Der Kranke muß die unter krankengymnastischer Anleitung erlernten Übungen zu Hause fortsetzen. Die passive Behandlung mit Massagen genügt nicht, sie kann lediglich die Muskulatur durch Hyperämisierung übungsbereiter machen. Neben den täglich 2mal 10 Minuten durchzuführenden Übungen zur Kräftigung der Rückenmuskulatur kann der Operierte weiter durch Abbürstungen, Schwimmen, Spazierengehen und Einlegen eines Brettes unter die Matratze zur schnelleren Wiederherstellung beitragen. Dem Drängen nach Verordnung eines Mieders, das ohne Übungsbehandlung die Atrophie der Rückenmuskulatur verstärkt, muß man sich bei arbeitsunwilligen Patienten widersetzen. Bei Arbeitswilligen kann es, begrenzt getragen, den Wiedereintritt der Arbeitsfähigkeit beschleunigen.

Sozialmedizinische Fragen: Nach den oben genannten Operationen muß mit längerer Arbeitsunfähigkeit gerechnet werden. Sie hängt auch davon ab, welche körperliche Beanspruchung gefordert wird. Jedoch ist der Wiedereintritt der Arbeitsfähigkeit nicht vor Ablauf von 2 Monaten nach Gipsabnahme zu erwarten. Bei Neigung zu häufigen Rückenschmerzen ist auch berufliche Umschulung in einen Beruf mit verminderter körperlicher Beanspruchung zu empfehlen. Sie kann in Zusammenarbeit mit dem Arbeitsamt durchgeführt werden. Gewährung der Rente wegen Erwerbs- und Berufsunfähigkeit auf Zeit ist in derartigen Fällen (nur bei Umschulung) notwendig, in den übrigen Fällen, in denen die alte Beschäftigung wieder aufgenommen wird, nicht notwendig. Jugendlichen mit Wirbelsäulenleiden sollten bei den Untersuchungen im Rahmen des Jugendarbeitsschutzgesetzes solche Tätigkeiten nicht empfohlen werden, die den Körper einseitig (nur im Sitzen oder Stehen) und mit schwerem Heben und Tragen belasten.

Operationen beim *Baastrup*-Syndrom werden relativ selten durchgeführt. Sie sind angezeigt, wenn der Kreuzschmerz ständig bei Überlordosierung auftritt und auch exakt lokalisiert wird. Die Operation, Ablösung der Muskelansätze und Abträgung der Spit-

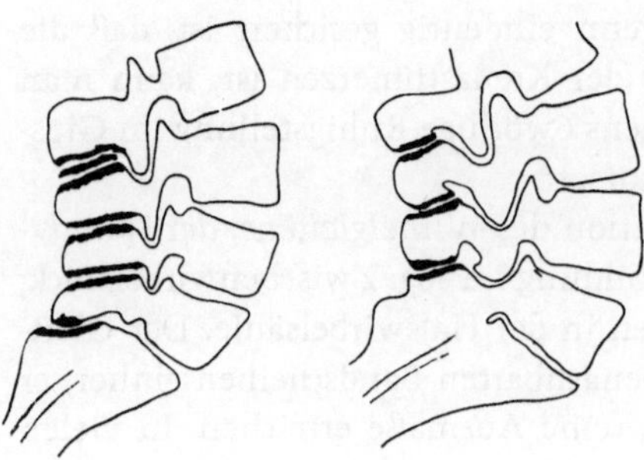

Abb. 3 Osteoarthrosis interspinosa
(sog. Baastrup-Syndrom)

zen der betroffenen Dornfortsätze, ähnelt im Prinzip der *Hohmann*schen Operation bei der Epicondylitis humeri. Sie ist ein kleiner Eingriff, der unter Umständen in örtlicher Betäubung durchgeführt werden kann. Da nach Abklingen des Wundschmerzes keine längere Immobilisierung notwendig ist, erübrigt sich auch eine spezielle Nachbehandlung.

Operationen bei Morbus *Bechterew* können wegen extremer Kyphose der Wirbelsäule notwendig sein. Sie sind ein großer, nicht risikoarmer Eingriff, der nur in wenigen Fachkliniken ausgeführt wird. Wegen der Seltenheit der Operation können keine besonderen Richtlinien zur Nachsorge angegeben werden.

Allgemeine Anmerkungen

Die Behandlung der Rückenschmerzen, denen, abgesehen von den zahlreichen differentialdiagnostisch in Betracht kommenden Ursachen eine Reihe vertebragener Faktoren zugrunde liegen kann, wird häufig zu wenig unter funktionellen Gesichtspunkten durchgeführt. Eine der wichtigsten Aufgaben dieser Behandlung, die Kräftigung der Rückenmuskulatur scheitert an der Bequemlichkeit vieler Patienten, die gezeigten Übungen regelmäßig durchzuführen. Gerade hiervon hängt aber der Erfolg entscheidend ab.

Operationen an den unteren Extremitäten

Eingriffe am Hüftgelenk

Interventionen am Hüftgelenk sind mit die häufigsten orthopädischen Operationen. Sie werden in zunehmendem Maße in allen Lebensabschnitten ausgeführt. Von wenigen abgesehen, handelt es sich dabei um Eingriffe zur Normalisierung der Gelenkfunktion, zur Verhütung der späteren Koxarthrose oder um Operationen zur Behandlung der bereits vorhandenen Arthrose des Hüftgelenkes.

Eingriffe im Kindesalter

Der typische Eingriff ist die varisierende oder derotierende Osteotomie oder die Kombination von beiden. Sie ist bei den Folgezuständen der sog. *angeborenen Hüftluxation*, der *Coxa-valga-subluxans* oder der pathologischen *Antetorsion des Femurkopfes* indiziert. Beide sind oft miteinander vergesellschaftet. Die Coxa-valga-subluxans begünstigt den Abbau des oberen Pfannenerkers und verstärkt die Beanspruchung des äußeren Kopfquadranten; die Belastung wird exzentrisch. Als Folge der pathologischen Verdrehung des Femurkopfes (Antetorsion) wird der vordere Rand der Hüftgelenkspfanne abgebaut, einzelne Abschnitte des Femurkopfes erhalten dadurch verstärkten Druck und können nekrotisch werden (Kopfnekrose). Die intertrochantere Osteotomie normalisiert das Verhältnis von Kopf und Pfanne. Sie lenkt durch die Wiederherstellung der Funktion die Entwicklung des Gelenkes in normale Bahnen und kann damit die spätere Koxarthrose verhüten.

Gelegentlich werden die Osteotomien mit Pfannendachplastiken zur Reparation des oberen Pfannendaches verbunden. Bei der intertrochanteren Osteotomie wird meist ein Keil zwischen großem und kleinem Rollhügel entnommen. Sie bedingt zunächst eine Verkürzung, die durch Absatzerhöhung ausgeglichen werden muß. Bei der varisierenden Osteotomie tritt der große Rollhügel höher. Dadurch entsteht vorübergehend eine Insuffizienz der Glutealmuskulatur mit Glutealhinken. Um Enttäuschungen vorzubeugen, tut man gut daran, die Eltern auf diese Umstände aufmerksam zu machen. Der Gang normalisiert sich aber im Laufe der nächsten Monate nach der Operation. Da sich mit dem Wachstum der Schenkelhalswinkel wieder aufrichtet, sind, je nach dem Grad des Wachstums, Röntgenkontrollen in Abständen von 6 bis 12 Monaten notwendig. Reoperationen sind gerade bei schnell wachsenden Kindern notwendig.

Intertrochantere Osteotomien werden auch in zunehmendem Maße beim Morbus Perthes-Calvé-Legg durchgeführt. Die Tatsache, daß die Ausheilung dieser aseptischen Knochennekrose bis zu 2 Jahren erfordert, hat immer wieder zu Versuchen veranlaßt, die Behandlungsdauer durch operative Maßnahmen zu verkürzen. Becksche Bohrung, Schenkelhalsnagelung und Schenkelhalsspickung waren bisher nur vereinzelt überzeugend. Die intertrochantere varisierende Osteotomie scheint nach unseren Erfahrungen zur Beschleunigung des Heilverlaufes beizutragen. Im Gegensatz zu den Osteotomien bei den Folgezuständen nach Hüftluxationen ist bei den Operationen wegen Morbus *Perthes* das Hüftgelenk nach dem Eingriff noch weiter im Apparat zu entlasten, da der Aufbau des nekrotischen Hüftkopfes ohne Druck durch das Körpergewicht erfolgen soll. Da der Apparat aber die Inaktivitätsatrophie fördert, müssen die Kinder zur regelmäßigen Durchführung der Glutealübungen angehalten werden. Auch Schwimmen ist gestattet, Fahrradfahren verboten. Der entlastende Apparat muß regelmäßig von Arzt und Orthopädiemechaniker auf Paßform, insbesondere auf richtigen Sitz am Tuber ossis ischii überprüft werden.

Eingriffe in der Adoleszenz

Neben der intertrochanteren Osteotomie wegen Coxa valga subluxans sind Operationen wegen des hormonell bedingten *jugendlichen Hüftkopfgleitens*, der Epiphysiolysis capitis femoris juvenilis, häufige Eingriffe. Das Hüftkopfgleiten führt fast immer zur Koxarthrose, je nach Ausmaß des Gleitprozesses auch zu schwersten Deformitäten. Durch die Operation soll der Gleitprozeß aufgehalten, Hüftkopf und Schenkelhals fusioniert oder, bei schwerer Dislokation des Femurkopfes, die Kongruenz von Hüftkopf und Pfanne wieder hergestellt werden. Während bei Auflockerung der Epiphysenfuge oder nur geringer Dislokation der Kopfkalotte die Spickung des Schenkelhalses mit Kirschnerdrähten genügt, ist bei stärkerer Dislokation des Hüftkopfes die Normalisierung der Gelenkmechanik durch eine Osteotomie möglich. Statt der subkapitalen Resektion, die mit der Gefahr der Hüftkopfnekrose verbunden ist, ziehen wir die intertrochantere Osteotomie nach IMHÄUSER vor. Ca. 80% aller Gleitprozesse sind doppelseitig, wenn auch graduell unterschiedlich schwer. Wir führen deshalb auch in jedem Falle eine Spickung des sonst gesunden Schenkelhalses durch. Die Erfahrung zeigt, daß sie in den meisten Fällen später erkrankt.

Sozialmedizinische Fragen: Die Tatsache, daß durch die besprochenen Eingriffe Mechanik des Hüftgelenkes und Röntgenbefund normalisiert werden, darf nicht darüber hinwegtäuschen, daß der Gelenkknorpel in den meisten Fällen, wenn auch röntgenologisch noch nicht faßbar, vorgeschädigt ist. Das geht schon daraus hervor, daß sich nach zunächst einwandfreiem Röntgenbild in fortgeschrittenem Lebensalter dennoch eine sekundäre Arthrosis deformans entwickeln kann. Diese Tatsache muß auch bei der Berufsberatung berücksichtigt werden. Diese Kinder dürfen nicht in Berufe mit schwerer körperlicher Arbeit vermittelt werden. *Dagegen ist vor allzu freigiebiger Befreiung vom Turnunterricht zu warnen.* Abgesehen von häufigen Sprungübungen und Langstreckenlauf ist die Teilnahme am Turnunterricht zumutbar, ja anzuraten.

Die Epiphysiolysis capitis femoris juvenilis ist endokrin bedingt und daher nie

Abb. 4 Sitzhilfe nach Schlegel

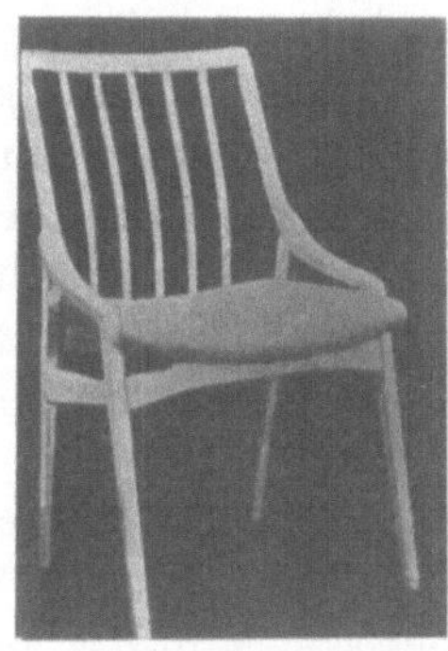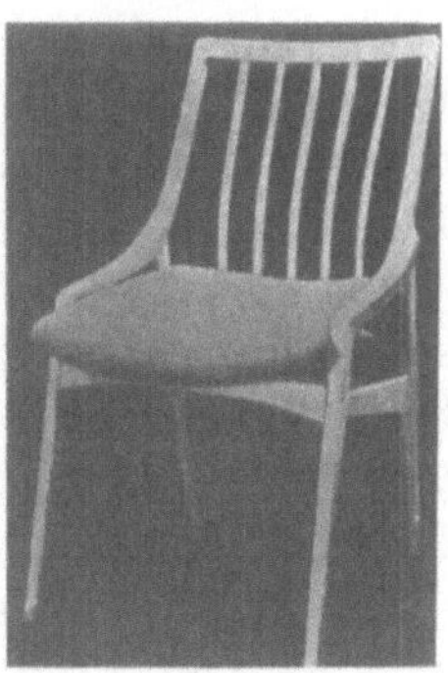

Unfallfolge. Lediglich bei nachgewiesenem schwerem Trauma kann durch Beschleunigung des Gleitvorganges eine einmalige, nicht richtungweisende Verschlimmerung angenommen werden. Das sind aber seltene sorgfältig zu prüfende Einzelfälle.

Operationen am Hüftgelenk des Erwachsenen

Sie sind notwendig:
zur Behandlung der Koxarthrose;
zur Behandlung der Hüftkopfnekrose;
zur Behandlung der Schenkelhalspseudarthrose.

Die operative Behandlung der Koxarthrose ist eine der größten Fortschritte der modernen Orthopädie. Sie fußt auf den grundlegenden Forschungen PAUWELS über die Bedeutung der Gelenkmechanik für die Entstehung der Koxarthrose. Die Operationen können als intra- und extraartikuläre Eingriffe durchgeführt werden. Der bekannteste intraartikuläre Eingriff ist die Arthrodese, weniger bekannt die Resektion des Hüftkopfes mit Angulationsosteotomie.

Die Versteifung des Hüftgelenkes ist bei allen schmerzhaften einseitigen Koxarthrosen die Methode der Wahl, wenn alle anderen Methoden (Osteotomien) nicht mehr in Frage kommen und eine Tenotomie (Vosssche Operation) ohne Erfolg war. Voraussetzung ist freie Beweglichkeit des Kniegelenkes der zu operierenden Seite und möglichst keine Neigung zu Lumbalgien, weil die Lendenwirbelsäule nach der Hüftversteifung vermehrt beansprucht wird.

Die Arthrodese zielt darauf ab, durch totale oder partielle Entknorpelung von Hüftkopf und Pfanne mit anschließender Fixierung durch Schraube, Schenkelhalsnagel o. ä. eine schnelle Ankylose des Hüftgelenkes herbeizuführen. Die Dauer der Gipsfixierung richtet sich nach der Art der Operation; sie beträgt bis zu 3 Monaten. Sie kann aber durch Methoden der modernen Osteosynthese stark abgekürzt oder ganz überflüssig werden.

Die *Nachsorge* hängt weitgehend davon ab, wie lange der Patient bettlägerig war. Gerade ältere Menschen kommen nach der Operation um so schwerer wieder in Gang, je länger sie im Gipsverband immobilisiert waren. Wesentliche Erleichterung bringt daher zunächst die Benutzung eines Gehstockes. Den Schwierigkeiten des Sitzens kann die Benutzung eines hohen Stockes oder einer Sitzhilfe nach SCHLEGEL erleichtern (siehe Abbildung). Sehr nützliche Hinweise gibt auch STIEFVATER (siehe Literaturverzeichnis). Im allgemeinen haben sich die mit der Hüftarthrodese behandelten Patienten innerhalb eines Jahres an ihren Zustand gewöhnt. Krankengymnastik, Schwimmen und Massagen der Glutealmuskulatur können diesen Umgewöhnungsprozeß fördern. Der Entschluß zur Versteifung wird nur selten bereut.

Komplikationen: Die häufigste Komplikation bei Hüftoperationen des Erwachsenen sind Thrombosen. Einschließlich der tödlichen Embolien traten sie nach JENSCHURA bei 1,18% aller Erwachsenen auf. Die Emboliesterblichkeit betrug bei hüftgelenksnahen Operationen 1,27% .Bei etwa 10–15% aller bleibt die knöcherne Ankylose aus. Wegen der weiter anhaltenden Schmerzen ist Reoperation notwendig.

Die Resektion des Hüftkopfes ist eine Palliativoperation bei doppelseitiger Koxarthrose. Durch die Operation wird das Bein oft bis zu 3 cm kürzer. Die Patienten können aber meist mit Absatzerhöhung und Gehstock ausreichend und schmerzfrei gehen. Der Zustand läßt sich durch krankengymnastische Übungsbehandlung, Gehschulung und Muskelpflege beeinflussen.

Vosssche Operation

Die häufigsten extraartikulären Operationen bei Koxarthrose sind temporäre Hängehüften oder deren Abwandlung und die intertrochanteren Osteotomien in verschiedenen Variationen. Beide Operationen stimmen in der Entspannung des Hüftgelenkes durch Abtrennung der Muskeln (Vosssche Operation) oder aber durch deren Erschlaffung nach Verlagerung der Ansätze überein. Letztere tritt bei den Osteotomien ein. Gegenüber den Tenotomien haben die Osteotomien noch den Vorteil, daß auch die Gelenkmechanik durch Verteilung des Druckes auf einen größeren Gelenkabschnitt zusätzlich verbessert wird.

Nachbehandlung: Die Anforderungen an die Nachbehandlung sind außerordentlich hoch. So dürfen die Patienten bis zu 6 Monate nach der Operation nicht belasten und müssen sich auch einer anstrengenden Nachbehandlung mit täglicher Dauerextension und Bewegungsübungen unterziehen. Diese Anforderungen sind so groß, daß sie u. E. nur ein geringer Teil der Operierten erfüllen. Demgegenüber vertreten wir mit SCHLE-

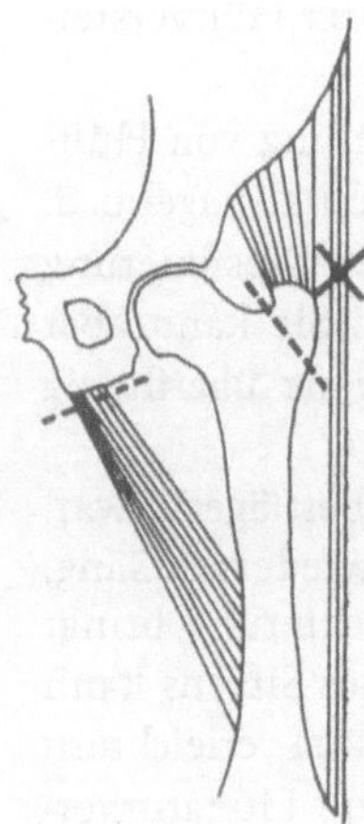

Abb. 5 Schematische Darstellung der sog. temporären Vossschen Hängehüfte

GEL die Auffassung, daß die Tenotomien in der Umgebung des Hüftgelenkes zur Beseitigung der Kontraktur der Adduktoren und des Iliopsoas, also zur Korrektur der Beuge- und Adduktionskontraktur (die Abduktionskontraktur ist selten), ausgezeichnete Erfolge haben können. Die Tenotomien, so aufgefaßt, hatten nach SCHLEGEL bei 10jähriger Beobachtung eine Erfolgsquote von 77%. Das entspricht auch unseren Erfahrungen. Im Gegensatz zu Voss führen wir daher nach der Operation eine aktive Behandlung durch und empfehlen Gangschulung, Massagen und Unterwassermassagen der Glutealmuskulatur, Schwimmen; dosierte, allmählich steigende Belastung und aktive Bewegungs-

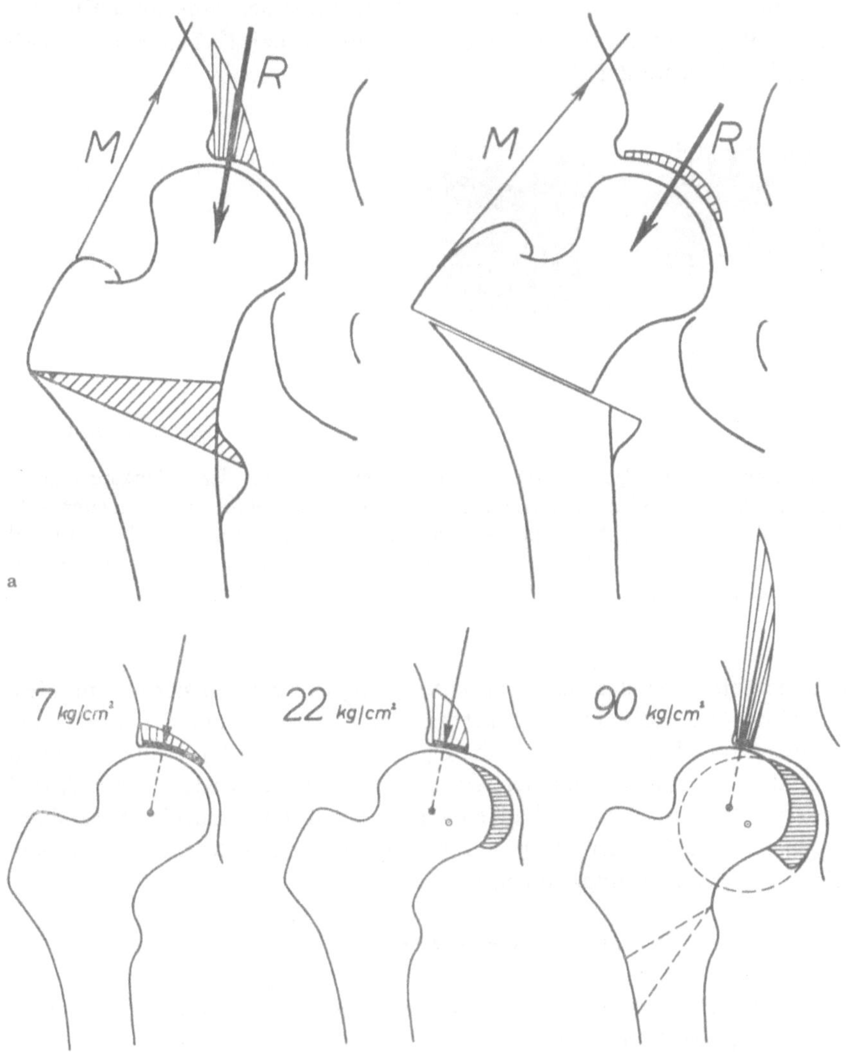

Abb. 6   Intertrochantere vari- oder valgisierende Osteotomie. Die von der Stellung des Femurkopfes abhängige, auf Kopf und Pfanne ruhende Druckbelastung vor und nach der intertrochanteren Osteotomie (nach Pauwels)

übungen. Bei entzündlicher Überlagerung der Koxarthrose können intraartikuläre Kortisoninjektionen oder Antiphlogistika (Tanderil u. a.) sehr wirksam sein. Die Benutzung eines Gehstockes ist zumindest für 6 Monate nach der Operation zu empfehlen.

Intertrochantere Osteotomie

Die *intertrochanteren Osteotomien* sind immer dann indiziert, wenn Funktionsaufnahmen in Abduktion oder Adduktion ergeben haben, daß sich der Gelenkspalt gleichmäßig erweitert und aus der punktförmigen Druckbelastung des Femurkopfes im oberen äußeren Quadranten eine gleichmäßige wird und sich der Gelenkspalt des Hüftkopfes gleichmäßig entfaltet. Die Osteotomie kann je nach Ergebnis der Funktionsaufnahme als varisierende, valgisierende Osteotomie oder als Verschiebeosteotomie nach Mc Murray durchgeführt werden.

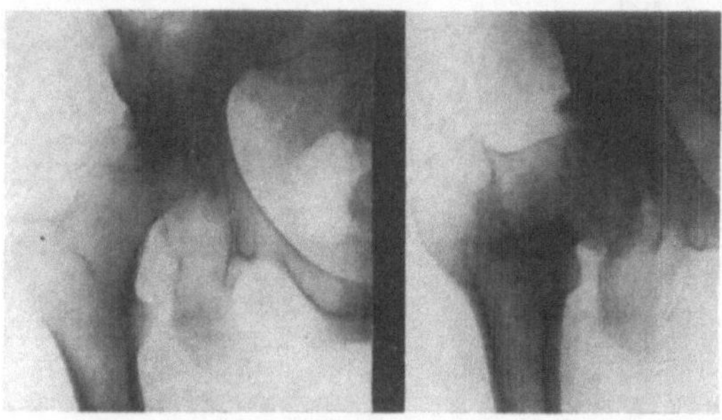

Abb. 7 Klinisches Beispiel zu Abb. 6.

Jetzt 40jährige Frau mit Coxa valga subluxans. Vor der Operation ins der Gelenkspalt hochgradig verschmälert, in Kopf und Pfanne erkennt man deutlich die bereits vorhandenen subchondralen Zysten. 3 Jahre nach intertrochanterer varisierender Osteotomie ist der Hüftkopf von allen Seiten gut gedeckt. Als Folge der normalisierten Gelenkfunktion hat sich der Gelenkspalt wieder gleichmäßig erweitert, die Zysten sind ausgeheilt

Durch die modernen Methoden der Knochenfixierung ist Immobilisierung im Gipsverband meist nicht notwendig. Das angestrebte Ziel, die Beseitigung der Schmerzen, tritt nach der Operation schnell ein. Durch die Operation bilden sich die subchondralen Knochenzysten allmählich zurück, der Gelenkspalt erweitert sich wieder. Dieser Prozeß erfordert jedoch eine gewisse Zeit. Deshalb sollen die Patienten je nach Vorbefund das operierte Hüftgelenk etwa 6 Monate nicht voll belasten und entweder an 2 Gehstöcken gehen oder einen entlastenden Apparat benutzen.

Allgemeine Bemerkungen

Die Behandlung der *Hüftkopfnekrose* erfolgt nach ähnlichen Gesichtspunkten, ebenfalls durch intertrochantere Osteotomie.

Alle genannten Operationen sind mit erheblichen Auswirkungen auf die Arbeit der Muskulatur verbunden. Sie muß sich im Laufe der Monate nach der Operation erst umgewöhnen. Daher kann zunächst eine Verschlechterung des Gangbildes nicht ausbleiben. Die Patienten müssen schon vorher darauf hingewiesen, ungeduldige Patienten nach der Operation zur Geduld ermahnt werden. Sie können den Prozeß der Anpassung durch Schwimmen und Glutealübungen selbst beschleunigen.

Sozialmedizinische Fragen: Patienten mit schweren schmerzhaften Koxarthrosen sind im allgemeinen für Berufe mit körperlicher Anstrengung, im Gehen und Stehen berufs- oder auch erwerbsunfähig. Durch die besprochene Operation können sie nach etwa einem Jahr wieder eingegliedert werden. Bei Einleitung entsprechender operativer Heilverfahren sollte daher Rente wegen Erwerbsunfähigkeit auf Zeit gewährt werden. In den meisten Fällen ist die Rückkehr in den alten Beruf nicht zweckmäßig. Die Zeit der Rentengewährung sollte daher zur Umschulung genutzt werden.

Die Denervierung des Hüftgelenkes dur Resektion des Nervus obturatorius ist eine nur noch selten ausgeführte Operation.

Sie bedarf deshalb keiner besonderen Besprechung.

Komplikationen: Ungenügende postoperative Fürsorge führt gelegentlich zur *partiellen Knieversteifung*, die man eigentlich vermeiden kann. Seltene Komplikationen sind ferner Schwellungszustände am Bein durch *unbemerkt verlaufende Beckenvenenthrombosen*. Sie verlangen gezielte Behandlung durch komprimierende Verbände.

Endoprothesenplastik

Die Endoprothesenplastik des Hüftgelenkes zum Ersatz des Hüftkopfes wird besonders bei *Schenkelhalspseudarthrosen*, bei älteren Menschen auch zur Behandlung der *Hüftkopfnekrose* angewandt. Da es sich meist um ältere Patienten handelt, werden diese 14 Tage nach der Operation zur Belastung des operierten Beines angehalten. Die Belastung wird durch Übungen (die Luxation fördernde Adduktion, Außenrotation und Überstreckung müssen vermieden werden) unterstützt und gesteigert. Bei Wiederauftreten von Beschwerden ist neue Röntgenkontrolle notwendig.

Komplikationen sind bei älteren Leuten:
Protrusion der Endoprothese durch den Pfannenboden;
Luxation des prothetisch versorgten Hüftgelenkes;
Brüche des Oberschenkelschaftes.

Der alte Traum ganzer Generationen von Chirurgen und Orthopäden, deformierte Hüftgelenke völlig, d. h. durch eine Totalplastik, zu ersetzen, läßt sich auch heute noch nicht völlig realisieren.

Die Entwicklung neuer Operationsmethoden und besonderer Totalprothesen hat zwar erhebliche Fortschritte gemacht. Auch wurden hier und von einzelnen gute vorläufige Erfolge berichtet, von einzelnen Autoren sogar (CHARNLEY, BUCHHOLZ) beachtlich zahlreiche Plastiken ausgeführt. Bisher haben sich diese Operationen aber noch nicht eingebürgert, so daß wir davon absehen möchten, Vorschläge für die Nachsorge zu machen.

Operationen am Kniegelenk und in Kniegelenksnähe

Im Kindesalter sind Operationen zur Korrektur von Valgus- und Varusdeformitäten am häufigsten. Wegen der guten Anpassungsfähigkeit erübrigt sich im allgemeinen eine gezielte Nachbehandlung. Gelegentliche Irritation des Nervus fibularis als Folge des bei einer Osteotomie entstandenen Hämatoms müssen sorgfältig beachtet und mit Nachtschienen und Einlagen behandelt werden. Ihre Tendenz zur Rückbildung ist ausgezeichnet, so daß Dauerschäden unwahrscheinlich sind.

Operationen im Erwachsenenalter werden notwendig zur Korrektur deform verheilter Frakturen und als X-Bein-Osteotomie

zur Entfernung freier Gelenkkörper;
zur Behandlung der Meniskuseinklemmung
und bei der primär chronischen Polyarthritis.

Durch die Fixierung der Osteotomiestellen mit Metallplatten wird längere Ruhigstellung meist überflüssig, so daß schon bald mit der Übungsbehandlung begonnen werden kann. Sie ist um so dringlicher, als der Streckapparat des Kniegelenkes sehr schnell atrophisch wird und die Stabilität des Gelenkes durch die Atrophie leidet. Die Übungsbehandlung kann nach Entlassung aus der Klinik ambulant unter Kontrolle des Hausarztes durchgeführt werden, wenn genaue Angaben über die Art der Übungen vorliegen.

Komplikationen: Spätfisteln als Folge der Osteosynthese, nicht erkannte Fibularislähmungen durch Schienendruck.

Arthrotomien

X-Bein-Osteotomien sind auch im fortgeschrittenen Lebensalter zur Druckentlastung des lateralen Gelenkspaltes noch indiziert und erstaunlich erfolgreich.

Die Arthrotomie zur Entfernung des abgerissenen Meniskus ist ein kleiner Eingriff. Eine spezielle Nachbehandlung ist meist nicht notwendig. Lediglich bei anhaltenden *Reizergüssen* muß das Gelenk gelegentlich punktiert werden. Durch gleichzeitige Injektion von Kortisonen läßt sich der Reizzustand beeinflussen. Das Tragen eines Filzkreuzes oder einer Kniebandage kann bei anhaltender Schwellung notwendig sein. Arthrotomien wegen freier Gelenkkörper sind, ähnlich wie die Meniskotomien, kleine Eingriffe.

Nachbehandlung: Siehe unter Arthrotomie.

Bei *rezidivierenden Kniegelenksergüssen* auf entzündlicher Basis ist die subtotale Synovektomie die Methode der Wahl, wenn alle anderen Behandlungsmethoden versagen. Bei nicht zu beeinflussenden, therapieresistenten, arthrotischen Reizzuständen sollte sie versucht werden.

Die Entfernung der Gelenkinnenhaut, meist als sog. Synovektomie der vorderen Gelenkabschnitte durchgeführt, ist ein großer Eingriff. Die eigenen Erfolge waren bei guter postoperativer Fürsorge hervorragend. Durch die Entfernung der Synovialis wird der Krankheitsherd eliminiert. Von vorhandenen mesenchymalen Zellen bildet sich eine neue gesunde Gelenkinnenhaut.

Die ersten beiden Wochen nach der Operation sind für den weiteren Verlauf entscheidend. Die drohende fibröse Versteifung ist durch eine intensive Übungsbehandlung zu vermeiden, unter Umständen muß das Gelenk in Narkose bewegt werden, wenn sich Adhäsionen gebildet haben. Durch die Entfernung der Synovialis bleibt zunächst eine Störung der Resorption mit leichten Ergüssen bestehen. Sie bildet sich in dem Maße zurück, wie sich die Synovialis regeneriert. Das kann bis zu 6 Monaten erfordern. Die vor der Operation oft sehr hartnäckigen Beschwerden klingen dagegen nach der Operation sehr schnell ab. Bei arthrotischen Reizzuständen muß neben der Synovektomie noch eine Gelenktoilette mit Beseitigung der arthrotischen Randzacken durchgeführt werden.

Abb. 8   63jähriger Mann
Subtotale Kniegelenks-
synovektomie.
Vor Operation

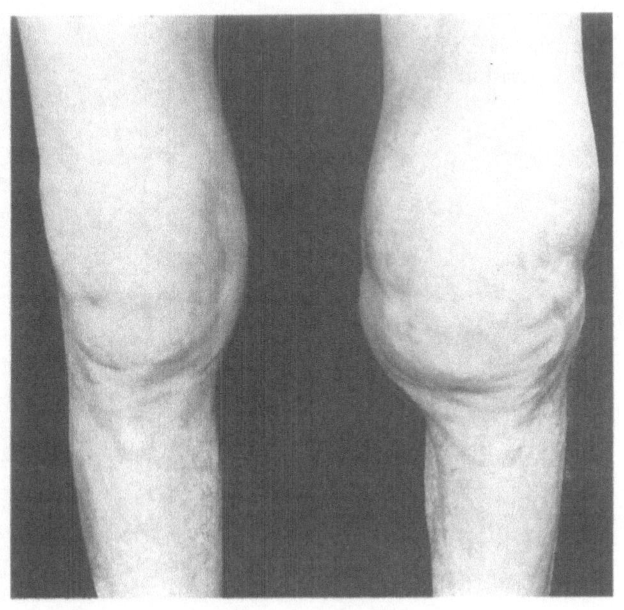

Abb. 9a   3 Jahre nach Operation. Beide Knie völlig reizlos,
das operierte ist gut beweglich
(Diagnose: Primär chronische
Polyarthritis)

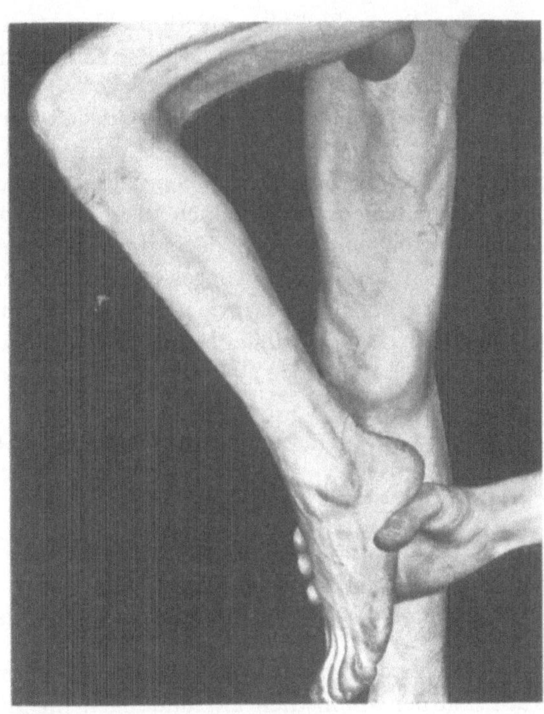

Abb. 9b
Zustand 3 Jahre
nach Operation

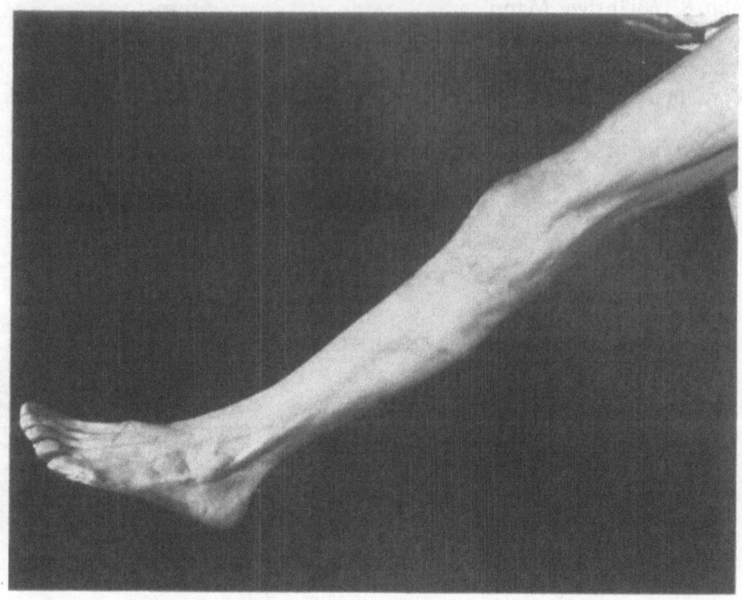

Nachbehandlung: Der behandelnde Arzt kann die Normalisierung der Funktion durch Quadricepsübungen und lokal anzusetzende antiphlogistische Maßnahmen beschleunigen. Der Patient muß aber auch darauf hingewiesen werden, daß sich der endgültige Erfolg erst nach Monaten einstellt. Er muß zur Geduld ermahnt werden.

Sozialmedizinische Fragen: Nach problemlosen Kniearthrotomien ist der Patient im allgemeinen nach 6 Wochen, nur bei anhaltenden Ergüssen später, wieder arbeitsfähig. Nach Synovektomie ist körperliche Schonung für drei Monate notwendig, sie hängt jedoch auch vom Beruf ab. Liegen bereits deformierende Gelenkveränderungen vor, ist auch Umschulung in einen Beruf mit leichterer körperlicher Arbeit zu überlegen, insbesondere bei vorwiegend im Stehen ausgeübter Arbeit. Nach korrigierenden Osteotomien kann man im allgemeinen nach 6—8 Wochen, vom Abschluß der klinischen Behandlung an gerechnet, Wiederaufnahme der Arbeit erwarten. Bei der starken statischen Beanspruchung des Kniegelenkes sind anhaltende Beschwerden durch oft nicht eindeutig zu erkennende intraartikuläre Reizzustände nicht selten. Die Dauer der Arbeitsunfähigkeit darf deshalb nicht zu kurz angesetzt werden.

Eingriffe an den Füßen und Zehen

Häufigste Eingriffe am Fuß sind

die subtalare Arthrodese;
die Arthrodese des oberen Sprunggelenkes;
die Operation des Hallux valgus und der Hammerzehen.

Die *subtalare Arthrodese* ist angezeigt bei schmerzhafter Arthrose nach Fersenbeinbruch und bei chronischen Entzündungen im hinteren unteren Sprunggelenk. Durch

Entknorpelung von Talus und Kalkaneus und deren Fixierung in Mittelstellung wird knöcherne Ankylose angestrebt, um die schmerzhaften Kippbewegungen des Rückfußes auszuschalten. Der knöcherne Durchbau erfordert fast immer eine Immobilisierung von etwa 3 Monaten, anschließend sind wegen der häufigen Unterschenkelschwellungen komprimierende Verbände notwendig. Röntgenkontrolle ist bis zur Sicherung der Ankylose in Abständen von 3 Wochen zu empfehlen.

Die *Arthrodese des oberen Sprunggelenkes* ist bei schmerzhaften deformierenden (postarthritischen und posttraumatischen) Arthrosen indiziert. Unabhängig von der Methode erfordert auch sie Ruhigstellung von ca. 3 Monaten.

Da die Funktionsstellung leichte Plantarflektion von etwa 10 Grad ist, muß das Gehen durch Anbringen einer vorderen Rolle durch einen Orthopädieschuhmacher erleichtert werden. Die nicht selten starke Schwellung des Unterschenkels kann noch für längere Zeit komprimierende Verbände notwendig machen. Wegen der langen Ruhigstellung ist nach diesen Arthrodesen längere Arbeitsunfähigkeit anzunehmen. Da sich die Gehfähigkeit wieder normalisiert, ist bei Arbeitswilligen keine Umschulung notwendig.

Häufigster Eingriff an den Zehen ist die Operation des *Hallux-valgus*. Die Tatsache, daß es über 100 Operationsmethoden gibt, zeigt, daß keine nur befriedigende Ergebnisse hat. Die gebräuchlichsten Methoden greifen entweder am Köpfchen des 1. Strahles (Mayo-Hüter) oder an der Grundphalanx des 1. Strahles an (Brandes). Die Ergebnisse sind etwa gleich gut. Die erreichte Korrektur muß durch Tragen von Tagesbandagen und Nachtschienen behauptet werden, da die Rezidivgefahr groß ist. Bei Neigung des Großzehengrundgelenkes zur Rigidität muß die Abrollfunktion des Fußes durch Anbringen einer vorderen Rolle erleichtert werden.

Komplikationen: Häufigste Komplikation ist die postoperative Schwellungsneigung. Sie macht für längere Zeit komprimierende Verbände notwendig. Die funktionellen und kosmetischen Behandlungsergebnisse sind bei sorgfältiger Nachbehandlung gut.

Eingriffe an Hammerzehen sind kleine Operationen. Sie lassen sich in örtlicher Betäubung durchführen. Eine spezielle Nachbehandlung ist nicht notwendig.

Anmerkungen

Zwei Eingriffe sollen wegen ihrer besonderen Nachbehandlung noch besprochen werden:

der muskuläre Schiefhals;
die Ruptur der Achillessehne.

Bei ungenügender Operationstechnik und schlechter Nachbehandlung sind Rezidive des *angeborenen Schiefhalses* nicht selten. Die Durchtrennung des Sternocleidomastoideus am oberen und unteren Ansatzgebiet, die größte Sicherheit gegen ein Rezidiv, wenn das Kind nach der Operation genügend lange (d. h. etwa 1 Jahr) nachts in einer korrigierenden Schale liegt. Bei unerzogenen Kindern und uneinsichtigen Eltern wird diese Sorgfalt nicht immer aufgewandt.

Die *Ruptur der Achillessehne* verlangt nach operativer Versorgung sorgfältige Nachbehandlung. Der operierte Fuß darf für die Dauer von 6 Monaten nur in Spitzfußstellung belastet werden. Die Absätze an allen Schuhen einschließlich der Hausschuhe müssen daher um 1¹/₂ cm erhöht werden. Erneute Rupturen sind bei Beachtung dieser Gesichtspunkte nicht zu befürchten.

Sozialmedizinische Fragen: Viele der besprochenen orthopädischen Operationen erfordern lange klinische Behandlung, oft auch aufwendige orthopädische Apparate. Sie verursachen daher dem Versicherungsträger erhebliche Kosten. Das Bundessozialhilfegesetz, dem tieferen Sinne nach ein Gesetz zur Rehabilitation des Körperbehinderten, macht diese langwierigen Behandlungen auch dort möglich, wo die Kostenfrage sonst nicht geklärt ist. Der behandelnde Arzt muß einen Behandlungsplan aufstellen; das Gesundheitsamt leitet diese Behandlung in Zusammenarbeit mit dem Landesarzt für Körperbehinderte und der Klinik ein.

Literatur

OE = Obere Extremitäten, WS = Wirbelsäule, UE = Untere Extremitäten

1) Baastrup, Chr.: Zbl. Chir. 78 (1953), 5 WS.
2) Bette, H.: Beilageheft Zeitschr. f. Orthop. 91 (1959), 219 WS.
3) Blount, W. F.: 10. Kongreß der Internationalen Gesellschaft für Orthopädie und Traumatologie, Paris 1966 UE.
4) Brocher, J. E. W.: Die Wirbelverschiebung in der Lendengegend, Stuttgart 1956 WS.
5) Daubenspeck, K.: Handbuch für Orthopädie, Bd. III, Stuttgart 1959 OE.
6) Debrunner, H.: Handbuch für Orthopädie, Bd. IV, Stuttgart UE.
7) Exner, G.: Handbuch der Orthopädie, Bd. II, Stuttgart 1958 WS.
8) Francillon, M. R.: Handbuch der Orthopädie, Bd. II, Stuttgart 1958 WS.
9) Huber, H. J.: Beilageheft zur Zeitschrift für Orthopädie, Bd. 97, 1963 WS.
10) Imhäuser, G.: Zeitschrift für Orthopädie, 88 (1957), 3 UE.
11) Jentschura, G.: Beilageheft Zeitschrift für Orthopädie, Bd. 97 (1963) UE.
12) Lange, M.: Orthopädische Operationslehre, München 1962 OE, WS, UE.
13) Lindmann, K., und Mau, H.: Handbuch der Orthopädie, Bd. II, Stuttgart 1957 WS.
14) Milch, R. A.:Surgery of Arthritis, Baltimore 1965 OE, UE.
15) Mohing, W.: Die Arthrosis deformans des Kniegelenkes, Berlin – Göttingen – Heidelberg. 1966 UE.
    Mohing, W.: Dtsch. Med. Wschr. 42 (1967), 1961.
16) Müller, M. E.: Die hüftnahen Femurosteotomien, Stuttgart 1957 UE.
17) Pauwels, F.: Beilageheft Zeitschrift für Orthopädie, 87, 1956 UE.
18) Pauwels, F.: Beilageheft Zeitschrift für Orthopädie 94 (1961), 33 2 UE.
19) Rettig, H., und Witt, A. N.: Handbuch der Orthopädie, Bd. III, Stuttgart 1959 OE.
20) Schink, K.: Handchirurgischer Ratgeber, Berlin – Göttingen – Heidelberg 1960 OE.
21) Schlegel, K. F.: Beilageheft zur Zeitschrift für Orthopädie, Bd. 91 (1959) UE.
22) Stiefvater, E. W.: Ratschläge für Hüftgelenkskranke, Ulm 1966 UE.
23) Vainio, K.: Beilageheft zur Zeitschrift für Orthopädie, Bd. 87, 1955 OE.
24) Viernstein, K.: Beilageheft zur Zeitschrift für Orthopädie, Bd. 97, 1963 WS.
25) Voss, C.: Beilageheft zur Zeitschrift für Orthopädie, Bd. 87, 1956 UE.

Operationen im Säuglings- und Kindesalter

Von F. Helmer, Wien

In den letzten Jahrzehnten haben sich die Ergebnisse nach Eingriffen im Säuglings- und Kindesalter wesentlich gebessert. Dieser Umstand ist auf eine bessere Kenntnis der Embryologie, Anatomie, Physiologie und Pathophysiologie dieses Lebensabschnitts zurückzuführen. Diese allgemeinen Erkenntnisse trugen auch zur raschen Entwicklung der Kinderchirurgie als Spezialgebiet bei und erklärten die rasche Zunahme von spezialkinderchirurgischen Abteilungen und Kliniken.

Auf die Bedeutung des Wasser- und Elektrolythaushalts, der speziellen Ernährung und Betreuung der Patienten in diesem Lebensabschnitt zur Vermeidung von ernsten Folgen wird separat hingewiesen. Da es nicht möglich ist, auf alle für diesen Lebensabschnitt typischen Operationen und der möglichen Folgen einzugehen, sollen die für die Allgemeinpraxis wichtigsten herausgegriffen werden.

Operationen im Neugeborenen- und Säuglingsalter sind gewöhnlich dringliche Eingriffe. Die häufigste Ursache (19) für einen chirurgischen Eingriff beim Neugeborenen und jungen Säugling sind angeborene Fehlbildungen. Die nächsthäufigste Indikation für Operationen in diesem Lebensabschnitt ist der Ileus, der zum Teil wieder durch eine angeborene Fehlbildung, aber auch durch andere Ursachen, z. B. durch eine angeborene Bride, als Adhäsionsileus nach angeborener Peritonitis oder als Volvulus auftreten kann.

Die Ösophagusatresie

Bei der häufigsten Form (90–95%) besteht eine Atresie des Ösophagus mit einem proximalen Blindsack, der distale Anteil des Ösophagus steht in Verbindung mit dem Tracheo-Bronchialbaum (Ösophago-Trachealfistel). Die Operation besteht in Durchtrennung und Verschluß der Ösophago-Tracheal-Fistel einerseits und einer End-zu-End-Anastomose des Ösophagus andererseits. Zur Entlastung des überblähten Abdomen und zur Ernährung wird von den meisten Autoren entweder eine Gastrostomie oder ein peroral eingeführter und durch die Anastomose gelegter Plastikschlauch bis in den Magen eingelegt. Mit der Ernährung wird spätestens am 10. Tag begonnen (16).

Frühkomplikationen: Aspirationspneumonie infolge Aspiration von Schleim und Bronchialsekret aus dem oberen Blindsack oder durch Fütterung bei Nichterkennen der Ösophagusatresie. Wird das Kind nicht zu spät zur Operation gebracht, heilt diese Aspirationspneumonie nach der Operation bei geeigneter Therapie ab.

Die schwerwiegendste postoperative Frühkomplikation ist die Nahtdehiszenz mit Empyem und Mediastinitis. Diese tritt bei schwergeschädigten Kindern oder bei zu großer Spannung an der Anastomose auf und endet zumeist letal.

Spätkomplikationen: Die häufigste Spätkomplikation ist die *Stenose bzw. Striktur* an der Anastomose. Die Anastomose am Ösophagus verengt sich normalerweise bis zur 4. postoperativen Woche, ohne Beschwerden zu verursachen. Erst die nach dieser Zeit auch röntgenologisch weiterbestehenden Stenosen bei gleichzeitigen Schluckbeschwerden sind einer Therapie zuzuführen. Wenn mit der Bougierung nicht das Auslangen gefunden wird, muß eine neue Anastomose oder eventuell auch eine Kolonzwischenschaltung durchgeführt werden (13). Der eigentümliche Husten, der oft beim Trinken beobachtet wird, ist möglicherweise durch eine leichte Stenose bzw. Fixation der Anastomose an die Trachea bedingt. Gelegentlich kommt es zum Auftreten einer rezidivierenden Ösophago-Tracheal-Fistel durch Aufgehen der Verschlußnähte an der Trachea bei gleichzeitiger Nahtinsuffizienz. Man erkennt dies am Husten und Aspirieren bei Fütterung. Die Therapie der rezidivierenden Fistel besteht in einer Reoperation und neuerlichem Verschluß.

Normaler postoperativer Verlauf: Hat sich keine signifikante Stenose entwickelt, dann sind bis auf eine gewisse Verzögerung in der Allgemeinentwicklung keine auffälligen Störungen zu beobachten. Mit der Fütterung fester Speisen wird man vielleicht später beginnen als bei einem Normalkind. Der oben erwähnte Husten kann oft 2–3 Jahre als eigentümlicher röhrender Husten bestehenbleiben. Außer der Information der Eltern ist keine spezielle Therapie dafür notwendig. Es besteht eine gewisse Neigung zur Verlegung des Ösophagus an der Anastomose durch größere Bissen bzw. aspirierte Fremdkörper.

Röntgenkontrollen: Anfänglich in zweimonatigen, dann später dreimonatigen Abständen bis zum Ende des ersten Lebensjahres. Später nur gelegentlich. Die Ösophagusperistaltik wird erst nach Jahren normal, mit Ausnahme der Anastomosenstelle.

Prognose: Autoren mit großer Erfahrung (13, 29) berichten über eine Überlebensrate bis zu 56%, bei Berücksichtigung von reifen Kindern von über 2500 g und mit der häufigsten Form der Ösophagusatresie bis zu 90%. Die weitere Entwicklung im Schulkindesalter verläuft meist völlig normal.

Zwerchfelldefekte

Bei Kindern handelt es sich zumeist um angeborene Defekte oder Lücken im Zwerchfell, am häufigsten postero-lateral gelegen (*Bochdalek*sche Hernien). Diese kommen links wesentlich häufiger vor als rechts. Die sternokostalen Defekte sind seltener (*Larrey*- bzw. *Morgagni*sche Hernien). Auffallend ist die hohe Zahl von Zwerchfellhernien bei Totgeborenen und die hohe Absterbensrate bei Kindern mit Zwerchfelldefekten in den ersten Lebenstagen. Durch das Eindringen von Teilen des Dickdarms, Dünndarms und des Magens, manchmal auch der Milz, kommt es zu einer massiven Kompression der linken Lunge und Verdrängung des Mediastinum nach rechts. Kinder, die mit solchen Defekten geboren werden, müssen dringlich einer Operation zugeführt werden, da sie sonst an den kardiopulmonalen Folgeerscheinungen sehr rasch zugrunde gehen. Die Operation besteht in der Reposition der verlagerten Eingeweide in das Abdomen. Prinzipiell gibt es drei Zugangswege: thorakal, thorakoabdominal und abdominal. Die thorakale Operation soll erst nach dem ersten Lebensjahr ausgeführt werden, da die unkontrollierte Reposition ein Nachteil ist (9, 12). Von den meisten Autoren wird der abdominelle Zugang gewählt (1, 9, 12). Der thorako-abdominelle Zugang gibt eine gute Übersicht auch über die komprimierte Lunge.

Frühkomplikationen: Durch die längere Zeit im Pleuraraum verlagerten Organe ist die Abdominalhöhle in manchen Fällen zu klein. Durch die Reposition kommt es zu einer Erhöhung des intraabdominellen Druckes mit Zwerchfellhochstand, Einflußbehinderungen im Vena-cava-inferior-Gebiet und Kompression der Lungen. Die Entleerung des Magen-Darm-Inhalts durch Magendauersonde und Anregung der Peristaltik ist vordringlich. Die lange Zeit komprimierte Lunge kann bei der Wiederausdehnung an ihrer Oberfläche einreißen und so einen Pneumothorax (Spannungspneumothorax) verursachen. Daher ist es zweckmäßig, bei allen Zwerchfellhernien für ein bis zwei Tage eine intrathorakale Drainage anzulegen. Schließlich kann es durch unkontrollierte Reposition der Darmschlingen zu einem Ileus kommen. Besonders der letzte Punkt spricht für den abdominellen bzw. thorako-abdominellen Zugangsweg.

Spätkomplikationen: Nach thorakalen Operationen wurden Thoraxdeformitäten leichteren bis mittelschweren Grades beobachtet (8). Auch dies spricht für die Wahl des abdominellen Zugangsweges. Vereinzelt kommt es nach Nahtabszessen zu Rezidiven. Die Therapie ist die Reoperation.

Röntgenkontrollen: Zum sicheren Ausschluß eines Rezidivs sind innerhalb der ersten zwei Jahre Röntgenkontrollen in größeren Abständen angezeigt.

Prognose: Nach erfolgreicher Operation ist die Prognose gut. Die Letalität beträgt nach Angaben in der Literatur zwischen 11 und 25% (9, 11, 12). Kinder mit operierten Zwerchfellhernien entwickeln sich im allgemeinen wie normale Kinder.

Stenosen und Atresien des Magen-Darm-Traktes

Stenosen und Atresien kommen praktisch in allen Abschnitten des Magen-Darm-Traktes vor. Die Atresien können als Verschlußmembran auftreten, oder es fehlt ein Stück, oder ein Abschnitt ist komplett obliteriert und ganz dünn. Die Stenosen können entweder sanduhrförmig sein oder diaphragmaartig. Stenosen können auch durch äußere Ursachen wie Briden, Adhäsionen oder durch andere Darmteile, wie z. B. bei der Malrotation oder Nonrotation, bedingt sein.

Die kongenitale hypertrophische Pylorusstenose

Sie ist bedingt durch eine Hypertrophie der Ringmuskulatur im Bereich des Pylorus und ist die am häufigsten vorkommende Stenose im Neugeborenen- bzw. jungen Säuglingsalter. Die Therapie besteht in der Inzision der verdickten Seromuskularis ohne Verletzung der Mucosa. Dabei müssen alle Fasern durchtrennt werden, um ein zufriedenstellendes Ergebnis zu erreichen. Der Zugang ist entweder ein Rippenbogenrandschnitt oder ein transrektaler Schnitt im rechten Oberbauch.

Frühkomplikationen: Die nicht erkannte Verletzung der Duodenalschleimhaut kann zu einer Perforationsperitonitis führen. Gelegentlich gibt es Nachblutungen. Bei nicht kompletter Pyloro-Myotomie kann die Symptomatik weiterbestehen. Infolge des schlechten Ernährungszustandes dieser Kinder sind Wundkomplikationen (Wundinfektion) nicht selten.

Spätkomplikationen: Bei Operationen nach schweren, verschleppten Fällen kommt es gelegentlich zum Auftreten eines Magenulkus (11).

Röntgenkontrollen: Bei normal verlaufenen Fällen sind postoperative Kontrollen nicht notwendig.

Prognose: Die Letalität ist an den meisten Zentren bei oder unter 1%, die Kinder sind schlagartig von den Beschwerden befreit.

Duodenalstenose und Atresie

Diese sind zahlenmäßig im Bereich des Dünndarms an erster Stelle. Es finden sich sowohl membranöse Atresien als auch sanduhrförmige Stenosen, manchmal bedingt durch ein Pancreas anulare und äußere Stenosen des Duodenums im Bereich der Pars descendens und der Flexura duodeno-jejunalis, durch Briden oder im Gefolge von Lageanomalien des Darmes (Nonrotation, Malrotation I und II). Die Therapie besteht in einer Umgehungsanastomose, Duodeno-Duodenostomie, Duodeno-Jejunostomie oder Gastro-Jejunostomie (11, 12, 19, 28, 34).

Bei membranösen Atresien wird auch die Exzision der Membran empfohlen (28). Bei Malrotation ist die äußere Duodenalstenose durch eine Lageanomalie des Darmes bedingt. Um die Stenose zu beheben, muß die Fixation des an das Duodenum anliegenden Darms gelöst werden.

Dünndarmatresien und -stenosen

Pathologisch-anatomisch kommen alle bei den Stenosen und Atresien eingangs erwähnten Formen vor. Daneben kommt es sekundär zu Stenosen und Atresien durch andere Erkrankungen, z. B. Mekoniumileus (siehe pädiatrischer Teil), Darmduplikaturen, angeborene Peritonitiden u. a. Die Therapie, die möglichst frühzeitig und nach Stellung der Diagnose ausgeführt werden soll, ist die Resektion des atretischen Anteils und zumeist auch des erweiterten proximalen Darmabschnitts, der gewöhnlich eine schlechte Funktion (Hypoperistaltik) aufweist (31). Die Operation wird, wenn möglich, einzeitig ausgeführt, in manchen Fällen muß vorübergehend eine einläufige oder doppelläufige Enterostomie als erster Akt ausgeführt werden (12). Wenn möglich sollte die einzeitige Operation mit End-zu-End-Anastomose (2, 31) angestrebt werden. Bei ausgedehnten bzw. multiplen Atresien müssen oft subtotale Resektionen ausgeführt werden. Bei Darmduplikaturen muß man die doppelt angelegten Darmanteile exstirpieren.

Bei den Lageanomalien bzw. Fehldrehungen des Magen-Darm-Traktes durchtrennt man die bestehenden Adhäsionen, um die dadurch erzeugten Stenosen zu beheben. Außerdem muß der oft gleichzeitig bestehende Volvulus behoben werden.

Frühkomplikationen: Wie bei allen Anastomosen kann es auch hier zu einer Nahtinsuffizienz mit Peritonitis und zum Auftreten eines postoperativen Adhäsions- oder paralytischen Ileus kommen. Begünstigt wird die Nahtinsuffizienz durch die speziellen anatomischen Bedingungen bei angeborenen Fehlbildungen. Andererseits tritt nicht selten, begünstigt durch Hyperperistaltik und Adhäsionen, ein Volvulus auf. Die kontinuierliche Magenabsaugung nach WANGENSTEEN, die Anregung der Peristaltik mit 4 × 250 mg Bepanthen p.d. und die Gabe von Prostigmin nach 24—48 Stunden sowie von Mikroklysmen mit Glyzerin (1—5 ml) oder ähnlichem können zur Verhinderung von Frühkomplikationen wesentlich beitragen. Neben diesen Maßnahmen muß natürlich auch eine antibiotische Therapie (s. S. 565) durchgeführt werden. Relativ häufig wird ein subkutaner Darmprolaps bzw. eine Platzbauchbildung nach solchen Operationen beobachtet.

Bei Nahtinsuffizienz und Peritonitis sowie bei postoperativem Ileus ist die Relaparotomie und Revision angezeigt. Bei subkutanem Darmprolaps und Platzbauch muß die Sekundärnaht möglichst frühzeitig ausgeführt werden.

Spätkomplikationen: Im Vordergrund steht der postoperative Adhäsions- und Strangulationsileus, letzterer oft kombiniert mit Volvulus. Gelegentlich kommt es postoperativ zum Auftreten einer Invagination. Auch an der Anastomose können sich noch spät Stenosen und Strikturen ausbilden. Nach Stellung der Diagnose sollte möglichst rasch die Relaparotomie erfolgen. Eine Besonderheit im Säuglings- und Kindesalter ist der wiederholt auftretende postoperative Adhäsionsileus, wobei sich als Therapie die *Noble*sche Plikation sehr gut bewährt hat (14). Auf die durch die spezielle Patho-Physiologie bedingten Spätkomplikationen nach Mekoniumileus und subtotaler Dünndarmresektion wird an anderer Stelle näher eingegangen und die erforderliche Therapie angegeben.

Röntgenkontrollen: Routinemäßig wird man bei Eingriffen am Duodenum ca. 6—12 Wochen postoperativ eine Duodenalpassage ausführen. Bei Eingriffen im Bereich des Dünndarms ist diese Routinekontrolle wünschenswert. Bei Auftreten von Beschwerden sollte zur Unterstützung der klinischen Diagnose eine Abdomenleeraufnahme unbedingt ausgeführt werden, da sie bei Neugeborenen und Säuglingen weitgehende Aufschlüsse für die Diagnostik ergibt.

Prognose: Die Prognose ist wesentlich abhängig vom Grundleiden, wobei Stenosen und Atresien im Bereich des Duodenum die günstigste Prognose aufweisen. Die Letalität schwankt zwischen 15 und 50%. Die Entwicklung des Kindes ist bei größeren Darmresektionen zumindest in den ersten 3 Monaten retardiert. Auf die besonderen Verhältnisse bei subtotalen Dünndarmresektionen und Mekoniumileus wird an anderer Stelle hingewiesen.

Megakolon (Hirschsprungsche Erkrankung)

Die durch eine Aganglionose bedingte Engstellung eines mehr oder minder langen Abschnitts des Enddarms ist die Ursache für eine mächtige Hypertrophie und Dilatation der proximal davon gelegenen Darmanteile. Dieses »enge Segment« beschränkt sich zumeist nur auf das Rektum, kann sich aber auch auf den ganzen Dickdarm erstrecken. Die Therapie besteht in der weitgehenden Resektion des engen Segments und des erweiterten Dickdarmabschnitts, abdomino-perineal (11, 12, 24, 35) oder rein abdominal (26). In manchen Fällen kommt es schon beim Neugeborenen zu Ileusattacken, die die Anlegung einer Kolostomie erfordern, wenn es nicht gelingt, durch Einführen eines Darmrohres genügend Stuhl zu erzielen. Die Resektion wird entweder als einzeitige Operation oder als Zweiteingriff nach Kolostomie im Alter von 2—12 Monaten ausgeführt (11, 12).

Frühkomplikationen: Auf die Frühkomplikationen nach Kolostomie wird im pädiatrischen Teil besonders hingewiesen. Zur Vermeidung von nach der Kolostomie auftretenden Kotsteinbildungen ist es vorteilhaft, die Kolostomie beim Megakolon an der Grenze zwischen engem und weitem Segment anzulegen. Nach der Resektion kann es wie bei allen Anastomosen zur Nahtinsuffizienz, Peritonitis und zum Adhäsionsileus kommen. Einen bedrohlichen Verlauf kann die nach Eingriffen bei Megakolon oft auftretende Entero-Kolitis nehmen (18). Bei der rein abdominellen Resektion kommt es gelegentlich durch eine Sphinkterachalasie zu früh auftretenden Entleerungsstörungen. Diese können durch eine unmittelbar postoperativ ausgeführte Sphinkterdehnung meistens vermieden werden.

Spätkomplikationen: Neben der gelegentlich auftretenden Stenose bzw. Striktur an der Anastomose, die zum Teil mit Bougierung, zum Teil mit Relaparotomie und neuerlicher Anlegung der Anastomose behandelt werden muß, werden Entleerungsstörungen durch eine nicht genügende Resektion des dilatierten Anteils beobachtet. Auch bei diesem Zustandsbild ist die Relaparotomie und Nachresektion des erweiterten Darmabschnitts zur Verbesserung der Funktion angezeigt. Vereinzelt wurden nach ausgedehnten abdomino-perinealen Resektionen Störungen der Potenz und Ejakulation beobachtet (5), die nach abdominellen Operationen nicht auftreten.

Röntgenkontrollen: Routinemäßig einmal 8–12 Wochen nach der Operation, ansonsten nur zur Abklärung bei Wiederauftreten von Beschwerden.

Prognose: Die Letalität wird mit 3–10% (11, 12, 24) angegeben. Sind keine Komplikationen aufgetreten, dann ist das Ergebnis in den meisten Fällen ausgezeichnet. Bei Kindern, die längere Zeit Stuhlschwierigkeiten hatten und nicht im Säuglings- oder Kleinkindesalter operiert wurden, kommt es manchmal zu Entleerungsstörungen, obgleich sowohl das enge als auch das dilatierte Segment in genügendem Maße reseziert wurden. In diesen Fällen hilft meist eine entsprechende Aufklärung der Eltern und eine zielbewußte Führung der Kinder, um die psychische Komponente dieser Störung allmählich auszuschalten.

Rektum- und Analatresien

Die Fehlbildungen im Bereich des Rektum und Anus sind relativ häufig und oft auch kombiniert mit anderen Mißbildungen. Pathologisch-anatomisch unterscheiden wir die Analstenose, die Atresia ani, die Atresia ani et recti und die seltene Atresia recti. Die Atresia ani kann mit Fisteln vergesellschaftet sein, bei männlichen Kindern eine Atresia ani mit einer perinealer, urethraler oder vesikulärer Fistel, bei Mädchen mit perinealer, vestibulärer oder vaginaler Fistel. Die Therapie richtet sich nach dem anatomischen Befund. Bei der Analstenose genügt oft die Bougiebehandlung. Bei der Analatresie bzw. Atresia ani et recti hängt das Vorgehen von der Entfernung des Blindsacks von der Analhaut ab. Bis zu 1,5 cm kann die Operation von perineal her ausgeführt werden, darüber hinaus muß abdomino-perineal operiert werden, wobei diese Operation zumeist zweizeitig ausgeführt wird: 1. Kolostomie und 2. Durchzug. Bei den Durchzugsoperationen kann gleichzeitig auch eine bestehende Fistel im Urogenitaltrakt behoben werden (11, 12, 27, 33). Bei perinealer, vestibulärer und vaginaler Fistel kann die eigentliche Operation auf einen späteren Zeitpunkt (3–6 Monate) verlegt werden, wenn die äußere Fistel genügend groß ist oder durch Bougierungsbehandlung leicht aufgedehnt werden kann.

Frühkomplikationen: Nach perinealen und abdomino-perinealen Operationen kommt es nach ungenügender Mobilisierung des oberen Blindsacks zum Durchschneiden der Nähte und zum Zurückziehen des Darms, evtl. verbunden mit Abszeßbildungen und Phlegmonen im kleinen Becken. Das Vorgehen nach REHBEIN (27), das besonders bei gleichzeitig bestehenden Fisteln zum Harntrakt geeignet ist, läßt diese Komplikation weitgehend vermeiden. Die Therapie besteht in der Reoperation, oft zweizeitig mit primärer Kolostomie. Geringgradige Trennung bzw. Loslösung der Mukosa von der Haut kann mit konservativen Maßnahmen behandelt werden. Durch Verletzung der Urethra bei der Mobilisation kann es zur Urethralfistel oder Striktur der Urethra kommen. Bei letzterer muß bougiert, bei ersterer die Fistel verschlossen werden.

Spätkomplikationen: Als Folge eines ungenügend groß angelegten Anus (es empfiehlt sich, einen um etwa 50% größeren Anus, als der Norm entspricht, anzulegen) nach Retraktion oder infolge Innervationsstörung des Sphinkters kann es zum Auftreten von mehr oder minder hochgradigen Stenosen im Bereich des Anus kommen. Seltener ist bei richtigem Vorgehen ein teilweise offenstehender Anus. Im Gefolge der Analstenose kann sich ein sekundäres symptomatisches Megakolon entwickeln. Als Therapie empfiehlt sich die Bougierung, die anfänglich täglich, später 2–3mal wöchentlich und dann in größeren Abständen über längere Zeit durchgeführt werden muß. Entwickelt sich trotzdem ein sekundäres Megakolon, dann muß man dieses resezieren, da es durch die Erweiterung des Dickdarms oft schwere Entleerungsstörungen bedingt.

Röntgenkontrollen: Nur notwendig bei Entleerungsstörungen zur Abklärung eines sekundären Megakolon.

Prognose: Diese ist weitgehend abhängig von der Kombination mit anderen Fehlbildungen und vom Zeitpunkt der primären Operation. Die Letalität bei perinealen Operationen schwankt zwischen 2 und 17%, bei abdomino-perinealen Operationen zwischen 8 und 25%. Die Gesamtletalität beträgt ungefähr 21% (10, 12, 33). Bei anatomisch richtiger Operation und bei Vorhandensein der Levatorschlinge kann man eine gute Sphinkterfunktion annehmen, allerdings braucht es oft Jahre — besonders wenn kein eigentlicher Sphinkter und nur die Levatorschlinge vorhanden ist —, bis eine suffiziente Schließfunktion mit Kontinenz, auch für flüssigen Stuhl, erreicht ist. Dies dauert normal 1–4 Jahre, in Ausnahmefällen bis zu 10–14 Jahre (17). Training des Beckenbodens durch aktive Übungen haben sich zur Erzielung einer besseren Schließfunktion bewährt. Der Wert der Sphinkterplastik (z. B. Grazilis-Plastik) ist in der Literatur sehr umstritten. Wichtig ist die genaue Information und die Mitarbeit der Eltern in der postoperativen Phase.

Der Nabelschnurbruch

Der Nabelschnurbruch ist eine Hemmungsmißbildung mit einer mehr oder minder großen Lücke im Bereich des Nabels, durch welchen sich Abdominalorgane vorwölben. Zumeist sind diese durch Amnion und *Whartonsche* Sulze bedeckt, so daß es sich um einen echten Bruch handelt. Die Nabelschnur steht mit diesem Bruchsack in direkter Verbindung. Manchmal platzt diese Hülle, dann ist die sofortige Indikation zur Operation gegeben. Prinzipiell gibt es ein operatives und ein konservatives Vorgehen. Der Nabelschnurbruch kann einzeitig verschlossen oder bei großen Brüchen zunächst nur mit Haut bedeckt werden (12). Der Verschluß erfolgt dann sekundär. Beim konservativen Vorgehen (11) wird der Nabelschnurbruch bei intaktem Bruchsack mit einer 2%igen Merkurochromlösung gepinselt; dadurch bildet sich ein Schorf und die Epithelisierung wird gefördert. Es kommt zum allmählichen Schrumpfen des Bruchsackes mit Rückverlagerung der Eingeweide. Nach übereinstimmenden Angaben in der Literatur werden kleinere Nabelschnurbrüche operiert, mittlere können operiert werden, evtl. zweizeitig. Bei ganz großen kommt nur die konservative Therapie in Frage (11, 20, 37).

Frühkomplikationen: Beim einzeitigen operativen Vorgehen kann es infolge der Drucksteigerung in der zu kleinen Bauchhöhle zu drei bedrohlichen Komplikationen kommen: 1. Zwerchfellhochstand mit schwersten respiratorischen Störungen; 2. Behinderung des venösen Rückstroms durch Druck auf die Vena cava inferior und plötzliches Kreislaufversagen; 3. Kompression des Magens oder von Darmteilen mit konsekutivem Ileus. Diese Frühkomplikationen sind der Grund, daß Hernien mit mehr als 7 cm Durchmesser nicht primär verschlossen werden dürfen (3, 11, 12). Bei der zweizeitigen Operation kann es infolge einer Infektion zur Durchwanderungsperitonitis mit Adhäsionsileus kommen. Außerdem können unter Umständen weitere Fehlbildungen nicht erkannt werden. Bei der konservativen Methode kann es ebenfalls durch frühzeitiges Abgehen des Schorfs zu einer Durchwanderungsperitonitis bzw. zum Auftreten eines Adhäsionsileus kommen. Bei geeigneter Pflege und Therapie mit Antibiotika wird sich dieses Ereignis weitgehend vermeiden lassen.

Spätkomplikationen: Bei zweizeitigem Verschluß, sowohl nach operativer als auch nach primär konservativer Behandlung können prinzipiell die gleichen Komplikationen, wie sie postoperativ beim primären Vorgehen beobachtet werden, auftreten. Dies besonders dann, wenn beim zweizeitigen Vorgehen die Haut thoraxwärts zu weit mobilisiert und die Leber durch die Schrumpfung nicht in die Peritonealhöhle zurückverlagert wurde.

Röntgenkontrollen: Prinzipiell nicht notwendig, nur bei Auftreten von Komplikationen und zur eventuellen Feststellung von Lageanomalien.

Prognose: Die Überlebenschance bei der Operation hängt prinzipiell nicht von der Größe des Nabelschnurbruchs ab. Im Durchschnitt ist die Letalitätsrate aller Nabelschnurbrüche nach Literaturangaben 35—55% (6, 7, 37); bei Brüchen bis 7 cm Durchmesser ca. 25%, bei Brüchen über 9 cm bis zu 85% (12). Ist der endgültige Verschluß gut überstanden, entwickeln sich die Kinder völlig normal. Da der Nabel nicht vorhanden ist, könnte man, insbesondere bei Mädchen, an eine sekundäre Nabelplastik denken.

Der Ileus im Neugeborenen- und jungen Säuglingsalter

Die Ursache eines Ileus beim Neugeborenen kann neben den angeborenen Fehlbildungen eine fetale Peritonitis mit Bridenbildungen bzw. Adhäsionen zur Ursache haben. Daneben kommt es gelegentlich bei Neugeborenen aus verschiedensten Ursachen zum Auftreten eines Volvulus. Die Therapie besteht in der Laparotomie, Detorquierung des Volvulus bzw. Durchtrennung der Briden oder Lösung von Adhäsionen.

Frühkomplikationen: Wie nach allen Laparotomien kann es zu Peritonitis und Adhäsionsileus kommen.

Spätkomplikationen: Als unangenehmste Komplikation kann sich ein rezidivierender Adhäsionsileus entwickeln. Als Therapie kommen die Relaparotomie und Lösung der Adhäsionen sowie die *Noble*sche Plikation (14, 21) in Frage.

Prognose: Der Ileus, besonders der postoperative Ileus, ist eine der häufigsten Todesursachen in diesem Lebensalter. Gelingt es, die Ursache einwandfrei zu beheben bzw. durch eine *Noble*sche Plikation das weitere Auftreten von rezidivierenden Ileuserscheinungen zu verhindern, dann ist die weitere Lebenserwartung im allgemeinen gut.

Im Kindesalter, zum Teil auch im Säuglingsalter, treten einige Erkrankungen in typischer Weise auf. Auf diese soll hier kurz eingegangen werden:

Invagination

Bei der Invagination schiebt sich ein Darmteil in den kaudalen Darm ein und wird durch die Peristaltik analwärts vorgetrieben. Am häufigsten ist die ileo-zökale Form. Als Ursache findet sich oft ein *Meckel*sches Divertikel, ein kleiner Darmpolyp oder eine vergrößerte Drüse. 75% aller Invaginationen ereignen sich innerhalb des ersten Lebensjahres, 85% innerhalb des zweiten Lebensjahres. Jahreszeitliche und regionale Schwankungen sind bekannt. Die Therapie ist, wenn möglich, die Desinvagination (11, 12, 15, 19, 21), ansonsten die Resektion (11, 12, 15, 21). Die Desinvagination kann auch unblutig mittels Röntgenkontrasteinlauf erfolgen. Wenn auch die Meinungen über den Wert der unblutigen Desinvagination geteilt sind, wird man in Frühfällen diese Desinvagination bei der Röntgenuntersuchung immer versuchen.

Frühkomplikationen: Bei lang bestehender Invagination gelingt es manchmal nicht mehr, den Schock zu beherrschen. Die oft beobachtete Darmparese bzw. der paralytische Ileus muß einerseits mit einer kontinuierlichen *Wangensteen*-Absaugung (die sich in allen Fällen empfiehlt) und durch Anregung der Peristaltik mit Bepanthen i. v. bzw. Prostigmin andererseits behandelt werden. Bei geschädigtem Darm entwickelt sich oft eine Entero-Kolitis, die aber gewöhnlich auf Antibiotika und konservative Maßnahmen gut anspricht. Im weiteren Gefolge kann sich daraus auch eine Peritonitis mit allen Folgerungen entwickeln.

Spätkomplikationen: Außer den üblichen Spätfolgen nach Laparotomie (Adhäsionsileus, Strangulationsileus) werden keine spezifischen Spätfolgen beobachtet. Ein Rezidiv nach Operation wegen Invagination ist ein ganz seltenes Ereignis.

Röntgenkontrollen: Normalerweise nicht notwendig, nur bei Auftreten von Beschwerden.

Prognose: Durch rechtzeitige Diagnose und frühzeitige Therapie wird die Prognose weitgehend verbessert. Die Letalität liegt nach neuesten Angaben (15) bei operativer Korrektur bei 3—5%, nach Resektion bei 15—20%. Bei unblutiger Reposition ist die Letalität unter 1%, allerdings die Rezidivquote bei 50% und mehr (15). Hat das Kind die Operation gut überstanden und sind keine Spätkomplikationen aufgetreten, ist die weitere Entwicklung völlig normal.

Appendizitis im Säuglings- und frühen Kindesalter

Die Appendizitis kann in jedem Lebensalter auftreten. Beim Säugling und Kleinkind, welches sich noch nicht seiner Umgebung mitteilen kann, wird das Anfangsstadium der Appendizitis gewöhnlich übersehen und die Appendizitis erst in einem Spätstadium nach Perforation als lokalisierte bzw. diffuse Peritonitis, mit und ohne Adhäsionsileus, diagnostiziert. Die Therapie richtet sich nach den im Vordergrund stehenden Erscheinungen. Meistens wird man als ersten Akt die Abszeßdrainage mit entsprechender, massiver Antibiotikatherapie durchführen müssen.

Frühkomplikationen: Im wesentlichen die gleichen wie nach anderen Laparotomien in diesem Lebensabschnitt. Hinzu kommt die Möglichkeit der Propagation der lokalen zu einer diffusen Peritonitis.

Spätkomplikationen: Im wesentlichen Adhäsions- und Strangulationsileus. Die Therapie ergibt sich aus der jeweiligen Komplikation.

Prognose: Auch bei den schwersten Formen der Appendizitis im Säuglings- und

Kindesalter hat sich die Prognose wesentlich gebessert und die Letalität beträgt jetzt 1–3% (11, 12, 23). Nach einer Erholungsphase, die allerdings oft mehrere Monate dauern kann, entwickeln sich Säuglinge und Kleinkinder nach der Appendizitis völlig normal.

Retroperitoneale Tumoren

Die im Kindesalter häufigsten Tumoren liegen im Retroperitoneum. Davon ist der *Wilms*-Tumor (malignes Embryom, Adenosarkom der Nieren) einer der häufigsten, wenn nicht der häufigste. An zweiter Stelle kommen das Neuroblastoma sympathicum und retroperitoneale Teratome.

Der Wilms-Tumor

Der *Wilms*-Tumor entwickelt sich meist einseitig in einer Niere und kommt in den allermeisten Fällen bei Kindern bis zu 3 Jahren vor. Die Therapie besteht in der möglichst frühzeitigen Nierenexstirpation. Die Therapie wird ergänzt durch Röntgentherapie und Nachbehandlung mit Aktinomycin D. *Entscheidend für die Prognose ist, daß der Tumor nicht zu viel »untersucht« und palpiert* und daß bei der Operation zur Vermeidung von Metastasierung wenn möglich die Nierenvene zuerst unterbunden wird. Wichtig ist auch die Kontrolle der kontralateralen Niere und die Ausräumung der regionalen Drüsenfelder. Der beste Zugangsweg ist transperitoneal, wobei das Abdomen durch eine große paramediane oder transrektale Inzision eröffnet wird. Die Röntgentherapie soll frühzeitig begonnen werden, wobei eine Gesamtdosis von 3500 r empfohlen wird. Aktinomycin D wird in einer Dosis von 10–15 mg/kg Körpergewicht 5–10 Tage lang gegeben (32).

Frühkomplikationen: Als Frühkomplikationen kommen Blutungen bei Abgehen von Ligaturen der Nieren- oder Kapselgefäße, Schock durch größeren Blutverlust während der Operation und paralytischer Ileus vor. Die Therapie wird sich nach der jeweiligen Komplikation richten.

Spätkomplikationen: Lokalrezidiv, besonders nach ausgedehnten Tumorresektionen und bei ausgedehnten Drüsenmetastasen sowie Fernmetastasen. Am häufigsten werden letztere in der Lunge, weniger häufig in den Knochen beobachtet. Sowohl beim Lokalrezidiv als auch bei den Fernmetastasen wird die Röntgentherapie empfohlen und dabei in vereinzelten Fällen auch langjährige Rezidivfreiheit beobachtet. Bei solitären Lungenmetastasen wird die Resektion des betreffenden Lungenabschnitts empfohlen. Auch hier konnte vereinzelt langjährige Rezidivfreiheit beobachtet werden.

Prognose: Im Säuglingsalter ist die Prognose weitaus besser als später (11, 12). Im allgemeinen werden Überlebensraten von 25–47% angegeben. Mit der kombinierten Behandlung, d. h. Operation, Röntgentherapie und Aktinomycin D, haben sich die Ergebnisse noch verbessert (4, 32), die Beobachtungszeiten sind aber noch zu kurz, um ein endgültiges Urteil abgeben zu können. Allerdings weist der *Wilms*-Tumor von allen malignen Tumoren des Kindesalters wahrscheinlich noch die beste Prognose auf. Leider kommen die Kinder meist relativ spät, obwohl das führende Symptom in 85% der Tumor ist. Bei Kindern unter einem Jahr, die mehr gepflegt werden als die schon größeren Kinder, werden solche palpable Tumoren schon früher entdeckt. Dies dürfte mit die Ursache sein, daß von manchen Autoren bei Kindern unter einem Jahr eine Überlebensrate bis zu 80% beobachtet wurde (12).

Literatur

1) Baffes, Th. G.: Diaphragmatic Hernia. In: C. D. Benson, W. T. Mustard, M. M. Ravitch, W. H. Snyder jr., K. J. Welch: Pediatric Surgery. Chicago 1962.

2) Benson, C. D., and J. R. Lloyd: Atresia and Stenosis of the Jejunum and Ileum. In: Benson C. D. et al, siehe 1).

3) Bill, A. H. jr.: Hernias of the Abdominal Wall, other than Inguinal. In: Benson C. D. et al: siehe 1).

4) Buschmann, O.: Münchn. Med. Wschr. 106 (1964), 1096.

5) Cutait, D. E.: J. Internat. Coll. Surg. 26 (1956), 485.

6) Ehrenpreis, Th., A. Livadits and Per Åke Skog: Z. Kinderchir. 3 (Supplement 1966), 35.

7) Grewe, H. E., u. W. Hupfauer: Arch. f. Kinderheilk. 173 (1966), 245.

8) Grewe, H. E., u. R. Ney: Z. f. Kinderheilk. 2 (1965), 431.

9) Grewe, H. E., u. R. Ney: Zb. Chir. 90 (1965), 601.

10) Grewe, H. E., u. W. Ringler: Z. Kinderchir. 1 (1964), 74.

11) Grob, M.: Lehrbuch der Kinderchirurgie. Stuttgart 1957.

12) Gross, R. E.: The Surgery of Infancy and Childhood. Philadelphia — London 1953.

13) Haight, C.: Congenital Esophageal Atresia and Tracheoesophageal Fistula. In: Benson, C. D., et al, siehe 1).

14) Hartl, H.: Z. Kinderchir. 2 (1965), 211.

15) Hasse, E., u. I. Waldschmidt: Z. Kinderchir. 3 (1966), 360.

16) Hecker, W. Ch.: Ergebnisse der Chirurgie und Orthopädie 44 (1962), 247.

17) Helmer, F.: N.-Österr. Zschr. f. Kinderheilk. 4 (1959), 262.

18) Hofmann, S., u. F. Rehbein: Z. Kinderchir. 3 (1966), 182.

19) Imdahl, H.: Dtsch. Med. Wschr. 90 (1965), 1079.

20) Imdahl, H., u. St. Gödde: Z. Kinderchir. 2 (1965), 326.

21) Imdahl, H., u. H. Hermann: Langenb. Arch. klin. Chir. 310 (1965), 22.

22) Lynn, H. B.: Duodenal obstruction: Atresia Stenosis and Annular Pancreas. In: Benson, C. D., et al, siehe 1).

23) Martin, L .W.: Appendicitis. In: Benson, C. D., et al, siehe 1).

24) Pilling, G. P., and S. L. Cresson: *Hirschsprung's* Disease. In: Benson, C. D., et al, siehe 1).

25) Ravitch, M. M.: Intussusception. In: Benson, C. D., et al, siehe 1).

26) Rehbein, F.: Arch. Kinderheilk. 154 (1957), 126.

27) Rehbein, F.: Z. Kinderchir. 2 (1965), 503.

28) Rehbein, F., u. J. Boix-Ochoa: Chir. Praxis 9 (1965), 127.

29) Rehbein, F., u. S. Hofmann: Z. Kinderchir. 1 (1964), 57.

30) Rehbein, F., u. Th. Röpke: Dtsch. Med. Wschr. 89 (1964), 1967.

31) Rehbein, F., u. I. Waldmann: Dtsch. Med. Wschr. 89 (1964), 861.

32) Rickham, P. P.: Z. Kinderchir. 1 (1964), 105.

33) Santulli, Th. V.: Imperforate anus. In: Benson, C. D., et al, siehe 1).

34) Sauer, H.: Z. Kinderchir. 3 (1966), 490.

35) Soave, F.: Surgery 56 (1964), 1007.

36) Vontobel, V.: Z. Kinderchir. 1 (1964), 113.

37) Zweymüller, E.: Wr. Klin. Wschr. 77 (1965), 303.

Interne Nachbehandlung operierter Neugeborener und Säuglinge

Von E. Zweymüller, Wien

Die neuen großen Fortschritte der Chirurgie liegen auch auf dem Gebiete der Neugeborenenperiode bzw. des Säuglingsalters. Es sollen daher in dem folgenden Kapitel ausschließlich Zustände nach Operationen in diesem frühen Lebensabschnitt ihre Darstellung finden, da sie den Pädiater wie den Praktiker in gleicher Weise vor auf jeden Fall schwierige, z. T. sogar völlig neue Aufgaben stellen. Ausschließlich diese neue Problematik soll auf dem hier zur Verfügung stehenden Raum besprochen werden, zumal auf diesem Gebiet vieles noch im Flusse ist und Übersichten über derartige Nachbehandlungsprobleme noch nicht vorhanden sind.

Mekoniumileus

Der Mekoniumileus tritt nur bei Patienten mit *Mukoviszidose* auf, bei der es sich um eine primäre intrazelluläre enzymatische Störung der Schleimsekretion mit der Produktion eines äußerst zähen Schleimes — daher Mukoviszidose — handelt; als Folge davon kommt es bereits in den Zellen sowie in den Ausführungsgängen der drüsigen Organe zu einer Sekretstauung.

In den Lungen verursacht der zähe Schleim der Bronchialschleimdrüsen eine Verstopfung der Bronchien. Anschließend erfolgt eine Absiedlung von Keimen in denselben. Der dauernde Reizhusten führt zur Bildung von *Bronchiektasien*. Die chronische Eiterung bildet meist die Todesursache.

Im Pankreas bleibt das zähe Sekret in den Drüsenazini und Ausführungsgängen liegen. Durch die zystisch-fibröse Umwandlung des exkretorischen Anteils entsteht eine *chronische Verdauungsinsuffizienz*, vor allem von Fett und Eiweiß.

Tabelle 1

Komplikationen der Verdauungsinsuffizienz bei zystischer Pankreas- und Lungenfibrose
(nach O. Stur: pädiat. prax. 3, 1964, 227)

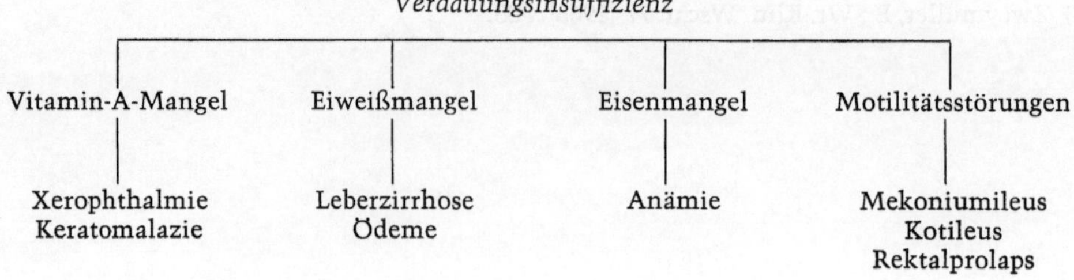

Im Bereiche des Darmes (Tab. 1) kommt es durch den engen Kontakt von Mekonium mit dem Sekret der Becherzellen der Darmwand in 10% der Fälle zu einem Ileus. Die Diagnose wird durch die Zeichen des tiefen Darmverschlusses klinisch und röntgenologisch gestellt. Ist der Mekoniumileus operativ behoben, dann stehen vor allem die Komplikationen von seiten des Respirations- und Verdauungstraktes im Vordergrund, da die Mukoviszidose weiter bestehen bleibt. Das Entstehen eines Ileus durch eingedickte Kotmassen ist auch im späteren Leben möglich (GRAHAM u. Mitarb.). Ein weiteres Symptom der bestehenden Verdauungsinsuffizienz ist der Rektalprolaps (Tab. 2), der nach KULCZYCKI in 20% vorkommen kann. Er stellt oft das erste Symptom dar und verschwindet durch eine entsprechende Behandlung der Verdauungsinsuffizienz.

Tabelle 2

Rektalprolaps bei Mukoviszidose
(nach KULCZYCKI)

Alter Jahre	Zahl	Prolaps vor	Prolaps nach
		Diagnosestellung der Mukoviszidose	
−1	24	22	2
1–2	30	26	4
2–3	15	10	5
3–5	13	7	6
5–8	3	2	1
Gesamt:	85	67	18

Als weitere Folge der chronischen Verdauungsinsuffizienz treten komplexe Mangelzustände auf. Durch die Fettresorptionsstörung tritt Vitamin-A-Mangel ein, der durch die dadurch bedingte *Xerophthalmie* und *Keratomalazie* im Vordergrund steht. Aber grundsätzlich ist durch die Verdauungsinsuffizienz die Resorption aller Vitamine ungenügend.

Durch Störung der Eiweißverdauung entstehen Eiweißmangelzustände; der Mangel an essentiellen Aminosäuren trägt zur Entwicklung einer Leberzirrhose bei. Für die Entstehung der Anämie ist der Eiweiß- und ebenso Eisenmangel verantwortlich, wobei die chronisch entzündlichen Lungenveränderungen eine Infektanämie bedingen.

Der starke Verlust von Kochsalz infolge hochgradigen Schwitzens kann schwere akute Zwischenfälle vor allem bei Säuglingen und Kleinkindern hervorrufen: Gewichtssturz, Schwäche- und Kollapszustände, Tod an Kreislaufversagen. Diese Kinder scheiden nämlich nicht nur große Mengen an Schweiß aus, sondern derselbe hat auch eine erhöhte Kochsalzkonzentration. Daher wird zur Diagnose der Mukoviszidose eine quantitative Bestimmung von Natrium und Chlorid im Schweiß nach Stimulierung mit der Pilokarpin-Iontophorese nach GIBSON und COOKE vorgenommen. Bei gesunden Neugeborenen kann in den ersten beiden Lebenstagen die Na- und Cl-Konzentration im Schweiß bis 80 mäq/l betragen. Sicher pathologische Werte liegen zu dieser Zeit erst über 90 mäq/l (STUR).

Behandlung: Der Mekoniumileus erfordert eine intensive pädiatrische Nachbehandlung.

Die Pankreasinsuffizienz wird durch die Gabe großer Mengen eines Pankreasferment-präparats zu jeder Mahlzeit behandelt. Am besten eignen sich Präparate, deren Hülle sich nicht im sauren Magensaft, sondern erst im neutral-alkalischen Milieu löst. Der beste Anhaltspunkt für ihre richtige Dosierung ist die Stuhlbeschaffenheit: normale Stuhlmenge ohne Fäulnisgeruch. Die Fettverdauung bleibt am längsten gestört, weshalb unbedingt eine fettarme Diät einzuhalten ist. Der Kalorienbedarf wird durch Kohlenhydrate und Eiweiß gedeckt. Die Proteine müssen wegen ihrer fraglichen Ausnützung in genügend großer Menge angeboten werden. Zusätzlich sind Proteinhydrolysate zu geben. Weiter sind Polyvitaminpräparate in wasserlöslicher Form (vor allem Vitamin A!) in ausreichender Menge zu verabreichen.

Von entscheidender Bedeutung ist die Infektionsbekämpfung in den Atemwegen und die Verflüssigung des zähen Bronchialsekrets. Dazu ist vor allem die Langzeittherapie mit oral verabreichten Breitbandantibiotika geeignet. Bei akuten Infektionen ist die Anwendung der Antibiotika als Aerosol notwendig. Besonders sind Antibiotika zu empfehlen, die wegen ihrer Toxizität sonst nicht verwendet werden können, bei Applikation als Aerosol aber in geringen unschädlichen Dosen lokal gut wirksam sind, wie Bacitracin, Neomycin, Polymyxin. Bei Verwendung dieser Antibiotika ist mit einer hohen Empfindlichkeit der Keime zu rechnen.

Zur Schleimlösung werden Aerosole mit 10% Propylenglykol oder 3,0% Kochsalz empfohlen. Letzteres kann bei Säuglingen stark reizen. Es ist daher für diese Altersgruppe die feine Vernebelung von isotoner Kochsalzlösung vorzuziehen, wobei die Säuglinge stunden- und tagelang in einem Zelt mit einer derartigen Atmosphäre liegen können. Breite Anwendung hat in den letzten Jahren 20% Azetyl-Zystein (Mucomyst) gefunden. Auch die orale Zufuhr von Bisolvon unterstützt die Auflösung des zähen Schleims.

Es sei nochmals betont, daß neben den mechanischen Passagestörungen durch Adhäsionen, Volvulus und Invagination mit einem Verschluß durch eingedickte Stuhlmassen, dem sog. »Meconium-Ileus-Äquivalent« stets zu rechnen ist (CORDONNIER und IZANT).

Literatur

1) Cordonnier, J. K., and R. J. Izant jr.: Surgery 54 (1963), 667.
2) Denton, R.: Pediatrics 25 (1960), 611.
3) DiSant Agnese, P. A.: Dis. Chest 27 (1955), 654.
4) Gibson, L. E., and R. E. Cooke: Pediatrics 23 1959), 545.
5) Graham, W. P., B. F. Jaffe and A. de Lorimier: Calif. Med. 103 (1965), 171.
6) Kulczycki, L. L., J. M. Craig and H. Shwachman: New Engl. J. Med. 257 (1957), 203.
7) Shwachman, H., and L. L. Kulczycki: A. M. A. J. Dis. Child. 96 (1958), 6.
8) Stur, O.: N. Österr. Z. Kinderheilk. 6 (1961), 347.
9) Stur, O.: Mschr. Kinderheilk. 113 (1965), 638.
10) Williams, H., and R. N. O'Reilly: Arch. Dis. Child. 34 (1959), 192.

Dünndarmresektion

Die Verbesserung der Diagnose, der Anästhesie, der operativen Technik sowie der prä- und postoperativen Kontrolle des Wasser- und Elektrolythaushalts brachte es mit sich, daß auch ausgedehnte Resektionen im Bereiche des Dünndarms selbst von Neugeborenen gut überstanden werden.

Von entscheidender Bedeutung für die postoperativ einzuschlagende Ernährung ist die Feststellung des Ausmaßes der Resektion. Bei Messung von der Flexura duodeno-jejunalis bis zur Ileozökalklappe wird die Dünndarmlänge beim Neugeborenen von POTTS mit 308 cm, von BENSON mit 233 cm beim Frühgeborenen und 253 cm beim reifen Neugeborenen angegeben. Eine Entfernung von mindestens 1/3 (mehr als 200 cm) des Dünndarms stellt beim Erwachsenen eine ausgedehnte Resektion dar; dies würde bei einem Neugeborenen einem Verlust von 80 bis 100 cm entsprechen. Dünndarmresektionen bis zu 30—50% der Gesamtlänge weisen heute eine günstige Prognose auf. Während aber ein Längenverlust bis zu 30% unauffällig bleibt, gehen solche größeren Ausmaßes mit einer Steatorrhoe einher. KUFFER resezierte bei einem 4 Monate alten Säugling 88% der Darmlänge, mit vollständiger Entfernung von Ileum und Ileozökalklappe. Über eine subtotale Dünndarmresektion bei einem 3 Monate alten Säugling wurde von HELMER und ROSENKRANZ berichtet. RICKHAM resezierte bei 18 Neugeborenen 65—98% des Dünndarms, wobei 8 den Eingriff überlebten und jetzt 2—11 Jahre alt sind. Abgesehen vom Ausmaß des resezierten Dünndarms ist hervorzuheben, daß die Erhaltung des Ileum wichtiger als die des Jejunum ist; weiter ist der Verlust der Ileozökalklappe von Bedeutung, weil dadurch die Transitzeit noch zusätzlich verkürzt und die Resorption damit verschlechtert wird. Allerdings spielt nach RICKHAM die Resektion der Ileozökalklappe bei Neugeborenen keineswegs die gleiche Rolle wie bei älteren Kindern und Erwachsenen, und ebensowenig, ob das Ileum oder Jejunum reseziert wurde.

Behandlung: In der unmittelbar postoperativen Phase bestehen intensive Durchfälle mit der Folge von Wasser- und Elektrolytstörungen. Die Behandlung dieser Phase ist eine genügend lange Karenzzeit für den Darm in Form einer i. v. Wasser- und Elektrolytzufuhr. Weiter müssen Infusionen von Fett (10 oder 20%ige Lösungen, 10 ml/ Stunde, 2,5—3 g/Kö-kg und Tag, aber nur bei fehlender Acidose) sowie von 10%iger Aminosäuren-, 10—15%iger Glukose- oder Fruchtzuckerlösung sowie von Plasma gegeben werden. Die Dauer dieser Karenz soll wegen der in diesem Zeitabschnitt nur mäßigen Gewichts- und Längenzunahme nicht verkürzt werden. In dieser Periode gewöhnt sich der Darm an die geänderten Verhältnisse, und diese Nahrungskarenz ermöglicht schließlich einen um so rascheren Aufbau der Ernährung.

Die anschließende Phase kann als die chronische bezeichnet werden. Im Vordergrund steht die Steatorrhoe. Der optimale Fettgehalt der Nahrung soll 1,5 g% betragen (KUFFER, PILLING und CRESSON). Weiter soll die Nahrung mit Olivenöl, 250 Tropfen täglich, angereichert werden (KUFFER, WILKINSON). Infolge dieser Fettmalabsorption ergeben sich Mangelzustände der fettlöslichen Vitamine. Im Alter von 5—6 Jahren konnte RICKHAM nach ausgedehnten Dünndarmresektionen in der Neugeborenenperiode keinen Resorptionsdefekt für Fett mehr nachweisen. Auch hier besteht ein deutlicher Unterschied gegenüber dem Verhalten nach Resektionen bei älteren Kindern und Erwachsenen.

Der niedrige Fettgehalt der Nahrung bewirkt aber eine gute Eiweißresorption, so daß sich in dieser chronischen Periode Eiweißmangelzustände bzw. eine Hypoproteinämie nicht entwickeln können. Die Resorption von Eiweiß erfolgt zu 80—90%.

Die Kohlehydrate rufen in Form der für diese Patienten nicht verwertbaren Disaccharide einen Gärungsprozeß mit daraus resultierendem chronischem Meteorismus sowie eine Ansäuerung des Stuhles hervor. Durch letztere wird die Aktivität der Lipase zusätzlich vermindert, da ihre optimale Aktivität bei pH 8 liegt. Die Disaccharide sollen daher durch Monosaccharide ersetzt werden.

Bei ausgedehnten Resektionen bleiben das Problem der verminderten Disaccharidasenaktivität und die fehlende Resorption von Vitamin B12 bei Verlust des untersten Ileumsegmentes bestehen. Vitamin B12-Injektionen müssen daher monatlich gegeben werden. Die allgemeine Entwicklung dieser Kinder ist normal (BENSON u. Mitarb.).

Literatur

1) Benson, C. D., J. R. Lloyd and K. L. Krabbenhoft: J. Pediat. Surgery 2 (1967), 227.
2) Clark, A. C. L., and C. C. Booth: Arch. Dis. Childh. 35 (1960), 595.
3) Helmer, F., und A. Rosenkranz: Pädiatrie und Pädiologie 3 (1967), 72.
4) Kuffer, Fr.: Z. Kinderchir. 2 (1965), 39.
5) Pilling, G. P., and S. L. Cresson: Pediatrics 19 (1957), 940.
6) Potts, W. J.: J. A. M. A. 157 (1955), 627.
7) Rickham, P. P.: Z. Kinderchir. Suppl. zu Bd. 5 (1968), 2.
8) Swain, V. A. J., A. Peonides and W. F. Young: Arch. Dis. Childh. 38 (1963), 103.
9) Wilkinson, A. W., E. A. Hughes and D. A. Toms: Brit. J. Surg. 225 (1963), 715.

Kolostomie

Die Anlegung einer Kolostomie erfolgt bei Neugeborenen vor allem bei Verbildungen im Bereiche von Anus und Rektum u. a. beim aganglionären Megakolon. Gerade letztere Erkrankung zeigt, daß die Kolostomie eine Langzeitmaßnahme darstellt, da die endgültige Operation des aganglionären Megakolon mindestens bis zum 6. Lebensmonat aufgeschoben werden soll.

Bei einer Kolostomie kann es zu einer wohl ungefährlichen, aber lästigen Irritation der umgebenden Haut kommen, zu deren Schutz zahlreiche Salben und Pasten angegeben worden sind, wobei sich vor allem dick aufgetragene Lebertranzinkpaste, Silikonsalbe oder -spray, Kamillenbäder, Rotlichtbestrahlungen bewähren. Auftreten von Blutungen durch Ulzeration der Darmschleimhaut erfordert nur selten eine Behandlung in Form einer Bluttransfusion, macht aber die Gabe von Eisenpräparaten nötig. Ein *Prolaps* kann durch einen leichten Druckverband verhütet werden; ist eine Reponierung nicht möglich, muß ein operativer Eingriff vorgenommen werden. Die Retraktion der Kolostomie erfordert ebenfalls eine operative Maßnahme. Dehiszenz der Wundränder kann eintreten, ebenso Fistelbildung. Immer wieder auftretendes *Erbrechen* wird an durch Adhäsionen bedingte Ileuserscheinungen bzw. Stenosierung denken lassen, die einen tödlichen Ausgang zur Folge haben können und eine Laparotomie erfordern. Das häufig beobachtete Auftreten von *Diarrhöen* wird meist auf eine infektiöse Genese zurückgeführt und daher Sulfonamide sowie Antibiotika verordnet. Hartnäckige Diarrhöen können durch Verkleinerung der die Flüssigkeit resorbierenden Fläche bei Verwendung der rechten Hälfte des Colon transversum auftreten. Im allgemeinen wird eine Kolostomie im Bereiche des Colon transversum gut vertragen; bei Säuglingen entwickelt sich häufig eine hypochrome Anämie (WYLLIE). Der aborale Darmschenkel der Kolostomie soll nach Einführung eines Katheters wenigstens wöchentlich mit Kamillentee gespült werden, damit eine Aufdehnung und Reinigung erfolgt. Zum Verschluß der Kolostomie soll der Patient, vor allem hinsichtlich des Blutbildes, sorgfältig vorbereitet werden, da der Blutverlust selbst bei einer ganz komplikationslos verlaufenden Operation beträchtlich sein kann (MACMAHON und Mitarb.). Nach Schluß der Kolostomie kann es zur Wundinfektion sowie zur Fistelbildung kommen.

Literatur

1) Bishop, H. G.: Amer. J. Surg. 101 (1961), 642.
2) Brandesky, G., und I. Weiß: Wien. Med. Wschr. 117 (1967), 309.
3) Macmahon, R. A., S. J. Cohen and H. B. Eckstein: Arch. Dis. Childh. 38 (1963), 114.
4) Wyllie, G. G.: Lancet 1 (1957), 850.

Blind loop syndrome

Kommt es im Bereiche des Dünndarms zur Herstellung einer Seit-zu-Seit-Anastomose, so können sich — auch noch nach Jahren — die Symptome des »blind loop syndrome« ausbilden. Gerade die Neugeborenenchirurgie hat gezeigt, daß sich dieses Syndrom vor allem dann entwickelt, wenn das proximal von einer Atresie gelegene, hochgradig erweiterte, blind endigende Darmstück vor Herstellung der Anastomose nicht ausgiebig reseziert wurde. Wenn nach Herstellung der Anastomose diese auch in 7—10 Tagen zu funktionieren beginnt, so entwickeln die meisten Patienten im Laufe der nächsten Monate und Jahre folgende für dieses Syndrom charakteristischen Symptome: *intermittierende krampfartige Bauchschmerzen, chronische Blähung des Abdomens, gelegentlich galliges Erbrechen, fallweise dunkles Blut im Stuhl, Perioden von Diarrhoe, Ausbildung einer makrozytären, hyperchromen Anämie, ausbleibendes Gedeihen.* Im Bereiche der Anastomose kann es zu makroskopisch, u. U. auch erst mikroskopisch sichtbaren Geschwüren kommen, wobei im weiteren Verlaufe eine Perforation auftreten kann. Das Allgemeinbefinden ist stark gestört; es bestehen Müdigkeit, Übelkeit, Schwäche. Diese alimentäre Dysfunktion wird vor allem auf ein abnormes Wachstum von Darmbakterien in dem innerhalb des erweiterten Dünndarmabschnitts stagnierenden Darminhalt zurückgeführt, wobei sich dieselben in die proximal gelegenen Darmabschnitte ausbreiten. Auch eine — vielleicht dadurch bedingte — Hypermotilität des Darmes könnte eine Rolle spielen. Ganz verstanden ist der Mechanismus, der zu diesen Symptomen des Syndroms führt, sicher noch nicht.

Die *Behandlung dieses Syndroms soll zunächst konservativ* erfolgen, in Form einer leicht verdaulichen, schlackenarmen Diät; bei Säuglingen Frauenmilch, angereichert mit Mono- und Disacchariden, Kaseinhydrolysaten, Vitaminen und Mineralsalzen. Wenn diese Ernährung vom Darm toleriert wird und der Patient zu gedeihen beginnt, soll homogenisiertes Fleisch und Gemüse zugesetzt werden; zusätzlich eine fettarme Kuhmilchmischung. Auf diese Weise kann ein chirurgisches Eingreifen — unter Umständen sogar für immer — verhindert werden. Im Gegensatz dazu wird ein »blind loop syndrome« beim älteren Kind, welches beträchtliche Beschwerden macht, eine Resektion der Anastomose und der erweiterten Darmschlingen mit anschließender End-zu-End-Anastomose erfordern.

Literatur

1) Clawson, D. K.: Surgery 34 (1953), 254.
2) Heifetz, C. J., and H. R. Senturia: Surgery 27 (1950), 673.
3) Phelan, J., T. E. Lemmer and K. B. McDonough: Surgery 46 (1959), 430.
4) Watson, G. M., D. G. Cameron, L. J. Witts: Lancet 2 (1948), 404.

Subduraler Erguß

Jedwede pathologische Flüssigkeitsansammlung im Subduralraum des Säuglings und Kleinkindes als Folge und Komplikation verschiedenster entzündlicher und nichtentzündlicher Krankheiten (Tab. 3) wird heute allgemein unter dem Begriff des Subduralergusses zusammengefaßt. Früher versuchte man, in Pachymeningitis und Pachymeningosis haemorrhagica interna, in Hydrom bzw. Hygrom der Dura mater und in traumatisches sowie idiopathisches subdurales »Hämatom« zu trennen. Klinische Beobachtungen und experimentelle Untersuchungen lassen gemeinsame Entstehungsmechanismen erkennen, die die gemeinsame Bezeichnung »subduraler Erguß« erlauben. Von einem subduralen Erguß müssen die ausschließlich durch ein Schädel-Hirn-Trauma entstandenen subduralen Hämatome unterschieden werden.

Tabelle 3

Frühkindliche subdurale Ergüsse

Übersicht über die Behandlungsart an Hand des Krankengutes der Universitätsklinik für Neurochirurgie in Wien (Vorstand *Prof. Dr. H. Kraus*) Zusammengestellt von Oberarzt Dr. W. Koos

Ergußursache	Zahl der Fälle	Subduralpunktionen ohne Operation	Operierte Fälle	Zahl der Operationen	Mortalität
		Behandlungsart			
Meningitis purulenta	107	39	68	110	0
Schädeltrauma	72	0	72	133	0
Koagulopathien Pneumonie Chronische Diarrhoe Avitaminosen	7	0	7	12	2
Fehlbildungen des Zentralnervensystems	4	1	3	4	2
Hirnvenen- und Sinusthrombosen	2	0	2	2	2
Ventriculo-atrialer Shunt bei Hydrocephalus internus congenitus	2	2	0	0	0
Hirnabszeß	1	0	1	2	0
Unbekannte Ursache	25	9	16	25	0
Summe	220	51 (23%)	169 (77%)	288	6

Nach konservativer Behandlung (»Trockenlegung« des Subduralraumes durch wiederholte Fontanellenpunktion) kommt es nach Koos in etwa 85% zu einer störungsfreien Weiterentwicklung des Kindes, da es sich bei dieser Behandlungsform um leichtere und frühzeitig diagnostizierte Fälle handelt, bei denen es überhaupt nicht zur Bildung einer die Gehirnentwicklung behindernden bindegewebigen Hüllmembran um den Erguß gekommen ist.

Nach operativer Behandlung stellten INGRAHAM und MATSON in ca. 70%, Koos in etwa 75% eine normale körperliche und geistige Weiterentwicklung der Kinder fest.

Solange die Grundkrankheit, die zur Schädigung der Hirn- und Hirnhautgefäße und damit zur Ergußbildung geführt hat, nicht abgeklungen ist, kann es zu einem *Erguß-rezidiv* kommen. Dabei muß darauf hingewiesen werden, daß es im Fall von Meningitiden, besonders Pneumokokken- und Meningokokkenmeningitiden, auch in Fällen sogenannter »abgeheilter« Hirnhautentzündung zur Entstehung eines Subduralergusses kommen kann. Daher ist die Vornahme von 2—3 Kontrollpunktionen des Subduralraumes in 1- bis 2wöchigen Intervallen zu empfehlen.

Kontrollmaßnahmen nach konservativer wie nach operativer Behandlung müssen neurologische, psychometrische und elektroenzephalographische Untersuchungen umfassen. Von Bedeutung erscheint dabei, daß irgendeine Aussage über die körperliche und geistige Entwicklung nach einer nur kurzen Beobachtungsperiode und besonders bei jungen Patienten von nur zweifelhaftem Wert ist. PALM vertritt die Ansicht, daß die Prognose am Schweregrad der EEG-Veränderungen zum Zeitpunkt der Diagnosestellung ablesbar sei.

Von besonderer Bedeutung sind die ophthalmologischen Untersuchungen. Frische Retinablutungen weisen auf ein Rezidiv hin. Das Auftreten einer Stauungspapille spricht für eine intrakranielle Drucksteigerung, als Folge einer durch eine Arachnitis bedingten Liquorabfluß- bzw. Resorptionsstörung. Aus gleicher Ursache kann auch ein Hydrozephalus entstehen. Schließlich kommt es nicht so selten zu einer Optikusatrophie, für welche Reste der Subduralmembranen im Bereiche der Nervi optici und des Chiasma opticum verantwortlich sind. In einem solchen Fall ist eine möglichst rasche Revision der Sehnerven und ihre Befreiung von den adhärenten Membranen indiziert.

Bleiben Störungen, so führt bei Säuglingen eine lange einwirkende Schädigung auf das Gehirn zu einer Entwicklungsverzögerung, die über Jahre hinaus unverändert bestehen bleibt. Kinder im Vorschulalter weisen eine Störung des affektiven Verhaltens, aber nicht unbedingt der intellektuellen Entwicklung auf. Erfolgt das chirurgische Eingreifen zu spät, so entstehen spastische Di- oder Tetraplegien, kortikale epileptische Anfälle und eine hochgradige Störung der intellektuellen Entwicklung bis zum Bild der schweren zerebralen Kinderlähmung. Bei rein einseitiger Hemisphärenschädigung ist durch eine Hemisphärektomie das Anfallsgeschehen wie die motorische und physische Störung günstig zu beeinflussen.

Das Endresultat eines subduralen Ergusses wird demnach bestimmt: Vom Alter des Kindes; die Hemmung des Gehirnwachstums durch die subduralen Membranen wirkt sich um so katastrophaler aus, je jünger das Kind ist. Von der Ätiologie des Ergusses und der Schwere der Hirnschädigung durch die der Ergußbildung vorausgegangene Primärerkrankung (Trauma, Meningitis, Fehlbildungen) und ob und wie lange bereits eine subdurale Membran vorhanden war. Von der rechtzeitigen Diagnosestellung sowie der Wahl des richtigen Zeitpunktes für ein chirurgisches Eingreifen (zunächst Versuch einer konservativen Behandlung).

Literatur

1) Gerlach, J., H. P. Jensen, W. Koos u. H. Kraus: Pädiatrische Neurochirurgie. Stuttgart 1967.
2) Ingraham, Fr. D., and D. D. Matson: Advances in Pediatrics IV (1949), 231.
3) Koos, W.: N. Österr. Z. Kinderheilk. 7 (1962), 35.
4) Palm, D.: Z. Kinderheilk. 98 (1967), 16.

Ventrikulo-atrialer Shunt wegen Hydrozephalus

Nach Einpflanzung eines den Liquor aus dem Seitenventrikel in den Vorhof ableitenden Ventilsystems (SPITZ-HOLTER oder PUDENZ-HEYER) ist eine weitere sorgfältige Überwachung des Patienten über Jahre hinaus erforderlich. Bereits heute sind zahlreiche Komplikationsmöglichkeiten bekannt, da in etwa einem Drittel der operierten Fälle mit Shuntkomplikationen und dadurch erforderlichen Revisionen zu rechnen ist. Die hohe Komplikationsrate wird verständlich, wenn man bedenkt, daß das künstliche Material des Ableitungssystems an Haltbarkeit dem natürlichen Gewebe unterlegen ist und vor allem nicht mitwachsen kann. Weiter kommt hinzu, daß Fremdkörper zu Infektionen besonders disponieren und Reaktionen in dem umliegenden Gewebe auslösen können.

Vor allem ist eine genaue Information der Eltern erforderlich, da diese in erster Linie die weitere Überwachung einer ausreichenden Funktion des Ventilsystems übernehmen müssen. Beim System SPITZ-HOLTER (SH) liegt das Ventil hinter dem Ohr und stellt gleichzeitig die Pumpe dar. Es ist ein zylindrischer Körper aus Silikongummi mit Metallenden (Abb. 1). Durch Kompression des Gummiteiles wird, gesteuert durch zwei Ventile, ein Liquorstrom in Richtung Herz gefördert. Beim System PUDENZ-HEYER liegt das Hauptventil in der Katheterspitze im rechten Vorhof. Hinter dem Ohr ist eine 5 Schilling große Silikongummikapsel, mit deren Hilfe ebenfalls ein Pumpeffekt in Richtung Vorhof ausgelöst werden kann; der Rückstrom gegen den Ventrikel wird durch ein Membranventil in der Pumpenkapsel verhindert. Die Funktion des Ableitungssystems ist durch leichten Druck auf die Pumpe einfach zu kontrollieren. Ist der Ventrikelteil (der Teil vor der Pumpe) verschlossen, so läßt sich die Pumpe leicht komprimieren, füllt sich aber nur langsam oder gar nicht wieder auf. Bei Blockade des Venenteiles (unterhalb der Pumpe) kann die Pumpe nicht oder nur sehr schwer eingedrückt werden. Wir empfehlen den Eltern, zuerst täglich, später alle paar Tage einmal auf die Pumpe zu drücken.

Bereits die Abheilung der Operationswunde kann Schwierigkeiten machen, und die über dem Ventil befindliche Haut kann, besonders bei großem Hydrozephalus, infolge der starken Spannung und Verdünnung nekrotisch werden. In einem solchen Fall muß das Ventilsystem entfernt werden, wobei sich trotzdem eine gefährliche Bakteriämie entwickeln kann.

Unmittelbar nach der Ventileinpflanzung kann die plötzliche Entlastung zu einer intrakraniellen Hypotension mit der Folge eines Kollapses der Ventrikel und dadurch bedingter Zerreißung der Brückenvenen mit Bildung eines subduralen Hämatoms führen.

Für die Nachkontrolle bedeutsamer ist aber eine plötzliche intrakranielle Drucksteigerung, die bei Nichterkennung dieses bedrohlichen Zustandes (Einsetzen von Erbrechen, Kopfschmerzen, Meningismus, neurologische Ausfälle) akute Einklemmungserscheinungen und Erblindung zur Folge haben kann. Der plötzliche Ausfall eines Shunts wird wegen dieser dramatischen klinischen Erscheinungen selten übersehen werden. Entwickelt sich die Funktionsstörung aber langsam, dann ergibt der lokale Tastbefund an der Kapsel oder dem Ventil keine Anhaltspunkte, ob die Störung im Ventrikel- oder Venenkatheter zu suchen ist. In einer solchen Situation kann die Röntgenkontrolle des Shuntsystems in Form einer Röntgenaufnahme des Schädels und des Thorax bereits die Lokalisation der Störung ermöglichen und damit den Kranken vor schwersten Schädigungen bewahren. Die nach eigenen Erfahrungen röntgenologisch

faßbaren Störungen im Liquor-Drainagesystem sind in Tabelle 4 zusammengefaßt
(WEISSENBACHER und ZWEYMÜLLER).

Tabelle 4

Röntgenologisch faßbare Störungen im Liquor-Drainagesystem

A) Ventrikelkatheter:

    1. Unterbrechung der Verbindung zum SH-Ventil durch Abriß am Knie des Katheters
       bzw. durch Abgleiten oder Abriß vom Metallkonnektor (Abb. 1)
    2. Fehlerhafte Lage im oder außerhalb des Seitenventrikels
    3. Einwachsen der Abflußöffnungen an der Katheterspitze in die Hirnsubstanz

B) Venen-Herz-Katheter:

    1. Abriß oder Abgleiten vom Metallkonnektor des SH-Ventils
    2. Abriß bzw. Abgleiten vom Konnektor an der Einbindungsstelle in die V. jugularis
    3. Undichtwerden, z. B. durch Verletzung
    4. Wachstumsbedingte Retraktion aus dem rechten Vorhof in die V. cava sup.
    5. Fehlerhafte Lage
    6. Knickung, Kompression
    7. Verlegung durch Thromben

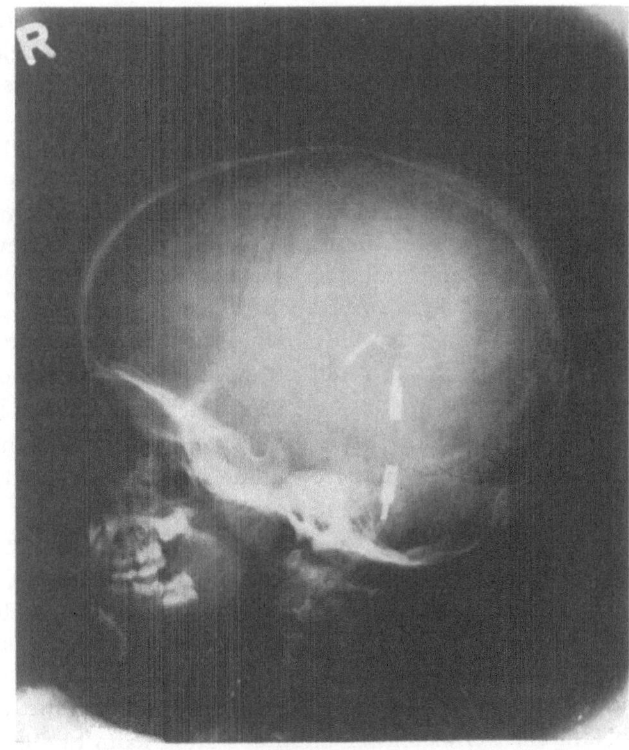

Abb. 1 R. C.,
2 6/12 Jahre, 18 Monate
nach Shuntoperation.
Ventrikelkatheter vom
Ansatzstutzen des
Spitz-Holter-Ventils
abgeglitten.
Am unteren Bildrand
ist der Konnektor an
der Einbindungsstelle
in die V. jugul. ext.
zu sehen

Ein Verschluß des Ventrikelkatheters kann infolge Einheilung desselben in die Ventrikelwand, durch Verschluß mit Gehirngewebsteilchen oder von solchen des Plexus chorioideus sowie durch ein Blutgerinnsel entstehen. Durch die dadurch bedingte Drucksteigerung in den Ventrikeln breitet sich der Liquor entlang des Ventrikelkatheters aus (Abb. 1), wobei es zur Bildung von subkutanen Pseudozysten kommen kann. Der Ventrikelkatheter kann auch Entzündungen, etwa eine Ventrikulitis oder das Wiederaufflammen einer scheinbar abgeheilten Meningitis verursachen, wenn der Hydrozephalus als Folge einer eitrigen Meningitis entstanden ist. Dabei besteht die Gefahr der Ausbreitung des Erregers in den rechten Vorhof und in die Blutbahn.

Im Ventil selbst ist eine bakterielle Besiedelung möglich. Die daraus resultierende Bakteriämie ist der Therapie gegenüber sehr resistent, wozu noch kommt, daß das infizierte Ventil praktisch nicht keimfrei zu machen ist, sondern gänzlich entfernt werden muß. Von Bedeutung ist das daraus entstehende, von COHEN und CALLAGHAN erstmals beschriebene Syndrom: Fieber, Milzvergrößerung, progressive Anämie, positive Blutkulturen.

Postoperative Komplikationen sind auch im Venenteil des Systems zu erwarten. Die Spitze des Jugularvenenkatheters oder das Ventil beim *Pudenz-Heyer*-System soll im Vorhof hängen. Dennoch können durch Lagerung an die Vorhofwand Wandthromben oder Ulzerationen entstehen; auch eine Verletzung der Trikuspidalklappe ist möglich. Folgen davon sind Embolien oder bakterielle Absiedelung mit einem einer bakteriellen Endokarditis sehr ähnlichen klinischen Bild.

Es ist auch anzuführen, daß mit dem Wachstum des Kindes sich der Venenkatheter immer mehr aus dem Vorhof entfernt. Der Sitz der Katheterspitze im rechten Vorhof soll laufend röntgenologisch überprüft werden; eine Retraktion derselben in die V. cava sup. führt gewöhnlich zu einer Blockierung des Katheters durch Blutkoagula, kann aber auch thromboembolische Komplikationen hervorrufen. Auch ein Abriß des Jugularvenenkatheters wurde von uns beim *Spitz-Holter*-Ventil beobachtet.

Weitere Komplikationen sind durch eventuelle Reaktionen des umgebenden Gewebes auf das eingepflanzte Kunststoffgewebe des Systems möglich. Es kann zur Membranbildung entlang dem Katheter sowohl im Subkutangewebe wie in der Jugularvene kommen, die handschuhartig über den Katheter nach vorne wachsen und schließlich auch die Katheterspitze verschließen. Thromben können sich entlang dem Venenkatheter ausbilden und einen teilweisen oder kompletten Verschluß der Vena cava superior oder deren Äste hervorrufen. Auch eine lokale Perikarditis über einer durch mechanische Reize der Katheterspitze ausgelösten Endokarditis kann entstehen.

Eine Revision des Systems birgt ebenfalls Gefahren in sich. Durch losgerissene Thromben kann ein massiver pulmonaler Infarkt entstehen. Auch das Einsetzen des Systems auf der anderen Seite ist nicht ohne Gefahr.

Bei guter Shuntfunktion sollte das Schädelwachstum sistieren, bis der Patient in seinen altersmäßigen Kopfumfang hineingewachsen ist. Wir geben daher den Eltern auch entsprechende Kopfumfangtabellen mit, in die wöchentlich (bei Säuglingen) oder monatlich der Kopfumfang eingetragen werden soll. Einmal im Jahr sollte ein Thoraxröntgen, womöglich mit Darstellung des Katheters, sowie eine elektrokardio- und elektroenzephalographische Untersuchung durchgeführt werden.

Nach einer erfolgreichen Shuntoperation kann es durch Verminderung des Schädelinnendruckes zu einer prämaturen Kraniosynostose kommen; es ist daher bei der laufenden Nachkontrolle auch auf Veränderungen der Schädelform zu achten (ANDERSSON).

Literatur

1) Andersson, H.: Acta paediatr. Scand. 55 (1966), 192.
2) Brandesky, G., Ch. Groh, F. Helmer, G. Weissenbacher, A. Zängl und E. Zweymüller: Z. Kinderchir. 1 (1964), 21.
3) Cohen, S. J., and R. P. Callaghan: Brit. med. J. 2 (1961), 677.
4) Eckstein, H. B., and G. H. Macnab: Lancet 16 (1966), 842.
5) Eckstein, H. B., and D. G. W. Cooper: Z. Kinderchir. 5 (1968), 309.
6) Emery, J. L., and H. W. Hilton: Surgery 50 (1961), 309.
7) Hemmer, A.: Z. Kinderchir. 5 (1967), 10.
8) Strenger, L.: J. Neurosurg. 20 (1963), 219.
9) Weissenbacher, G., und E. Zweymüller: Wien. klin. Wschr. 80 (1963), Nr. 45/46.

Fehlbildungen der Wirbelsäule und des Rückenmarks

Es sollen Probleme der Spina bifida posterior besprochen werden. Vom praktischen Gesichtspunkt her ist die Unterteilung in Myelomeningozelen (das Rückenmark ist dabei an der Spaltbildung der Wirbelsäule mitbeteiligt) und in Meningozelen (Rückenmark liegt an normaler Stelle, die Wand der liquorenthaltenden Zyste wird von der Arachnoidea gebildet, die von Haut überzogen ist) angezeigt. Man spricht auch von einer geschlossenen oder offenen Form, je nachdem, ob eine Überhäutung besteht oder fehlt.

Die Nachbehandlung und Betreuung des Kindes nach einem erfolgreichen operativen Eingreifen über Jahre hinaus ist von entscheidender Bedeutung für sein weiteres Schicksal.

Vor allem ist nach Vornahme der Operation *eine laufende Kontrolle des Kopfumfanges* durchzuführen, da es zur Entwicklung eines Hydrozephalus kommen kann. Seine Häufigkeit beträgt 50—80% bei der offenen Form, 40—50% bei der geschlossenen mit Markbeteiligung; bei der Meningozele praktisch kein Auftreten. Es muß dabei betont werden, daß die alte Vorstellung von der Entwicklung des Hydrozephalus als Folge der Resektion des Sackes und damit einer für die Liquorresorption wichtigen Resorptionsfläche unrichtig ist. LORBER konnte eindeutig zeigen, daß — falls es zum Auftreten eines Hydrozephalus kommt — dieser bei der Geburt bereits vorhanden (durch Ventrikulographie nachgewiesen), äußerlich aber noch nicht sichtbar ist. Selbstverständlich kann ein Hydrozephalus auch als Folge einer aufsteigenden Infektion entstehen. Das Wachstum des Schädels ist daher genau zu verfolgen, damit rechtzeitig eine Shuntoperation vorgenommen werden kann.

Mit zunehmendem Alter dieser Kinder ist zu ihrer Betreuung ein *Rehabilitationszentrum* oder eine Gruppe von Fachärzten erforderlich, die Neurologen, Kinderpsychiater und -psychologen umfassen soll. Gerade letztere spielen für die soziale Eingliederung dieser Patienten, die oft keine oder nur geringe geistige Störungen aufweisen, eine wichtige Rolle. Kinder mit Myelomeningozele und Hydrozephalus weisen durchschnittlich einen niedrigeren Intelligenzgrad auf als solche ohne Hydrozephalus (STEPHEN).

Eine weitere Gruppe von Fachärzten muß sich mit der orthopädischen und urologischen Betreuung befassen. Die Notwendigkeit operativer orthopädischer Maßnahmen kann durch eine intensive heilgymnastische Behandlung vielfach eingeschränkt werden. Die Entstehung von Beugekontrakturen im Hüft- und Kniegelenk sowie von Spitzfüßen muß verhindert werden. Dafür ist bereits die richtige Lagerung im Bett ausschlaggebend. Später muß eine Versorgung mit Geh- und Stützapparaten erfolgen.

Die urologische Betreuung ist von ausschlaggebender Bedeutung für die Lebenserwartung der Patienten, da die Nierenkomplikationen an dritter Stelle der Todesursachen stehen. Die Häufigkeit der Blasen- und Mastdarmstörungen liegt bei den geschlossenen Formen mit Markbeteiligung bei 80% und betrifft praktisch alle Kranken mit der offenen Form. Die Meningozelen weisen diese Komplikationen nicht auf. Es ist zu betonen, daß die Prüfung der Blasen- und Mastdarmfunktion bis zum 3. Lebensjahr unsicher ist.

Der charakteristische Befund ist die autonome neurogene Blase, deren Ausmaß von der Lokalisation und der Größe des Defektes abhängt. Diese Harnblase kann eine ganz verschiedene Fähigkeit zur Entleerung haben, oft nur ganz insuffiziente Kontraktionen aufweisen, klein und spastisch, groß und schlaff sein. Es kann ein ständiges Harnträufeln bestehen. Die viel größere Gefahr ist durch die Retention des Harns mit einer Überlaufinkontinenz gegeben, da sich dabei aller Wahrscheinlichkeit nach eine irreparable Pyelonephritis entwickelt.

Die Verhinderung und Beseitigung aller aus diesen Blasenstörungen entstehenden Folgen sind die Ziele der urologischen Behandlung: Erstens soll die Häufigkeit einer akuten renalen Sepsis durch über lange Zeit verabreichte Sulfonamide und Antibiotika verringert werden. Zweitens muß das Bestehen eines Restharns durch Harnentleerung nach einem bestimmten Zeitplan, wobei bei der Retentionsinkontinenz immer beim Zeitpunkt des Einsetzens des Harntropfens uriniert werden soll, und durch suprapubische manuelle Ausdrückung der Harnblase — bei kleinen Kindern durch eine Hilfsperson — verhindert werden. Drittens ist das Entstehen eines vesikoureteralen Refluxes, der eine aufsteigende Infektion ebenso wie die Ausbildung einer Hydronephrose begünstigt, durch häufige Einführung und Belassung eines Katheters zu unterbinden. Viertens muß in schwersten Fällen die Vornahme einer funktionellen Abtrennung des distalen Ureters und der Blase vom Harnsystem durch supravesikale Ableitung durchgeführt werden. Diese wird auch als notwendig erachtet, wenn die Inkontinenz noch im Schulalter vorhanden ist (SPELLMANN und KICKHAM). Bei hochgradigem vesikouretalen Reflux und Hydronephrose ist auch die Vornahme einer Ureteroileostomie angezeigt. Immer wieder sind röntgenologische Untersuchungen durchzuführen; konnten doch GRAF und Mitarb. zeigen, daß die Blasenveränderungen zu ihrer Entstehung Jahre benötigen. Derartige Untersuchungen müssen eine i. v. und retrograde Pyelographie, eine Verzögerungszystographie und eine Kinefluoroskopie umfassen. Auch urologische Untersuchungen, wie die Zystoskopie und Zystometrie, sind durchzuführen.

Ein Problem stellen auch die trophischen Geschwüre um Vulva und Anus dar, die durch Harn stets feuchtgehalten und sekundär infiziert werden. Dies kann ebenfalls zu den harnableitenden operativen Maßnahmen zwingen. Derartige Geschwüre können auch an Fußrücken, Zehen und Ferse auftreten. Ausgedehnte Geschwüre an letzteren machen — bei Versagen einer Sympathektomie — sogar eine Amputation notwendig.

Die Stuhlinkontinenz ist leichter zu bekämpfen als die des Harns. Bei Fällen mit einem guten Sphinktertonus, aber fehlendem Stuhldrang besteht eine chronische Obstipation, die zur Entwicklung eines Megakolon führen kann. Bei den Kindern mit einem klaffenden Anus fehlt ebenfalls der Stuhldrang, so daß es auch hier zur Obstipation kommt. Es ist ein richtiges Training zur Stuhlentleerung angezeigt, etwa mit

Glyzerinsuppositorien, sofern diese von der Sphinktermuskulatur gehalten werden können. Manuelle Ausräumung und Einläufe können notwendig sein, wobei große Vorsicht geboten ist, da durch die bestehende Störung der nervösen Versorgung das Rektum leicht verletzt werden kann und ein Beckenabszeß oder eine Peritonitis die Folge ist. Die Kolostomie sollte nur ganz schweren Fällen mit ständiger Beschmutzung vorbehalten bleiben.

Besteht ein häufiger Stuhldrang, so lernen ältere Kinder, einen Stuhlpfropf im Analkanal zu bilden, wobei durch eine geeignete Diät und geringer Flüssigkeitsaufnahme eine leichte Obstipation herbeigeführt werden soll.

Abschließend muß betont werden, daß neben den eben beschriebenen Maßnahmen vor allem eine systematische Erziehung, geregelte Arbeit und regelmäßige Beschäftigung die soziale Integration dieser Kranken ermöglicht.

Literatur

1) Eckstein, H. B., and G. H. Macnab: Lancet 16 (1966), 842.
2) Graf, R. A., J. H. Smith, R. H. Flocks and E. F. van Epps: Am. J. Roentg. 92 (1964), 255.
3) Lorber, J.: Arch. Dis. Childh. 36 (1961), 381.
4) MacCarthy, D., et al: Proc. roy. Soc. Med. 50 (1957), 737.
5) Spellmann, R. M., and Ch. J. E. Kickham: J. Urol. 88 (1962), 243.
6) Stephen, E.: Develop. Med. Child. Neurol. 5 (1963), 572.

Kreislaufregulationsstörungen nach Operationen

Von H. W. Kirchhoff, Fürstenfeldbruck

Jeder operative Eingriff ist mit Störungen des vegetativen Gleichgewichts verbunden und berührt die Regulation und Koordination des Kreislaufs. Hier steht der Hausarzt vor einer vielfältigen ärztlichen Aufgabe, muß er doch versuchen, den Patienten auf dem Wege zur Wiedergesundung weiterzuführen, ihm zu helfen, die in der Rekonvaleszenz bestehende Minderung der Leistungsfähigkeit zu überwinden. Hierbei sollte er besonders auf eine Festigung des Kreislaufregulationsgefüges achten, um den Patienten so bald als möglich instand zu setzen, allen an ihn herantretenden Aufgaben gerecht zu werden.

Das Auftreten von Kreislaufregulationsstörungen, ihr Grad wird natürlich von der Schwere der vorausgehenden Erkrankung, vom Lebensalter, Geschlecht und anderen Faktoren abhängen. Im Rahmen dieser kurzen Übersicht kann nur auf allgemein gültige Prinzipien, insbesondere in der Behandlung von Kreislaufregulationsstörungen, hingewiesen werden, wobei es darauf ankommt, zu zeigen, welche Möglichkeiten auch in der hausärztlichen Praxis bestehen, den Patienten zur Wiedergesundung zu bringen, ihn wieder leistungsfähig zu machen und das Regulationsgefüge wieder zu festigen.

Definition

Funktionelle Herz- und Kreislaufstörungen sind Ordnungsmängel der Herz- und Kreislaufsteuerung, die sowohl mit Fehlleistungen im kardiovaskulären System als auch mit Änderungen im Befinden und Verhalten der betroffenen Personen einhergehen (Delius).

Das Wesen der funktionellen Herz- und Kreislaufstörungen ist eine Labilität der Regulation oder wie es Christian und Mechelke formulieren: »Die mangelhafte Sicherung jener Einrichtungen, die normalerweise die Stabilität des Kreislaufes garantieren als geordnete Anpassung der Blutverteilung, des Blutdruckes, der Herzaktion, der Atmung an innere und äußere Anforderungen.«

Zu ihrem Wesen gehört weiterhin die enge Verflechtung des subjektiven mit dem objektiven Störungsanteil. Oft ist dabei die subjektive Beeinträchtigung größer, als es die objektive erwarten läßt, Regulationsstörung und Befinden beeinflussen sich wechselseitig. Funktionelle Herz- und Kreislaufstörungen sind daher von der Umwelt, von äußeren und inneren Faktoren, seelischen und psychischen Faktoren im besonderen Maße abhängig. Geformt und bestimmt werden die Beschwerden, der klinische Befund, das Krankheitsgefühl weitgehend von der Persönlichkeit des Betreffenden.

Im einzelnen können akute und chronische Formen, je nach Praevalenz einzelner Kreislauffunktionsgrößen hypotone oder hypertone Regulationsstörungen, Störungen der Coronardurchblutung, periphere Durchblutungsstörungen usw. voneinander abgegrenzt werden.

Ihnen allen ist gemeinsam, daß sie mit einer mehr oder weniger deutlichen Leistungsminderung einhergehen, zu einer Vielzahl von Symptomen führen und in prognostischer Hinsicht — allerdings je nach Art der zugrunde liegenden Störung — sich zu ernsten Krankheitsbildern ausweiten können.

Das subjektive Beschwerdebild

Die Beschwerden bei funktionellen Herz- und Kreislaufstörungen reichen von geringen Palpitationen in der Herzgegend bis zum bedrohlich empfundenen Schmerz, von dem Gefühl der Mattigkeit bis zu schwer lähmender Untätigkeit.

Die Mißempfindungen, die in erster Linie geäußert werden, kreisen um das Herz und werden durch das Herz veranlaßt. Herzschmerz ist untrennbar mit Herzangst verbunden, die sich immer auf die Bedrohung der individuellen Existenz bezieht. An Symptomen finden sich zeitweise Druck- und Beklemmungsgefühl, umschriebenes Herzstechen, Stolpern, Auftreten von Herzunregelmäßigkeiten, es kann eine unbestimmte Herzunruhe bestehen, in anderen Fällen wird ein vernichtendes Krankheitsgefühl mit starkem Herzdruck oder messer- bzw. nadelstichartigen Schmerzen angegeben.

Der Präkordialschmerz ist meist in der Gegend der Herzspitze im Bereich der Mamillen oder unterhalb der Mamma lokalisiert. Er kann oft erst eine gewisse Zeit nach einer körperlichen Anstrengung auftreten. Jede Stelle eines Funktionskreises kann in Anspruch genommen werden; so erklärt sich die Vielzahl der betroffenen vegetativen Funktionen, Störungen des Wasserhaushaltes oder vegetativer Hautsymptome, wie Hitzewallungen, Erröten, Erblassen, Akroparästhesien, Schwindelerscheinungen, Ohrensausen usw. Alle diese Erscheinungen können verbunden sein mit Störungen von seiten des Blutdrucks, Schwindel und Sehstörungen, Neigung zu Kollapsen. Charakteristisch sind stets allgemeine Klagen über die Beeinträchtigung der Leistungsfähigkeit, das Gefühl des Nichtmehrkönnens bzw. die Furcht, seine Tätigkeit im Beruf, am Arbeitsplatz usw. nicht mehr recht ausfüllen zu können.

Der objektive Befund

Symptome einer Vasolabilität weisen häufig auf das Bestehen und Vorhandensein funktioneller Herz- und Kreislaufstörungen hin.

Besonders kennzeichnend sind kalte Hände und Füße, Neigung zum Erröten, Akrozyanose, verstärkter Dermographismus, vasomotorische Ödeme, erhöhte Schweißneigung, Akroparästhesien, habituelle Kopfschmerzen, migräneartige Beschwerden, ein Erythema fugax. Auffällig ist eine Gesichtsblässe, beruhend auf einer mangelhaften Füllung der spastisch verengten arteriellen Kapillargebiete, im Liegen ist die Haut besser durchblutet. Die periphere Akrozyanose ist oft von sekretorischen Störungen begleitet. Infolge der lokalen Schweißabsonderung erhält die Haut sulzigweiche Konsistenz.

Der Herzspitzenstoß tritt zum Teil als umschriebene, starke, sicht- und fühlbare Pulsaktion in Erscheinung, er hat häufig schleudernden oder erschütternden Charakter. Er kann in eine diffuse sichtbare Pulsaktion der Brustwand übergehen und ist gut fühlbar. Bei der Perkussion ergeben sich eindeutig normale Herzgrenzen.

Bei der Auskultation können akzidentelle Geräusche nachweisbar sein. Das akzidentelle Geräusch ist oft von wechselnder Intensität, kann nach Lagewechsel oder Tempoveränderungen der Herztätigkeit verschwinden und eine weitere phonokardiographische Abklärung notwendig machen. An speziellen Kreislaufsymptomen finden sich in erster Linie Störungen des Herzrhythmus in Form einer Tachykardie, Bradykardie bzw. respiratorischen Arrhythmie.

Man hat versucht, aus dem Verhalten der Pulsfrequenz, insbesondere der Ausprägung einer respiratorischen Arrhythmie Rückschlüsse auf den Grad der funktionellen Störung zu ziehen, diese Untersuchungen haben jedoch keine eindeutige Relation aufgezeigt; ganz allgemein läßt sich nur sagen, daß der Nachweis einer respiratorischen Arrhythmie ein wichtiger Hinweis auf das Vorliegen einer funktionellen Beeinträchtigung sein kann. Auch die Anwendung des Karotissinus- bzw. Bulbusdruckversuches hat der Diagnostik funktioneller Störungen keine wesentlichen zusätzlichen Beiträge liefern können. Aus dem Blutdruckverhalten sind gewisse Hinweise zu ziehen; funktionelle Störungen zeichnen sich durch stärkere Schwankungen sowohl der systolischen als auch der diastolischen Werte aus. Charakteristisch sind mehr oder weniger ausgeprägte Tagesschwankungen der Blutdruckwerte, die selbst in den hypotonen bzw. hypertonen Bereich reichen können. Das Elektrokardiogramm zeigt bei kranken und nervösen Herz- und Kreislaufstörungen bestimmte Charakteristika. Neben dem schon besprochenen Anstieg der Frequenz, der respiratorischen Arrhythmie haben FRIESE und HAISE vor allem auf eine höhere Spannung der QRS-Gruppe, Amplitudenveränderung der T-Zacke hingewiesen, wobei T isoelektrisch bzw. negativ sein kann. Die QT-Dauer ist relativ lang, Extrasystolen sind häufiger als bei Herz- und Kreislaufgesunden.

Im Stehversuch finden sich häufiger ST-Senkungen in Ableitung II—III, oft verbunden mit hohen P-Zacken, die T-Zacke zeigt deutlich Amplitudenabnahme.

Nach Belastung ist sowohl die Zunahme der Pulsfrequenz als auch die respiratorische Arrhythmie ausgeprägter als bei gesunden Vergleichspersonen, es finden sich häufiger flüchtige ST-Senkungen. Charakteristisch sind Tagesschwankungen, auf die insbesondere SCHELLONG aufmerksam gemacht hat, wobei vor allem auf die Formabweichungen der T-Zacke hinzuweisen ist.

Zu erwähnen sind Änderungen des Herzrhythmus, die als anfallsartige Störungen zur Beobachtung kommen. Sie können Minuten bis Stunden andauern und wieder in einen normalen Herzrhythmus übergehen.

Zumeist handelt es sich um paroxysmale supraventrikuläre Tachykardien, die heteropen Reizbildungsarten der Vorhofmuskulatur oder des AV-Knotens entstammen. Der QRS-Komplex ist dabei nicht verändert; erst bei längerem Bestehen können sich Ermüdungserscheinungen in Form einer QRS-Verbreiterung äußern.

Derartige paroxysmale Tachykardien bedingen eine erhebliche Beeinträchtigung des Befindens. Das Herzjagen wird als Flattern, Stolpern, Hüpfen empfunden; Beklemmung und Druckgefühl in der Herzgegend, Angstgefühle, Unruhe, Depression ergänzen die Symptomatik. Beim Auftreten einer paroxysmalen Tachykardie sind objektiv starke vegetative Zeichen wie Blässe, Wechsel der Gesichtsfarbe, Schweißausbrüche, Erbrechen, Urina spastica, Veränderungen des Atemtyps nachweisbar.

Eine weitere Differenzierung der Kreislaufregulationsstörungen ist durch eine gezielte Funktionsdiagnostik möglich, eine ausführliche Darstellung ihrer Ergebnisse ist jedoch im Rahmen dieser Übersicht nicht möglich.

Prinzip der Behandlung der Kreislaufregulationsstörung in der Praxis

Funktionelle Gesundheitsstörungen, ihre verschiedenen Syndrome, insbesondere die Formen der Kreislaufregulationsstörungen sind Ausdruck einer Schädigung, die alle leiblichen und seelischen Bereiche umfassen kann. Wir haben erörtert, daß Regulationsstörungen des Kreislaufs nicht auf dessen Organe beschränkt sind, sondern andere Funktionskreise berühren, diese in Mitleidenschaft ziehen und so Ausdruck einer vielschichtigen Schädigung werden können. In gleicher Weise muß auch die *Therapie* der Regulationsstörung *vielschichtig* sein; sie darf nicht aus einer einzigen Maßnahme bestehen, sondern aus einer Reihe nebeneinander, individuell anzuordnender und ineinandergreifender Maßnahmen. Diese Gegebenheiten haben deshalb zu Begriffsbildungen geführt, die wie »Ganzheitsbehandlung«, »Mosaiktherapie« usw. auf die Notwendigkeit komplexer sich ergänzender und verflochtener Behandlungsaktionen hinweisen. DELIUS hat die Formulierung »psychophysische Komplementär- und Simultantherapie« verwendet.

Worin hat eine solche Therapie zu bestehen? Sie kann nicht allein in medikamentösen Maßnahmen, in der Verabfolgung von Bädern, Bestrahlungen oder anderen Heilmitteln bestehen. Der Arzt kann dem Patienten wohl in dieser oder jener Richtung helfen, er kann bestimmte medikamentöse oder physikalische Maßnahmen einleiten; je nach Ausbildung, Neigung wird er bestimmte Elemente an die Spitze seiner Maßnahmen stellen. So erklärt sich die Vielzahl der Behandlungsvorschläge, die Bevorzugung der Atemgymnastik bei TIRALA, der Entspannungsbehandlung bei FAUST, der seelischen Behandlung bei WITTGENSTEIN. Jedoch müssen wir immer wieder bedenken, daß ein großer Unterschied zwischen der Behandlung einer Organkrankheit und der einer funktionellen Störung besteht. Ein seelisch-körperlich gestörter Mensch braucht mehr als eine perfekte Behandlung seiner Beschwerden. Die seelische Behandlung allein z. B. würde nicht genügen, wenn sie nicht durch eine aktive Mitleistung des Patienten fundiert wird. Der Glaube an sich selbst wird am leichtesten hergestellt durch eigene Leistung. Das kann nur dann geschehen, wenn der Patient zu dieser Leistung angehalten und angeleitet wird. Der Glaube an sich selbst wird aber gemindert, wenn man den Patienten in der Abhängigkeit eines kurativen Behandlungsverfahrens beläßt.

Wir werden uns daher bei Patienten mit Regulationsstörungen des Kreislaufs insbesondere nach operativen Eingriffen mit aktiven Übungsmaßnahmen zu befassen haben, werden als Arzt ihm auseinanderzusetzen haben, daß er zunächst in ein möglichst weitgehendes Gleichgewicht seiner Muskelbilanz gebracht werden muß, daß man ein vorsichtiges Aufbautraining mit ihm durchzuführen habe, um so einer Leistungsminderung und seinen vielfältigen Symptomen entgegenzuwirken.

Dabei sollen die internistischen Rehabilitationsmaßnahmen nicht ein einfaches Körpertraining, das auf einen reinen Leistungszuwachs der Muskeln und Organe hinzielt, darstellen, sondern stellen mehr ein psychophysisches Training dar, das dem autogenen Training von J. H. SCHULTZ nahesteht.

Es handelt sich darum, kranke Menschen sinngemäß auf sich selbst zurückzuführen und sie mit etwas bekanntzumachen, was ihnen unbekannt ist, mit der Entwicklung ihrer persönlichen Widerstandskraft gegen ihre Beschwerden.

Man soll diese Kranken in vorsichtiger Weise erziehen. Man muß mit ihnen Maßnahmen vornehmen, die ihnen einleuchten und die ihnen auch sofort eine Erleichterung geben. Dabei kommt es nicht auf ein hohes Maß von Technik an.

Wir werden bewußt die Therapiemaßnahmen behandeln, die in der Praxis möglich und anwendbar sind; vor allem soll dabei auf aktive Übungen eingegangen werden.

Es ist selbstverständlich, daß die Unterschiedlichkeit in der Schwere der einzelnen Regulationsstörungen, die Schwere des vorausgegangenen operativen Eingriffs eine Gliederung des Behandlungsplanes notwendig macht. Es kommt darauf an, ob bereits die Arbeitsfähigkeit wiederhergestellt oder aber die Behandlung bei gleichzeitiger Krankschreibung in häuslicher Pflege erfolgen muß.

Die Hautpflege

Ein wichtiger Baustein zur Wiedergesundung und zur Behandlung von Kreislaufregulationsstörungen ist eine sorgfältige Hautpflege. Sie sollte neben der täglichen Reinigung in Abreibungen, Wasseranwendungen, Hautbürstungen und der Verwendung von Hautölen bestehen. Durch diese verschiedenen Maßnahmen werden die Blutgefäße erweitert und eine bessere Hautatmung erreicht, das Blut wird aus dem Körperinnern abgeleitet, der Gefäßwiderstand in der Haut dadurch verringert und eine wesentliche Ökonomisierung der Arbeit, die Herz und Blutgefäße zu leisten haben, bewirkt. Die verschiedenen Temperaturreize fördern die Reaktionsfähigkeit der Kapillargefäße.

Wie sollte nun eine zielbewußte Hautpflege erfolgen:

1. Die *tägliche Reinigung* des ganzen Körpers erfolgt am besten durch eine kurze warme Dusche bei entsprechender Verwendung von Seifen und Körperpflegemitteln mit anschließender in der Dauer sich steigernder kalter Dusche und darauffolgender gründlicher Reinigung. Gerade dem Rekonvaleszenten muß klar gemacht werden, daß das Bad in der Wanne die tägliche Dusche nicht ersetzen kann, daß vielmehr die alleinige Anwendung von warmem Wasser kein Hauttraining darstellt, sondern die Widerstandsfähigkeit der Haut herabsetzt.

   Lediglich Patienten mit noch bestehenden örtlichen Entzündungszuständen sollten auf das tägliche kalte Duschen verzichten, nach Abklingen der Krankheitserscheinungen jedoch mit Kaltabreibungen beginnen, um dann allmählich auf die kalte Dusche überzugehen. Zu beachten ist ferner, daß das Wasser aus der Dusche nicht als harter Strahl auf den Körper auftreffen sollte, sondern eine mantelartige Berieselung eine günstigere Wirkung hervorbringt.

2. *Kaltabreibungen* in Form von Teil- oder sogar Ganzabreibungen dienen in besonderem Maße der Kräftigung und Anregung des Kreislaufs. Während die anfängliche Teilabreibung als schwach dosierte Behandlungsmaßnahme durchgeführt werden sollte, bewirkt die Abreibung des ganzen Körpers eine stärkere Belastung des Organismus; sie sollte daher erst im Laufe der Rekonvaleszenz durchgeführt werden. Besonders wirksam sind Abreibungen, wenn der Körper zuvor erwärmt wird.

3. *Wasseranwendung*
   Sie ist auf verschiedene Weise möglich. Wir nennen das ansteigende Arm- und Fußbad, das Halbbad, die Wechselwaschung, den Hautguß sowie Wasser-, Tau- und Schneetreten. Alle diese Maßnahmen sollten in der Rekonvaleszenz am besten morgens und abends vorgenommen werden. Besonders gesundheitsfördernd ist das ansteigende Halbbad, ein

wirkungsvolles Mittel zur Förderung und Steigerung der Durchblutung, das gerade zu Beginn der Behandlungsmaßnahmen besser vertragen wird als das Vollbad.

Das Halbbad sollte nur bis in Nabelhöhe reichen, man beginnt mit einer Temperatur, die der Körpertemperatur ähnlich ist und läßt ganz langsam heißes Wasser bis zur Erträglichkeitsgrenze zufließen. Die Dauer eines Halbbades richtet sich nach dem Grad der Erwärmung des Organismus, sollte aber mindestens auf 10–15 Minuten Dauer ausgedehnt werden. Auch hier ist anschließend ein kurzer Abguß etvl. mit Dusche erforderlich, wonach einige Zeit absolute Bettruhe eingehalten werden muß.

Beim Hautguß mit kaltem Wasser unterscheidet man Arm-, Knie, Brust-, Hüft-, Rücken-, Oberschenkel- und Unterschenkelgüsse. Die Indikation der verschiedenen Gußarten richtet sich nach dem vorliegenden Gesundheitszustand und nach der Schwere der Regulationsstörung. Auch hier ist zu beachten, daß die Güsse vorsichtig und in der Intensität langsam gesteigert vorgenommen werden sollten. Am wirksamsten sind Hautgüsse nach vorheriger Erwärmung des Körpers durch Bewegung, Bürstungen usw. Schließlich ist darauf hinzuweisen, daß Hautgüsse nach Mahlzeiten nicht indiziert sind, und daß der Patient darauf hingewiesen werden sollte, während des Hautgusses tief ein- und auszuatmen. Bei einer Anwendung des Gusses im eigenen Hause kann ein gewöhnlicher Gummischlauch benutzt werden. Das Wasser sollte ohne besonderen Druck aus dem Schlauch fließen. Immer hat der Guß an der Körperperipherie zu beginnen, wird dann in Richtung zur Körpermitte geführt und kehrt wieder zur Peripherie zurück. Nach längerer Verabfolgung derartiger Hautgüsse kann nach weiterer Festigung der Gesundheit auf Wasser-, Tau- oder Schneetreten übergegangen werden.

Die Hautbürstung

Das Bürsten der Haut ist ein besonders wirksames Mittel zur Beeinflussung des Kreislaufes und dient zur allgemeinen Kräftigung. Es wirkt in die Tiefe, auf Blutgefäße, Nerven und Bindegewebe und über das Nervensystem auf innere Organe. Es kann an allen Körperteilen erfolgen, nur ist darauf zu achten, daß es nach einem bestimmten System durchgeführt wird, in langsamen und festen Strichen, die möglichst auslaufen sollen. Diese generelle Anweisung kann durch spezielle Vorschriften ergänzt und erweitert werden, so kann die Bürstenmassage durch kreisende Bewegung einer oder beider Schultern, der Knie, der Hüften oder einer strichförmigen Bürstung des Halses, des Kopfes usw. modifiziert werden.

Einölen der Haut sollte im Anschluß an jede Reinigung, Abreibung oder Bürstung sowie nach verschiedenen Formen der Wasseranwendung erfolgen. Zu empfehlen sind pflanzliche Öle, die rasch in die Haut eindringen und keine Rückstände auf ihr hinterlassen. Wird Hautöl mit leichtem Massagedruck in die Haut eingerieben, so sind Muskelhärten und Muskelverspannungen leichter zu beseitigen. Die im Unterhautgewebe liegenden Nervenendigungen werden angeregt, Bindegewebe, Zellschicht und Gefäßsystem erfahren eine bessere Durchblutung.

Übungsgymnastik

Neben einer gezielten Hautpflege sollte mit *gymnastischen Übungen* begonnen werden. Gerade eine kurze Gymnastik von 10–15minütiger Dauer kann in erheblichem Maße dazu beitragen, das Regenerationsgefühl zu festigen und die Wiedergesundung einzuleiten. Das Ziel der Übungsgymnastik ist es, den Übenden zuerst schwachen, dann allmählich sich steigernden Belastungen auszusetzen und später durch spezielle

Übungen eine weitgehende Funktionstüchtigkeit herbeizuführen. Allerdings kommt es darauf an, jeden Perfektionismus und besondere Schwierigkeitsgrade zu Beginn zu vermeiden. Gymnastische Übungen sollen auf keinen Fall eine mechanische Wiederholung eines bestimmten Bewegungsvorganges sein, sondern sollten sich langsam aus dem Rhythmus des Übenden entwickeln und schließlich eine eigene Leistung darstellen. Gerade zu Beginn einer Übungsgymnastik sollte darauf geachtet werden, daß die Übungen langsam durchgeführt werden und überschießende Reaktionen abgebremst werden. Die Gymnastik sollte dem Übenden Gelegenheit geben, seinen Bewegungsablauf zu dämpfen, aber gleichzeitig doch ein Maximum an eigenem Bewegungsablauf zu lassen. Es sollten daher viele Übungen langsam, bewußt verzögert, eigenrhythmisch und in einer Weise durchgeführt werden, die Zeit lassen sollte, eine Empfindung für den Bewegungsablauf zu entwickeln. Alle Übungen sollten niemals zu einer Belastung führen, sondern völlig zwanglos bleiben, wobei der Übende stets das Gefühl haben sollte, sich aus eigenen Impulsen zu bewegen.

Als Bewegungsformen sollten Entspannungs- und Lockerungsübungen den eigentlichen Kraftübungen vorgezogen werden. Um eine umfassende Wirkung auf den Organismus zu erzielen, sollten im Rahmen eines täglichen Übungsprogrammes möglichst viele Bewegungsformen angewandt werden, um der Aufgabe der Bewegungsübungen gerecht zu werden, den Menschen wieder zu einem natürlichen, rhythmischen Bewegungsablauf zu führen, ohne Starrheit und ohne Kraftaufwand. Bewegungsübungen müssen stets nur als Funktionstraining und nicht als ausgesprochenes Krafttraining verstanden werden.

Folgende Hinweise scheinen außerdem noch nützlich: jeder Übungsvorgang sollte auch dann langsam durchgeführt werden, wenn der technische Ablauf der Übung bereits geläufig ist; da der langsame Ablauf von Übungen anstrengend sein und oft zur Ermüdung führen kann, sind daneben Lockerungs- und Entspannungsübungen durchzuführen.

Alle Übungen sollten in ruhiger Umgebung durchgeführt werden, wobei es unerheblich ist, ob man sich im Freien oder in einem geschlossenen Raum aufhält. Bei allen Übungen sollten die verschiedenen Organsysteme trainiert werden. Es müssen also sowohl Atmung, Haut und Muskeln als auch die Wirbelsäule in die Übungsfolge einbezogen werden, weil die Kräftigung dieser Organe auch auf das Leistungsvermögen anderer Organe einwirkt. Welche Übungsfolgen angewandt werden, muß natürlich dem einzelnen Arzt überlassen bleiben. Wir selbst haben in enger Anlehnung an BECKMANN zahlreiche Übungen beschrieben, die nach unserer Auffassung besonders nützlich sind und in kurzer Zeit eine Kräftigung des Organismus sowie eine Festigung des Regulationsgefüges herbeiführen. Ein Großteil von gymnastischen Übungen ist ohne Hilfsmittel durchführbar. Es lassen sich jedoch mit einfachen Übungsgeräten wie dem Stock, dem Seil, Ball oder dem Baligerät viele neue Übungen einführen, die das tägliche Programm abwechslungsreicher und aufgelockerter gestalten.

Atemgymnastik

Im Rahmen der aktiven Übungsbehandlung kommt der Atemgymnastik besondere Bedeutung zu. Sie wird in Verbindung mit anderen Übungen Teil eines physiologischen Vorganges; Bewegungsübungen, Lockerungen und Entspannungen bereiten eine bestimmte Reaktions- und Stoffwechsellage vor.

Atemübungen sollten betont die primäre Atmungsmuskulatur berücksichtigen und die Funktion dieser Muskelgruppen verbessern. Hierzu sind Atemübungen zu vollziehen, bei denen mit der Einatmung die Flanken bewußt gedehnt, die Rückenpartie bewußt beatmet und die Bauchatmung betont wird; weniger sollten Schultern und Arme gehoben werden. Ausgangspunkt der Atemübung ist die aufrechte Haltung, die während der Übung nicht verändert werden soll. Dann wird zu Atemübungen übergegangen, die die Atemhilfsmuskulatur einbeziehen, hierbei werden die Arme mit der Ausatmung fallen gelassen, der Rumpf nach vorn gebeugt. Eine wesentliche Voraussetzung der Atemübung ist die Entspannung des Brustkorbes vor Beginn der Atemübung. Abgesehen von bestehenden Deformitäten der Wirbelsäule und von erst im Laufe der Übungsbehandlung zu beeinflussenden Haltungsfehlern ergibt die Untersuchung der Rückenmuskulatur häufig schmerzende und verkrampfte Muskelpartien, die die richtige Durchführung der Atemübungen erschweren. Vor der Atemübung sollte sich der Patient ausgiebig recken und strecken, durch weiche Bewegungen in den Knien, Hochnehmen und Fallenlassen der Schultern gründlich lockern.

Spaziergang — Wanderung — Radfahren — Schwimmen

Die Möglichkeit, das körperliche Aktionsprogramm auszudehnen, ist in der hausärztlichen Praxis beschränkt und besteht im wesentlichen in der Empfehlung, zur körperlichen Kräftigung Spaziergänge und Wanderungen zu machen, zu schwimmen und radzufahren.

Der Einfluß von Licht und Luft, des Wechsels der Umgebung, die seelischen Wirkungen stehen beim Spaziergang und bei Wanderungen im Vordergrund. Biologische Auswirkungen auf Organe und Organsysteme lassen sich erst nach längerer Zeit gewinnen. Bei systematischen täglichen Spaziergängen von mindestens 30 Minuten Dauer lassen sich jedoch deutliche leistungssteigernde Wirkungen erzielen. Die Spannkraft und Elastizität des Körpers nimmt zu, ein günstiger Einfluß auf Kreislauf und Atmung ist festzustellen. Dieser kann bewußt intensiviert werden, wenn man während des Spaziergangs die Atmung schult oder das Tempo nach Art eines Intervalltrainings bemißt.

Besonders wohltuend sind Spaziergänge in waldiger Umgebung wegen ihres sedativen Einflusses. Man kann dabei dem Patienten folgende Selbstkontrolle an die Hand geben:

Er erhält den Auftrag, für längere Zeit tagtäglich eine festgelegte Strecke zu gehen, und zwar zu einer bestimmten Zeit. Vor dem Fortgehen bestimmt er seinen Ruhepuls im Sitzen über eine Minute, dann tritt er seinen Spaziergang an und notiert die Zeit, die er für diese Strecke benötigt hat. Sofort nach der Rückkehr zählt er wieder seinen Puls und verfolgt nun von Minute zu Minute, in welcher Zeit die anfangs erhöhten Frequenzwerte zum Ausgangswert zurückkehren. Die Zahlen, die man so erhält, sind oft tageweise sehr verschieden; dies hängt nicht nur von der Witterung, sondern auch von der Stimmungslage sowie der Art der Bekleidung ab. Man stellt jedoch fest, daß der Patient die gleiche Strecke im Laufe von wenigen Tagen schneller und bequemer geht und auch die Erholungspulssumme abnimmt.

Später können dann größere Wanderungen durchgeführt werden, im allgemeinen am Wochenende oder in den Ferien. Verpflegung, Übernachtung etc. erfordern eine größere Vorbereitung. Was für den Spaziergang und die Wanderung gesagt wird, gilt sinngemäß für das Radfahren, möglichst abseits des Straßenverkehrs. Die biologische

Wirkung auf die einzelnen Organe ist die gleiche. Wenn es die Witterung zuläßt, sollte der Fahrer an Beinen und Armen unbekleidet sein.

Schwimmen erschließt das natürliche Umgebungselement, das Wasser, am meisten. Auch hier sollte das Schwimmen nicht vom sportlichen Standpunkt, sondern mehr als erweitertes Baden betrachtet werden. Der Einfluß des Wassers auf Haut, Blut, Stoffwechsel, Atmung und Kreislauf ist, sowohl was die thermische wie resorptive Wirkung angeht, tiefer als der der Luft allein. Man kann das Schwimmen als bewußte Atemschulung betreiben und eine Normalisierung der gestörten Atemfunktion erreichen.

Kurative Behandlungsmethode

Im Rahmen dieser Übersicht ist es nicht möglich, die gesamte Pharmakologie der Kreislaufregulationsstörungen darzustellen. Die Auswahl der anzuwendenden Mittel richtet sich nach der Form der vorliegenden Regulationsstörung, der Art der vorausgegangenen Erkrankung und wird immer subjektiv bedingt sein. Eine medikamentöse Behandlung sollte nur fall- und fristweise erfolgen, so berechtigt es auch sein mag, dem Wunsch des Patienten nach medikamentöser Hilfe Rechnung zu tragen. Es ist stets der Einfluß zu berücksichtigen, den das Medikament auf die Haltung des Patienten ausübt. Jede medikamentöse Therapie kan nur dann genügen, wenn sie durch eine aktive Mitleistung des Patienten unterstützt wird. Gerade die physische und psychische Leistungsminderung geht mit unterschiedlichen Verhaltensformen einher, die es zu beeinflussen gilt. Ein besonders charakteristisches Zustandsbild nach längerem Krankheitslager und in der Rekonvaleszenz ist die sog. »schlaffe Erschöpfung«, der allgemeine Erregungsmangel, die resignative Abstumpfung und mehr oder weniger gleichgültige Passivität, die durchaus mit Unruhezuständen, Schlaflosigkeit usw. einhergehen können.

Der behandelnde Arzt wird bei seiner Therapie an hormonelle oder endokrine Substitutionen denken, insbesondere sind Testosteron-Oestradiol-Kombinationen, Aktivanad, Catovit, Reaktivan Medikamente, die in der Behandlung der Leistungsminderung als brauchbar angesehen werden. Bezüglich der speziellen Therapie der einzelnen Formen der Kreislaufregulationsstörungen muß auf die entsprechende Fachliteratur verwiesen werden.

Schließlich seien noch einige Bemerkungen über die Ernährungs- und Genußmittelfrage angefügt. Bei Patienten mit einer Störung der Kreislaufregulation ist im allgemeinen ein strenges Ernährungsregime bzw. die Einhaltung einer strengen Diät nicht erforderlich. Die Nahrung sollte ausreichend und sättigend sein, keineswegs aber den Stoffwechsel und Kreislauf belasten, die Kost leicht verdaulich und gut bekömmlich; blähende Speisen sind zu vermeiden, da sie das Zwerchfell hochdrängen und Atmung und Herztätigkeit belasten. Es ist besser, neben den Hauptmahlzeiten noch kleine Zwischenmahlzeiten einzufügen, um auf diese Weise die Volumina der einzelnen Mahlzeiten klein zu halten. Man achte schließlich darauf, daß die letzte Mahlzeit abends nicht zu spät eingenommen wird. Die Frage der Verträglichkeit von Genußmitteln muß individuell beantwortet werden. Im allgemeinen sollte dem Genuß von Kaffee oder Tee nicht widersprochen werden, wenn der Patient dadurch angeregt und belebt wird. Sie sind jedoch zu vermeiden, wenn sich die Symptome der Unruhe, Hast und Nervosität verstärken. Das gilt sinngemäß auch zur Frage des Alkoholkonsums. Zu beachten ist jedoch, daß sich die Flüssigkeitszufuhr in Grenzen halten sollte. Gerade der Rekonvaleszent sollte natürliche Fruchtsäfte bevorzugen, die wegen ihres Reichtums an Vitaminen leistungssteigernd wirken und eine deutliche Hebung des Allgemeinbefindens hervorrufen. Ein besonderes Problem bei der Behandlung von Patienten mit Regulationsstörungen ist die Beeinflussung des Rauchens. Es ist eine schwer zu erfüllende Forderung, diesen Abusus ganz zu beseitigen oder einzuschränken.

Diese kurzen Ausführungen sollten deutlich machen, wie gerade der Hausarzt bei Patienten mit Kreislaufregulationsstörungen in alle Lebensbereiche seines Patienten eingreifen muß, wie sehr es zu einem Vertrauensverhältnis zwischen Arzt und Patienten kommen muß, um wesentliche Voraussetzungen für die einzuschlagende Therapie zu schaffen. Dabei kann es zu Klärungen kommen, die gegebenenfalls einen Eingriff in die berufliche Situation des Patienten erfordern. Es müssen Probleme erörtert werden, die sich durch Schicht- oder Nachtarbeit usw. ergeben. Das gilt in gleicher Weise für etwaige Hilfen im persönlichen Bereich. Hier den richtigen Weg, das richtige Maß zu finden, ist eine besonders dankenswerte Aufgabe des Arztes.

Literatur

1) Beckmann, P., Kirchhoff, H.: Moderne Gesundheitspflege. Übungen zur Gesunderhaltung und Leistungssteigerung. II. Auflage. München 1965.
2) Beckmann, P., Walinski, W., Werth, Chr. de: Internistische Übungsbehandlung. Technik und Organisation in speziellen Heilverfahren. Stuttgart 1961.
3) Delius, L.: Die vegetativen Herz- und Kreislaufstörungen. Definition und allgemeine Systematik. Praxis der Herz- und Kreislauferkrankungen. München 1964 (Almanache für die ärztliche Fortbildung).
4) Delius, L., Witzleb, E.: Das Elektrokardiogramm bei Herz- und Kreislauffunktionsstörungen. Ärztl. Praxis 11 (1957), 1.
5) Heiss, F., Franke, K.: Der vorzeitig verbrauchte Mensch. Verhütung von Zivilisationsschäden. Stuttgart 1964.
6) Hochrein, M.: Gesunderhalten und Wiedergesundung, Prophylaxe und Rehabilitation. Zusammengestellt aus den Vorträgen des 5. Saarländisch-pfälzischen Internistenkongresses in Bad Dürkheim und den Arbeiten der Medizinischen Klinik der Städtischen Krankenanstalten Ludwigshafen a. Rh. München-Gräfelfing 1962.
7) Kirchhoff, H. W., Beckmann, P.: Regulationsstörungen des Herzens und Kreislaufs. München 1965.
8) Kirchhoff, H. W.: »Interne« Übungsbehandlung bei Krankheiten des Herzens und der Gefäße. Münch. Med. Wschr. 105 (1963), 1806.
9) Reindell, H.: Diagnostik der Kreislauffrühschäden. Physiologische Schwankungsbreiten. Regulationsstörungen und beginnende Schäden des Kreislaufs. Stuttgart 1949.
10) Reindell, H., Klepzig, H., Schildge, E., Kirchhoff, H. W.: Kreislaufregulation. Eine physiologische, pathophysiologische und klinische Studie. Stuttgart 1955.

Antikoagulantien nach Operationen

Von H. Brüster, Düsseldorf

Bei Einsatz von Antikoagulantien nach Operationen ist zwischen der *Prophylaxe und Therapie* zu unterscheiden. Dabei bergen beide Indikationsbereiche gewisse Mühen und Gefahren für Arzt und Patient in sich, die aber bei Kenntnis der Anwendung ihren Erfolg nicht versagen. Das Ziel der Bemühungen ist eine gesteuerte *temporäre Verminderung der Gerinnungsneigung des Blutes,* die durch

1. Hemmung der Gerinnungsaktivatoren II, VII, IX, X oder
2. Vermehrung der Gerinnungsinhibitoren AT II, IV, VI

erreicht wird.

Zur ersten Gruppe gehören die Dicumarolanaloge, zur zweiten die Heparine (a) und Heparinoide (b).

Gruppe 1	*Gruppe 2*
Marcumar	a) α-Heparin
Sintrom	Liquemin
Tromexan	Hepin
Dicumedent	Thrombophob
Dicumarol	Thrombovetren
Phenylindandion	b) β-Heparin
	Eleparon
	Thrombocid
	S P 54

Die Wirkungsweise der Antikoagulantien im Blutgerinnungssystem ist in Abb. 1 wiedergegeben. Die Wirkung der Dicumarole — der Anti-K-Vitamine — besteht in der Hemmung der Prothrombinsynthese (Faktor II) sowie der Faktorenbildung VII, IX, X. Bei Einsatz der Dicumarole fallen die in der Leber und extrahepatisch im RES gebildeten Faktoren in der Reihenfolge VII, II, X, IX individuell und abhängig vom jeweiligen Präparat im strömenden Blut ab (s. Kontrolle!). Die Blutsenkungsgeschwindigkeit wird durch Dicumarole nicht beschleunigt (5), die Blutplättchenzahl bleibt normal, jedoch wird die Retraktionskraft des Gerinnsels im therapeutischen Bereich beeinträchtigt (6).

Die *Heparine* und *Heparinoide* greifen polyvalent gerinnungshemmend in alle Phasen der Blutgerinnung als Antithromboplastin und Antithrombin ein; des weiteren wirken sie hemmend auf die Retraktion und fördern die Fibrinolyse. Die gerinnungsphysiologische Wirkung ist vom Sulfurierungsgrad, der Bindungsart des Schwefelsäurerestes, der elektrischen Ladung und der Molekülgröße abhängig. Letztere sollte zwischen 7000 und 18 000 liegen. Die Ausscheidung des Heparins erfolgt nach intravenöser Injektion innerhalb von vier bis sechs Stunden, wobei ca. 40% als Uro-Heparin aus-

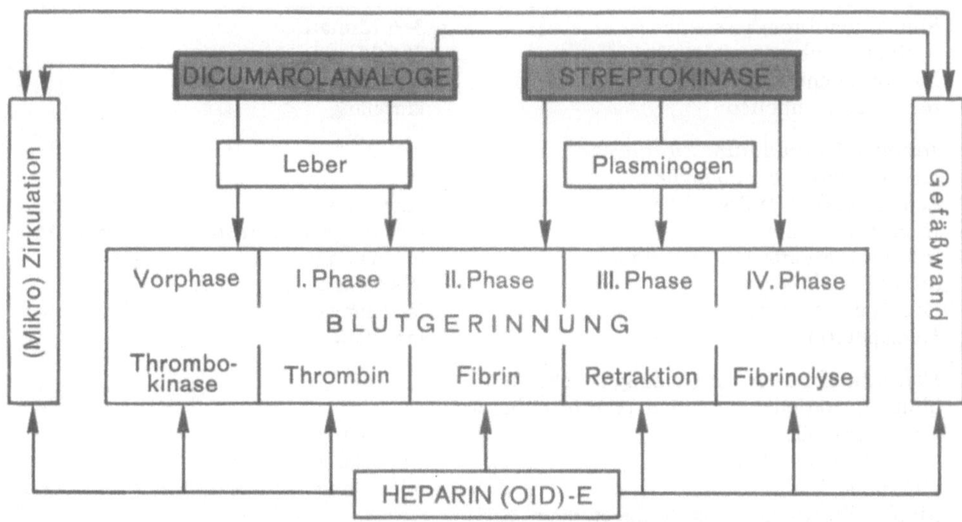

Abb. 1   Angriffspunkte der Antikoagulantien und der Fibrinolytika im Gerinnungssystem, an der Gefäßwand und ihr Einfluß auf die Mikrozirkulation. Einzelheiten siehe Text

geschieden werden; der übrige Teil wird im Organismus nach kurzfristiger Speicherung im RES durch Heparinasen abgebaut.

Die Blutsenkungsgeschwindigkeit ist im heparinisierten Blut beschleunigt, die Sludge-Bildung der Erythrozyten wird verhindert. Bei den *Blutplättchen* werden Plättchen-agglutination, Plättchenklebrigkeit und Opsonisation verhindert. Zusammen mit *Plasma-Cofaktoren* heben 200 E Heparin die Gerinnung von 100 ccm Nativmenschen-blut auf. Außer dieser Wirkung aktiviert Heparin den sog. *Klärfaktor* aus Leber und Gefäßwand, der die Trübung eines lipämischen Plasmas verhindert.

Die *Toxizität* der *Heparine* ist niedrig: es werden 1000 mg/kg im akuten Toxizitäts-versuch gut vertragen (7). Die Einlagerungsbereitschaft der Substanz ins RES und in die Leber verbietet eine Langzeitanwendung von Heparinoiden.

Die postoperative Langzeitantikoagulantienbehandlung (AK)

Als Langzeittherapie gilt eine Behandlung von mehr als drei Monaten. Sie ist arm an Komplikationen, wenn bei sorgfältiger Überwachung, Beobachtung und Beratung der Patienten, einschließlich der Durchführung von Gerinnungskontrollen, die Nebenwir-kungen eingeschränkt werden. Die Langzeit-AK hat die in Tab. 1 aufgeführten Indika-tionen und Behandlungszeiten (8).

Tabelle 1

Indikationen	Behandlungsdauer
1. *Venöse Thrombosen*	
erstmalig postoperativ	4 Wochen bis 2 Jahre
rezidivierend mit Embolien	jahrelang
Thrombophlebitis rezidivierend migrans	mindestens 1 Jahr

Sinusvenenthrombose	3–6 Monate
Retinathrombosen	3–6 Monate
Karotisvenenthrombosen	2–4 Jahre
rez. Lungenembolien	jahrelang

2. *arterielle Durchblutungsstörungen:*
arteriosklerotisch, endangitisch

Zerebro-vaskuläre Komplikationen:	lebenslang
Infarkt durch Embolie	bei Klappenvitien wie bei Mitralstenose
Infarkt durch arterielle Thrombose	lebenslang
Infarkt durch Ischämie	lebenslang
Gefäßoperationen, -plastiken	jahrelang
Herzoperationen	jahrelang

3. *Herzerkrankungen* mit Neigung zu Thrombus-
bildung, arteriellen Embolien, Fernthrombosen,

Lungenembolien	lebenslang
Mitralfehler mit Embolien	lebenslang
Flimmerarrhythmien	lebenslang
Myokardinsuffizienz bei Bettlägerigkeit, Vari- kosis, nach Diurese, Herzinfarkt, Koronar- sklerose, Carditis rheum.	jahrelang bis lebenslang

4. *Absolute Indikationen nach Operationen*
lange Bettlägerigkeit, Hemi, Paraplegien,
Mitralvitien mit Embolien, anamnestisch
rez. Thrombosen u. Embolien bei varikösem
Symptomenkomplex, Varizenoperationen — monate- bis jahrelang

Bei Anwendung von Marcumar [1 Tabl. = 3 mg 3-(1-Phenyl-propyl)-4-hydroxy-
cumarin] empfiehlt es sich, zwei Tage post operationem oder bei kritischer Indikation
wie folgt vorzugehen (Tab. 2):

Tabelle 2

Tage	1.	2.	3.	4. u. folgende
Marcumar in mg/kg	0,1–0,3 mg/kg	0,1 mg/kg	0,05 mg/kg	0,005–0,02 mg/kg
= Tabl./70/kg	3–5	3	1–2	0,5–1,5
»Quick«-Kontrolle	80–100%	30–50%	20–30%	10–25%
F. II	85–100%	30–60%	25–45%	15–30%
F. VII	85–100%	25–45%	20–35%	20–30%
F. X	90–100%	35–75%	20–40%	20–35%

Eine Reihe von Nebenwirkungen können bei Anwendung von Cumarinen auftreten:
a) Flüchtige, reversible *Dermatitis* bei Therapiebeginn.
b) In 0,5% gefürchtete *Hautnekrosen,* die sich nach flohstichartigem Vorstadium und
Blasenbildung zur trocknen Nekrose entwickeln. *Therapie:* Absetzen des Cumarins
und der Glukokortikoide und Nikotinsäurederivate geben.
c) Reversibler *Haarausfall* im Beginn der Erkrankung bei 2% der Patienten. Er führt
gelegentlich zum Absetzen des Präparates.

d) Abhängig vom Sklerosierungsgrad tritt eine *erhöhte Kapillarpermeabilität und -fra gilität* auf. Neben Marcumar ist hier Rutin und eine vitaminreiche, fettarme Kost diätetisch zu empfehlen.

e) In 0,5% auftretende leichte *gastrointestinale Störungen* sollten nicht zum Absetzen der Präparate führen.

Bei *Kontraindikationen* der Cumarine und Indandione ist der Grad der Nebenerkrankung entscheidend zu berücksichtigen. Eine nahtlose Zusammenarbeit zwischen Hausarzt, Laborarzt und Klinik ist dringend notwendig. Es ergeben sich folgende Empfehlungen (Tab. 3; 8, 9):

Tabelle 3

absolute Kontraindikationen	*relative Kontraindikationen*
	Malabsorptionssyndrome
hämorrhag. Diathesen	Zöliake, Sprue, Pankreasfibrose, chron. Enteritis)
Ulzera und Karzinome	Lungen-Tbc, Bronchiektasen
Hämorrhoiden	
Endocarditis lenta, Periarthritis,	
akute Myelosen	
Urämie, Hypertonie über 210 mg Hg,	chron. Leukosen
manifeste Gefäßsklerose, Leberzirrhose,	chron. Nephritis
Hepatitis, Gravidität, mangelnde Einsicht	Nierensteine
des Pat., fehlende Gerinnungskontrolle	Diabetes mell. mit Gefäßsklerose
	Lebererkrankungen mit pos. Leberfunktionsproben, Alkoholabusus

Bei auftretenden Blutungskomplikationen ist Vitamin K_1 der zuverlässig wirksame Cumarinantagonist (s. Abb. 2).

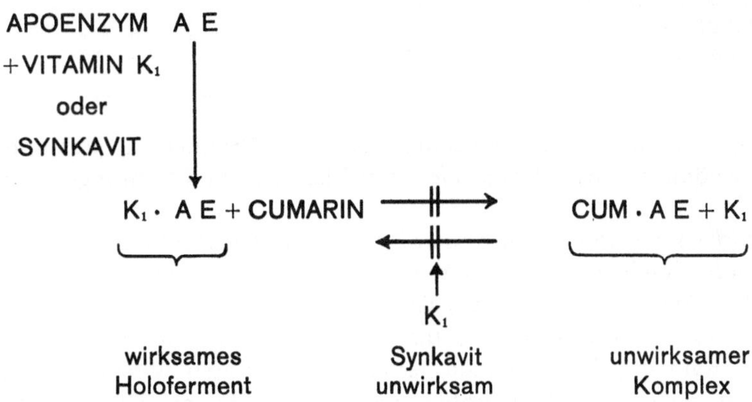

Abb. 2 Angriffspunkte der Cumarinantagonisten bei Blutungen durch Cumarine und Indandione

Außer seinem *Antikoagulantienausweis*, aus dem *Name* des Patienten, *Blutformel* und einstellender wie betreuender *Arzt* hervorgehen, sollte der Patient stets eine Ampulle Konakion K_1 und Tabletten Konakion bei sich tragen.

Konakion — Ampulle 1 ml = 10 mg Vit. K_1; iv., im., p. o.

              Tropfen 1 Tr. = 1 mg Vit. K_1

              Dragées 1 Dr. = 10 mg; maximal 0,5—1 mg/kg

Die Häufigkeit und Art der Blutungen bei ambulanten und stationären Patienten des Thrombosedienstes des Gerinnungslabors der Univ.-Klinik Düsseldorf von 1960–1965 unter Dauerantikoagulantien gibt Tab. 4 wieder (11):

Tabelle 4

Art der Blutungen	Anzahl der Fälle		Therapie
	stat.	ambulant	
a) *Schwere Blutungen*			
Teerstuhl bei Diabetes mellitus	–	1	0,5 mg/kg Konakion i. v.,
Hämatemesis (Milzvenenstenose)	1	–	evtl. Frischbluttransfusio-
Makrohämaturien	1	–	nen, Vit. C, Kalzium
b) *Mittelschwere Blutungen*			
Menorrhagien	–	1	0,3 mg/kg Konakion i. v.
Hämaturie	6	4	Quick auf 25% einstellen
Subkonjunktivalblutungen	1	2	Vit. C, Kalzium
Zahnfleischblutungen	1	3	
Hämatome	4	6	
Epistaxis	2	7	
Hämoptyse	–	4	
c) *Leichte Blutungen*			
Mikrohämaturie	4	14	Lokale Drucktamponade;
Blutung aus Hautrissen	–	2	0,2 mg/kg Konakion i. v.
Petechien	1	3	»Quick« auf 25% ein-
Gesamtzahl der Blutungen	21	47	stellen
Anzahl der Blutungen auf die			
Zahl der Behandlungstage	1 auf 518	1 auf 3227	

Die gelegentlich auftretenden Blutungen oder auch Thromboembolien unter der AK-Behandlung können durch folgende Nebenmedikamente und Nahrungsmittel gefördert werden.

Zur *»Quick«-Wert-Erniedrigung und Blutungsbereitschaft* führen: Salizylate, Phenylbutazon, Sulfonamide, darmwirksame Antibiotika (Chloramphenicol, Colistin), Nikotinsäure, PAS, Androgene, Östrogene, Thyroxin.

Zur *Erhöhung des »Quick«-Wertes und Thromboemboliegefahr verhelfen:* Diuretika, Barbiturate, Kardiaka, Glukortikoide, fettreiche Mahlzeiten, Vitamin K_1 enthaltende Speisen: Kohl, Salate sowie Hypercholesterieämie und Lipämie. Die unter der Behandlung auftretende »partiale« Leberschädigung ist reversibel, und die Leberfunktionsproben bleiben auch nach jahrelanger Anwendung normal.

Die antithrombotische Therapie

Sie wird ausschließlich mit Antikoagulantien vom Heparintyp durchgeführt und hat ihre Hauptindikation bei postoperativen Komplikationen, insbesondere bei: *Lungenembolie, tiefsitzenden Beinvenenthrombosen,* akuten thrombembolischen Prozessen im Bereich des Abdomens wie *Pfortaderstammthrombose, Mesenterialarterieninfarkt,* kleineren *Milzinfarkten,* thrombotischen *Lebervenenverschlüssen,* intermittierender zerebraler *Ischämie* mit drohendem Hirninfarkt, Thrombose des zerebralen venösen Systems, Thrombose und Embolie der *Netzhautgefäße, Thromboembolie im Wochenbett* und *Gynäkologie,* Behandlung des *hämorrhagischen Syndroms* bei Placenta praevia, Fruchtwasserembolie und febrilen Aborten.

Gleichzeitig mit der hier notwendigen symptomatischen Initialtherapie wird das schnellwirkende Heparin (Liquemin, Heparin-Novo, Thrombo-Vetren, Thromboliquin) intravenös injiziert.

Initialdosis: 20 000–30 000 I.E. Heparin i.v.

Die Fortsetzung der Therapie geht am elegantesten, da leichter steuerbar, im intravenösen Dauertropf mit 5% Traubenzucker, NaCl-Lösung oder in einem niedermolekularen Plasmaexpander (z. B. Rheo-Macrodex, 500 ml in 24 Stunden = 5–6 Tropfen pro Minute), dem Heparin in folgenden Dosen zugesetzt wird (1 ml Liquemin = 1000 I.E. Heparin) (13, 14):

Heparin in I.E. pro kg in 24 Stunden	Frühgeborene	Säuglinge bis 1 J.	Kleinkind 2–6 J.	Schulkind	Erwachsene
Therapeutische Dosis	125–250	250–500	250–500	350–450	300–500
Prophylaktische Dosis	100–125	125–250	100–250	150–250	150–250

Die Kontrolle der Therapie erfolgt mit Hilfe der folgenden Bestimmungsmethoden (Tab. 5):

Tabelle 5

	normal	erwünschte Werte
Rekalzifizierungszeit Heparin Antithrombin	60″–120″	ca. 4′–5′30″
AT II	14″–16″	bis 60″
TEG r $\bar{x}$	8′50″	20′–26′
TEG k $\bar{x}$	4′25″	12′–16′
max ε $\bar{x}$	108	> 40

Da in der angegebenen Dosierung Blutungskomplikationen weniger häufig auftreten als bei der Antikoagulantientherapie mit Cumarinen, ist eine so straffe Kontrolle wie dort nicht erforderlich. Zur *Neutralisation* von *Heparin* eignen sich *Protaminsulfat* und *Protaminchlorid.* (Protaminsulfat 1% zu 5-ml-Ampullen = 50 mg.)

Dosierung: 1000 E. USP Liquemin ⟷ 1000 USP Protamin i. v.

An Gegenindikationen der Antikoagulantientherapie sind bekannt (Tab. 6):

Tabelle 6

absolute:	relative:
Hämorrhagische Diathese	Gefäßsklerose
Hypertension RR 210 mm Hg	abgeheilte Magen- und Darmulzera
Apoplexie	
hochgradiger Diabetes: Gruppe D	Diabetes Gruppe C
Endocarditis lenta	
Magenulzera	
Niereninsuffizienz	Nierenkrankheiten mit Hochdruck

Während der Heparintherapie sind zusätzliche *intramuskuläre Injektionen* zu vermeiden. Die Dauertropfinfusionen können über 1—2 Wochen, z. B. in der Kubitalvene, liegenbleiben. Bei Auftreten von Gefäßwandreizungen zieht man den Polyvenylkatheter ca. 0,5—1 cm zurück (12).

Nach Beherrschen des akuten Ereignisses erfolgt der *Übergang* von der *antithrombotischen Therapie* auf Cumarin-Derivate gleitend, und zwar vor der Remobilisierung des Patienten. Die antithrombotische Therapie darf erst beendet werden, wenn der »*Quick*«-*Wert* durch die Cumarine im therapeutischen Bereich zwischen 15—20% liegt! Dauer der Nachbehandlung je nach Indikation (s. unter Cumarine).

Die thrombolytische Therapie

In den letzten Jahren ist die *thrombolytische Therapie* bei akuten Thromboembolien, die nicht älter als 6—18 Stunden, maximal drei Tage alt sind — insbesondere wenn ein chirurgischer Eingriff nicht vorgenommen werden kann —, das Mittel der Wahl. Infolge der erst sechs Jahre währenden Erfahrung und der notwendigen Laborkontrollen ist die *Indikation zur thrombolytischen Therapie* naturgemäß begrenzt und findet bisher Anwendung (11, 15) bei:

1. frischen Venenthrombosen der Extremitäten mit raschem appositionellem Wachstum = Kavathrombose;
2. akuten arteriellen Verschlüssen der Extremitäten auf thrombotischer oder embolischer Basis;
3. frischen pulmonalen Embolien;
4. frischen Netzhautthrombosen;
5. akutem Verschluß der Zerebralarterien, zerebralvenösen Thrombosen als relative Indikation;
6. akuten Koronararterieninfarkten. Der Myokardinfarkt gehört nur zur relativen Indikation, wenn durch die Lyse nicht innerhalb der ersten Stunde nach Ereignis der Herzmuskel wieder aktionsfähig wird;
7. Priapismus.

Bei *Durchführung der Therapie mit Streptase oder Kabikinase ist* die Errechnung der individuell unterschiedlich hohen *Streptokinasetoleranz* = SK erforderlich. Zu diesem Zwecke wird diejenige Menge Streptokinase errechnet, die imstande ist, in vitro 1 ml geronnenes Eigenplasma (bzw. Vollblut) in 10 Minuten zur Lyse zu bringen (15). Die errechnete Menge wird auf das altersentsprechende zirkulierende Plasmavolumen (ca. 3000 ml) bezogen und als Initialdosis in 30 Minuten in 100 ml Glukose 5%ig infundiert.

Beispiel: SK-Toleranz = 100 E/ml × 3000 ml Plasma
= 300 000 I. E. Streptokinase-Initial-Dosis = TID.

In akuten Fällen kann eine Streptokinasedosis von 250 000 I.E. langsam i. v. als TID blind infundiert werden. Zur Aufrechterhaltung der Lyse wird nach Abfall der TID Streptokinase in Höhe ½ der TID pro Stunde 100 000 = 250 000 I.E. infundiert, bis die gewünschte Lyse erreicht ist.

Zur *Kontrolle* der Lyse genügen: die *Plasmathrombinzeit,* die *Euglobulinlysinzeit* und das *Thrombelastogramm (TEG).*

Bei der Lyse sinken »Quick«-Zeit und Faktor V ab, der Antithrombinkomplex, AT II und AT VI, steigt an; das TEG zeigt eine kräftige Lyse. Nach Stunden kann diese durch Erschöpfung des plasmaeigenen Plasminogens im TEG ausbleiben.

Nach *Abschluß der Lyse,* die zwischen 6 und 24 Stunden fortgeführt werden kann, muß zur Vermeidung einer *Rethrombosierung* die Thrombolyse mit Heparin aufrechterhalten werden. *Im Abstand von zwei bis vier Stunden* (Nachblutung!) werden 3000 bis 5000 E. Liquemin/24 h in 500 ml Glukose 5%ig für ein bis zwei Tage zur Überbrückung gegeben, bis die nach Absetzen der Lyse gleichzeitig gegebenen Cumaringaben (Dos. s. d.) therapeutisch wirksam sind. (Kontrolle von »Quick«, Faktor II, VII, IX, X.)

Die angegebene *Thrombolytisch-Antithrombotische-Antikoagulantien-Therapie ist also eine Dreiphasentherapie* (Abb. 3).

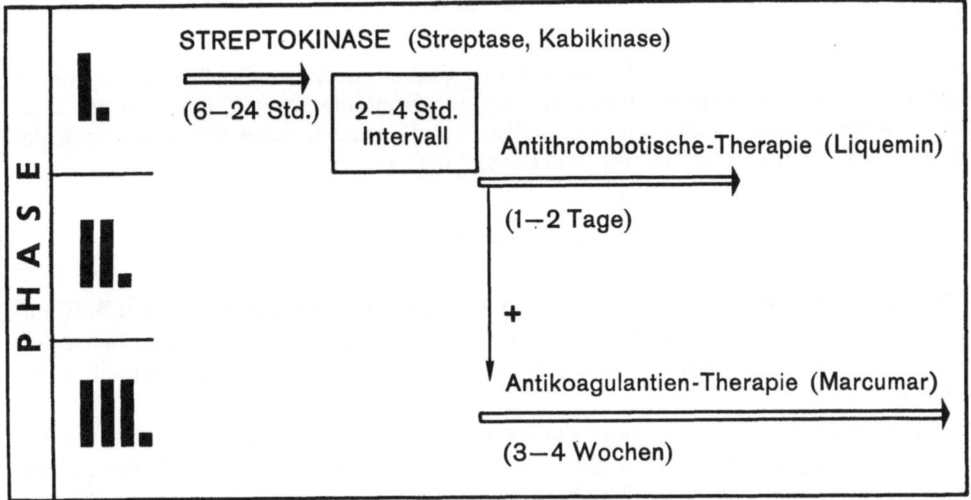

Abb. 3 Therapeutisches Vorgehen bei der kombinierten thrombolytisch-antithrombotischen Antikoagulantientherapie. Nach der Streptokinasetherapie wird nach einem Intervall von 2—4 Stunden (Gerinnungskontrolle: RZ, AT II und Profibrinolysinzeit) die Antikoagulantientherapie angeschlossen. Nach Erreichen des therapeutisch wirksamen Quickwertes, Thromboplastinzeit zwischen 15—20%, wird die überbrückende antithrombotische Therapie abgesetzt

Treten unter der Thrombolyse *Blutungskomplikationen* wie

1. Nachblutungen aus venösen Punktionsstellen,
2. an punktierten arteriosklerotischen Femoralarterien,
3. Thrombuslyse bei gleichzeitig bestehendem alten Aneurysma

auf, muß die Lyse durch Antifibrinolytika abgebrochen werden. Bewährt haben sich *Epsilon-amino-capronsäure* (1–4 g stündlich per Dauertropf) und der Kallikreininhibitor *Trasylol* (bis zu 500 000 I.E.) sowie Cyklokapron, Amcha und Pamba (Abb. 4) (16).

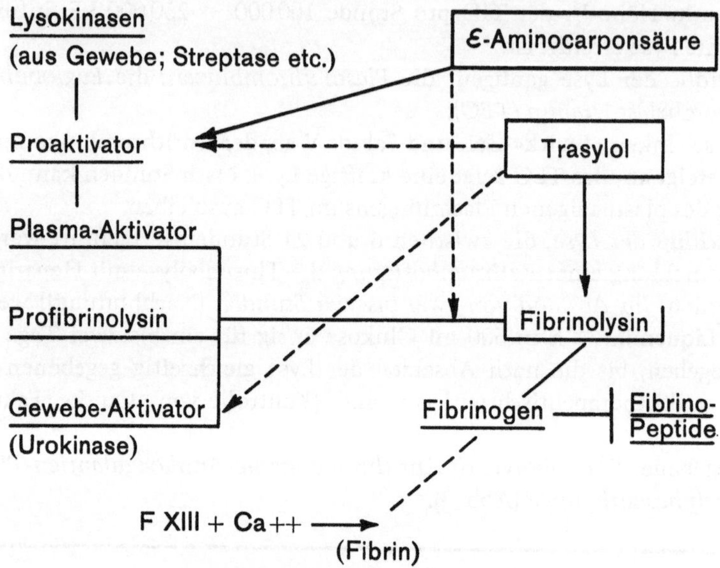

Abb. 4 Angriffspunkt einzelner Fibrinolytika im Gerinnungssystem. Bei Einsatz von Amcha wird nur ¹/₅–¹/₈ der wirksamen Dosis von ε-Aminocapronsäure benötigt. Bei Vorliegen einer metabolischen Acidose sollten die eventuellen Verschiebungen durch die Substitution der Antifibrinolytika durch Natriumbikarbonat abgepuffert werden

Sozialmedizinische Fragen

Während die häufigen *Lungenembolien* nach Operationen bei vorhandenen Brückensymptomen (s. u.) in der Beurteilung der Zusammenhangsfrage großzügig behandelt werden, erfordert die Beurteilung der Erwerbsminderung durch Lungenembolien mit Folgezuständen strenge Kritik.

Während des *Lungeninfarktes* ist der Patient arbeitsunfähig; darüber hinaus weitere vier Wochen nach dem Ereignis. Bei Verdacht weiterer Thrombosen — Unter-, Oberschenkel — ist die Arbeitsunfähigkeit wegen drohender Emboliegefahr weiter zu gewähren.

Je nach Einschränkung des Atemvolumens und den glaubwürdigen subjektiven Beschwerden tritt nach Infarkten durch Narben im Lungenparenchym und kosto-diaphragmalen oder interlobären Pleuraschwarten eine *Erwerbsminderung* von 30–40% ein.

Nach Ablauf des akuten Ereignisses ist eine wohldosierte krankengymnastische Übungsbehandlung mit Training der Atemmuskulatur anzustreben. Unterstützend helfen Massagen und Bäderbehandlungen.

Unabhängig hiervon ist ein chronisches oder subakutes Cor pulmonale infolge eines Lungeninfarktes nach dem Ergebnis des Kreislauffunktionstestes, des EKG und der röntgenologischen Lungen- und Herzuntersuchung zu beurteilen.

Werden *subjektive Restbeschwerden* nach Lungenembolien und Infarkten ohne objektivierbare klinische, röntgenologische oder elektrographische Befunde vom Kranken angegeben, *entspringen sie häufig dem kausalen Komplettierungsprinzip.* Ein *Rentenantrag* wäre hier auch psychologisch kontraindiziert; vielmehr sollte in diesen Fällen ein *Heilverfahren* neben sorgfältiger Betreuung des Kranken die Rehabilitation einleiten. Hierdurch allein wird eine Trennung von drohenden fixierten Restbeschwerden möglich sein. Das gelegentlich nach Herz- und Lungeninfarkten auftretende *Schulter-Hand-Syndrom* wird mit Massagen, Bewegungsübungen und lokalen hyperämisierenden Einreibungen behandelt. Kontraindiziert sind die sonst üblichen Stellatumblockaden und Glukokortikoide bei schwerer Herzinsuffizienz und Hypertonie. Ein mehrwöchiger Aufenthalt in einem geeigneten Kurort mit angepaßter Übungstherapie fördert das Vertrauen des Patienten zur eigenen Gesundheit.

Nach Angaben des Statistischen Bundesamtes sind in der Bundesrepublik 1% (Männer) bzw. 1,5% (Frauen) aller Rentenzugänge wegen Vollinvalidisierung 1951 auf Venenerkrankungen zurückzuführen (4).

Gutachtliche Fragen

Lungenembolien nach vorausgehenden Traumen oder Operationen werden häufig in Gutachten falsch gedeutet. Die Ablehnung stützt sich auf den mangelnden Zusammenhang bei größerem zeitlichen Intervall. Bis zu 25 Tage nach der Operation ist die Lungenembolie auf die voraufgehende Traumatisierung mit »hoher Wahrscheinlichkeit« zurückzuführen. Nach den Erfahrungen der Mayo-Klinik traten 8% aller Embolien aber erst nach 25 Tagen nach der jeweiligen Operation auf. Für die Spätkomplikationen sind zur Beurteilung des Zusammenhangs eines oder mehrere der *folgenden Brückensymptome* heranzuziehen:

1. kontinuierliche, auf das Primum movens erzwungene Bettruhe,
2. die Schwächung des Allgemeinzustandes,
3. das Fortbestehen lokaler oder allgemeiner Entzündungserscheinungen,
4. die Durchführung von Heilmaßnahmen (1).

Dabei ist nach Operationen die statistische Wahrscheinlichkeit einer thromboembolischen Komplikation zu berücksichtigen. Zur Erfüllung einer »größten Wahrscheinlichkeit« gehören die Brückensymptome sowie die Belastung des zu beurteilenden Eingriffes mit thromboembolischen Komplikationen. Treten nach Unfällen eine oder mehrere Thrombosen erst nach Jahren auf, ist der Zusammenhang zu bejahen (3).

Zur Klärung des Zusammenhanges einer Tuberkulose mit vorausgegangenen resistenzvermindernden thromboembolischen Lungeninfarkten muß mindestens die Lungentopographie übereinstimmen, da mit größter Wahrscheinlichkeit unabhängige Erkrankungen vorliegen.

Schwierig ist die gutachtliche Beurteilung *venöser Kreislaufstörungen* und *Phlebothrombosen* der unteren Extremitäten nach Traumen. Während die unmittelbar nach Unfällen entstehenden Thrombosen als Unfallfolge anerkannt sind, werden die Jahre später auftretenden venösen Dekompensationserscheinungen — das sog. postthrombotische Syndrom — in der Unfallbegutachtung nicht berücksichtigt. Eine Ausnahme bildet die mit schweren Kreislaufstörungen einhergehende, nicht diagnostizierte blande Thrombosierung tiefer Beinvenen. Der unfallbedingte Zusammenhang muß jedoch durch die Phlebographie objektiviert und gestützt werden (3).

Literatur

1) Gross, R.: in: Die thrombo-embolischen Erkrankungen. Stuttgart, 1960.

2) Matis, P.: ebenda. 1960.

3) Halse, Th.: in: Die thrombo-embolischen Erkrankungen. Stuttgart, 1960.

4) Becker, E. M.: Inaug.-Diss. Hamburg (1954).

5) Cosgriff, S. W.: J. clin. Invest. 27 (1948), 435.

6) Dale, U., and Jacques, L. B.: Canad. med. Ass. J. 46 (1942), 546.

7) Gastpar, H.: Physiol. Bedeutung u. pharmakologische Wirkungen des Heparins. Stuttgart, 1965.

8) Sasse, U.: Die Langzeitbehandlung mit Antikoagulantien. D. Ä. 42 (1966); 43 (1966); 44 (1966).

9) Loo, J. v. d., u. Gross, R.: Blutgerinnung und Fibrinolyse. Köln, 1965. Herausgeber: Bayer, Leverkusen.

10) Marx, R.: in: Langzeitbehandlung mit Antikoagulantien. Stuttgart, 1964.

11) Deutsch, E., u. M. Fischer: ebenda. (1964), 81.

12) Ludwig, H.: Fortschritte der Medizin, 24 (1966), 959.

13) Brüster, H.: Kipra 28 (1960), 549.

14) Brüster, H.: Nordwestdeutsche Kinderärztetagung Bremen (1966), im Druck.

15) Schmutzler, R., u. F. Koller: Die Thrombolyse-Therapie. Erg. Inn. Med. u. Kinderheilkunde. Berlin – Heidelberg – New York, 1965.

16) Brüster, H.: Monatschr. für Kinderhlk. 115 (1967), 219.

17) Brüster, H.: Aktuelle Chirurgie 1. 1 (1966), 43.

Antibiotische Therapie nach Operationen

Von P. Naumann, Hamburg

Grundlagen

Chemotherapie ist die monokausale Behandlung bakteriell bedingter Infektionen mit Substanzen, die direkt und selektiv an der Erregerzelle angreifen. Die dazu geeigneten Stoffe haben — gleichgültig, ob es sich um »Chemotherapeutika« im Sinne Ehrlichs oder um »Antibiotika« handelt — eine bereits in vitro nachweisbare antimikrobielle Wirkung. Der gemeinsame Nenner aller chemotherapeutischen Wirkungen ist somit primär in der unmittelbaren Schädigung der Bakterienzelle zu suchen, die grundsätzlich in zwei verschiedenen Formen möglich ist:

1. als bakteriostatische Vermehrungshemmung des ursächlichen Erregers, wie sie für die Sulfonamide, die Breitbandantibiotika (Chloramphenicol, Tetracycline) oder die Macrolid-Antibiotika (Erythromycin, Oleandomycin) als Wirkungsoptimum typisch ist. Diese Form der Schädigung ist reversibel. Sobald der Wirkstoff nicht mehr in bakteriostatisch ausreichender Konzentration am Wirkungsort vorliegt (metabolischer Abbau, Ausscheidung), sind die Keime zu erneuter Vermehrung befähigt. Bei einer nur bakteriostatischen Therapie ist daher zur »Heilung« des Infektes und definitiven Sanierung die aktive Mitwirkung des Makroorganismus eine unabdingbare Voraussetzung. Das Antibiotikum kann nur die Vermehrung der Keime hemmen — ihre endgültige Eliminierung obliegt den körpereigenen humoralen und zellulären Abwehrkräften des Patienten.
2. als irreversible Abtötung, also eine Bakterizidie, z. B. durch die Penicilline, die Cephalosporin-Antibiotika oder die Substanzen der Polymyxin-Gruppe. Diese irreversible Bakterizidie (auch als Wirkung vom »Desinfektionsmittel-Typ« bezeichnet) hat ihre entscheidende therapeutische Bedeutung bei allen Erkrankungsformen, die durch eine Insuffizienz der körpereigenen Abwehrmechanismen charakterisiert sind. Die Endocarditis oder die Endoplastitis (= Infektionen auf incorporierten Kunststoffen, z. B. Gefäß- oder Klappenprothesen, Spitz-Holter-Ventile usf.), die chronische Osteomyelitis, chronische Harnwegsentzündungen wie überhaupt alle chronisch verlaufenden Infektionen sind mit nur bakteriostatisch wirkenden Substanzen zumeist nicht zu sanieren und verlangen den Einsatz bakterizid wirkender Antibiotika.

In vivo und unter therapeutischen Bedingungen wird die antibakterielle Wirkung entscheidend von zwei Faktoren bestimmt: Einmal von der »antibakteriellen Aktivität« der antibiotischen Substanz, also ihrer bakteriologischen Eigenschaft, bakteriostatisch oder bakterizid auf einen Erreger einzuwirken. Diese antibakterielle Kraft ist konzentrationsabhängig und im Reagenzglas als Konzentrationsgröße meßbar. Ausgedrückt wird sie als »minimale Hemmkonzentration« (MHK oder MIC) in mcg oder Einheiten pro ml. Der andere Faktor ist die im Patientenorganismus realisierbare »Wirkstoffkonzentration in vivo«, also eine pharmakologische Größe des Antibiotikums. Sie steht in unmittelbarer Beziehung zur Dosierung und damit zur Toxizität bzw. Verträglichkeit der betreffenden Substanz und wird von Resorption (Art der Applikation), Verteilung im Organismus, Eiweißbindung und Ausscheidung (sowie ihren renalen und cardialen Störungen) beeinflußt. Auch diese »In-vivo-Wirkstoffkonzentration« kann präzis bestimmt und meist als Blutspiegel — im Idealfall als Gewebsspiegel — in mcg oder Einheiten pro ml angegeben werden.

Mit diesen beiden Faktoren als den Grundelementen des antibakteriellen chemotherapeutischen Effektes wird Chemotherapie prinzipiell definierbar als ein »*Konzentrationsgeschehen am Wirkungsort*«, das den behandelnden Arzt vor die Aufgabe stellt, am Ort der gewünschten Wirkung (Infektlokalisation) *die* Konzentrationen des gewählten Antibiotikums zu realisieren, die für den vorliegenden Erreger sicher antibakteriell wirksam sind.

Bisher gibt es jedoch kein Universal-Antibiotikum, das alle Erreger erfaßt und damit für sämtliche bakteriell bedingten Erkrankungen gleichermaßen geeignet wäre. Der Arzt wird sich daher für ein bestimmtes Präparat entscheiden müssen, wobei die Wahl des optimalen Antibiotikums für den jeweiligen klinischen Fall von seinem Wissen über die differenten Eigenschaften der verschiedenen Substanzen sowie von der Kenntnis des zu behandelnden Erregers und seiner Empfindlichkeit bestimmt wird. Da aber der Erreger nur in den seltensten Fällen allein vom klinischen Krankheitsbild her zu erkennen ist (z. B. Scharlach oder Streptokokken-Erysipel), wird die Mitarbeit des Bakteriologen zu einem wesentlichen Bestandteil einer gezielten Chemotherapie.

In alternativer Formulierung lautet dabei die Frage des Klinikers an den Bakteriologen, ob der ursächliche Erreger für ein bestimmtes Antibiotikum (oder mehrere Antibiotika) »sensibel« ist oder »resistent«. Eine allgemeingültige Antwort auf diese Frage wird möglich durch die Korrelierung der beiden schon erwähnten Grundelemente der antibakteriell-chemotherapeutischen Wirkung: dem »in-vitro-Hemmwert« als Ausdruck der antibakteriellen Aktivität mit dem »Wirkstoffspiegel in vivo« als einer pharmakokinetischen Größe. Das Verhältnis der beiden Faktoren gibt als »chemotherapeutische Formel« eine klare und prinzipielle Definition der Begriffe »sensibel« und »resistent« für therapeutische Zwecke.

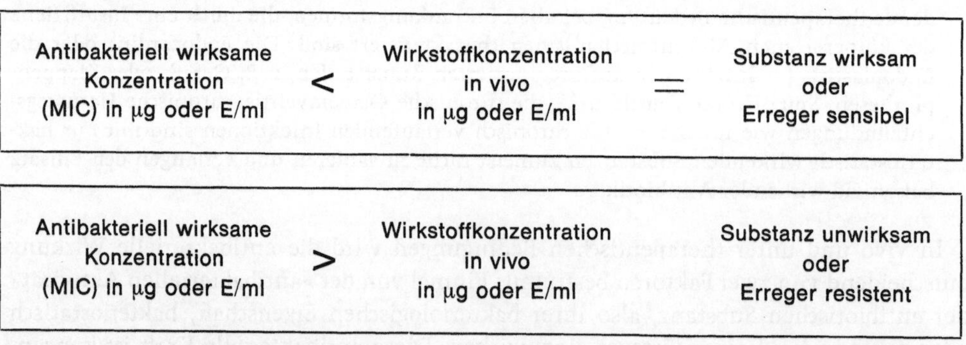

Abb. 1 »Chemotherapeutische Formel«

Abbildung 1 demonstriert, daß ein Antibiotikum dann als »therapeutisch brauchbar« bzw. ein Keim als »sensibel« beurteilt werden kann, wenn die zur Schädigung des vorliegenden Erregers benötigte Wirkstoffkonzentration niedriger ist als die in vivo (am

Ort der gewünschten Wirkung) erreichbare. Liegt dagegen die minimale Hemmkonzentration (MHK oder MIC) über den therapeutisch im Patientenorganismus realisierbaren Wirkstoffspiegeln, so dürfte die antibakterielle Voraussetzung für einen echten chemotherapeutischen Effekt nicht mehr gegeben sein: der Erreger ist also in diesen Fällen »resistent«.

Die »chemotherapeutische Formel« läßt weiterhin erkennen, daß das Sensibilitätsurteil nicht nur ein reiner Laboratoriumswert ist, sondern als Korrelat von bakteriologischen und klinisch-pharmakologischen Eigenschaften auch das Geschehen im Patientenorganismus berücksichtigt und damit den Realitäten am Krankenbett viel näher steht, als allgemein angenommen wird. Dabei sollte jedoch von der bakteriologischen Resistenzbestimmung nicht etwa eine bindende Voraussage für den klinischen Erfolg der therapeutischen Bemühungen erwartet werden, sondern allein der Hinweis, ob der antibakterielle Effekt erreicht werden kann, der unter Berücksichtigung der individuellen Situation vom gewählten Antibiotikum zu erhoffen ist. Die »klinische Heilung« ist ein komplexes, auch von der Abwehrlage des Makroorganismus bestimmtes Geschehen, für das das Antibiotikum lediglich die antibakterielle — also eine bakteriologische — Voraussetzung zu schaffen vermag.

Die Erreger postoperativer Infektionen

Bakteriell bedingte, infektiöse Komplikationen nach chirurgischen Eingriffen können grundsätzlich durch alle gram-positiven und gram-negativen Keime als Mono- oder Mischinfektionen ausgelöst werden. Eine präzise ätiologische Zuordnung bestimmter Erregerspezies zu definierten Krankheitsbildern ist praktisch nicht möglich. Sicherste Grundlage einer gezielten und damit auch rationellen Chemotherapie ist daher in jedem Fall die bakteriologische Diagnose und Resistenzbestimmung. Bis zu ihrem Vorliegen kann die empirische Kenntnis über die Häufigkeit einiger Erreger bei Erkrankungen bestimmter Organe und Organsysteme sowie die Kenntnis der hauseigenen Hospitalflora eine erste grobe (keineswegs sehr zuverlässige) Orientierung vermitteln.

So sind Wundinfektionen und Sepsis in der Weichteil- und Thoraxchirurgie, in der Herz- und Gefäßchirurgie, nach Tracheotomie, nach Eingriffen am Skelettsystem sowie in der Neurochirurgie und in der Zahn-, Mund- und Kieferheilkunde besonders häufig durch Staphylokokken bedingt. Etwas seltener sind Streptokokken, Pneumokokken, Anaerobier (Gasbranderreger) sowie die gram-negativen Keime der Coli-, Proteus- und Pyocyaneus-Gruppe. Dagegen finden sich gram-negative Erreger (E. coli und coliforme Keime, B. proteus und speziell auch B. pyocyaneum) gehäuft bei urologischen Eingriffen, in der Magen-Darm-Chirurgie und nach Verbrennungen.

Die vielfach als Folge der Hospitalisierung auftretenden Infektionen mit Staphylokokken, besonders mit penicillinasebildenden und damit penicillin-G-resistenten »hauseigenen« Stämmen, hat in den vergangenen Jahren zum Begriff des »Staphylokokken-Hospitalismus« und zu ernsthaften therapeutischen Problemen geführt. Während die epidemiologische Situation prinzipiell noch unverändert ist, kam es jedoch durch die Entwicklung der halbsynthetischen Staphylokokken-Penicilline mit Penicillinase-Stabilität und der Cephalosporin-Antibiotika, die ebenfalls die penicillin-G-resistenten Staphylokokken in vollem Umfang erfassen, zu einer weitgehenden Behebung der therapeutischen Schwierigkeiten. Aus chemotherapeutischer Sicht und von den antibiotischen Möglichkeiten her sind damit heute nicht mehr die staphylogenen (und sonstigen gram-positiven), sondern die durch B. pyocyaneum und die Erreger der Coli-Gruppe bedingten Infektionen die eigentlichen »Problem-Infektionen«. Die genannten gram-negativen Keime sind wesentlich häufiger als früher ursächlich an entzündlichen Komplikationen beteiligt und haben eine relativ hohe Quote primärer Resistenz, so daß der behandelnde Arzt wegen der nur kleinen Zahl der hier wirksamen Präparate vor oft schwierigen therapeutischen Entscheidungen steht.

Synopsis der wichtigsten Antibiotika

Für die moderne Therapie akuter und chronischer Infektionen stehen heute die Penicilline und Cephalosporin-Antibiotika sowie die Breitband-Antibiotika und die Polymyxine im Vordergrund des Interesses. Auf Grund ihrer differenten bakteriologischen und pharmakologischen Eigenschaften ergeben sich für die einzelnen Substanzen klar abgegrenzte unterschiedliche Indikationen, die im folgenden kurz besprochen werden sollen. Es ist zweckmäßig, dabei von den klassischen Penicillinen G und V auszugehen.

Benzyl-Penicillin oder *Penicillin-G* hat sich im Sinne der Forderungen von PAUL EHRLICH als ein »ideales Chemotherapeuticum« bewährt, das hohe Parasitotropie (= antibakterielle Aktivität) mit geringster Organotropie (= Toxizität) verbindet. Da es durch die Einwirkung der von vielen Bakterien gebildeten Penicillinase zu einer fermentativen Spaltung des Penicillin-Moleküls und damit zu einer Inaktivierung kommt, besteht im antibakteriellen Spektrum des Penicillin-G eine empfindliche Lücke für alle penicillinase-bildenden Keime, speziell gegen Staphylokokken mit Resistenz gegen Penicillin-G. Auf gram-positive Keime ohne Penicillinase-Bildung und auf einige gram-negative Erreger ist Penicillin-G jedoch nicht nur bakteriostatisch, sondern schon in relativ niedrigen Konzentrationen bakterizid wirksam. Infolge seiner Ungiftigkeit wird es selbst in extrem hohen Dosierungen sehr gut vertragen. Der behandelnde Arzt steht dabei allerdings leicht vor applikationstechnischen Schwierigkeiten. Es ist oft problematisch, dem Patienten die großen Penicillin-Mengen beizubringen, die z. B. bei der Behandlung einer Endocarditis oder Osteomyelitis bzw. bei der Sanierung von Typhus-Dauerausscheidern für den hier entscheidenden Bakterizidie-Effekt notwendig sind. Da gegebenenfalls Tagesdosen zwischen 40 und 100 Millionen Einheiten erforderlich werden, bleibt zumeist nur die intravenöse Injektion (oder Kurzinfusion) als einzig mögliche Applikationsform. Durch die gleichzeitige orale Verabreichung von *Probenecid* (meist 0,5 g alle 6 Stunden) kann eine Hemmung der tubulären Penicillin-Ausscheidung und damit eine weitere Steigerung der resultierenden in-vivo-Wirkstoffspiegel erreicht werden. Das gilt sowohl für die klassischen Penicilline G und V als gleichermaßen auch für die neuen halbsynthetischen Derivate der 6-Aminopenicillansäure. Obwohl auch in Deutschland besondere galenische Zubereitungen für eine Oraltherapie angeboten werden, ist Penicillin-G auf Grund seiner Säurelabilität und wegen der nur sehr geringen enteralen Resorption für eine orale Verabreichung absolut ungeeignet.

Die Basis für eine orale Penicillin-Behandlung wurde erst 1954 durch die Entdeckung von BRANDL und MARGREITER gelegt, daß das biosynthetisch gewonnene *Phenoxymethyl-Penicillin* oder *Penicillin-V* eine therapeutisch verwertbare Säurestabilität besitzt. Bei einer dem Penicillin-G vergleichbaren antibakteriellen Aktivität wird jedoch auch Penicillin-V durch Penicillinase inaktiviert, so daß es ebenfalls bei penicillinase-bildenden Erregern unwirksam ist. Infolge der Aktivitäts- und Resorptionsverluste im Magen-Darm-Kanal liegen außerdem die in vivo erreichbaren Penicillin-V-Spiegel etwa 5- bis 6mal niedriger als nach parenteraler Applikation von Penicillin-G in der gleichen Dosierung. Bei der üblicherweise angewandten Tagesdosierung des Penicillin-V von 0,6 bis 1,2 Mill. Einheiten (360 bis 720 mg) ist somit das Indikationsgebiet der bisherigen oralen Penicillin-V-Therapie auf Erreger mit hoher Penicillin-Empfindlichkeit eingeengt, wie z. B. Pneumokokken, haemolysierende Streptokokken (der Gruppe A) und hochempfindliche Staphylokokken, deren Hemmwerte noch unter den zu erwartenden Penicillin-V-Dauerspiegeln von nur 0,1 bis 0,3 E/ml liegen. Wirkungsäquivalente Spiegel von Penicillin-V im Vergleich zum Penicillin-G haben eine orale Dosierung zur Voraussetzung, die etwa 5mal höher sein muß als die von Penicillin-G bei parenteraler Verabreichung. Seit einiger Zeit im Handel befindliche Tablettierungen in höherer Dosierung (400 000 bis 1 Mill. E) lassen sich als eine Entwicklung verstehen, die dieser Erkenntnis gerecht zu werden beginnt.

Die relativ niedrigen Wirkstoffspiegel bei der bisherigen oralen Penicillin-Applikation sowie die Unwirksamkeit von Penicillin-G und V gegen penicillinase-bildende Staphylokokken lassen in der therapeutischen Anwendung der beiden klassischen Penicilline spürbare Lücken, die auch durch andere Substanzen mit Staphylokokken-Wirksamkeit, z. B. die Präparate aus der Erythromycin-Oleandomycin-Gruppe nicht geschlossen werden können. 1959 gelang es BATCHELOR und Mitarbeitern in England, den Stammkörper aller Penicilline — die *6-Aminopenicillansäure* (6-APS) — zu isolieren. Damit war die Möglichkeit zur Synthese neuer Penicillinderivate geschaffen, bei der gezielt nach Penicillinase-stabilen und oral gut resorbierbaren Verbindungen gesucht wurde. Von diesen halbsynthetischen Penicillinen haben bisher 7 auch in Deutschland Eingang in die Therapie gefunden. Sie alle haben als gemeinsamen Kern die 6-Aminopenicillansäure, unterscheiden sich jedoch durch die an der primären Aminogruppe angehängte Seitenkette, die den einzelnen Präparaten verschiedene Eigenschaften und damit ganz unterschiedliche therapeutische Indikationen gibt.

Schon das *Phenethicillin*, das als erstes halbsynthetisches Oralpenicillin auch klinisch-therapeutische Anwendung gefunden hat, zeigt eine deutlich bessere Resorption mit etwa doppelt so hohen Blutspiegeln wie nach Penicillin-V in analoger Dosierung. Gleichzeitig erweist es sich auch gegenüber der inaktivierenden Einwirkung von Staphylokokken-Penicillinase widerstandsfähiger als die Penicilline G und V. Zur Hemmung von Staphylokokken mit Penicillinase-Bildung werden jedoch Konzentrationen benötigt, die in vivo nicht realisierbar sind. Da zugleich auch die antibakterielle Aktivität des Phenethicillin gegen die meisten Keime des Penicillin-Spektrums geringer ist als die der klassischen Penicilline, bedeutet der doppelt so hohe Spiegel keinen Gewinn. Trotz seiner interessanten Eigenschaften ist daher das Phenethicillin kaum als echter therapeutischer Fortschritt zu betrachten.

Phenethicillin = Oralopen, Pen 200
Propicillin   = Baycillin, Oricillin, Trescillin

Abb. 2   Oral-Penicilline mit verbeserter Resorption

Eine weitere Verbesserung der oralen Resorption war mit dem *Propicillin* erreicht, bei dem die Serumspiegel spätestens zwei Stunden nach oraler Applikation etwa viermal höher sind als die von Penicillin-V und durchschnittlich doppelt so hoch wie die von Phenethicillin in gleicher Dosierung. Hinsichtlich seiner antibakteriellen Eigenschaften ist Propicillin dem Phenethicillin vergleichbar, wobei die reduzierte Aktivität gegen die sensiblen Keime des klassischen Penicillin-Spektrums beim Propicillin durch die höheren Serumspiegel ausgeglichen wird. Propicillin zeigt eine weitere Abnahme der Penicillinase-Empfindlichkeit, die jedoch nicht ausreicht, es in die Gruppe der Penicilline mit Penicillinase-Stabilität und gezielter Aktivität gegen penicillin-G-resistente Staphylokokken einzureihen. Damit entspricht die Indikation der des Penicillin-V. Die Dosierung sollte nicht unter 3mal 400 000 E pro Tag liegen.

Penicilline mit einer auch therapeutisch verwertbaren Penicillinase-Stabilität sind die sog. »Staphylokokken-Penicilline« *Methicillin, Oxacillin, Cloxacillin* und *Dicloxacillin*, die heute bei allen Infektionen mit penicillin-G-resistenten Staphylokokken die Mittel der Wahl sind. Sie sind in ihrer antibakteriellen Aktivität annähernd identisch, differieren jedoch hinsichtlich ihrer pharmakologischen Eigenschaften. Während Methicillin säurelabil ist und daher nur parenteral gegeben werden kann, sind die Isoxazolyl-Penicilline auch oral applikabel.

Methicillin	**nur** parenteral	Cinopenil
Oxacillin	oral, parenteral	Cryptocillin Penstaphocid Stapenor
Cloxacillin	oral, parenteral	Gelstaph Staphobristol
Dicloxacillin	oral, parenteral	Constaphyl Dichlor-Stapenor Stampen

Abb. 3 Penicillinasestabile Penicilline (»Staphylokokken-Penicilline«)

Unterschiedlich ist nach oraler Gabe die Resorption, die sich vom Oxacillin über das Monochlorderivat bis zum Dichlorderivat verbessert, während die lokale Verträglichkeit für die i.m.-Injektion in der gleichen Reihenfolge abnimmt. Die nach oraler Applikation resultierenden Serumspiegel entsprechen damit für Oxacillin : Cloxacillin : Dicloxacillin dem Verhältnis 1 : 2 : 4. Wegen der gleichsinnig ansteigenden Eiweißbindung sollten die mittleren oralen Tagesdosierungen für Oxacillin bei 4 g, für Cloxacillin bei 3 g und für Dicloxacillin bei etwa 2 g liegen. Obwohl die besondere Staphylokokken-Wirkung mit einer Aktivitätseinschränkung gegen die »sensiblen« Keime verbunden ist, erfassen die Staphylokokken-Penicilline auch die nicht penicillinase-bildenden Staphylokokken sowie die übrige gram-positive Flora. Sie sollen jedoch das Penicillin-G im Rahmen seiner klassischen Anwendung nicht ersetzen, sondern in erster Linie die Staphylokokken-Lücke im bisherigen Penicillin-Spektrum schließen.

Während die bisher dargestellten Penicilline durch ihre Säurestabilität und bessere Resorption resp. durch ihre besondere Staphylokokken-Wirkung charakterisiert sind, zeichnet sich das Ampicillin durch eine interessante Intensivierung seiner antibakteriellen Aktivität aus.

Ampicillin	oral, parenteral	Amblosin Binotal Penbristol Penbrock

Abb. 4   Penicillin mit verbreitertem Spektrum (»Proteus-Enterokokken-Penicillin«)

Ampicillin, das auf Grund seiner Säurestabilität auch oral appliziert werden kann, hat eine etwa 10fach stärkere Wirkung als Penicillin-G gegen Proteus mirabilis, Enterokokken und nicht-penicillinase-bildende Coli-Stämme, während es für die sensiblen Keime des klassischen Penicillin-Spektrums 2 bis 4mal geringer wirksam ist. Analog dem Penicillin-G ist Ampicillin bei den sog. resistenten Staphylokokken sowie allen anderen Keimen mit Penicillinase-Bildung völlig unwirksam. Es erfaßt jedoch mit den unter therapeutischen Bedingungen erreichbaren Wirkstoffspiegeln 80 bis 90% von Proteus mirabilis, 100% der Enterokokken-Stämme und in etwa 50% E. coli und coliforme Keime, also durchweg Erreger, wie sie speziell bei Harnwegsinfektionen vorkommen und von denen B. proteus bislang nur durch das toxische Neomycin und Kanamycin zu beeinflussen war. Von großem therapeutischen Wert ist außerdem die Wirkung des Ampicillin gegen Haemophilus influenzae. Da es die entzündeten Meningen passiert und Liquorspiegel mit bakterizidem Effekt resultieren, kann Ampicillin (parenteral 150 bis 200 mg/kg und Tag) mit gutem Erfolg zur Behandlung der Influenza-Meningitis eingesetzt werden. Die Nachbehandlung und Rezidivprophylaxe sollte jedoch mit Chloramphenicol (als Monoantibiotikum) erfolgen, da Ampicillin nach Abklingen der entzündlichen Veränderungen an den Meningen die Blut-Liquor-Schranke nicht mehr in ausreichendem Umfang passiert.

Für eine sinnvolle und erfolgreiche Anwendung des Ampicillin ist eine Dosierung von 4mal 1000 mg oral oder 3 bis 4mal 500 mg parenteral pro Tag erforderlich. Erst mit dieser Dosierung sind die zur Behandlung von gram-negativen Erregern notwendigen Wirkstoffspiegel im Serum erreichbar. Niedrigere Dosierungen und verlängerte Applikationsintervalle mit entsprechend niedrigeren Spiegelverläufen reduzieren naturgemäß auch den Prozentsatz der ampicillin-sensiblen Erreger.

Neben dem Ampicillin sind die neuen Cephalosporin-Antibiotika *Cephalothin* (Cefalotin-Lilly) und *Cephaloridine* (Cefaloridin-Glaxo, Kefspor®) zu nennen, die nunmehr auch in Deutschland zur Verfügung stehen. Cephalothin und Cephaloridine verbinden die Eigenschaften der penicillinase-stabilen Staphylokokken-Penicilline mit denen des Ampicillin, wobei allerdings ihre Wirkung gegen Enterokokken sehr begrenzt ist. Sie haben ein breites Spektrum mit bakterizider Wirksamkeit, das sowohl gram-positive Kokken (Enterokokken ausgenommen) mit und ohne Penicillinase-Bildung als auch B. proteus, E. coli und einige weitere gram-negative Erreger erfaßt. Beide Präparate müssen parenteral appliziert werden und können auch bei Patienten mit Penicillin-Allergie eingesetzt werden, da keine Parallel-Allergie zur 6-Aminopenicillansäure besteht. Die mittlere Dosierung beträgt für Cephalothin 4 g, für Cephaloridine 2 bis 3 g pro Tag. Bei weniger empfindlichen Erregern und schwer erreichbaren

Infektlokalisationen sind (speziell für Cephalothin) sehr viel höhere Dosierungen möglich, die selbst langfristig gut vertragen werden. Die Cephalosporin-Antibiotika haben ihre besondere Indikation bei Mischinfektionen mit gram-negativen Keimen und penicillinase-bildenden Staphylokokken sowie bei Infektionen mit zunächst noch unbekannten Erregern.

Trotz der modernen Substanzen der Penicillin- und Cephalosporin-Reihe haben auch die nur bakteriostatisch wirkenden Breitband-Antibiotika noch ihre Berechtigung bei der Behandlung bakterieller Infektionen. Die Indikation des *Chloramphenicol* und der *Tetracycline* ist heute jedoch auf die gram-negativen Erreger speziell der Coli-Gruppe eingeengt, für die die Resistenzquote zwischen 35 und 45% liegt. Die klassischen Breitband-Antibiotika sollten daher ebenfalls nur gezielt, d. h. nach vorheriger Resistenzbestimmung zur Anwendung kommen.

Weder die neuen Penicilline und Cephalosporine noch die Breitband-Antibiotika haben einen ausreichenden Effekt auf Bact. pyocyaneum. Für die Therapie dieses »Problemkeim Nr. 1« standen bisher lediglich *Polymyxin-B-Sulfat* und *Colistin* (Polymyxin E) zur Verfügung. Trotz ihrer Nephrotoxizität und der notwendigen parenteralen Applikation (nach oraler Gabe erfolgt keine Resorption!) haben sich diese Präparate bei den in den letzten Jahren gehäuft auftretenden Pyocyaneus-Infektionen vielfach als lebensrettend erwiesen. Sie sind gegen 80% der Colistämme und etwa 83% der Pyocyaneus-Stämme wirksam. Die dazu erforderlichen Wirkstoffspiegel in vivo sind allerdings erst mit der parenteralen Applikation von 2 bis 3 Mega-Einheiten alle 8 Stunden zu realisieren, also mit Dosierungen, die — besonders bei eingeschränkter Nierenfunktion — keineswegs mehr indifferent sind. Sorgfältige Überwachung der Nieren und drastische Einschränkung der Dosierung bei bereits bestehender Nierenschädigung sind indiziert. Bei Behandlung von Pyocyaneus-Infektionen der Atemwege sollten Polymyxin-B oder Colistin auch als Aerosol zur Anwendung kommen (1 Mega-E Colistin-methansulfonat in 5 bis 10 ml; 3 bis 4mal in 24 Stunden). Die auf diesem Wege applizierte Menge muß mit 50% von der parenteral zu verabreichenden Dosierung in Abzug gebracht werden, da mit einer ungefähr 50%igen Resorption des Aerosols gerechnet werden kann.

Neue und therapeutisch sehr interessante Antibiotika zur Behandlung von Pyocyaneus-Infektionen sind Gentamycin und Carbenicillin.

Gentamycin hat eine breite antibakterielle Aktivität. Es erfaßt außer Staphylokokken auch E. coli und coliforme Keime, Klebsiella-Stämme und besonders Bact. pyocyaneum, während B. proteus mirabilis und Enterokokken nur noch bedingt im Wirkungsbereich von Gentamycin liegen. Da nach oraler Gabe keine Resorption erfolgt, muß das Präparat intramuskulär injiziert werden und kann daneben auch lokal als Lösung oder in Puder- und Salbenform zur Wundbehandlung eingesetzt werden. Allerdings hat Gentamycin — ähnlich dem Streptomycin — eine deutliche Ototoxizität, die sich bei erhöhten Wirkstoffspiegeln in vivo, d. h. also bei höheren Dosierungen oder eingeschränkter Elimination (Niereninsuffizienz!) primär als Vestibularisschädigung manifestiert. So beziehen sich die bisher publizierten Mitteilungen über ototoxische Schäden vornehmlich auf sehr hohe Dosierungen und (oder) auf Patienten mit Ausscheidungsstörungen und erhöhten Harnstoff-Stickstoff-Werten. Aus diesem Grund sollte eine Dosierung von 2 bis 3mal 40 mg/die (1,3 bis maximal 2 mg/kg und Tag) ohne zwingende vitale Indikation nicht überschritten werden. Bei älteren Patienten mit vorgeschädigtem

Vestibular-Organ und speziell bei eingeschränkter Nierenfunktion mit Retention harnpflichtiger Substanzen ist die Verwendung von Gentamycin nur noch in reduzierter Dosierung und möglichst unter wiederholter Kontrolle der Vestibularis-Funktion zu verantworten. Unter diesen Kautelen bedeutet Gentamycin jedoch bei Infektionen mit Bact. pyocyaneum und sonstigen gram-negativen Problemkeimen eine wertvolle Bereicherung der Therapie.

Carbenicillin ist ein neues halbsynthetisches Penicillin, das in seiner antibakteriellen Aktivität und bakteriziden Wirkungsweise gegen gram-positive und gram-negative Keime dem Ampicillin sehr ähnlich ist. Es hat jedoch darüber hinaus in höheren Konzentrationen (50—400 mcg/ml) eine auch therapeutisch verwertbare Aktivität gegen Bact. pyocyaneum. Die dazu notwendigen Dosierungen liegen allerdings sehr hoch, weil erst bei parenteraler Anwendung von 12 bis 15 g pro Tag gegen Pyocyaneus wirksame Spiegel im Blut und Gewebe realisierbar sind. Die Therapie erfolgt zweckmäßig als intravenöse Injektion oder Infusion, da intramuskuläre Injektionen schmerzhaft sind und Carbenicillin enteral nicht resorbiert wird. Als echtes Penicillin ist Carbenicillin völlig atoxisch und wird selbst bei reduzierter Nierenfunktion ohne toxische Reaktionen toleriert. Zur weiteren Steigerung der resultierenden Wirkstoffspiegel kann Probenecid oral verabreicht werden (3 bis 4mal 500 mg), das — wie bei allen anderen Penicillinen — die tubuläre Ausscheidung auch von Carbenicillin hemmt. Zusammen mit kleinen Mengen von Gentamycin kommt es durch einen echten Synergismus zu einer Herabsetzung der Carbenicillin-Hemmwerte für Pyocyaneus-Stämme, so daß die Kombinationsbehandlung von Gentamycin (2mal 40 mg/die) plus Carbenicillin (12 bis 15 g/die) weitere Möglichkeiten für die Behandlung von Pyocyaneus-Infektionen eröffnet.

Für die (vorwiegend gram-negativen) Erreger von Harnweginfektionen haben *Nitrofurantoin* und *Nalidixin-Säure* eine interessante antibakterielle Aktivität. Ihre Wirkung ist jedoch ausschließlich auf die Harnwege beschränkt, da effektive Blutspiegel beim Nitrofurantoin wegen der sehr kurzen Eliminationshalbwertzeit und eines raschen enzymatischen Abbaues nicht bzw. bei der Nalidixin-Säure infolge der hohen Eiweißbindung nicht ausreichend realisierbar sind. Beide Substanzen werden in relativ hoher Konzentration im Urin ausgeschieden. Die dabei resultierenden Wirkstoffspiegel im Urin zeigen einen guten therapeutischen Effekt bei den oberflächlichen (akuten) Schleimhautinfektionen der Harnwege sowie bei der Reinfektionsprophylaxe (z. B. bei Dauerkatheter), während ihre Wirkung in tieferen Gewebsschichten bzw. im Nierenparenchym noch sehr umstritten ist. Obwohl Nitrofurantoin tierexperimentell auch in der Nierenlymphe in niedrigen Konzentrationen nachgewiesen wurde, muß für die beiden »Harnweg«-Chemotherapeutica zunächst eine vorwiegend auf das Lumen der ableitenden Harnwege begrenzte Hohlraumwirkung unterstellt werden.

In der Aufstellung der wichtigsten Antibiotika nicht mehr genannt sind die toxischen Präparate der *Neomycin-Kanamycin*-Gruppe und das *Streptomycin*. Auf Grund der hohen Toxizität des Dihydrostreptomycin und der Dihydrostreptomycin-Mischpräparate sowie der Gefahr ototoxischer Schäden bei Verwendung des Streptomycin und auch seiner Pantothensäure-Verbindungen sollten die Streptomycine heute — abgesehen von der Tuberkulosebehandlung — keine therapeutische Anwendung mehr finden. Das gilt in vollem Umfang auch für die Penicillin-Streptomycin-Kombinationen, bei denen sich das Risiko toxischer Nebenwirkungen mit dem der antibakteriellen Unwirksamkeit addiert, da ein hoher Prozentsatz der häufigsten gram-negativen Erreger gegen Streptomycin resistent ist. Penicillin-Streptomycin-Kombinationspräparate haben heute lediglich noch ein historisches Interesse, jedoch keinerlei sachlich-therapeutische Berechtigung mehr.

Leitsätze für die praktische Chemotherapie

Prinzipiell gilt, daß es ein optimales Therapeutikum für das klinische Bild der entzündlichen Komplikation des operierten Kranken nicht gibt — sondern allenfalls ein optimales Antibiotikum für den (oder die) ursächlichen Erreger. Daraus ergeben sich einige Regeln für die Therapie am Krankenbett:

1. Für alle Infektionen mit sensiblen (nicht Penicillinase bildenden) Staphylokokken, mit Streptokokken (A), Pneumokokken, Meningokokken und Gonokokken ist nach wie vor das klassische Penicillin G das Mittel der Wahl. Es kann durch Penicillin V oder Propicillin ersetzt werden, sofern diese Oralpenicilline ausreichend hoch dosiert und in nicht zu langen Intervallen verabreicht werden.

   Für die Meningitis-Therapie, die Behandlung der Lues und die Bakterizidie-Therapie mit massiven Dosen (Endocarditis, Endoplastitis, Osteomyelitis) sollte auch weiterhin nur Penicillin G bei parenteraler Applikation Verwendung finden.

2. Alle Infektionen mit Penicillinase bildenden (penicillin-G-resistenten) Staphylokokken sind heute die entscheidende Indikation für die neuen penicillinase-stabilen Penicilline und die Cephalosporin-Antibiotika. Bei Unklarheit über die Empfindlichkeit des vorliegenden Staphylokokken-Stammes sollte die Behandlung unbedingt mit diesen Präparaten beginnen, die außerdem auch die sensiblen Staphylokokken, A-Streptokokken und Pneumokokken erfassen. Nach Vorliegen der Resistenzbestimmung kann dann gegebenenfalls auf eines der klassischen Penicilline oder Propicillin umgestellt werden.

3. Proteus- und Enterokokken-Infektionen, wie sie sich besonders bei Harnweginfekten finden, sind in einem hohen Prozentsatz — Coli-Infektionen zu einem etwas geringeren Teil — einer Ampicillin-Behandlung zugänglich. Für das gleiche Indikationsgebiet (Enterokokken ausgenommen) stehen konkurrierend und z. T. ergänzend auch die Cephalosporin-Antibiotika zur Verfügung.

4. Pyocyaneus-Infektionen verlangen eine Therapie mit Polymyxin B oder Colistin bei parenteraler Applikation in einer Dosierung zwischen 6 und 9 Millionen Einheiten pro Tag bzw. den Einsatz von Gentamycin (2 bis 3mal 40 mg/die) und (oder) eine hochdosierte Behandlung mit Carbenicillin.

5. Ist der ursächliche Erreger absolut unbekannt und ist weder aus dem Krankheitsbild noch aus einfachen diagnostisch-bakterioskopischen Maßnahmen (z. B. einer Gram-Färbung) ein Rückschluß auf die Art des Keimes möglich, so sollten bis zum Vorliegen des bakteriologischen Befundes (und der Resistenzbestimmung) die Cephalosporin-Antibiotika bzw. eine Kombination von Ampicillin mit penicillinase-stabilen Staphylokokken-Penicillinen oder aber die Breitband-Antibiotika eingesetzt werden.

6. Die Wahl des Antibiotikums und der Dosierung wird in der Chemotherapie nicht von der Schwere des Krankheitsbildes und auch nicht starr von den Angaben im Prospekt bestimmt, sondern muß sich an der Art und Empfindlichkeit des Erregers sowie an der Lokalisation des entzündlichen Geschehens orientieren. Die bakteriologische Diagnose und Resistenzbestimmung ist dabei in den meisten Fällen eine unerläßliche Voraussetzung für eine rationelle und damit auch wirtschaftliche Chemotherapie — die zwar dem Patienten gilt, de facto aber einen Erreger behandelt.

Antibiotika-Wahl in Abhängigkeit von Erregertyp und Infektlokalisation
(muß gegebenenfalls entsprechend dem Ausfall der Resistenzbestimmung modifiziert werden)

Erreger	häufigstes Krankheitsbild	Antibiotika 1. Wahl		2. Wahl		Kommentar
Staphylokokken	Abszeß, Wundinfektionen, Sepsis,	PN-G sensibel	PN-G PN-V	Csp. EM	LM	2. Wahl bei Pc-Allergie, LM bei Osteomyelitis
	Osteomyelitis (Meningitis, Endocarditis)	PN-G resistent	DiCLX OX MT	Csp. EM	LM	
Strept. pyogenes (A, B, C, G)	Pharyngitis, Erysipel, Sepsis, Otitis, Scharlach, Sinusitis, Endocarditis, Meningitis, (Pneumonie), Wundinfektionen	PN-G PN-V		Csp.	EM	
vergr. wachs. Strept. (Viridans-Gruppe)	Endocarditis, Zahninfektionen, Urogenital-Infekt. (Meningitis)	PN-G AP		Csp. EM	LM	bei Endocarditis nur bakterizid wirkende Präparate!
Enterokokken (Strept. D)	Harnweginfektionen, Endocarditis, Peritonitis (Meningitis)	AP PN-G in max. Dosis		EM		AP zu 100% enterokokkenwirksam! Csp. nur sehr begrenzt wirksam
Pneumokokken	Pneumonie, Meningitis, Otitis, Sinusitis, Augeninfekt. (Endocarditis)	PN-G PN-V		Csp.		alle Pneumokokken hoch Pc-empfindlich 2. Wahl nur bei Pc-Allergie
Meningokokken	Meningitis, Sepsis	PN-G AP		Csp.		nach Abklingen der Entzündung Nachbehandlung mit Chloramphenicol
Gonokokken	Gonorrhoe, Blenorrhoe Arthritis (Endocarditis)	PN-G		Csp. (TC) (EM)		
E. coli und coliforme Keime	Harnweginfektionen, Pyelonephritis	AP TC Csp. CM		G FD NAL SN		FD und NAL *nur im Lumen* der ableit. Harnwege wirksam
	Sepsis, Wundinfekt. Pneumonie, (Meningitis), Pleuritis, Peritonitis	AP TC Csp. CM		CL SN		
Proteus mirabilis	Harnweginfektionen, zahlr. andere Infekt. Meningitis	AP		Csp. NAL FD		NAL und FD *nur bei* Harnweginfektionen
Proteus vulgaris Proteus rettgeri Proteus morgani	s. o. (jedoch seltener!)	CM TC		NAL FD		NAL und FD *nur bei* Harnweginfektionen

Erreger	häufigstes Krankheitsbild	Antibiotika 1. Wahl	2. Wahl	Kommentar
Bact. pyocyaneum (Pseud. aeruginosa)	Harnweginfektionen, Wundinfektionen, Sepsis, Otitis, Sinusitis, (Meningitis, Endocarditis)	G Carb.	CL PMX	bei Meningitis auch intrathekale Gaben notwendig
Haem. influenzae	*Meningitis*, Sinusitis, Otitis, Pleuritis Bronchitis	AP Csp.	CM	bei Meningitis nach Abklingen der Entzündung Nachbehandlung mit CM
Salmonella sp.	Typhus, Paratyphus, Enteritis	CM	AP PN-G Csp.	Zur Sanierung von Dauerausscheidern nur PN-G, AP oder Csp. in max. Dosis
Shigella sp.	Ruhr	schwerlösl. SN	AP CM	
M. tuberculosis	alle Formen der Tuberkulose	INH + SM + PAS		möglichst *immer* Kombinationstherapie
T. pallidum	Lues	PN-G	Csp. TC	
Candida sp.	Candidiasis, lokal und systemisch (Sepsis)	NY zur Lokalbehandl. AT zur Systembehandl.		
Aspergillus sp.	Organ-Aspergillosen Sepsis	AT		

Erklärung der Abkürzungen

AP	Ampicillin (z. Z. optimales »Meningitis-Antibiotikum«)
AT	Amphotericin-B (oral nicht resorbiert)
Carb.	Carbenicillin (oral nicht resorbiert)
CL	Colistin(-methansulfonat) − oral nicht resorbiert!
CM	Chloramphenicol (gut liquorgängig!)
Csp.	Cephalosporin-Antibiotika: Cephalothin und Cephaloridine
DiCLX	Dicloxacillin (penicillinase-stabiles Staph.-Penicillin)
EM	Erythromycin (nicht liquorgängig!)
FD	Nitrofurantoin (»Hohlwegsantibiotikum«)
G	Gentamycin (oral nicht resorbiert)
INH	Isoniazid
LM	Lincomycin
MT	Methicillin (penicillinase-stabiles Staph.-Penicillin)
NAL	Nalidixin-Säure (»Harnwegsantibiotikum«)
NY	Nystatin (wird nicht resorbiert)
OX	Oxacillin (penicillinase-stabiles Staph.-Penicillin)
PAS	Para-aminosalicylsäure
PMX	Polymyxin-B (oral nicht resorbiert)
PN-G	Penicillin-G (Benzyl-Penicillin)
PN-V	Penicillin-V (Phenoxymethyl-Penicillin)
SM	Streptomycin (nur noch bei Tuberkulose!)
SN	Sulfonamide
TC	Tetracycline (nicht liquorgängig!)

Literatur
(Zusammenfassende Darstellungen, Monographien)

1) Barber, M. A., L. P. Garrod: Antibiotic and Chemotherapy. London 1963.
2) Brumfitt, W., J. D. Williams: Therapy with the new Penicillins. Postgraduate Med. J. 1964, Suppl. vol. 40.
3) v. Harnack, G. A.: Pädiatrische Dosistabellen. Stuttgart 1967.
4) Hobby, G. L.: Antimicrobial Agents and Chemotherapy 1965. Am. Soc. Microbiol., Ann Arbor, 1966.
5) Linzenmeier, G.: Chemotherapie, in: Lehrbuch der Medizin. Mikrobiologie. Hrsg. von Reploh, H., und H. J. Otte. Stuttgart, 2. Aufl. 1965.
6) Marget, W., M. Kienitz: Praxis der Antibiotikatherapie im Kindesalter. Stuttgart, 2. Aufl. 1966.
7) Pulaski, E. J.: Common bacterial infections. Philadelphia and London, 1964.
8) Schnitzer, R. J., F. Hawking: Experimental Chemotherapy I–III. New York – London, 1963/1964.
9) Walter, A. M., L. Heilmeyer: Antibiotika-Fibel. Stuttgart, 2. Aufl. 1965 (mit umfassender Literaturübersicht).
10) Zähner, H.: Biologie der Antibiotica. 1965.

Allgemeine Therapie nach Operationen bei Tuberkulosekranken

Von G. Forschbach, Überruh, und H. Wohlrabe, Wangen

Epidemiologische Vorbemerkungen

Viele Darstellungen der derzeitigen Tuberkulosesituation unseres Landes beginnen mit dem Hinweis auf den Rückgang der Zahl der Todesfälle und der Zahl der Neuerkrankungen. Dennoch besteht kein Grund, die Bedeutung der Krankheit zu unterschätzen. Das rasche Absinken der Todesfälle und der Zugangsziffer ließ noch Ende der fünfziger Jahre verschiedentlich einen linearen Rückgang vermuten. Die weitere statistische Kurvenbeobachtung hat dies nicht bestätigt. Nach den letzten Unterlagen leiden noch immer mindestens 1 Million Personen an einer aktiven oder inaktiven Tuberkulose. Von ihnen sind über 70 000 noch ansteckungsfähig. Hinzu kommt eine große Zahl infizierter Gesunder, die als potentielle Kranke anzusehen sind. Man weiß heute, daß das Wiederaufflackern einer Tuberkuloseinfektion 20 bis 25mal häufiger Ursache manifester Krankheit ist als eine exogene Infektion. Daraus ergibt sich die besondere Bedeutung der Rezidivverhütung. Sie ist im besonderen Maße Aufgabe des Arztes in der postoperativen Behandlung und vermag den bisherigen Charakter der Tuberkulose als einer in Schüben verlaufenden, chronischen und rezidivierenden Infektionskrankheit zu ändern.

Die vor der Operation bekannte Tuberkulose

Der Eingriff dient zur Sanierung der Tuberkulose und wurde im allgemeinen im Rahmen einer spezifischen Gesamtbehandlung durchgeführt. Der Schlußbericht wird daher für den nachbehandelnden Arzt folgende Mitteilungen enthalten:

Bakteriologische Ergebnisse

Untersuchungsmaterialien, Häufigkeit der Untersuchungen und Art der Untersuchungsmethode (mikroskopisch?, Kultur?, Tierversuch?) mit Angaben der letzten Bakteriennachweise mit Datum, das Ergebnis der Resistenzbestimmungen und, wenn erforderlich, auch der Typenbestimmungen werden mitgeteilt und erlauben zutreffende Folgerungen. Der lapidare Hinweis, der Patient sei bei der Entlassung »negativ« oder »geschlossen«, reicht nicht aus. »Säurefeste Stäbchen« in einem Untersuchungsmaterial sind ohne Sicherung durch Kultur oder Tierversuch wertlos. Bakteriologische Kontrollen sind vor allem bei denjenigen Operierten notwendig, welche die klinische Behandlung vorzeitig beendet haben. Die Häufigkeit der postoperativen bakteriologischen Untersuchungen ist der Situation des einzelnen Kranken anzupassen.

Wegen Schädigung des Mykobakteriums unter der Chemotherapie muß vor Abnahme des Materials eine Medikationspause von mindestens 3 (bis 6) Tagen vorangehen.

Werden weitere Kontrollen gefordert, so sind nach der Lage des Falles die Provokation zum Abhusten und Untersuchung des Magenspülwassers wünschenswert. Sie verbessern die bakteriologische Ausbeute und sichern vor Verwechslungen bei Entnahme des Materials.

Einfache Technik der Sekretgewinnung aus den Atemwegen: Die Glottis wird mit dem Kehlkopfspiegel eingestellt und unter Sicht wird etwa 2 ml physiologischer Kochsalzlösung während gleichzeitiger Inspiration durch die Stimmritze in die Trachea eingespritzt. Das durch heftigen Hustenreiz gewonnene Bronchialsekret wird in einem Kelchglas aufgefangen.

Hinweise über bakteriologische Kontrollen bei operativ behandelter extrapulmonaler Tuberkulose sind in den speziellen Kapiteln nachzulesen.

Die Ergebnisse der Resistenzbestimmungen sind für die Fortsetzung der Therapie von besonderer Wichtigkeit. Ihre Bedeutung wird auf Seite 582 erörtert.

Die Nachuntersuchung

Sie wird nur in Ausnahmefällen stationär erforderlich sein, da eine bronchologische Kontrolle des Bronchusstumpfes (Fadenfistel?, Pilzwachstum?) und Darstellung der Verlagerung des verbliebenen Bronchialbaums in der erweiterten Restlunge im allgemeinen post operationem noch in der Klinik vorgenommen wurden. Bei vorzeitiger Entlassung sollten sie nachgeholt werden. Bei bekannten oder zu erwartenden Komplikationen ist sie möglichst in der gleichen Klinik, die den Eingriff vornahm, durchzuführen.

Hinweise auf ambulante, spezielle Untersuchungsmethoden, welche die Klinik für erforderlich hält (ambulante Bronchologie, tomographische Kontrollen von verbliebenen Restherden, Funktionsüberprüfung der Lungen und anderer Organe mit Einschätzung des verbliebenen Leistungsvermögens) sollten nicht als »Routine der Klinik« abgetan werden.

Allgemeinchirurgische Eingriffe bei bekannter Tuberkulose

Allgemeinchirurgische Eingriffe, die bei *ansteckend Tuberkulösen* dringlich werden, bedürfen im Anschluß grundsätzlich der stationären Weiterbehandlung der Tuberkulose.

Aktive, geschlossene Tuberkulosen benötigen nach allgemeinen operativen Eingriffen eine wirksame Chemotherapie und intensivierte klinische und röntgenologische Kontrollen für mehrere Monate. Je nach Lage des Falles ist zu entscheiden, ob eine ambulante präventive Chemotherapie ausreicht oder eine stationäre Behandlung notwendig ist. Der allgemeinchirurgische Eingriff stellt jedoch auch eine erhöhte Rezidivgefährdung bei *inaktiven tuberkulösen Herden* dar, wobei der Umfang des chirurgischen Eingriffs und das Ausmaß der bekannten Tuberkulose nicht in direkter Beziehung stehen müssen. Die Notwendigkeit einer medikamentösen Rezidivprophylaxe ist daher zu überprüfen. In jedem Fall sollten in den ersten 3 Monaten zweimal, danach vierteljährliche Röntgenkontrollen für die Dauer eines Jahres vorgenommen werden.

Die durch die Operation erkannte Tuberkulose

Die Mitteilung der Diagnose durch den Operateur löst bei den Patienten unterschiedliche Reaktionen aus, da sie nach dem überstandenen Eingriff rasche Heilung erwartet haben. Sie vermögen sich der neuen Lage nur schwer anzupassen, zumal auch familiäre und berufliche Pläne plötzlich nicht mehr verwirklicht werden können. Deshalb »geht man erst einmal nach Hause, um sich alles zu überlegen«. Überläßt der Operateur den weiteren Weg dem nachbehandelnden Arzt, sollte er eine gut gemeinte Bagatellisierung des Befundes vermeiden. Durch rechtzeitige Fühlungsnahme mit dem Hausarzt werden alle weiteren Maßnahmen wesentlich erleichtert. Bei einer erstfestgestellten Tuberkulose sind zusätzlich zu beachten:

Meldepflicht

Nach dem Gesetz ist meldepflichtig: Jeder Fall von Erkrankung, des Verdachtes einer Erkrankung und eines Todes an Tuberkulose a) der Atmungsorgane (aktive Form), b) der Haut, c) der übrigen Organe. Zur Meldung verpflichtet sind der behandelnde Arzt oder sonstige hinzugezogene Arzt, in Krankenhäusern der leitende Arzt oder Abteilungsarzt. Für die Erstattung der Meldung sind besondere Formblätter vorgesehen. Der nachbehandelnde Arzt sollte aus dem Schlußbericht ersehen, ob eine Meldung erfolgte. Sie löst die Erfassung des Erkrankten, Umgebungsuntersuchungen zur Infektionsquellenentdeckung und, falls mit einer präoperativen Bazillenausscheidung zu rechnen war, Desinfektionsmaßnahmen aus. Der (erfaßte) Kranke muß entweder an den regelmäßigen Kontrolluntersuchungen des Gesundheitsamtes teilnehmen oder die Übersendung eines fachärztlichen Untersuchungsbefundes veranlassen. Oft wird ein uneinsichtiger Kranker erst durch diese Befundkontrolle einer ärztlichen Therapie zugeführt, da die Behandlung nicht Aufgabe des Gesundheitsamtes ist.

Einleitung einer stationären Heilbehandlung

Die stationäre Initialbehandlung ist auch bei einer operativ versorgten Organtuberkulose notwendig. Sie wird in Heilstätten, Sanatorien oder Fachkliniken durchgeführt. Auch die Entfernung des erkrankten Organs bedeutet nicht die Sanierung der Allgemeinkrankheit Tuberkulose. Verlaufskontrolle der Krankheit, bakteriologische Untersuchungen, Funktionsprüfungen der Organe, Überprüfung der Verträglichkeit der Medikamente und spezielle, der Klinik vorbehaltenen Applikationsformen geben diesen Institutionen ihre Bedeutung. In ihnen soll der Patient auch eine Einstellung zu seiner Krankheit gewinnen. Die stationäre Behandlung schafft die Voraussetzungen für eine erfolgreiche ambulante Weiterbehandlung.

Grundlage der Einleitung von stationären Heilmaßnahmen ist ein ärztliches Gutachten. Es kann vom Krankenhausarzt, vom Hausarzt, Facharzt und Fürsorgearzt auf den von den Kostenträgern gelieferten Formblättern (leider in Gestaltung, Zahl der erforderlichen Ausfertigungen und der Höhe der Honorierung erheblich differierend) oder in freier Form erstattet werden. In diesem Falle ist besonderer Wert auf Angaben zu legen, auf welche Weise die Diagnose gesichert wurde, ob vorherige Zahnsanierung notwendig und ob der Patient allein reisefähig ist. Der antragstellende Arzt kann einen

Vorschlag in der Wahl der Weiterbehandlungsstätte unterbreiten, der im Rahmen der jeweils gegebenen Möglichkeiten des einzelnen Versicherungsträgers berücksichtigt wird. Eine vorzeitige Fixierung des Patienten sollte nicht erfolgen. Besonders gelagerte Fälle, für welche der Arzt eine Unterbringung in einem bestimmten Haus notwendig hält, bedürfen einer ausführlichen zusätzlichen Begründung. Mit der Antragstellung kann auch der erste, manchmal entscheidende Schritt für Rehabilitationsmaßnahmen unternommen werden. (Auf ein von der Deutschen Vereinigung für die Rehabilitation Behinderter herausgegebenes Verzeichnis »Rehabilitation und Tuberkulose« wird verwiesen.)[1] Der Antrag wird in der Regel der zuständigen gesetzlichen Krankenkasse zugeleitet, die mit der Antragstellung des Versicherten die versicherungsrechtlichen Voraussetzungen prüft und die vollständigen Unterlagen dem Kostenträger abgibt.

Mit dem Antrag wird nicht die Behandlung abgegeben. Sie bleibt bis zur Einberufung des Patienten in der Hand des behandelnden Arztes.

In begründeten Eilfällen ist nach telefonischem Einverständnis des Kostenträgers eine sofortige Unterbringung möglich. In allen anderen Fällen sollte man die berechtigten Wünsche des Patienten zwecks vorheriger Regelung häuslicher und beruflicher Angelegenheiten zwar berücksichtigen, aber darauf achten, daß das Intervall bis zu seiner Unterbringung möglichst kurz ist.

Ambulante antituberkulöse Chemotherapie

Ihre Aufgabe ist die Unterstützung des Makroorganismus in der Auseinandersetzung mit den Mykobakterien durch Schädigung der Erreger. Dabei sind Empfindlichkeit des Mykobakteriums, Verträglichkeit für den Makroorganismus und adäquate Dosierung und Kombination zu berücksichtigen.

Die geschilderten Situationen fordern in jedem Fall vom nachbehandelnden Arzt eine antituberkulöse Chemotherapie. Bei der Vielzahl der Medikamentenunverträglichkeiten und der zu beachtenden Resistenzentwicklung gibt es für *alle* Fälle zutreffende Therapieschemata nicht. Es kann daher im Folgenden nur über Grundsätzliches berichtet werden.

Die zur Verfügung stehenden antituberkulösen Heilmittel werden in ihrer Wertigkeit in drei Reihen (Rang, Ordnung) oder in »große« (Isonacid und Streptomycin) und »kleine« (alle anderen) eingeteilt.

1. Reihe: Isoniazid (INH), Streptomycin (SM), p-Aminosalicylsäure (PAS), Äthionamid (ETH), Ethambutol.

2. Reihe: Capreomycin (CM), Cycloserin (CS), Pyrazinamid (PZA), Kanamycin (KM).

3. Reihe: Tetracyclin (TC), Viomycin (VM), Thiosemicarbazon (TSC), Thiocarlid).

Der Forderung einer Langzeitbehandlung von mindestens 2 Jahren, welche anfangs stets kombiniert durchgeführt werden muß, steht in praxi die Fehleinschätzung des Patienten gegenüber. Er glaubt selten an die Notwendigkeit der Behandlung seiner chronischen Krankheit über so lange Zeit, da diese ihm häufig nur geringe Beschwerden bereitet. Außerdem steht der Patient einer Medikation, welche häufig sein körperliches Wohlbefinden beeinträchtigt und unter anderem die Alkoholverträglichkeitsgrenze mindert und die Fahrtüchtigkeit gefährdet, skeptisch gegenüber.

---

[1] 69 Heidelberg-Schlierbach, Zechnerweg 1a

Wurde die antituberkulöse Chemotherapie klinisch begonnen, muß der Schluß-bericht genaue Angaben über Art der verabfolgten Präparate, Gesamtmenge, Allergien, Unverträglichkeiten und toxische Nebenwirkungen enthalten.

Resistenz

Die primäre Resistenz findet sich bei bisher unvorbehandelten Patienten, die sekundäre nach längerer Zeit betriebener Mono- oder unzureichender Kombinationstherapie. Das Vorliegen eines resistenten Keimes gegen eines oder mehrere der genannten Mittel kann nur durch Resistenzbestimmung geklärt werden, die nur am gezüchteten Erreger vorgenommen werden kann. Bei rasch einsetzender, gezielter antituberkulöser Chemotherapie kann ein positiver Bakterienbefund einmalig sein. Deshalb muß bei Verdacht auf Tuberkulose neben der Gewebsentnahme zur histologischen Untersuchung sofort auch Material für Kulturuntersuchungen und Resistenzbestimmungen entnommen werden. Da Kulturergebnisse erst nach 6—8 Wochen und die eines Tierversuches nach etwa 3 Monaten vorliegen, sollte die Klinik dem nachbehandelnden Arzt die veranlaßte Untersuchung (möglichst mit Namen des Institutes) mitteilen.

Gelingt der Erregernachweis nicht, können die Resistenzverhältnisse teilweise anamnestisch erschlossen werden. Resistenz ist anzunehmen, wenn früher 3—6 Monate Monotherapie mit dem gleichen Präparat verabfolgt wurde. Die ausreichend dosierte Kombination mehrerer Mittel verzögert das Eintreten einer Resistenz erheblich.

Kreuzresistenz

Eine praktische Bedeutung hat die Kreuzresistenz. Sie besagt, daß bei Verabfolgung eines Medikamentes und der sich daraus ergebenden Resistenzentwicklung bestimmte andere Mittel nicht mehr wirksam werden. Wichtige Kreuzresistenzen bestehen zwischen Viomycin — Capreomycin, Streptomycin — Kanamycin, Kanamycin — Capreomycin (?), Ethionamid — Thiosemicarbazon, Thiosemicarbazon — Thiocarlid.

Unverträglichkeit

Die Verträglichkeit eines chemisch-antibiotischen Stoffes wird u. a. von seiner Dosierung und seinen Nebenwirkungen sowie eventuell vorhandenen Begleiterkrankungen (z. B. Niere, Leber) und dem Alter der Patienten (Kinder, ältere Patienten) bestimmt. Die direkten Nebenwirkungen sind medikamentenspezifisch und können als allergische oder toxische Reaktionen auftreten. Indirekte Nebenwirkungen werden als Reaktionen des tuberkulösen Organismus auf die antibakterielle Wirksamkeit der Mittel verstanden. Sie verschwinden häufig von selbst im weiteren Ablauf der Tuberkulosetherapie und machen kein Absetzen der Medikamente erforderlich.

Der Arbeitsausschuß für Chemotherapie des Deutschen Zentralkomitees zur Bekämpfung der Tuberkulose[2] hat ein Merkblatt für die Überwachung der ambulanten antituberkulösen Therapie herausgegeben, dessen Bezug dringend empfohlen wird. Sie gibt eine Zusammenstellung aller wichtigen und zu beachtenden Punkte.

Der Patient ist auf mögliche Nebenschäden hinzuweisen (Vermerk im Karteiblatt!),

---

[2] 89 Augsburg, Schießgrabenstr. 24

obwohl die Praxis gezeigt hat, daß eine zu intensive Unterrichtung zu einer unerwünschten Selektion der verordneten Mittel und Reduzierung der Dosen durch den Kranken führt. Geforderte Kontrollen zu Beginn der Behandlung sollten besonders genau eingehalten werden, damit später vergleichbare Untersuchungsergebnisse vorliegen. Unterläßt man die Routinekontrollen, so registriert der aufgeklärte Patient den Widerspruch zwischen intensiver Belehrung und fehlender Bemühung des Arztes.

Einnahme der verordneten Mittel

Der Erfolg wohlüberlegter kombinierter antituberkulöser Chemotherapie steht und fällt mit der Einnahme der Medikamente. Selbst unter klinischen Voraussetzungen ist die perorale Verabfolgung am sichersten nur bei Einnahme in Gegenwart des Pflegepersonals gewährleistet. MADDOCK hat 6 Monate bei 50 ambulant betreuten Tuberkulosekranken die verordnete INH-PAS-Medikation kontrolliert und dabei festgestellt, daß nur knapp die Hälfte INH, noch weniger PAS und 7 (!) Probanden keines der Mittel eingenommen hatten. Die Untersuchung bestätigte nicht die Erwartung, die voraussichtliche Mitarbeit eines Kranken am Alter, am Bildungsgrad oder den Einkommensverhältnissen messen zu können. Mit der Tatsache der unsicheren Einnahme müssen wir uns abfinden und sie einkalkulieren. Eine wesentliche Verbesserung wäre die Verabfolgung von echten Depotpräparaten mit Wirkung über einen bestimmten Zeitraum.

Kombinationspräparate, in welchen mehrere antituberkulöse Chemotherapeutika gemischt vorliegen, bedeuten keine Vereinfachung. Mischpräparate gestatten häufig nicht das Erreichen der notwendigen Individualdosis. Bei ungenauer Beachtung der Zusammensetzung kann es infolge Unterdosierung eines Medikamentenanteils leicht zu einer nicht beabsichtigten Resistenzförderung kommen.

Auf eine nachfolgende Wiedergabe von Routinezusammenstellungen wurde in diesem Rahmen bewußt verzichtet. Eine zielsichere antituberkulöse Chemotherapie setzt eine Vielzahl von Überlegungen für jeden Einzelfall voraus. Das Schicksal des operierten Tuberkulösen hängt von der besonderen Verantwortung des nachbehandelnden Arztes, welcher im Zweifelsfall mit einem auf diesem Gebiet besonders Erfahrenen zusammenarbeiten wird, ab.

Sicherungskur

Die Sicherungskur dient als vorbeugende Maßnahme der Erhaltung der Erwerbsfähigkeit. Als chronische oder über viele Jahre verlaufende Erkrankung ist die Tuberkulose zeitweise einer erhöhten Gefahr der Reaktivierung ausgesetzt. Gewichtsabnahme, Nachlassen der Leistungsfähigkeit, überstandene Krankheiten und Operationen, aber auch psychische Konfliktsituationen usw. können erste Anzeichen eines drohenden Tuberkuloserezidives bedeuten (röntgenologisch nachweisbare Verschlechterung der tuberkulösen Herde oder Bakterienausscheidung schließen eine Sicherungskur aus).

Der Kostenträger legt den Begriff »Sicherungskur« unterschiedlich aus. Für die Personengruppe der Angestellten, welche nach dem Bundesangestelltentarif (BAT) vergütet werden, kann die Beachtung des § 50 BAT die Durchführung erleichtern. Nach diesem kann für die Dauer eines von einem Kostenträger der Sozialversicherung, einer Altersversorgung, einer öffentlichen Verwaltung oder eines Betriebes verordnete Kur oder Heilverfahren unter Zahlung der Urlaubsvergütung ein Sonderurlaub bis zur Höchstdauer von 6 Wochen gewährt werden. Da bei Durchführung einer Heilmaßnahme innerhalb eines Sonderurlaubs keine Arbeitsunfähigkeit vorliegt, entfällt eine Krankschreibung, jedoch darf die Gesamtdauer der Heilmaßnahme einschließlich vom Sanatorium empfohlener einiger Tage Arbeitsruhe (Schonung) 6 Wochen nicht überschreiten.

Die Arbeiterrentenversicherung unterscheidet nach § 1244a RVO *Maßnahmen bei aktiver behandlungsbedürftiger Tuberkulose* und nach § 1236 RVO *Maßnahmen zur Erhaltung, Besserung und Wiederherstellung der Erwerbsfähigkeit*. Bei exakter Begründung und Hinweis auf die Bedrohung der Erwerbsfähigkeit dürfte die Antragstellung auf Durchführung einer Sicherungskur bei (inaktiver) Tuberkulose erfolgreich sein.

Antragstellung erfolgt auf beschriebene Weise. Siehe S. 580.

Der operierte Diabetiker

Von B. Sachsse, Hösel

Nach Joslin wird jeder zweite Diabetiker im Laufe seines Lebens einmal zum chirurgischen Fall. Bei der weiten Verbreitung des Stoffwechselleidens trifft die Problematik des operierten Diabetikers nicht ganz selten den nachbehandelnden Arzt. Für den Diabetiker bedeuten Operation und Narkose in jedem Fall eine Änderung der endokrinen Reaktionslage und damit eine Störung des Stoffwechselgleichgewichts. Diabetiker unterscheiden sich von Stoffwechselgesunden aber auch durch den Zustand ihres Gefäßsystems. Bei längerer Dauer der Stoffwechselstörung ist neben dem Auftreten der Mikroangiopathie mit einer dem Lebensalter des Kranken vorauseilenden allgemeinen Gefäßsklerose zu rechnen. Folgen davon sind vermehrtes Auftreten von Thrombose, Embolie, Durchblutungsstörungen und Herzkomplikationen.

Dennoch sind die Zeiten, da Diabetiker schon bei geringfügigen Eingriffen mit einer hohen Operationsletalität belastet waren, endgültig vorüber. Heute unterscheidet sich die Prognose des gut eingestellten Zuckerkranken nicht mehr wesentlich von der des Stoffwechselgesunden, vorausgesetzt, daß Chirurg und Internist wirkungsvoll miteinander arbeiten.

Postoperativ kann — falls erforderlich — die Kohlenhydratzufuhr in Form von 5—10%iger Fruktose- oder Glukoselösung als Tropfinfusion erfolgen, wobei eine Gesamtmenge von 150 g Kohlehydraten/Tag und eine Flüssigkeitsmenge von 2000 cm³ nicht unterschritten werden sollen. Wiederholte Blutzuckerbestimmungen und fraktionierte Alt-Insulingaben charakterisieren die Behandlung nach schwereren Eingriffen in den ersten Tagen. Dann erfolgt der allmähliche Übergang auf ein Verzögerungsinsulin, wobei in der Regel etwa ein Drittel der bisherigen Insulinmenge eingespart werden kann. Daneben ist die laufende Überwachung der Elektrolyte im Serum mittels Flammenphotometer erforderlich, um insbesondere Balancestörungen des Kaliumhaushaltes frühzeitig begegnen zu können.

Ein frühzeitiges Übergehen von Bettruhe zu muskulärer Beanspruchung ist erwünscht, weil sie zu einer Stabilisierung der Stoffwechselverhältnisse beiträgt. Hinsichtlich des postoperativen Verlaufs sei erwähnt, daß Nahtdehiszenzen und Wundheilungsstörungen bei sachgemäßer Behandlung nicht vermehrt auftreten (Flemming).

Durch die Operation hervorgerufene anatomische und funktionelle Veränderungen, etwa nach einer Magenresektion, müssen vom nachbehandelnden Arzt berücksichtigt werden. Nicht selten wird der Insulinbedarf nach dem Eingriff noch weiter absinken, insbesondere wenn es sich um die Beseitigung eines chronisch entzündlichen Herdes (Cholelithiasis, infizierte Gangrän) gehandelt hat. Ebenso führt die operative Korrektur endokriner Überfunktionszustände zu einem Absinken des Insulinbedarfs.

Ein besonderes Augenmerk hat der nachbehandelnde Arzt auf das verbliebene Bein eines wegen Gangrän amputierten Diabetikers zu richten, weil erfahrungsgemäß diese Extremität auf das stärkste vom gleichen Schicksal bedroht ist (Goldner). Als Folge der nach der Amputation unvermeidlichen Überlastung der erhaltenen Gliedmaße wird der fast stets vorhandene latente Gefäßschaden sehr bald klinisch manifest.

Unter Berücksichtigung der umfangreichen Reihenuntersuchungen in allen Teilen der Bundesrepublik ist bei operativen Eingriffen sehr viel häufiger als bisher mit latent-diabetischen Situationen zu rechnen, die vom Operateur, dem Anästhesisten und dem konsiliarisch tätigen Internisten ausreichende Kenntnisse der Diabetesführung erfordern, damit komplikationsloser Operationsverlauf und ungestörte postoperative Heilungsphase zu optimalen Ergebnissen führen.

Ferner ist damit zu rechnen, daß die chirurgische Erkrankung oder der mit der Operation verbundene Stress zum Ausbruch eines manifesten Diabetes führt. In diesem Fall wird mit der Behandlung der Stoffwechselstörung schon in der Klinik begonnen, sie steht aber meist doch nicht im Vordergrund des Interesses. Dem nachbehandelnden Arzt fällt dann die Aufgabe zu, die endgültige Einstellung des Diabetes vorzunehmen. Die Grundlagen der Diabetesbehandlung dürfen als bekannt vorausgesetzt werden, so daß wir uns an dieser Stelle auf einzelne Hinweise beschränken.

Unabhängig von Dauer und Schwere des Diabetes gilt auch heute noch, daß eine vollwertige Diät die Grundlage jeder Diabetesbehandlung bildet. Über den Kalorienbedarf unterrichtet die Tab. 1.

Eine gemischte Kost, wertschonend zubereitet, erhält ausreichende Mengen an Wirkstoffen. 15—20% der Gesamtkalorien sollen von Eiweiß, 30—35% von Fett und 45—50% von Kohlehydraten geliefert werden. Die Kost wird auf mindestens fünf, besser sechs Mahlzeiten über Tag verteilt.

Tabelle 1

Kalorienbedarf

Ernährungsphysiologische Voraussetzungen	Berechnung für einen Patienten (Referenzperson): — 170 cm — Sollgewicht nach Broca = 70 kg
Faustregeln:	*Faustregeln:*
1. Grundumsatz (GU) 1 Kalorie/kg, Körpergewicht/Stunde	1. Grundumsatz 70×24 = 1680 Kcal
	2. Arbeitsumsatz 1/3 GU = 560 Kcal

2. Arbeitsumsatz (AU)
   bei Bettruhe   1/10 GU
   bei leichter Arbeit   1/3 GU
   bei mittelschwerer Arbeit 2/3 GU
   bei schwerer Arbeit   3/3 GU
	3. Spezifisch-dynamische Wirkung,
	   Resorptionsverlust = 249 Kcal
	
	   Gesamtkalorien 2489

3. Spezifisch-dynamische Wirkung,
   Resorptionsverlust
   ca. 10% der Gesamtkalorien
	4. Korrektur nach Gewichtsverhalten notwendig

4. Individuelle Stoffwechselsituation
   zu beachten: Übergewicht
                  Untergewicht
                  Glukosurie	

Der *jugendliche Diabetiker* benötigt in der Regel Insulin, nur in wenigen Fällen ist rein diätetische Behandlung ausreichend. Eine Monotherapie mit oralen Antidiabetika ist bei manifestem Insulinmangeldiabetes nicht sinnvoll. Der kindliche Diabetes ist besonders labil, mit zunehmendem Lebensalter pflegt eine allmähliche Stabilisierung einzutreten. Jugendliche Diabetiker lassen sich gewöhnlich mit zwei Injektionen eines kürzer wirkenden Insulins besser einstellen, als mit einer einmaligen Gabe eines Langzeit-Insulins.

Die Behandlung mit Sulfonylharnstoffen ist für den Gegenregulationsdiabetes des älteren, meist übergewichtigen Menschen gedacht. Werden allerdings mit den empfohlenen Dosierungen keine befriedigenden Ergebnisse erzielt, ist eine Erhöhung der Dosis ohne Effekt, die Gefahr von Nebenwirkungen dagegen verstärkt sich. Bevor man auf Insulin umsetzt, kann noch der Versuch einer kombinierten Therapie mit Sulfonylharnstoff und einem Biguanid unternommen werden. Eine Übersicht der heute bei uns üblichen oralen Antidiabetika vermittelt Tab. 2.

Ein Wort abschließend noch zur *graviden Diabetikerin*. Die perinatale Mortalität der Kinder diabetischer Mütter liegt heute noch bei 15%, wenn ungünstige Bedingungen gegeben sind, auch höher. Optimale Kontrolle des Diabetes ist die wesentliche Voraussetzung für ein lebenskräftiges Kind. *Wiederholte stationäre Einstellung des Diabetes während der Schwangerschaft ist hierzu erforderlich.* Die letzte Hospitalisierung erfolgt 6—8 Wochen vor dem errechneten Geburtstermin. Die Geburt wird meist während der 36.—37. Woche eingeleitet. Bestimmte Indikationen erfordern die Schnittentbindung. In jedem Fall tritt unter und nach der Geburt ein ziemlich plötzlich einsetzendes Nach-

Tabelle 2

Gebräuchliche orale Antidiabetika

Chemische Kurzbezeichnung	Handelsname	Maximale Dauerdosis
	I. Sulfonylharnstoffe	
Carbutamid (BZ 55)	Invenol Nadisan	1,5 g
Tolbutamid (D 860)	Artosin Rastinon	2,0 g
Glycodiazin (SH 707)	Redul	2,0 g
Chlorpropamid (P 607)	Diabetoral Chloronase	0,5 g
Tolazamid	Norglycin	1,0 g
	II. Biguanide	
Butylbiguanid	Silubin Silubin retard	300 mg
Phenyläthylbiguanid	DB comb DB retard	150 mg
Dimethylbiguanid	Haurymellin	3,0 g

lassen des Insulinbedarfs ein, so daß die Gefahr schwerer Hypoglykämien besteht. Auch in den folgenden Wochen pflegt der Insulinbedarf noch weiter abzusinken, so daß sorgfältige Stoffwechselkontrollen am besten in Form von ambulanten Blutzuckertagesprofilen notwendig werden.

Literatur

1) Flemming, F.: Zbl. Chir. 91 (1966), 1321.
2) Goldner, M. G.: Diabetes 9 (1960), 100.
3) Joslin, E. P., H. F. Root, P. White, A. Marble: The Treatment of Diabetes mellitus. Philadelphia 1959.

Postoperative Behandlung rheumatischer Erkrankungen

Von O. K. Lange, Osnabrück

Rheumatisches Fieber (akuter Gelenkrheumatismus)

Erkrankungen an rheumatischem Fieber werden in der Praxis selten Anlaß zur Behandlung sein. In ganz Europa nimmt die Zahl der Erkrankungen an akutem Gelenkrheumatismus in den letzten Jahren deutlich ab. Abgesehen von der relativen Seltenheit der Erkrankung wird man auch besser wegen der Gefahr kardialer Komplikationen eine stationäre Einweisung veranlassen. Sollte im Einzelfall doch eine ambulante Behandlung eines rheumatischen Fiebers durchgeführt werden, so müssen die Einschränkungen einer antirheumatischen Behandlung bei postoperativen Rheumaerkrankungen berücksichtigt werden. Welche Einschränkungen die antirheumatische Therapie bei den postoperativen Rheumakranken erfährt, wird weiter unten bei der Besprechung der Behandlung der primär-chronischen Polyarthritis ausgeführt. Bei drohenden kardialen Komplikationen während eines rheumatischen Fiebers wird man Vorzüge und Gefahren einer notwendigen Kortisonbehandlung gegeneinander abwägen. Bei einem akuten rheumatischen Fieber mit drohenden kardialen Komplikationen dürfte jedoch ein vorausgegangener operativer Eingriff nie Veranlassung sein, eine notwendige Kortisonbehandlung nicht einzuleiten.

Die *primär-chronische Polyarthritis* ist sehr verbreitet und wird häufig in der Praxis eine ambulante Behandlung erfordern. Durch operative Eingriffe kann eine Aktivierung eines bisher ruhenden oder gering aktiven rheumatischen Prozesses ausgelöst werden. Eine Aktivierung eines rheumatischen Prozesses läßt sich meistens vermeiden, wenn am Operationstag und noch 3—5 Tage danach ein Kortisonschutz durchgeführt wird. Eine verzögerte Wundheilung oder eine stärkere Neigung zu Nachblutungen ist unter einer sinnvollen Kortisonschutztherapie nicht zu befürchten. Wenn postoperativ nach der Entlassung aus stationärer Behandlung eine Aktivierung des rheumatischen Prozesses bei der primär-chronischen Polyarthritis auftritt, wird je nach Schwere der entzündlichen Reaktion die Therapie durchgeführt werden müssen. Man kann die bei der primär-chronischen Polyarthritis als wirksam sich erwiesenen Antirheumatika etwa einteilen in:

Antirheumatika

1. Ordnung: Zytostatika, Antimetaboliten u. a.
2. Ordnung: Kortisone.
3. Ordnung: Goldsalze, Chloroquine.
4. Ordnung: Phenylbutazon, Indometacin u. a.
5. Ordnung: Dimethylaminophenazon, Acidum acethylosalicylicum u. a.

Die Antirheumatika 1. Ordnung sind noch in der Erprobung und bleiben speziellen Kliniken vorbehalten.

Allgemeingültige Richtlinien für die Verordnung der Antirheumatika 2. bis 5. Ordnung sind verständlicherweise bei dem wechselnden Erscheinungsbild und wechselnden Schwere der rheumatischen Erkrankungen nicht aufzustellen.

Verordnungsweise

Bei dem rheumatischen Fieber wird im allgemeinen Salicylat in hohen Dosen verabreicht. Auffallend ist, daß besonders die Angloamerikaner oral hohe Salicylatdosen zuführen können, während in Deutschland schon bei geringeren Dosen Nebenerscheinungen beobachtet werden. Bei akutem rheumatischem Fieber ist eine länger dauernde (mehrwöchige) Salicylatbehandlung in abfallenden Dosen erforderlich. Bei drohenden kardialen Komplikationen ist die Behandlung mit Kortikosteroiden nicht zu umgehen. Auch hierbei ist eine mehrwöchige Kortikosteroidbehandlung in fallender Dosierung unter ganz allmählichem Ausschleichen je nach Krankheitsbild erforderlich. Daneben erfolgt selbstverständlich die gezielte antibiotische Behandlung; Verabreichung von Analgetika, lokale Maßnahmen sowie Bettruhe.

Bei der primär-chronischen rheumatischen Polyarthritis wird man versuchen, erst mit den Präparaten 4. und 5. Ordnung auszukommen. Je nach individuellem Ansprechen wird die Dosierung bei den Salicylaten liegen zwischen 1—4 g täglich, bei den Phenylbutazon-Derivaten etwa bei 3—4mal ein Dragée (1 Dragée à 200 mg), beim Indometacin bei 100—150 mg (4—6 Dragée à 25 mg). Beim Chloroquine handelt es sich um eine monatelang dauernde Behandlung. Hierbei werden anfänglich etwa 2mal 1 Tablette (1 Tablette à 250 mg) verabreicht, als Erhaltungsdosis 1 Tablette (à 250 mg) täglich. Goldsalze werden anfänglich wöchentlich bis zur deutlichen Besserung des Krankheitsbildes verabreicht. Etwa nach 3 Monaten kann auf eine 14tägige Injektion übergegangen werden. Bei weiter anhaltender Besserung wird die Erhaltungsdosis von 25 mg i. m. auf alle 3 oder später auf alle 4 Wochen verteilt. Die Erhaltungsdosis wird auf Jahre hinaus verabreicht. Versagen die Präparate 3. bis 5. Ordnung, so wird sich die Anwendung von Kortikosteroiden nicht umgehen lassen. Bei der Anwendung der Kortikosteroide sollte man nicht vergessen, daß bei der primär-chronischen Polyarthritis die Kortikosteroide lediglich vorübergehend auf die entzündlichen und schmerzhaften Erscheinungen einwirken, während die Gelenkveränderungen weiter fortschreiten. Die Dosierung sollte immer so niedrig wie möglich gehalten werden, um das Auftreten von Komplikationen zu vermeiden. Wenn die Anwendung von Kortikosteroiden bei der primär-chronischen Polyarthritis sich als notwendig erweist, muß man damit rechnen, daß über längere Zeit therapiert werden muß. Unter der notwendigen Langzeittherapie werden natürlich wesentlich leichter Komplikationen auftreten. Bei einer notwendigen Kortisonbehandlung sollte man mit ziemlich hoher Dosierung beginnen, aber so rasch wie möglich die Dosis verringern und auf die Erhaltungsdosis übergehen. Änderungen der Dosierung oder ein Abbruch der Behandlung sollten wegen der Gefahr von Komplikationen niemals plötzlich erfolgen.

Im einzelnen soll nun schematisch aufgewiesen werden, was bei der postoperativen Nachbehandlung rheumatischer Erkrankungen zu berücksichtigen ist.

Spezielle Gesichtspunkte für die Therapie

Entzündung

Sowohl die noch nicht abgeklungene phlegmonöse wie lokalisierte (Abszeß) Entzündung verbietet die Anwendung der Antirheumatika 3., 4. und 5. Ordnung nicht. Bei einer nicht zu umgehenden Anwendung Antirheumatika 2. Ordnung wird eine gezielte, hochdosierte antibiotische Abschirmung nach dem Antibiogramm notwendig. Unter einer langdauernden Kortikosteroidbehandlung ist auch ein Aufflackern chronischer Infektionsherde zu befürchten. Bei vorhandenen chronischen Infektionsherden, z. B. in den Nasennebenhöhlen, Ohren, Gallen- und Harnwegen, Knochen (ruhende Osteomyelitis) oder Bronchien (Bronchiektasen) sollte man die Volldosis eines früher ausgetesteten Chemotherapeutikums während der Kortisonbehandlung und noch 8 bis 10 Tage nach Absetzen der Kortisonbehandlung verabreichen.

Gallenblase

Nach vorausgegangener Cholezystektomie können die Antibiotika 2. bis 5. Ordnung, wenn sonst keine Kontraindikationen vorliegen, verabreicht werden. Nach Eingriffen an der Gallenblase sollte von der Anwendung von Goldsalzen Abstand genommen werden, wenn eine Leberschädigung vorliegt. Bei Anwendung von Kortikosteroiden und Gallengangsentzündungen siehe unter Entzündung.

Herz

Nach operativen Eingriffen am Herzen bestehen keine Bedenken gegen die Verabreichung Antirheumatika 2. bis 5. Ordnung. Bei bestehender kardialer Dekompensation sollten Phenylbutazon und Derivate sowie die Kortikosteroide wegen der Neigung zur Salz- und Wasserretention vorsichtig angewandt werden. Die Verordnung einer kochsalzarmen Kost und die Verabreichung von Diuretika gestattet häufig auch bei Auftreten einer Salz- und Wasserretention weiter eine notwendige Therapie mit Phenylbutazon und Derivaten sowie den Kortikosteroiden.

Lunge

Nach Eingriffen an der Lunge (Segmentresektionen, Lobektomien, Pneumektomien) bestehen gegen die Anwendung der Antirheumatika 3. bis 5. Ordnung keine Bedenken. Bei Anwendung eines Antirheumatikums 2. Ordnung ist zu berücksichtigen, aus welchen Gründen der operative Eingriff durchgeführt wurde. Bei operativen Eingriffen wegen einer karnifizierenden Pneumonie, eines nicht spezifischen Abszesses kann eine Therapie mit Kortikosteroiden durchgeführt werden, wenn sonstige Kontraindikationen fehlen. Bei Eingriffen wegen einer spezifischen Erkrankung kann bei ruhenden, nicht aktiven tuberkulösen Herden in der Restlunge eine Exazerbation unter lang dauernder Kortikosteroidbehandlung wesentlich verringert werden, wenn zum Beispiel 6–8 mg Isoniacid pro kg Körpergewicht täglich verabreicht werden.

Magen — Darm

Nach Eingriffen am Magen (Resektionen) oder Darm sollte etwa 8–14 Tage nach dem Eingriff bei angelegten Anastomosen ein Antirheumatikum 2. Ordnung nicht verabreicht werden. Nach Magenresektionen wegen größerer Magenblutung oder Rezidivgeschwüren empfiehlt sich, Kortikosteroide möglichst nicht zu verwenden wegen des Auftretens von Magen-Darm-Ulzerationen. Ebenso sollten Antirheumatika 3. Ordnung nur unter strenger Beobachtung verabreicht werden, da sowohl das Auftreten von Magengeschwüren wie auch Magenblutungen bei Verabreichung dieser Medikamente beobachtet wurde. Bei Verabreichung von Phenylbutazon und Derivaten werden ebenfalls, meistens in der 2. Woche der Behandlung, stärkere gastrointestinale Blutungen beobachtet. Auch Salizylate können zu Magenblutungen führen und ferner leicht zu einer direkten Irritation der Magenschleimhaut. Von seiten des operativen Eingriffes selbst bestehen keine Bedenken gegen die Anwendung der Antirheumatika 2. bis 5. Ordnung. Auch nach Eingriffen wegen einer Colitis ulcerosa oder Divertikulitis (Hemikolektomie) können Antirheumatika 2. bis 5. Ordnung von seiten des operativen Eingriffes verabreicht werden. Es sind jedoch die Kontraindikationen (Perforations- und Blutungsgefahr) von seiten der Grundkrankheit zu beachten.

Nieren

Nach operativen Eingriffen an den Nieren und ableitenden Harnwegen sowie der Prostata kann von seiten des operativen Eingriffes eine Verabreichung der Antirheumatika 2. bis 5. Ordnung erfolgen. Häufig bestehen jedoch auch noch postoperativ in den Nieren und ableitenden Harnwegen Infektionen. Wegen der Anwendung der Kortikosteroide siehe unter Abschnitt Entzündung. Finden sich in der Anamnese Angaben über eine vorausgegangene hämorrhagische Zystitis, so sollte mit der Anwendung von Kortikosteroiden oder von Phenylbutazon und Derivaten vorsichtig verfahren werden, da erneute schwere Blasenblutungen auftreten können. Bei einer Langzeittherapie mit Kortikosteroiden wird eine Entkalzifizierung des Skelettsystems beobachtet. Eine Steinbildung in den Nieren und ableitenden Harnwegen kann hierdurch gefördert werden. Die Neigung zur Osteoporose unter Kortikosteroiden ist besonders zu beachten, wenn operative Eingriffe an den Nieren bzw. ableitenden Harnwegen wegen eines Steinleidens, meist noch mit Begleitinfektion, vorgenommen wurden. Bei bestehender Funktionsstörung der Niere sollten Antirheumatika 3. Ordnung nicht verabreicht werden. Ebenso können bei Funktionsstörungen der Niere mit Harnstofferhöhungen oder Hochdruck nur unter besonders kritischer Überprüfung und Beobachtung Antirheumatika 2. Ordnung gegeben werden. In den Fällen, wo eine Kortikosteroid-Therapie erforderlich ist, wird die Behandlung stationär durchgeführt.

Pankreas

Bei Eingriffen an der Bauchspeicheldrüse kann von seiten des operativen Eingriffes her eine Verordnung von Antirheumatika 2. bis 5. Ordnung vorgenommen werden.

Schilddrüse

Nach Operationen an der Schilddrüse ist gegen die Anwendung von Antirheumatika 2. bis 5. Ordnung, wenn sonst keine Kontraindikationen bestehen, nichts einzuwenden.

Wunden

Bei sehr großen, noch nicht epithelisierten Wunden kann eine verzögerte Wundheilung eintreten, wenn Steroide verordnet werden. Auch bei Vorliegen größerer infizierter Wunden ist ein Aufflackern der Infektion unter Kortikosteroidbehandlung möglich. Bei infizierten Wunden sollte eine Kortikosteroidbehandlung nur unter Antibiotikaschutz durchgeführt werden.

Augen

In seltenen Fällen sind Netzhauthämorrhagien unter Butazolidin-Therapie beschrieben worden. Bei Netzhautblutungen sollte daher von der Anwendung des Butazolidins Abstand genommen werden, besonders wenn operative Eingriffe wegen Netzhautablösungen erfolgt sind.

Varizen

Bei stärkeren Varizen, die verödet wurden, sollte man eine Kortikosteroidbehandlung für 1—2 Wochen nach der Verödung nicht durchführen, da Kortikosteroide eine thrombosefördernde Eigenschaft durch Aktivierung der Gerinnungsfaktoren II, V, VII und des Fibrinogens bewirken sollen.

Knochenbrüche

Durch Hemmung der Fibroblastenproliferation können Kortikosteroide die Regenerationsfähigkeit des Knorpelknochengewebes hemmen. Es wird empfohlen, Kortikosteroide bei Frakturen und nach Nagelungen möglichst erst zu verabreichen, wenn eine Konsolidierung der Fraktur eingetreten ist. Es empfiehlt sich daher, einen Therapieplan wegen einer rheumatischen Erkrankung mit dem behandelnden Chirurgen oder Orthopäden abzusprechen. Bei Frakturen und Nagelungen ist ferner zu berücksichtigen, daß eine Osteoporose bei einer Langzeittherapie mit Kortikosteroiden eintreten kann. Bei schon bestehender stärkerer Osteoporose im frakturierten Knochen oder im übrigen Skelettsystem sollte nur bei unbedingter Notwendigkeit ein Antirheumatikum 2. Ordnung verabreicht werden. Bei einer notwendigen Kortikosteroidtherapie ist ferner gleichzeitig Kalzium und ein Anabolikum zur Vermeidung einer Osteoporose in den Therapieplan mit einzubauen. Eine gesteigerte Blutungs- oder Infektionsgefahr unter Kortikosteroiden ist bei Frakturen oder Nagelungen nicht gegeben.

Knochenentzündungen

Bei vorliegenden aktiven Knochenentzündungen (Osteomyelitis) darf nur unter ausreichendem Antibiotikaschutz mit Kortikosteroiden therapiert werden. Nach Absetzen der Kortikosteroidtherapie ist noch für 8—14 Tage ein gezielter, hoch dosierter Antibiotikaschutz notwendig.

Indikationen zur Strahlentherapie

Von H. E. Schlitter, Berlin

A. Allgemeiner Teil

Therapeutische und strahlenbiologische Probleme

Die Problematik bei der Tumortherapie mit ionisierenden Strahlen ist sehr vielschichtig. Deshalb können auch keine allgemeingültigen Behandlungsrichtlinien aufgestellt werden. Dies gilt auch für die Tumortherapie im allgemeinen. Die Strahlentherapie ist heute in der Tumortherapie eine wichtige Behandlungsmethode mit Direkteinwirkung auf das Tumorgewebe. Weil Morphologie und Biochemie maligner Tumorgewebe im Prinzip unspezifisch sind, ist die Indikation zur prä- oder postoperativen Strahlenbehandlung ebenfalls unspezifisch und abhängig von der Lokalisation, vom Malignitätsgrad und von der Ausdehnung des Tumorgewebes sowie auch vom Allgemeinzustand des Krebskranken. Auf Grund der biochemischen Unspezifität bedeutet sowohl eine Strahlentherapie wie eine zytostatische Chemotherapie eine regelmäßige Mitschädigung normaler Gewebe. So reagiert das rasch regenerierende hämatopoetische System auf eine Chemotherapie besonders empfindlich, ebenso aber auf eine Strahlenbehandlung. Dies ist ebenfalls Ausdruck einer regelmäßigen Mitreaktion des gesamten Organismus. Jede ionisierende Strahlung bewirkt am Tumor und dem mesenchymalen Tumorbettgewebe morphologisch und biologisch dasselbe, nämlich eine Elimination des Geschwulstgewebes durch eine mesenchymale Reaktion mit Ausgang in eine narbige Fibrose, ähnlich einer »Heilung per granulationem«. Dieser Vorgang verläuft offenkundig gesetzmäßig. Solch eine Heilung über eine morphologisch faßbare Funktionsänderung des Mesenchyms kann beim Karzinom des Menschen ebenso wie im Tierexperiment immer wieder beobachtet werden, und zwar auch dann, wenn die malignen Tumoren nicht direkt ionisierender Strahlung ausgesetzt sind, ebenso nach Behandlung mit Hormonen und Zytostatika und sogar bei Spontanremissionen. Es ist deshalb bemerkenswert, daß tumorrückbildende Strahlendosen in vivo immer signifikant niedriger sind als tumorzellabtötende in vitro, so daß wie schon früher die berechtigte Vermutung geäußert wird, bei der Tumorremission könne die direkte Zellschädigung des Tumorgewebes nicht der entscheidende Faktor sein. Deshalb wird heute in der Strahlentherapie auf die »Schonung des mesenchymalen Tumorbettgewebes« besonderer Wert gelegt. Sogar konventionell inkurable Fälle, vor allem Krebserkrankung der weiblichen Brustdrüse mit Generalisation, lassen nicht selten erstaunliche Remissionen von Sekundärtumoren erkennen, wenn statt lokalisierter hoher, sogenannter Tumorvernichtungsdosen, extrem niedrige Einzel- und Gesamtdosen von Röntgenstrahlen bei allerdings großraumiger Anwendung verabfolgt werden. Diese kleindosierte Strahlentherapie erfolgt dazu verteilt über einen längeren Zeitraum und auf verschiedene Körperabschnitte. Es hat sich gezeigt, daß eine derartige *Körperganz-*

bestrahlung mit Einzeloberflächendosen von nur 5 bis 25 R biologisch wesentlich besser vertragen wird als eine niedrig dosierte, aber den ganzen Organismus auf einmal erfassende Bestrahlung.

Diese schon früher vor allem beim metastasierenden Mammakarzinom bewährte Methode wurde zum Teil mit bemerkenswert günstigen Resultaten wiederholt angewandt. Eine direkte Tumorzellschädigung kann hierbei nicht erfolgen. Trotzdem können sich vor allem Sekundärtumoren, wenn auch nur vorübergehend, zurückbilden. Das Prinzip muß deshalb in einer »umstimmenden Reizbeeinflussung« ganzheitlicher mesenchymaler Funktionen des Organismus gesehen werden, wobei es gleichgültig erscheint, über welchen Funktionsweg diese erfolgt. Die nur zeitweilige Wirkung in fortgeschrittenen Krankheitsstadien ist bei der primären Chronizität eines Krebsleidens verständlich. Die beschriebene Methode ist nur zum Verständnis strahlenbiologischer Probleme erwähnt worden; sie steht im Gegensatz zur noch heute vorherrschenden Ansicht, daß es auf die direkte Tumorzellschädigung bzw. Vernichtung mit Hilfe lokalisierter hoher Dosen ionisierender Strahlen ankäme, ähnlich der durch den Chirurgen erstrebten »Ausrottung« von Karzinomgewebe durch das Skalpell (Radikaloperation). Die *biologische Wirkung ionisierender Strahlen* beruht auf der Strahlenabsorption und Ionisationsdichte im durchstrahlten Gewebe. Ohne Strahlenabsorption erfolgt zwar keine »Schädigung«, aber auch keine biologische Wirkung. Fehlende »Strahlenschädigung« und erwünschte biologische Wirkung durch ionisierende Strahlung schließen sich somit weitgehend aus. Strahlenbiologische Untersuchungen haben überdies ergeben, daß ionisierende Strahlen neben einer schädigenden auch eine physiologische Reizwirkung wie galvanische Niedervoltströme entfalten.

Somit stellt die Behandlung einer Krebserkrankung mit ionisierenden Strahlen kein rein physikalisches, sondern in erster Linie ein biologisches Problem dar. Darüber hinaus erweist sich in fortgeschrittenen Tumorstadien das maligne Gewebe als »scheinbar« zunehmend strahlenresistent; das gleiche gilt übrigens auch für die Chemotherapie. Dies ist jedoch kaum mit einer Resistenz von Tumorzellen als vermeintlich »veränderter Population« zu erklären, zumal eine Tumorzellautonomie in höchstem Grade unwahrscheinlich erscheint. Vielmehr spielt hierbei wie bei der Metastasierung die mit fortschreitendem Krankheitsverlauf abnehmende »unspezifische Resistenz« des tumorhervorbringenden Organismus eine wesentliche Rolle. Voraussetzung ist, daß ein geschwulsterkrankter Organismus auf therapeutische, also auch auf strahlenbiologische Reize mit noch ausreichenden Funktionen reagiert. Bei fortgeschrittener Resistenzminderung vermag er dies jedoch nicht mehr.

Ein Geschwulstkranker sollte deshalb im fortgeschrittenen Erkrankungsstadium besonders aber bei manifesten Zeichen zunehmender Generalisation — bis auf die seltenen Fälle von Solitärmetastasen — einer hochdosierten kurativen Strahlentherapie nicht mehr zugeführt werden, sondern höchstens noch einer niedrig dosierten Palliativbestrahlung. Im Prinzip ändert auch die moderne Megavolttherapie an diesem Sachverhalt nichts, weshalb das Behandlungsrisiko nicht ohne Zwang erhöht werden sollte. Von Fall zu Fall kann aber eine niedrig dosierte »Schmerzbestrahlung« dem Kranken wenigstens noch eine vorübergehende Erleichterung vermitteln.

Es ist klar, daß auch eine Operation als Eingriff (Reiz) in die biologische Situation eines Organismus mit Streßfolgen gewertet werden muß. Biologische Reizwirkungen (Adaptationssyndrom) müssen vor einem Wiederholungsreiz bei Krebskranken zuerst abklingen. Die Dauer (Intervall) biologischer Streßphasen beträgt auch nach eigenen Beobachtungen etwa drei, u. U. sogar vier Wochen. Eine vorzeitig einsetzende, eingreifende Strahlentherapie birgt deshalb bei streßempfindlichen chronisch Kranken wie den Geschwulstkranken in besonders hohem Maße das Risiko einer Streßkumulation in sich. Hierdurch kann es u. U. zu einer irreparablen weiteren Beeinträchtigung der bei allen Krebskranken schon geschädigten Resistenz kommen. Die Resistenzschwäche hat sich aber als wesentliche Voraussetzung für eine Generalisation erwiesen. Es kann deshalb nicht verwundern, wenn nach einer schematisch gehandhabten eingreifenden Nachbehandlung nicht selten Frühmetastasen auftreten, die jede weitere Lokalbehandlung blockieren und das Schicksal des Kranken rasch besiegeln. Das bedeutet, daß jede therapeutische Überaktivität im vermeintlichen Bestreben, möglichst rasch möglichst viele Tumorzellen zu »eliminieren«, für die biologische Gesamtsituation eines Krebskranken gefährlich werden kann und seine Heilungsaussichten schmälert. Aus demselben Grunde ist auch ein gleichzeitiges Nebeneinander verschiedener Therapiemethoden keineswegs unbedenklich, zumal der behandelnde Arzt sich auf diese Weise bei der zwangsläufig nachlassenden Wirkung jeder einzelnen Behandlungsmethode der Möglichkeit begibt, mit einer anderen Methode palliativ weiterbehandeln zu können. Die Therapie eines Krebskranken erfordert somit ein hohes Maß an ärztlichem Fingerspitzengefühl für das therapeutisch Notwendige und noch Mögliche.

Dauer einer Strahlenbehandlung

Die Frage nach der mutmaßlichen Dauer einer kurativen Strahlenbehandlung läßt sich nur allgemein beantworten. Wenigstens vier Faktoren spielen hierbei eine wesentliche Rolle:

1. Die angestrebte Gesamtherddosis (rad HD),
2. bei Fraktionierung die Einzeldosis (ED),
3. der Bestrahlungsrhythmus, d. h. das Intervall zwischen den Einzelbestrahlungen,
4. die individuelle Verträglichkeit einer Strahlentherapie.

1. Die *Gesamtherddosis* hängt ab von der reaktiven Remissionstendenz des Tumorgewebes auf die Strahlenbehandlung. Sie variiert zwischen etwa 4000 und 6000 rad HD. 6000 rad HD gelten heute als Maximaldosis. Nur maligne Melanome können höhere Dosen bis zu 8000 bis 10 000 rad erforderlich machen. Über 6000 rad HD liegende Dosen führen im allgemeinen zu Zusatzschädigungen, die die des Tumors erheblich überwiegen.

Eine etwa gleiche relative biologische Wirksamkeit (RBW) besitzen zum Beispiel die Gammastrahlen des Kobalt-60 (Gammatron) und die schnellen Elektronen einer Elektronenschleuder (Betatron). Ihre optimale Dosis beträgt 3500 R. Die Röntgenstrahlen (Quantenstrahlung) einer konventionellen Therapieröhre erreichen ihre optimale Dosis bereits bei 2500 R, schädigen also früher. Oberhalb der optimalen Dosis liegende Strahlendosen führen mit ansteigender Dosis zu einer zunehmenden Verschlechterung des Effektes auf Grund der nunmehr überwiegenden Mitschädigung des mesenchymalen Tumorbettgewebes. Dessen Mitwirkung bei der Tumorremission ist jedenfalls als notwendig erkannt worden.

2. Die *Einzeldosis* (ED) im Rahmen einer fraktionierten Strahlentherapie variiert ebenfalls und liegt zwischen 250 und 400 R, selten auch bei 500 R.

3. Der *Bestrahlungsrhythmus* liegt in der Praxis häufig bei 24 und 48 Stunden, kann aber auch länger sein.

4. Die Faktoren eins bis drei hängen sehr wesentlich auch vom Zustand des Patienten und damit von der Verträglichkeit schädigender Reizfaktoren ab, wie sie nun einmal ionisierende Strahlen in jeder Form darstellen. Persönliche Erfahrung, biologisches Einfühlungsvermögen und angewandte Strahlenart sowie Technik des einzelnen Strahlentherapeuten spielen hierbei eine große Rolle.

Die *Behandlungsdauer* wird sich deshalb bei jeder kurativen Strahlentherapie maligner Tumoren auf mehrere Wochen, und zwar auf den Zeitraum von etwa 6 bis 10 Wochen erstrecken. Zeiten darunter und darüber sind möglich.

Komplikationen und ihre Mitbehandlung

Karzinome der inneren Organe bedürfen im allgemeinen heute der Strahlenbehandlung in dafür speziell eingerichteten Kliniken (sogenannten Bestrahlungszentren). Deshalb unterliegen Frühschäden und Komplikationen ernsterer Natur in der Regel klinischer Kontrolle und Behandlung. Oberflächenkarzinome und oberflächennahe Tumoren wie die der Brustdrüsen können jedoch ambulant bestrahlt werden. Sie werden daneben vom Hausarzt zusätzlich betreut. Unter günstigen Voraussetzungen können auch Lungentumoren sowie Tumoren des Kopf- und Halsbereiches und des Urogenitaltraktes ambulant bestrahlt werden. In jedem Einzelfalle wird wegen der evtl. zu erwartenden Komplikationen der behandelnde Strahlentherapeut um Rat gefragt werden müssen.

a) Das *Blutbild* bedarf auch bei ambulanter Bestrahlung häufiger Kontrollen. Das Absinken der Gesamtleukozytenzahl unter 4000 bis 3000, wie das der absoluten Lymphozytenzahl unter 1000, bedeutet ein ominöses Zeichen für die Minderung der unspezifischen Resistenz. Dann können u. U. Bestrahlungspausen notwendig werden. Aus dem gleichen Grunde ist auch eine vorzeitige oder gleichzeitige Chemotherapie mit Zytostatika in hohem Maße bedenklich. Hierbei kann es ebenso zu einer irreparablen Depressionswirkung auf das hämatopoetische System kommen wie zu einer Blockierung indizierter lokaler Bestrahlungsmethoden. Therapeutisch empfehlen sich neben der Absetzung der Noxen vor allem niedrig dosierte Behandlungsstöße mit Steroiden, z. B. beginnend mit 25 mg Prednison pro die, täglich um 5 mg fallend und ausschleichend dosieren. Notfalls sind auch kleine Bluttransfusionen sehr wirksam. Wegen der Gefahr einer Streßkumulation auf Grund des diesen anhaftenden unspezifischen Reizfaktors dürfen Bluttransfusionen nicht zu häufig wiederholt werden. Sehr wirksam und auch das Allgemeinbefinden verbessernd können eiweißfreie Extrakte aus mensenchymalen Geweben sein, wie z. B. das Mes-Acton. Hierdurch lassen sich auch entzündungsbedingte Schmerzzustände günstig beeinflussen.

Die *Anämiebehandlung* ist bei Tumorkranken problematisch. Am wirksamsten sind auch hier kleine Bluttransfusionen in nicht zu kurzen Abständen (kein mechanisches Auffüllen eines Defizits). Sonst hat sich noch die Kombination von Leberpräparaten mit Eisenpräparaten unter Zugabe von Kobalt oder vor allem von Folsäure als wirksam erwiesen, evtl. ausschließlich hohe Dosen von Folgamma (Vitamin B_{12} u. Folsäure).

b) *Exulzerationen* bestrahlter Gewebe sollten, wenn überhaupt, nur mit völlig reizlosen Salbenverbänden versorgt werden. Besonders geeignet hierzu sind z. B. Azulonsalbe, Bepanthensalbe und auch die Lebertransalbe ohne Zusätze. Auch hierbei empfiehlt sich die Einholung des Rates des jeweiligen Strahlentherapeuten, sofern dieser nicht bereits von sich aus eine entsprechende Behandlung vornimmt.

c) Die *Strahlenreaktion der Außenhaut* tritt bei der konventionellen Strahlentherapie mit Röntgenstrahlen, aber auch bei der Bestrahlung mit schnellen Elektronen auf. Die Reaktionen nach einer ultraharten Gammastrahlung (Kobalt-60-Gammatron) spielen sich in der Subkutis ab und können nach sehr hohen Dosen zu schmerzhaften Indurationen führen. Die Außenhautreaktion, als sog. »Strahlenverbrennung« bekannt, trotzt bisher jeder wirksamen prophylaktischen oder therapeutischen Maßnahme, auch steroidhaltigen Salbenauflagen. Am wichtigsten ist deshalb die Fernhaltung jeglicher Zusatzreizung. Nach dem Abklingen stärkerer Hautreaktionen und erfolgter Neuepithelialisierung empfiehlt sich ein Salbenschutz ebenfalls mit einer völlig reizlosen Salbe (z. B. »Silazulen«-Salbe).

Ganz allgemein ist hierzu festzustellen, daß der Ablauf jeder Form von Strahlenentzündung kaum aufzuhalten ist und auch nicht abgeschwächt oder abgekürzt werden kann. Die Therapie kann deshalb nur symptomatischer Natur sein.

d) *Spätschäden* stehen keineswegs immer in einem Verhältnis zu Frühreaktionen während der Strahlenbehandlung. Am wichtigsten sind hierbei diejenigen, die als Folge einer zwangsläufigen narbigen Fibrose nach Abklingen der Bestrahlungsbegleitentzündung zu Stenosierungserscheinungen in ableitenden Hohlorganen, wie Ureter und Darm, führen. Hydronephrose und Ileus können die Folge sein und operatives Vorgehen notwendig machen. Hierbei ist die Abgrenzung narbiger Gewebsverhärtungen von rezidivierenden Tumorinfiltrationen nicht selten recht schwierig.

e) *Akute intestinale Strahlenreaktionen* bei Röntgen-, Radium- und Telekobaltbestrahlungen (Kobalt-Tiefenbestrahlungen) können vor allem bei Beckenraumdurchstrahlungen auftreten. Ihre Häufigkeit ist altersunabhängig, doch können vorausgegangene Abdominaloperationen auf Grund umschriebener Darmadhäsionen das Auftreten von Darmstörungen begünstigen, ebenso die an den Sommer gebundenen Superinfektionen. Entsprechende Beschwerden treten meist im ersten oder zweiten Viertel der Bestrahlungsserie auf. Sie sind in der Regel vier bis sechs Wochen nach Beendigung der Bestrahlung abgeklungen. Zufuhr physiologischer Darmkeime, leichte Kost und Pankreasfermente können das Ausmaß dieser Störungen wesentlich vermindern. Bereits aufgetretene Durchfälle sind therapeutisch nur schwer zu beeinflussen.

f) *Strahlenreaktionen an Portio und Vagina* als Ulzera mit schlechter Heilungstendenz kennzeichnen eine mangelhafte Bindegewebsreaktion. Ein fortschreitendes karzinomatöses Wachstum geht nicht selten von entzündlich infiltrierten Ulzerationen aus. Ausgeprägte Scheiden-Portio-Reaktionen können durch Einlage von Kamillenspuman und vorsichtige Scheidenspülungen mit Kamillen- oder Kaliumpermanganatlösung symptomatisch behandelt werden. In der Regel werden diese Karzinome mit allen Begleiterscheinungen klinisch behandelt werden müssen. Auch Rezidive und Fisteln bedürfen klinischer Therapie, doch bleibt die Prognose solcher Fälle infaust.

g) *Strahlenreaktionen an der Harnblase* treten als Früh- und Spätreaktionen auf. Frühreaktionen verraten sich durch häufigen Harndrang mit Schmerzen und Brennen beim Wasserlassen, in schweren Fällen durch Tenesmen und Blutabgang. Sie sind in der Mehrzahl reversibel und klingen wie Darmfrühreaktionen nach etwa zwei Monaten wieder ab. Die Behandlung einer akuten Strahlenzystitis besteht in Instillationen von Targesin oder Kollargol mit Desitin, Aristasept (2 bis 3 pro Woche) und mit einem

Steroidpräparat. Der Ablauf einer Strahlenentzündung kann jedoch auch hiermit nicht entscheidend beeinflußt werden. — Spätreaktionen treten im allgemeinen ein bis zwei Jahre nach Ende der Strahlentherapie auf. Ihre Symptome ähneln der Frühreaktion, sind jedoch intensiver. Häufigere Blasenblutungen beruhen auf ulzerativen Prozessen. Rezidive sind selten leicht abzugrenzen. Klinische Beobachtung der Patienten ist in jedem Falle notwendig. Die Strahlenspätreaktion der Blase beruht auf Veränderungen im Bindegewebe und im Gefäßsystem nach Einwirkung ionisierender Strahlen.

h) *Febrile Erhöhungen der Körpertemperatur* während der Bestrahlung eines malignen Tumors müssen keineswegs immer, wie vielfach vermutet, auf einer Superinfektion oder vermeintlicher »Resorption toxischer Zerfallsprodukte« beruhen. Sie sprechen deshalb nach eigenen Beobachtungen selten auf eine antibakterielle Therapie an. Am wirksamsten hat sich mir noch eine unspezifisch antiphlogistische Therapie mit zentralsedierendem Effekt, d. h. mit Antipyretika (z. B. besonders wirksam das Butazolidin) erwiesen. Im allgemeinen ist aber eine febrile Reaktion ein ominöses Zeichen und deutet auf eine schlechte Prognose mit Neigung des anfangs klinisch noch lokalisierten Tumors zur Generalisation.

B. Spezieller Teil

Haut- und Lippenkarzinom

Überwiegende Lokalisation des Hautkarzinoms mit etwa 90% im Gesicht.
Histologie: Meist gutartige Basaliome, seltener spinozelluläres Karzinom.
Klinik: Reicht von benignen Hyperkeratosen bis zu malignen, infiltrierenden, oft metastasierenden spinozellulären Tumoren.

Therapie: Operation und Nahbestrahlung (auch Elektronenbestrahlung) führen zu etwa gleich guten Resultaten. Fünfjahresheilungen bei Basaliomen etwa 98,7%, bei Spinaliomen 93,5%. Rezidive sollten nach Primärbestrahlung operiert werden.

Peniskarzinom

Histologie: Meist verhornendes Plattenepithelkarzinom.
Klinik: Neigung zur frühen Lymphknotenmetastasierung.

Therapie: Operation oder Bestrahlung oder kombinierte Behandlung. Bei geringer Tumorausdehnung günstigeres funktionelles Resultat durch Primärbestrahlung. Bei lokalem Rezidiv Operation. Beide Methoden führen zu etwa gleich günstigen Resultaten mit 50%.

Analkarzinom

Histologie: Oberflächliches Plattenepithelkarzinom.
Klinik: In etwa 40% lymphogene Metastasen vorzugsweise in den Inguinallymphknoten.

Therapie: Günstigere funktionelle Resultate durch rechtzeitige Nahbestrahlung (etwa 30%); Operation als Abdomino-perineale oder sakrale Resektion mit dauerndem Anus präter verbunden. Bei Metastasen und primärer Operation heute vorzugsweise Megavolttherapie als postoperative Palliativmaßnahme.

Melanotische Hautgeschwülste

Histologie: Große Variationsbreite, Aufbau als Basalzellenkarzinom oder als Fibrosarkom; pigmenthaltige Nävi, Hyperkeratosen und andere Geschwülste sind abzutrennen.

Klinik: Als besonders maligne Hauttumoren von den anderen Hautmalignomen abzutrennen. Maligne Entartung in etwa 30 bis 50% erst nach einem unsachgemäßen Eingriff oder durch chronische mechanische Reizung primärer Pigmentnävi (cave Probeexzision). Metastasenbildung gewöhnlich äußerst rasant und auch in sonst selten betroffenen Organen.

Therapie: Primäre Nahbestrahlung führt bis zu 59,8%, postoperative Bestrahlung zu höchstens 18% Fünfjahresheilungen. Heute empfohlene präoperative Bestrahlung mit anschließender elektrochirurgischer Entfernung im Stadium I (ohne Metastasen) führt zu etwa 60 bis 70%, bei regionären Metastasen zu nur noch 10% Fünfjahresheilungen. Im Generalisationsstadium ist jegliche Strahlentherapie kontraindiziert.

Zungenkarzinom

Histologie: Etwa 87% verhornende oder nichtverhornende Plattenepithel-, seltener Basalzellen-, ganz selten Adenokarzinome.

Klinik: Wesentlich bösartigere Tumoren als die der Haut und Lippen. Schon kleine Tumoren können ulzerieren und metastasieren. Behandlungsbeginn erst in fortgeschrittenen Stadien.

Therapie: Vor jeder Behandlung Gebißsanierung. Behandlungsart vom Tumorsitz und infiltrativer Ausdehnung abhängig. In Frühstadien primäre Operation oder Elektrokoagulation (Fünfjahresheilungen 10 bis günstigstenfalls 67%). Bei Inoperabilität Strahlentherapie, in Frühstadien auch Radiumspickung. Fünfjahresheilungen bei alleiniger Strahlentherapie absolut zwischen 17 und 36%. Fortgeschrittene oder anoperierte Fälle sind für eine Strahlentherapie ungeeignet und bedürfen klinischer Pflege.

Wangenschleimhaut-, Gaumen- und Zahnfleischkarzinom

Histologie: Ausnahmslos Plattenepithelkarzinome, vorwiegend spinozellulärer Typ mit unterschiedlicher Neigung zur Verhornung.

Klinik: Vorwiegend infiltratives Wachstum mit Neigung zur Exulzeration und zur phlegmonösen Entzündung. Meistens führen diese oder Arrosionsblutungen zum Tode. Sitz in Mundbodenmitte prognostisch ungünstiger als bei seitlicher Lokalisation. Trotz anfänglicher Metastasenfreiheit in etwa 50% Entwicklung zervikaler Lymphknotenmetastasen während der Behandlung. Histologische Krebszellabsiedlung bei rund 50% in nicht palpablen Halslymphknoten.

Therapie: Elektrochirurgische Abtragung in frühen Stadien mit relativ guter Prognose. Bei größerer Tumorausdehnung radiologische Verfahren erfolgreicher, besonders bei Tumoren des harten Gaumens (hier Fünfjahresheilungen 20 bis 50%).

Tonsillenkarzinom

Histologie: Mehr als 50% typische Plattenepithelkarzinome, großer Formenreichtum, der Anatomie der Gaumenmandeln entsprechender Aufbau.

Klinik: Beginn der Behandlung erst bei Spätsymptomen. Deshalb schon in rund 75% Halslymphome, später häufig auch hämatogene Ausbreitung. Prognose abhängig von der Tumorausdehnung.

Therapie: Abhängig vom Tumorstadium. Ohne Metastasen chirurgisch-radiologische Kombinationstherapie, sonst nur Bestrahlung. Fünfjahresheilungen nach alleiniger Operation etwa 10% und weniger, nach alleiniger Strahlentherapie rund 20%.

Hypopharynxtumoren

Einteilung: Tumoren der Epiglottis, der Ary- und Pharyngoepiglottischen Falten, der äußeren Arygegend, der Recessus piriformes, der Postcricoidregion, der Hypopharynxhinterwand und der Valleculae.

Histologie: In über 90% überwiegend gut differenzierte Plattenepithelkarzinome.

Klinik: Keine wirkliche Frühdiagnose, weil schon bei der ersten Untersuchung in über 50% Metastasen vorhanden und manifest. Halslymphome häufig erstes Tumorzeichen. Im oberen Hypopharynx vorwiegend proliferatives, im tieferen infiltratives und destruierendes Wachstum, im oberen Hypopharynxraum prognostisch günstiger als im kaudalen.

Therapie: Wegen großer technischer Schwierigkeiten bis auf Ausnahmen statt Operation heute nur Strahlentherapie mit nur etwa 9 bis 12% Dauerheilungen. Selbst nach dreijähriger Symptomfreiheit Tod meistens durch lymphogene Metastasierung.

Epipharynxtumoren

Histologie: Große Mannigfaltigkeit. Lymphosarkome und lymphoepitheliale Karzinome, Plattenepithelkarzinome, seltene Karzinome vom Typ des Übergangsepithels.

Klinik: Überwiegend exophytisches Wachstum mit Blutungsneigung. Übergangsepithelkarzinome infiltrieren mit Vorliebe die Schädelbasis und rezidivieren häufig, sind deshalb prognostisch ungünstig. Bei Behandlungsbeginn in 85% Lymphknotenmetastasen.

Therapie: Bei infiltrierendem Wachstum entfallen chirurgische Maßnahmen. In erster Linie Bestrahlung, zumal Lymphosarkome und lymphoepitheliale Karzinome gut ansprechen (20 bis 40% Fünfjahresheilungen). Bei Knochenzerstörung nur noch palliative Bestrahlung.

Larynxkarzinom

Einteilung: Tumoren der Stimmbänder (am häufigsten), der Taschenbänder, der Sinus Morgagni, der inneren Arygegend, des subglottischen Raumes.

Histologie: Überwiegend Plattenepithelkarzinome mit unterschiedlichen Verhornungszeichen (Hauttypus).

Klinik: In 5 bis 30% bereits Lymphknotenmetastasen. Hartnäckige Heiserkeit ist immer verdächtig. Atemnot, Schluckbeschwerden und Blutungen sind Spätsymptome.

Therapie: Operation (schlechtes funktionelles Ergebnis), Strahlentherapie (günstiges funktionelles Ergebnis). Bei Kombinationsbehandlung präoperative Bestrahlung günstiger, postoperativ weniger günstig. Primäre Bestrahlung stets günstiger, Nachoperation nur bei ungenügender Strahlenwirkung. Bei bereits eingetretener Knorpelzerstörung besser primäre Operation. Fünfjahresheilung bei alleiniger Strahlentherapie im Stadium I etwa 100%, im Stadium II mit infiltrierendem Wachstum und noch bestehender Begrenzung auf den Larynx zwischen 70 und 80%, im Stadium III 40%, bei rein operativem Vorgehen nur 22%.

Ösophaguskarzinom

Histologie: In über 90% meist gut differenziertes Plattenepithelkarzinom, in 2 bis 4% undifferenziertes Basalzellenkarzinom, im unteren Drittel seltener auch Adenokarzinom, häufig vom Kardiakarzinom ausgehend.

Klinik: Bis zu 90% stenosierende zirkuläre Ausbreitung, seltener endophytisches Wachstum vom medullären Typ. 80% in der kaudalen Ösophagushälfte. Nur 10 bis 20% operabel. Schluckstörungen sind immer Zeichen fortgeschrittener Stadien. Zwei Drittel weisen Lymphknoten- und ein Drittel Organmetastasen auf. Häufigste Todesursache ist der direkte Einbruch in benachbarte Organe.

Therapie: Operation (mit hoher Resektionsmortalität verbunden) und Strahlentherapie, in fortgeschrittenen Fällen nur als Palliativmaßnahme, mit je 2 bis 4% Fünfjahresheilungen.

Magenkarzinom

Histologie: Überwiegend Adenokarzinome und szirrhöse Karzinome.

Klinik: In der Regel Spätdiagnose, weil führende Symptome immer typische Spätsymptome sind.

Therapie: Operation (nur rund 50% operabel). Strahlentherapie als Palliativbehandlung bei Inoperabilität mit niedrig dosierter Tiefentherapie. Oft noch erstaunliche Besserung der Nahrungsaufnahme und Linderung der Schmerzen. Heftige Strahlenreaktion infolge der Mitbestrahlung des Plexus coeliacus, des Pankreas und der Leber nicht selten. Leichte Kost (flüssig-breiig mit Fermentsubstitution).

Darm- und Rektumkarzinom

Einteilung: Maligne Dünndarmgeschwülste sind selten, werden vielfach erst bei der Operation oder Sektion erkannt; Kolonkarzinome am häufigsten im Rektum.

Histologie: Fast alles Adenokarzinome.

Klinik: Ein Drittel aller Dickdarmtumoren werden erst durch einen Ileus erkennbar. Von allen Kolonlokalisationen sind 30 bis 50% noch operabel, im Transversum sogar 70%.

Therapie: Wegen der notwendigen Wiederherstellung der Passage in jedem Falle Operation. Nur beim inoperablen Rektumkarzinom Nah- oder Tiefenbestrahlung als reine Palliativmaßnahme.

Bronchialkarzinom

Einteilung und Histologie: Hilusnahe, stenosierende Tumoren (meist kleinzellig); periphere Karzinome (überwiegend Plattenepithelkarzinome).

Klinik: Früherkennung erschwert, typische Symptome erst bei Inoperabilität (z. B. Recurrensparese). Besonders periphere Karzinome sind wegen ihrer Symptomarmut oft erst spät diagnostizierbar. Periphere Lungenrundherde sind im Karzinomalter immer verdächtig. Undifferenzierte Karzinome ergeben in 77% und Plattenepithelkarzinome in 50% Metastasen. Schon bei Behandlungsbeginn bestehen in etwa 28% Fernmetastasen. Über 50% sind bereits inoperabel und höchstens 25% aller Fälle operabel. Von 100 Lungenkrebsträgern können nur etwa 5 geheilt werden. Nichtbehandlung führt nach durchschnittlich 9 bis 10 Monaten zum Tode, leider aber auch nach entsprechender Therapie keine bessere durchschnittliche Überlebenszeit.

Therapie: Sofern noch operabel, unbedingt Operation, auch bei Verdacht (evtl. Probethorakotomie mit Segmentresektion zur Entfernung ungeklärter Rundherde). Strahlentherapie in der Regel nur als Palliativmaßnahme, dann jedoch mit oft sehr günstigem Ergebnis (Aufstrahlung von Atelektasen, Linderung des oft quälenden Hustens, Rückbildung einer etwaigen Einflußstauung). Kurative Strahlenbehandlung ohne Einfluß auf die Überlebenszeit und im allgemeinen abzulehnen. *Begleitreaktionen* können sein: Strahlenpneumonitis mit interstitiellem Ödem und nachfolgende Lungenfibrose. Tritt meist zwei bis drei Wochen nach einer intensiven Strahlenbehandlung auf und kann sich spontan scheinbar vollständig zurückbilden. Therapie deshalb unnötig, zumal diese ohne Einfluß auf die gewebliche Strahlenreaktion (s. S. 595). Antibiotische Therapie schützt höchstens vor bakterieller Superinfektion. Größere Tumoren können unter einer Bestrahlung einschmelzen und kavernöse Nekrosen entwickeln. Hier ist weitere Strahlentherapie kontraindiziert, zumal sowieso zwecklos.

Mediastinale Tumoren

Einteilung: 80% gutartige, 10 bis 20% metastasierende Tumoren.

Therapie: Sicherste Behandlungsmethode die Operation. Deshalb ist die Strahlentherapie hier ohne wesentliche Bedeutung. Nur Malignome (auch Lymphome maligner Hämoblastosen und Retikulosen) sprechen auf Strahlenbehandlung an. Evtl. günstiger Einfluß bei Einflußstauung.

Kollumkarzinom

Einteilung: Portio-, Zervixkarzinom.
Klinik: Lymphogene Metastasierung schon frühzeitig (Parametrien, sakrale und iliakale Lymphknoten). Befall der oberen iliakalen und paraortalen Lymphknoten erst später. Lymphknotenmetastasen außerhalb der Parametrien schon im Stadium I und II in 12 bis 18%. Erstbehandlung bei über 50% in den Spätstadien III und IV.

Therapie: Rein operative Behandlung operabler Fälle (etwa 50%) nicht mehr üblich. Immer wenigstens Nachbestrahlung. Konisation oder Portioamputation bei Oberflächen- und Mikrokarzinomen. Ausschließliche Strahlentherapie als kombinierte Telegamma- und Radiumkontaktbestrahlung im Stadium II bis IV. Fünfjahresheilungen im Stadium I etwa 74%, Stadium II 60%, Stadium III 36,7% und Stadium IV 5,1% (Zahlen von 1940 bis 1952). Rezidive sind überwiegend lokal (einschließlich parametraner Bezirke). Ihre Diagnose ist infolge der nach Strahlentherapie auftretenden Ödeme und Vernarbungen in den Parametrien oft schwierig. Ein negativer Tastbefund hingegen schließt ein Rezidiv nicht aus. Die durch Vorbestrahlung erfolgte Vorbelastung benachbarter Organe (Darm, Harnblase, Harnleiter, Scheide) erschwert die Indikation zur Rezidivbestrahlung. Deshalb ist eine Präventivbestrahlung fraglicher Rezidive kontraindiziert. Infolge schlechter Prognose von weiterwachsenden oder frühzeitig rezidivierenden Tumoren ist auch eine Rezidivbestrahlung innerhalb von neun Monaten abzulehnen. Nur metastatische Rezidive sollten sofort behandelt werden. Eine Rezidivbestrahlung ist bei primärer Behandlung mit ausschließlich postoperativer Nachbestrahlung infolge geringerer Vorschädigung des Gewebes aussichtsreicher.
Komplikationen und ihre Behandlung siehe Seite 598.

Korpuskarzinom

Histologie: Adenokarzinom.

Klinik: Wächst in der Regel sehr langsam und metastasiert spät. Iliakale und sakrale Lymphknoten auch in Spätstadien häufig metastasenfrei. Wachstum zum Kollum kann primäres Portio- oder Zervixkarzinom vortäuschen. Kombination mit Myomen in etwa 16%. Häufigkeit von Kollum- und Korpuskarzinomen wie etwa 4:1. Multizentrische Karzinome im Uterus und Ovar nicht selten.

Therapie: Lokale Operabilität ist in der Regel lange erhalten. Nachbestrahlung ist zu empfehlen, obgleich Adenokarzinome nur wenig ansprechen. Absolute Heilungen bei Operation mit Nachbestrahlung insgesamt etwa 50%, im Stadium 0 bis I bis zu 80%. Alleinige Strahlentherapie fast ebenso erfolgreich. Heilungsziffer kann von 58,3% nach alleiniger Operation durch Nachbestrahlung auf 76,8% verbessert werden. Rezidive am häufigsten in der Vagina, an der Beckenwand und in den Ovarien. Lokalisierte Rezidive können operiert werden, müssen aber gegebenenfalls erneut bestrahlt werden.

Komplikationen und ihre Behandlung siehe Seite 598.

Chorionepitheliom

Histologie: Geht vom Epithel der Plazentarzotten aus.

Klinik: Protrahierte Verläufe seltener, meist schnelles und destruierendes Wachstum und Frühmetastasen. Spontanheilung möglich.

Therapie: Wegen guter Reaktion auf Strahlentherapie (70% Heilungen) ist diese der Operation vorzuziehen, zumal eine Operation die Metastasierung provozieren kann. Weil auch Fernmetastasen strahlensensibel sein können, soll bei sonst fehlender Generalisation der Versuch einer Palliativbestrahlung unternommen werden.

Vaginalkarzinom

Einteilung: Primäre Vaginalgeschwülste seltener (1,3 bis 3,2% aller weiblichen Genitalkarzinome); sekundäre Vaginalgeschwülste durch Übergreifen eines Nachbartumors.

Histologie: Primäre Tumoren fast ausschließlich Plattenepithelkarzinome, sehr selten Adenokarzinome.

Klinik: Wegen überwiegender Lokalisation im oberen Drittel der Scheidenhinterwand häufiges Übergreifen auf die Portio (DD: primäres Portiokarzinom). Diagnose meistens erst im fortgeschrittenen Stadium. Tumoren des unteren Scheidendrittels führen zu inguinalen, des mittleren und oberen zu iliakalen, pararektalen, hypogastrischen und parametranen Lymphomen.

Therapie: Infolge frühzeitiger Karzinomausbreitung Operation nur selten möglich. Alleinige Strahlentherapie führt in frühen Stadien bei geringerer primärer Mortalität zu etwa 50% Fünfjahresheilungen wie die Operation, bei größerer Ausdehnung und Lymphknotenmetastasen jedoch nur noch zu 20 bis 36%. Im ganzen sind die Heilungsaussichten dieses Karzinoms schlecht.

Vulvakarzinom

Histologie: Meistens Plattenepithelkarzinom, ferner Adenokarzinom, alveoläres, solides und papilläres Karzinom. Sarkom selten.

Klinik: Vorzugsweise zwischen dem 60. und 70. Lebensjahr, bei gestellter Diagnose häufig schon fast inkurabel; 25 bis 50⁰/o inoperabel, weil rasch infiltrativ wachsend und früh lymphogen metastasierend. 45 bis 60⁰/o der operabel erscheinenden Fälle haben Metastasen.

Therapie: Bei noch vorhandener Tumorbegrenzung Operation mit Nachbestrahlung. Bei kleinen, lokal begrenzten Tumoren sowie bei alten und inoperablen Prozessen ausschließliche Strahlentherapie, am besten mit schnellen Elektronen (Betatron). Die absolute Heilungsziffer beträgt um 25⁰/o, im Stadium I bis 80⁰/o.

Ovarialkarzinom

Einteilung und Histologie: Ausgereifte Tumorformen: Granulosazelltumoren (größere Gruppe, an der Grenze zwischen Gut- und Bösartigkeit; bilden wie die Thekazelltumoren Follikelhormon); Arrhenoblastome (klinisch meist gutartig, bewirken Vermännlichung); Dysgerminom (teils gut-, teils bösartig). Unreife zystische und solide Karzinome: Zystome oder Zystadenome (an sich gutartig, werden aber sehr häufig maligne). Sekundärgeschwülste: Relativ häufig, besonders bei Primärtumoren des Intestinaltraktes und der Mamma, nicht selten doppelseitig.
Klinik: Weil klinische Zeichen lange fehlen, kommt über die Hälfte der Pat. erst mit Aszites und schon palpablem Tumor zur Behandlung.

Therapie: In jedem Falle empfiehlt sich eine postoperative perkutane Strahlentherapie. Hierdurch können die Fünfjahresheilungen um etwa 10⁰/o auf über 50⁰/o verbessert werden. Bei Aszitesbildung wie bei einer Pleuritis carcinomatosa kann Radiogold behandlung eine günstige Palliativwirkung entfalten (Klinikbehandlung). Hingegen ist die Anwendung von Radiogold bei nicht operierten Ovarialkarzinomen nicht nur zwecklos, sondern auch kontraindiziert, weil die strahlende Flüssigkeit in der Bauchhöhle wegen bestehender Verwachsungen nicht im erforderlichen Maße verteilt wird.
Komplikationen siehe Seite 598.

Eileiterkarzinom

Sehr seltener Primärtumor (0,1 bis 1,0⁰/o aller gynäkologischen Karzinome).

Therapie: Siehe Ovarialkarzinom; Resultate nur wesentlich schlechter als dort.

Maligne Nierengeschwülste

Einteilung: 1. Hypernephrom als relativ benigne Form (Nierenstruma-*Grawitz*tumor); 2. Hypernephrom als maligne Form (Nierenkarzinom); 3. Hypernephrom als Karzinosarkom.
Histologie: Zwischen Nierenstruma und Nierenkarzinom meist kein signifikanter histologischer Unterschied. Hypernephrome sind besonders gebaute Adenome oder Karzinome. Das Karzinosarkom ist polymorph- oder spindelzellig oder ein Fibrosarkom.
Klinik: Bei relativ gutartiger Form langsames Wachstum mit Kapselbildung, Metastasierung nur vereinzelt (vorwiegend in das Skelett). Maligne Formen zeigen erhöhte Wachstumstendenz, Fernmetastasen vorwiegend in den Lungen, im Gehirn und im Skelett. Typische klinische Zeichen erst in Spätstadien.

Therapie: Frühoperation mit einer Heilungsziffer von 80⁰/o. Alleinige Strahlentherapie ist nicht empfehlenswert. In jedem Falle aber Nachbestrahlung. Im Kindesalter vorkommende embryonale karzinosarkomatöse Mischgeschwülste (meist Adenosarkome) sollen vorbestrahlt werden, Operation 4 bis 6 Wochen später. Rezidive und Metastasen machen erneute Einweisung in die Klinik erforderlich; die Prognose ist infaust.

Ureterkarzinom

Sehr selten, nur primäre Operation mit sehr geringen Heilungsresultaten.

Harnblasenkarzinom

Histologie: Meist Zottenkarzinom, auch primär infiltrierendes oder solides Plattenepithelkarzinom, anaplastisches und undifferenziertes Karzinom.

Klinik: Primärbefund oft fortgeschritten, negativer histologischer Befund an einer Stelle eines Tumors schließt Malignität an anderer Stelle nicht aus.

Therapie: Große Therapieresistenz. Operation oder Megavolttherapie oder Kombinationsbehandlung mit etwa 25 bis 33⁰/o Fünfjahresheilungen. Heutige Megavolttherapie wirksamer als konventionelle Röntgenbestrahlung. In Frühstadien kombinierte chirurgische Behandlung und radiologische Therapie mit Implantation von weichem Tantalumdraht (Ta 182) mit etwa dreijähriger Überlebenszeit von 83⁰/o. Bei Inoperabilität oft schlagartiges Sistieren einer Hämaturie nach Palliativbestrahlung.
Komplikationen siehe Seite 598.

Karzinom der männlichen Harnröhre

Sehr selten, betrifft den hinteren Harnröhrenabschnitt. Schlechte Prognose, weil lange Zeit eine chronische Entzündung vorgetäuscht wird, ebenso eine Harnröhrenstriktur. Verdacht auf Malignität erst bei Therapieresistenz.

Therapie: Erfolgversprechend nur Frühoperation, Nachbestrahlung ohne günstigere Prognose. Bei primär bestehenden Lymphknotenmetastasen ausschließlich Strahlentherapie.

Karzinom der weiblichen Harnröhre

Bei Übergreifen auf die Vulva vom Vulvakarzinom nicht zu trennen. Häufiger polypöser, seltener infiltrierender Tumor. Metastasen offenbar erst später.

Therapie: Polypöse Tumoren reagieren auf Strahlentherapie gut, infiltrierend wachsende weniger gut. Nach Operation leicht Funktionsstörung, deshalb besser Strahlentherapie mit 40 bis 64⁰/o Fünfjahresheilungen.

Hodentumoren

Histologie: Uneinheitlich, zwischen 50 und 66⁰/o Seminome, danach Teratome, embryonale Sarkome und Chorionepitheliome. Aufbau der Metastasen häufig nicht identisch mit dem des Primärtumors.
Klinik: Sehr selten; Altersgipfel im 3. Dezennium. Hodentumor mit vermehrter Prolanausscheidung beim Mann sind klinische Hinweise auf ein Chorionepitheliom. Lymphogene Metastasierung sowie Fernmetastasierung, diese vorwiegend in die Lungen.

Therapie: Alleinige Strahlentherapie der Operation unterlegen. Nachbestrahlung verbessert die Resultate um 20⁰/o auf 80 bis 87⁰/o. Dauerergebnisse der Seminome wesentlich besser als bei teratoiden Tumoren und Chorionepitheliomen. Bei Fernmetastasen ist die Prognose infaust, Strahlentherapie deshalb kontraindiziert.

Prostatakarzinom

Histologie: Am häufigsten Carcinoma simplex.

Klinik: Primärtumor kann 2 bis 5 Jahre symptomlos verlaufen. Deshalb ist die Diagnose bei 95% der Fälle gleichbedeutend mit Inoperabilität. Nicht selten Fehlbeurteilung als benigne Prostatahypertrophie, weil Karzinomgewebe in etwa 50% nur ganz umschrieben vorhanden. Normal große Prostata schließt Karzinom nicht aus. Regionäre Lymphknotenmetastasen in 60%, noch häufiger Skelettmetastasen vom vorwiegend osteoplastischen Typ.

Therapie: Operation entfällt in der Regel wegen Inoperabilität. Strahlentherapie heute fast durchweg durch ausschließliche Hormontherapie verdrängt und nur noch zusätzlich bei hormonresistenten Miktionsstörungen. Dabei führt eine Hormonbehandlung in etwa 57,5% zu Zweijahresheilungen, die ohne diese nur 15,5% betragen würde.

Mammakarzinom

Histologie: Carcinoma solidum simplex (am häufigsten), Carcinoma scirrhosum, Carcinoma adenomatosum, Carcinoma gelatinosum (Gallertkrebs). Sehr selten Sarkome und Mischtumoren, ferner Kombinationen mit Tuberkulose.

Sonderform: Pagetkarzinom der Mamille, ein Plattenepithelkarzinom sowie vorwiegende Ausbreitung innerhalb der Hautschichten (etwa 1% aller Mammakarzinome). Erysipelas carcinomatosum (etwa 2–4% aller Mammakarzinome) mit »akuter« Ausbreitung im subepidermalen Lymphbahnensystem oder in den Blutkapillaren.

Klinik: Immer noch um die Hälfte aller Fälle bei der Erstbehandlung inoperabel. Etwa 60% der operablen Fälle bereits im Stadium II mit regionären Achsellymphomen. Frühdiagnose im Sinne der Fährtensuche durch Mammographie. Häufigster Tumorsitz in der lateralen Mammahälfte. Bei Nichtbehandlung durchschnittliche Überlebensdauer rund drei Jahre. Prognose des Erysipelas carcinomatosum absolut infaust. Bilateral symmetrische Tumoren in etwa 5 bis 10%.

Therapie: Primäre Operation oder Vorbestrahlung, in jedem Falle Kombinationsbehandlung mit Nachbestrahlung. Bei Inoperabilität Palliativbestrahlung. Bei Fernmetastasen Hormonbehandlung: prämenopausisch Androgene, postmenopausisch in erster Linie Östrogene, auch bei Skelettmetastasen. Wirkung stets mit Hilfe der *Sulkowitsch*-Probe auf Kalziumausscheidung im Harn sowie Bestimmung des Kalzium-Serumspiegels und der Serumphosphatase überprüfen. Bei Wirkungslosigkeit der Östrogene Übergang auf Androgene, in Spätstadien auch Steroidtherapie mit Prednison bis zur Dauerdosis von 10 bis 25 mg pro die. Routinemäßige Verabfolgung von Androgenen oder Östrogenen parallel zur konventionellen Therapie wegen nicht vorhersehbarer Wirkungen nicht ohne Gefahr, zumal auch die Wirkung jeder Einzelmethode nachläßt. Das bedeutet, daß nach einer sog. »Breitspektrum-Sicherheitstherapie« im Falle ihres Versagens dann keinerlei palliative Therapiemöglichkeit mehr besteht.

Komplikationen siehe Seite 597.

Schilddrüsenkarzinom

Histologie: Uneinheitlich, durch Misch- und Übergangsformen erschwert. Metastasierendes Adenom, großzelliges Adenom, Struma maligna, Parastruma, malignes Papillom, Karzinom und Karzinosarkom. Struma maligna am häufigsten.

Klinik: Zwischen 3 und 4% aller malignen Schilddrüsentumoren im Kindesalter und bei Jugendlichen. Entwicklung in normaler Schilddrüse nur selten, meistens auf dem Boden von Knotenkröpfen, vor allem bei toxischem Adenom. Verdächtig sind plötzlich auftretende Beschwerden bei sonst jahrelang symptomfreier Struma, besonders in Verbindung mit beschleunigtem Kropfwachstum. Klinische Malignitätssymptome in 30 bis 50% erst bei eingetretener Metastasierung typisch.

Therapie: Nach der Operation Bestrahlung besonders dann, wenn die Drüsenkapsel bereits durchwachsen war. Bei Jugendlichen Steigerung des Malignitätsgrades durch operativen Eingriff möglich (beschleunigte Metastasierung). Deshalb wird auch Vorbestrahlung empfohlen. Kleinzellige anaplastische Karzinome metastasieren frühzeitig. Großzellige Karzinome reagieren auf Strahlentherapie wenig. Therapieergänzung heute auch mit Radiojod. Nach der Operation immer Hormonjod als Dauerbehandlung. Nach kombinierter Behandlung zeigen Adenokarzinome 50 bis 80%, alle anderen 6 bis 20% Fünfjahresheilungen, bei ausschließlicher Strahlentherapie nur 26%. Bei Metastasierung Palliativbestrahlung, wobei solitäre Knochenmetastasen noch mit relativ niedrigen Herddosen gut beeinflußbar sein können. Prognostisch ungünstig sind Lungenmetastasen. Unter Radiojodbehandlung können sich Primärtumoren, Knochen- und Lungenmetastasen noch in 15% palliativ zurückbilden. Hierbei ist sehr selten Symptomfreiheit über Jahre möglich. Wesentlich ist die subjektive Erleichterung der Patienten.

Speicheldrüsentumoren

Am häufigsten Parotistumoren.
Histologie: Malignität morphologisch nur schwer bestimmbar. Häufigster Mischtumor (80 bis 90%) mit gutartigem Anfangsstadium entartet in etwa 30% der Fälle maligne. Übrige Parotistumoren sind Adenome, Karzinome und Sarkome.

Therapie: Operation Methode der Wahl. Bei klinischem Verdacht auf Malignität Nachbestrahlung weniger wirksam als Vorbestrahlung (schnelle Elektronen mit dem Betatron). Bei Karzinomen und Sarkomen der Parotis ausschließlich radiologische Behandlung, bei Malignomen der übrigen Speicheldrüsen kombinierte chirurgisch-radiologische Therapie. Metastasierungen maligner Parotisgeschwülste sind auch einer Palliativbestrahlung nicht mehr zugänglich.

Literatur

1) Hofmann, D.: Klinik der gynäkologischen Strahlentherapie. München-Berlin 1963.
2) Mesnil de Rochemont, R. du: Lehrbuch der Strahlenheilkunde. Stuttgart 1958.
3) Oeser, H.: Strahlenbehandlung der Geschwülste. München-Berlin 1954.
4) Ries, J. K., u. J. Breitner: Strahlenbehandlung in der Gynäkologie. München-Berlin 1959.
5) Rübe, W.: Forsch. Prax. Fortb. (Med.), 17 (1966), 323.
6) Scherer, E.: Strahlentherapie, eine Einführung. Stuttgart 1967.
7) Schlitter, H. E.: Med. Klin. 60 (1965), 1145.
8) Schlitter, H. E., u. H. Bürger: Med. Klin. 61 (1966), 1739.
9) Schlungbaum, W., u. K. Deumig: Dtsch. Med. Wschr. 87 (1962), 400.
10) Tagungsbericht: Med. Klin. 61 (1966), 278.
11) Übersicht: Ärztl. Prax. 17 (1965), 1466.
12) Übersicht: Ärztl. Prax. 17 (1965), 1465.
13) Übersicht: Ärztl. Prax. 18 (1966), 1563.
14) Übersicht: Ärztl. Prax. 18 (1966), 1559.
15) Übersicht: Ärztl. Prax. 18 (1966), 1692.

Zytostatische Behandlung nach Operationen

Von H. E. Grewe, Osnabrück

Die Indikationen zur zytostatischen Therapie sind bisher nur zum Teil klar umrissen. Die Vielzahl der Publikationen macht es praktisch unmöglich, ein genaues Bild über ihren Wert zu gewinnen. Widersprechende Angaben über Behandlungserfolge haben dazu geführt, daß nur bei vereinzelten Indikationen die Therapie mit zytostatischen Substanzen empfohlen werden kann.

Vorausgeschickt sei, daß alle Zytostatika unspezifische Zellgifte sind, die neben den Krebszellen alle sich schnell teilenden Gewebe schädigen. Nach dieser speziellen Zellwirkung kommt es immer zu einer Beeinträchtigung des Gesamtorganismus, wobei einzelne Systeme unterschiedlich reagieren. Eine besondere Empfindlichkeit weisen in der Reihenfolge der Beeinflussung des Zytostatikums für Substanzen folgende Systeme auf:

Hämopoetisches System (Wertigkeit nach Gross: Lymphopoese, Granulozytopoese, Thrombozytopoese, Erythropoese);
Lymphatisches System;
Endokrines System (Gonaden);
Magen-Darm-Trakt;
Haar und Fingernägel.

Kontraindiziert ist deshalb die Therapie — wenn keine vitale Indikation vorliegt — in der Schwangerschaft und bei allen Patienten im zeugungsfähigen Alter wegen einer Schädigungsmöglichkeit der Gonaden.

Nebenreaktionen

Das Ansprechen auf eine zytostatische Therapie, besonders die Gefahr ungewollter Nebenreaktionen, ist individuell sehr unterschiedlich. Bekannt sind mannigfaltige örtliche und allgemeine Störungen.

Allgemeine Symptome: Appetitlosigkeit — Erbrechen — Gewichtsverlust — Gliederschmerzen — psychische Veränderungen — Depression — Superinfektion — Ikterus — Präurämie.

Lokale Schäden: Granulozytopenie — Panzytopenie — Stomatitis — Ösophagitis — Enterokolitis — Störungen der Antikörperbildung — Neuritis — Leberparenchymschaden — verminderte Harnsäureausscheidung — örtliche Entzündung bei parenteraler Applikation — lokale Nekrosen.

Die Früherkennung auftretender Nebenreaktionen ist von besonderer Bedeutung, um sofort die entsprechenden Gegenmaßnahmen einleiten zu können. Jede zytostatische Therapie muß deshalb *von Anfang an labormäßig überwacht werden*. Im Verlaufe der Behandlungen eignen sich als Kontrolluntersuchung:

Bestimmung der Leukozyten,
          der Thrombozyten,
          der Retikulozyten.

Fallen diese Werte ab, so ist das Zytostatikum zu reduzieren bzw. gänzlich abzusetzen. Je nach der Schwere der Erscheinungen kann die Behandlung ambulant erfolgen oder eine Klinikeinweisung notwendig machen.

Therapeutisch sind hier folgende Maßnahmen empfohlen:

Bluttransfusionen,
Gamma-Globoline,
Kortikosteroide mit Breitbandantibiotika,
Vitamin C und B$_6$,
Faktor AF 2 Guarnere.

Weitere therapeutische Möglichkeiten ergeben sich daraus, daß einige Zytostatika spezifische Gegenmittel haben.

Bei *lokalen Schädigungen durch paravenöse Injektion* kommt es meist zur Gewebsnekrose. Je nach ihrem Ausmaß kann auch hier eine stationäre Behandlung notwendig werden. Von den im Handel befindlichen Präparaten sollen zur Veranschaulichung drei der wichtigsten einander gegenübergestellt werden.

Kurative Therapie

Zunächst wird auf die *kurative Therapie* bei sog. inoperablen Patienten nach einer Krankenhausbehandlung eingegangen. Die Wirksamkeit der genannten Substanzen ist aus der Tabelle zu entnehmen.

Die Zusammenstellung entspricht den derzeitigen Kenntnissen. Unberücksichtigt sind neuere tierexperimentelle Untersuchungen, wonach bei längerer Anwendung zytostatische Substanzen im Gegensatz zum gewünschten Effekt kanzerogen wirken sollen.

Nachfolgende Aufstellung wurde nach Auskünften der Herstellerfirmen zusammengestellt. Nicht aufgeführte Tumorarten sollen nach der Information durch die aufgeführten Zytostatika nicht beeinflußt werden.

Auf Dosierungsvorschläge wird zum Schluß eingegangen. Grundsätzlich ist die Dosierung — ob für eine prophylaktische oder für eine therapeutische Anwendung — gleich.

Für die vorsorgende Behandlung wird man aber — in Anbetracht der ungewollten schädlichen Nebenwirkungen — die Dosierung etwas niedriger wählen als für therapeutische Zwecke.

Tabelle 1: Kurative Therapie maligner Tumoren mit Zytostatika

Tumorart	Endoxan	Trenimon	Proresid
Bronchialkarzinom	+	(+)	+
Gallenblasenkarzinom	—	(+)	—
Harnblasenkarzinom	—	(+)	(+)
Hirntumoren	+	—	—
Hypernephrom	+	—	(+)
Karzinoid, malignes	+	—	—
Kehlkopfkarzinom	(+)	—	(+)
Knochensarkom	(+)	—	(+)
Kolonkarzinom	(+)	(+)	+
Korpuskarzinom	+	(+)	(+)
Leberkarzinom	—	—	—
Magenkarzinom	—	(+)	(+)
Mammakarzinom	+	+	+
Melanom, malignes	(+)	—	(+)
Naso-Oro-Pharynxkarzinom	(+)	(+)	(+)
Nebenhöhlenkarzinom	(+)	—	—
Neuroblastom	+	(+)	—
Ösophaguskarzinom	—	—	(+)
Ovarialkarzinom	+	+	(+)
Pankreaskarzinom	—	(+)	(+)
Pleuratumoren	+	+	+
Prostatakarzinom	+	(+)	—
Rhabdomyosarkom	+	—	—
Rektumkarzinom	(+)	(+)	(+)
Retinoblastom	+	—	—
Schilddrüsenkarzinom	+	—	—
Seminom	+	+	(+)
Synovialom	(+)	—	—
Tonsillentumoren	(+)	(+)	—
Tubenkarzinom	(+)	(+)	—
Wilmstumor	+	—	—
Zervixkarzinom	(+)	(+)	+
Zungenkarzinom	(+)	—	—

+   = gut wirksam
(+) = schwach oder fraglich wirksam
—   = unwirksam oder Wirksamkeit nicht bekannt

Prophylaktische Therapie

Ähnliches gilt für die Indikation einer *prophylaktischen Therapie* nach Operationen. Wesentlich für den Erfolg sind die Applikationsart und die Dosierung. Nach der Krankenhausentlassung kommt sowohl intravenöse, orale oder lokale Verabreichung in Frage. Ist während des Krankenhausaufenthalts bereits mit einem Zytostatikum behandelt worden, sollte die weitere Therapie mit dem Krankenhaus abgestimmt werden.

Tabelle 2: Prophylaktische Therapie maligner Tumoren mit Zytostatika

Tumorart	Endoxan	Trenimon	Proresid
Bronchialkarzinom	+	(+)	?
Gallenblasenkarzinom	—	(+)	(+)
Harnblasenkarzinom	—	(+)	—
Hirntumoren	+	—	—
Hypernephrom	+	—	—
Karzinoid, malignes	—	—	—
Kehlkopfkarzinom	(+)	—	(+)
Knochensarkom	—	—	(+)
Kolonkarzinom	(+)	(+)	—
Korpuskarzinom	(+)	(+)	(—)
Leberkarzinom	—	—	—
Magenkarzinom	(+)	(+)	+
Mammakarzinom	(+)	+	+
Melanom, malignes	+	—	—
Naso-Oro-Pharynxkarzinom	(+)	(+)	(+)
Nebenhöhlenkarzinom	(+)	—	—
Neuroblastom	+	(+)	—
Ösophaguskarzinom	—	—	—
Ovarialkarzinom	+	+	—
Pankreaskarzinom	—	(+)	—
Pleuratumoren	—	+	—
Prostatakarzinom	+	(+)	—
Rhabdomyosarkom	—	—	—
Rektumkarzinom	(+)	(+)	(+)
Retinoblastom	+	—	—
Schilddrüsenkarzinom	—	—	—
Seminom	+	+	—
Synovialom	—	—	—
Tonsillentumoren	—	(+)	—
Tubenkarzinom	—	(+)	—
Wilmstumor	+	—	—
Zervixkarzinom	(+)	(+)	+
Zungenkarzinom	(+)	—	—

+   = gut wirksam
(+) = schwach oder fraglich wirksam
—   = unwirksam oder Wirksamkeit nicht bekannt

Eine wesentliche Bedeutung hat neben der Wahl des Zytostatikums die Dosierung. Neben dem Alter des Patienten sind Allgemeinverfassung, Körpergewicht und ähnliches zu berücksichtigen. Die in Tabelle 3 angegebenen Dosierungen sind deshalb nur richtungweisend aufzufassen. Wiedergegeben ist die Dosierung für eine Dauerbehandlung.

Für die als sinnvoll angegebene Stoßtherapie wird auf die entsprechenden Richtlinien der Herstellerfirmen verwiesen.

Tabelle 3: Dosierungsvorschläge für Zytostatika

Präparat	Dosis tgl.	wöchentl.	zeitl. Dauer	Intervall	Höchstdosis – Zeitdauer
Endoxan	1–3 Dr. oder 200–400 mg	–	4–6 g Gesamtdosis	6–8 Wochen	Höchstmenge über 100 g
Endoxan	–	1mal 600–900 mg	4–6 g Gesamtdosis	6–8 Wochen	Höchstmenge über 100 g
Trenimon	bei Beginn tgl. 1 Kapsel	1–3 Kapseln à 0,5 mg	4–6 Mon.	–	?
Trenimon		i. v. 1–3 Amp. à 0,2 g	4–6 Mon.	–	?
Proresid	5–8 Kapseln	zusätzl. i. v. 2 × 2 Amp. à 200 mg	6–12 Mon.	–	über 1 Jahr

Für manche Tumorformen ist — wie angegeben — auch eine *lokale Anwendung* möglich. Über die Dosierung sowie die zeitliche Dauer herrschen hier noch größere Unklarheiten. Die Angaben sind daher ebenfalls nur als Mittelwert anzusehen.

Tabelle 4: Lokale Anwendungsmöglichkeit

Präparat	intratumoral	intrapleural-intraperitoneal
Trenimon	je nach Tumorgröße 0,2–1 mg in 2–3 ml phys. NaCl-Lösung	3–7 tgl. 0,2–0,4 mg in 20–40 ml phys. Kochsalzlösung
Proresid	200–1000 mg auf 10–50 ml phys. Kochsalzlösung auf Kompressen. Gesundes Gewebe abdecken.	200 mg auf 20–50 ml phys. Kochsalzlösung und Oberflächenanästhetikum

Über nähere Einzelheiten unterrichten die Herstellerfirmen. Die persönliche Erfahrung des Arztes ist für den Erfolg einer Therapie von außerordentlicher Bedeutung. Die Indikationsstellung sollte aber immer sehr kritisch erfolgen.

Physikalische Therapie nach Operationen

Von D. v. Arnim, Nürnberg

Einleitung

Beim operierten Kranken steht nach dem chirurgischen Eingriff die medikamentöse Behandlung neben den üblichen pflegerischen Maßnahmen im Vordergrund. Bald jedoch werden die vornehmlich auf Funktionserhaltung — Verbesserung oder Wiederherstellung — ausgerichteten physikalischen Heilmethoden eingesetzt werden. Anfangs sind es vor allem Maßnahmen zur Verhütung von Pneumonie, Thrombose oder anderen »Liegeschäden« sowie kreislaufstützende Anwendungen — alle mit dem Ziel, den Patienten so bald wie möglich »aus dem Bett zu bringen«.

Bei manchen großen, vor allem thorax-chirurgischen Eingriffen ist der Patient auch durch präoperative krankengymnastische Behandlung auf den veränderten Funktionszustand nach der Operation vorzubereiten.

Viele Maßnahmen zur Verbesserung der Atmung, zur Stützung des Kreislaufes, zur Prophylaxe von Dekubitus und Thrombose und zur Anregung der Darmtätigkeit werden von geschultem Pflegepersonal versehen, obschon sie im engeren Sinne zur physikalischen Therapie gehören. Eine enge Grenze läßt sich hier nicht ziehen; wichtig ist, daß Arzt und Stationspersonal eng mit der Krankengymnastin zusammenarbeiten und sie über den Leistungsgrad und die Belastungsfähigkeit des Patienten auf Grund der neuesten Untersuchungen (EKG, Röntgen) laufend informieren. Dies gilt vor allem für die Frischoperierten auf der Wachstation.

Allgemeine Maßnahmen der physikalischen Therapie in Prophylaxe und Behandlung

a) *Bei Pneumonie:* Die beste Pneumonieprophylaxe ist Atemgymnastik. Der operierte Kranke scheut sich häufig, zur Vermeidung von Schmerzen tief durchzuatmen. Hier muß zur Vertiefung der Atmung und zur Durchlüftung der gesamten Lunge besonders die untere Flankenatmung und die Zwerchfellatmung geübt werden. Anfangs sollten täglich zweimal im gutgelüfteten Zimmer Atemübungen durchgeführt werden. Forciertes Atmen, besonders zu langes und zu tiefes Einatmen ist jedoch zu vermeiden. Die Krankengymnastin muß sich vielmehr dem Atemrhythmus des Patienten mit ihren Übungen anpassen und dabei manuelle Hilfen geben. Inhalationen mit expektorationsfördernden Medikamenten oder oberflächenwirksamen Antibiotika werden verabreicht. Zur Unterstützung der medikamentösen Therapie einer Pneumonie werden hautreizende Senfwickel oder Wickel mit ätherischen Ölen angelegt. Bei hohen Temperaturen wirken, besonders bei Kindern, kühle Wadenwickel temperatursenkend und kreislaufstützend.

b) *Kreislaufstützung:* Der Patient wird neben den Atemübungen dazu angehalten, aktiv jene Gliedabschnitte zu bewegen, die nicht infolge Operation, Fraktur etc. ruhiggestellt bleiben müssen. Hierzu gehört auch die Stoffwechselgymnastik, die mit einfachsten und leichtesten Übungen wie Finger und Zehen krallen und öffnen, Hand und Fuß beugen und strecken etc. beginnen. Isometrische Spannungsübungen werden dem Patienten beigebracht, und er wird dazu angehalten, mehrmals am Tage selbst zu üben. Leichte passive Bewegungsübungen durch die Krankengymnastin oder durch das Pflegepersonal ergänzen die aktive Gymnastik. Es handelt sich anfangs um die sogenannte »Belebung der Bettruhe«.

Orthostaseübungen bestehen in möglichst frühzeitigen Lageveränderungen. Der Patient soll aufsitzen, bald die Beine heraushängen lassen, dabei gleichzeitig Atemübungen und eine leichte aktive Gymnastik durchführen. Bald wird der Patient aufgestellt und geht einige Schritte mit Hilfe der Krankengymnastin oder der Schwester »um das Bett herum«.

Falls der Patient durch die Art der Verletzung (Wirbelfraktur, Schenkelhalsbruch etc.) nicht aufgestellt werden darf, wird zur Aufrichtung des Patienten ein Kipptisch verwendet, auf dem er ein- bis zweimal täglich 15, 20 oder 30 Minuten festgeschnallt werden kann. Dabei werden gleichzeitig aktive krankengymnastische Übungen der nichtbetroffenen Gliedabschnitte vorgenommen. Durch die Einnahme der vertikalen Haltung werden Liegeschäden verringert und das Herz-Kreislauf-System durch Anregung der Hämodynamik in milder Weise trainiert.

An hydrotherapeutischen Maßnahmen zur Kreislaufstützung werden Abreibungen, Waschungen und Abklatschungen gegeben. Trockenbürstungen können zur Anregung der peripheren Durchblutung und damit zur Ökonomisierung der Kreislaufverhältnisse mehrmals täglich verabreicht werden.

c) *Bei Thrombose.* Prophylaxe: Wenn der Patient nicht in der Lage ist, aktiv eine Übungsbehandlung durchzuführen, werden die Beine vorsichtig streichend massiert oder großflächig ausgedrückt. Häufige »Umlagerungen« der unteren Extremitäten helfen, Thrombosen zu verhüten. Isometrische und isotonische Spannungsübungen der Muskulatur regen den venösen Rückfluß an und wirken gleichfalls einer Thrombose entgegen.

Bei *eingetretener Thrombose* wird die Extremität höher gelagert; wärmeentziehende Maßnahmen: kühlende Umschläge, kühle Fangopackungen, Wickel werden angelegt. Hier muß jedoch Sorge getragen werden, daß alle wärmeentziehenden Maßnahmen nicht zu lange durchgeführt werden, vor allem ohne Verwendung luftundurchlässigen Materials, da diese Wickel etc. sonst wärmestauend wirken und gerade das Gegenteil der gewünschten Maßnahmen erzielen.

Bei der *postoperativen Thrombose* ist — natürlich mit der gebotenen Ruhigstellung der erkrankten Extremität — auf eine allgemeine Gymnastik mit Atemübungen Wert zu legen. Forcierte Tiefatemübungen besonders mit starker Beteiligung der Bauchmuskulatur sind jedoch zur Verhütung von Embolien kontraindiziert.

d) *Dekubitus.* Häufiges Umlagern, verbunden mit Trockenbürstungen, Abwaschungen mit Franzbranntwein o. ä., Massagen der aufliegenden Hautareale, auch Bindegewebsmassage, feine Vibrationen etc. sind anzuwenden. Ferner sind Kohlensäurebäder, auch Kohlensäuretrockengasbäder zu empfehlen. Höhensonnenbestrahlung der betroffenen Gebiete wirken granulationsfördernd. Belüftung mit Warmluft, Föhn etc. wirkt schmerzstillend, durchblutungsfördernd und ebenfalls granulationsfördernd.

e) *Sudeck.* Frühzeitige Bewegungstherapie im schmerzlosen Bereich, die sogenannten »Fingerübungen am ersten Tag« sind nach BÖHLER die beste Sudeckprophylaxe. Alle schmerzhaften Reize, vor allem fehlerhaft durchgeführte schmerzhafte Elektrotherapie bei Lähmungen, aber auch intensive Wärmemaßnahmen und stärkere Massagen wirken sudeckfördernd und sind streng kontraindiziert. Desgleichen sind nicht nur im (durch Fraktur, Luxation etc.) erkrankten Gebiet, sondern auch proximal und distal davon alle schmerzhaften passiven Bewegungsübungen zu vermeiden.

Großer Wert ist auf eine funktionsgerechte Lagerung der Extremitäten zu legen. Wenn lokale Maßnahmen am sudeckgefährdeten Glied infolge Gips o. ä. nicht möglich sind, können über die gesunde Extremität vor allem durch hydrotherapeutische Maßnahmen (Güsse mit an- und absteigender Temperatur, Massagen) auf sogenanntem »konsensuellem Weg« durchblutungsfördernde bzw. gefäßtonisierende Reaktionen in der kranken Extremität erzielt werden.

Die Bindegewebsmassage wird ebenfalls zur Sudeckprophylaxe mit Erfolg vorgenommmen, und zwar in den entsprechenden Segmenten, während jede »lokale Massage«, d. h. im betroffenen Gebiet, zu unterlassen ist.

f) *Lähmungen.* Zu *peripheren (schlaffen) Lähmungen* kommt es besonders leicht bei bewußtlosen Patienten, sei es infolge der Narkose oder nach Schädelhirntraumen etc., daneben jedoch auch bei ungünstig liegendem oder zu festem Gips. Prädilektionsstellen sind der N. fibularis und N. ulnaris. Durch leichte Widerstandsübungen sowie Sensibilitätsprüfung unter der Behandlung können Schäden vermieden werden. Ist durch die Art der Verletzung oder auch beim längere Zeit bewußtlosen Patienten die Sensibilität gestört, aufgehoben oder nicht prüfbar, so ist besonderer Wert auf günstige Lagerung zu legen und auf jede verminderte bzw. veränderte Hautdurchblutung aufmerksam zu achten.

g) *Obstipation.* Durch Tiefatmung und Bauchatmung kann eine nachlassende oder gestörte Peristaltik in Gang gebracht werden. Die Krankengymnastin unterstützt hierbei durch Vibrationen im Bereich des Querkolon und des Colon descendens die Atemübungen.

Die Kolonmassage nach VOGLER folgt mit tastenden Vibrationen dem Verlauf des Kolon vom unteren Coecumpol über das Kolon transversum bis zur kranialen Sigmaschleife, und zwar synchron mit Ein- und Ausatmen des Patienten. Dauer der Behandlung 20 bis 30 Minuten einmal täglich etwa eine Stunde nach einer größeren Mahlzeit.

Auch die in den Darmsegmenten angelegte Bindegewebsmassage wirkt peristaltikanregend.

Elektrotherapie wird ebenfalls zur Peristaltikanregung verwendet: Zwei etwa handtellergroße Elektroden seitlich über dem Darmbeinkamm, Dauer: 20 bis 30 Minuten, 200 ms Impuls, 2000 ms Pause; Dreieckstrom (Neuroton etc.). Diese Behandlung wird besonders bei drohendem *Ileus* als letzte konservative Maßnahme vorgeschlagen.

Kurzwellendurchflutungen oder einfache Wärmemaßnahmen mit Heißluftkasten oder feuchtwarmen Wickeln werden gleichfalls zur Anregung der Darmtätigkeit herangezogen; ihre spasmolytische Wirkung ist altbekannt.

Bei hartnäckiger *Stuhlverhaltung vor operativen Eingriffen* kann das subaquale Darmbad (Su-Dabad) gute Dienste leisten; die Hauptindikation des Su-Dabades ist der abgangsfähige *tiefsitzende Ureterstein.*

Physikalische Therapie auf der chirurgischen Station

1. Krankengymnastik

Schon kurz nach dem Erwachen aus der Narkose wird mit *Atemübungen* begonnen, einmal zur Anregung des Kreislaufes und zum anderen auch um Narkotika »abzuatmen«. Wegen des Wundschmerzes scheuen sich die Patienten vor tiefer Atmung. Die Krankengymnastin gibt im Bereich der unteren Rippenbögen leichten Atemwiderstand, Wert ist vor allem auf eine lange Ausatmung zu legen. Die Krankengymnastin komprimiert ferner die Wundränder durch flaches Auflegen der Hände bei diesen Atemübungen. Tiefatmung etwa drei- bis viermal hintereinander, dann Pause.

Abhusten. Durch das Tiefatmen kommt es häufig zu einem Hustenreiz, den der Patient jedoch aus Angst vor Schmerzen zu unterdrücken bestrebt ist. Jedoch muß das angesammelte Sekret möglichst vollständig abgehustet werden. Die Krankengymnastin gibt wieder Atemhilfe durch Komprimieren der Wundränder bei Operationen im Thorax- und Bauchbereich. Zur Vermeidung zu starker intrathorakaler Drucksteigerung beim Hustenstoß empfiehlt es sich, den Patienten tief einatmen und dann zur Hälfte wieder ausatmen zu lassen und nur mit dem Rest der verbliebenen Luft »abzuhusten«. Dieser Hustenmodus wird dem Patienten beigebracht, so daß er dann auch ohne Hilfe der Krankengymnastin vorsichtig und fraktioniert abhusten kann.

Zur Verbesserung der Atemleistung wird mit dem *Totraumvergrößerer* geatmet. Einzelne Rohre, die aus Segmenten von etwa 100 ccm Inhalt bestehen, werden zusammengesetzt und der Patient, dessen Nase abgeklemmt ist, muß durch dieses Rohr mit dem vorgeschalteten Totraum von 500 bis 700 ccm atmen. Durch die Totraumatmung steigt anfangs der arterielle Kohlensäuredruck, der eine zentrale Ventilationssteigerung zur Folge hat. Totraumatmung wird unter Aufsicht der Krankengymnastin mehrmals am Tage wenige Minuten unter steigenden Anforderungen durchgeführt.

Bei Bauchoperationen, vor allem nach Herniotomien und gynäkologischen Eingriffen, Kaiserschnitt etc., ist Wert auf Tonisierung der Bauchmuskulatur zu legen. Anfangs soll hier nur mit isometrischen Spannungsübungen gearbeitet werden.

Zur Vorbereitung von *Thoraxoperationen* wird durch Kombination der Hängelagerung nach Quincke mit Inhalationstherapie, krankengymnastischen Übungen, Vibrationen und leichten Klopfmassagen die sogenannte »Bronchialtoilette« durchgeführt.

In der *Unfallnachbehandlung* spielt die Unterwassergymnastik eine hervorragende Rolle. Der Patient soll so früh wie möglich auf diese Weise krankengymnastisch behandelt werden, da durch Aufhebung der Schwerkraft im Wasser eine ideale Kombination von Entlastung einerseits, Muskelentspannung andererseits gewährleistet ist. Zuerst wird der Patient mit einer Hebebühne o. ä. in eine große Wanne, am günstigsten in eine Schmetterlingswanne gehoben, wo er mit Hilfe der Krankengymnastin aktive und passive Bewegungsübungen durchführen kann. Der nächste Schritt ist die Behandlung im großen Bewegungsbad, wo die erkrankte Extremität aktiv, später passiv durchgearbeitet wird. Unter Verminderung der Wassertiefe kommt es zu einer wachsenden und dosierbaren Belastung.

Die *operative Knochenbruchbehandlung* ermöglicht ein frühzeitiges Einsetzen der krankengymnastischen Übungen; dies heißt jedoch keinesfalls, daß die Extremität auch schon belastet werden darf. Um die Gliedmaßen funktionell intakt zu halten, genügen vorerst aktive (d. h. selbsttätige) Bewegungsübungen. Anfangs werden nur isometrische Spannungsübungen durchgeführt und die Behandlung schrittweise gesteigert. Schmerzen, entzündliche Zeichen wie Rötung, Schwellung etc. zeigen an, daß zu intensiv gearbeitet wurde (siehe bei SUDECK).

2. Massagen

Bei lange liegenden Patienten, denen aus anderen Gründen keine aktive Gymnastik zugemutet werden kann, wirken Extremitätenmassagen durchblutungsfördernd und einer Inaktivitätsatrophie entgegen. Allzu intensive Massagen, vor allem tiefe Muskelmassagen können jedoch gerade beim liegenden Patienten immer thrombosefördernd wirken; daher werden vor allem Streichungen und Drückungen verabreicht. Bindegewebsmassage und Kolonmassage wurden oben erwähnt.

3. Elektrotherapie

Hochfrequenz: Kurzwellendurchflutungen können zur Peristaltikanregung verabreicht werden. Kontraindikationen sind größere Flüssigkeitsansammlungen im Durchflutungsfeld, metallische Fremdkörper (Splitter, auch Drahtungen, Nägel etc.) sowie Sensibilitätsstörungen der Haut mit Verlust der Temperaturempfindung. Zur Anregung der Nierentätigkeit werden Kurzwellendurchflutungen des Nierenlagers empfohlen, Dauer 30 bis 60 Minuten, zweimal täglich. Zur Tonisierung nach Sphinkteroperationen werden ebenfalls Kurzwellendurchflutungen angewandt; eine Elektrode im Bereich des Damms, die andere über der Symphyse.

Niederfrequenz: Obstipationsprophylaxe und Behandlung bzw. Peristaltikanregung.

Reizstromtherapie bei peripheren Lähmungen wird so frühzeitig wie möglich eingesetzt. Falls die Extremität infolge einer Fraktur etc. in Gips liegt, muß der Gips zur Anlegung der differenten Elektrode gefenstert werden. Hier kommt es vor allem darauf an, bei längerer Ruhigstellung der Inaktivitätsatrophie durch Lähmung oder auch allein durch die Gipsfixierung durch Reizstromimpulse entgegenzuwirken. Jede schmerzhafte Anwendung ist jedoch strengstens zu vermeiden. Durch vorherige Reizstromdiagnostik wird geprüft, ob die Muskulatur faradisch »anspringt« oder ob durch Exponentialströme bzw. einfache galvanische Reize eine optimale Zuckung und damit die gewünschte Durcharbeitung des Muskels erreicht werden kann.

Diadynamische Ströme wirken günstig bei peripheren Durchblutungsstörungen. Diese Ströme wirken analgetisch, gefäßerweiternd und ödemausschwemmend. Nach Amputationen bei schweren arteriellen Durchblutungsstörungen wird die verbliebene mehr oder weniger gesunde, aber jetzt natürlich überlastete Extremität mit diadynamischen Strömen behandelt; als Längsdurchflutung: eine Elektrode am Gesäß, die andere an der Fußsohle. Kombination mit Bindegewebsmassage und krankengymnastischen Spezialübungen ist ratsam.

4. Pneumotherapie, Inhalationen

Zur Verflüssigung des Sekrets und damit zur Erleichterung des Abhustens wird der Bronchitiskessel gegeben, in welchem Solelösungen, evtl. gemischt mit expektorationsfördernden ätherischen Ölen verdampft werden.

Die Aerosoltherapie im engeren Sinne kann durch Düseneinstellung Aerosole in verschiedenen Größen (30 bis 0,5 µ) herstellen und damit gezielt die oberen, mittleren und tiefsten Lungenabschnitte treffen.

In der postoperativen Phase kommen vor allem mukolytische Substanzen und oberflächenwirksame Aerosole in Frage. Durch Verflüssigung des Sekretes wird das Abhusten erleichtert. Kombination mit Bronchialtoilette (s. o.), Atemgymnastik, Hängelage nach QUINCKE.

Oberflächenwirksame Antibiotika (die nicht resorbiert werden) werden gleichfalls inhaliert.

Die Inhalationsdauer soll 15 Minuten nicht überschreiten. Der Patient ist außerdem anzuhalten, »normal« zu atmen und keinesfalls zu hyperventilieren. Oft meinen Patienten, die Inhalation »nicht zu vertragen«. Hier ist meistens eine Hyperventilation mit den Folgen Übelkeit, Kopfschmerz, Palpitationen im Sinne einer Hyperventilationsalkalose die Ursache.

5. Balneo- und Hydrotherapie

Hydrotherapie kommt in Form von Wickeln, Abreibungen und Packungen in Betracht. Meist handelt es sich um pflegerische Maßnahmen, die kreislaufanregend wirken.

Bädertherapie wird nur in seltenen Fällen durchführbar sein und ist — falls indiziert — den ambulanten Patienten in der Nachsorgeperiode vorbehalten.

Physikalische Therapie in der hausärztlichen Nachsorge

Die P. T. in der Nachsorgeperiode dient im Sinne der Rehabilitationsmedizin der baldigen Wiedereingliederung des Patienten in seine bisherige Tätigkeit. Hier ist besonderer Wert auf die enge Zusammenarbeit zwischen dem Hausarzt und der von ihm mit der Behandlung beauftragten Krankengymnastin bzw. dem Masseur oder Bäderinstitut zu legen. Dies gilt vor allem für die Unfallnachbehandlung. Allzu oft wird durch routinemäßige Verordnung — etwa Heißluft und Massage — Schaden gestiftet (SUDECK!), und die Behandlungskapazität der Krankengymnastin oder des Masseurs mit ihren differenzierten Therapiemöglichkeiten wird nicht ausgenützt.

Zur weiteren Wiederherstellung oder zur gezielten Behandlung verbliebener Funktionsstörungen ist auch die Verschickung in entsprechende Badeorte mit speziellen Behandlungseinrichtungen empfehlenswert.

Die folgenden Behandlungsvorschläge sollen auf die Möglichkeiten der P. T. in der Nachsorge nach chirurgischen Eingriffen hinweisen.

a) *Nach Thoraxoperationen:* Krankengymnastische Übungen als Atemgymnastik, Skolioseprophylaxe (Klappsches Kriechen). Bindegewebsmassagen bei schmerzhaften Vernarbungen. Mukolytische bzw. antibiotische Aerosolinhalationen, Sole-Inhalationen.

Kurzwellendurchflutungen bei schlecht resorbierbaren Restergüssen; diadynamische Ströme bei schmerzhaften Vernarbungen im Bereich der resezierten Rippenstümpfe. Kurortverschickung in entsprechende Solebäder: Bad Reichenhall, Bad Soden etc.

b) *Nach Bauchoperationen:* Krankengymnastische Übungen mit besonderer Berücksichtigung der Bauch- und Rückenmuskulatur. Bei Verwachsungsbeschwerden: Reizstrombehandlungen, Kurzwellendurchflutungen, Mikrowellendurchflutungen. Vibrationsmassagen, Bindegewebsmassagen in den Bauch- und Darmsegmenten; auch Fangopackungen oder — bei Verträglichkeit — weitere trockene und feuchte Wärmeanwendungen. Eventuell Verschickung in entsprechende Kurorte: Mergentheim, Kissingen etc.

c) *Nach gynäkologischen Operationen und Geburten:* es gilt dasselbe wie bei Bauchoperationen; vor allem ist auf eine Rektusdiastase zu achten: hier wirken vor allem krankengymnastische Übungen der queren Bauchmuskulatur günstig. Hockergymnastik, »Frauengymnastik«, Post-partum-Gymnastik.
Bei *Verwachsungen* Kurzwelle und Niederfrequenzanwendungen (siehe oben).

d) Nach *urologischen Operationen,* vor allem bei Sphinkterschäden, Kurzwellendurchflutungen verbunden mit tonisierender Reizstromtherapie, diadynamische Ströme. Kurzwellendurchflutungen der Niere und Blase zur Durchblutungsförderung und Funktionsverbesserung bei sonst geregelten Ablaufverhältnissen.

e) Nach *neurochirurgischen Eingriffen. Zentral:* Krankengymnastische Gehschule. Spastikerbehandlung, Lockerungsübungen und lockernde Massagen. Elektrotherapie im allgemeinen kontraindiziert, im Vordergrund steht die aktive Übungstherapie. Bei rechtsseitigen Hemiplegien mit Aphasien sollte die krankengymnastische Übungsbehandlung mit Sprachtherapie kombiniert werden.
Bei peripheren Lähmungen krankengymnastische Widerstandsübungen im Wasser und im Trockenen, Behandlung der trophischen Störungen mit Massagen, Wärmeanwendungen (Fangopackungen, Rotlichtbestrahlungen, Kurzwellendurchflutungen). Im Vordergrund steht hier die Reizstromtherapie mit dem Ziel, die betroffene Muskulatur funktionstüchtig zu erhalten. Je nach Art der Verletzung und des Ansprechens der Muskulatur bzw. Schädigung des Nerven faradische, Exponential- oder galvanische Einzelreize. Durch häufig vorgenommene Reizstromdiagnostik muß die Therapie dem Funktionszustand der geschädigten Extremität laufend angepaßt werden. Zur Vorbereitung der Elektrotherapie: 2- oder 4-Zellen-Bäder; trockene Wärme (Heißluft).

d) *Unfallnachbehandlung.* Hier ist das größte Feld der Krankengymnastik. Die bereits im Krankenhaus eingeleitete Übungsbehandlung wird fortgesetzt, wobei der funktionellen Behandlung (Krankengymnastik) vor passiven Maßnahmen, besonders Wärmemaßnahmen und Massagen der Vorzug zu geben ist. Lediglich als Einleitung krankengymnastischer Übungen sind Teilbäder im temperaturindifferenten oder angenehm warmen Wasser erlaubt. Werden die aktiven Bewegungsübungen durch passive (Dehn-) Übungen ergänzt, so soll dies zuerst möglichst im Teilbad bzw. im Bewegungsbad geschehen.
Wichtig ist, daß die Krankengymnastin über die *Belastbarkeit* der erkrankten Extremität laufend informiert bleibt. Es ist ein Unterschied, ob gedrahtet, genagelt oder ver-

schraubt wurde. Die krankengymnastische Übungsbehandlung soll auf alle Fälle im schmerzfreien Bereich stattfinden; unter Umständen unter Zuhilfenahme der Unterwassergymnastik.

Oft sind die Erfolge der ambulanten Nachbehandlung — vor allem nach schweren Verletzungen des Bewegungsapparates und nach großen orthopädischen Operationen — Eingriffen an der Wirbelsäule, Bandscheibenoperationen, Hüftgelenksoperationen etc., wegen der beschränkten Möglichkeiten ungenügend. Dann empfiehlt es sich, die Patienten in Bäder zu schicken, in denen entsprechende Nachbehandlungen — meist im Thermalschwimmbad — durchgeführt werden: z. B. Bad Wildbad im Schwarzwald, Bad Oeynhausen, Bad Füssing.

Bei *verzögerter Kallusbildung* werden alle belastenden Behandlungen eingeschränkt; die Vermeidung der Pseudarthrose steht im Vordergrund. Günstig wirkt eine galvanische Durchflutung des Frakturbereiches mit gleichzeitiger Kalzium-Verabreichung (i. v.) sowie eine roborierende Allgemeinbehandlung, natürlich bei Ruhigstellung der geschädigten Extremität.

Bei auftretenden Schwellungen wirken diadynamische Ströme analgetisch und ödemausschwemmend. Liegt eine ausgeprägte *Sudecksche Erkrankung* vor (siehe auch S. 435) sind Wärmemaßnahmen zu vermeiden. Temperaturansteigende Teilbäder (36,5—25° und tiefer), kühle Fangopackungen und Wickel, diadynamische (sympatikulytische) Stromanwendungen werden verabreicht.

Literatur

1) Deutscher Bäderkalender: Gütersloh 1968.
2) Gillert, Otto: Hydrotherapie und Balneotherapie, Theorie und Praxis, München.
3) Gillert, Otto: Niederfrequente Reizströme in der Therapeutischen Praxis, München.
4) Haid-Fischer, F., u. H. Haid: Venenfibel, Stuttgart 1965.
5) Kohlrausch, W.: Reflexzonenmassage in Muskulatur und Bindegewebe, Stuttgart 1959.
6) von Mülmann, A.: Krankengymnastik bei Verletzungsfolgen, München.
7) Nückel, H.: Aerosoltherapie, Grundlagen und Anwendungen, Stuttgart 1957.
8) Scholtz, H. G.: Physikalische diätetische Therapie nach klinischen Gesichtspunkten, Berlin 1963.
9) Soder, E.: In Band III, Lehrbuch der Krankengymnastik, herausgegeben von K. Lindemann, H. Theirich-Leube, W. Haippertz. Stuttgart 1965.
10) Thom, H.: Einführung in die Kurzwellen- und Mikrowellentherapie, München-Berlin 1963.
11) Vogler, P.: Physiotherapie, Stuttgart 1964.

Bluttransfusionsfolgen

Von D. Amelung, Darmstadt

Nach einer Bluttransfusion können verschiedene Komplikationen auftreten. Diese Komplikationen lassen sich nach dem zeitlichen Abstand von der Transfusion in 2 Gruppen unterteilen: die akuten Reaktionen und die Spätfolgen.

Akute Reaktionen

Die in engem zeitlichem Zusammenhang mit der Bluttransfusion auftretenden akuten Reaktionen sind vorwiegend für den Kliniker von Interesse. Sie sollen daher in diesem Zusammenhang nur kurz abgehandelt werden. Es gehören dazu die relativ häufigen, jedoch meist harmlos verlaufenden *allergischen Reaktionen.* Sie beruhen meist auf einer Überempfindlichkeit des Empfängers gegen die übertragenen Plasmaeiweißkörper. Wenn bei vorausgegangenen Transfusionen allergische Reaktionen beobachtet worden sind, sollten statt Vollblutkonserven besser gewaschene Erythrozyten übertragen werden. Zwischenfälle durch Übertragung von bakteriell oder durch Pyrogene verunreinigtem Blut sind durch die moderne Transfusionstechnik sehr selten geworden. Häufiger und besonders gefürchtet sind *Hämolyse-Zwischenfälle* durch Übertragung gruppenungleichen Blutes oder durch das Vorliegen von irregulären Antikörpern, die bei einer technisch nicht einwandfrei durchgeführten Kreuzprobe übersehen worden sind. Die Häufigkeit der hämolytischen Transfusionsreaktionen wird auf etwa $1^0/_{00}$ geschätzt. Bei 10 000 bis 30 000 Transfusionen muß auch heute noch mit einem tödlichen Hämolyse-Zwischenfall gerechnet werden (8). Harmlos ist dagegen meist das Auftreten des sog. bilirubinostatischen Ikterus. Er wird gelegentlich postoperativ beobachtet, wenn während der Operation Blutkonserven übertragen wurden, die bereits längere Zeit gelagert worden waren. Durch Verwendung von frischem Konservenblut kann der bilirubinostatische Ikterus weitgehend vermieden werden (5).

Spätfolgen

Transfusionshepatitis

Für den Arzt, der die Nachbehandlung eines operierten Kranken übernimmt, sind weniger die akuten Transfusionszwischenfälle als die Spätfolgen einer Bluttransfusion von Bedeutung. Die wichtigste Spätkomplikation ist die Transfusionshepatitis. Die *Inkubationszeit* der durch eine Bluttransfusion übertragenen *Serum-Hepatitis* (Typ B) liegt *meist zwischen 50 und 180 Tagen,* in Einzelfällen kann dieser Zeitraum aber um mehrere Monate überschritten werden (6). Nicht selten ist allerdings das Intervall zwischen Bluttransfusion und Hepatitis kürzer, die Gelbsucht tritt bereits nach 2 bis 4 Wochen auf. In diesen Fällen muß angenommen werden, daß bei der Transfusion Viren des Typs A, also die Erreger der epidemischen Hepatitis, übertragen worden sind. Bei der Serum-Hepatitis treten die ersten Symptome infolge der langen Inkubationszeit oft erst nach der Entlassung aus dem Krankenhaus auf. Diagnose und Einleitung der Behandlung fallen damit in den Aufgabenbereich des nachbehandelnden Arztes.

Abgesehen von den anamnestischen Angaben gibt es bisher noch keine Möglichkeit, einen Hepatitisfall mit einiger Sicherheit als Serum-Hepatitis zu identifizieren. Einige klinische Zeichen werden jedoch im Durchschnitt häufiger bei der Serum-Hepatitis als bei der Hepatitis epidemica gefunden. Der Krankheitsbeginn der Serum-Hepatitis ist meist schleichend, Fieber ist im Initialstadium selten. Der weitere Verlauf ist überwiegend langwierig und durch einen besonders intensiven Ikterus gekennzeichnet. Der Übergang in eine chronische Verlaufsform ist bei der Serum-Hepatitis offenbar häufiger als bei der Hepatitis epidemica (7).

Die Angaben über die Häufigkeit der Transfusionshepatitis sind nicht einheitlich. Sie schwanken in Abhängigkeit vom Durchseuchungsgrad der Bevölkerung mit dem Hepatitisvirus, von der Zusammensetzung des Spenderstammes und von der Methodik, die bei der Erfassung der Transfusionshepatitis angewandt wurde. Die in der Literatur angegebenen Zahlen liegen überwiegend zwischen 1 und 4,5% bei Einzeltransfusionen (4). Die Häufigkeitswerte zeigen eine deutliche Abhängigkeit von der Zahl der durchgeführten Transfusionen. Es bestehen offenbar recht enge Beziehungen zwischen Infektionsrisiko und Transfusionszahl. Bei massiv transfundierten Patienten (4 und mehr Blutkonserven) lagen die beobachteten Erkrankungszahlen an Serum-Hepatitis über 5% (1, 3).

Die vorgenannten Zahlen erfassen lediglich diejenigen *Hepatitiserkrankungen, die mit einer Gelbsucht* einhergehen. Wahrscheinlich ist jedoch das Infektionsrisiko sehr viel größer, als es in diesen Zahlen zum Ausdruck kommt. Das ergibt sich aus Untersuchungen über die Zahl der anikterischen Hepatitiserkrankungen nach einer Bluttransfusion. Durch die Bestimmung der Transaminasenaktivität im Serum, insbesondere durch die Bestimmung der weitgehend leberspezifischen und hochempfindlichen Glutaminat-Pyruvat-Transaminase (GPT) läßt sich die Diagnose einer anikterisch verlaufenden Hepatitis heute relativ einfach stellen. CREUTZFELD und Mitarbeiter (3) beobachteten unter 219 Patienten, bei denen die GPT-Werte im Serum nach einer Bluttransfusion über 6 Monate kontrolliert worden waren, in 8 Fällen eine ikterische und in 21 Fällen eine anikterische Hepatitis. Die Hepatitishäufigkeit betrug bei Berücksichtigung aller Verlaufsformen (ikterische und anikterische) bei Einzeltransfusionen 10,6%, bei Massivtransfusionen (mehr als 3 Konserven) 22,4%. Sicher dürfen diese Befunde noch nicht verallgemeinert werden. Sie bedürfen noch der Bestätigung durch entsprechende Kontrollen in anderen Blutspendezentralen. Aber selbst wenn sich bei Nachuntersuchungen ergeben sollte, daß die vorstehend genannten Zahlen zu hoch sind, so sind sie doch ein eindrücklicher Hinweis auf die Größe des Hepatitisrisikos nach einer Bluttransfusion.

Leider gibt es bisher noch keine Methode, um Blutspender bzw. Blutkonserven vor einer Blutübertragung als mögliche Infektionsquelle mit Sicherheit zu erkennen und zu eliminieren. In einigen Blutbanken ist man dazu übergegangen, die GPT-Aktivität in allen Konserven routinemäßig zu bestimmen und die Konserven, deren Ferment-Aktivitätswerte über der Norm liegen, zu verwerfen. Es besteht allerdings heute noch keine Einigkeit über den Grenzwert der GPT, dessen Überschreitung eine Konserve für die Übertragung unbrauchbar macht. Die Angaben über diesen Grenzwert schwanken zwischen 20 und 50 IU. Außerdem weisen einige Beobachtungen darauf hin, daß es Personen mit normalen Transaminasen-Aktivitätswerten im Serum gibt, die Träger einer latenten Infektion mit dem Hepatitisvirus sind und für den Empfänger ein hohes Infektionsrisiko bedeuten, wenn sie als Spender zu einer Blutübertragung herangezogen werden. Es gibt bisher noch keine Methode, diese latenten Virusträger zu erfassen. Durch eine routinemäßige Bestimmung der GPT in allen Konserven wird es zwar gelingen, die Hepatitisfrequenz zu senken. Eine entscheidende Beeinflussung des Infektionsrisikos ist dadurch jedoch nicht möglich (8). Berichte über eine Senkung der Hepatitisfrequenz durch Zusatz von γ-Globulin zur Konserve (2) bedürfen noch der Bestätigung. Bei dem prophylaktischen Globulinzusatz ergeben sich zudem organisatorische und finanzielle Probleme, die nur schwer zu lösen sein werden. Somit ist im Augenblick die beste Prophylaxe der Transfusionshepatitis immer noch die Beschränkung der Transfusionen auf vitale Indikationen.

Hat ein Patient während der stationären Behandlung eine oder mehrere Transfusionen bekommen, dann sollte in Anbetracht der Häufigkeit der anikterischen Hepatitiden nach einer Transfusion *in den ersten 6 Monaten in mindest dreiwöchigem Abstand durch den Hausarzt eine Bestimmung der GPT-Aktivität im Serum veranlaßt werden.* Voraussetzung dazu ist, daß durch die Klinik dem Hausarzt möglichst genaue Angaben über Zahl und Zeitpunkt der Transfusionen gemacht werden. Je größer die Zahl der Konserven, desto wichtiger sind die Nachuntersuchungen. Werden bei derartigen Nachkontrollen erhöhte GPT-Aktivitätswerte festgestellt und bestätigt sich dieser Befund bei einer dann kurzfristig durchzuführenden Kontrolluntersuchung, dann besteht der dringende Verdacht auf eine Transfusionshepatitis. Das gilt natürlich auch für jeden Ikterus, der innerhalb der Inkubationszeit der Serumhepatitis nach einer Bluttransfusion auftritt. Nicht nur bei der mit einer Gelbsucht einhergehenden, sondern auch bei der anikterisch verlaufenden Transfusionshepatitis empfiehlt sich die Einweisung des Patienten in stationäre Behandlung, da gerade die anikterische Form nicht selten protrahiert verläuft. Der Übergang einer anikterischen Transfusionshepatitis in eine Leberzirrhose innerhalb weniger Monate ist vereinzelt beobachtet worden (3). Wenn irgend möglich, sollte jede Transfusionshepatitis vom Hausarzt oder dem Krankenhaus der Blutbank gemeldet werden, von der die Konserve bezogen wurde. Nur so bekommt die Blutbank die Möglichkeit, entsprechende Nachforschungen nach dem Spender anzustellen und ihn ggf. aus dem Spenderstamm auszuscheiden.

Übertragung anderer Infektionskrankheiten

Die Transfusionshepatitis steht hinsichtlich Häufigkeit und Schwere des Verlaufs eindeutig an der Spitze der Bluttransfusionsfolgen, die bei der Nachbehandlung eines operierten Kranken berücksichtigt werden müssen. Die Übertragung anderer Infektionskrankheiten ist bei der heutigen Transfusionstechnik kaum zu befürchten. Sehr selten ist heute durch sorgfältige Auswahl und Überwachung der Spender die Übertragung einer Lues geworden. Eine Gefahr besteht hier zudem nur bei Frischbluttransfusionen, da die Luesspirochäten in ordnungsgemäß gelagerten Blutkonserven nur bis zu 3 Tagen infektionstüchtig bleiben (8). Etwas länger infektionstüchtig sind die Malariaparasiten. Sie können länger als 5 Tage in gekühltem Konservenblut überleben. Personen, die früher an einer Malaria erkrankt waren, sollten daher als Spender nicht herangezogen werden. Das gleiche sollte übrigens auch für alle Spender gelten, die an einer Hepatitis erkrankt waren. Diese Vorsichtsmaßnahme ist notwendig, da mit keiner der heute zur Verfügung stehenden Methoden mit Sicherheit festgestellt werden kann, von welchem Zeitpunkt an das Blut dieser Personen für den Empfänger ohne Infektionsrisiko ist. Personen, die eine Brucelloseinfektion durchgemacht haben, sollten 2 Jahre kein Blut spenden, da in Ausnahmefällen die Übertragung einer Brucellose mit Transfusionsblut beobachtet worden ist. Schließlich sollten auch alle Personen, die mit lebenden Erregern geimpft worden sind, für eine gewisse Zeit nicht als Blutspender herangezogen werden (8).

Transfusions-Hämosiderose

Wenn bei einer chronischen Erkrankung zahlreiche Blutübertragungen durchgeführt werden müssen, kommt es schließlich zu einer Eisenüberladung des Körpers mit Einlagerung des Eisens in die Organe. Bei chirurgischen Eingriffen und während der Nachbehandlung wird allerdings nur selten die Zahl von mindestens 25 bis 100 Transfusionen erreicht, die im allgemeinen die Voraussetzung für die Ausbildung einer Organsiderose ist. Mit der Entstehung einer Transfusionshämosiderose ist daher beim operierten Kranken nur in Ausnahmefällen zu rechnen. Als Spätkomplikation tritt sie im wesentlichen nur bei hämatologischen Erkrankungen (hämolytische Anämie, sideroachrestische Anämie, aplastische Anämie) auf, deren Behandlung zahlreiche Bluttransfusionen erforderlich macht. Bei der Therapie der Hämosiderose muß versucht werden, dem Organismus Eisen zu entziehen. Die beste Möglichkeit dazu bietet auch heute noch die Aderlaßbehandlung. Bei einem Aderlaß von 500 ml werden etwa 200 bis 250 mg Eisen entfernt. Bei der Transfusionshämosiderose ist jedoch ein Aderlaß in der Regel wegen der Grunderkrankung kontraindiziert. Die Transfusionshämosiderose ist daher eine Indikation zur Behandlung mit Desferrioxamin (Desferal). Unter Kontrolle des Serumeisenspiegels werden zunächst täglich 500 bis 1000 mg (1 bis 2 Ampullen) des Präparates i. m. injiziert, später kann die Dosis auf 2- bis 3mal 500 mg wöchentlich reduziert werden. Durch diese Behandlung läßt sich eine durchschnittliche Eisenausscheidung von täglich etwa 20 mg erreichen.

Literatur

1) Allen, J. G. and W. A. Saymann: J. Amer. med. Ass. 180 (1962), 1079.
2) Creutzfeld, W., H. J. Severidt, H. Brachmann, G. Schmidt u. U. Tschaepe: Dtsch. Med. Wschr. 91 (1966), 1905.
3) Creutzfeld, W., H. J. Schmidt, H. Schmitt, E. Gallasch, H. J. Arndt, H. Brachmann, G. Schmidt u. U. Tschaepe: Dtsch. Med. Wschr. 91 (1966), 1813.
4) Krebs, H. J. u. P. Scharenberg: Dtsch. Med. Wschr. 86 (1961), 1971.
5) Pichelmayr, R., u. W. Stich: Klin. Wschr. 40 (1962), 665.
6) Roemer, G. B.: Dtsch. Med. Wschr. 88 (1963), 2081.
7) Siede, W.: Virushepatitis und Folgezustände. Leipzig 1958.
8) Spielmann, W.: Transfusionskunde. Stuttgart 1967.

Sachverzeichnis